临证悟道

——基层名老中医唐海华学术经验传承集

主编　唐海华　石昌熙

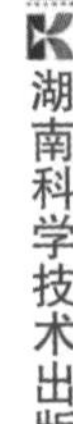

湖南科学技术出版社

《临证悟道——基层名老中医唐海华学术经验传承集》编委会

特别顾问：韦贵康　国医大师、广西中医药大学原院长、教授

顾　　问：唐东昕　贵州中医药大学第一附属医院副院长、教授

杜　江　中国民族医药学会苗医药分会会长、教授

主　　编：唐海华　石昌熙

副 主 编：冯跃杰　杨晓彤　田明达　陈君扬　袁　强

编　　委：曾令松　张吉顺　龙海燕　龙秋兰　胡万琴

方　财　符前敏　欧阳平　石小松

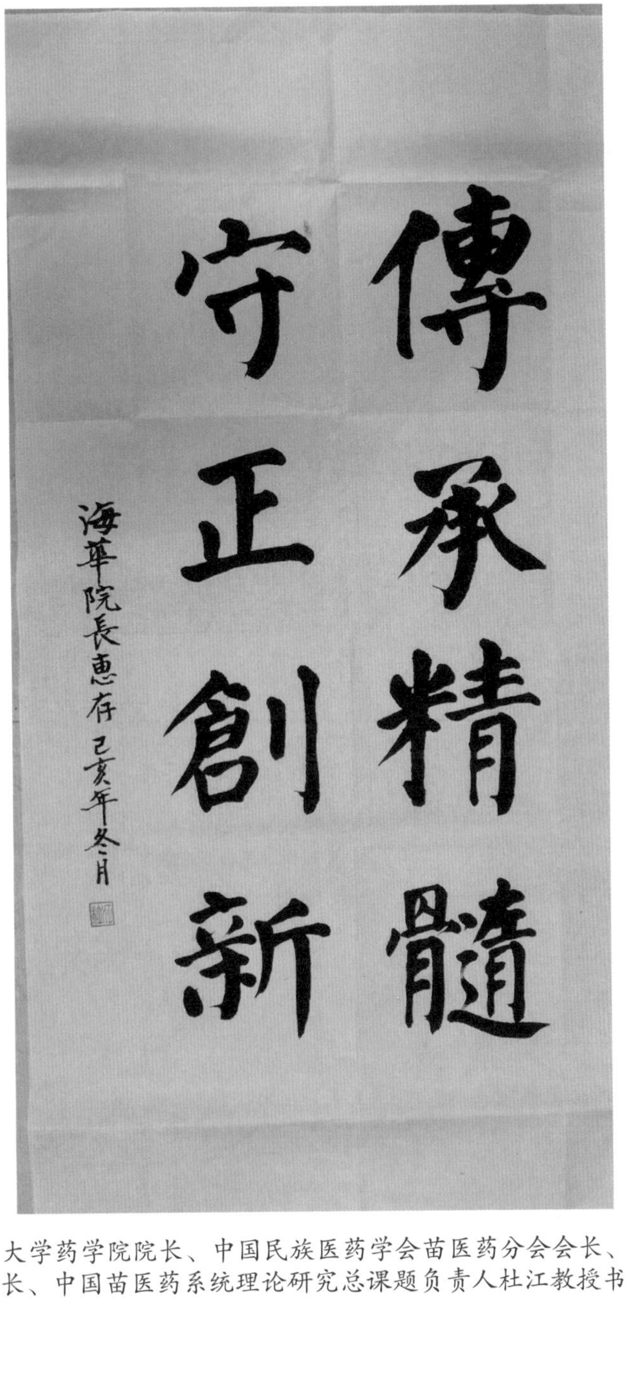

傳承精髓
守正創新

海華院長惠存 己亥年冬月

贵州中医药大学药学院院长、中国民族医药学会苗医药分会会长、贵州省民族医药学会会长、中国苗医药系统理论研究总课题负责人杜江教授书勉。

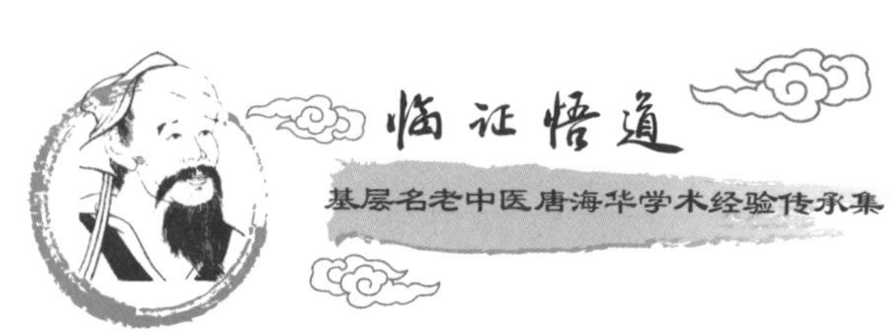

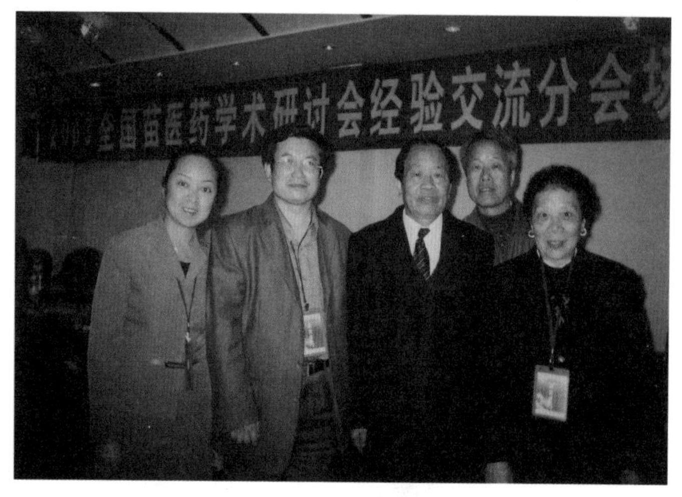

第八、第九届全国人民代表大会常委、民族委员会主任委员，贵州省原省长、原省人大常委会主任王朝文同志（中）在全国苗医药学术研讨会上为松桃苗医药研究题词并与唐海华合影。

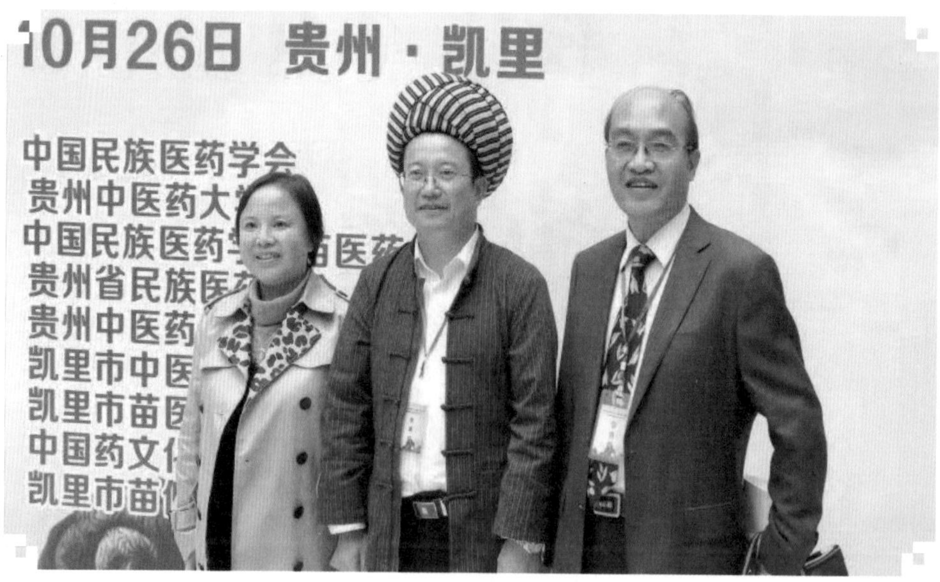

中国民族医药学会苗医药分会会长杜江（右）、贵州中医药大学第一附属医院苗医药科带头人熊芳丽（左）与唐海华专家合影。

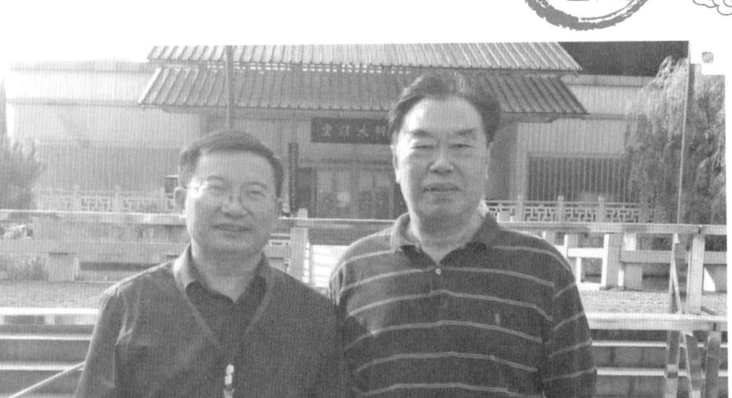

国医大师刘尚义（右）关怀指导唐海华。

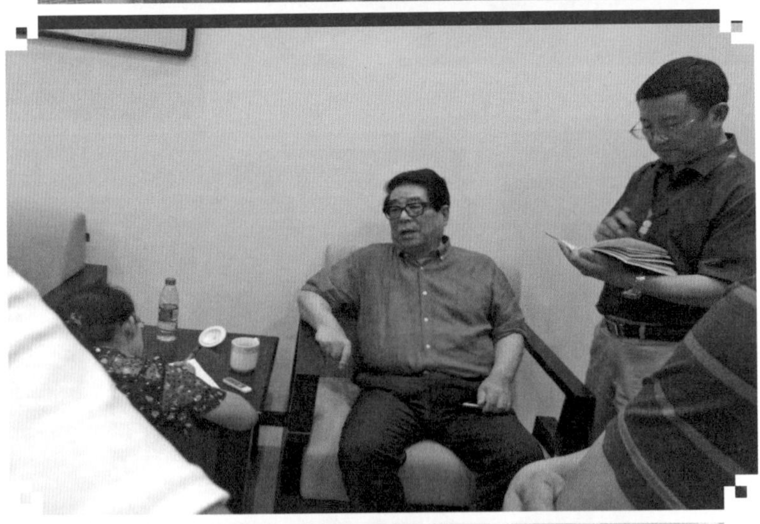

国医大师张大宁(中)现场带教。

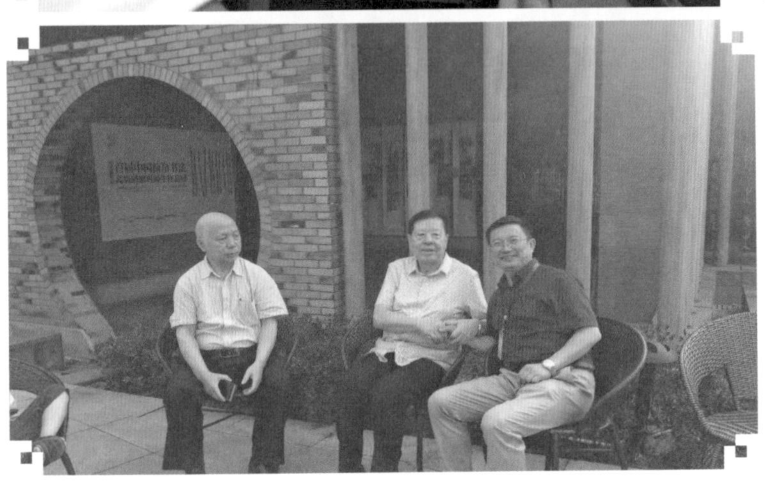

国医大师沈宝藩（中）与国医大师韦贵康(左)传承经验。

唐海华传承工作室形象栏

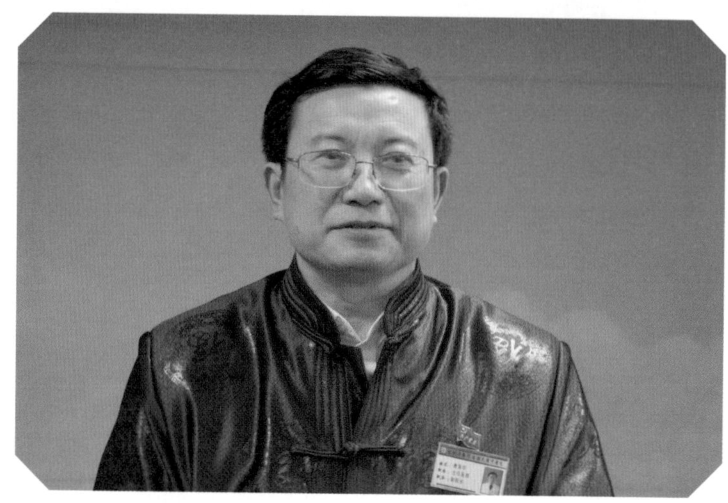

唐海华

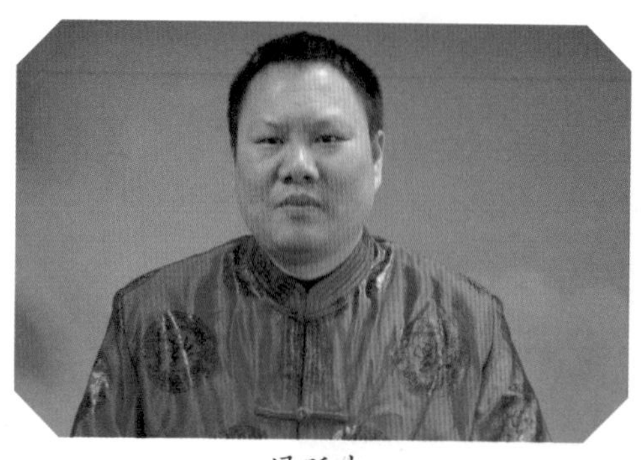

冯跃杰

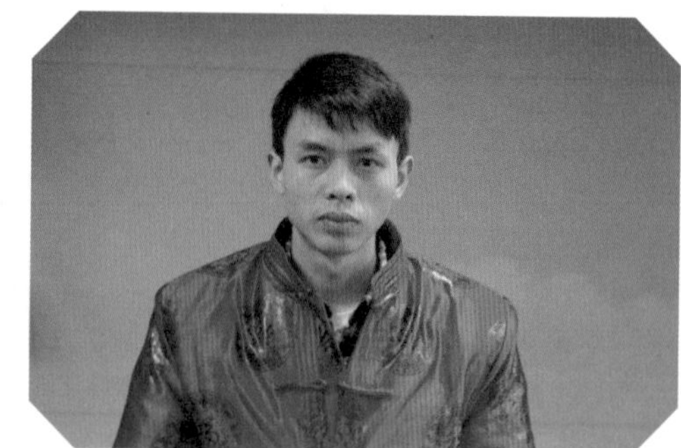

袁 强

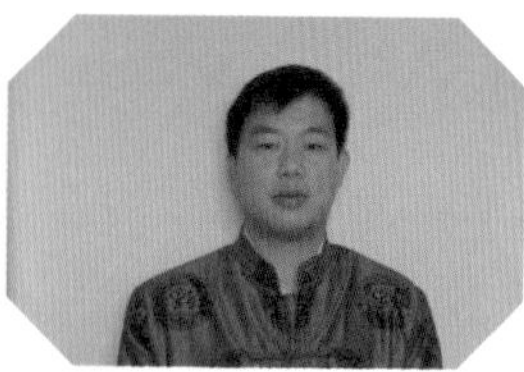

曾令松

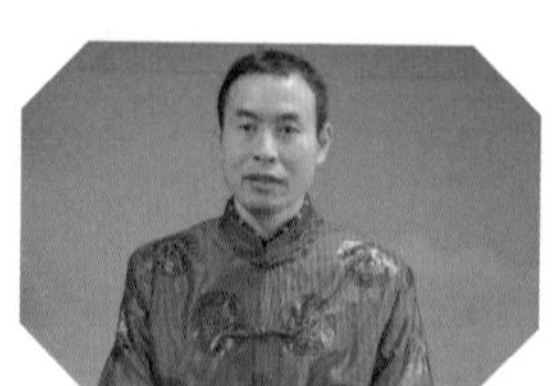

张吉顺

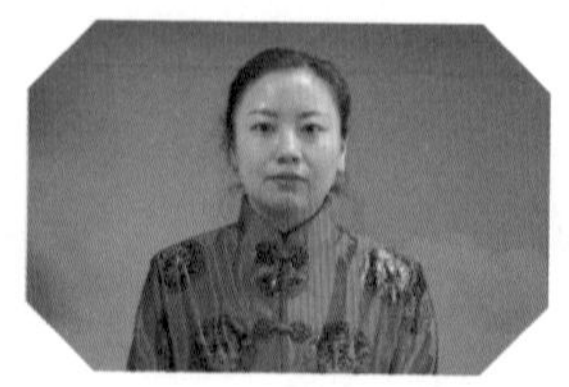

龙海燕

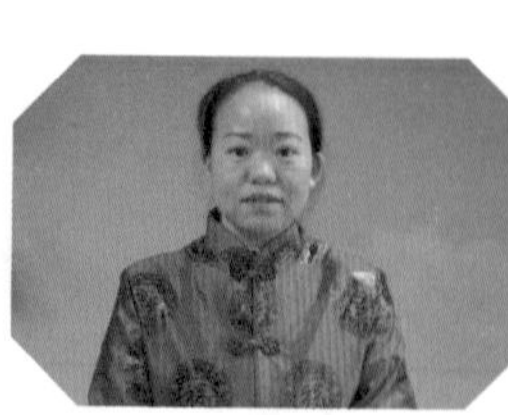

龙秋兰

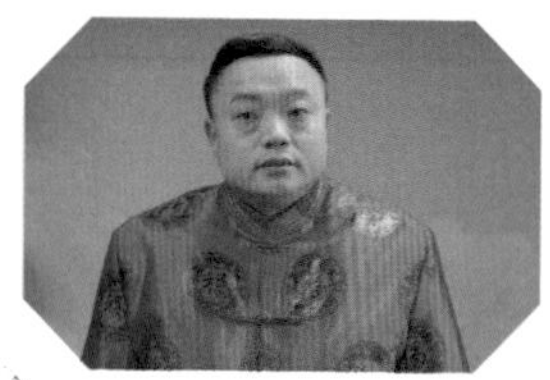

方 财

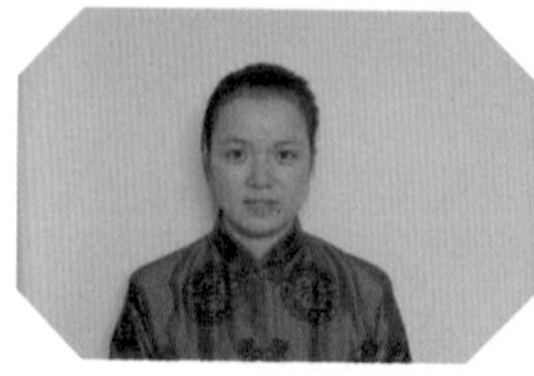

符前敏

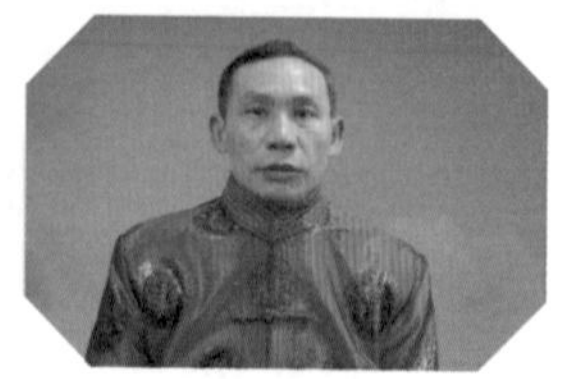

欧阳平

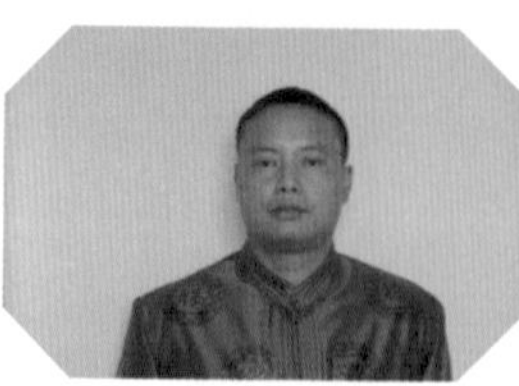

石小松

主要编写人员简介

唐海华同志简介

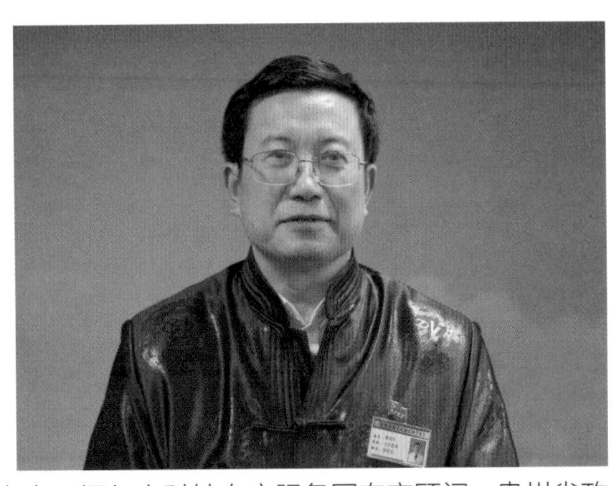

唐海华，苗族，主任医师，历任松桃苗族自治县民族中医院教导员、副院长；现任县苗医药研究所所长，县苗医药学会会长，贵州省中医药学会肛肠专业委员会常务理事，贵州省民族医药学会常务理事，中国民间中医药研究开发协会肛肠分会苗医药学会常务理事，中国民族医药学会苗医药分会理事、贵州健康职业学院客座教授，中国民族医药协会智库专家，铜仁市科技专家服务团专家顾问，贵州省政府采购评标专家。全国基层名老中医药专家，全国少数民族医药工作突出贡献先进个人。专著《苗族药物学》荣获贵州省“优秀科普作品奖”，科研“痔核压迫注射”项目获贵州省人民政府“科技成果应用转化二等奖”，“松桃苗医药基础理论研究”获铜仁地区“科技进步二等奖”，贵州省重点课题“苗医药的系统理论研究”铜仁片区松桃子课题主持苗医药与肛肠两个省级重点学科带头人。荣获国家中医药管理局和国家民族事务委员会“少数民族医药突出贡献先进个人”“贵州省科普工作先进个人”“铜仁市基层先进工作者”等表彰。

擅长治疗痔疮、肛瘘、肛窦炎、慢性结肠炎、急慢性胃炎、胆囊炎、泌尿系结石、颈肩腰腿痛、风湿性关节炎、乳腺增生、神经血管性头痛、跌打损伤疼痛、妇科月经、白带、继发性不孕、乳腺疾病等。

从医工作35年，其中兼职从事医学教学8年，兼职带队开展国家中药资源普查在松桃试点工作5年，爱岗敬业，德高望重，桃李成溪，诗云：自幼从医心为民，精诚至上勤耕耘，著书立说启后世，发展创新重传承。

石昌熙同志简介

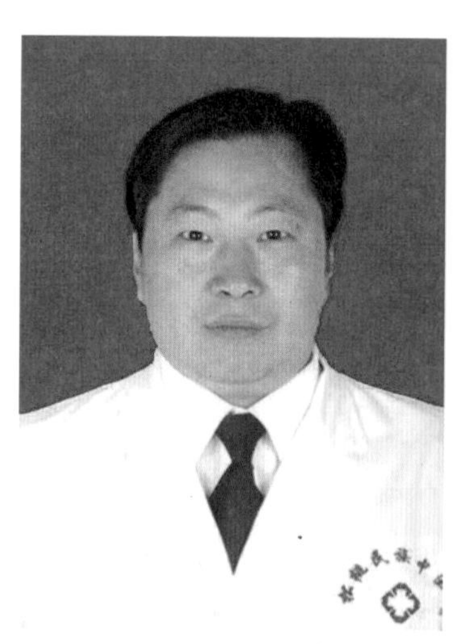

石昌熙，副主任医师，松桃苗族自治县民族中医院党委副书记、院长，中国中医民族医药学会苗医药分会理事，中国民族医药学会医院管理分会理事，贵州省民族医药学会理事，荣获铜仁市首届“中国医师节”优秀医师称号。曾多次参与国家中医药培训学院组织的实用疑难病新特疗法的培训，从事临床工作30年，临床勤耕不辍。在铜仁地区中医药和苗医药界德高望重，擅经方活用，擅治疗疑难杂症，治法强调“平衡阴阳，损有余，补不足，内外修治”。对肿瘤治疗创新性总结出术后未放射治疗、化学治疗者，以扶正固本治疗为主，宜用补脾肾、养气血之品；手术治疗、放射治疗、化学治疗后应益气养阴，滋补肝肾，调和脾胃，达到减毒增效的目的；对无法手术治疗、放射治疗、化学治疗者，宜用活血化瘀、软坚散结、扶正固本之品，以改善症状，减轻疼痛，提高生存质量，延长生存期。并强调治疗肿瘤须辨证与辨病相结合，经方应用不要泥古，当变则变，尤其擅长运用中西医结合治疗胃肠、肝胆、肾脏各类疑难杂症。

序　一

越是民族的，就越是世界的。

传统医药与现代医药一样没有国界。苗医药是中国传统医药，也是中华民族医药的重要组成部分，苗医药以其独到的理论和特点而自成体系。越是民族的，就越是世界的，大力挖掘、整理和弘扬苗药苗医，对人类健康、社会进步和经济发展都是一大贡献。

随着时代发展和社会需要，苗医药必须做好继承和发展工作，必须艰苦努力，面对现实，走向世界，以造福大众、健康人类为目标，不断提高苗医药质量和技术水平，这不仅是一个重要的学术问题，而且应提高到贯彻落实党的民族政策、弘扬民族文化、繁荣民族经济、增强民族素质的政治思想经济问题。

看不见的东西不等于不存在，科学尚未认知的事物也不等于不科学，苗族药物学来源于苗族人民长期与疾病和自然做斗争的实践经验、总结积累，实践出真知，实践是检验真理的最好标准，正如周恩来同志所说："只有忠实于事实，才能忠实于真理。"为此，读者当以科学发展观待之。

全国人民代表大会民族委员会原主任委员

贵州省原省长、原省人大常委会主任

贵州省苗学会名誉会长

王朝文

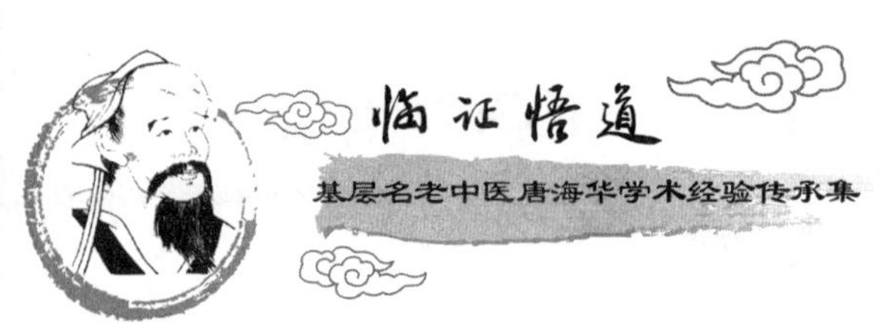

序 二

唐海华是全国基层名老中医药专家和苗医药专家，其主编的《临证悟道——基层名老中医唐海华学术经验传承集》秉持“传承精华，守正创新”原则，凝练多年学术经验和思想成果。其中“上部”从中医临证经验病案举隅入手，对该病证的病因、病机、诊断与鉴别、治疗法则、处方用药及经典文献进行了综述，是中医同道的临证借鉴之作；“下部”从苗医药文化背景与传承入手，在其10余年前编著的《苗族药物学》专著基础之上，增加了许多新理论、新见解，为苗医药宝库添砖加瓦。

中医药与苗医药，都是祖国传统医药的范畴，都有其文化渊源与特色，都是研究人的生命与健康这一主题，贯穿着人的生、长、壮、老、已生命全周期、全过程，实现好、维护好、发展好中医药与苗医药，对于推动中医药、民族医药传承创新发展，助力打赢脱贫攻坚战和健康中国建设及乡村振兴战略，都具有积极意义。

祝贺此书成功出版。

贵州省中医药管理局副局长

汪浩

前　言

在国家、省、市、县中医药管理部门的领导和指导下，在松桃苗族自治县县委、县政府的高度重视和县民族中医院的大力支持下，唐海华中医主任医师于2017年8月获得国家中医药管理局审批的全国基层名老中医药专家传承工作室项目，传承弟子为10人，其中松桃苗族自治县民族中医院6人，迓驾镇中心卫生院2人，迓驾镇村级卫生室2人。传承周期为3年，从2017年9月起至2020年8月止。

为了做好全国基层名老中医药专家唐海华学术经验和思想等传承工作，根据该中医药专家特色优势和历验，由传承工作室组织编写了《临证悟道——基层名老中医唐海华学术经验传承集》一书，本书分为上、下两部。其中“上部”为中医临证医案备要，本书将所列病证以五脏为中心进行分系，从医案、临证经验及治疗体会、本系常见病证诊疗与临证备要，包括病因病机、诊断与鉴别、辨证论治、预后转归、预防调护、经典理论等项目分别进行论述。大凡治痛病多有行痹祛风之品，故本书凸显“引痹入痛论”之学术思想。本书得到了国医大师韦贵康、刘尚义等的指点，不失为中医药专业人士可参可鉴之益书。

“下部”为苗医药新论。传承工作室将唐海华近40年来在苗医药的调研成果以著作形式转化和体现，从苗医药的概念、起源、发展、分类识别、特色、与中药的区别、基本理论、常用药物、功能主治等进行归纳总结。丰富了苗医药理论，成为中医药伟大宝库的一朵奇葩。其间得到了《苗族医药学》主编陈德媛教授，苗医药系统理论研究总课题负责人、中国民族医药学会苗医药分会会长和贵州省民族医药学会会长杜江教授点拨，得到了胡成刚秘书长和贵州中医药大学第一附属医院唐东昕、杨晓彤、熊芳丽、夏景富以及贵州中医药大学第二附属医院袁维真等领导和专家的指导和支持，特此致谢。

由于本书著作时间仓促，加之水平有限，错漏在所难免，不当之处敬请同道不吝指教。

唐海华全国基层名老中医药专家传承工作室

于贵州省松桃苗族自治县民族中医院

目　录

上部　中医临证医案备要

第一卷　肺系病证

第二卷　心系病证

第八卷　苗医药科优势病种与临床研究

医之道——后记

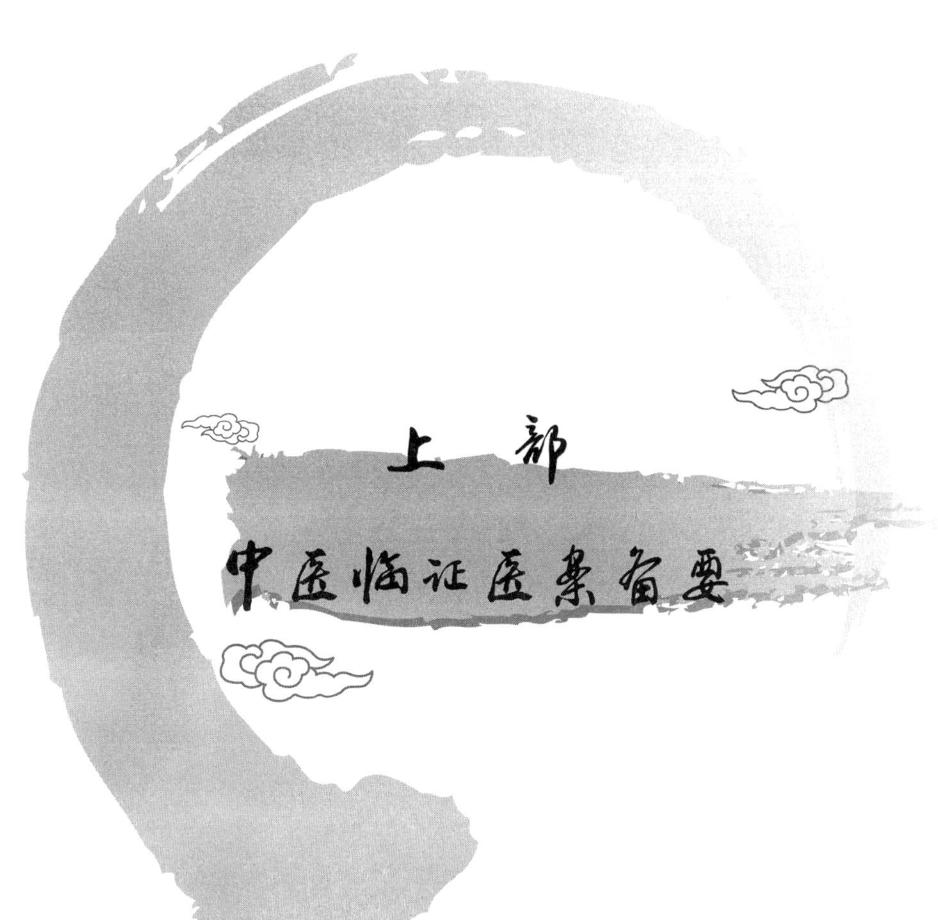
上部
中医临证医案备要

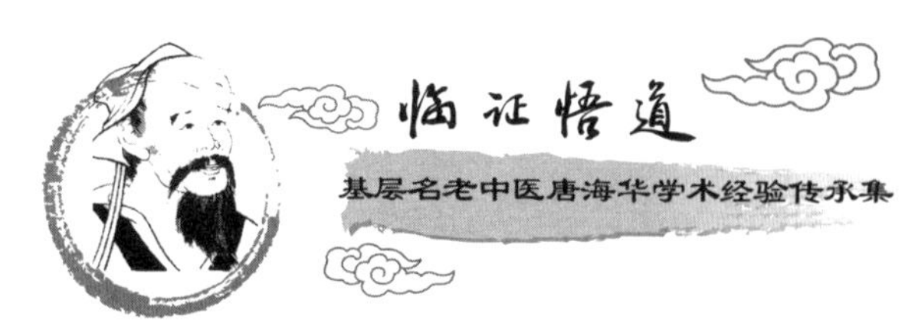

第一卷 肺系病证

第一章 肺系病证医案

第一节 咳嗽病证医案

一、痰湿阻肺证咳嗽

付×梅，女，59岁，2019年10月8日初诊，自诉咳嗽上气，受凉最易引发。近5日来常咳嗽气逆，咽喉不利，觉痰阻塞，咳出后爽快，痰色灰黑，周身肌肉酸痛，舌苔薄白，口不渴，二便如常，体冷畏寒，面色黄而暗滞，口唇瘀紫，脉象沉细，两尺微弱，证属痰湿阻肺，用温阳行水、降气祛痰法。

处方：茯苓30 g，白术9 g，桂枝6 g，白芥子15 g，细辛3 g，
紫苏子9 g，杏仁9 g，厚朴9 g，法半夏9 g，瓜蒌18 g，
陈皮9 g，甘草6 g。

7剂，水煎服。

二诊，服上方7剂，咳嗽已止，且无气紧现象，二便饮食均正常，咳痰较爽，痰色仍带灰黑，下肢肌肉仍觉酸痛，舌苔薄白，舌质淡红，脉象沉细而缓，再从前方加减进治。

处方：茯苓 30 g，白术 9 g，桂枝 6 g，白芥子 15 g，细辛 3 g，
紫苏子 9 g，杏仁 6 g，厚朴 9 g，法半夏 9 g，广陈皮 9 g，
独活 6 g，桑寄生 15 g，炙甘草 6 g。

7剂，水煎服。

按：本例咳嗽体冷畏寒，面色黄暗，口不渴，舌苔薄白，脉象沉细等，均为寒湿现症。寒湿郁于肌表，则周身肌肉酸痛，寒湿凝聚于肺中，不但使气道与咽喉不利，且使水泛为痰。气道不利与寒痰相结合，则使咳嗽频发。如遇外感，则肺道更为不利，而咳嗽更加剧烈。《金匮要略》曰："病痰饮者当以温药和之。"故用桂枝、白芥子、细辛以温阳解表，用茯苓、白术、独活、桑寄生以燥湿行水，用紫苏子、杏仁、厚朴以降肺下气，用法半夏、瓜蒌、陈皮以行气祛痰。

二、肝阴不足证咳嗽

许×琴，女，41岁，2019年9月20日初诊，自诉咳嗽2年余，咳嗽痰中带血，常感头眩晕，胸痛心累心悸，食欲欠佳。舌质红、苔薄少津，脉象弦细。此为肝阴不足，肝热犯肺，肺失清肃，热伤肺，以致咳血。肝脉贯膈络肺还循胃口，故肝病与食欲有关，治当滋肝潜阳，兼肃肺气。

处方：瓜蒌壳 9 g，天冬 9 g，玉竹 9 g，天花粉 9 g，石决明 9 g，牡蛎 9 g，
女贞子 9 g，菊花 9 g，石斛 9 g，首乌藤 9 g，牡丹皮 6 g，甘草 6 g。

5剂，水煎服。

二诊，续服上方后，诸症消失，胃纳渐增，唯目眩未减，脉象依然弦细，此木郁

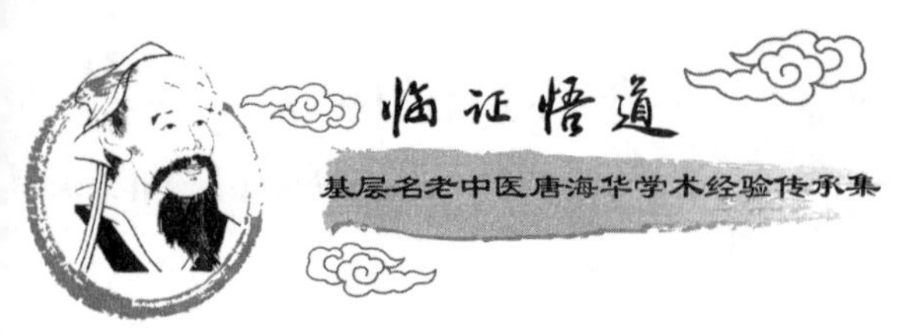

未达，肝阴尚属不足，仍本前法。

处方：瓜蒌壳9g，石决明9g，牡蛎9g，刺蒺藜9g，玉竹9g，
女贞子9g，黄芩9g，白芍9g，当归9g，枳壳9g，
石斛9g，牡丹皮6g，谷芽15g，甘草6g。

5剂，水煎服。

服上方5剂后，诸症即基本上得到控制。

按：本例咳嗽头眩心悸，脉象弦细，舌红少津，为肝阴不足现症。肝阴不足，则阳亢化火，肝热犯肺发为咳嗽。胸痛食少，为肝脉所过部位发病。故用玉竹、女贞子、石斛、当归、白芍等以涵养肝阴，用石决明、牡蛎、菊花、首乌藤等以平肝潜阳，用刺蒺藜、牡丹皮疏肝以解郁火，用天花粉、天冬、瓜蒌壳、枳壳、黄芩以清肃肺气，并稍加谷芽以健胃。阴平阳秘，肺得清肃，诸症即解。

三、痰热壅肺证咳嗽

龙×权，男，47岁，2019年9月18日初诊，自诉咳嗽2周，呼吸困难，四肢无力等。前医认为气血虚弱，给予大补气血，反致呼吸更加迫促，四肢更加无力，咳嗽气促，痰质浓稠，脉象浮数，右脉更甚。此为肺气不降、痰郁化热之征，治当清热化痰、降肺止咳，用紫苏子降气汤合泻白散。

处方：陈皮9g，茯苓15g，桑白皮12g，紫苏子9g，法半夏9g，
大枣3枚，杏仁9g，地骨皮12g，黄芩9g，葶苈子6g，
竹茹15g。

5剂，水煎服。

服上方5剂后，咳嗽即止，诸症亦缓解。

按：本例咳嗽先因肺气不降，误服补药，以致肺气更加壅遏，使水液不得输布，聚液成痰，痰郁化热，出现上述症状。故用紫苏子、杏仁、桑白皮、地骨皮、葶苈子、大枣以降肺泻肺，用法半夏、陈皮、茯苓、黄芩、竹茹以清热化痰。肺气通畅，诸症即消。

四、心肺阴虚证咳嗽

吴×春，女，42岁，2019年1月11日初诊，自诉咳嗽气紧2年，咳吐稠痰，心累头昏，喉中干痒。舌质干，微黄苔，脉象浮弦。此为心肺阴亏，阳亢动火，肺热气逆之证，治宜以养心肺阴分为主，佐以泻火降肺。

处方：百合12g，麦冬9g，玉竹12g，生地黄30g，知母9g，
白芍12g，女贞子12g，紫菀9g，百部9g，前胡9g，
地骨皮12g，桑白皮12g，甘草6g。

7剂，水煎服。

二诊，服上方7剂后，咳嗽大减，诸症缓解。但消化欠佳，大便微溏，口微干，舌苔微黄，上方中加益胃之品。

处方：白芍12g，山药12g，桑白皮12g，地骨皮12g，百合12g，
谷芽12g，法半夏9g，竹茹9g，紫菀9g，前胡9g，
鸡内金6g，甘草6g。

7剂，水煎服。

三诊，服上方7剂后，消化转好，咳嗽基本控制，诸症好转明显。

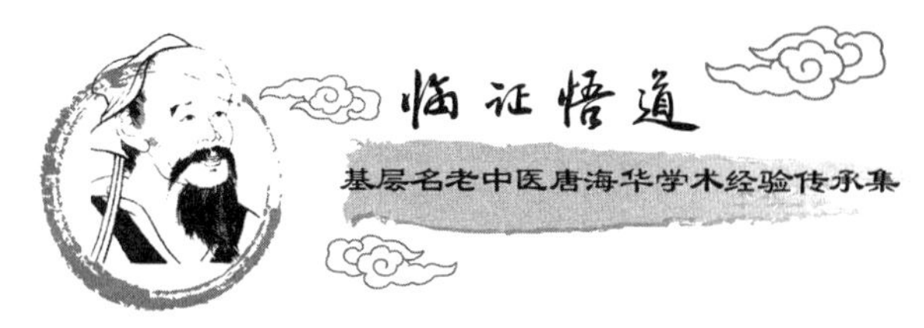

按：本例咳嗽，心累头昏，为心阴不足，心阳上亢现症，咳嗽气紧，喉中干痒，脉象浮弦，为肺阴不足现症。阴虚生内热，故出现咳吐稠痰，舌质干黄等病状。故用生地黄、百合、麦冬、玉竹、白芍、女贞子等以养心肺阴分。用桑白皮、地骨皮、知母等以清肺降气，用紫菀、前胡、百部、法半夏、竹茹以止咳化痰。二诊时，出现消化不良，因其素禀阴亏，故仅用山药、谷芽、鸡内金等益胃药使其不伤阴分而获良效。

五、肺肾阴虚证咳嗽

石×林，男，50岁，2019年10月13日初诊，自诉咳嗽有痰4月余，睡眠不佳，遗精盗汗，大便秘结。舌干红无苔，脉象浮大。此肺肾阴亏之候，以养肺肾阴分兼以安神为法，用麦味地黄丸加味。

处方：菟丝子 12 g，山药 12 g，茯苓 9 g，熟地黄 30 g，牡丹皮 9 g，
麦冬 9 g，五味子 6 g，竹茹 12 g，白芍 9 g，牡蛎 12 g，
肉苁蓉 20 g，柏子仁 9 g，法半夏 9 g。

7剂，水煎服。

服上方7剂后，咳嗽大减，余症亦有好转。嘱其续服，而收到了较为满意的疗效。

按：本例咳嗽，伴遗精、盗汗，失眠为肾阴不足，肾病及肺，伤及肺阴，发为咳嗽。肺合大肠，液枯肠燥，致大便秘结。脉象浮大，舌干红无苔，亦与阴亏症状相符，故用麦味地黄丸，加牡蛎、白芍、肉苁蓉以养肺肾阴分。用柏子仁、法半夏以安神。用竹茹以豁痰。使阴液得复，病即痊愈。

六、风热夹痰证咳嗽

杨×平，女，29岁，2019年10月12日初诊，自诉咳嗽2月余，素患痰饮，近2个月感冒咳嗽有痰，恶寒发热，热多寒少，口干食差，脉象浮数。此风热夹痰，治宜散风清热、养阴健胃、化痰止咳。

处方：黄芩 9 g，知母 9 g，玄参 15 g，防风 9 g，荆芥 6 g，玄参 15 g，
麦冬 9 g，神曲 9 g，谷芽 12 g，法半夏 9 g，陈皮 9 g，
茯苓 15 g，木通 6 g，甘草 6 g。

5剂，水煎服。

服上方5剂后，即未见咳嗽，余症亦大减。

按：本例咳嗽，伴恶寒发热，热多寒少，脉象浮数，口中干燥，为风热所致。风热犯肺，加之素患痰饮，致使肺道更为不利，发为咳嗽吐痰。故用防风、荆芥以祛风。用黄芩、知母以清热。因其热甚伤阴，故用玄参、麦冬以育阴，并用二陈汤加木通以化痰行水，用神曲、谷芽以健胃。由于药症相应，故疗效显著。

七、风热上犯证咳嗽

徐×男，25岁，2019年10月13日初诊，自诉发热，咳嗽不爽，咽喉两侧红肿疼痛，流鼻血。查扁桃体红肿，二度肿大。舌质鲜红，脉象浮数。此风热上犯肺之门户之候，治以清热解毒为主，兼以宣肺止咳。

处方：百合 12 g，金银花 30 g，连翘 15 g，玄参 9 g，麦冬 9 g，知母 9 g，
板蓝根 12 g，大青叶 9 g，桔梗 6 g，藕节 9 g，神曲 9 g，甘草 6 g。

3剂，水煎服。

服上方3剂后，热退咳止，咽喉两侧肿消，诸症痊愈。

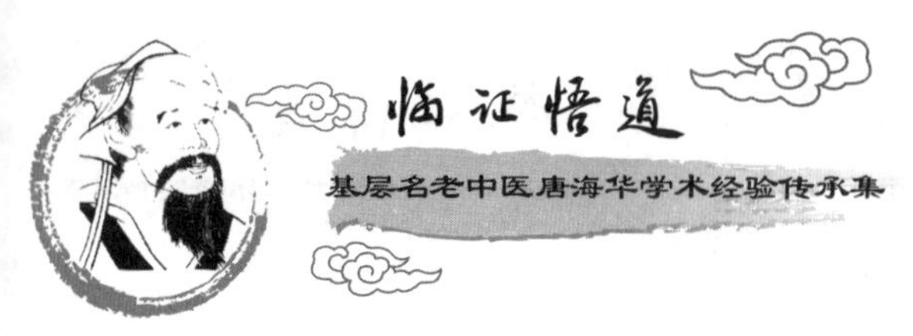

按：本例咳嗽，脉浮数，舌鲜红，发热，显系风热症状。因其发病急剧，加之喉侧红肿疼痛，流鼻血，非夹毒不致如此猛烈。故用金银花、连翘以清风热，用板蓝根、大青叶以解毒消肿。高热必致伤阴，故用玄参、麦冬、百合、知母以养阴退热，再加桔梗以驱痰，藕节以止血，神曲以健胃。风散热解，咳嗽得止。

八、咳嗽治疗临证经验及体会

咳嗽一证，多发在肺。盖肺为娇脏，易虚易实，易寒易热，尤其恶燥。外感六淫，内伤七情，均能使肺道不利，而发为咳嗽。大体可分为四种：

1. 肺寒　《内经》曰："形寒饮冷则伤肺，肺伤则咳。"其发于外者或外感风寒，或伤于秋令之寒气发为凉燥，其伤于内者为中寒。

2. 肺热　伤于春令之风邪者，多为风热。伤于夏令之暑邪者，多为暑热。伤于秋令之燥热者，多为温燥。内伤于五志化火者，多为肺火。湿热之邪，内伤外感则均有之。

3. 肺虚　又可分为肺阴虚和肺气虚。 肺阴虚者，痰少难咯，口干舌燥，肺气虚者，咳声无力，多汗气短。

4. 肺实　或为停痰，或为积水，或为气郁，或为血瘀，或为痈脓。

以上四种证型，有时交叉出现，如外感风寒，内兼水气；阴虚生热；寒痰；热痰；燥痰之类。

咳嗽证虽多发于肺，但肺为五脏六腑之华盖，主气而朝百脉。五脏六腑之邪，皆能上归于肺，而发为咳嗽。故《内经》曰："五脏六腑皆令人咳，非独肺也。"如是则又当辨其各脏之虚实，分别进行审治，诸如肝热犯肺，心火上炎，脾湿生痰，脾虚及肺，在肾家则又阴虚火旺，阳虚水泛等皆能致咳，咳嗽不离于肺，不止于肺，应在临证时详辨之，方得良效。

第二节　喉痹病证医案

一、风热夹湿证喉痹

陈×芳，女，46岁，2019年10月8日初诊，自诉咽痛3日，伴发热不退，咽喉红肿疼痛，目睛红赤，口腔发炎，牙龈流血，小便深黄，剧烈咳嗽。舌质赤红无苔，脉象微浮。此为风热夹湿之证，予祛风清热燥湿、凉血为法治之。

处方：石膏 12 g，知母 9 g，生地黄 9 g，牡丹皮 9 g，防风 6 g，
荆芥 6 g，地肤子 12 g，蝉蜕 6 g，木通 6 g，金银花 9 g，
土茯苓 15 g，甘草 6 g。

3剂，煎水服。

二诊，服上方2剂后，咳痰黏稠亦带血，觉有腹痛现象，余症仍在，舌质鲜红，脉象浮而无力，是热病耗伤气阴，于前方剂中佐以补气育阴之品。

处方：玄参 9 g，金银花 9 g，黄连 6 g，生地黄 9 g，麦冬 9 g，
牡丹皮 9 g，白芍 9 g，泡参 9 g，大枣 3 枚，土茯苓 15 g，甘草 3 g。

7剂，煎水服。

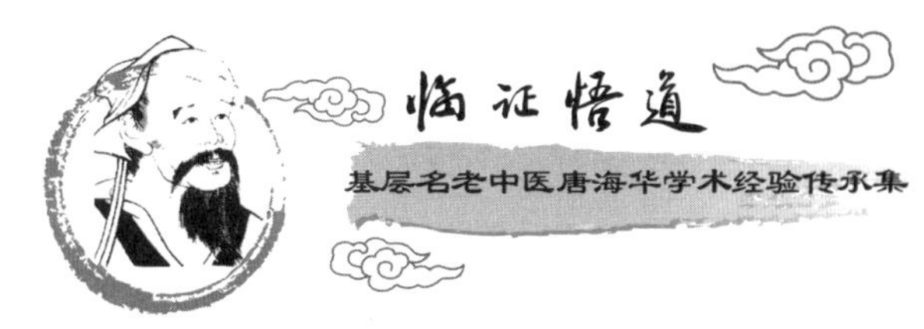

三诊，前方续服数剂，诸症稍觉缓解，但两足微肿，舌质鲜红，上有水黄苔，是前症尚夹有湿气，再加入渗利湿热之品。

处方：木通 6 g，薏苡仁 12 g，金银花 9 g，连翘 9 g，牛膝 9 g，
冬瓜子 12 g，泽泻 9 g，牡丹皮 9 g，赤芍 9 g，土茯苓 15 g，
板蓝根 9 g，甘草 6 g。

7剂，水煎服。

服上方7剂后，诸症痊愈。

按：本例咳嗽，伴发热，咽喉红肿，眼目红赤，剧烈咳嗽，舌赤便黄，为风热征象，全身发疹，口腔发炎，牙龈流血，痰中带血，均为血分热毒所致。因热势羁留过久，损伤气阴，故脉象浮而无力。在治疗过程中，曾出现两足浮肿，舌上水黄苔，是尚夹有湿气，故在各次诊断中，按照其所出现的症状，分别进行祛风清热、凉血解毒、补气育阴、渗湿利水。用防风、荆芥、蝉蜕以祛风，用石膏、知母、黄连、连翘以清热，用生地黄、牡丹皮、赤芍、地肤子以凉血，用金银花、土茯苓、板蓝根以解毒，用泡参、茯苓、白术、大枣、甘草以补气，用麦冬、白芍、玄参以育阴，用牛膝、木通、薏苡仁、冬瓜子、泽泻以渗湿。

二、阴亏夹痰证喉痹

唐×艳，女，30岁，2019年9月18日初诊，自诉咽喉干燥疼痛半年，咳嗽，痰质黏稠，鼻内结痂。舌苔微黄，脉象浮弦而数。此为肺阴不足，肺热兼风来痰之候，治宜润肺利痰、祛风清热为法，用玄麦汤加味。

处方：玄参 20 g，麦冬 15 g，天花粉 9 g，瓜蒌壳 12 g，枳壳 9 g，浙贝母 9 g，
知母 9 g，射干 9 g，钩藤 9 g，薄荷 15 g，甘草 6 g。

7剂，水煎服。

二诊，服上方7剂后，病情大有好转，咳嗽减轻，喉头已不干燥，但鼻孔尚有时结痂，脉象细弦，舌苔微黄，仍本前法为丸服。

处方：生地黄 30 g，天花粉 30 g，女贞子 60 g，天冬 21 g，麦冬 30 g，
墨旱莲 30 g，杏仁 15 g，瓜蒌壳 30 g，紫菀 30 g，浙贝母 21 g，
桔梗 15 g，枇杷叶 30 g，桑白皮 24 g，知母 30 g，连翘 30 g，
夏枯草 30 g，焦黄柏 24 g，金银花 30 g，苍耳子 30 g，甘草 9 g。
上药同研细末，炼蜜为丸，每丸重 9 g，每日早中晚各服 1 丸。

服完后，即基本痊愈。

按：本例喉痹，伴咳嗽、喉咙干燥疼痛、鼻内结痂、脉数舌黄，为肺阴不足，阴亏肺热之证。脉浮弦而咳，是兼风之象，阴亏风热练液，故痰质黏稠。用玄参、天花粉、麦冬、生地黄、女贞子、墨旱莲、天冬等以滋养肺阴，用知母、射干、桑白皮、连翘、夏枯草、焦黄柏等以清肺利咽，用钩藤、薄荷、金银花、苍耳子等以祛风散热。用瓜蒌壳、枳壳、浙贝母、杏仁、紫菀、桔梗、枇杷叶等以宣肺化痰。由于病属慢性，故在取得疗效后，即以药丸调理之。

三、痰气交阻证喉痹

舒×芳，女，36岁，2019年9月19日初诊，自诉咽喉梗痛一年余，睡醒后觉口中有痰，解大便前感觉腹痛，平时腹微胀，右胁肋疼痛。经西医检查，诊断为慢性咽炎，久治无效。舌红少苔，脉微浮滑。此为阴虚肝郁、脾滞夹痰之候，治当疏肝运脾祛痰，用半夏厚朴汤加味。

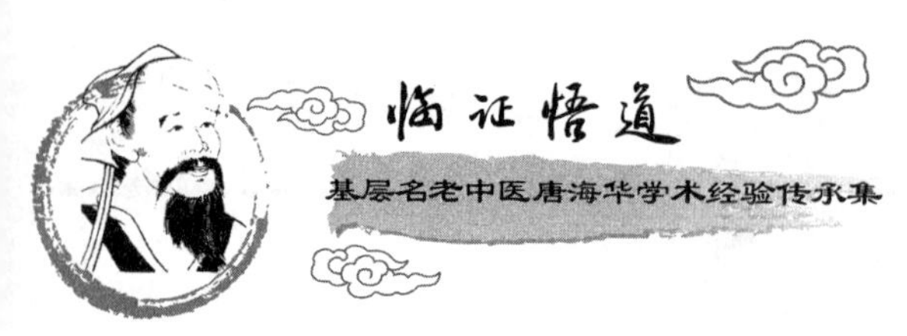

处方：厚朴 9 g，紫苏叶 6 g，法半夏 9 g，茯苓 9 g，生姜 2 片，
白芍 12 g，柴胡 6 g，郁金 9 g，陈皮 9 g，甘草 6 g。

5剂，水煎服。

二诊，服上方5剂后，喉咙已感轻快，睡醒后口中痰涎减少，解大便前腹已不同，但觉腹响，肝区在饥饿时感疼痛，适逢经期，觉颈项两侧有筋牵引头顶作痛，并有头昏、头重感觉，视物有些模糊，右脉浮弦，左脉沉细，舌质红、少苔，此因月经去血，阴分更损，于前方中加入育阴平肝之品。

处方：法半夏 9 g，刺蒺藜 12 g，牡丹皮 9 g，郁金 9 g，白芍 12 g，
茯苓 9 g，钩藤 12 g，厚朴 9 g，玉竹 12 g，玄参 9 g，
瓜蒌壳 12 g，甘草 6 g。

7剂，水煎服。

三诊，服上方后，喉头更觉轻快，只在气候变化时有微梗感觉，头已不昏，眼亦不花，胁痛减轻，痰更减少，右脉渐平，舌质红净，仍按前方增减。

处方：刺蒺藜 12 g，牡丹皮 9 g，钩藤 12 g，白芍 12 g，玉竹 12 g，
石斛 9 g，瓜蒌壳 12 g，法半夏 9 g，厚朴 9 g，茯苓 9 g，
炒川楝 12 g，甘草 6 g。

5剂，水煎服。

服上方5剂后，诸症消除。

按：《内经》认为，足厥阴肝经“布胁肋，循喉咙之后上入颃颡，连目系，上出额与督脉会于巅”。故咽喉梗痛，右胁肋作痛，是肝气郁滞所致。颈两侧牵引头顶作痛，视物模糊，是肝阴亏损所致。阴亏则阳亢，故觉头昏头重。肝郁则克脾，脾滞则出现腹痛、腹胀、腹响等症状，且脉浮舌质红少苔亦属阴亏，脉弦为肝郁，滑脉微痰饮，气郁夹痰，多致咽喉梗阻，而成梅核气。故先以七气汤行气化痰为主，并加柴胡、郁金、白芍、刺蒺藜、瓜蒌壳、牡丹皮、炒川楝、陈皮以疏肝运脾，加玉竹、玄参、石斛、钩藤以养肝平肝。使肝木条达，气行痰化，阴生阳潜，诸症消除。

四、喉痹治疗临证经验及体会

喉痹主症是咽喉痛，咽痛与喉痛在临床上很难截然分开，一般均称为咽喉疼痛。《内经》曰：“喉能布气，咽能咽物。”喉为呼吸的门户，咽为饮食的门户，在生理上是截然两物。人身中的十二条主要经络，除足太阳膀胱经外，其他经络都通过咽喉部位，凡此诸经的病变，都能导致咽喉疼痛。今就其常见的发病原因，按虚实寒热证型概述如下：

1. 寒证　外感证有风寒与凉燥，亦有体内积热，外为风寒郁闭，而成寒包火者，内伤证则多与阳虚证同时出现。

2. 热证　咽喉疼痛，以火热之证居多。其发于外者，有风热、温热、瘟毒、温燥等症。发于内者，有肝火、心火、胃火、肺火、湿热等证。

3. 实证　常见有气郁和积痰两种。积痰更有热痰与寒痰之别，亦有气郁夹痰，两症并见而成梅核气者，在临床上证实与热症常同时出现。

4. 虚证　阴虚则虚火上炎，常见的阴虚咽喉疼痛，有肝阴虚、胃阴虚、肺阴虚、肾阴虚等。白喉症一般均出现肺阴亏损症状。肾阳虚损则易导致火虚于下，格阳于上，而发为咽喉疼痛，非峻补命门之火不能奏效。此外，尚有气虚血虚证候，亦常有虚火上浮，而致咽喉疼痛者。临床当细审之方获良效。

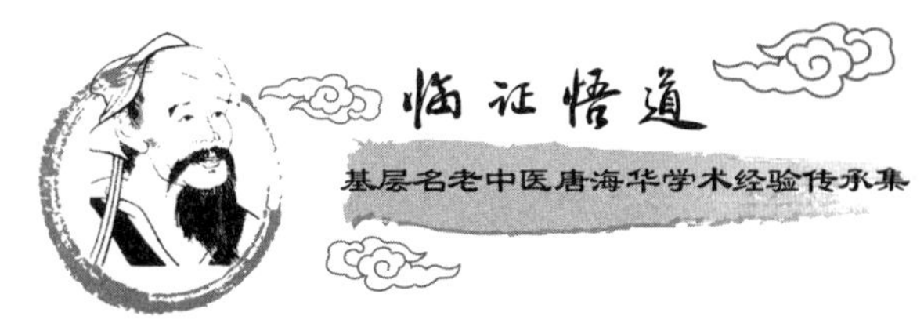

第三节　多汗病证医案

一、风邪袭表证出汗

唐×元，女，51岁，2019年9月22日初诊，自诉汗出头痛3日，畏风，身倦乏力，二便如常，关节肌肉酸痛，舌淡、苔薄白，脉浮无力。此为阳气不足，外感风邪，致营养不调而汗出之感冒，治以益气固表止汗祛风，用荆防散加减。

处方：黄芪 25 g，荆芥 15 g，防风 15 g，白术 15 g，白芍 15 g，
　　　桂枝 15 g，生姜 3 片，大枣 10 g。

3剂，水煎服。

复诊，服上方三剂后，畏风消失，身倦乏力、汗出均好转，余症亦明显减轻，效不更方，上方继进3剂而愈。

按：本例多汗，素体阳虚，易于外感，卫外不固，营养失调而见汗出，头痛，关节肌肉酸痛，畏风，舌脉为表虚之象。方中以黄芪、白术、防风益气固表，桂枝、白芍、生姜、大枣调和营养，药证相符而获痊愈。

二、气虚不固证汗出

何×文，男，39岁，2019年9月18日初诊，自诉多汗1年余，伴神疲乏力，嗜睡，一般以进食或运动时前额手心出汗，余无明显不适。舌淡胖，边有齿印，苔薄白，脉细迟无力。此为平素气虚，汗失所摄，治当补气固涩、养阴敛汗，用玉屏风散加减。

处方：防风15 g，黄芪30 g，白术30 g，浮小麦30 g，麻黄根15 g，
　　　酸枣仁 30 g，白芍 20 g，麦冬 15 g，甘草 6 g。

7剂，水煎服。

复诊，服上方药7剂后，汗出明显减少，余症亦有所缓解，继进7剂收功。

按：本例多汗，因平素气虚，故神疲乏力嗜睡，气失固摄则汗出。《内经》曰："气虚则自汗""动则气耗"，故病情因活动而加重。上方用黄芪、白术、甘草以补气，酸枣仁、白芍、麦冬以敛阴养阴，浮小麦、麻黄根以收敛固涩，诸药合用，故其疗效好。

三、阴虚内热证汗出

李×思，男，64岁，2019年10月9日初诊。自诉夜间汗出3月余，伴口咽干燥，偶有咳嗽，胸片示"双肺纹理重"，余无特殊。舌淡红、苔少而干，少津，脉沉细数。此为阴虚内热之证，治当滋阴清热、生津止汗，用青蒿鳖甲汤加减。

处方：青蒿 30 g，鳖甲 15 g，知母 10 g，牡丹皮 15 g，地骨皮 15 g，
　　　百合 15 g，玄参 30 g，天花粉 15 g，甘草 10 g，浮小麦 15 g。

7剂，水煎服。

复诊，服上方7剂后，汗出减少，余症亦明显减轻，继进7剂，效不更方，随访诸症消除告愈。

按：《内经》所谓"阴虚生内热"，本例阴虚少津，口舌失润而口干咽燥，肺失津润而干咳无痰，内生虚热熏蒸而汗出，夜为阴病，汗出以夜间发作。本案为阴虚之证，上方以青蒿、牡丹皮、地骨皮、知母清虚热，玄参、天花粉、鳖甲养阴生津，百合固肺，甘草调和诸药，浮小麦养阴而敛汗，方药对证，故收良效。

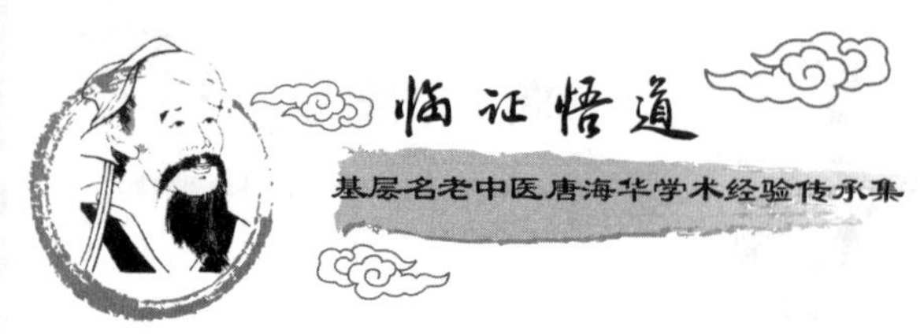

第四节 风疹病证医案

一、血热生风证风疹

冉×平，女，54岁，2019年11月10日初诊。自诉周身皮肤红疹，瘙痒3月余，以夜间发作加重，夜发昼伏，用氯苯那敏、氯雷他定等抗过敏药仅能缓解一时，伴心烦口干，舌质红、苔薄黄，脉弦细数。此为血热生风之证，治当清热凉血、息风止痒为法，自拟荆防三地汤治之良效。

处方：荆芥 20 g，北防风 15 g，生地黄 30 g，地骨皮 30 g，
地龙 10 g，蝉蜕 10 g，细辛 3 g，薄荷 20 g，
青蒿 20 g，牡丹皮 15 g，徐长卿 15 g，炙甘草 10 g。

7剂，水煎服。

二诊：诉服上方7剂后症状消除，因恐复发，要求继进3剂以巩固疗效，二诊方中加黄芪30 g，白术20 g以扶正固表。

按：本例风疹，久病伤阴，阴虚内热伤津，故口干心烦；病伤于阴，故昼伏夜发；因伤于风，来去多变，发则瘙痒、红斑丘疹，伏则平而无迹。舌脉为阴虚内热之象，方中荆芥、防风、细辛、徐长卿、蝉蜕、薄荷祛风止痒，生地黄、地龙、牡丹皮清热凉血，青蒿、地骨皮清虚热，甘草调和诸药而补虚。诸药合用，药证相应，故收良效。

二、风疹治疗临证经验及体会

风疹病发于表，肺主皮毛，故所有皮肤病都可以归属肺系病证。风疹相当于现代医学之荨麻疹，有急性和慢性之分，急性治之不彻底，反复发作而成慢性，其表现以红色斑丘疹、瘙痒为特征，发病突然，故病因多有风有热，治疗以疏风清热为主，临证常见以下三种类型：

1. 风热型　皮疹颜色较红，瘙痒剧烈，夜间或遇热加重，遇冷缓解，治以消风散加减或荆防败毒散加减。

2. 风寒型　皮疹颜色淡白，遇冷加重，遇热减轻，亦有冷水或风寒过敏者可参照本型论治，治以麻黄桂枝汤加减。

3. 血虚风燥型　风疹颜色浅红，夜间加重，伴口干、皮肤干燥，舌少津，脉细，治以荆防四物汤或上述荆防三地汤效良。

4. 脾胃湿热型　皮疹颜色红，伴有腹痛、便溏等胃肠症状，相当于肠型荨麻疹，治以防风通圣散合痛泻要方加减，大凡腹痛腹泻者多因肝气乘脾所致。痛泻要方为疏肝理脾之要方，辨证加减用之，应用得当，累收奇效。

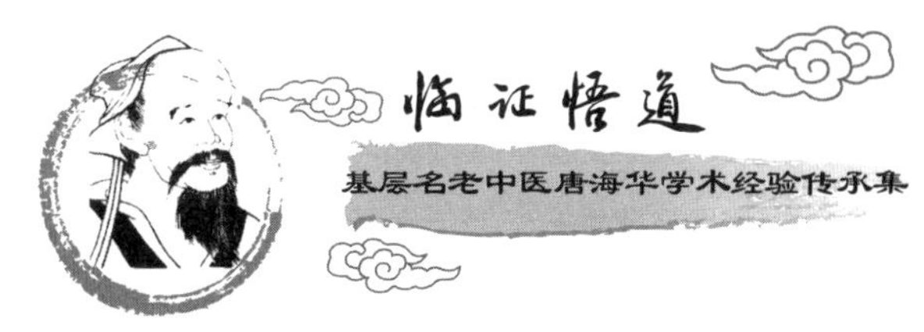

第五节　痔疮病证医案

一、血热风燥证痔病

周×莲，女，51岁，2019年10月31日初诊。自诉近1周前因食牛肉、鸡肉、火锅之类诱发便后肛门块物脱出，射血如注，痛苦恐惧，常须用手帮扶方可回纳，心烦、舌红、苔薄黄，脉细数。病属血热风燥证之痔病，治以凉血息风、收敛止血为法，自拟双槐二地汤加味治之。

处方：槐花 50 g，槐米 30 g，生地黄 30 g，地榆炭 30 g，
荆芥炭 30 g，北防风 12 g，茜草炭 15 g，仙鹤草 15 g，
败酱草 30 g，炙甘草 10 g。

二诊：诉服上方1剂次日便血止，继服余4剂，便后无肛门块物脱出，因恐复发，要求继进3剂以巩固疗效，加用黄芪30 g，白术30 g，诃子10 g，既可固表益气，又可涩肠固脱。

按：本例痔病，属混合痔之范畴，盖因饮食燥热之品，湿热下注于大肠，肠澼为痔，热伤血络则便血、射血，舌脉为热象。方中生地黄、败酱草以清热，荆芥炭、防风祛风，地榆炭、槐花、槐米、茜草、仙鹤草共奏收敛止血之功。诸药合用，功专力宏，故收良效。

二、痔疮治疗临证经验及体会

痔疮为大肠末端，肛门病变，肺与大肠相表里，肺藏魄，故肛门又称魄门，痔疮病证归属肺系病证理所当然。

俗言“十男九痔”，女性因孕产等生理因素痔疮发病率较高，痔疮分为内痔、外痔、混合痔。内痔又分四期，外痔又分炎性结缔组织、血栓、静脉曲张等四型，无论分期分型何等复杂详细，但作者认为痔病的主要症状就是出血、脱出、疼痛感（或异物感、不适感）。现代治痔理念，一是不治无症状之痔疮，痔者肛门突起之物是也，无症状者为肛垫结构，有症状者方为痔病；二是主张微创或无创优先，上方对出血脱出有明显疗效，“千金难求一效”，然若以“痔核压迫注射法”治疗痔疮，其实用性更广泛，疗效显著。

第六节　痤疮病证医案

一、肺胃郁热证痤疮

刘×平，女，30岁，2019年11月17日初诊，自诉面部痘疹1年余，疹色焮红，偶伴痒感或有白色脓点，口干，舌质红、苔薄黄，脉细数。病属肺胃郁热证痤疮，治以清热解毒、宣肺透疹为法，自拟黄金白皮汤加味治之良效。

处方：黄芩 15 g，金银花 30 g，荆芥 15 g，白芷 9 g，
桑白皮 15 g，防风 10 g，当归 12 g，蒲公英 15 g，
枇杷叶 15 g，白茅根 10 g，炙甘草 6 g。

7剂，水煎服。

二诊：服上方7剂显效，疹色转淡，丘疹突起减平，继进7剂，加黄芪15 g，白术

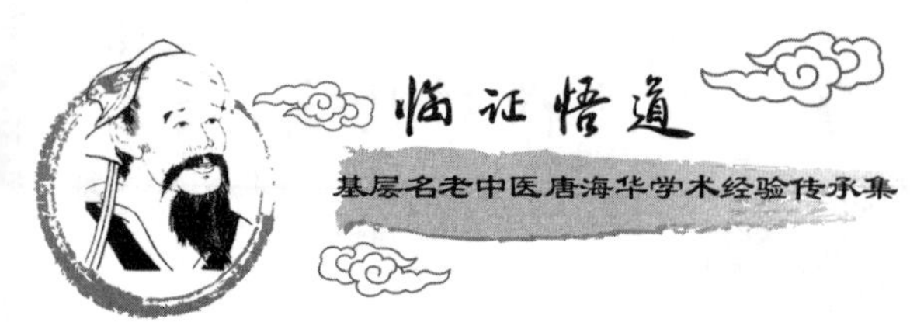

15 g以固表收功。

按：本例痤疮，发于面鼻，面鼻为肺胃二经所布，故病属肺胃，疹色焮红为热蕴，痒为风邪，口干为热伤胃阴，舌脉为热象，上方以黄芩、金银花、蒲公英清热解毒，荆芥、防风、白芷祛风止痒，当归行血以灭风，白茅根利尿引热从小便出，桑白皮、枇杷叶宣肺透达又泻肺肃降，肺合皮毛功能正常则粉刺自愈，炙甘草和诸药而解毒。为此取得良效。

二、痤疮治疗临证经验及体会

痤疮俗称粉刺、青春痘，为常见皮肤病之一，面鼻为肺胃二经所布，故粉刺属于肺系病证。

青春痘为青春期年龄发病，粉刺非青春期亦可发病，二者相对单纯，但若发生囊肿性、结节性、聚合性丘疹或合并感染，则为痤疮，其病因病机大体相似，大同小异，故三病治疗多异病同治。

痤疮临证常分4型：

1. 肺胃郁热证　此证常见于炎性痤疮，皮疹好发于颜面鼻部，偶见胸背部，皮疹红色，偶有脓头，痒痛相间或大便秘结、舌红、苔薄白或薄黄，脉细，治当泻肺胃郁热，枇杷清肺饮加减或上述黄金白皮汤加味治之。

2. 湿热蕴结证　此证常见于皮脂腺分泌过多者，相当于内分泌失调所致，皮疹以红色丘疹、粉刺为主，面部油腻，痛痒相间，舌淡、苔薄白，脉滑，治当清热燥湿、消导为法，保和丸和二陈汤、平胃散治之。

3. 热毒壅盛证　此证发病急，症状重，面部油腻，属于囊肿性、聚合性痤疮范畴，以皮损化脓性表现为主。《内经》曰："毒者，皆阳热亢极之证。"部分患者伴有丘疹，头部穿凿性毛囊炎，即"蝼蛄结"，舌红、苔薄黄或腻，治疗宜按疮疡入手，投与凉血清热解毒药物，方用五味消毒饮合仙方活命饮加减化裁，皮肤瘙痒甚者加荆芥、防风、羌活以疏风止痒，脓肿结节较多者加皂角刺、甲珠、蜈蚣以破血软坚，大便干结者加生地黄、生大黄以泻下热结，外用配金黄散、苗药阳毒膏、解毒消痘液等疗效更佳。此外还应考虑发病部位酌情用药，发于前额者，属心。《内经》曰："诸痛痒疮，皆属于心。"心火亢盛，移热小肠，可见小便短赤，左颊候肝，右颊候肺，口周候脾，临证加减，辨证论治，可见痤疮发病不离于肺，亦不止于肺是也。

第七节　肺痨病证医案

一、肺阴不足证肺痨

唐×章，男，49岁，2017年11月10日初诊，自诉干咳半月，咳痰不爽，痰中有少量血丝，夜间潮热盗汗，舌质干红，苔少，脉细，肺片示"左上肺结核"，病属肺痨、肺阴不足证，苗药四白肺心汤治之良效。

处方：肺心草 30 g，水马桑 15 g，核桃仁 15 g，银杏仁 10 g，
明白及 10 g，百合 15 g，百部 10 g，岩白菜 10 g，
刺黄连 15 g，阴地蕨 15 g。

10剂，水煎服。兑生蜂蜜约一勺（10～20 g）内服。

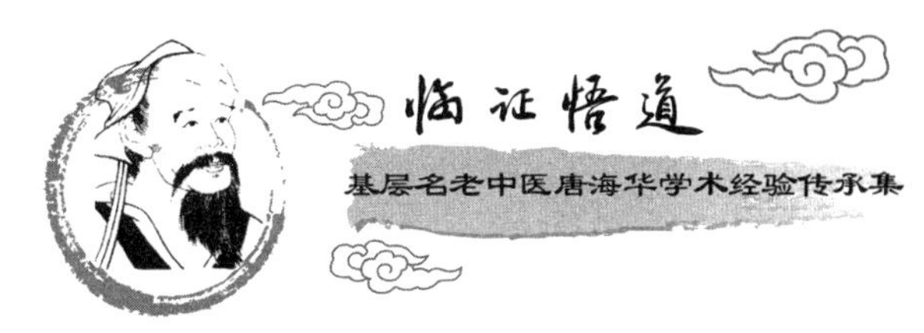

二诊：服上方十剂，咳嗽止，痰无，潮热盗汗减轻，嘱继服上方20剂。

三诊：临床症状消失，嘱继服1个月。复查胸片，病灶吸收，告愈。

按：本例肺痨，临床表现典型，但发病时间短，病灶轻，疗程短，咳嗽少而不爽，潮热盗汗，均为阴虚内热之症状，痰中带血为热伤血络而盗汗所致，舌脉为阴虚内热之象。方中肺心草、核桃仁、银杏仁、明白及为补肺敛肺之要药，岩白菜、水马桑、百合、百部、阴地蕨为消肺部炎症要药，苗医认为，肺痨病亦与虚火成炎有关，蜂蜜为养阴润肺之佳品，诸药合用，疗效甚佳，此为苗医祖传之经验也。

二、肺痨治疗临证经验及体会

肺痨因肺虚外感痨虫成痨，相当于现代医学之“肺结核”，纯以西药抗痨，疗程较长且毒副作用大，但若结合中医治疗，可以缩短疗程，减轻毒副反应，使用新鲜苗药则疗效更佳。

肺痨临证可分为4型：

一是肺阴亏虚证。干咳少痰或痰中带血，五心烦热，口干舌燥等症，治以滋阴润肺为法，沙参麦冬汤或月华丸加减治疗。

二是虚火灼肺证。烦热口渴，急躁易怒，咳血量多等症，治以滋阴降火为法，百合固金汤合青蒿鳖甲汤加减治疗。

三是气虚耗伤证。咳声无力，气短声低，午后潮热，自汗盗汗等症并存，治以益气养阴为法，八珍汤合固金汤加减治疗。

四是阴阳两虚证。潮热盗汗，咳嗽咳血，面浮肢肿，形寒肢冷或五更泄，男子阳痿，女子闭经等，治以滋阴补阳为法，补天大造丸加减治疗。

总之，肺痨病证缠绵难愈，病程疗程均长，病情顽固，除辨证治疗外，应结合西药三联或四联抗痨，疗效更佳。

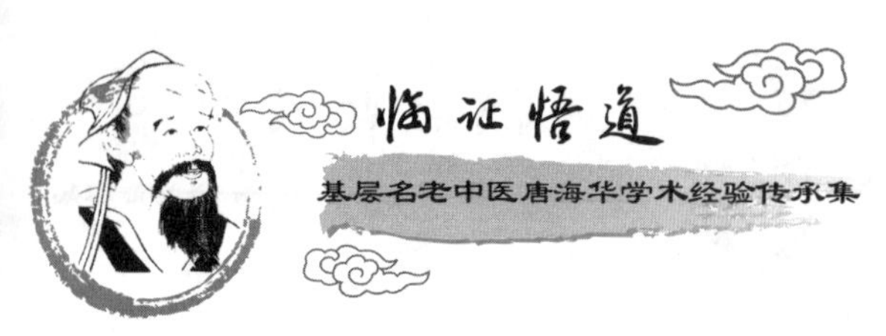

第二章 肺系病证诊疗与临证备要

肺主气，司呼吸，开窍于鼻，外合皮毛，主一身之表，故风、寒、燥、热等六淫外邪由口鼻、皮毛而入者，每都首先犯肺。同时因肺居胸中，其位最高，覆盖诸脏之上，其气贯百脉而通他脏，故内伤诸因，除肺脏自病外，他脏有病亦可影响到肺。因此，其发病原因有外感、内伤两方面。

主要的病理变化为肺气宣降失常，实者由于痰邪阻肺，肺失宣肃，升降不利；虚者由于肺脏气阴不足，肺不主气而升降无权。如六淫外侵，肺卫受邪则为感冒；内、外之邪干肺，肺气上逆则病咳嗽；瘵虫蚀肺则病痨；痰邪阻肺，肺失宣降则为哮、为喘；肺热生疮则成痈；久病伤肺，肺气不能敛降则为肺胀，肺叶痿而不用则为肺痿。此外，肺有通调水道、下输膀胱的功能，与大肠相表里，可助心主治节，脾为金母，肝肺升降相因，金水相生，故其为病可涉及心、脾、肝、肾、膀胱、大肠等脏腑，与其他多个病证也有密切关系，临证应予联系处理。

第一节 感 冒

感冒是感受风邪，导致邪犯肺卫，卫表不和的常见外感疾病，临床表现以鼻塞、流涕、喷嚏、咳嗽、头痛、恶寒、发热、全身不适、脉浮为特征。

本病四季均可发生，尤以春冬两季为多。病情轻者多为感受当令之气，称为伤风、冒风、冒寒；病情重者多为感受非时之邪，称为重伤风。在一个时期内广泛流行、证候相类似者，称为时行感冒。

早在《内经》即已有外感风邪引起感冒的论述，如《素问·骨空论》曰："风者百病之始也……风从外入，令人振寒，汗出头痛，身重恶寒。"《素问·风论》曰："风之伤人也，或为寒热。"汉·张仲景《伤寒论·辨太阳病脉证并治》论述太阳病时，以桂枝汤治表虚证，以麻黄汤治表实证，提示感冒风寒有轻重的不同，这为感冒的辨证治疗奠定了基础。感冒病名则出自南宋《仁斋直指方·诸风》，该书在"伤风方论"论及参苏饮时谓其："治感冒风邪，发热头痛，咳嗽声重，涕唾稠黏。"元·朱丹溪《丹溪心法·中寒二》提出本病病位在肺，治疗应分立辛温、辛凉两大法则，其曰："伤风属肺者多，宜辛温或辛凉之剂散之。"及至明清，多将感冒与伤风互称，并对虚人感冒也有进一步的认识，提出扶正达邪的治疗原则。至于时行感冒，隋·巢元方《诸病源候论·时气病诸候》曰："时行病者，是春时应暖而反寒，夏时应热而反冷，秋时应凉而反热，非其时而有其气。是以一岁之中，病无长少，率相近似者，此则时行之气也。"至清代，随着温热病学说的兴起与发展，不少医家逐渐认识到本病之发生与感受时行之气相关。清·林佩琴在《类证治裁·伤风》中明确提出了"时行感冒"之名。清·徐灵胎《医学源流论·伤风难治论》曰："凡人感风寒，头痛发热，咳嗽涕出，俗谓之伤风……乃时行之杂感也。"指出感冒属触冒时气所

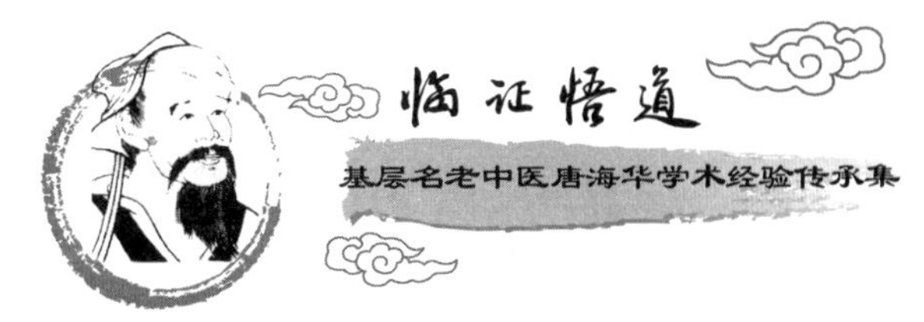

致者。

凡普通感冒(伤风)、流行性感冒(时行感冒)及其他上呼吸道感染而表现感冒证候者，皆可参照本节内容进行辨证论治。

〔病因病机〕

感冒是由于六淫、时行之邪，乘人体御邪能力不足之时，侵袭肺卫皮毛，致使肺失宣肃，卫表失和。

一、病因

1. 外感六淫，风为主因　风为六淫之首，流动于四时之中，故外感为病，常以风为先导。

因四时六气各有偏盛，故风邪常与当令之气相合伤人，而表现为不同证型。如深秋冬令季节，风与寒合，多为风寒证。春夏温暖之时，风与热合，多见风热证。夏秋之交，暑多夹湿，每又表现为风暑夹湿证候。但一般以风寒、风热证为多见，暑湿证次之。至于梅雨季节之夹湿、秋季兼燥等，亦每可见之。

2. 时行疫毒伤人　若时行疫毒伤人，则病情重而多变，往往相互传染，广泛流行，且不限于季节性。如隋·巢元方《诸病源候论·时气病诸候》曰："夫时气病者，此皆因岁时不和，温凉失节，人感乖戾之气而生，病者多相染易。"

二、病机

感冒的基本病机是邪犯肺卫，卫表不和。外邪侵犯肺卫的途径有二，或从口鼻而入，或从皮毛内侵。风性轻扬，为病多犯上焦，故《素问·太阴阳明论》篇曰："伤于风者，上先受之。"肺处胸中，位于上焦，主呼吸，气道为出入升降的通路，喉为其系，开窍于鼻，外合皮毛，职司卫外，为人身之藩篱，故外邪从口鼻、皮毛入侵，肺卫首当其冲，感邪之后，随即出现卫表不和及上焦肺系症状。因病邪在外、在表，故尤以卫表不和为主。

卫外功能减弱，外邪乘袭致病。外邪侵袭人体是否发病，关键在于卫气之强弱，同时与感邪的轻重有关。《灵枢·百病始生》曰："风雨寒热不得虚，邪不能独伤人。"若正不胜邪，邪犯卫表，即可致病。一般有以下几种情况：①六淫肆虐，人体未能应变。气候突变，冷热失常，六淫病邪猖獗，卫外之气失于调节应变，即可受邪发病。若属时行病毒为患，多造成广泛流行。②生活起居不当，寒温失调。外邪乘袭，如更衣脱帽，贪凉露宿，冒风淋雨，或过度疲劳，以致腠理不密，营卫失和，感受外邪。③体质偏弱，内外因相引发病：体质不强，正气虚弱，卫表不固，稍有不慎，即易感邪。如阳气虚者易受风寒，阴虚者易受燥热。临床上称之为虚体感冒。④肺有宿邪，易受新感：肺经素有痰热，或痰湿内蕴，肺卫调节功能低下，则每易感受外邪，内外相引而发病，临床上可见内热外寒错杂证候，痰湿之体可见湿盛的症状。正如清·李用粹《证治汇补·伤风》曰："肺家素有痰热，复受风邪束缚，内火不得疏泄，谓之寒暄，此表里两因之实证也。有平昔元气虚弱，表疏腠松，略有不慎，即显风证者，此表里两因之虚证也。"

病理性质总属表实证，但有寒热之异。本病因感受外邪，病位在表，当属表实证。由于四时六气不同，以及体质的差异，故有寒热之异。感受风寒湿邪，则皮毛闭塞，邪郁于肺，肺气失宣；感受风热暑燥，则皮毛疏泄不畅，邪热犯肺，肺失清肃。如感受时行疫毒则病情多重，甚或有变生他病者。在病程中且可见寒与热的转化或错杂。

〔诊查要点〕

一、诊断依据

1. 初起以卫表及鼻咽症状为主，可见鼻塞、流涕、多嚏、咽痒、咽痛、周身酸楚、恶风或恶寒，或有发热等。由于风邪易夹暑、夹湿、夹燥，还可兼见相关症状。

2. 时行感冒多呈流行性，在同一时期发患者数剧增，且症状相似，多突然起病，恶寒发热(多为高热)，周身酸痛，疲乏无力，病情一般较普通感冒为重。

3. 病程3～7日。普通感冒一般不传变，时行感冒少数可传变入里，变生他病。

4. 四季皆可发病，而以冬、春两季为多。

二、病证鉴别

1. 感冒与风温　本病与诸多温病早期症状相类似，尤其是风热感冒与风温初起颇为相似。但风温病势急骤，寒战发热甚至高热，汗出后热虽暂降，但脉数不静，身热旋即复起，咳嗽胸痛，头痛较剧，甚至出现神志昏迷、惊厥、谵妄等传变入里的证候。而感冒发热一般不高或不发热，病势轻，不传变，服解表药后，多能汗出脉静身凉，病程短，预后良好。

2. 普通感冒与时行感冒　普通感冒病情较轻，全身症状不重，少有传变。在气候变化时发病率可以升高，但无明显流行特点。若感冒1周以上不愈，发热不退或反见加重，应考虑感冒继发他病，传变入里。时行感冒病情较重，发病急，全身症状显著，可以发生传变，化热入里，继发或合并他病，具有广泛的传染性、流行性。

〔辨证论治〕

一、辨证要点

本病邪在肺卫，故属表实证。但须究其病邪的性质，区别风寒、风热及其兼夹。

1. 辨风寒风热　一般而言，风寒感冒以恶寒重，发热轻，头痛身疼，鼻塞流清涕为特征；风热感冒以发热重，恶寒轻，头痛，口渴，鼻塞流涕黄稠，咽痛或红肿为特征。其中咽部肿痛与否，常为风寒风热辨证主要依据。亦有初起属风寒感冒，数日后出现咽喉疼痛，流涕由清涕转为黄稠，此为寒邪郁而化热。

2. 辨不同兼夹　夹湿者多见于梅雨季节，以身热不扬，头胀如裹，骨节疼重，胸闷，口淡或甜等为特征；夹暑者多见于炎夏，以身热有汗，心烦口渴，小便短赤，舌苔黄腻等为特征；夹燥者多见于秋季，以身热头痛，鼻燥咽干，咳嗽无痰或少痰，口渴，舌红等为特征。

3. 辨偏实偏虚　一般而言，发热、无汗、恶寒、身痛者属表实，发热、汗出、恶风者属表虚。至于虚体感冒，往往反复发作，缠绵不愈。

二、治疗原则

感冒的病位在肺系卫表，治疗上应因势利导，从表而解，遵《素问·阴阳应象大论》“其在皮者，汗而发之”之义，宜采用解表达邪的治疗原则。风寒证治以辛温发

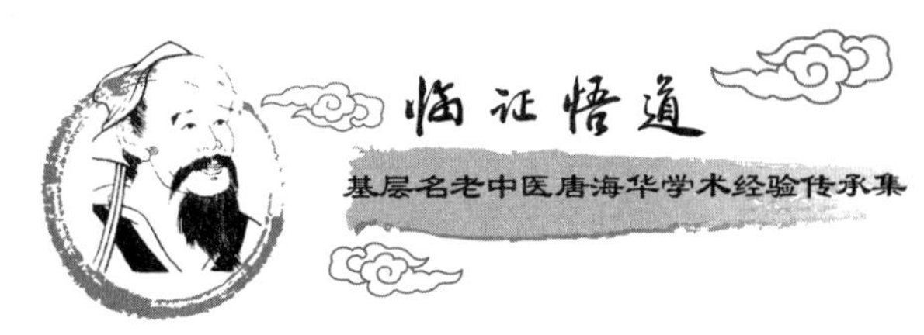

汗，风热证治以辛凉清解，暑湿夹杂者又当清暑祛湿解表。

三、证治分类

1. 风寒束表证

症状：恶寒重，发热轻，无汗，头痛，肢节酸痛，鼻塞声重或鼻痒喷嚏，时流清涕，咽痒，咳嗽，吐稀薄色白痰，口不渴或渴喜热饮，舌苔薄白而润，脉浮或浮紧。

证机概要：风寒外束，卫阳被郁，腠理内闭，肺气不宣。

治法：辛温解表。

代表方：荆防达表汤或荆防败毒散加减。两方均为辛温解表剂，前方疏风散寒，用于风寒感冒轻证；后方辛温发汗，疏风祛湿，用于时行感冒，风寒夹湿证。

常用药：荆芥、防风、紫苏叶、豆豉、葱白、生姜等解表散寒；杏仁、前胡、桔梗、甘草、橘红宣通肺气。

若表寒重，头痛身痛，憎寒发热，无汗者，配麻黄、桂枝以增强发表散寒之功用；表湿较重，肢体酸痛，头重头胀，身热不扬者，加羌活、独活；湿邪蕴中，脘痞食少，或有便溏、苔白腻者，加苍术、厚朴、法半夏；头痛甚，配白芷、川芎散寒止痛；身热较著者，加柴胡、薄荷疏表解肌。

2. 风热犯表证

症状：身热较著，微恶风，汗泄不畅，头胀痛，面赤，咳嗽，痰黏或黄，咽燥，或咽喉乳蛾红肿疼痛，鼻塞，流黄浊涕，口干欲饮，舌苔薄白微黄，舌边尖红，脉浮数。

证机概要：风热犯表，热郁肌腠，卫表失和，肺失清肃。

治法：辛凉解表。

代表方：银翘散或葱豉桔梗汤加减。两方均有辛凉解表、轻宣肺气功能，但前方长于清热解毒，适用于风热表证热毒重者；后方重在清宣解表，适用于风热袭表，肺气不宣者。

常用药：金银花、连翘、黑山栀、豆豉、薄荷、荆芥辛凉解表，疏风清热；竹叶、芦根清热生津；牛蒡子、桔梗、甘草宣利肺气，化痰利咽。

若风热上壅，头胀痛较甚，加桑叶、菊花；痰阻于肺，咳嗽痰多者，加贝母、前胡、杏仁；痰热较盛，咳痰黄稠者，加黄芩、知母、瓜蒌皮；气分热盛，身热较著，恶风不显，口渴多饮，尿黄者，加石膏、鸭跖草；热毒壅阻咽喉，乳蛾红肿疼痛，加一枝黄花、土牛膝、玄参清热解毒利咽；时行感冒热毒较盛，壮热恶寒，头痛身疼，咽喉肿痛，咳嗽气粗者，配大青叶、蒲公英、七叶一枝花等；若肺热素盛，风寒外束，热为寒遏，烦热恶寒，少汗，咳嗽气急，痰稠，声哑者，可用石膏合麻黄内清肺热，外散表寒；风热化燥伤津，或秋令感受温燥之邪，伴有呛咳痰少，口、咽、唇、鼻干燥，舌红苔薄少津等燥象者，可酌配南沙参、天花粉、梨皮。

3. 暑湿伤表证

症状：身热，微恶风，汗少，肢体酸重或疼痛，头昏重胀痛，咳嗽痰黏，鼻流浊涕，心烦口渴，或口中黏腻，渴不多饮，胸闷脘痞，泛恶，腹胀，大便或溏，小便短赤，舌苔薄黄而腻，脉濡数。

证机概要：暑湿伤表，表卫不和，肺气不清。

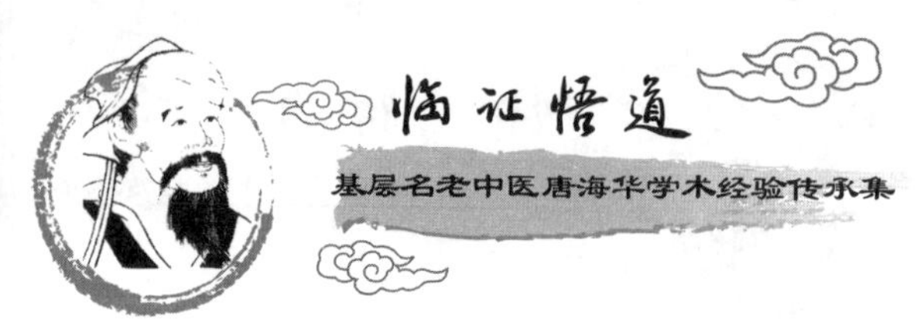

治法：清暑祛湿解表。

代表方：新加香薷饮加减。本方功能清暑化湿，用于夏月暑湿感冒，身热心烦，有汗不畅，胸闷等症。

常用药：金银花、连翘、鲜荷叶、鲜芦根清暑解热；香薷发汗解表；厚朴、扁豆化湿和中。

若暑热偏盛者，加黄连、栀子、黄芩、青蒿；湿困卫表，肢体酸重疼痛较甚者，加藿香、佩兰等；里湿偏盛，口中黏腻，胸闷脘痞，泛恶，腹胀，便溏者，加苍术、白蔻仁、法半夏、陈皮；小便短赤者，加滑石、甘草、赤茯苓清热利湿。

〔附　虚体感冒〕

体虚之人，卫外不固，感受外邪，常缠绵难愈，或反复不已。其病邪属性仍不外四时六淫。但阳气虚者，感邪多从寒化，且易感受风寒之邪；阴血虚者，感邪多从热化、燥化，且易感受燥热之邪。临床表现肺卫不和与正虚症状并见。治疗不可过于辛散、单纯祛邪、强发其汗、重伤正气，当扶正达邪，在疏散药中酌加补正之品。

1. 气虚感冒

症状：恶寒较甚，发热，无汗，头痛身楚，咳嗽，痰白，咳痰无力，平素神疲体弱，气短懒言，反复易感，舌淡苔白，脉浮而无力。

证机概要：素体气虚，卫外不固，风邪乘袭。

治法：益气解表。

代表方：参苏饮加减。本方益气解表，化痰止咳。主治气虚外感风寒，内有痰湿，憎寒发热，无汗，头痛，咳嗽，气短，脉弱等症。

常用药：党参、甘草、茯苓补气扶正以祛邪；紫苏叶、葛根、前胡疏风解表；法半夏、陈皮、枳壳、桔梗宣肺化痰止咳。

若表虚自汗，易伤风邪者，可常服玉屏风散以益气固表，以防感冒。若见恶寒重，发热轻，四肢欠温，语音低微，舌质淡胖，脉沉细无力，为阳虚外感，当助阳解表，用再造散加减。

2. 阴虚感冒

症状：身热，微恶风寒，少汗，头昏，心烦，口干，干咳少痰，舌红少苔，脉细数。

证机概要：阴亏津少，外受风热，表卫失和。

治法：滋阴解表。

代表方：葳蕤汤加减化裁。本方滋阴解表，适用于体虚感冒，头痛身热，微恶风寒，汗少，咳嗽咽干，舌红脉数等症。

常用药：玉竹滋阴，以资汗源；甘草、大枣甘润和中；豆豉、薄荷、葱白、桔梗疏表散邪；白薇清热和阴。

若阴伤较重，口渴咽干明显者，加沙参、麦冬；血虚，面色无华，唇甲色淡，脉细，加地黄、当归。

〔预后转归〕

一般而言，感冒预后多良好，病程较短而易愈。如因感冒诱发其他宿疾而使病情恶化者，预后不佳。对老年、婴幼儿、体弱患者以及时感重症，必须加以重视，防止发生传变，或同时夹杂其他疾病。风寒易随汗解；风热得汗，未必即愈，须热清方解；暑湿感冒每多缠绵；而虚体感冒则可迁延或易复感。

〔预防调护〕

本病在流行季节须积极防治。慎起居，适寒温，冬春尤当注意。常易患感冒者，可坚持每日按摩迎香穴，并防治方药。冬春风寒当令季节，可服贯众汤；夏令暑湿当令季节，可服藿佩汤；时邪毒盛，流行广泛，可用贯众、板蓝根、生甘草煎服。

治疗期间应认真护理，发热者须休息。对时感重症及老年、婴幼儿、体虚者，须加强观察，注意病情变化。须注意煎药和服药方法。

〔临证备要〕

1．治疗禁忌　临床当辨清病邪之性质，若风寒之候误用辛凉，汗不易出，病邪难以外达，反致不能速解，甚或发生变证；而风热之证误用辛温，则有助热燥液动血之弊，或引起传变。除体虚感冒需兼顾扶正补虚外，一般均忌用补敛之品，以免留邪。

2．寒热二证不显者，可予辛平轻剂　感冒轻证，或初起偏寒偏热俱不明显，仅稍有恶风、微热、头胀、鼻塞者，可予辛平轻剂，疏风解表，药用桑叶、薄荷、防风、荆芥等微辛轻清透邪。

3．寒热杂见者当温凉合用　若风寒外感，表尚未解，内郁化热，或肺有蕴热，复感风寒之证，可取温清并施，辛温与辛凉合用之法，解表清里，宣肺清热。并须根据寒热的主次及其演变，适当配伍，方如麻杏石甘汤、大青龙汤。

4．对有并发症和夹杂症者应适当兼顾　感冒病在卫表，一般无传变，但老人、婴幼儿体弱或感受时邪较重者，可见化热入里犯肺，逆传心包(如并发肺炎，流感的肺炎型、中毒型)的传变过程，当以温病辨治原则处理。原有宿疾，再加新感，当据其标本主次，适当兼顾。小儿感冒易夹惊夹食。夹惊者酌配钩藤、薄荷、蝉蜕、僵蚕、石决明等息风止痉；夹食者加神曲、山楂、莱菔子、谷芽麦芽等消导之品。

第二节　咳　嗽

咳嗽是指肺失宣降，肺气上逆作声，咳吐痰液而言，为肺系疾病的主要证候之一。分别言之，有声无痰为咳，有痰无声为嗽，一般多为痰声并见，难以截然分开，故以咳嗽并称。

有关咳嗽的论述最早见于《内经》，如《素问·宣明五气论》曰："五气所病……肺为咳。"指出咳嗽的病位在肺。对咳嗽病因的认识，《素问·咳论》指出，咳嗽系由"皮毛先受邪气，邪气以从其合也"，"五脏六腑，皆令人咳，非独肺也"。五脏六腑之咳"皆聚于胃，关于肺"，说明外邪犯肺可以致咳，其他脏腑受邪，功能失调而影响于肺者亦可致咳，咳嗽不只限于肺，也不离乎肺。该篇依据咳嗽的不同表现，将其分为肺、肝、心、脾、肾、胃、大肠、小肠、胆、膀胱、三焦诸咳，从而确立了以脏腑分类的方法，为后世医家对咳嗽病证的研究奠定了理论基础。隋·巢元方《诸病源候论·咳嗽候》有十咳之称，虽然体现了辨证思想，但名目繁多，临床难以掌握。明·张介宾执简驭繁，将咳嗽分为外感、内伤两大类，《景岳全

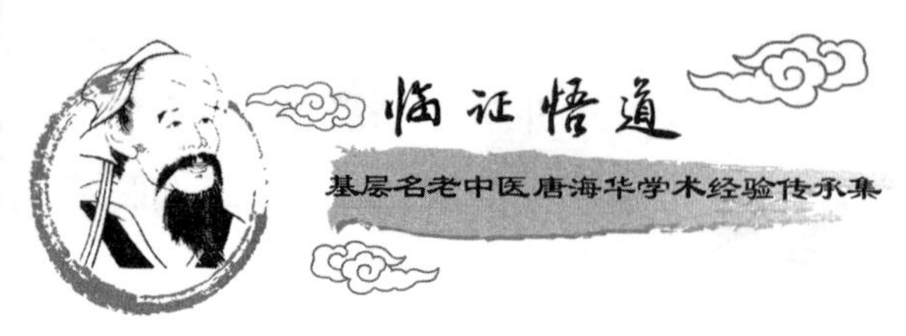

书·咳嗽》曰："咳嗽一证，窃见诸家立论太繁，皆不得其要，多致后人临证莫知所从，所以治难得效。以余观之，则咳嗽之要，止惟二证。何为二证?一曰外感，一曰内伤而尽之矣……但于二者之中当辨阴阳，当分虚实耳。"至此，咳嗽的辨证分类渐趋成熟，切合临床实用。

关于咳嗽的治法方药历代均有论述，如汉·张仲景治虚火咳逆的麦冬汤，至今仍为临床应用。后世在张仲景的基础上，对咳嗽的治法方药提出了许多新的见解。如《景岳全书·咳嗽》曰："外感之邪多有余，若实中有虚，则宜兼补以散之。内伤之病多不足，若虚中夹实，亦当兼清以润之。"提出外感咳嗽宜"辛温"发散为主，内伤咳嗽宜"甘平养阴"为主的治疗原则，丰富了辨证论治的内容。清·喻昌《医门法律》论述了燥的病机及其伤肺为病而致咳嗽的证治，创立温润、凉润治咳之法；针对新久咳嗽治疗中常见的问题，提出"凡邪盛咳频，断不可用劫涩药。咳久势衰，其势不锐，方可涩之"等六条治咳之禁，对后世颇多启迪，至今对临床仍有参考价值。

咳嗽既是独立性的病证，又是肺系多种疾病的一个症状。西医学中急慢性支气管炎、部分支气管扩张症、慢性咽炎等可参考本节辨证论治。其他疾病如肺痈、肺痿、风温、肺痨等兼见咳嗽者，须参阅有关章节辨证求因，进行处理，亦可与本节互参。部分慢性咳嗽经久反复，可发展至喘，称为咳喘，多表现为寒饮伏肺或肺气虚寒的证候，属痰饮病中的"支饮"或"喘证"，当参阅有关章节辨证论治。

〔病因病机〕

咳嗽的病因有外感、内伤两大类。外感咳嗽为六淫外邪侵袭肺系，内伤咳嗽为脏腑功能失调，内邪干肺。不论邪从外入，还是自内而发，均可引起肺失宣肃，肺气上逆作咳。

一、病因

1. 外感六淫　外感咳嗽为六淫之邪从口鼻或皮毛而入，侵袭肺系，或因吸入烟尘、异味气体，肺气被郁，肺失宣降。多因起居不慎，寒温失宜，或过度疲劳，肺的卫外功能减退或失调，以致在天气冷热失常、气候突变的情况下，外邪入客于肺导致咳嗽。故《河间六书·咳嗽论》曰："寒、暑、燥、湿、风、火六气，皆令人咳。"由于四时主气不同，因而人体所感受的致病外邪亦有区别。风为六淫之首，其他外邪多随风邪侵袭人体，所以外感咳嗽常以风为先导，或夹寒，或夹热，或夹燥，表现为风寒、风热、风燥相合为病。张介宾曰："六气皆令人咳，风寒为主。"认为以风邪夹寒者居多。

2. 内邪干肺　内伤咳嗽总由脏腑功能失调、内邪干肺所致，可分其他脏腑病变涉及肺和肺脏自病两端。他脏及肺由于饮食不调者，可因嗜烟好酒，烟酒辛温燥烈，熏灼肺胃；或因过食肥甘辛辣炙煿，酿湿生痰；或因平素脾运不健，饮食精微不归正化，变生痰浊，肺脉连胃，痰邪上干，乃生咳嗽；或由情志不遂，郁怒伤肝，肝失条达，气机不畅，日久气郁化火，因肝脉布胁而上注于肺，故气火循经犯肺，发为咳嗽。肺脏自病者，常因肺系疾病迁延不愈，阴伤气耗，肺的主气功能失常，以致肃降无权，肺气上逆作咳。

二、病机

咳嗽的主要病机为邪犯于肺，肺气上逆。因肺主气，司呼吸，上连气道、喉咙，

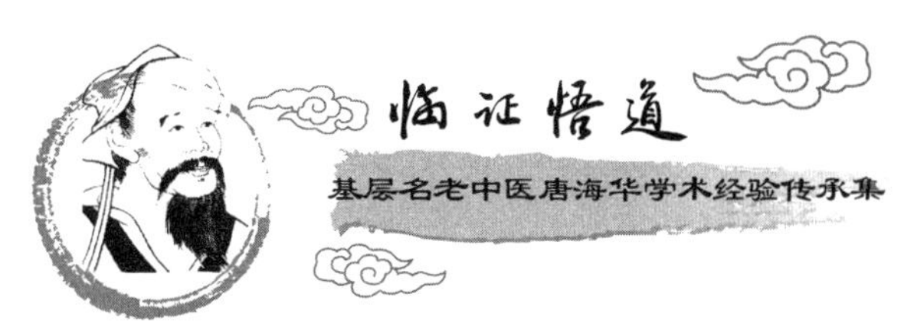

开窍于鼻，外合皮毛，内为五脏华盖，其气贯百脉而通他脏，不耐寒热，称为“娇脏”，易受内外之邪侵袭而致宣肃失司。肺脏为了祛除病邪外达，以致肺气上逆，冲击声门而发为咳嗽。诚如《医学心悟》曰：“肺体属金，譬若钟然，钟非叩不鸣，风寒暑湿燥火六淫之邪，自外击之则鸣，劳欲情志，饮食炙煿之火，自内攻之则亦鸣。”《医学三字经·咳嗽》曰：“肺为脏腑之华盖，呼之则虚，吸之则满，只受得本脏之正气，受不得外来之客气，客气干之则呛而咳矣；只受得脏腑之清气，受不得脏腑之病气，病气干之，亦呛而咳矣。”提示咳嗽是内外病邪犯肺，肺脏祛邪外达的一种病理反应。病变主脏在肺，与肝、脾有关，久则及肾。

外感咳嗽属于邪实，为六淫外邪犯肺，肺气壅遏不畅所致。因于风寒者，肺气失宣，津液凝滞；因于风热者，肺气不清，热蒸液聚为痰；因于风燥者，燥邪灼津生痰，肺气失于润降，则发为咳嗽。若外邪未能及时解散，还可发生演变转化，如风寒久郁化热，风热灼津化燥，肺热蒸液成痰等。

内伤咳嗽，病理因素主要为“痰”与“火”。而痰有寒热之别，火有虚实之分。痰火可互为因果，痰可郁而化火(热)，火能炼液灼津为痰。因其常反复发作，迁延日久，脏气多虚，故病理性质属邪实与正虚并见。虚实之间尚有先后主次的不同。他脏有病而及肺者，多因实致虚。如肝火犯肺者，每见气火炼液为痰，灼伤肺津。痰湿犯肺者，多因湿困中焦，水谷不能化为精微上输以养肺，反而聚生痰浊，上干于肺，久延则肺脾气虚，气不化津，痰浊更易滋生，此即“脾为生痰之源，肺为贮痰之器”的道理。甚则病及于肾，以致肺虚不能主气，肾虚不能纳气，由咳致喘。如痰湿蕴肺，遇外感引触，痰从热化，则易耗伤肺阴。肺脏自病者，多因虚致实。如肺阴不足每致阴虚火炎，灼津为痰；肺气亏虚，气不化津，津聚成痰，甚则痰从寒化为饮。

外感咳嗽与内伤咳嗽可相互为病。外感咳嗽如迁延失治，邪伤肺气，更易反复感邪，而致咳嗽屡作，肺脏益伤，逐渐转为内伤咳嗽。内伤咳嗽，肺脏有病，卫外不强，易受外邪引发或加重，在气候转冷时尤为明显。久则肺脏虚弱，阴伤气耗，由实转虚。于此可知，咳嗽虽有外感、内伤之分，但两者又可互为因果。

〔诊查要点〕

一、诊断依据

临床以咳嗽、咳痰为主要表现。应询查病史的新久，起病的缓急，是否兼有表证。

判断外感和内伤。外感咳嗽，起病急，病程短，常伴肺卫表证。内伤咳嗽，常反复发作，病程长，多伴其他兼证。

二、病证鉴别

1. 咳嗽特点的鉴别　包括时间、节律、性质、声音以及加重的有关因素。咳嗽时作，白天多于夜间，咳而急剧，声重，或咽痒则咳作者，多为外感风寒、风热或风燥引起；若咳声嘶哑，病势急而病程短者，为外感风寒、风热或风燥，病势缓而病程长者为阴虚或气虚；咳声粗浊者，多为风热或痰热伤津所致；早晨咳嗽，阵发加剧，咳嗽连声重浊，痰出咳减者，多为痰湿或痰热咳嗽；午后、黄昏咳嗽加重，或夜间有单声咳嗽，咳声轻微短促者，多属肺燥阴虚；夜卧咳嗽较剧，持续不已，少气或伴气喘者，为久咳致喘的虚寒证；咳而声低气怯者属虚，洪亮有力者属实；饮食肥甘、

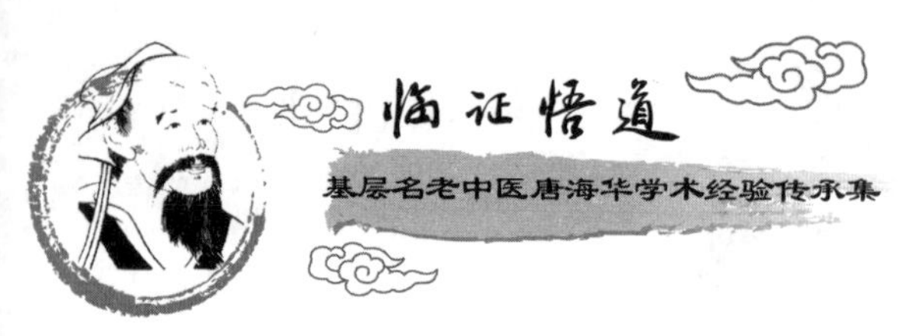

生冷加重者多属痰湿；情志郁怒加重者因于气火；劳累、受凉后加重者多为痰湿、虚寒。

2. 咳痰特点的鉴别　包括痰的色、质、量、味等。咳而少痰者多属燥热、气火、阴虚；痰多者常属湿痰、痰热、虚寒；痰白而稀薄者属风、属寒；痰黄而稠者属热；痰白质黏者属阴虚、燥热；痰白清稀，透明呈泡沫样者属虚、属寒；咳吐血痰者，多为肺热或阴虚；如脓血相兼者，为痰热瘀结成痈之候；咳嗽，咳吐粉红色泡沫痰，咳而气喘，呼吸困难者，多属心肺阳虚，气不行血；咳痰有热腥味或腥臭气者为痰热，味甜者属痰湿，味咸者属肾虚。

3. 咳嗽与咳喘的鉴别　咳嗽仅以咳嗽为主要临床表现，不伴喘证；咳喘则咳而伴喘，常因咳嗽反复发作，由咳致喘，临床以咳喘并作为特点。

〔辨证论治〕

一、辨证要点

1. 辨外感内伤　外感咳嗽，多为新病，起病急，病程短，常伴恶寒、发热、头痛等肺卫表证。内伤咳嗽，多为久病，常反复发作，病程长，可伴他脏见症。

2. 辨证候虚实　外感咳嗽以风寒、风热、风燥为主，一般均属邪实。而内伤咳嗽多为虚实夹杂，本虚标实，其中痰湿、痰热、肝火多为邪实正虚；肺阴亏耗咳嗽则属正虚，或虚中夹实。应分清标本主次缓急。

二、治疗原则

咳嗽的治疗应分清邪正虚实。外感咳嗽，多为实证，应祛邪利肺，按病邪性质分风寒、风热、风燥论治。内伤咳嗽，多属邪实正虚。标实为主者，治以祛邪止咳；本虚为主者，治以扶正补虚。并按本虚标实的主次酌情兼顾。同时，除直接治肺外，还应从整体出发，注意治脾、治肝、治肾等。

三、证治分类

(一)外感咳嗽

1. 风寒袭肺证

症状：咳嗽声重，气急，咽痒，咳痰稀薄色白，常伴鼻塞，流清涕，头痛，肢体酸楚，或见恶寒发热，无汗等表证，舌苔薄白，脉浮或浮紧。

证机概要：风寒袭肺，肺气失宣。

治法：疏风散寒，宣肺止咳。

代表方：三拗汤、止嗽散加减。两方均能宣肺止咳化痰，但前方以宣肺散寒为主，用于风寒闭肺；后方以疏风润肺为主，用于咳嗽迁延不愈或愈而复发者。

常用药：麻黄宣肺散寒；杏仁、桔梗、前胡、甘草、陈皮、金沸草等宣肺利气，化痰止咳。

胸闷、气急等肺气闭实之象不著，而外有表证者，可去麻黄之辛散，加荆芥、紫苏叶、生姜以疏风解表；若夹痰湿，咳而痰黏，胸闷，苔腻，加法半夏、川厚朴、茯苓以燥湿化痰；咳嗽迁延不愈，加紫菀、百部温润降逆，避免过于温燥辛散伤肺；表寒未解，里有郁热，热为寒遏，咳嗽音哑，气急似喘，痰黏稠，口渴，心烦，或有身热，加生石膏、桑白皮、黄芩以解表清里。

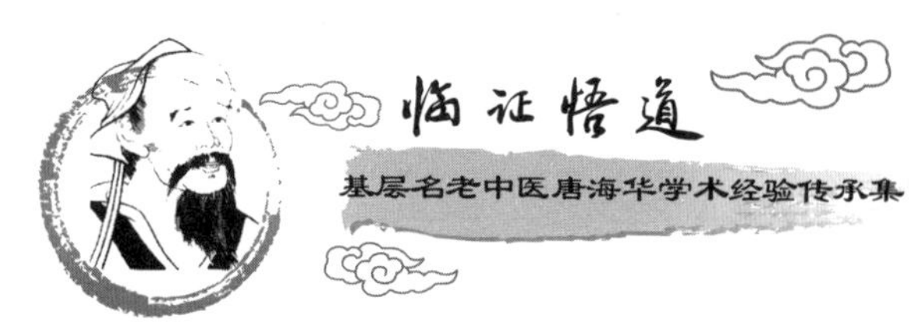

2. 风热犯肺证

症状：咳嗽频剧，气粗或咳声嘶哑，喉燥咽痛，咳痰不爽，痰黏稠或黄，咳时汗出，常伴鼻流黄涕，口渴，头痛，身楚，或见恶风，身热等表证，舌苔薄黄，脉浮数或浮滑。

证机概要：风热犯肺，肺失清肃。

治法：疏风清热，宣肺止咳。

代表方：桑菊饮加减。本方功能疏风清热、宣肺止咳，用于咳嗽痰黏、咽干、微有身热者。

常用药：桑叶、菊花、薄荷、连翘疏风清热；前胡、牛蒡子、杏仁、桔梗、大贝母、枇杷叶清肃肺气，化痰止咳。

肺热内盛，身热较著，恶风不显，口渴喜饮，加黄芩、知母清肺泄热；热邪上壅，咽痛，加射干、山豆根、酸浆、赤芍清热利咽；热伤肺津，咽燥口干，舌质红，加南沙参、天花粉、芦根清热生津；夏令夹暑者，加六一散、鲜荷叶清解暑热。

3. 风燥伤肺证

症状：干咳，连声作呛，喉痒，咽喉干痛，唇鼻干燥，无痰或痰少而粘连成丝，不易咯出，或痰中带有血丝，口干，初起或伴鼻塞、头痛、微寒、身热等表证，舌质红干而少津，苔薄白或薄黄，脉浮数或小数。

证机概要：风燥伤肺，肺失清润。

治法：疏风清肺，润燥止咳。

代表方：桑杏汤加减。本方清宣凉润，用于风燥伤津，干咳少痰，外有表证者。

常用药：桑叶、薄荷、豆豉疏风解表；杏仁、前胡、牛蒡子肃肺止咳；南沙参、大贝母、天花粉、梨皮、芦根生津润燥。

津伤较甚，干咳，咳痰不多，舌干红少苔，配麦冬、北沙参滋养肺阴；热重不恶寒，心烦口渴，酌加石膏、知母、炒栀子清肺泄热；肺络受损，痰中夹血，配白茅根清热止血。

另有凉燥证，乃燥证与风寒并见，表现干咳少痰或无痰，咽干鼻燥，兼有恶寒发热，头痛无汗，舌苔薄白而干等症，用药当以温而不燥，润而不凉为原则，方取杏苏散加减。药用紫苏叶、杏仁、前胡辛以宣散；紫菀、款冬花、百部、甘草温润止咳。若恶寒甚，无汗，可配荆芥、防风以解表发汗。

(二)内伤咳嗽

1. 痰湿蕴肺证

症状：咳嗽反复发作，咳声重浊，痰多，因痰而嗽，痰出咳平，痰黏腻或稠厚成块，色白或带灰色，每于早晨或食后则咳甚痰多，进甘甜油腻食物加重，胸闷脘痞，呕恶食少，体倦，大便时溏，舌苔白腻，脉象濡滑。

证机概要：脾湿生痰，上渍于肺，壅遏肺气。

治法：燥湿化痰，理气止咳。

代表方：二陈平胃散合三子养亲汤加减。二陈平胃散燥湿化痰，理气和中，用于咳而痰多，痰质稠厚，胸闷脘痞，苔腻者。三子养亲汤降气化痰，用于痰浊壅肺，咳逆痰涌，胸满气急，苔浊腻者。两方同治痰湿，前者重点在胃，痰多脘痞者适用，后者重点在肺，痰涌气急者较宜。

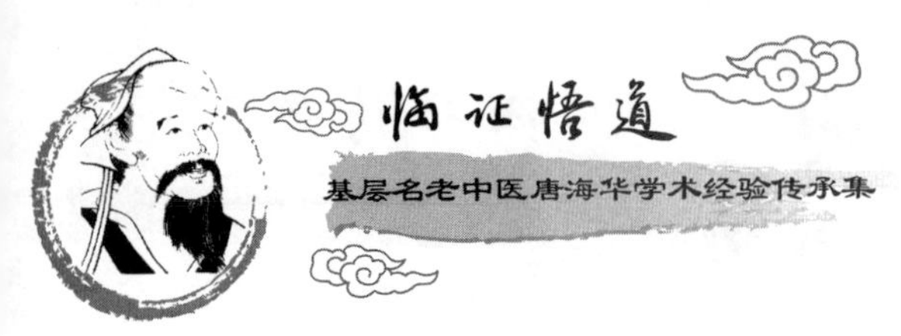

常用药：法半夏、陈皮、茯苓、苍术、川厚朴燥湿化痰；杏仁、鼠曲草、紫菀、款冬花温肺降气。

咳逆气急，痰多胸闷，加白前、紫苏子、莱菔子化痰降气；寒痰较重，痰黏白如沫，怯寒背冷，加干姜、细辛、白芥子温肺化痰；久病脾虚，神疲，加党参、白术、甘草。病情平稳后可服六君子丸以资调理，或合杏苏二陈丸标本兼顾。

2. 痰热郁肺证

症状：咳嗽，气息粗促，或喉中有痰声，痰多质黏厚或稠黄，咳吐不爽，或有热腥味，或咳血痰，胸胁胀满，咳时引痛，面赤，或有身热，口干而黏，欲饮水，舌质红，舌苔薄黄腻，脉滑数。

证机概要：痰热壅肺，肺失肃降。

治法：清热肃肺，豁痰止咳。

代表方：清金化痰汤加减。本方功在清热化痰，用于咳嗽气急、胸满、痰稠色黄者。

常用药：黄芩、栀子、知母、桑白皮清泻肺热；杏仁、贝母、瓜蒌、海蛤壳、竹沥半夏、射干清肺化痰。

痰热郁蒸，痰黄如脓或有热腥味，加鱼腥草、金荞麦根、浙贝母、冬瓜子、薏苡仁等清热化痰；痰热壅盛，腑气不通，胸满咳逆，痰涌，便秘，配葶苈子、大黄、风化硝泻肺通腑逐痰；痰热伤津，口干，舌红少津，配北沙参、天冬、天花粉养阴生津。中成药可蛇胆川贝散。

3. 肝火犯肺证

症状：上气咳逆阵作，咳时面赤，咽干口苦，常感痰滞咽喉而咯之难出，量少质黏，或如絮条，胸胁胀痛，咳时引痛，症状可随情绪波动而增减，舌红或舌边红，舌苔薄黄少津，脉弦数。

证机概要：肝郁化火，上逆侮肺。

治法：清肺泄肝，顺气降火。

代表方：黛蛤散合泻白散加减。黛蛤散清肝化痰，泻白散顺气降火、清肺化痰，二方相合，使气火下降，肺气得以清肃，咳逆自平。

常用药：桑白皮、地骨皮、黄芩清肺热；栀子、牡丹皮泻肝火；青黛、海蛤壳化痰热；粳米、甘草和胃气，使泻肺而不伤脾胃；紫苏子、竹茹、枇杷叶降逆气。

肺气郁滞，胸闷气逆，加瓜蒌、桔梗、枳壳利气降逆；胸痛，配郁金、旋覆花、丝瓜络理气和络；痰黏难咯，加海浮石、知母、贝母清热豁痰；火郁伤津，咽燥口干，咳嗽日久不减，酌加北沙参、麦冬、天花粉、诃子养阴生津敛肺。

4. 肺阴亏耗证

症状：干咳，咳声短促，痰少黏白，或痰中带血丝，或声音逐渐嘶哑，口干咽燥，或午后潮热，颧红，盗汗，口干，日渐消瘦，神疲，舌红少苔，脉细数。

证机概要：肺阴亏虚，虚热内灼，肺失润降。

治法：滋阴润肺，化痰止咳。

代表方：沙参麦冬汤加减。本方有甘寒养阴、润燥生津之功，可用于阴虚肺燥、干咳少痰。

常用药：沙参、麦冬、天花粉、玉竹、百合滋养肺阴；甘草缓和中；贝母、甜杏

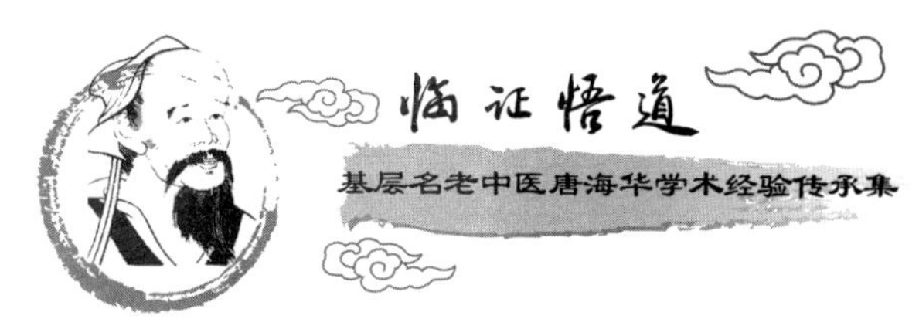

仁润肺化痰；桑白皮、地骨皮清肺泄热。

肺气不敛，咳而气促，加五味子、诃子以敛肺气；阴虚潮热，酌加十大功劳叶、银柴胡、青蒿、鳖甲、胡黄连以清虚热；阴虚盗汗，加乌梅、瘪桃干、浮小麦收敛止涩；肺热灼津，咳吐黄痰，加海蛤粉、知母、黄芩清热化痰；热伤血络，痰中带血，加牡丹皮、栀子、藕节清热止血。中成药可百合固金丸。

〔预后转归〕

外感咳嗽其病尚浅而易治，但燥与湿二者为病者较为缠绵。内伤咳嗽多呈反复发作，其病较深，治疗难取速效。如痰湿咳嗽之部分老年患者，病久肺脾两伤，可出现痰从寒化为饮、病延及肾的转归，表现为寒饮伏肺或肺气虚寒之痰饮咳喘。而肺阴亏虚咳嗽，如延误失治，可成为劳损。部分患者病情逐渐加重，病变由肺、脾、肾累及于心，可演变为肺胀。

〔预防调护〕

对于咳嗽的预防，首应注意气候变化，防寒保暖，饮食不宜甘肥、辛辣及过咸，嗜酒及吸烟等不良习惯尤当戒除，避免有害气体伤肺。适当参加体育锻炼，提高机体卫外功能。平素易于感冒者，可予玉屏风散，配合防感冒保健操，面部迎香穴按摩，夜间足三里艾灸等。若已有感冒要及时诊治，防止影响及肺。

〔临证备要〕

1. 治疗禁忌　外感咳嗽忌用敛肺、收涩的镇咳药。误用则致肺气郁遏不得宣畅，不能达邪外出，邪恋不去，反而久咳伤正。必须采用宣肃肺气、疏散外邪治法，因势利导，邪去则正安。内伤咳嗽忌用宣肺散邪法。误用每致耗损阴液，伤及肺气，正气愈虚。必须注意调护正气，即使虚实夹杂，亦当标本兼顾。

2. 注意审证求因，切勿见咳止咳　咳嗽是人体祛邪外达的一种病理表现，治疗绝不能单纯见咳止咳，必须按照不同的病因分别处理。一般说来，咳嗽的轻重可以反映病邪的微甚，但在某些情况下，因正虚不能祛邪外达，咳虽轻微，但病情却重，应加以警惕。

3. 病有治上、治中、治下的区分　治上者，指治肺，主要是温宣、清肃两法，是直接针对咳嗽主病之脏施治。治中者，指治脾，即健脾化痰和补脾养肺等法。健脾化痰适用于痰湿偏盛，标实为主，咳嗽痰多者；补脾养肺适用于脾虚肺弱，脾肺两虚，咳嗽神疲食少者。治下指治肾，咳嗽日久，咳而气短，则可考虑用治肾(益肾)的方法。总之，治脾治肾是通过治疗他脏以达到治肺目的的整体疗法。

第三节　哮　病

哮病是一种发作性的痰鸣气喘疾患。发时喉中有哮鸣声，呼吸气促困难，甚则喘息不能平卧。

《内经》虽无哮病之名，但在许多篇章里，都有有关哮病症状、病因病机的记载。如《素问·阴阳别论》所谓“阴争于内，阳扰于外，魄汗未藏，四逆而起，起则熏肺，使人喘鸣”，即包括哮病症状在内。汉·张仲景《金匮要略·肺痿肺痈咳嗽上气病脉证并治》曰：“咳而上气，喉中水鸡声，射干麻黄汤主之。”明确指出了

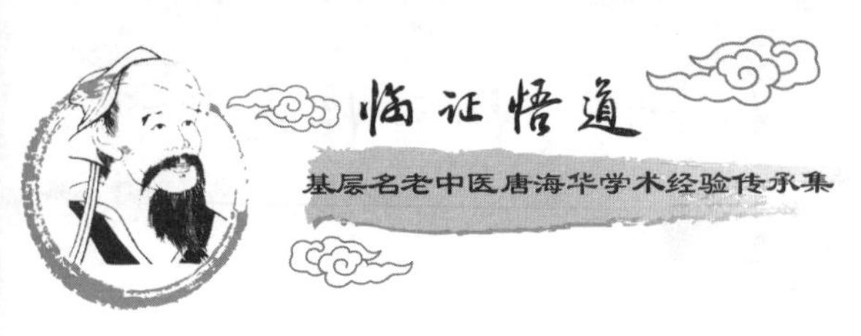

哮病发作时的特征及治疗，并从病理上将其归属于痰饮病中的“伏饮”证。《金匮要略·痰饮咳嗽病脉证并治》曰：“膈上病痰，满喘咳吐，发则寒热，背痛腰疼，目泣自出，其人振振身瞤剧，必有伏饮。”此后还有呷嗽、哮吼、齁合等形象性的命名。元·朱丹溪首创哮喘病名，在《丹溪心法》一书中作为专篇论述，并认为“哮喘必用薄滋味，专主于痰”，提出“未发以扶正气为主，既发以攻邪气为急”的治疗原则。明·虞抟《医学正传》则进一步对哮与喘作了明确的区别，指出“哮以声响言，喘以气息言”。后世医家鉴于“哮必兼喘”，故一般统称“哮喘”，而简名“哮证”“哮病”。

本节所论哮病为一种发作性疾病，属于痰饮病的“伏饮”证，包括西医学的支气管哮喘、哮喘性支气管炎、嗜酸性粒细胞增多症(或其他急性肺部过敏性疾患)引起的哮喘。若因肺系或其他多种疾病引起的痰鸣气喘症状，则属于喘证、肺胀等病证范围，但亦可与本节辨证论治内容联系互参。

〔病因病机〕

哮病的发生为痰伏于肺，每因外邪侵袭、饮食不当、情志刺激、体虚劳倦等诱因引动而触发，以致痰壅气道，肺气宣降功能失常。

一、病因

1. 外邪侵袭　外感风寒或风热之邪，未能及时表散，邪蕴于肺，壅阻肺气，气不布津，聚液生痰。如《临证指南医案·哮》曰：“若夫哮证，亦有初感外邪，失于表散，邪伏于里，留于肺俞。”或因吸入烟尘、天花粉、动物毛屑、异味气体等，影响肺气的宣降，津液凝聚，痰浊内生而致哮。

2. 饮食不当　过食生冷，寒饮内停，或嗜食酸咸甘肥，积痰蒸热，或进食海腥发物，以致脾失健运，痰浊内生，上干于肺，壅塞气道，而致诱发。《医碥·哮喘》曰：“哮者……得之食味酸咸太过，渗透气管，痰入结聚，一遇风寒，气郁痰壅即发。”故又有称为“食哮”“鱼腥哮”“卤哮”“糖哮”“醋哮”者。

3. 情志刺激　忧郁恼怒、思虑过度等不良精神刺激，使肝失条达，肝气郁结，气机不畅，肝肺升降失序，肺气上逆，或肝气郁结，疏泄失职，津液失布，凝而成痰，或肝郁化火，郁火灼津，炼液成痰，或肝气郁滞，横克脾土，脾失健运，酿液为痰，上贮于肺，壅滞肺气，不得宣降，发为哮喘。

4. 体虚病后　素质不强，则易受邪侵。如幼儿哮病往往由于禀赋不足所致，故有称“幼稚天哮”者。若病后体弱，如幼年患麻疹、顿咳，或反复感冒、咳嗽日久等导致肺虚，肺气不足，阳虚阴盛，气不化津，痰饮内生，或阴虚阳盛，热蒸液聚，痰热胶固，亦可致哮。一般而言，素质不强者多以肾为主，而病后所致者多以肺为主。

二、病机

哮病的发生是由于脏腑功能失调，以致津液凝聚成痰，伏藏于肺，成为发病的潜在“夙根”。因各种诱因如气候、饮食、情志、劳累等诱发，这些诱因每多错杂相关，其中尤以气候变化为主。《景岳全书·喘促》曰：“喘有夙根，遇寒即发，或遇劳即发者，亦名哮喘。”《症因脉治·哮病》曰：“哮病之因，痰饮留伏，结成窠臼，潜伏于内，偶有七情之犯，饮食之伤，或外有时令之风寒束其肌表，则哮喘之症作矣。”发作时的基本病理变化为“伏痰”遇感引触，痰随气升，气因痰阻，相互搏结，壅塞气道，肺管狭窄，通畅不利，肺气宣降失常，引动停积之痰，而致痰鸣如吼，气息喘促。《证治汇补·哮病》曰：“哮即痰喘之久而常发者，因内有壅塞之气，外有非时之感，膈有胶固之痰，三者相合，闭拒气道，搏击有声，发为哮病。”

病位主要在肺，关系到脾肾。肺主气，主宣发肃降，若外邪侵袭或他脏病气上犯，皆可使肺失宣肃，气机上逆，发为哮鸣气喘，故病变部位主要在于肺系。同时与脾肾密切相关。如因饮食不当，脾失健运，不能化水谷为精微，上输养肺，反而积湿生痰，上贮于肺，则影响肺气的升降。肺为气之主，肾为气之根，哮病日久，肺虚及肾，摄纳失常，每可使病情发作加重。

病理因素以痰为主，如朱丹溪曰：“哮喘专主于痰。”发作时的病理环节为痰阻气闭，以邪实为主。若病因于寒，素体阳虚，痰从寒化，属寒痰为患，则发为冷哮；病因于热，素体阳盛，痰从热化，属痰热为患，则发为热哮；如“痰热内郁，风寒外束”引起发作者，可以表现外寒内热的寒包热哮；痰浊伏肺，肺气壅实，风邪触发者则表现为风痰哮；反复发作，正气耗伤或素体肺肾不足者，可表现为虚哮。

若长期反复发作，寒痰伤及脾肾之阳，痰热耗灼肺肾之阴，则可从实转虚，在平时表现肺、脾、肾等脏气虚弱之候。肺虚不能主气，气不化津，则痰浊内蕴，肃降无权，并因卫外不固，而更易受外邪的侵袭诱发；脾虚失运，积湿生痰，上贮于肺，则肺气升降失常；肾虚精气亏乏，摄纳失常，则阳虚水泛为痰，或阴虚虚火灼津成痰，上干于肺，加重肺气之升降失常。由于三脏之间的交互影响，可致合并同病，表现肺脾气虚或肺肾两虚之象。在平时亦觉短气，疲乏，并有轻度喘哮，难以全部消失。一旦大发作时，每易持续不解，邪实与正虚错综并见，肺肾两虚而痰浊又复壅盛，严重者肺不能治理调节心血的运行，肾虚命门之火不能上济于心，则心阳亦同时受累，甚至发生喘脱危候。

〔诊查要点〕

一、诊断依据

1. 多与先天禀赋有关，家族中可有哮病史。常由气候突变、饮食不当、情志失调、劳累等诱发。

2. 呈反复发作性。

3. 发时常多突然，可见鼻痒、喷嚏、咳嗽、胸闷等先兆。喉中有明显哮鸣声，呼吸困难，不能平卧，甚至面色苍白，唇甲青紫，约数分钟、数小时后缓解。

4. 平时可一如常人，或稍感疲劳、纳差。但病程日久，反复发作，导致正气亏虚，可常有轻度哮鸣，甚至在大发作时持续难平，出现喘脱。

二、病证鉴别

1. 哮病与喘证　哮病和喘证都有呼吸急促、困难的表现。哮必兼喘，但喘未必兼哮。哮指声响言，喉中哮鸣有声，是一种反复发作的独立性疾病；喘指气息言，为呼吸气促困难，是多种肺系急慢性疾病的一个症状。如《医学正传·哮喘》曰：“哮以声响言，喘以气息言，夫喘促喉间如水鸡声者谓之哮，气促而连续不能以息者谓之喘。”《临证指南医案·哮》认为喘证之因，若由外邪壅遏而致者，“邪散则喘亦止，后不复发；……若因根本有亏，肾虚气逆，浊阴上逆而喘者，此不过一二日之间，势必危笃……若夫哮证……邪伏于里，留于肺俞，故频发频止，淹缠岁月”。分别从症状特点及有无复发说明两者的不同。

2. 哮病与支饮　支饮亦可表现痰鸣气喘的症状，大多由于慢性咳嗽经久不愈，逐渐加重而成咳喘，病势时轻时重，发作与间歇的界限不清，以咳嗽和气喘为主。哮病间歇发作，突然起病，迅速缓解，喉中哮鸣有声，轻度咳嗽或不咳。

〔辨证论治〕

一、辨证要点

哮病的辨证当分清邪正虚实。本病总属邪实正虚之证，发时以邪实为主，一般多见寒、热、寒包热、风痰、虚哮等五类，未发时主要为肺、脾、肾三脏之亏虚。若久发正虚者，每多虚实错杂，当按病程新久及全身症状辨别其主次。

二、治疗原则

当宗丹溪“未发以扶正气为主，既发以攻邪气为急”之说，以“发时治标，平时治本”为基本原则。发时攻邪治标，祛痰利气，寒痰宜温化宣肺，热痰当清化肃肺，寒热错杂者，当温清并施，表证明显者兼以解表，属风痰为患者又当祛风涤痰。反复日久，正虚邪实者，又当兼顾，不可单纯拘泥于祛邪。若发生喘脱危候，当急予扶正救脱。平时应扶正治本，阳气虚者应予温补，阴虚者则予滋养，分别采取补肺、健脾、益肾等法，以期减轻、减少或控制其发作。

三、证治分类

(一)发作期

1. 冷哮证

症状：喉中哮鸣如水鸡声，呼吸急促，喘憋气逆，胸膈满闷如塞，咳不甚，痰少咯吐不爽，色白而多泡沫，口不渴或渴喜热饮，形寒怕冷，天冷或受寒易发，面色青晦，舌苔白滑，脉弦紧或浮紧。

证机概要：寒痰伏肺，遇感触发，痰升气阻，肺失宣畅。

治法：宣肺散寒，化痰平喘。

代表方：射干麻黄汤、小青龙汤加减。两方皆能温肺化饮、止哮平喘。前者长于降逆平哮，用于哮鸣喘咳、表证不著者；后方解表散寒力强，用于表寒里饮、寒象较重者。

常用药：麻黄、射干宣肺平喘，化痰利咽；干姜、细辛、法半夏温肺化饮降逆；紫菀、款冬花化痰止咳；五味子收敛肺气；大枣、甘草和中。

表寒明显，寒热身痛，配桂枝、生姜辛散风寒；痰涌气逆，不得平卧，加葶苈子、紫苏子泻肺降逆，并酌加杏仁、紫苏子、白前、陈皮等化痰利气；咳逆上气，汗多，加白芍以敛肺。中成药可冷哮丸。

2. 热哮证

症状：喉中痰鸣如吼，喘而气粗息涌，胸高胁胀，咳呛阵作，咳痰色黄或白，黏浊稠厚，咳吐不利，口苦，口渴喜饮，汗出，面赤，或有身热，甚至有好发于夏季者，舌苔黄腻，质红，脉滑数或弦滑。

证机概要：痰热蕴肺，壅阻气道，肺失清肃。

治法：清热宣肺，化痰定喘。

代表方：定喘汤、越婢加半夏汤加减。两方皆能清热宣肺，化痰平喘，前者长于清化痰热，用于痰热郁肺、表证不著者；后者偏于宣肺泄热，用于肺热内郁、外有表证者。

常用药：麻黄宣肺平喘；黄芩、桑白皮清热肃肺；杏仁、半夏、款冬花、紫苏子化痰降逆；白果敛肺，并防麻黄过于耗散；甘草调和诸药。

若表寒外束，肺热内郁，加石膏配麻黄解表清里；肺气壅实，痰鸣息涌，不得平卧，加葶苈子、广地龙泻肺平喘；肺热壅盛，痰吐稠黄，加海蛤壳、射干、知母、鱼腥草以清热化痰；兼有大便秘结者，可用大黄、芒硝、全瓜蒌、枳实通腑以利肺；病久热盛伤阴，气急难续，痰少质黏，口咽干燥，舌红少苔，脉细数者，当养阴清热化痰，加沙参、知母、天花粉。

3. 寒包热哮证

症状：喉中鸣息有声，胸膈烦闷，呼吸急促，喘咳气逆，咳痰不爽，痰黏色黄，或黄白相兼，烦躁，发热，恶寒，无汗，身痛，口干欲饮，大便偏干，舌苔白腻或黄，舌尖边红，脉弦紧。

证机概要：痰热壅肺，复感风寒，客寒包火，肺失宣降。

治法：解表散寒，清化痰热。

代表方：小青龙加石膏汤、厚朴麻黄汤加减。前方用于外感风寒，饮邪内郁化热，而以表寒为主，喘咳烦躁者；后方用于饮邪迫肺，夹有郁热，咳逆喘满，烦躁，而表寒不显者。

常用药：麻黄散寒解表、宣肺平喘，石膏清泻肺热，二药相合，辛凉配伍，外散风寒，内清里热；厚朴、杏仁平喘止咳；生姜、半夏化痰降逆；甘草、大枣调和诸药。表寒重者，加桂枝、细辛；喘哮痰鸣气逆者，加射干、葶苈子、紫苏子祛痰降气平喘；吐稠黄胶黏痰者，加黄芩、前胡、瓜蒌皮等清化痰热。

4. 风痰哮证

症状：喉中痰涎壅盛，声如拽锯，或鸣声如吹哨笛，喘急胸满，但坐不得卧，咳痰黏腻难出，或为白色泡沫痰液，无明显寒热倾向，面色青黯，起病多急，常倏忽来去，发前自觉鼻、咽、眼、耳发痒，喷嚏，鼻塞，流涕，胸部憋塞，随之迅即发作，舌苔厚浊，脉滑实。

证机概要：痰浊伏肺，风邪引触，肺气郁闭，升降失司。

治法：祛风涤痰，降气平喘。

代表方：三子养亲汤加味。本方涤痰利窍，降气平喘，用于痰壅气实，咳逆息涌，痰稠黏量多，胸闷，苔浊腻者。

常用药：白芥子温肺利气涤痰；紫苏子降气化痰，止咳平喘；莱菔子行气祛痰；麻黄宣肺平喘；杏仁、僵蚕祛风化痰；厚朴、法半夏、陈皮降气化痰；茯苓健脾化痰。

痰壅喘急，不能平卧，加用葶苈子、猪牙皂泻肺涤痰，必要时可暂予控涎丹泻肺祛痰；若感受风邪而发作者，加紫苏叶、防风、苍耳草、蝉蜕、地龙等祛风化痰。

5. 虚哮证

症状：喉中哮鸣如鼾，声低，气短息促，动则喘甚，发作频繁，甚则持续喘哮，口唇爪甲青紫，咳痰无力，痰涎清稀或质黏起沫，面色苍白或颧红唇紫，口不渴或咽

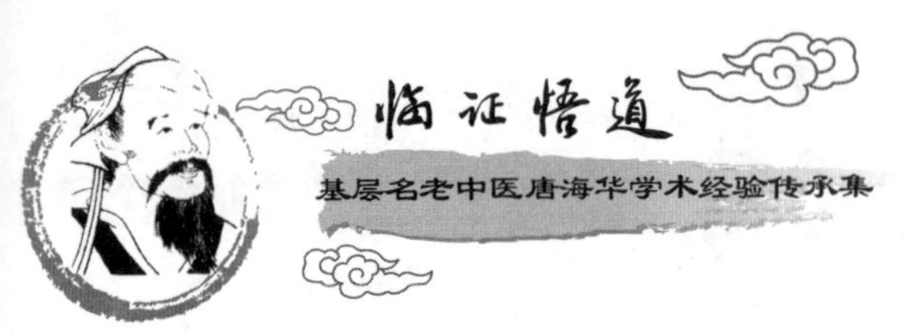

干口渴，形寒肢冷或烦热，舌质淡或偏红，或紫黯，脉沉细或细数。

证机概要：哮病久发，痰气瘀阻，肺肾两虚，摄纳失常。

治法：补肺纳肾，降气化痰。

代表方：平喘固本汤加减。本方补益肺肾，降气平喘，适用于肺肾两虚，痰气交阻，摄纳失常之哮喘。

常用药：党参、黄芪补益肺气；核桃仁、沉香、冬虫夏草、五味子补肾纳气；紫苏子、半夏、款冬花、陈皮降气化痰。

肾阳虚，加附子、鹿角片、补骨脂、钟乳石；肺肾阴虚，配沙参、麦冬、生地黄、当归；痰气瘀阻，口唇青紫，加桃仁、苏木；气逆于上，动则气喘，加紫石英、磁石镇纳肾气。

6. 喘脱危证

症状：哮病反复久发，喘息鼻煽，张口抬肩，气短息促，烦躁，昏蒙，面青，四肢厥冷，汗出如油，脉细数不清，或浮大无根，舌质青黯，苔腻或滑。

证机概要：痰浊壅盛，上蒙清窍，肺肾两亏，气阴耗伤，心肾阳衰。

治法：补肺纳肾，扶正固脱。

代表方：回阳急救汤、生脉饮加减。前者长于回阳救逆，后者重在益气养阴。

常用药：人参、附子、甘草益气回阳；山茱萸、五味子、麦冬固阴救脱；龙骨、牡蛎敛汗固脱；冬虫夏草、蛤蚧纳气归肾。

如喘急面青，烦躁不安，汗出肢冷，舌淡紫，脉细，另吞黑锡丹镇纳虚阳，温肾平喘固脱，每次3~4.5 g，温水送下。

阳虚甚，气息微弱，汗出肢冷，舌淡，脉沉细，加肉桂、干姜回阳固脱；气息急促，心烦内热，汗出黏手，口干舌红，脉沉细数，加生地黄、玉竹养阴救脱，人参改用西洋参。

(二)缓解期

1. 肺脾气虚证

症状：气短声低，喉中时有轻度哮鸣，痰多质稀色白，自汗，怕风，常易感冒，倦怠无力，食少便溏，舌质淡、苔白，脉濡软。

证机概要：哮病日久，肺虚不能主气，脾虚健运无权，气不化津，痰饮蕴肺，肺气上逆。

治法：健脾益气，补土生金。

代表方：六君子汤加减。本方补脾化痰，用于脾虚食少，痰多脘痞，倦怠少力，大便不实等症。

常用药：党参、白术健脾益气；山药、薏苡仁、茯苓甘淡补脾；半夏、陈皮燥湿化痰；五味子敛肺气；甘草补气调中。

表虚自汗，加炙黄芪、浮小麦、大枣；怕冷，畏风，易感冒，加桂枝、白芍、黑附片；痰多者，加前胡、杏仁。

2. 肺肾两虚证

症状：短气息促，动则为甚，吸气不利，咳痰质黏起沫，脑转耳鸣，腰酸腿软，心慌，不耐劳累。或五心烦热，颧红，口干，舌红少苔，脉细数；或畏寒肢冷，面色苍白，舌淡苔白质胖，脉沉细。

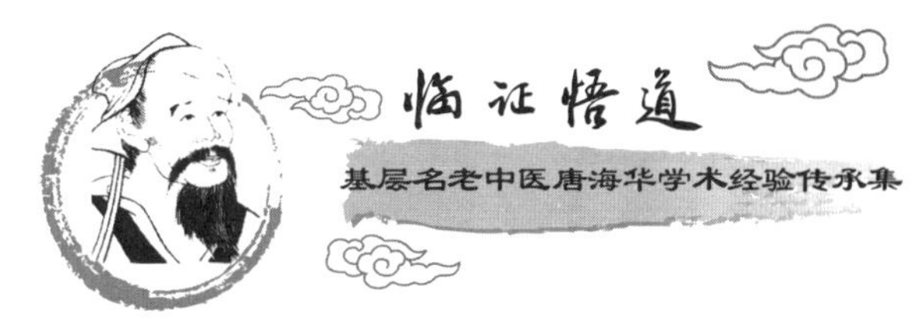

证机概要：哮病久发，精气亏乏，肺肾摄纳失常，气不归原，津凝为痰。

治法：补肺益肾。

代表方：生脉地黄汤合金水六君煎。两者都可用于久哮肺肾两虚，但前者以益气养阴为主，适用于肺肾气阴两伤，后者以补肾化痰为主，适用于肾虚阴伤痰多。

常用药：熟地黄、山茱萸、核桃仁补肾纳气；人参、麦冬、五味子补益肺之气阴；茯苓、甘草益气健脾；半夏、陈皮理气化痰。

肺气阴两虚为主者，加黄芪、沙参、百合；肾阳虚为主者，酌加补骨脂、淫羊藿、鹿角片、制附片、肉桂；肾阴虚为主者，加生地黄、冬虫夏草。中成药可服河车大造丸。另可常服紫河车粉补益肾精。

临证所见，上述各类证候，就同一患者而言，在其多次发作中，也可先后交叉出现，故既应辨证，又不能守证。

〔预后转归〕

哮病是一种反复发作，缠绵难愈的疾病。部分青少年患者，随着年龄的增长，正气渐充，肾气日盛，再辅以药物治疗，可以终止发作，而中老年及体弱患者，肾气渐衰，发作频繁，则不易根除，或在平时亦有轻度哮鸣气喘。如长期不愈，反复发作，病由肺脏影响及脾、肾、心，可导致肺气胀满，不能敛降之肺胀重症。

〔预防调护〕

注意保暖，防止感冒，避免因寒冷空气的刺激而诱发。根据身体情况，做适当的体育锻炼，以逐步增强体质，提高抗病能力。饮食宜清淡，忌肥甘油腻、辛辣甘甜，防止生痰生火，避免海腥发物。避免烟尘异味。保持心情舒畅，避免不良情绪的影响。劳逸适当，防止过度疲劳。平时可常服玉屏风散、肾气丸等药物，以调护正气，提高抗病能力。

〔临证备要〕

1. 注意寒热虚实之间的兼夹与转化。寒痰冷哮久郁可化热，尤其在感受外邪引发时，更易如此。小儿、青少年阳气偏盛者，多见热哮，但久延而至成年、老年，阳气渐衰，每可转从寒化，表现冷哮。虚实之间也可在一定条件下互相转化，一般而言，新病多实，发时邪实，久病多虚，平时正虚，但实证与虚证可以因果错杂为患。实证包括寒热两证在内，如寒痰日久耗伤肺脾肾的阳气，可以转化为气虚、阳虚证，痰热久郁耗伤肺肾阴液，则可转化为阴虚证。虚证属于阳气虚者，因肺脾肾不能温化津液，而致津液停积为饮，兼有寒痰标实现象；属于阴虚者，因肺肾阴虚火炎，灼津成痰，兼有痰热标实现象。兼腑实者，又当泻肺通腑，以恢复肺之肃降功能。因肝气侮肺，肺气上逆而致者，治当疏利肝气，清肝肃肺。

2. 发时治标顾本，平时治本顾标。临证所见，哮病发作之时，虽以邪实为多，亦有正虚为主者，缓解期常以正虚为主，但其痰饮留伏的病理因素仍然存在，因此对于哮病的治疗发时未必全从标治，当治标顾本，平时亦未必全恃扶正，当治本顾标。尤其是大发作有喘脱倾向者，更应重视回阳救脱，急固其本，若拘泥于“发时治标”之说，则坐失救治良机。平时当重视治本，区别肺、脾、肾的主次，在抓住重点的基础上，适当兼顾，其中尤以补肾为要，因肾为先天之本、五脏之根，肾精充足则根本得固。但在扶正的同时，还当注意参入降气化痰之品，以祛除内伏之顽痰，方能减少复发。

3. 重视虫类祛风通络药的应用。风邪致病者，为痰伏于肺，外感风邪触发，具有起病多快、病情多变等风邪"善行而数变"的特性，治当祛风解痉，药用麻黄、紫苏叶、防风、苍耳草等，特别是虫类祛风药擅长走窜入络，搜剔逐邪，可祛肺经伏邪，增强平喘降逆之功，且大多具有抗过敏、调节免疫功能作用，对缓解支气管痉挛，改善缺氧现象有显著疗效，药如僵蚕、蝉蜕、地龙、露蜂房等。

4. 对于喘脱的危重症候，尤当密切观察，及时采取应急措施。

第四节　喘　证

喘证是以呼吸困难，甚至张口抬肩，鼻翼煽动，不能平卧为特征的病证。

喘证的症状轻重不一，轻者仅表现为呼吸困难，不能平卧；重者稍动则喘息不已，甚则张口抬肩，鼻翼煽动；严重者，喘促持续不解，烦躁不安，面青唇紫，肢冷，汗出如珠，脉浮大无根，发为喘脱。

喘证的名称、症状表现和病因病机最早见于《内经》。如《灵枢·五阅五使》曰："肺病者，喘息鼻张。"《灵枢·本脏》曰："肺高则上气肩息。"《灵枢·五邪》曰："邪在肺，则病皮肤痛，寒热，上气喘，汗出，喘动肩背。"书中提出肺为主病之脏，且可涉及肾、心、肝、脾等脏，描述了喘证的症状表现，提出喘证的病因既有外感又有内伤，病机也有虚实之别。汉·张仲景《金匮要略·肺痿肺痈咳嗽上气病脉证治》中所曰"上气"即是指气喘、肩息、不能平卧的证候，亦包括"喉中水鸡声"的哮病和"咳而上气"的肺胀。金元时期的医家对喘证的论述各有补充。如刘河间论喘因于火热，他认为："病寒则气衰而息微，病热则气甚而息粗……故寒则息迟气微，热则息数气粗而为喘也。"元·朱丹溪认识到七情、饱食、体虚等皆可成为内伤致喘之因，《丹溪心法·喘》曰："七情之所感伤，饱食动作，脏气不和，呼吸之息，不得宣畅而为喘急。亦有脾肾俱虚，体弱之人，皆能发喘。"明·张介宾把喘证归纳成虚实两大证，如《景岳全书·喘促》曰："实喘者有邪，邪气实也；虚喘者无邪，元气虚也。"指出了喘证的辨证纲领。清·叶天士《临证指南医案·喘》曰："在肺为实，在肾为虚。"清·林佩琴《类证治裁·喘证》曰："喘由外感者治肺，由内伤者治肾。"这些论点，对指导临床实践皆具有重要意义。

喘证既可以作为一个独立的病证，亦可见于多种急慢性疾病过程中。它所涉及的范围很广，不仅多见于肺系疾病，且可因其他脏腑病变影响于肺所致，因此应结合辨病，西医学中如肺炎、喘息性支气管炎、肺气肿、肺源性心脏病、心源性哮喘、肺结核、矽肺以及癌症等发生呼吸困难时，均可按照本节辨证施治。

〔病因病机〕

喘证常由多种疾患引起，病因很复杂，常见的病因有外感、内伤两大类。外感为六淫外邪侵袭肺系；内伤为痰浊内蕴、情志失调、久病劳欲等，致使肺气上逆，宣降失职，或气无所主，肾失摄纳而成。

一、病因

1. 外邪侵袭

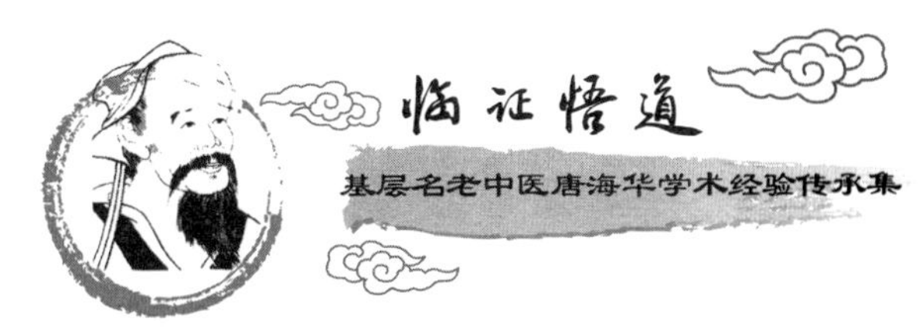

(1)外感风寒：常因重感风寒，邪袭于肺，外闭皮毛，内遏肺气，肺卫为邪所伤，肺气不得宣畅，气机壅阻，上逆作喘。若表邪未解，内已化热，或肺热素盛，寒邪外束，热不得泄，则热为寒郁，肺失宣降，亦气逆作喘。

(2)风热犯肺：风热外袭，内犯于肺，肺气壅实，清肃失司；或热蒸液聚成痰，痰热壅阻肺气，升降失常，发为喘逆。如明·张介宾《景岳全书·喘促》曰："实喘之证，以邪实在肺也，非风寒则火邪耳。"

2．饮食不当　过食生冷肥甘，或因嗜酒伤中，脾运失健，水谷不归正化，反而聚湿生痰，痰浊上干，壅阻肺气，升降不利，发为喘促。宋·杨士瀛《仁斋直指方》曰："惟夫邪气伏藏，痰涎浮涌，呼不得呼，吸不得吸，于是上气喘促。"即是指痰涎壅盛的喘证而言。如复加外感诱发，可见痰浊与风寒、邪热等内外合邪的错杂证候。若痰湿久郁化热，或肺火素盛，痰受热蒸，则痰火交阻于肺，痰壅火迫，肺气不降，上逆为喘。若湿痰转从寒化，可见寒饮伏肺，常因外邪袭表犯肺，引动伏饮，壅阻气道，发为喘促。

3．情志所伤　情志不遂，忧思气结，肺气闭阻，气机不利，或郁怒伤肝，肝气上逆于肺，肺气不得肃降，升多降少，气逆而喘。明·李梴《医学入门·喘》曰："惊忧气郁，惕惕闷闷，引息鼻张气喘，呼吸急促而无痰声者"即属此类。

4．劳欲久病　慢性咳嗽、肺痨等肺系病证，久病肺虚，气失所主，气阴亏耗，不能下荣于肾，肾元亏虚，肾不纳气而短气喘促，故明·王肯堂《证治准绳·喘》曰："肺虚则少气而喘。"或劳欲伤肾，精气内夺，肾之真元伤损，根本不固，不能助肺纳气，气失摄纳，上出于肺，出多入少，逆气上奔为喘。正如明·赵献可《医贯·喘》曰："真元损耗，喘出于肾气之上奔……乃气不归原也。"若肾阳衰弱，肾不主水，水邪泛滥，干肺凌心，肺气上逆，心阳不振，亦可致喘，表现虚中夹实之候。此外，如中气虚弱，肺气失于充养，亦可因气虚而喘。

二、病机

喘证的发病部位主要在肺和肾，涉及肝脾。因肺为气之主，司呼吸，外合皮毛，内为五脏华盖，为气机出入升降之枢纽。肺的宣肃功能正常，则吐浊吸清，呼吸调匀。肾主摄纳，有助于肺气肃降，故有"肺为气之主，肾为气之根"之说。若外邪侵袭，或他脏病气上犯，皆可使肺失宣降，肺气胀满，呼吸不利而致喘；如肺虚气失所主，亦可少气不足以息而为喘；肾为气之根，与肺同司气体之出纳，故肾元不固，摄纳失常则气不归原，阴阳不相接续，亦可气逆于肺而为喘。另外，如脾经痰浊上干，以及中气虚弱，土不生金，肺气不足；或肝气上逆乘肺，升多降少，均可致肺气上逆而为喘。

喘证的病理性质有虚实之分。实喘在肺，为外邪、痰浊、肝郁气逆，邪壅肺气，宣降不利所致；虚喘责之肺、肾两脏，因阳气不足，阴精亏耗，而致肺肾出纳失常，且尤以气虚为主。实喘病久伤正，由肺及肾，或虚喘复感外邪，或夹痰浊，则病情虚实错杂，每多表现为邪气壅阻于上、肾气亏虚于下的上盛下虚证候。

喘证的严重阶段，不但肺肾俱虚，在孤阳欲脱之时，每多影响到心。因心脉上通于肺，肺气治理调节心血的运行，宗气贯心肺而行呼吸，肾脉上络于心，心肾相互既济，心阳根于命门之火，心脏阳气的盛衰，与先天肾气及后天呼吸之气皆有密切关系。故肺肾俱虚，亦可导致心气、心阳衰惫，鼓动血脉无力，血行瘀滞，面色、唇舌、指甲青紫，甚至出现喘汗致脱，亡阴、亡阳的危重局面。

〔诊查要点〕

一、诊断依据

1. 以喘促短气，呼吸困难，甚至张口抬肩，鼻翼煽动，不能平卧，口唇发绀为特征。

2. 多有慢性咳嗽、哮病、肺痨、心悸等病史，每遇外感及劳累而诱发。

二、病证鉴别

1. 喘证与气短　喘证与气短同为呼吸异常，喘证呼吸困难，张口抬肩，摇身撷肚，实证气粗声高，虚证气弱声低；短气亦即少气，主要表现呼吸浅促，或短气不足以息，似喘而无声，亦不抬肩撷肚。清·李用粹《证治汇补·喘病》曰："若夫少气不足以息，呼吸不相接，出多入少，名曰气短。气短者，气微力弱，非若喘证之气粗奔迫也。"可见气短不若喘证呼吸困难之甚。但气短进一步加重，亦可呈虚喘表现。

2. 喘证与哮病　喘指气息而言，为呼吸气促困难，甚则张口抬肩，摇身撷肚。哮指声响而言，必见喉中哮鸣有声，有时亦伴有呼吸困难。正如清·程钟龄《医学心悟》曰："夫喘促喉间如水鸡声者谓之哮，气促而连续不能以息者谓之喘。"喘未必兼哮，而哮必兼喘。

〔辨证论治〕

一、辨证要点

1. 首当分清虚实　实喘者呼吸深长有余，呼出为快，气粗声高，伴有痰鸣咳嗽，脉数有力，病势多急；虚喘者呼吸短促难续，深吸为快，气怯声低，少有痰鸣咳嗽，脉象微弱或浮大中空，病势徐缓，时轻时重，遇劳则甚。明·张介宾《景岳全书·喘促》曰："实喘者，气长而有余；虚喘者，气短而不续。实喘者，胸胀气粗，声高息涌，膨膨然若不能容，惟呼出为快也；虚喘者，慌张气怯息短，惶惶然若气欲断，提之若不能升，吞之若不能及，劳动则甚，而惟急促似喘，但得引长一息为快也。"

2. 实喘当辨外感内伤　外感起病急，病程短，多有表证；内伤病程久，反复发作，无表证。

3. 虚喘应辨病变脏器　肺虚者劳作后气短不足以息，喘息较轻，常伴有面色㿠白，自汗易感冒；肾虚者静息时亦有气喘，动则更甚，伴有面色苍白、颧红，怕冷，腰酸膝软；心气、心阳衰弱时，喘息持续不已，伴有发绀，心悸，浮肿，脉结代。

二、治疗原则

喘证的治疗应分清虚实邪正。实喘治肺，以祛邪利气为主。区别寒、热、痰、气的不同，分别采用温化宣肺、清化肃肺、化痰理气的方法。虚喘以培补摄纳为主，或补肺，或健脾，或补肾，阳虚则温补之，阴虚则滋养之。至于虚实夹杂，寒热互见者，又当按具体情况分清主次，权衡标本，辨证选方用药。此外，由于喘证多继发于各种急慢性疾病中，所以还应当注意积极地治疗原发病，不能见喘治喘。

三、证治分类

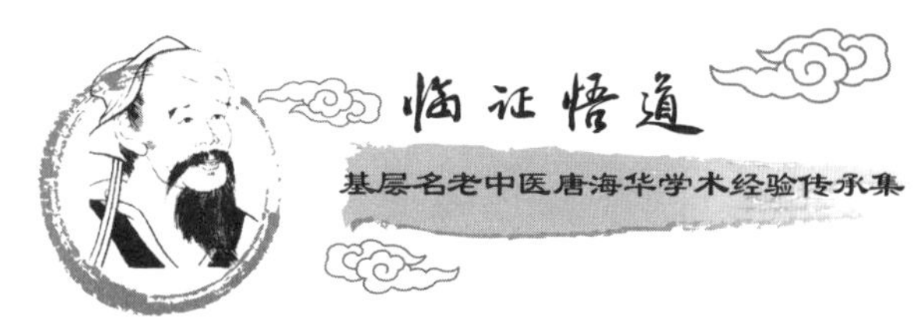

(一)实喘

1. 风寒壅肺证

症状：喘息咳逆，呼吸急促，胸部胀闷，痰多稀薄而带泡沫，色白质黏，常有头痛，恶寒，或有发热，口不渴，无汗，舌苔薄白而滑，脉浮紧。

证机概要：风寒上受，内舍于肺，邪实气壅，肺气不宣。

治法：宣肺散寒。

代表方：麻黄汤合华盖散加减。前方宣肺平喘，散寒解表，适用于咳喘、寒热身痛者；后方宣肺化痰，适用于喘咳胸闷、痰气不利者。两方比较，前者解表散寒力强，后方降气化痰功著。

常用药：麻黄、紫苏温肺散寒；半夏、橘红、杏仁、紫苏子、紫菀、白前化痰利气。

若表证明显，寒热无汗，头身疼痛者，加桂枝配麻黄；寒痰较重，痰白清稀，量多起沫者，加细辛、生姜；若咳喘重，胸满气逆者，加射干、前胡、厚朴、紫菀宣肺降气化痰。

2. 表寒肺热证

症状：喘逆上气，胸胀或痛，息粗，鼻煽，咳而不爽，吐痰稠黏，伴形寒，身热，烦闷，身痛，有汗或无汗，口渴，舌苔薄白或黄，舌边红，脉浮数或滑。

证机概要：寒邪束表，热郁于肺，肺气上逆。

治法：解表清里，化痰平喘。

代表方：麻杏石甘汤加减。本方有宣肺泄热、降气平喘的功效，适用于外有表证，肺热内郁，咳喘上气，目胀睛突，恶寒发热，脉浮大者。

常用药：麻黄宣肺解表；黄芩、桑白皮、石膏清泻里热；紫苏子、杏仁、半夏、款冬花降气化痰。

表寒重者，加桂枝；痰热重、痰黄黏稠量多者，加瓜蒌、贝母；痰鸣息涌者，加葶苈子、射干泻肺化痰。

3. 痰热郁肺证

症状：喘咳气涌，胸部胀痛，痰多质黏色黄或夹有血色，伴胸中烦闷，身热有汗，口渴而喜冷饮，面赤咽干，小便赤涩，大便或秘，舌质红，舌苔薄黄或腻，脉滑数。

证机概要：邪热蕴肺，蒸液成痰，痰热壅滞，肺失清肃。

治法：清热化痰，宣肺平喘。

代表方：桑白皮汤加减。本方有清热肃肺化痰之功，适用于喘息，胸膈烦闷，痰吐黄浊者。

常用药：桑白皮、黄芩清泻肺热；知母、贝母、射干、瓜蒌皮、前胡、地龙清化痰热定喘。

如身热重者，可加石膏辛寒清气；喘甚痰多、黏稠色黄者，可加葶苈子、海蛤壳、鱼腥草、冬瓜子、薏苡仁清热泻肺，化痰泄浊；腑气不通、便秘者，加瓜蒌子、大黄或风化硝。

4. 痰浊阻肺证

症状：喘而胸满闷塞，甚则胸盈仰息，咳嗽，痰多黏腻色白，咯吐不利，兼有呕

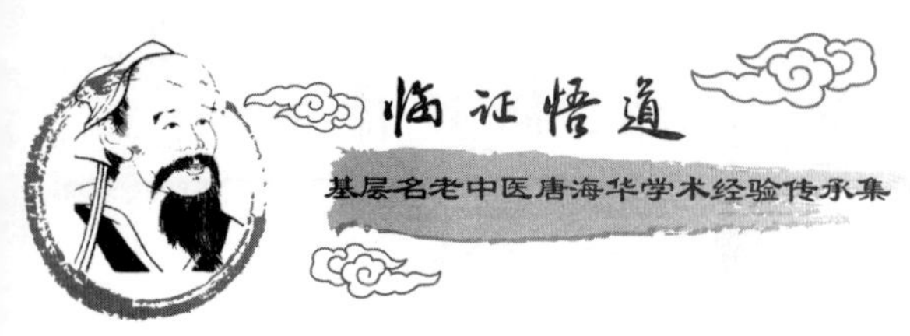

恶，食少，口黏不渴，舌苔白腻，脉滑或濡。

证机概要：中阳不运，积湿生痰，痰浊壅肺，肺失肃降。

治法：祛痰降逆，宣肺平喘。

代表方：二陈汤合三子养亲汤加减。二陈汤燥湿化痰、理气和中，适用于咳而痰多、痰质稠厚、胸闷脘痞、苔腻者。三子养亲汤降气化痰，适用于痰浊壅肺、咳逆痰涌、胸满气急、苔滑腻者。两方同治痰湿，前方重点在胃，痰多脘痞者较宜；后方重点在肺，痰涌气急者较宜。

常用药：半夏、陈皮、茯苓化痰；紫苏子、白芥子、莱菔子化痰下气平喘；杏仁、紫菀、旋覆花肃肺化痰降逆。

痰湿较重、舌苔厚腻者，可加苍术、厚朴燥湿理气，以助化痰定喘；脾虚、纳少、神疲、便溏者，加党参、白术；痰从寒化，色白清稀，畏寒者，加干姜、细辛；痰浊郁而化热，按痰热证治疗。

5. 肺气郁痹证

症状：每遇情志刺激而诱发，发时突然呼吸短促，息粗气憋，胸闷胸痛，咽中如窒，但喉中痰鸣不著，或无痰声。平素常多忧思抑郁，失眠，心悸。舌苔薄，脉弦。

证机概要：肝气郁结，气逆犯肺，肺失宣降。

治法：开郁降气平喘。

代表方：五磨饮子加减。本方行气开郁降逆，适用于肝气郁结之胸闷气憋，呼吸短促者。

常用药：沉香、木香、川厚朴花、枳壳行气解郁；紫苏子、旋覆花、赭石、杏仁降逆平喘。

肝郁气滞较著者，可加柴胡、郁金、青皮等；若有心悸、失眠者，加百合、合欢皮、酸枣仁、远志等宁心安神；若气滞腹胀，大便秘结者，可加大黄以降气通腑，即六磨汤之意。

在本证治疗中，宜劝慰患者心情开朗，配合治疗。

(二)虚喘

1. 肺气虚耗证

症状：喘促短气，气怯声低，喉有鼾声，咳声低弱，痰吐稀薄，自汗畏风，或见咳呛，痰少质黏，烦热而渴，咽喉不利，面颧潮红，舌质淡红或有苔剥，脉软弱或细数。

证机概要：肺气亏虚，气失所主，或肺阴亦虚，虚火上炎，肺失清肃。

治法：补肺益气养阴。

代表方：生脉散合补肺汤加减。前方益气养阴，以气阴不足者为宜；后方重在补肺益肾，适用于喘咳乏力，短气不足以息者。

常用药：党参、黄芪、冬虫夏草、甘草补益肺气；麦冬、五味子补肺养阴。

若咳逆，咳痰稀薄者，加紫菀、款冬花、紫苏子、钟乳石等温肺止咳定喘；偏阴虚者，加沙参、玉竹、百合、诃子；咳痰稠黏，加川贝母、百部、桑白皮化痰肃肺；病重时常兼肾虚，喘促不已，动则尤甚，加山茱萸、核桃仁、脐带等；中气虚弱，肺脾同病，清气下陷，食少便溏，腹中气坠者，配合补中益气汤。

2. 肾虚不纳证

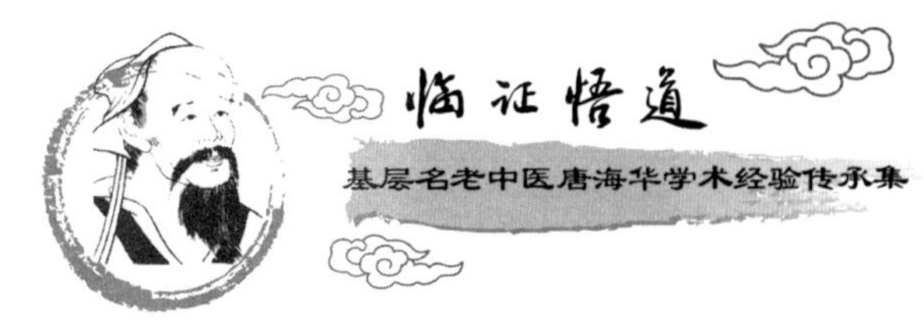

症状：喘促日久，动则喘甚，呼多吸少，气不得续，形瘦神惫，跗肿，汗出肢冷，面青唇紫，舌淡苔白或黑而润滑，脉微细或沉弱；或见喘咳，面红烦躁，口咽干燥，足冷，汗出如油，舌红少津，脉细数。

证机概要：肺病及肾，肺肾俱虚，气失摄纳。

治法：补肾纳气。

代表方：金匮肾气丸合参蛤散加减。前方温补肾阳，适用于喘息短气、形寒肢冷、跗肿；后方取人参、蛤蚧补气纳肾，适用于咳喘乏力，动则为甚，吸气难降。前者偏于温阳，后者长于益气；前方用于久喘而势缓者，后方用于喘重而势急者。

常用药：附子、肉桂、山茱萸、冬虫夏草、核桃仁、紫河车温肾纳气；熟地黄、当归滋阴助阳。

若脐下跳动，气从少腹上冲胸咽，为肾失潜纳，加紫石英、磁石、沉香等；喘剧气怯，稍动喘甚者，加人参、五味子、蛤蚧益气纳肾。肾阴虚者，不宜辛燥，宜用七味都气丸合生脉散加减以滋阴纳气，药用生地黄、天冬、麦冬、龟甲胶、当归养阴，五味子、诃子敛肺纳气。

本证一般以阳气虚者为多见，若阴阳两虚者应分清主次治之。若喘息渐平，善后调理可常服紫河车、核桃仁以补肾固本纳气。

3. 正虚喘脱证

症状：喘逆剧甚，张口抬肩，鼻煽气促，端坐不能平卧，稍动则咳喘欲绝，或有痰鸣，心慌悸动，烦躁不安，面青唇紫，汗出如珠，肢冷，脉浮大无根，或见歇止，或模糊不清。

证机概要：肺气欲绝，心、肾阳衰。

治法：扶阳固脱，镇摄肾气。

代表方：参附汤送服黑锡丹，配合蛤蚧粉。前方扶阳固脱，适用于元气大亏，阳气暴脱，汗出黏冷，四肢不温，呼吸微弱，或上气喘急者；后方镇摄肾气，适用于真阳不足，肾不纳气，浊阴上泛，痰壅胸中，上气喘促，四肢厥逆，冷汗不止，舌淡苔白，脉沉微。蛤蚧可温肾阳，散阴寒，降逆气，定虚喘。

常用药：人参、黄芪、甘草补益肺气；山茱萸、冬虫夏草、五味子、蛤蚧(粉)摄纳肾气；龙骨、牡蛎敛汗固脱。

若阳虚甚，气息微弱，汗出肢冷，舌淡，脉沉细者，加附子、干姜；阴虚甚，气息急促，心烦内热，汗出黏手，口干舌红，脉沉细数者，加麦冬、玉竹，人参改用西洋参；神昧不清者，加丹参、远志、菖蒲安神祛痰开窍；浮肿者，加茯苓、炙蟾皮、万年青根强心利水。

〔预后转归〕

喘证的预后与病程的长短、病邪的性质、病位的深浅有关。一般而论，实喘易治，虚喘难疗。实喘由于邪气壅阻，祛邪利肺则愈，故治疗较易；虚喘为气失摄纳，根本不固，补之未必即效，且每因体虚易感外邪，诱致反复发作，往往喘甚而致汗脱，故难治。

〔预防调护〕

对于喘证的预防，平时要慎风寒，适寒温，节饮食，少食黏腻和辛热刺激之品，

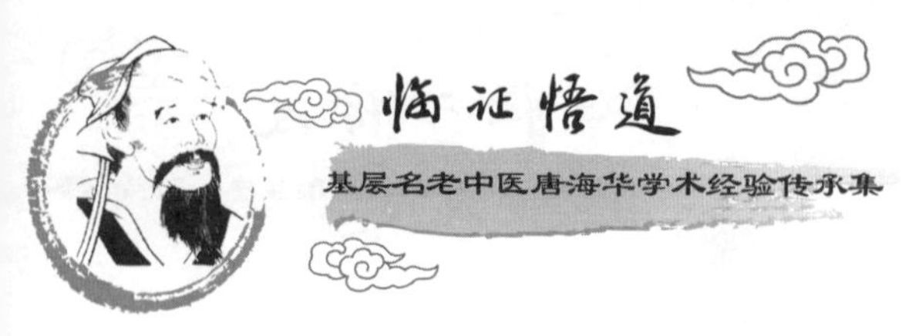

以免助湿生痰动火。

已病则应注意早期治疗，力求根治，尤需防寒保暖，防止受邪而诱发，忌烟酒，远房事，调情志，饮食清淡而富有营养。加强体育锻炼，增强体质，提高机体的抗病能力，但活动量应根据个人体质强弱而定，不宜过度疲劳。

〔临证备要〕

1. 注意寒热的转化互见　喘证的证候之间，存在着一定的联系。临床辨证除分清实喘、虚喘之外，还应注意寒热的转化。如实喘中的风寒壅肺证，若风寒失于表散，入里化热，可出现表寒肺热；痰浊阻肺证，若痰郁化热，或痰阻气壅，血行瘀滞，又可呈现痰热郁肺，或痰瘀阻肺证。

2. 掌握虚实的错杂　本病在反复发作过程中，每见邪气尚实而正气已虚，表现肺实肾虚的“下虚上实证。因痰浊壅肺，见咳嗽痰多，气急，胸闷，苔腻；肾虚于下，见腰酸，下肢欠温，脉沉细或兼滑。治疗宜化痰降逆，温肾纳气，以紫苏子降气汤为代表方，并根据上盛下虚的主次分别处理，上盛为主加用杏仁、白芥子、莱菔子，下虚为主加用补骨脂、核桃仁、紫石英。另外可因阳虚饮停，上凌心肺，泛溢肌肤，而见喘咳心悸，胸闷，咳痰清稀，肢体浮肿，尿少，舌质淡胖，脉沉细。治当温肾益气行水，用真武汤加桂枝、黄芪、防己、葶苈子、万年青根等。若痰饮凌心，心阳不振，血脉瘀阻，致面、唇、爪甲、舌质青紫，脉结代者，可加用活血化瘀之丹参、桃仁、红花、川芎、泽兰等。

3. 虚喘尤重治肾，扶正当辨阴阳　虚喘有补肺、补肾及健脾、养心的不同治法，每多相关，应结合应用，但肾为气之根，故必须重视治肾，纳气归原，使根本得固。扶正除辨别脏器所属外，须进一步辨清阴阳。阳虚者温养阳气，阴虚者滋阴填精，阴阳两虚者根据主次酌情兼顾。一般而论，以温阳益气为主。

第五节　肺　胀

肺胀是多种慢性肺系疾患反复发作，迁延不愈，导致肺气胀满，不能敛降的一种病证。临床表现为胸部膨满，憋闷如塞，喘息上气，咳嗽痰多，烦躁心悸，面色晦暗，或唇甲发绀，脘腹胀满，肢体浮肿等。其病程缠绵，时轻时重，经久难愈，严重者可出现神昏、痉厥、出血、喘脱等危重症候。

《内经》首提肺胀病名，并指出其病因病机及证候表现，如《灵枢·胀论》曰：“肺胀者，虚满而喘咳。”《灵枢·经脉》曰：“肺手太阴之脉……是动则病肺胀满，膨膨而喘咳。”东汉·张仲景《金匮要略·肺痿肺痈咳嗽上气病脉证治》指出：“咳而上气，此为肺胀，其人喘，目如脱状。”书中所载治疗肺胀之越婢加半夏汤、小青龙加石膏汤等方剂至今仍被临床所沿用。此外在《金匮要略·痰饮咳嗽病脉证并治》中所述之支饮，症见“咳逆倚息，短气不得卧，其形如肿”，亦当属于肺胀范畴。隋·巢元方《诸病源候论·咳逆短气候》认为，肺胀的发病机制是由于“肺虚，为微寒所伤，则咳嗽。嗽则气还于肺间，则肺胀，肺胀则气逆。而肺本虚，气为不足，复为邪所乘，壅痞不能宣畅，故咳逆短气也”。唐·王焘《外台秘要·肺胀上气方》曰：“《广济》疗患肺胀气急，咳嗽喘粗，卧眠不得……紫菀汤

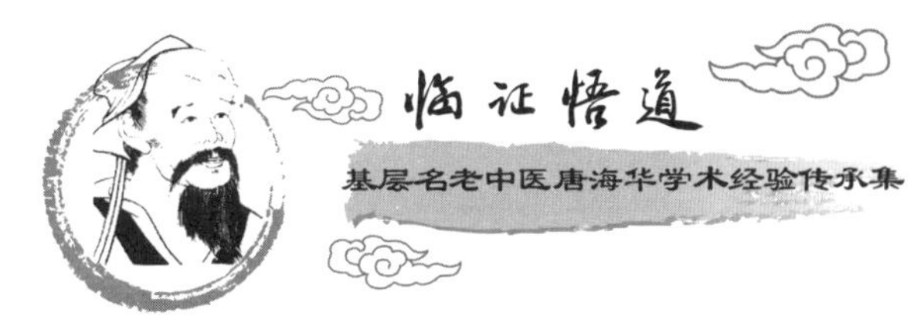

方。”“《千金》疗肺胀，咳嗽上气……麻黄汤方。”书中不但列出治法方药，而且阐述了肺胀的饮食宜忌。后世医籍多将本病附载于肺痿、肺痈之后，有时亦散见于痰饮、喘促、咳嗽等门，在认识上不断有所充实发展。如元·朱丹溪提出肺胀的发生与痰瘀互结、阻碍肺气有关，可用四物汤加桃仁等药物治疗，开活血化瘀治疗肺胀之先河。清·张璐《张氏医通·肺痿肺胀》认为肺胀多因“痰夹瘀血碍气而胀”，以实证居多。清·李用粹《证治汇补·咳嗽》提出对肺胀的辨证施治当分虚实两端，“又有气散而胀者，宜补肺，气逆而胀者，宜降气，当参虚实而施治”，对肺胀的临床辨治有一定的参考价值。

根据肺胀的临床证候特点，西医学中慢性支气管炎合并肺气肿、肺源性心脏病与之相类似，肺性脑病则多属于肺胀的危重变证，可参考本节内容进行辨治。但由于本病是临床常见的慢性疾病，病理演变复杂多端，还当与咳嗽、痰饮(支饮、溢饮)等互参，注意与心悸、水肿(喘肿)、喘厥等病证的联系。

〔病因病机〕

肺胀的发生，多因久病肺虚，痰浊潴留，而致肺不敛降，气还肺间，肺气胀满，每因复感外邪诱使病情发作或加剧。

一、病因

1. 久病肺虚　如内伤久咳、支饮、喘哮、肺痨等肺系慢性疾患，迁延失治，痰浊潴留，壅阻肺气，气之出纳失常，还于肺间，日久导致肺虚，成为发病的基础。

2. 感受外邪　肺虚久病，卫外不固，六淫外邪每易乘袭，诱使本病发作，病情日益加重。

3. 年老体虚　年老体虚，肺肾俱衰，正虚不能卫外，是六淫外邪反复乘袭的基础，感邪后正不胜邪而病益重，反复罹病而正更虚，如是循环往复，从而导致肺胀形成，故肺胀患者虽可见于青壮年，但终归以年老患者居多。

二、病机

肺胀的基本病机总属本虚标实，肺、肾、心、脾脏气亏虚为本，痰浊、水饮、血瘀互结为标，二者彼此影响，互为因果，复为外邪所诱发，而致气道壅塞，肺气胀满，不能敛降，发为肺胀。

病变首先在肺，继则影响脾肾，后期病及于心。因肺主气，开窍于鼻，外合皮毛，职司卫外，为人身之藩篱，故外邪从口鼻、皮毛入侵，每多首先犯肺，以致肺之宣降不利，气逆于上而为咳，升降失常则为喘。久则肺虚，肺不主气，清气难入，浊气难出，气机壅滞，还于肺间，导致肺气胀满，张缩无力，不能敛降。若肺病及脾，子盗母气，脾失健运，则可导致肺脾两虚。肺为气之主，肾为气之根，若久病肺虚及肾，金不生水，致肾气衰惫，摄纳无权，则气喘日益加重，呼吸短促难续，吸气尤为困难，动则更甚。心脉上通于肺，肺气辅佐心脏治理、调节心血的运行；心阳根于命门真火，故肺虚治节失职，或肾虚命门火衰，均可病及于心，使心气、心阳衰竭，甚则可以出现喘脱等危候。

病理因素主要为痰浊、水饮与血瘀互为影响，兼见同病。痰的产生，病初由肺气郁滞，脾失健运，津液不归正化而成，渐因肺虚不能化津，脾虚不能转输，肾虚不能蒸化，痰浊愈益潴留，喘咳持续难已。久延阳虚阴盛，气不化津，痰从阴化为饮为水，饮留上焦，迫肺则咳逆上气，凌心则心悸气短；痰湿困于中焦，则纳减呕恶，脘腹胀满，便溏；饮溢肌肤则为水肿尿少；饮停胸胁、腹部而为悬饮、水臌之类。痰浊潴肺，病久势深，肺虚不能治理、调节心血的运行，“心主”营运过劳，心气、心阳虚衰，无力推动血脉，则血行涩滞，可见心动悸，脉结代，唇、舌、甲床发绀，颈脉动甚。肺脾气虚，气不摄血，可致咳血、吐血、便血等。心血行而肝藏血，肝主疏泄，为调血之脏，心脉不利，肝脏疏调失职，血郁于肝，瘀结胁下，则致癥积。痰浊、水饮、血瘀三者之间又互相影响和转化。如痰从寒化则成饮；饮溢肌表则为水；痰浊久留，肺气郁滞，心脉失畅则血郁为瘀；瘀阻血脉，“血不利则为水”。但一般早期以痰浊为主，渐而痰瘀并见，终至痰浊、血瘀、水饮错杂为患。

病程中由于肺虚卫外不固，尤易感受外邪而使病情诱发或加重。若复感风寒，则可成为外寒内饮之证。感受风热或痰郁化热，可表现为痰热证。如痰浊壅盛，或痰热内扰，闭阻气道，蒙蔽神窍，则可发生烦躁、嗜睡、昏迷等变症。若痰热内郁，热动肝风，可见肉瞤、震颤，甚则抽搐，或因动血而致出血。

病理性质多属标实本虚，但有偏实、偏虚的不同，且多以标实为急。外感诱发时则偏于邪实，平时偏于本虚。早期由肺而及脾、肾，多属气虚、气阴两虚；晚期以肺、肾、心为主，气虚及阳，或阴阳两虚，但纯属阴虚者罕见。正虚与邪实每多互为因果。如阳虚卫外不固，则易感外邪，痰饮难蠲；若痰饮壅盛，复感风寒，则易伤阳气，阳虚更甚。再如阴虚则外邪、痰浊易从热化，反之，痰热蕴蒸则更伤阴津，故虚实诸候常夹杂出现，每致愈发愈频，甚则持续不已。

〔诊查要点〕

一、诊断依据

1. 临床以咳、喘、痰、胀、瘀为主症，表现为咳逆上气，痰多，胸中憋闷如塞，胸部膨满，喘息，动则加剧，甚则鼻煽气促，张口抬肩，目胀如脱，烦躁不安等。

2. 日久可见心慌动悸，面唇发绀，脘腹胀满，肢体浮肿，严重者可出现喘脱，或并发悬饮、臌胀、癥积、神昏、谵语、痉厥、出血等症。

3. 有慢性肺系疾患病史多年，反复发作，时轻时重，经久难愈。多见于老年人。

4. 常因外感而诱发。其他如劳倦过度、情志刺激等也可诱发。

二、病证鉴别

肺胀与哮病、喘证：肺胀与哮病、喘证均以咳而上气、喘满为主症，有其类似之处。区别言之，肺胀是多种慢性肺系疾病日久渐积而成，除咳喘外，尚有心悸，唇甲发绀，脘腹胀满，肢体浮肿等症状；哮是呈反复发作性的一个病种，以喉中哮鸣有声为特征；喘是多种急慢性疾病的一个症状，以呼吸气促困难为主要表现。从三者的相互关系来看，肺胀可以隶属于喘证的范畴，哮与喘病久不愈又可发展成为肺胀。此外，肺胀因外感诱发，病情加剧时，还可表现为痰饮病中的“支饮”证。总之，肺胀既是一个独立的疾病，又与哮病、喘证密切相关，凡此俱当联系互参，掌握其异同。

〔辨证论治〕

一、辨证要点

1. 辨虚实标本　辨证总属标实本虚，但有偏实、偏虚的不同，因此应分清其标本主次。一般感邪时偏于邪实，平时偏于本虚。偏实者须分清痰浊、水饮、血瘀的偏盛及兼感外邪之所属。早期以痰浊为主，渐而痰瘀并重，并可兼见气滞、水饮错杂为患。后期痰瘀壅盛，正气虚衰，标实与本虚并重。偏虚者当区别气(阳)虚、阴虚的性质及肺、脾、肾、心病变主次之所在。早期以气虚为主，或为气阴两虚，病在肺、脾、肾；后期气虚及阳，甚则可见阴阳两虚，病变以肺、肾、心为主。

2. 辨证候轻重　肺胀若无外邪侵袭于肺，病情稳定，仅见喘咳上气，胸闷胀满，动则加重，证候相对较轻。凡见鼻煽气促，张口抬肩，目胀欲脱，烦躁不安，痰多难咯，则提示病情加重。若见心慌动悸，面唇发绀，肢体浮肿，神昏，谵语，痉厥，出血，喘脱等候，则属肺胀危症，需急救处理。

二、治疗原则

治疗应抓住治标、治本两个方面，祛邪与扶正共施，依其标本缓急，有所侧重。标实者，根据病邪的性质，分别采取祛邪宣肺、降气化痰、温阳利水甚或开窍、息风、止血等法。本虚者，当以补养心肺、益肾健脾为主，分别治以益气、养阴，或气阴兼调，或阴阳两顾；正气欲脱时则应扶正固脱，救阴回阳。正虚邪实者，治当扶正祛邪，标本兼顾，分清主次，针对病情，灵活运用。

三、证治分类

1. 痰浊壅肺证

症状：胸膺满闷，短气喘息，稍劳即著，咳嗽痰多，痰色白黏腻或呈泡沫状，畏风易汗，脘痞纳少，倦怠乏力，舌暗，苔薄腻或浊腻，脉小滑。

证机概要：肺虚脾弱，痰浊内蕴，肺失宣降。

治法：化痰降气，健脾益肺。

代表方：紫苏子降气汤合三子养亲汤加减。二方均能降气化痰平喘，但紫苏子降气汤偏温，以上盛兼有下虚、寒痰喘咳为宜；三子养亲汤偏降，以痰浊壅盛、肺实喘满、痰多黏腻为宜。

常用药：紫苏子、前胡、白芥子化痰降逆平喘；半夏、厚朴、陈皮燥湿化痰，行气降逆；白术、茯苓、甘草运脾和中。

痰多，胸满不能平卧，加葶苈子、莱菔子泻肺祛痰平喘；肺脾气虚，易出汗，短气乏力，痰量不多，酌加党参、黄芪、防风健脾益气，补肺固表。

若属外感风寒诱发，痰从寒化为饮，喘咳，痰多黏白泡沫状，见表寒里饮证者，宗小青龙汤加麻黄、桂枝、细辛、干姜散寒化饮；饮郁化热，烦躁而喘，脉浮，用小青龙汤加石膏汤兼清郁热；若痰浊夹瘀，唇甲紫暗，舌苔浊腻者，可用涤痰汤加丹参、地龙、桃仁、红花、赤芍、水蛭等。

2. 痰热郁肺证

症状：咳逆，喘息气粗，胸满，烦躁，目胀睛突，痰黄或白，黏稠难咯，或伴身热，微恶寒，有汗不多，口渴欲饮，溲赤，便干，舌边尖红，苔黄或黄腻，脉数或滑数。

证机概要：痰热壅肺，清肃失司，肺气上逆。

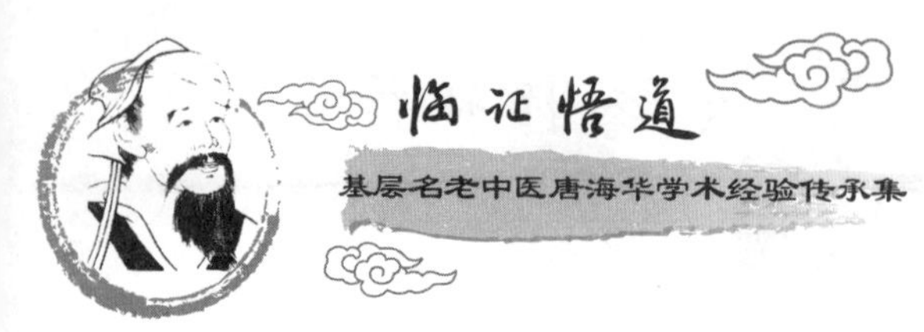

治法：清肺化痰，降逆平喘。

代表方：越婢汤合半夏汤或桑白皮汤加减。前方宣肺泄热，用于饮热郁肺，外有表邪，喘咳上气，目如脱状，身热，脉浮大者；后方清肺化痰，用于痰热壅肺，喘急胸满，咳吐黄痰或黏白稠厚者。

常用药：麻黄宣肺平喘；黄芩、石膏、桑白皮清泻肺中郁热；杏仁、半夏、紫苏子化痰降气平喘。

痰热内盛，胸满气逆，痰质黏稠不易咯吐者，加鱼腥草、金荞麦、瓜蒌皮、海蛤粉、大贝母、风化硝清热滑痰利肺；痰鸣喘息，不得平卧，加射干、葶苈子泻肺平喘；痰热伤津，口干舌燥，加天花粉、知母、芦根生津润燥；痰热壅肺，腑气不通，胸满喘逆，大便秘结者，加大黄、芒硝通腑泄热，降肺平喘；阴伤而痰量已少者，酌减苦寒之味，加沙参、麦冬滋阴润肺；若痰热阻气，兼夹瘀血，可加用桃仁、赤芍、丹参凉血化瘀。

3. 痰蒙神窍证

症状：神志恍惚，表情淡漠，谵妄，烦躁不安，嗜睡，甚则昏迷，或伴肢体瞤动，抽搐，咳逆喘促，咳痰不爽，苔白腻或黄腻，舌质暗红或淡紫，脉细滑数。

证机概要：痰蒙神窍，引动肝风。

治法：涤痰，开窍，息风。

代表方：涤痰汤加减。本方可涤痰开窍，息风止痉，用于痰迷心窍，风痰内盛，神识昏蒙或嗜睡，痰多，肢体瞤动者。

常用药：半夏、茯苓、橘红、胆南星涤痰息风；竹茹、枳实清热化痰利膈；菖蒲、远志、郁金开窍化痰降浊。另可服中成药至宝丹或安宫牛黄丸以清心开窍。

若痰热内盛，身热，烦躁，谵语，神昏，苔黄舌红者，加葶苈子、天竺黄、竹沥；肝风内动，抽搐，加钩藤、全蝎，另服羚羊角粉；血瘀明显，唇甲发绀，加丹参、红花、桃仁活血通脉；如皮肤黏膜出血，咳血、便血色鲜者，配清热凉血止血药，如水牛角、生地黄、牡丹皮、紫珠草等。

4. 阳虚水泛证

症状：心悸，喘咳，咳痰清稀，面浮，下肢浮肿，甚则一身悉肿，腹部胀满有水，脘痞，纳差，尿少，怕冷，面唇青紫，苔白滑，舌胖质黯，脉沉细。

证机概要：心肾阳虚，水饮内停。

治法：温肾健脾，化饮利水。

代表方：真武汤合五苓散加减。前方温阳利水，用于脾肾阳虚之水肿；后方通阳化气利水，配合真武汤可加强利尿消肿的作用。

常用药：附子、桂枝温肾通阳；茯苓、白术、猪苓、泽泻、生姜健脾利水；赤芍活血化瘀。

若水肿势剧，上凌心肺，心悸喘满，倚息不得卧者，加沉香、牵牛子、椒目、葶苈子行气逐水；血瘀甚，紫绀明显，加泽兰、红花、丹参、益母草、北五加皮化瘀行水。待水饮消除后，可参考肺肾气虚证论治。

5. 肺肾气虚证

症状：呼吸浅短难续，声低气怯，甚则张口抬肩，倚息不能平卧，咳嗽，痰白如沫，咯吐不利，胸闷心慌，形寒汗出，或腰膝酸软，小便清长，或尿有余沥，舌淡或

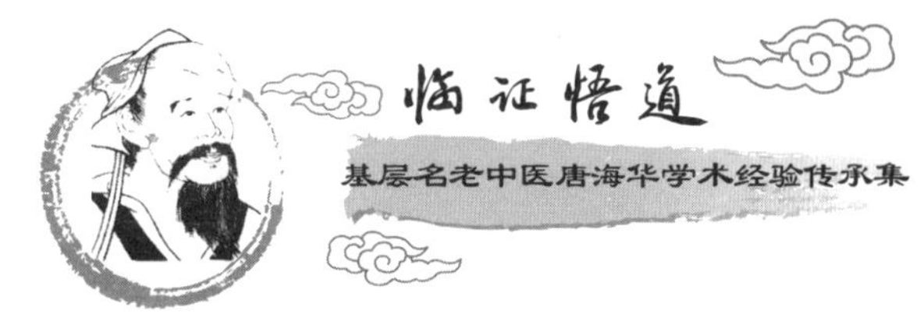

黯紫，脉沉细数无力，或有结代。

证机概要：肺肾两虚，气失摄纳。

治法：补肺纳肾，降气平喘。

代表方：平喘固本汤合补肺汤加减。前方补肺纳肾，降气化痰，用于肺肾气虚，喘咳有痰者；后方功在补肺益气，用于肺气虚弱，喘咳短气不足以息者。

常用药：党参(人参)、黄芪、甘草补肺；冬虫夏草、熟地黄、核桃仁、脐带益肾；五味子收敛肺气；灵磁石、沉香纳气归原；紫菀、款冬花、紫苏子、半夏、橘红化痰降气。

肺虚有寒，怕冷，舌质淡，加肉桂、干姜、细辛温肺散寒；兼有阴伤，低热，舌红苔少，加麦冬、玉竹、生地黄养阴清热；气虚瘀阻，面唇紫绀明显，加当归、丹参、苏木活血通脉。如见喘脱危象者，急用参附汤送服蛤蚧粉或黑锡丹补气纳肾，回阳固脱。中成药可服固本咳喘片。病情稳定阶段，可常服皱肺丸。

〔预后转归〕

此病的预后转归与体质、年龄、病程及治疗的及时与否均有关系。若病程尚短，正虚不甚，经过恰当治疗，注意生活调养，可使病情缓解或中止发展，取得不同程度的康复。但一般来说，因本病多属积渐而成，病程缠绵，经常反复发作，呈进行性加重，多难期根治。尤其是老年患者，发病后若不及时控制，极易发生变端。

〔预防调护〕

应重视防治引起本病的原发病，防止经常感冒、内伤咳嗽迁延发展成为慢性咳喘，是预防形成本病的关键。平时应加强体育锻炼，增强体质；也可常服扶正固本药物，提高机体抗病能力，防止病情发展。

由于本病重症易生变端，故护理上宜认真观察病情变化，防止突变，同时注意饮食及生活调摄。

〔临证备要〕

1. 掌握证候的相互联系。临床常见痰浊壅肺、痰热郁肺、痰蒙神窍、阳虚水泛、肺肾气虚五个证候。各证常可互相兼夹转化，夹杂出现。临证既需掌握其辨证常规，又要根据其错杂表现灵活施治，其中以痰蒙神窍、阳虚水泛、肺肾气虚尤为危重，如不及时控制则预后不良。

2. 老年、病久防止感邪恶化，警惕变证丛生。老年、久病体虚的后期患者，每因感邪使病情恶化，若不及时控制，极易发生变端，出现神昏、痉厥、出血、喘脱等危重症候。但因正气衰竭，无力抗邪，正邪交争之象可不显著，故凡近期内咳喘突然加剧，痰色变黄，舌质变红，虽无发热恶寒表证，亦要考虑有外邪的存在，应注意痰的色、质、量等变化，结合全身情况，综合判断。

第六节 肺 痈

肺痈是肺叶生疮，形成脓疡的一种病证，属内痈之一。临床以咳嗽、胸痛、发热、咯吐腥臭浊痰甚则脓血相兼为主要特征。

肺痈病名首见于汉·张仲景《金匮要略·肺痿肺痈咳嗽上气病脉证治》：“咳

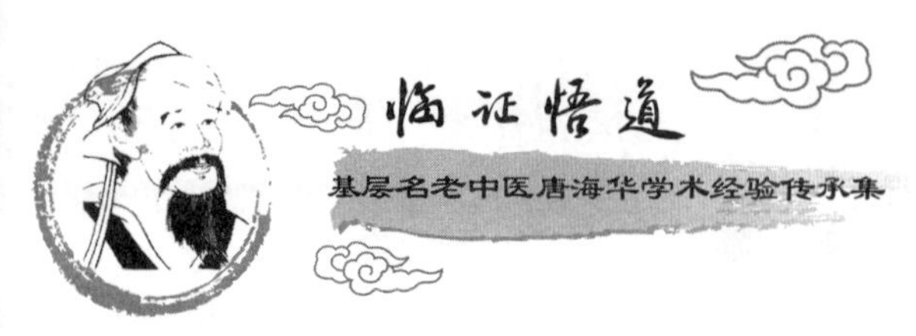

而胸满振寒，脉数，咽干不渴，时出浊唾腥臭，久久吐脓如米粥者，为肺痈。”认为其发病原因是“风中于卫，呼气不入，热过于营，吸而不出；风伤皮毛，热伤血脉……热之所过，血为之凝滞，蓄结痈脓”。未成脓时，治以泻肺去壅，用葶苈大枣泻肺汤，已成脓者，治以排脓解毒，用桔梗汤；并提出“始萌可救，脓成则死”的预后判断和强调早期治疗的重要性。后世医家在此基础上不断发展，如隋·巢元方《诸病源候论·肺痈候》曰：“肺痈者，由风寒伤于肺，其气结聚所成也……其气虚者，寒乘虚伤肺，寒搏于血，蕴结成痈；热又加之，积热不散，血败为脓。”强调正虚是发病的重要内因。唐·孙思邈《备急千金要方》创用苇茎汤以清热排脓、活血消痈，成为后世治疗本病之要方。清·沈金鳌《杂病源流犀烛》力主“清热涤痰”为原则。清·喻昌《医门法律·肺痈肺痿门》认为肺痈由“五脏蕴崇之火，与胃中停蓄之热，上乘乎肺”而致，认识到他脏及肺的发病机制，治疗上主张以“清肺热，救肺气”为要。明·陈实功《外科正宗·肺痈论》根据病机演变及证候表现，提出初起在表者宜“解散风邪”，已有里热者宜“降火抑阴”，成脓者宜“平肺排脓”，脓溃正虚者宜“补肺健脾”等治疗原则，对后世分期论治影响较大。近代，大多按肺痈的病机演变分期论治，着重加强清热解毒消痈之力，提高了临床疗效。

根据肺痈的临床表现，西医学所称肺脓肿与之相似。其他如化脓性肺炎、肺坏疸及支气管扩张、支气管囊肿、肺结核空洞等伴化脓感染而表现肺痈证候者，亦可参考本节辨证施治。

〔病因病机〕

肺痈发病的主要原因为感受外邪，内犯于肺，或因痰热素盛，蒸灼肺脏，以致热壅血瘀，蕴酿成痈，血败肉腐化脓。

一、病因

1. 感受风热　多为风热上受，自口鼻或皮毛侵犯于肺；或因风寒袭肺，未得及时表散，内蕴不解，郁而化热。清·张璐《张氏医通·肺痈》曰：“盖由感受风寒，未经发越，停留肺中，蕴发为热。”肺脏受邪热熏灼，肺气失于清肃，血热壅聚所致。

2. 痰热素盛　平素嗜酒太过，或恣食辛辣煎炸炙煿厚味，酿湿蒸痰化热，熏灼于肺；或肺脏宿有痰热，以及他脏痰浊瘀热蕴结日久，上干于肺，形成肺痈。《张氏医通·肺痈》曰：“或夹湿热痰涎垢腻，蒸淫肺窍，皆能致此。”

3. 内外合邪　如宿有痰热蕴肺，复加外感风热，内外合邪，则更易引发本病。清·吴谦《医宗金鉴·外科心法要诀》曰：“此证系肺脏蓄热，复伤风邪，郁久成痈。”尤其是劳累过度，正气虚弱，则卫外不固，外邪容易侵袭，导致原有内伏之痰热郁蒸，成为致病的重要内因。如明·龚廷贤《寿世保元·肺痈》曰：“盖因调理失宜，劳伤血气，风寒得以乘之。寒生热，风亦生热，壅积不散，遂成肺痈。”

二、病机

肺痈病机主要为热伤肺气，蒸液成痰，热壅血瘀，血败肉腐。由于邪热郁肺，蒸液成痰，邪阻肺络，血滞为瘀，而致痰热与瘀血郁结，蕴酿成痈，血败肉腐化脓，肺络损伤，脓疡溃破外泄。

其病理主要表现为邪盛的实热证候，脓疡溃后方见阴伤气耗之象。成痈化脓的病理基础，主要在于血瘀。血瘀则热聚，血败肉腐酿脓。正如《灵枢·痈疽》曰：“营卫稽留于经脉之中，则血泣而不行，不行则卫气从之而不通，壅遏而不得行，故热。大热不止，热胜则肉腐，肉腐则为脓。”清·柳宝诒《柳选四家医案·环溪草堂医案》明确指出“瘀热”的病理概念。

本病病位在肺。由于邪热郁肺，邪阻肺络，肺损络伤而发病。肺痈的病理演变过程，可以随着病情的发展、邪正的消长，表现为初(表证)期、成痈期、溃脓期、恢复期等不同阶段。初期(表证期)因风热(寒)之邪侵袭卫表，内郁于肺，或内外合邪，肺卫同病，蓄热内蒸，热伤肺气，肺失清肃，出现恶寒、发热、咳嗽等肺卫表证；成痈期为邪热壅肺，蒸液成痰，气分热毒浸淫及血，热伤血脉，血为之凝滞，热壅血瘀，蕴酿成痈，表现高热、振寒、咳嗽、气急、胸痛等痰瘀热毒蕴肺的证候；溃脓期，痰热与瘀血壅阻肺络，肉腐血败化脓，继则肺损络伤，脓疡内溃外泄，咳出大量腥臭脓痰或脓血痰；恢复期，脓疡溃后，邪毒渐尽，病情趋向好转，但因肺体损伤，故可见邪去正虚，阴伤气耗的病理过程。随着正气的逐渐恢复，病灶趋向愈合。溃后如脓毒不净，邪恋正虚，每致迁延反复，日久不愈，病势时轻时重，而转为慢性。

〔诊查要点〕

一、诊断依据

1. 临床表现　发病多急，常突然寒战高热，咳嗽胸痛，咳吐黏浊痰，经旬日左右，咳吐大量腥臭脓痰，或脓血相兼，身热遂降，症情好转，经数周逐渐恢复。如脓毒不净，持续咳嗽，咳吐脓血臭痰，低烧，消瘦，则转成慢性。

2. 验痰法　肺痈患者咳吐的脓血浊痰腥臭，吐在水中，沉者是痈脓，浮者是痰。如明·李梴《医学入门·痈疽总论》曰：“肺痈……咳唾脓血腥臭，置之水中则沉。”明·王绍隆《医灯续焰·肺痈脉证》曰：“凡人觉胸中隐隐痛，咳嗽有臭痰，吐在水中，沉者是痈脓，浮者是痰。”

3. 验口味　肺痈患者吃生黄豆或饮生豆汁不觉其腥。《寿世保元·肺痈》曰：“用黄豆予患者口嚼，不觉豆之气味，是肺痈也。”《张氏医通·肺痈》曰：“肺痈初起，疑似未真，以生大豆绞浆饮之，不觉腥味，便是真候。”

4. 特异征　可见舌下生细粒。清·王维德《外科证治全生集·肺痈肺疽》曰：“舌下生一粒如细豆者……且此一粒，患未成脓，定然色淡，患愈亦消，患笃其色紫黑。”迁延之慢性患者，还可见指甲紫而带弯，指端形如鼓槌。

二、病证鉴别

1. 肺痈与痰热蕴肺证　肺系其他疾患表现痰热蕴肺，热伤血络证候时，亦可见发热、咳嗽、胸痛、咳痰带血等症状，但一般痰热蕴肺证为气分邪热动血伤络，病情较轻；肺痈则为瘀热蕴结成痈，酿脓溃破，病情较重。在病理表现上有血热与血瘀的区别，临床特征亦有不同，前者咳吐黄稠脓痰，量多，夹有血色；肺痈则咳吐大量腥臭脓血浊痰。若痰热蕴肺迁延失治，邪热进一步瘀阻肺络，也可发展形成肺痈。

2. 肺痈与风温　由于肺痈初期与风温极为类似，故应注意两者之间的区别。风温起病多急，以发热、咳嗽、烦渴或伴气急胸痛为特征，与肺痈初期颇难鉴别，但肺痈之振寒，咳吐浊痰明显，喉中有腥味是其特点。特别是风温经正确及时治疗后，多在气分而解，如经一周身热不退，或退而复升，咳吐浊痰，应进一步考虑肺痈之可能。

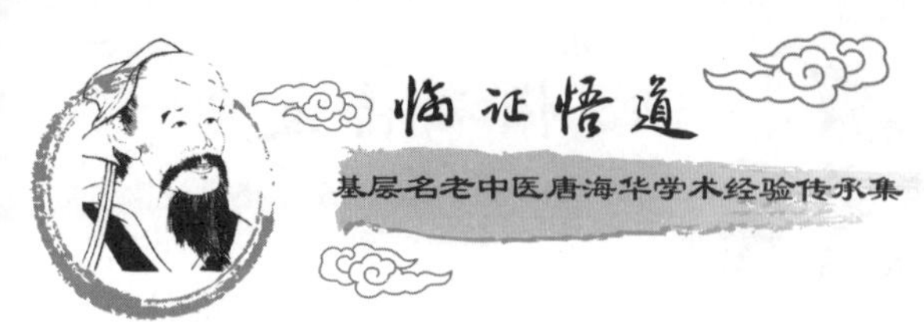

〔辨证论治〕

一、辨证要点

根据其临床表现，辨证总属实热之证。初起及成痈阶段，为热毒瘀结在肺，邪盛证实。溃脓期，大量腥臭脓痰排出后，因痰热久蕴，肺之气阴耗伤，表现虚实夹杂之候。恢复期，则以阴伤气耗为主，兼有余毒不净。

二、治疗原则

治疗当以祛邪为原则，采用清热解毒、化瘀排脓的治法，脓未成应着重清肺消痈，脓已成需排脓解毒。按照有脓必排的要求，尤以排脓为首要措施。具体处理可根据病程，分阶段施治。初期风热侵犯肺卫，宜清肺散邪；成痈期热壅血瘀，宜清热解毒，化瘀消痈；溃脓期血败肉腐，宜排脓解毒；恢复期阴伤气耗，宜养阴益气；若久病邪恋正虚者，则应扶正祛邪。

三、证治分类

1. 初期

症状：恶寒发热，咳嗽，咳白色黏痰，痰量日渐增多，胸痛，咳则痛甚，呼吸不利，口干鼻燥，舌苔薄黄，脉浮数而滑。

证机概要：风热外袭，卫表不和，邪热壅肺，肺失清肃。

治法：疏风散热，清肺化痰。

代表方：银翘散加减。本方疏散风热，轻宣肺气，用于肺痈初起，恶寒发热，咳嗽痰黏。

常用药：金银花、连翘、芦根、竹叶疏风清热解毒；桔梗、贝母、牛蒡子、前胡、甘草利肺化痰。

表证重者加薄荷、豆豉疏表清热；热势较甚者，加鱼腥草、黄芩清肺泄热；咳甚痰多者，加杏仁、桑白皮、冬瓜子、枇杷叶肃肺化痰；胸痛加郁金、桃仁活血通络。

2. 成痈期

症状：身热转甚，时时振寒，继则壮热，汗出烦躁，咳嗽气急，胸满作痛，转侧不利，咳吐浊痰，呈黄绿色，自觉喉间有腥味，口干咽燥，舌苔黄腻，脉滑数。

证机概要：热毒蕴肺，蒸液成痰，热壅血瘀，蕴酿成痈。

治法：清肺解毒，化瘀消痈。

代表方：千金苇茎汤合如金解毒散加减。前方重在化痰泄热，通瘀散结消痈；后方则以降火解毒，清肺消痈为长。

常用药：薏苡仁、冬瓜子、桃仁、桔梗化痰行瘀散结；黄芩、金银花、鱼腥草、红藤、蒲公英、紫花地丁、甘草、芦根清肺解毒消痈。

肺热壅盛，壮热，心烦，口渴，汗多，尿赤，脉洪数有力，苔黄腻，配石膏、知母、黄连、栀子清火泄热；热壅络瘀，胸痛，加乳香、没药、郁金、赤芍以通瘀和络；痰热郁肺，咳痰黄稠，配桑白皮、瓜蒌、射干、海蛤壳以清化痰热；痰浊阻肺，咳而喘满，咳痰脓浊量多，不得平卧，配葶苈子、大黄泻肺通腑泄浊；热毒瘀结，咳脓浊痰，有腥臭味，可合用犀黄丸，以解毒化瘀。

3. 溃脓期

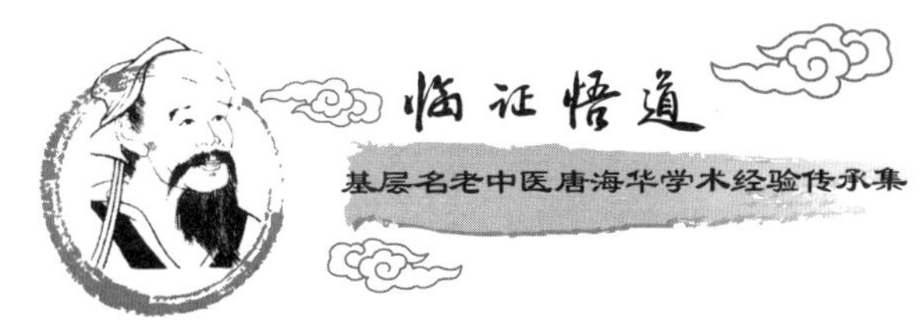

症状：咳吐大量脓痰，或如米粥，或痰血相兼，腥臭异常，有时咳血，胸中烦满而痛，甚则气喘不能卧，身热面赤，烦渴喜饮，舌苔黄腻，舌质红，脉滑数或数实。

证机概要：热壅血瘀，血败肉腐，痈肿内溃，脓液外泄。

治法：排脓解毒。

代表方：加味桔梗汤加减。本方清肺化痰，排脓泄壅，用于咳嗽气急，胸部闷痛，痰吐脓浊腥臭者。

常用药：桔梗、薏苡仁、冬瓜子排脓散结化痰；鱼腥草、金荞麦根、败酱草清热解毒排脓；金银花、黄芩、芦根清肺热。

络伤血溢，咳血，加牡丹皮、栀子、藕节、白茅根，另服三七、白及粉凉血止血；痰热内盛，烦渴，痰黄稠，加石膏、知母、天花粉清热化痰；津伤明显，口干，舌质红，加沙参、麦冬养阴生津；气虚不能托脓，气短，自汗，脓出不爽，加生黄芪益气托毒排脓。

若形证俱实，咳吐腥臭脓痰，胸部胀满，喘不能卧，大便秘结，脉滑数有力，可予桔梗、白前峻驱其脓。因本方药性猛烈，峻下逐脓的作用甚强，一般不轻易用，体弱者禁用。如下不止，饮冷开水一杯。

4. 恢复期

症状：身热渐退，咳嗽减轻，咳吐脓痰渐少，臭味亦淡，痰液转为清稀，精神渐振，食纳好转。或有胸胁隐痛，难以平卧，气短，自汗盗汗，低热，午后潮热，心烦，口燥咽干，面色无华，形体消瘦，精神萎靡，舌质红或淡红，苔薄，脉细或细数无力。或见咳嗽，咳吐脓血痰日久不净，或痰液一度清稀而复转臭浊，病情时轻时重，迁延不愈。

证机概要：邪毒渐去，肺体损伤，阴伤气耗，或为邪恋正虚。

治法：清养补肺。

代表方：沙参清肺汤或桔梗杏仁煎加减。前者益气养阴，清肺化痰，为肺痈恢复期调治之良方。后者益气养阴，排脓解毒，用于正虚邪恋者较宜。

常用药：沙参、麦冬、百合、玉竹滋阴润肺；党参、太子参、黄芪益气生肌；当归养血和营；贝母、冬瓜子清肺化痰。

阴虚发热，低热不退，加功劳叶、青蒿、白薇、地骨皮以清虚热；脾虚，食纳不佳，便溏，配白术、山药、茯苓以培土生金；肺络损伤，咳吐血痰，加白及、白蔹、合欢皮、阿胶以敛补疮口；若邪恋正虚，咳吐腥臭脓浊痰，当扶正祛邪，治以益气养阴，排脓解毒，加鱼腥草、金荞麦根、败酱草、桔梗等。

〔预后转归〕

本病如能早期确诊，及时治疗，在初期即可阻断病情的发展不致成痈，成痈期能使痈肿得到部分消散，则病情较轻。溃脓期是病情顺与逆的转折点。①顺证：脓血稀而渐少，腥臭味转淡，身体不热，脉象缓滑。②逆证：脓血如败卤，腥臭异常，胸痛，身热不退，脉短涩或弦急，为肺叶腐败之恶候。体弱和饮酒成癖者患之，须防其病情迁延不愈或发生变化。

〔预防调护〕

凡属肺虚或易感外邪者，当注意寒温适度，起居有节。禁烟酒及辛辣食物。

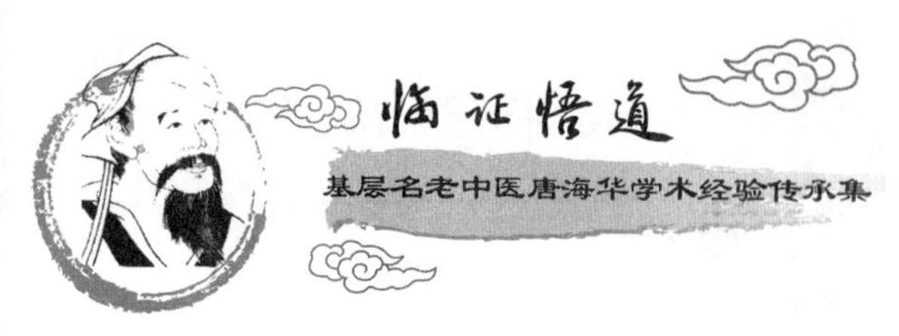

一旦发病当及早治疗。护理应做到安静卧床，每日观察记录体温以及咳痰的色、质、量、味。在溃脓后可根据病位，取适当卧位，以利痈脓排出。如大量咳血，应警惕血块阻塞气道。饮食宜清淡，忌油腻厚味。多吃水果，如橘子、梨、枇杷等。每日可用薏苡仁煨粥食，并予鲜芦根煎汤代茶。

〔临证备要〕

1. 脓液能否排出是治疗成败的关键。在痈脓溃破时，蓄结之脓毒尚盛，邪气仍实，决不能忽视脓毒的清除。桔梗为排脓的主药，且用量宜大。脓毒去则正自易复，不可早予补敛，以免留邪，延长病程，即使见有虚象，亦当分清主次，酌情兼顾。恢复期虽属邪衰正虚，阴气内伤，应以清养补肺为主，扶正以托邪，但仍需防其余毒不净，适当佐以排脓之品。若溃后脓痰一度清稀而复转臭浊，或腥臭脓血迁延日久不尽，时轻时重，此为邪恋正虚，脓毒未净，虚实错杂，提示邪毒复燃或转为慢性，更须重视解毒排脓之法。

2. 防止发生大咯血。本病在成痈溃脓时，若病灶部位有较大的肺络损伤，可以发生大量咳血，应警惕出现血块阻塞气道，或气随血脱的危象，当按照“血证”治疗，采取相应的急救措施。

3. 慎温补，宜通腑。本病不可滥用温补保肺药，尤忌发汗损伤肺气；还应注意保持大便通畅，以利于肺气肃降，使邪热易解。

4. 痈脓流入胸腔者预后较差。痈脓破溃流入胸腔，可形成脓胸的恶候，表现为持续高热，咳嗽困难，气促胸痛，面色㿠白，脉细而数，其预后较差。当予大剂清热解毒排脓，正虚者酌配扶正药。必要时可做胸腔穿刺引流。

此外，如迁延转为慢性，病程在3个月以上，经内科治疗，肺部脓腔仍然存在，有手术指征者，可转外科处理。

第七节　肺　痨

肺痨是具有传染性的慢性虚弱性疾患，以咳嗽、咳血、潮热、盗汗及身体逐渐消瘦为主要临床特征。

病轻者，不一定诸症悉具，重者则每多兼见。本病的名称历代变迁不一，归纳而言，大致有两大类：一类以其具有传染性而定名，如：尸注、虫疰、传尸、鬼疰等；一类以其症状特点而定名，如痨瘵、骨蒸、劳嗽、肺痿疾、伏连、急痨等。

《内经》对本病的临床特点即有较具体的记载，认为本病是属于“虚劳”范围的慢性虚损性疾病，如《素问·玉机真脏论》曰：“大骨枯槁，大肉陷下，胸中气满，喘息不便，内痛引肩项，身热，脱肉破䐃……肩髓内消。”《灵枢·玉版》曰：“咳，脱形，身热，脉小以疾。”均生动地描述了肺痨的主症及其慢性消耗表现。汉·张仲景《金匮要略·血痹虚劳病脉证并治》叙述了本病及其合并症，指出：“若肠鸣、马刀、侠瘿者，皆为劳得之。”汉·华佗《中藏经·传尸论》已认识到本病具有传染的特点，曰：“人之血气衰弱，脏腑虚羸……或因酒食而遇，或因风雨而来，或问病吊丧而得……中此病死之气，染而为疾。”唐·王焘《外台秘要·传尸方》则进一步说明了本病的危害：“传尸之疾……莫问老少男女，皆有斯疾……不解疗者，

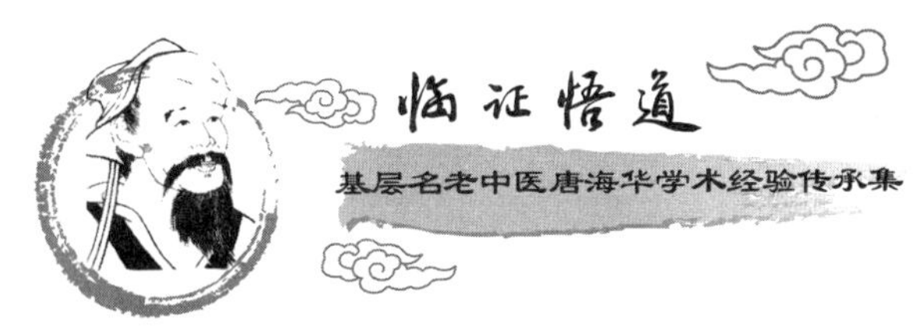

乃至灭门。”到唐宋晚清时期，明确了本病的病位、病机和治则。唐·孙思邈《千金要方》把“尸注”列入肺脏病篇，明确病位主要在肺。宋·许叔微《普济本事方·诸虫飞尸鬼注》提出本病是由“肺虫”引起，曰：“肺虫居肺叶之内，蚀人肺系，故成瘵疾，咯血声嘶。”元·朱丹溪倡“痨瘵主乎阴虚”之说，确立了滋阴降火的治疗大法。元·葛可久《十药神书》收载十方，为我国现存的第一部治疗肺痨的专著。明·虞抟《医学正传·劳极》则提出“杀虫”和“补虚”两大治疗原则。

根据本病临床表现及其传染特点，与西医学的肺结核基本相同。因肺外结核引起的劳损，也可参照本节辨证论治。

〔病因病机〕

肺痨的致病因素，不外乎内外两端。外因系指痨虫传染，内因系指正气虚弱，两者往往互为因果。痨虫蚀肺，耗损肺阴，进而演变发展，可致阴虚火旺，或导致气阴两虚，甚则阴损及阳。

一、病因

(一)外因——感染痨虫

与患者直接接触，致痨虫侵入人体为害。酒食、问病、看护或与患者朝夕相处，都是导致感染的条件。宋·杨士瀛《仁斋直指方·痨瘵》有“瘵虫食人骨髓”之论。明·朱梓《普济方·劳瘵门》曰：“兄弟子孙，骨肉亲属，绵绵相传，以至灭族。”从互相感染的情况推断，本病有致病的特殊因子，在病原学说上，提出痨虫感染是形成本病的病因。

(二)内因——正气虚弱

1．禀赋不足　由于先天素质不强，小儿发育未充，“痨虫”入侵致病。如唐·王焘《外台秘要·灸骨蒸法图》曰：“婴孺之流，传注更苦。”明·皇甫中《明医指掌·虚损劳瘵证》曰：“小儿之劳，得子母胎。”

2．酒色劳倦　酒色过度，耗损精血，正虚受感。正如明·王纶《明医杂著·痨瘵》曰：“男子二十前后，色欲过度，损伤精血，必生阴虚火动之病。”指出青壮之年，摄生不当者，最易感染发病。或劳倦太过，忧思伤脾，脾虚肺弱，痨虫入侵。如清·沈金鳌《杂病源流犀烛·虚损痨瘵源流》曰：“有思虑过度，心气不舒，郁热熏蒸胸中，因生内热，而成痨瘵者。”

3．病后失调　大病或久病后失于调治(如麻疹、哮喘等病)；外感咳嗽，经久不愈；胎产之后，失于调养(如产后劳)等，正虚受感。

4．营养不良　生活贫困，营养不充，体虚不能抗邪而致感受痨虫。正如明·汪绮石《理虚元鉴·虚证有六因》曰：“或贫贱而窘迫难堪，此皆能乱人情志，伤人气血。”

痨虫和正气虚弱两种病因，可以互为因果。痨虫是发病的原因，正虚是发病的基础，正虚而感染痨虫，“两虚相得”为发病的关键。

二、病机

肺痨病机主要为痨虫蚀肺。痨虫侵袭肺脏，腐蚀肺叶，而致肺失清肃，从而发生咳嗽、咳痰、胸痛，如损伤肺中络脉，则发生咯血等症。痨虫致病最易伤阴动热，故

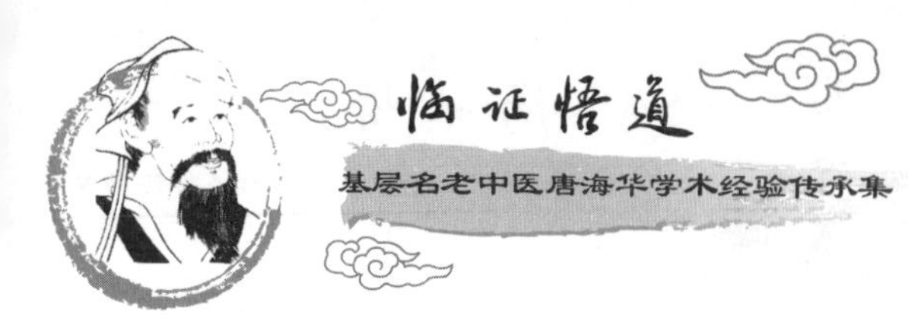

见潮热、盗汗等症。同时应注意，正虚是发病的基础。

病理性质主要以阴虚火旺为主，并可导致气阴两虚，甚则阴损及阳。肺喜润而恶燥，痨虫犯肺，侵蚀肺叶，肺体受病，阴分先伤，故见阴虚肺燥之候。

本病的发病部位主要在肺，久则可传脾肾，影响整体。由于肺主呼吸，受气于天，吸清呼浊，若肺脏本体虚弱，卫外功能不强，或因其他脏器病变耗伤肺气，导致肺虚，则“瘵虫”极易犯肺，侵蚀肺体，而致发病。清·李用粹《证治汇补·传尸痨》曰：“虽分五脏见症，然皆统归于肺。”均明确突出病位主要在肺，因而在临床表现上，多见干咳、咽燥、痰中带血以及喉疮声嘶等肺系症状。故瘵疾中以肺痨为最常见。

由于脏腑之间有互相滋生、制约的关系，因此在病理情况下，肺脏局部病变，也必然会影响到他脏和整体，故有“其邪辗转，乘于五脏”之说，其中与脾肾两脏的关系最为密切，同时也可涉及心肝。

肺肾相生，肾为肺之子，肺虚肾失滋生之源，或肾虚相火灼金，上耗母气，可致肺肾两虚，在肺阴亏损的基础上，伴见骨蒸、潮热、男子遗精、女子月经不调等肾虚症状。若肺虚不能制肝，肾虚不能养肝，肝火偏旺，上逆侮肺，可见性急善怒，胸胁掣痛等症。如肺虚心火乘之，肾虚水不济火，心火偏亢，还可伴见虚烦不寐、盗汗等症。

脾为肺之母。《素问·经脉别论》曰：“脾气散精，上归于肺。”肺虚子盗母气，则脾亦虚；脾虚不能输化水谷精微，上输以养肺，则肺亦虚，终致肺脾同病，土不生金，肺阴虚与脾气虚两候同时出现，伴见疲乏、食少、便溏等脾虚症状。

肺痨久延而病重者，因精血亏损，可以发展到肺、脾、肾三脏交亏。或因肺病及肾，肾虚不能助肺纳气；或因脾病及肾，脾不能化精以资肾，由后天而损及先天；甚则肺虚不能佐心，不能治节血脉之运行，而致气虚血瘀，出现气短、喘息、心慌、唇紫、浮肿、肢冷等重症。

由于病情有轻重之分，病变发展阶段不同，病理也随之演变转化。一般而言，初起肺体受损，肺阴耗伤，肺失滋润，故见肺阴亏损之候；继则阴虚生内热，而致阴虚火旺；或因阴伤气耗，阴虚不能化气，导致气阴两虚，甚则阴损及阳，而见阴阳两虚之候。

〔诊查要点〕

一、诊断依据

1. 有与肺痨患者长期密切接触史。
2. 以咳嗽、咳血、潮热、盗汗及形体明显消瘦为主要临床表现。
3. 初期患者仅感疲劳乏力，食欲不振，干咳，形体逐渐消瘦。

二、病证鉴别

1. 肺痨与虚劳　《内经》《金匮要略》均将肺痨(痨瘵)归属于“虚劳”“虚损”的范围。两者虽同属虚证，但各有不同的特点。肺痨具有传染性，是一个独立的慢性传染性疾患，有其发生发展及传变规律；虚劳病缘于内伤亏损，是多种慢性疾病虚损证候的总称。肺痨病位主要在肺，不同于虚劳的五脏并重，以肾为主；肺痨的病理主在阴虚，不同于虚劳的阴阳并重。

2. 肺痨与肺痿　肺痨与肺痿有一定的联系和区别。两者病位均在肺，但肺痿是肺部多种慢性疾患后期转归而成，如肺痈、肺痨、久嗽等导致肺叶痿弱不用，俱可成痿。正如清·江涵暾《笔花医镜·虚劳论治》曰："肺金痿者，其受病不同，及其成劳一也。"唐·王焘《外台秘要·传尸方》曰："传尸之疾……气急咳者，名曰肺痿。"提示肺痨后期可以转成肺痿。但必须明确肺痨并不等于就是肺痿，两者有因果、轻重的不同。若肺痨的晚期，出现干咳、咳吐涎沫等症者，即已转属肺痿。在临床表现上肺痿是以咳吐浊唾涎沫为主症，而肺痨是以咳嗽、咳血、潮热、盗汗为特征。

〔辨证论治〕

一、辨证要点

1. 辨病变脏器　主要在肺，久则损及脾肾两脏。

2. 辨病理性质　以肺阴虚为主。肺损及脾，以气阴两伤为主；肺肾两伤，元阴受损，则表现阴虚火旺之象；甚则由气虚而致阳虚，表现阴阳两虚之候。同时注意四大主症的主次轻重及其病理特点，结合其他兼症，辨其证候所属。

二、治疗原则

治疗当以补虚培元和抗痨杀虫为原则。根据体质强弱分别主次，但尤需重视补虚培元，增强正气，以提高抗病能力。调补脏器重点在肺，并应注意脏腑整体关系，同时补益脾肾。治疗大法应根据"主乎阴虚"的病理特点，以滋阴为主，火旺者兼以降火，如合并气虚、阳虚见证者，则当同时兼顾。杀虫主要是针对病因治疗。《医学正传·劳极》提出"一则杀其虫，以绝其根本；一则补其虚，以复其真元"的两大治则。

三、证治分类

1. 肺阴亏损证

症状：干咳，咳声短促，或咳少量黏痰，或痰中带有血丝，色鲜红，胸部隐隐闷痛，午后自觉手足心热，或见少量盗汗，皮肤干灼，口干咽燥，疲倦乏力，纳食不香，舌边尖红，苔薄白，脉细数。

证机概要：阴虚肺燥，肺失滋润，肺伤络损。

治法：滋阴润肺。

代表方：月华丸加减。本方养阴润肺止咳、化痰抗痨止血，用于阴虚咳嗽、咳血者，是治疗肺痨的基本方。

常用药：北沙参、麦冬、天冬、玉竹、百合滋阴补肺；白及补肺生肌止血；百部润肺止咳、抗痨杀虫。

咳嗽频而痰少质黏者，可合川贝母、甜杏仁以润肺化痰止咳，并可配合琼玉膏以滋阴润肺；痰中带血丝较多者，加蛤粉炒阿胶、仙鹤草、白茅根(花)等以润肺和络止血；若低热不退者，可配银柴胡、青蒿、胡黄连、地骨皮、功劳叶、葎草等以清热除蒸；若咳久不已，声音嘶哑者，于前方中加诃子、木蝴蝶、凤凰衣等以养肺利咽，开音止咳。

2. 虚火灼肺证

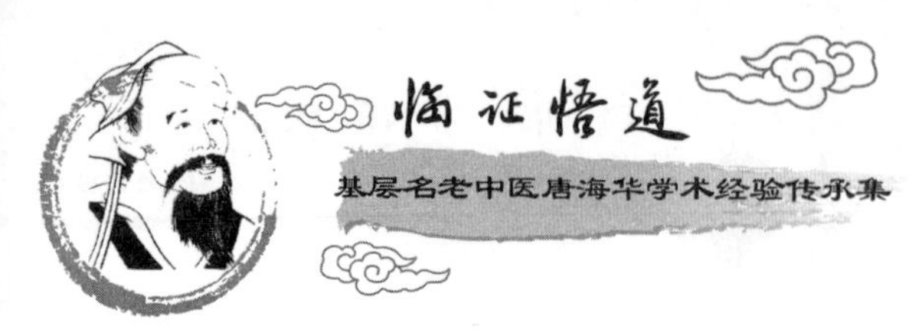

症状：呛咳气急，痰少质黏，或咳痰黄稠量多，时时咯血，血色鲜红，混有泡沫痰涎，午后潮热，骨蒸，五心烦热，颧红，盗汗量多，口渴心烦，失眠，性情急躁易怒，或胸胁掣痛，男子可见遗精，女子月经不调，形体日益消瘦，舌干而红，苔薄黄而剥，脉细数。

证机概要：肺肾阴伤，水亏火旺，燥热内灼，络损血溢。

治法：滋阴降火。

代表方：百合固金汤合秦艽鳖甲散加减。前方滋养肺肾，用于阴虚阳浮，肾虚肺燥，咳痰带血，烦热咽干者。后方滋阴清热除蒸，用于阴虚骨蒸，潮热盗汗等症。

常用药：南沙参、北沙参、麦冬、玉竹、百合养阴润肺止咳；百部、白及补肺止血，抗痨杀虫；生地黄、五味子、玄参、阿胶、龟甲、冬虫夏草滋养肺肾之阴，培其本元。

火旺较甚，热象明显者，加胡黄连、黄芩苦寒泻火，坚阴清热；骨蒸劳热，再加秦艽、白薇、鳖甲等清热除蒸；痰热蕴肺，咳嗽，痰黏色黄，酌加桑白皮、天花粉、知母、海蛤粉以清热化痰；咳血较著者，加牡丹皮、黑栀子、紫珠草、醋制大黄等，或配合十灰丸以凉血止血；血色紫黯成块，伴有胸胁刺痛者，加三七、血余炭、花蕊石、广郁金等以化瘀和络止血；盗汗较著，加乌梅、瘪桃干、浮小麦、煅龙骨、煅牡蛎等养阴止汗；咳呛而声音嘶哑者，加诃子、血余炭、白蜜等润肺肾而通声音。

3. 气阴耗伤证

症状：咳嗽无力，气短声低，咳痰清稀色白，量较多，偶或夹血，或咳血，血色淡红，午后潮热，伴有畏风，怕冷，自汗与盗汗可并见，纳少神疲，便溏，面色㿠白，颧红，舌质光淡，边有齿印，苔薄，脉细弱而数。

证机概要：阴伤气耗，肺脾两虚，肺气不清，脾虚不健。

治法：益气养阴。

代表方：保真汤或参苓白术散加减。前方补气养阴，兼清虚热，主治肺脾气阴耗伤，形瘦体倦，咳而短气，劳热骨蒸等；后方健脾补气，培土生金，主治食少腹胀，便溏，短气，面浮，咳痰清稀等。

常用药：党参、黄芪、白术、甘草、山药补肺益脾，培土生金；北沙参、麦冬滋养肺阴；地黄、阿胶、五味子、冬虫夏草滋肾水以润肺燥；白及 、百合补肺止咳，抗痨杀虫；紫菀、款冬花、紫苏子温润肺金，止咳化痰。

夹有湿痰者，可加半夏、橘红、茯苓等燥湿化痰；咳血量多者，可加山茱萸、仙鹤草、煅龙骨、煅牡蛎、三七等，配合补气药，共奏补气摄血之功；若见劳热、自汗、恶风者，可宗甘温除热之意，加桂枝、白芍、红枣，配合党参、黄芪、甘草等和营气而固卫表；兼有骨蒸盗汗等阴伤症状者，酌加鳖甲、牡蛎、乌梅、地骨皮、银柴胡等以益阴，清热除蒸；如纳少腹胀，大便溏薄者，加扁豆、薏苡仁、莲子、橘白等健脾之品，忌用地黄、麦冬、阿胶等过于滋腻的药物。

4. 阴阳虚损证

症状：咳逆喘息，少气，咳痰色白有沫，或夹血丝，血色暗淡，潮热，自汗，盗汗，声嘶或失音，面浮肢肿，心慌，唇紫，肢冷，形寒，或见五更泄泻，口舌生糜，大肉尽脱，男子遗精阳痿，女子经闭，舌质光淡隐紫，苔黄而剥，少津，脉微细而数，或虚大无力。

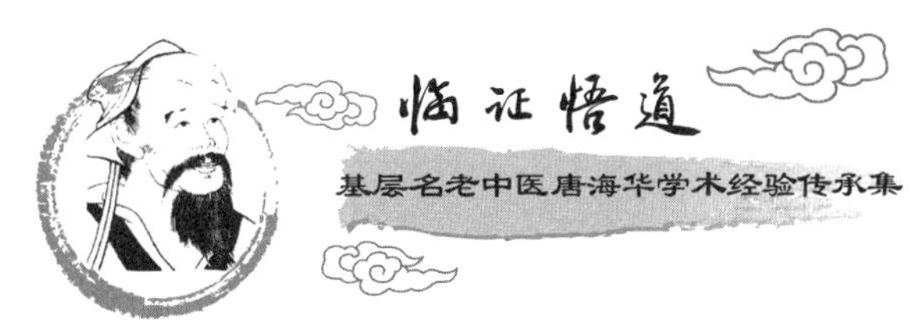

证机概要：阴伤及阳，精气虚竭，肺、脾、肾俱损。

治法：滋阴补阳。

代表方：补天大造丸加减。本方功在温养精气，培补阴阳，用于肺痨五脏俱伤，真气亏损之证。

常用药：人参、黄芪、白术、山药补益肺脾之气；麦冬、生地黄、五味子滋养肺肾之阴；阿胶、当归、枸杞子、山茱萸、龟甲培补阴精；鹿角胶、紫河车助真阳而填精髓。

肾虚气逆喘息者，配冬虫夏草、诃子、钟乳石摄纳肾气；心慌者加紫石英、丹参、远志镇心安神；五更泄泻，配煨肉蔻、补骨脂补火暖土，并去地黄、阿胶等滋腻碍脾药物。

总体而言，肺痨初期表现为肺阴亏损证，阴虚程度较轻，无明显火旺现象，病损主要在肺；而虚火灼肺证多见于肺痨中期，病程较长，阴虚程度较重，并有火象，病损由肺及肾；气阴耗伤证多见于肺痨中后期，病程较久，阴伤气耗，肺脾同病；阴阳虚损证则为肺脾同病、气阴耗损的进一步发展，因下损及肾，阴伤及阳，肺、脾、肾三脏交亏，病属晚期，病情重笃，预后多凶。

〔预后转归〕

肺痨的预后及转归与正气强弱、病情轻重、治疗迟早密切相关。凡正气较强，病情轻浅，为时短暂，早期治疗者，可获康复。若正气虚弱，治疗不及时，迁延日久，每多演变恶化，全身虚弱症状明显。此外，少数患者可呈急性发病，出现剧烈咳嗽，喘促倚息，咳吐大量鲜血，寒热如疟等严重症状，俗称“急痨”“百日痨”，预后较差。

〔预防调护〕

对于本病应注意防重于治。接触患者时，应戴口罩，用雄黄擦鼻以避免传染。饮食适宜，不可饥饿，若体虚者，可服补药。

既病之后，不但要耐心治疗，还应重视摄生，禁烟酒，慎房事，怡情志，适当进行体育锻炼，加强食养，忌食一切辛辣刺激、动火燥液之物。

〔临证备要〕

1. 辨主症治疗　肺痨的证治分类已如上述，但临床有时表现以某一症状为突出，为了便于处理，故列“辨主症治疗”一节，叙述其辨证、选方、用药。

(1)咳嗽：用润肺宁嗽法，方取海藏紫菀散，药用紫菀、贝母、桔梗润肺化痰止咳，知母、五味子、阿胶滋阴补血而退虚热。或用加味百花膏，药用紫菀、款冬花、百部止咳化痰，抗痨杀虫，百合、乌梅润肺而敛阴。属于气虚者，可用补肺汤，药用参、芪益气，熟地黄、五味子补肾而纳气，紫菀、桑白皮化痰止咳。若痰浊偏盛者，可用六君子汤合平胃散治疗。

(2)咳血：一般常用补络止血法，方取白及枇杷丸，药用白及、阿胶补肺止血，生地黄、藕节凉血止血，蛤粉、枇杷叶肃肺化痰而止咳。亦可采用通络补肺汤，药用龙骨、牡蛎、山茱萸酸涩收敛，补络止血，佐以三七化瘀而止血。若咳血较著者，加赭石以降气镇逆止血；夹瘀者加三七、郁金、花蕊石之类；有实火者，配大黄粉或赭石粉等；属于虚寒出血者，宜加炮姜。

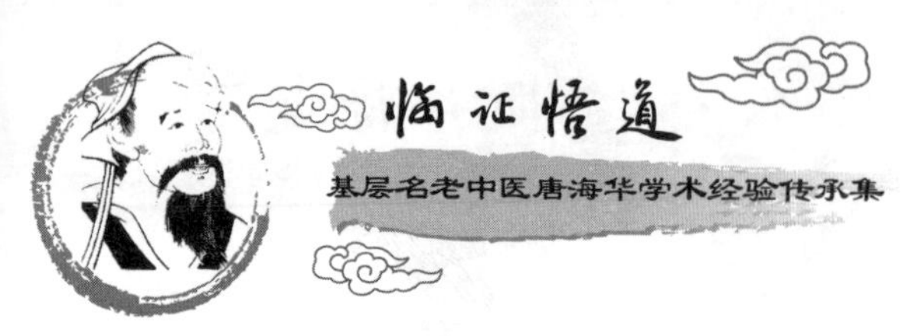

(3)潮热、骨蒸:一般患者多为阴虚，当用清热除蒸法，如柴胡清骨散，药用秦艽、银柴胡、青蒿、地骨皮清热除蒸，鳖甲、知母滋阴清热，佐以猪脊髓、猪胆汁等坚阴填髓。至于气阴两虚而潮热骨蒸者，可用黄芪鳖甲散固护卫阳，清热养阴。

(4)盗汗、自汗：用和营敛汗法。一般以阴虚盗汗为多见，方取当归六黄汤，药用黄芪固表，当归和营，黄芩、黄柏、地黄清热养阴。若气虚自汗，可用牡蛎散、玉屏风散以补气实卫，固表止汗。此外，无论自汗或盗汗均可加用糯稻根、瘪桃干、麻黄根、浮小麦、煅龙骨、煅牡蛎等收涩敛汗，或用五倍子末敷填神阙穴。

(5)泄泻：一般用培土生金法，选方如参苓白术散。但辨证属于肾阳不足之五更泄者，当用四神丸。脾肾双亏者二方合用之。

(6)遗精、月经不调：当用滋肾保肺法以滋化源，选取大补元煎为主方，补益元气阴血。见阳痿遗精者，酌加煅龙骨、煅牡蛎、金樱子、芡实、莲须、鱼鳔胶等固肾涩精；女子月经不调或经闭者，加芍药、丹参、牡丹皮、益母草调其冲任。

2. 重视补脾助肺　因脾为生化之源，能输水谷之精气以养肺，故当重视补脾助肺、“培土生金”的治疗措施，以畅化源。肺脾同病，气阴两伤，伴见疲乏、食少、便溏等脾虚症状，治当益气养阴，健脾补肺，忌用地黄、阿胶、麦冬等滋腻药。进而言之，即使肺阴亏损之证，亦当在甘寒滋阴的同时，兼伍甘淡实脾之药，帮助脾胃对滋阴药的运化吸收，以免纯阴滋腻碍脾。但用药不宜香燥，以免耗气、劫液、动血，方宗参苓白术散意。

3. 掌握虚中夹实的特殊性　本病虽属慢性虚弱性疾病，但因感染痨虫致病，要根据补虚不忘治实的原则，同时杀虫抗痨。如阴虚火旺者，当在滋阴的基础上参以降火；若阴虚火旺，痰热内郁，咳嗽痰稠，色黄量多，舌苔黄腻，口苦，脉弦滑者，当重视清化痰热，配合黄芩、知母、天花粉、海蛤壳、鱼腥草等；若气虚夹有痰湿，咳嗽，痰多色白，纳差，胸闷，舌苔白腻者，当在补益肺脾之气的同时，参以宣化痰湿，配合半夏、橘红、茯苓、杏仁、薏苡仁之类；如咳血而内有“蓄瘀”，瘀阻肺络，咳血反复难止，血出鲜紫相杂，夹有黯块，胸胁刺痛或掣痛，舌质紫，脉涩者，当祛瘀止血，药用三七、血余炭、花蕊石、广郁金、醋大黄等。

4. 忌苦寒太过伤阴败胃　因本病虽具火旺之证，但本质在于阴虚，故当以甘寒养阴为主，适当佐以清火，苦寒之品不宜单独使用。即使内火标象明显者，亦只宜暂予清降，中病即减，不可徒持苦寒逆折，过量或久用，以免苦燥伤阴，寒凉败胃伤脾。

5. 在辨证基础上配合抗痨杀虫药物　根据药理实验结果和临床验证，很多中草药有不同程度的抗痨杀菌作用，如百部、白及、黄连、大蒜、冬虫夏草、功劳叶、葎草等，均可在辨证基础上结合辨病适当选用。

第八节　肺　痿

肺痿是指因咳喘日久不愈，肺气受损，或肺阴耗伤所致肺叶痿弱不用，临床以长期反复咳吐浊唾涎沫为主症的慢性肺脏虚损性疾患。《金匮要略心典 · 肺痿肺痈咳嗽上气病脉证治》曰：“痿者萎也，如草木之萎而不荣。”

肺痿病名最早见于东汉 · 张仲景的《金匮要略》。该书将肺痿列为专篇，对肺痿的临床特征、病因、病机、辨证均做了较为系统的介绍。如《金匮要略 · 肺痿肺痈

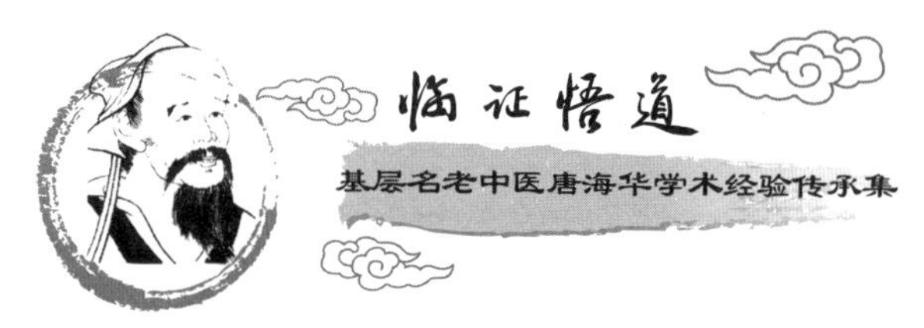

咳嗽上气病脉证治》曰："寸口脉数，其人咳，口中反有浊唾涎沫者何?师曰：为肺痿之病。"唐·孙思邈《千金要方·肺痿》将肺痿分为热在上焦及肺中虚冷二类，提出虚寒肺痿可用生姜甘草汤，虚热肺痿可用甘草汤、麦冬汤等。历代医家均认识到肺痿是多种肺系疾病的慢性转归，久嗽、肺痈、肺痨、喘哮等伤肺，均有转化为肺痿的可能，故常与相关疾病合并叙述。唐·王焘《外台秘要·许仁则疗咳嗽方十二首》引许仁则论曰："肺气嗽经久将成肺痿。"说明久嗽劳热熏肺，肺阴大伤，进而发展成肺痿。明·王肯堂《证治准绳·诸血门》曰："久嗽咳血成肺痿。"明·陈实功《外科正宗·肺痈论》曰："久嗽劳伤，咳吐痰血……咯吐瘀脓，声哑咽痛，其候传为肺痿。"指出肺痈溃后，热毒不净，伤阴耗气，可以转为肺痿。清·张璐在《张氏医通·肺痿肺胀》中将其治疗要点概括为"缓而图之，生胃津，润肺燥，下逆气，开积痰，止浊唾，补真气……散火热"7个方面，旨在"以通肺之小管""以复肺之清肃"，理义精深，非常切合实用。清·沈金鳌《杂病源流犀烛·肺病源流》进一步对肺痿的用药忌宜等作了补充："其症之发，必寒热往来，自汗……宜急治之，切忌升散辛燥温热。……大约此症总以养肺、养气、养血、清金、降火为主。"

凡某些慢性肺实质性病变如肺纤维化、肺硬变、肺不张、矽肺等，临床表现肺痿特征者，均可参照本节辨证论治。

〔病因病机〕

本病病因可分久病损肺和误治津伤两个方面，而以前者为主。发病机制为津气亏损，肺失濡养所致。

一、病因

1. 久病损肺　如痰热久嗽，热灼阴伤，或肺痨久嗽，虚热内灼，耗伤阴津，或肺痈余毒未清，灼伤肺阴，或消渴津液耗伤，或热病之后，邪热伤津，津液大亏，以致热壅上焦，消灼肺津，变生涎沫，肺燥阴竭，肺失濡养，日渐枯萎。若大病久病之后，耗伤阳气，或内伤久咳，冷哮不愈，肺虚久喘等，日耗肺气，渐而伤阳，或虚热肺痿日久，阴伤及阳，亦可致肺虚有寒，气不化津，津液失于温摄，反为涎沫，肺失濡养，肺叶渐痿不用。此即《金匮要略·肺痿肺痈咳嗽上气病脉证治》所谓"肺中冷"之类。

2. 误治津伤　因医者误治，滥用汗、吐、下等治法，重亡津液，肺津大亏，肺失濡养，发为肺痿。如《金匮要略·肺痿肺痈咳嗽上气病脉证治》曰："热在上焦者，因咳为肺痿。肺痿之病……或从汗出，或从呕吐，或从消渴，小便利数，或从便难，又被快药下利，重亡津液，故得之。"

二、病机

肺痿的基本病机总缘肺脏虚损，津气大伤，以致肺叶枯萎。因肺虚有热，热灼肺津，或肺虚有寒，气不化津，以致津气亏损，肺失濡养，肺叶弱而不用则痿。清·喻昌《医门法律·肺痈肺痿门》曰："肺痿者，肺气委而不振也"，"其寒热不止一端，总由胃中津液不输于肺，肺失所养，转枯转燥"，"于是肺火日炽，肺热日深，肺中小管日窒。"指出肺脏虚损，津液亡失，则肺叶枯萎而不用。

病理性质有肺燥津伤、肺气虚冷之分。清·尤在泾在《金匮要略心典·肺痿肺痈咳嗽上气病脉证治》曰："盖肺为娇脏，热则气烁，故不用而痿；冷则气沮，故亦不用而痿也。”是以其病理表现有虚热、虚寒两类。①虚热肺痿：一为本脏自病所转归，一由失治误治或他脏之病导致。因热壅上焦，消灼津液，肺燥津枯，虚热内生，燥而且热，以致肺失清肃，脾胃上输之津液转从热化，煎熬而成涎沫。或因脾胃阴伤，不能上输于肺，肺失濡养，遂致肺叶枯萎。火逆上气，肺失宣降，则喘咳气促；虚火内炽，灼津炼液，则成浊唾涎沫。②虚寒肺痿：肺气虚冷，不能温摄津液，津气双亏，或阴伤及阳，气不化津，津枯而燥，以致肺失濡养，终致肺叶痿弱不用。肺虚有寒，气不化津，津液失布，聚为涎沫；复因上焦阳虚，治节无权，不能制下，膀胱失约，以致小便频数，或遗尿失禁。

综上所述，本病总由肺脏虚损，津气大伤，失于濡养，以致肺叶枯萎。其病位在肺，但与脾、胃、肾等脏腑密切相关。脾虚气弱，无以生化、布散津液，或胃阴耗伤，津不能上承润肺，均可致土不生金，肺燥津枯，肺失濡养；久病及肾，肾气不足，气不化津，或因肾阴亏耗，肺失濡养，亦可发为肺痿。

肺痿属内伤虚证，有虚热、虚寒之分。若虚热肺痿日久不愈，阴损及阳，进一步发展，可转化为虚寒之候；反之，虚寒肺痿，亦可由寒郁化热，或阳损及阴，从而转化为虚热之证。肺痿日久，迁延不愈，可以转化为虚劳，如清·江涵暾《笔花医镜·虚劳论治》曰：“肺金痿者，其受病不同，及其成劳一也。”

〔诊查要点〕

一、诊断依据

1. 临床以长期反复咳吐浊唾涎沫为主症。唾呈细沫稠黏，或白如雪，或带白丝，咳嗽，或不咳，气短，动则气喘。

2. 常伴有面色㿠白或青苍，形体瘦削，神疲，头晕，或时有寒热等全身症状。

3. 有多种慢性肺系疾病史，久病体虚。

二、病证鉴别

肺痿可由多种慢性肺系疾病转化而来，既应注意肺痿与其他肺系疾病的鉴别，又要了解其相互联系。

1. 肺痿与肺痈　肺痿以长期反复咳吐浊唾涎沫为主症，而肺痈以咳则胸痛，咳痰腥臭，甚则咳吐脓血为主症。虽然多为肺中有热，但肺痈属实，肺痿属虚，肺痈失治久延，可以转为肺痿。

2. 肺痿与肺痨　肺痨主症为咳嗽、咳血、潮热、盗汗等，与肺痿有别。肺痨后期可以转为肺痿重症。

〔辨证论治〕

一、辨证要点

辨虚热、虚寒。虚热证易见肺津干枯、阴伤火旺、火逆上气之象，故症见咳吐涎沫，质地黏稠，咳声不爽，气逆喘息，口渴咽干，午后潮热，舌红而干，脉象虚数。虚寒证则多见肺气虚羸、阳衰气弱之象，故症见咳吐涎沫，其质清稀量多，短气乏力，形寒食少，舌质淡，脉虚弱，日久病甚上不制下时，还可见小便频数或遗尿。此外，虚热或虚寒肺痿日久，阴阳互损，可见寒热夹杂之象，此时应当辨其是阴虚内热为主，还是气伤虚冷为主施治，方可中的。

二、治疗原则

治疗总以补肺生津为原则。虚热证，治当生津清热，以润其枯；虚寒证，治当温肺益气，而摄涎唾。临床以虚热证为多见，但久延伤气，亦可转为虚寒证。治疗应时刻注意保护津液，重视调理脾肾。脾胃为后天之本，肺金之母，培土有助于生金；肾为气之根，司摄纳，温肾可以助肺纳气。

三、证治分类

1. 虚热证

症状：咳吐浊唾涎沫，其质较黏稠，或咳痰带血，咳声不扬，甚则音嗄，气急喘促，口渴咽燥，午后潮热，形体消瘦，皮毛干枯，舌红而干，脉虚数。

证机概要：肺阴亏耗，虚火内炽，灼津为痰。

治法：滋阴清热，润肺生津。

代表方：麦冬汤合清燥救肺汤加减。前方润肺生津、降逆下气，用于咳嗽气逆、咽喉干燥不利、咳痰黏浊不爽。后方养阴润燥、清金降火，用于阴虚燥火内盛、干咳痰少、咽痒气逆。

常用药：太子参、甘草、大枣、粳米益气生津，甘缓补中；桑叶、石膏清泻肺经燥热；阿胶、麦冬、胡麻仁滋肺养阴；杏仁、枇杷叶、半夏化痰止咳，下气降逆。

如火盛，出现虚烦、咳呛、呕逆者，则去大枣，加竹茹、竹叶清热和胃降逆；咳吐浊黏痰，口干欲饮者，加天花粉、知母、川贝母清热化痰；津伤甚者，加沙参、玉竹以养肺津；潮热者，加银柴胡、地骨皮以清虚热，退骨蒸。中成药可服麦味地黄丸或七味都气丸。

2. 虚寒证

症状：咳吐涎沫，其质清稀量多，不渴，短气不足以息，头眩，神疲乏力，食少，形寒，小便数，或遗尿，舌质淡，脉虚弱。

证机概要：肺气虚寒，气不化津，津反为涎。

治法：温肺益气。

代表方：甘草干姜汤或生姜甘草汤加减。前方甘辛合用，甘以滋液，辛以散寒。后方则以补脾助肺，益气生津为主。

常用药：甘草、干姜温肺脾；人参、大枣、白术、茯苓甘温补脾，益气生津。

如肺虚失约，唾沫多而尿频者，加煨益智；肾虚不能纳气，喘息，短气者，可配磁石、五味子，另吞蛤蚧粉。

〔预后转归〕

肺痿病情较重，在治疗过程中，往往肺体虽得滋润，但涎沫一时难止，肺中津液难复，故迁延难愈。如治疗正确，调理适宜，病情稳定改善，可带病延年，或可获愈；如治疗不当，或不注意调摄，则使病情恶化，以至不治。若见张口喘气，或气高息粗，喉哑声嘶，咳血，皮肤干枯，脉沉涩而急或细数无神者，预后多不良。

〔预防调护〕

积极治疗原发性肺部疾患，防止其久病迁延而向肺痿转变。同时根据个人情况，慎起居，适寒温，避时邪，加强体育锻炼，增强体质。

因本病治疗时间长，故应劝说患者安心养病，不可急躁；饮食宜清淡，忌辛热、寒凉、油腻之品；戒烟，避免烟尘对呼吸道的刺激。

〔临证备要〕

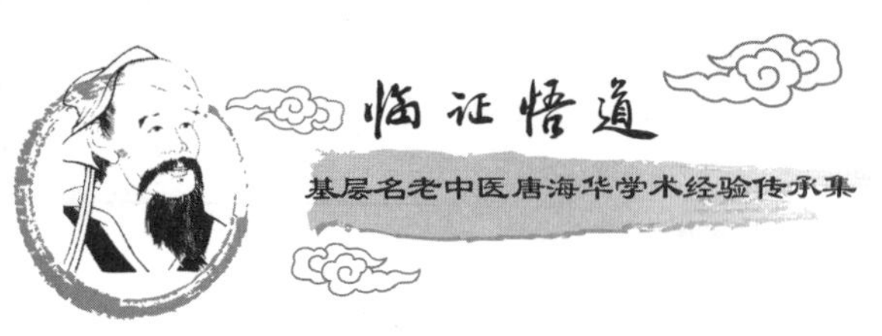

1. 重视调补脾胃　脾胃为后天之本，肺金之母，培土有助于生金。阴虚者，宜补胃津以润肺燥，使胃津能上输以养肺；气虚者，宜补脾气以温养肺体，使脾能转输精气以上承。另外，肾为气之根，司摄纳，补肾可以助肺纳气。

2. 不可妄投燥热　以免助火伤津，亦忌苦寒滋腻碍胃。肺痿病属津枯，故应时刻注意保护其津，无论寒热，皆不宜妄用温燥之药，消灼肺津。即使虚寒肺痿，亦必须掌握辛甘合用的原则。

3. 慎用祛痰峻剂　肺痿属虚，故应牢记缓而图之之法则，忌用峻剂攻逐痰涎，犯虚虚实实之戒，宜缓图取效。

4. 时刻注意病机演变，随时调整治则治法　肺痿有虚热、虚寒之分，二者不仅可以相互转化，甚则可相兼为病，从而出现气阴两虚、寒热错杂之证。因此，在辨治过程中，应时刻注意病机演变，分清主次，抓住主证，兼顾次症，施治方可中的。

第二卷　心系病证

第三章　心系病证医案

第一节　心悸病证医案

一、心气不足，阴亏肝郁证心悸

龙×女，女，30岁，2018年5月11日初诊，自诉心累心跳，偶发绞痛，头昏耳鸣，性情急躁，手腕胀痛。舌质萎白，伸出颤抖，脉象沉细无力，此属心气不足，阴亏肝郁之象，治宜补益心气，养阴疏肝。

处方：柏子仁 12 g，女贞子 12 g，党参 20 g，茯神 30 g，刺蒺藜 9 g，牡蛎 12 g，麦冬 9 g，山药 12 g，丹参 9 g，墨旱莲 12 g，郁金 9 g，甘草 6 g。

7剂，水煎服。

二诊，服上方7剂后，病情好转，脉象至数较前清楚，根气稍足，舌质恢复正常。唯仍感心累心跳，仍本上方酌加清肝之品。

处方：党参 12 g，女贞子 12 g，墨旱莲 12 g，丹参 9 g，玄参 9 g，生地黄 9 g，牡蛎 9 g，郁金 9 g，刺蒺藜 12 g，草决明 9 g，川黄连 6 g，甘草 6 g。

5剂，水煎服。

三诊，上方服5剂后，情况继续好转，心累心跳减轻，手腕痛胀逐步消失，脉象微细，心律整齐，舌质红润，嘱其续服前方。

四诊，前方又服7剂，前症已基本稳定。但近来月经时间过长，脉象弦细，舌上少苔，前方中加入固血之品。

处方：党参 12 g，生地黄 9 g，山药 12 g，牡蛎 9 g，女贞子 12 g，墨旱莲 12 g，柏子仁 9 g，麦冬 9 g，刺蒺藜 9 g，白芍 12 g，艾叶 9 g，甘草 6 g。

7剂，水煎服。

服上方7剂后，诸症尽除，已无不适而告愈。

按：本例心悸脉象沉细无力，为心气虚弱鼓动乏力之象。舌为心之苗，心气不足，则舌头萎软无力，伸出颤抖。心主脉，心搏无力，则脉道不通，不通则发绞痛。四肢离心较远，血流更瘀阻，水液流溢则发为水肿、胀痛等症。肾开窍于耳，肾阴不足，则发耳鸣。足厥阴肝经上连巅顶，肝肾之阴不足，则肝阳上亢，而发为头痛。《石室秘录》曰："怔忡之证，扰扰不宁，心神恍惚，惊悸不定，此肝肾之虚而心气之弱也。"本例心累心跳，正属此种情况。至于性情急躁是肝气郁滞之证。故用党参、茯神、甘草以补心气，用女贞子、墨旱莲、玄参、生地黄、麦冬、白芍、山药、天花粉、牡蛎以育阴潜阳，加郁金、刺蒺藜等以疏解肝郁。加柏子仁、丹参以宁心安神。治疗过程中因出现脉数，此为虚火之象，故曾分别加入草决明、川黄连等以折其

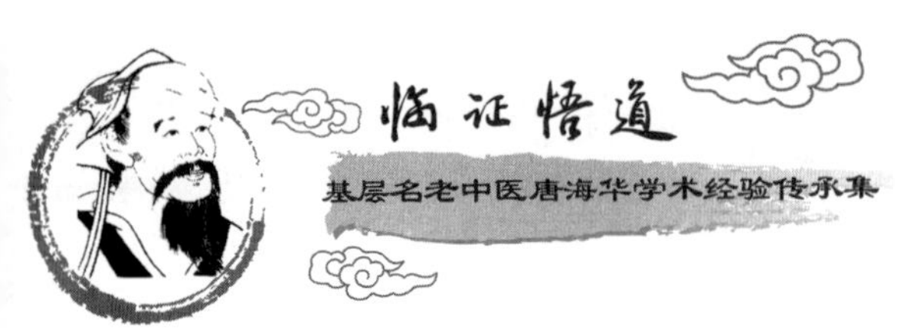

势。曾出现月经时间过长，故加入艾叶以摄之。

二、气血不足，脾肾阳虚证心悸

麻×竹，女，32岁，2017年8月28日初诊，自诉心累心跳3月余，全身水肿。经西医检查，诊断为风湿性心脏病，服药后已得好转。目前，实发心累心跳，头晕，有时跌仆，有时感到呼吸困难，眠食欠佳，头痛，小便多，头发脱落较多，胸部疼痛，面目无神。每到冬季即病情加重，诊得脉极细微，舌淡无苔，此气血不足、脾肾阳虚之候，予补气血、扶脾、强肾安神。

处方：熟地黄 9 g，白芍 12 g，泡参 12 g，当归 9 g，何首乌 15 g，山药 12 g，
法半夏 9 g，广陈皮 9 g，菟丝子 12 g，炒酸枣仁 9 g，磁石 9 g，甘草 6 g。

7 剂，水煎服。

二诊，服上方7剂后，心悸减轻，头发已未继续脱落。但睡眠仍差，头痛牵引两侧颈项，食欲不佳，时吐白沫，倦怠无力，两眼昏花，舌质淡，脉细弱，再按前法：

处方：熟地黄 12 g，白芍 12 g，当归 9 g，川芎 6 g，党参 9 g，黄芪 15 g，
茯神 9 g，白术 9 g，广陈皮 9 g，五味子 6 g，肉桂 3 g，酸枣仁 9 g，
远志 6 g，炙甘草 6 g。

7剂，水煎服。

三诊，服上方7剂后，效果良好，已未出现心悸，睡眠尚佳，头不痛，发渐长，精神好转，诸症亦告缓解。但胃纳尚差，面色微苍白，舌质淡红，脉细无力，左脉尤甚，仍按前法，并嘱其常服以巩固之。

按：本例心悸，脉象细弱，舌淡少苔，面色苍白，面目无神，倦怠无力，睡眠欠佳，头晕头痛，有时跌仆，均系气血不足之证。呼吸困难，是少气不足以息。阳气不足，故冬季病情加重，胸中阳气不宣，则发为胸部疼痛。“发为血之余”，“目受血乃能视”，血虚则二目昏花，头发落。两侧颈项牵引作痛，系血不荣筋之故。《证治准绳》曰：“心悸之由，气虚者，由阳气内需，心下空虚，火气内动而为悸也。血虚者亦然。”故本例心悸之主要原因，是气血两虚。其食欲不佳，吐白沫，是脾胃虚冷之故。小便多者，是肾阳不足。不能化水也。故本例治法除大补气血外，还应温补脾肾。肾为先天之本，脾为后天之本，脾肾得充，气血亦得养。用泡参、党参、川芎、白芍、何首乌以养血，用法半夏、广陈皮、山药以补脾行气，用菟丝子、五味子、肉桂以温补肾阳，加炒酸枣仁、磁石、远志以宁心镇静。

三、气阴两虚，心肾不交证心悸

王×松，男，46岁，2018年3月11日初诊。自诉心累气短一年余，头痛耳鸣，左胸胁时而发痛，感心牵连背部，睡眠与饮食可，舌淡红、苔薄白，脉沉细，此气阴两虚，心肾不交之候，用补气育阴、交通心肾法治之。

处方：党参 15 g，柏子仁 9 g，生地黄 30 g，丹参 9 g，麦冬 9 g，
石斛 9 g，菟丝子 15 g，山药 9 g，茯神 12 g，甘草 6 g，
五味子 6 g，远志 15 g，酸枣仁 15 g。

7剂，水煎服。

二诊，服上方后，情况良好，症状均有减轻。唯脉搏力量至数仍不太明显，心阴尚不足，仍遵前法处理。

上方去茯神，加女贞子9 g，5剂，水煎服。在服药过程中，病状渐趋消失，停药后，前症已消失痊愈。

按：《素问•阴阳应象大论》曰"肾在窍为耳"。本例心悸，伴耳鸣，是肾阴不充。肾阴不足，则肝阳上亢。足厥阴肝经上连头顶，故发为头痛。《石室秘录》曰："心必得肾水以滋养，肾必得心火而温暖。如人惊惕不安，岂非心肾不交乎。"故本例心悸怔忡的主要原因，为心肾之阴不足，使水火二脏不能互济，胸背发痛亦是心阴不足之故。盖心包络之脉起于胸中。《灵枢•厥病》曰："厥心痛与背相控。"胸背位居上焦，故而由心脏疾病而牵连发痛。气补者，气虚也。由于气虚鼓动无力，故脉象浮取模糊。故用柏子仁、生地黄、丹参、麦冬、石斛、茯神、酸枣仁、远志以养心安神。用六味地黄丸，以育阴培肾。心肾两补，水火既济，而诸症得除。

四、气阴两虚，肝郁脾滞证心悸

陈×杰，男，33岁。2017年8月4日初诊，自诉心慌心跳3月余，近5日心累加速，补气乏力。心中慌乱，咳痰不利，痰中带血，胸部疼痛，午后微有潮热，腹内胀气，小便黄少，面目及肢体浮肿。经医院检查，心率每分钟160次，心影增大，左房明显增大，其余各房室亦明显增大，心房纤颤，心尖双期杂音，肝肋下4 cm，剑下约8 cm，脾可触及，有少量腹水，双肺门区充血，肺动脉圆锥突出，诊断为风湿性心脏病，二尖瓣狭窄，闭锁不全，慢性心力衰竭。诊得脉象结代，舌质暗淡上有白苔，嘴唇青紫，此心脏气阴两虚、肝郁气滞之证，予育阴为主，补气次之，佐以疏肝运脾之品。

处方：石斛 12 g，柏子仁 12 g，玉竹 12 g，太子参 9 g，薤白 9 g，
麦冬 9 g，火麻仁 15 g，桑寄生 12 g，丹参 9 g，知母 9 g，
女贞子 12 g，刺蒺藜 9 g，厚朴 9 g，甘草 6 g。

7剂，水煎服。

二诊，服上方7剂后，目前心中慌乱大减，咳嗽转轻，痰中已不带血，精神稍好，已能稍事步行，但其余各症尚在。阴分有来复之象，阳气尚不宣通。用心阴心阳两补之法，炙甘草汤加减。

处方：麦冬 9 g，生地黄 12 g，火麻仁 12 g，驴胶 9 g，桂枝 6 g，生姜 2 片，
党参 9 g，大枣 3 枚，厚朴 9 g，白芍 9 g，丹参 9 g，甘草 6 g。

7剂，水煎服。

三诊，服上方7剂，心悸症状明显减轻，食量增加，精神好转，浮肿减退。但昨日因饮食不慎，使腹内更胀，小便更加黄少，舌苔转为黄腻，面目浮肿加剧，此湿热内聚之象。上方中去阿胶、生地黄，加天花粉12 g、冬瓜子12 g、茵陈9 g、黄芩9 g。

四诊，服上方7剂后，黄腻舌苔已退，精神顿觉爽快，腹胀减轻，小便增多，水肿亦减，仍本二诊时的方意。

处方：炙甘草 9 g，桂枝 6 g，党参 9 g，生姜 2 片，驴胶 12 g，麦冬 9 g，
生地黄 9 g，白芍 12 g，火麻仁 12 g，丹参 9 g，厚朴 9 g，茯神 9 g。

7剂，水煎服。

服上方后，诸症大减，心悸现象基本停止，水肿消退，饮食正常，二便通利，胸痛已除，精神健旺，午后已无潮热现象，已能正常活动，只是有时过于劳累，即有心

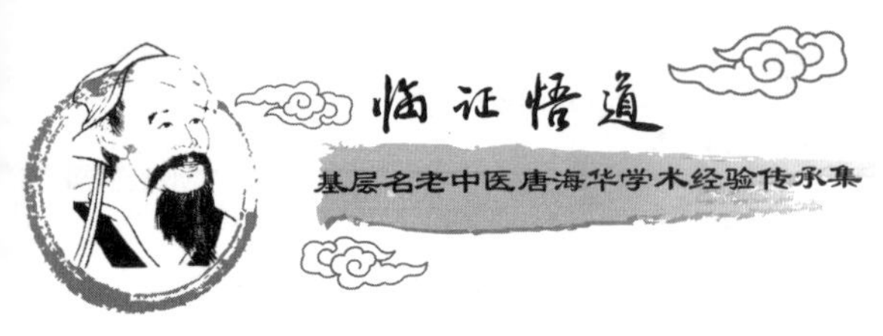

累现象。腹内有时有胀气感。脉象虽较前有力，但时高时低，有时仍有间歇，嘱其经常续服前方5剂，以巩固疗效。

按：本例心悸有咳嗽不利，午后潮热，为阴虚症状。咳痰带血，是阴虚火旺灼伤血络之症，补气乏力，腹内胀气，为阳虚症状。阳不化水，则小便黄少，面目肢体浮肿。胸中阳气不宣，则发为胸痛，故心累心跳心中慌乱，应属气阴两虚。脉舌亦与主症相应。根据其现症，用玉竹、石斛、柏子仁、朱麦冬、火麻仁、桑寄生、丹参、女贞子、知母以育阴去热为主，加太子参、炙甘草以补心气，用薤白以宣通阳气，用刺蒺藜以疏肝。用厚朴以运脾。在阴分渐复，虚热渐退的情况下，又改用阴阳平补之法。《伤寒论》曰："脉结代，心动悸者，炙甘草汤主之。"故用甘草汤加减缓缓调理。其间曾出现湿热内聚，故去驴胶、生地黄等滋腻药，加天花粉、冬瓜子、茵陈、黄芩以解之。

五、肝脾失调，滞血瘀证心悸

麻×胜，男，47岁，2019年9月11日，自诉心悸2个月，伴心痛频发，短暂即止。心率每分钟90次以上，血压偏低。复加胃痛，每发则较为持久。食欲不振，睡眠欠佳。医院检查，诊断为"心绞痛"，经过长期治疗，未见好转。脉象左弦劲，而右濡数，至数模糊不清。此由肝脾失调，导致营血不足，心气不舒，气滞血瘀，发为心悸，治法以调和肝胃、活血化瘀、补养心气为主。

处方：菟丝子 30 g，川贝母 30 g，柏子仁 30 g，酸枣仁 30 g，鸡内金 30 g，
丹参 60 g，海螵蛸 60 g，天冬 60 g，茯神 60 g，何首乌 60 g，
牡蛎 60 g，山药 60 g，远志 15 g，甘草 15 g。

共研成细末，炼蜜为丸如豆大，每次6 g，每日3次，饭后1小时服，白开水下。

二诊，前症大为好转，心胃痛已停止发作，脉象至数较前清楚。但左关仍觉弦劲，血压尚低。再根据前法，去牡蛎，加党参、当归、川芎各60 g，为丸。

三诊，服药后，血压恢复正常，心率亦趋正常，只在劳累之后，加速至每分钟80次左右，脉象基本平衡。唯根气尚差，再拟养心纳肾调肝之法，使下元更固以巩固疗效。

处方：当归 60 g，柏子仁 60 g，牡蛎 60 g，党参 60 g，茯神 60 g，
海螵蛸 60 g，山药 60 g，生谷芽 60 g，制何首乌 60 g，白术 30 g，
川芎 30 g，酸枣仁 30 g，远志 30 g，龙骨 30 g，菟丝子 30 g，
益智 30 g，补骨脂 30 g，鸡内金 30 g，川贝母 30 g，法半夏 30 g，
甘草 15 g，菖蒲 15 g，枸杞子 60 g。

共研细末，炼蜜为丸，每次6 g，每日3次。

服药后，日益向愈，恢复健康。

按：本例心悸脉象左弦劲而右濡数，为肝脾不调脉象，故发为胃痛，食欲不振。脾胃不和则睡眠不安，眠食俱差则气血两伤。心气不足则鼓动无力，脉象至数出现模糊不清现象。心阳不宣则发为心痛。心血不足不但影响睡眠，而且发为心悸。《素问•阴阳别论》曰："二阳之病发心脾。"阳明得养，则心脾得安，故用海螵蛸、川贝母、鸡内金、山药、生谷芽、益智、法半夏、菖蒲等益胃止痛、调和肝脾，用党参、茯神、白术、甘草、酸枣仁以补心气，用丹参、当归、川芎、何首乌、柏子仁、天冬以养血益阴，用牡蛎、远志、龙骨以潜阳安神，加菟丝子、枸杞子、补骨脂以培肾固

本。因病属慢性，最宜丸药，以缓缓调理。

六、心阴不足，心火偏亢证心悸

龙×昌，男，36岁，2018年3月21初诊。自诉心悸3年余，据医院检查，诊断为心神经传导阻滞。心中累跳，脉律不齐，起病于思想遭受刺激，长期处于紧张状态。诊得脉象数急，舌红苔少，用养阴清热、潜阳安神之法治之。

处方：玄参9 g，柏子仁9 g，丹参9 g，泡参9 g，天冬9 g，麦冬9 g，白芍9 g，牡蛎9 g，龙骨9 g，山药9 g，首乌藤12 g，甘草6 g。

7剂，水煎服。

二诊，服上方7剂后，病情大有好转，心中已不累跳，脉律逐渐调整，舌质已稍转淡。仍本前法立方，因病程较久，其常服巩固之。

处方：玄参9 g，女贞子12 g，墨旱莲12 g，丹参9 g，泡参9 g，天冬9 g，桃仁9 g，牡蛎9 g，朱麦冬9 g，柏子仁9 g，龙骨9 g，山药15 g，甘草6 g，首乌藤15 g。

3剂，水煎服。

按：本例心悸因思想遭受刺激，思虑过度，以致心血耗伤，阴精受损。心阴不足则心阳易亢，故出现舌质鲜红，脉象数急，心中累跳等一系列阴虚阳亢现象。方中用丹参、泡参、玄参、天冬、麦冬、白芍、山药、女贞子、墨旱莲等滋阴药以培心阴，用龙骨、牡蛎、首乌藤、柏子仁等以潜阳安神，并加桃仁以行血通脉，阴阳趋于平衡，则心悸自除。

七、气血不足，水湿内停证心悸

罗×祥，男，35岁，2018年1月6日初诊，自诉患心累心跳1年余，关节疼痛，现在稍微急行，便觉累喘咳嗽。食欲欠佳，睡眠不好，舌苔微黄而滑，脉象细数，此乃气血不足，水湿内停之症，治当补益气血，温肾除湿。方以五苓散加减治之。

处方：茯苓30 g，桂枝15 g，白术15 g，苍术9 g，炒酸枣仁9 g，厚朴9 g，当归9 g，黄芪9 g，秦艽9 g，木瓜6 g，黄柏9 g，甘草6 g，猪苓30 g。

7剂，水煎服。

二诊，服上方后，情况良好，关节疼痛未发，心悸稍减。唯动作过甚，尚感喘累咳嗽，脉象较前有力，仍本前法。

处方：茯苓30 g，当归12 g，党参15 g，桂枝15 g，木瓜6 g，苍术9 g，秦艽9 g，猪苓30 g，黄芪20 g，熟地黄9 g，牛膝6 g，杜仲9 g。

7剂，水煎服。

三诊，服上方后，心悸喘咳现象又有减轻，食欲增进，夜眠尚好，脉舌渐趋正常，再本前法以巩固之。

处方：当归12 g，川芎12 g，党参15 g，制附片6 g，桂枝6 g，炮姜9 g，苍术6 g，焦黄柏12 g，木瓜9 g，白芍9 g，白术12 g，炙甘草6 g。

服上方7剂后，诸症尽解。

按：本例心悸患者，耗伤气血，“邪之所凑，其气必虚”。故水湿之邪，酝酿成病，湿流关节则关节疼痛，水饮冲肺则发为喘咳。水湿停滞中脘，则食欲欠佳，睡眠不好。水停心下，则发为心悸。脉象细数，舌苔微黄而滑亦为气血不足、水湿内停之象。故用当归、熟地黄、川芎、白芍以补血，用党参、黄芪、白术、茯苓、炙甘草以补气。用桂枝、制附片、炮姜、苍术、猪苓、秦艽、木瓜、牛膝、杜仲以温肾除湿。加厚朴以行气运脾，用炒酸枣仁以安神养心，用黄柏者，取其苦燥除湿，并防其湿郁化热。因之而正气得养，湿气得除，诸症亦得缓解。

八、心悸治疗临证经验及体会

心悸以心慌、心累心跳为主症，甚则有急跳欲出之感，究其病因，可以概括为实证和虚证两大类。

（一）实证

1. 外感六淫之邪侵犯人体，人体为了抵御外邪的侵犯，从而使心脏搏动加速，血行旺盛而呈现心悸症状。在治疗上，应根据其所受风、寒、暑、湿等何种病因，而分别进行辨证论治。

2. 水饮内停，使气血的流通受到阻碍，而产生水气凌心的症状，也会发生心悸。治以温阳化水之法。

3. 痰液停滞，也会使气血阻碍，而发生心悸。痰液的形成，或由于脾为湿困；或由于气机郁滞，或由于阳不化水，或由于湿热熏蒸，或由于阴虚痰火，等等。因其成因不同，而分别表现为寒痰、湿痰、热痰、燥痰等种种类型。在治疗上，亦应根据病因病状，分别进行处理。

4. 瘀血停滞，使脉络受阻，也会引起心悸现象，大多并发心痛症状。在治疗上，一般采用活血祛瘀法。

5. 怒喜悲忧恐等精神刺激，也会导致心跳加速。即所谓“五志化火”，使心神不宁。治法除针对排除其所受之精神因素刺激外，还应分析其所出现的症状，进行辨证论治。

（二）虚证

1. 心气不足，使血行不畅，心脏只得加速搏动来解决全身的供血问题。其脉象表现虽是数脉，但数而无力。治法以补养心气为主。

2. 心血不足，使全身供血不足，也会导致心跳加速。其脉象表现是数而细的。治法以补养心血为主。

3. 心阴不足，则心阳易亢，而发为心悸。治法以育阴潜阳为主。

4. 心肾不交，使心肾两脏之间相互依存、相互制约的关系失调，而发为心悸。心脏与其他脏腑之间关系失调，也会出现心悸，但以心肾不交为常见。治法以交通心肾为主。

5. 气血不足，阴阳两损。治法以补血益气，滋阴助阳为主。

以上心悸的病因，是大体分类，临床上不但相互交错，而且常加其他杂病，应细致辨认，才不致误诊。

第二节　胸痹病证医案

一、心阳不振证胸痹

许×芝，女，81岁，2019年6月10日初诊，自诉间歇性胸闷胸痛2年，复发1周。

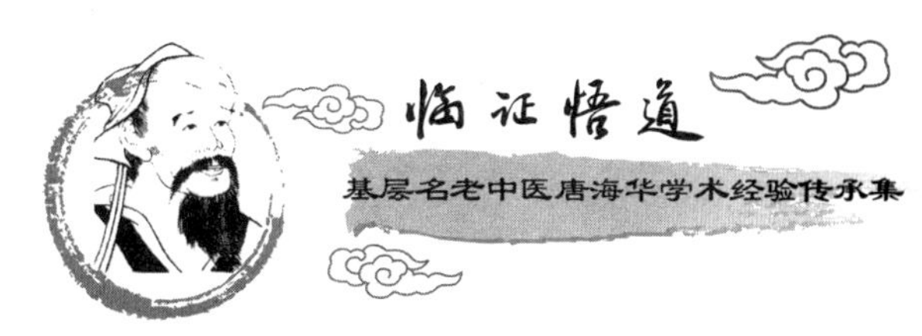

常于夜间发作，时有濒死感、压迫感，疼痛为隐隐作痛，时有痛如针刺或心悸，自予手摸胸部或服丹参滴丸稍缓解。舌质暗紫，苔薄白，脉濡细。一年前曾到某市医院诊断为“冠心病”“冠状动脉缺血性痉挛”。此为心气不足，心阳不振之证。治宜宣痹通阳、补益心气为法，以瓜蒌薤白桂枝汤加减治之。

处方：瓜蒌壳 15 g，薤白 15 g，桂枝 15 g，红参片 15 g，麦冬 15 g，
五味子 10 g，丹参 20 g，当归 15 g，熟地黄 30 g，枳壳 15 g，
火麻仁 30 g，玄参 30 g，三七粉 10 g，甘草 10 g，川芎 15 g。

3剂，水煎服。

服上方3剂，胸闷、胸痛发作减少，症状减轻，嘱继服余4剂。二诊时大便畅，效不更方，继拟上方7剂，胸闷胸痛消除。

按：本例胸痹，以胸闷胸痛为特征，因心居胸中，心气不足，行血乏力，心失所养，故为胸闷。行血乏力，易致气滞血瘀，故有时胸闷胸痛如刺。大便干结为血虚阴亏、肠失濡润所致，舌质为有瘀之象，脉濡细，主里虚。上方以瓜蒌壳、薤白宽胸利气，桂枝振奋心阳，当归、熟地黄补血养心，红参片、麦冬、五味子三药为生脉饮，强心气而复心脉，丹参、三七、川芎活血行滞，川芎又为血中之气药，玄参、麦冬、熟地黄三药为增液汤，与火麻仁同用有润肠通便之效，尤以老年人用之不易伤正，且为扶正润下之品，上方主症兼症同治，故收效较佳。为确保患者安全，要常备丹参滴丸、速效救心丸、硝酸甘油片等缓解心绞痛药以应急。

二、肝郁阴虚证胸痹

杨×文，男，79岁，2019年7月16日初诊。自诉右侧胸胁持续性隐痛3月余，有时放射至右侧肩背作痛，心烦易怒，时有潮热、盗汗、叹息，叹后觉舒，饮食睡眠不佳，口苦、咽干，舌淡红、苔薄白而干，脉弦细。胸片提示胸膜炎。此属肝郁阴虚之胸痹，治以疏肝宽胸、滋阴清热、理气止痛为法。自拟金铃青瓜汤治之良效。

处方：炒川楝子 10 g，醋延胡索 15 g，青皮 15 g，瓜蒌壳 15 g，厚朴 15 g，
炒枳壳 15 g，郁金 10 g，薤白 10 g，白芍 30 g，柴胡 15 g，青蒿 15 g，
制鳖甲 15 g，甘草 6 g，百部 15 g。

3剂，水煎服。

服上方3剂，胸胁隐痛缓解，继服余4剂。二诊时潮热盗汗明显减轻，继服上方7剂，三诊时症状基本消失，继服7剂以巩固疗效。

按：本例胸痹，以胸胁隐痛不舒为特征，胸为心肺之府，肝胆虽属下焦，但亦位胸廓之内，胁为肝经所布，胸痛连胁，痛及肩背，与肝经郁滞，不通则痛有关，肝气郁结，失于条达，故见心烦易怒，喜叹息，口苦乃肝虚热炎上，胆气上逆所致，饮食不佳为肝气成乘脾而失健运，而潮热盗汗，舌红苔干，脉细属阴虚内热之象。

本方以瓜蒌壳、薤白开胸宣痹，炒川楝子、醋延胡索、青皮、柴胡、郁金、枳壳、厚朴疏肝理气，青蒿、鳖甲、百部滋阴清虚热，甘草调和诸药，使肝气得舒，阴虚得补，胸痹得开，虚热得清，故诸症自除。

三、气滞血瘀证胸痹

田×花，女，65岁，2019年7月3日初诊。自诉胸部隐痛5日，咳嗽或深呼吸痛甚，舌质红、苔薄白，脉弦。5日前因与五岁孙子游戏，被孙子捶打其胸部，外观无红肿瘀紫，DR摄片未见骨折，双肺、膈均未见异常。此例未见瘀象，但究其原因，

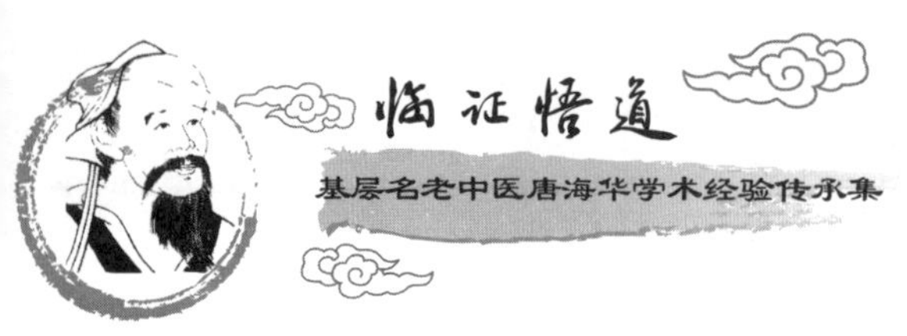

仍为气滞血瘀之胸痹，治宜活血化瘀为法，方用血府逐瘀汤加减治之。

处方：燀桃仁 15 g，红花 10 g，当归 15 g，川芎 15 g，赤芍 15 g，
北柴胡 30 g，炒枳壳 30 g，桔梗 15 g，川牛膝 15 g，
生地黄 15 g，制延胡索 15 g，瓜蒌壳 15 g，甘草 10 g。

3剂，水煎服。

服上方3剂，胸痛大减，嘱继服余4剂。二诊时胸痛消失，无需再服。

按：本例气滞血瘀，有明显外伤史，大凡外伤跌打者，皆有气滞血瘀而痛，或有隐痛、剧痛、刺痛、胀痛、肿痛、跳痛，万变不离其宗，气滞血瘀在胸者，选血府逐瘀汤；在胁者选膈下逐瘀汤；在小腹者，选少腹逐瘀汤；在胞宫者，选失笑散；在头者选通窍活血汤；在四肢者选身痛逐瘀汤。

方中桃红四物汤以活血化瘀为用，北柴胡、炒枳壳理气止痛；瓜蒌壳为治胸痹之要药，开胸利气；桔梗与牛膝相配，一升一降，气机升降出入有常则气行血行；制延胡索为活血理气止痛之要药，既行血中之气，又助行气中之血，内脏伤痛用之良效。

四、阴虚胃热证胸痹

罗×玲，女，43岁，2019年6月11日初诊。自诉胸部隐痛3年余，时发时止，偶有灼热辣痛感，以胸骨柄后方明显。纳呆口苦，咽干，胃脘时有灼痛，常因饥饿、情志不佳发作或加重，舌红色微黄而干，脉细数，胃镜示：慢性浅表性胃炎、胆汁反流性食管炎。此为胃阴亏虚、虚火冲胸所致，治以滋阴清热、降火止痛为法，自拟玉女升天汤治之效佳。

处方：生石膏 30 g，知母 9 g，白牛膝 15 g，熟地黄 30 g，麦冬 30 g，
葛根 30 g，黄芪 30 g，升麻 15 g，茯苓 30 g，党参 30 g，玄参 30 g，
天花粉 15 g，石斛 30 g，甘草 10 g。

3剂，水煎服。

服上方3剂显效，胸部灼痛感减轻，嘱继服余4剂，二诊灼痛感消失，口苦咽干亦无。继服5剂巩固。

按：本例胸痹以胸部隐痛灼痛为特征，因食管起于口咽，过胸至胃，故食管疾患多见胸痛，胃脘灼痛，口苦咽干为胃阴不足，阴虚火旺，胃火上冲，津液不能上承于口，舌红苔黄脉数主热，苔少津脉细主阴虚。方中玉女煎善清胃热而救胃阴，玄参、石斛、天花粉以助养阴之功，黄芪益气以生津，党参、茯苓、甘草以补脾气，增食欲，葛根、升麻生津以濡润于口。诸药合参，使胃阴得养，虚火得清，胸痹灼痛隐痛自止。

五、胸痹治疗临证经验及体会

胸痹，痹为多种病因致胸阳闭塞，经络气血运行不畅，不通则痛。其因概况有三，一是胸部受病，如心阳不振；二为过往经络受病，如肝郁阴虚；三为他脏累及，如阴虚胃热，胃火上冲等。审证求因，辨证论治，多获良效。

临证有“真心痛”一病，起病骤然，胸痛剧烈，甚则欲语不出，口唇青紫，大汗淋漓者，常药缓不济急，延迟救治恐危及性命，当送胸卒痛中心急救，此多为“急性心肌梗死”，死亡率极高，万不可拖延怠慢，坐失抢救良机，俗称“真心痛”。大医者不得不知，不得不引起高度重视，为便于理解记忆，特将本节以律诗概括如下：

胸痹气血多不通，血府逐瘀金瓜芎，

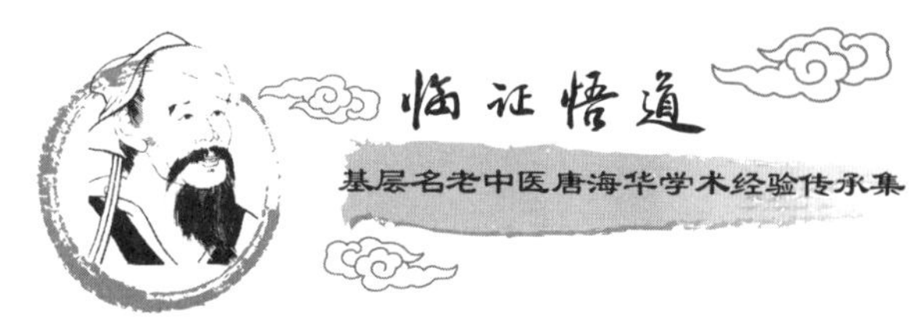

更有暴病防猝死，大医慎识真心痛。

注解：胸痹多因气滞血瘀，胸阳闭阻，气血经络不通所致，常药如血府逐瘀汤、金铃子散、瓜蒌薤白桂枝汤、川芎丹参等。更重要的还有起病急暴的心肌梗死，必须急救以防止突然死亡。高明的医生要慎重识别，认真处理好“真心痛”。

第三节　不寐病证医案

一、脾虚胃滞证不寐

贾×平，男，46岁，2018年1月16日初诊，自诉睡眠不安3月余，短睡即醒，消化较弱，腹内胀气，大便日行两次，更兼心累，头部昏胀。脉象缓和，舌苔微黄，此脾胃虚弱，传导功能阻滞，胃有积滞。胃不和则睡不安，法益补脾行气和胃，稍佐育阴安神之品，六郁四君汤加减治之。

处方：党参9 g，白术9 g，茯神9 g，陈皮6 g，焦六曲15 g，法半夏9 g，藿香10 g，制香附9 g，厚朴6 g，谷芽12 g，山药12 g，制何首乌9 g，炒酸枣仁9 g，炙甘草6 g。

5剂，水煎服。

二诊，服上方5剂后，睡眠即转正常。同时胃纳增进，胀气减少，大便日行一次，而心累、头部昏胀现象即趋缓解。二诊继服5剂以巩固疗效。

按：本例不寐，消化较弱，腹内胀气，大便日行两次，舌苔微黄，是脾胃虚弱、运化无力，所形成的气滞食积之象。《素问·逆调论》曰：“胃不和则卧不安”。睡眠不好是由于气滞食积所致，而气滞食积又是由于脾、胃气虚所致。心累亦是中气不足，头部昏胀为清阳不升。因此，本例失眠的主要原因是气虚。故以党参、茯神、白术、炙甘草补气扶脾为主，陈皮、焦六曲、法半夏、制香附等理气、化痰、消食，并以制何首乌、炒酸枣仁、茯神等育阴安神以治其标。《伤寒·平脉法》曰：“人病脉不病，名曰内虚。以无谷神，虽困无苦。”本例脉象缓和，为无病脉象。虽然也出现了一些病状，病势是不会太严重的。故仅服药5剂，睡眠即转正常，5剂巩固，诸症亦告愈。

二、阴虚肝旺不寐

申×明，男，43岁，2018年3月11日初诊，自诉睡眠不好2月有余，鼻孔干燥流血，眼结膜充血，腰脊酸痛，头目昏胀。舌苔干白少津，脉象弦数而细，此阴虚肝旺之症。用育阴平肝法治之。

处方：白芍9 g，炒栀子9 g，黄柏9 g，石决明9 g，刺蒺藜9 g，青葙子9 g，女贞子12 g，墨旱莲12 g，麦冬9 g，玄参9 g，首乌藤15 g，生地黄15g，石斛15 g，玉竹15 g，知母15 g，菊花20 g，牡丹皮9 g，炒杜仲9 g，桑枝24 g，蚕沙9 g，生谷芽12 g，甘草6 g。

4剂，水煎服。

服上方4剂后，诸症尽减，不服安眠药亦能入睡。继以本方3剂巩固之。

按：本例不寐，眼结膜充血，肝连目系，为肝热征象。鼻孔干燥流血，舌苔干白不泽，为热甚伤阴之象。《灵枢·刺节真邪篇》曰：“腰脊者，身之大关节也”。

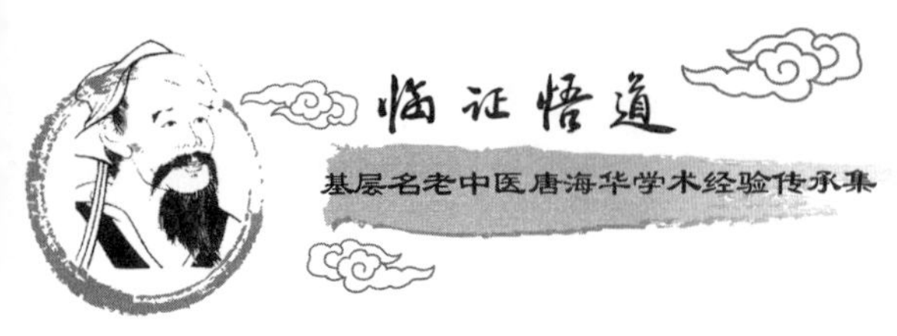

今阴津受伤，关节失其濡养，故腰脊酸痛，阴虚则阳亢，阳热上冲，故头目昏胀。肝魂，今为阳热所扰，则不能安卧矣！弦脉为肝郁，细脉为血衰少之象。脉证合参，故本例不寐断为肝经郁热，热甚伤阴，阴虚阳旺所致。治法用刺蒺藜、牡丹皮以疏解肝郁，用炒栀子、黄柏、青葙子、知母、菊花等以清肝热，用白芍、女贞子、墨旱莲、生地黄、玄参、石斛、玉竹、麦冬等以养阴液，用石决明、蚕沙以平肝息风。用首乌藤以安神。

三、气血两虚证不寐

何×花，女，48岁，2017年10月4日初诊，自诉失眠头晕6月余，有时心悸，腹内胀气，舌见微颤，苔薄白，脉象细弱而缓。此气血两虚之象，宜补气养血，兼养心神。

处方：当归9 g，白芍9 g，党参9 g，白术9 g，何首乌12 g，茯神9 g，炒酸枣仁9 g，炙远志6 g，炙甘草6 g，丹参9 g。

5剂，水煎服。

10月11日二诊，服上方5剂后，心悸头晕俱减，睡眠转好，精神较佳。脉象较前有力，舌苔已化，自觉腹胀，舌微颤，是中气不足、脾运不健之象，前法加入运脾之品以巩固之。

处方：当归9 g，茯神9 g，党参9 g，白术9 g，炙远志6 g，炒酸枣仁9 g，厚朴6 g，莱菔子12 g，广陈皮6 g，豆蔻9 g，木香6 g，炙甘草6 g。

3剂，水煎服。

按：本例不寐，因气血耗伤，故出现头晕心悸，舌微颤，脉细弱等气血两虚症状。中气不足，则脾运无力，故出现腹内胀气。胃中不和，则睡眠不稳。血不足，则不能安养心神，因而导致失眠现象，故用党参、茯神、白术、炙甘草以补气；用当归、白芍、何首乌、丹参以养心血；加入酸枣仁、远志以安神定志。标本兼治而取得较好疗效。二诊时，因反映仍有腹胀，故稍去养血药，再加入厚朴、莱菔子、广陈皮、豆蔻、木香等行气运脾之品以消导之，其效甚好。

四、肝肾阴虚证不寐

杨×刚，男，41岁，2018年2月29日初诊，自诉失眠7月余，心神难以安静。伴夜间头痛如劈，自觉肩臂压痛，有如绷带紧束之感，有时右肋下痛，稍事劳动，即全身骨节酸软。舌质干红，根部有白苔。脉象弦细，左尺脉沉弱。此肝肾阴虚，不能濡润筋脉，以致紧缩压迫，宜养阴柔肝、理气止痛为法治之。

处方：白芍9 g，石决明15 g，女贞子15 g，玉竹15 g，麦冬9 g，生地黄12 g，牡蛎15 g，何首乌15 g，首乌藤15 g，郁金6 g，甘草6 g。

5剂，水煎服。

3月4日二诊，服上方5剂后，自觉头痛减轻，睡眠多2小时，脉象转有力，似乎正气渐充，续用前法。

处方：何首乌15 g，天麻15 g，女贞子15 g，白芍9 g，石决明15 g，生地黄9 g，牡丹皮9 g，牡蛎15 g，天冬9 g，菊花9 g，首乌藤15 g，石斛9 g，甘草6 g。

5剂，水煎服。

3月9日三诊，服上方后，睡眠又有增进，头痛大减，肩臂紧束感亦减轻，脉象稍

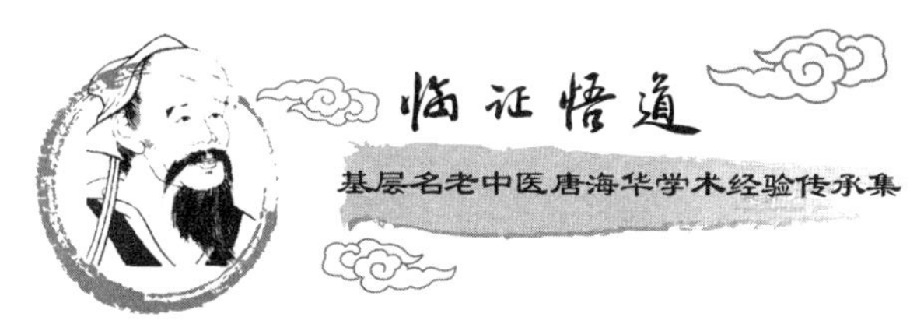

大而有力，仍以前方加减。

处方：女贞子 15 g，石决明 15 g，制何首乌 15 g，天麻 6 g，
生地黄 9 g，枸杞子 9 g，琥珀 10 g，菊花 9 g，钩藤 9 g，甘草 6 g。

3剂，水煎服。

服上方后，睡眠一直稳定，中午晚上皆能正常入睡。

按：本例不寐，夜间头痛剧烈，属阴虚头痛范畴。肝主筋，肩臂紧束压痛感是肝阴不足，不能濡润静脉，使筋脉紧张牵扯疼痛。脉弦为肝郁，细为阴血衰少。肾主骨，肾阴不足，稍事劳动，即发生骨节酸软现象；左尺属肾，左尺沉弱，亦主肾阴不充。右肋下痛是阴虚肝郁之症。综合脉症，显属肝肾阴虚，阴虚则阳亢，阳亢则心神难以安静，而造成严重的失眠现象。肝郁为其兼症。治法用玉竹、女贞子、白芍、麦冬、生地黄、何首乌、天冬、石斛、枸杞子等以滋养肝肾，用石决明、牡蛎、天麻、钩藤、菊花等以平肝潜阳，用首乌藤、琥珀以宁心安神，用郁金、牡丹皮以疏解肝郁。药症相应，故病势逐步好转，而终获痊愈。

五、阴虚肝郁证不寐

文×才，男，46岁，2017年12月16日，自诉失眠1年余，寐多噩梦，致惊惕。头部昏晕，轻劳即心下悸动。背部酸痛，颜面有时浮肿，右肋胀满不舒，饮食甚少，精神困乏。长期医疗，总感效果不大。脉象左大右小，两关微弦，此阴分不足、肝郁克脾之证。首先扶脾抑肝以振胃气，待食欲渐进，再行辨证论治。

处方：炒柴胡 15 g，藿香 15 g，鸡内金 6 g，砂仁 6 g，沙参 15 g，
白术 15 g，橘红 9 g，青皮 9 g，生谷芽 9 g，茯神 12 g，甘草 6 g。

3剂，水煎服。

二诊，服药后，情况尚好。胃纳渐增，睡眠比较安定，但脉象忽较虚大。此阳气不潜、阴精亏损之故，改拟养阴潜阳安神和胃法进治。

处方：沙参 15 g，山药 15 g，牡蛎 15 g，生谷芽 15 g，何首乌 12 g，
丹参 9 g，柏子仁 9 g，茯神 9 g，酸枣仁（炒）9 g，麦冬 9 g，
鸡内金 6 g，甘草 6 g。

4剂，水煎服。

三诊，睡眠时间增长，每次能延至4小时，食欲渐振，精神转好，唯面部有时尚显浮肿，背痛胁满未除，脉象复见微弦。但不如前期显著，肝气还未条达，阴精尚不充沛，在前方中再加疏肝运脾，以期更有好转。

前方去酸枣仁，加厚朴花、大腹皮、刺蒺藜，连服3剂后，病情继续好转，前症已基本消失。

按：本例不寐，初诊时，反映头部昏晕、心悸、惊惕等，是阴精不充之象。右胁胀满不舒，背部酸痛为肝气郁滞，肝郁则克，制脾土，脾运不健则饮食减少，食停中脘，则夜多噩梦，脾不能制水，则颜面有时出现浮肿现象。脉象左大右小，两关微弦，亦是肝强脾弱之征。阴精不足与脾胃不和，都可导致失眠现象。单初诊时的主要矛盾是肝郁克脾，故用柴胡、藿香、砂仁、橘红、青皮等以疏肝行气；用沙参、茯神、白术、甘草以扶脾；用沙参以育阴；用茯神以安神；加鸡内金、生谷芽以健胃消食。由此肝气得疏，脾运转旺，睡眠亦得改善。二诊时，脉象忽转虚大，是阴虚阳亢上升为主要矛盾。故用沙参、山药、何首乌、丹参、麦冬以育阴，用牡蛎、柏子

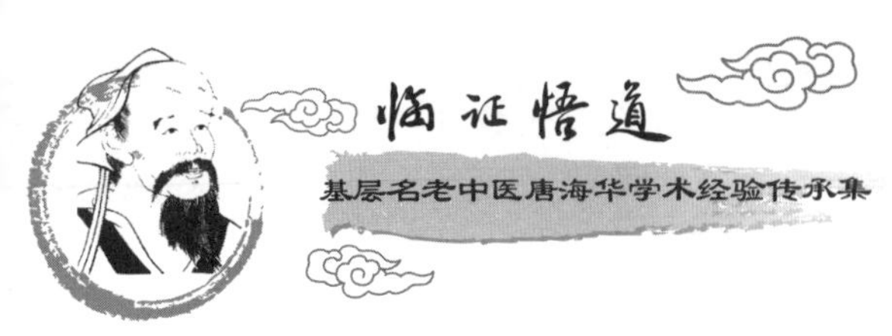

仁、茯神，酸枣仁以潜阳安神，加鸡内金、生谷芽以兼健胃气，故症状得以缓解。三诊时，加刺蒺藜以疏肝，厚朴花以行气，大腹皮以消水。合成一个滋阴潜阳、安神和胃、健脾行水全面兼顾的药方，故病情继续好转，终获痊愈。

六、气虚痰滞证不寐

石×芳，女，26岁，2018年5月6日初诊，自诉晚间入睡困难5月余，周身乏力，痰涎较多，舌淡苔滑，寸脉较弱。此气虚痰滞之候，用温胆汤加减治之良效。

处方：白术 15 g，茯苓 15 g，泡参 15 g，陈皮 6 g，法半夏 9 g，竹茹 12 g，枳实 9 g，甘草 6 g。

5剂，水煎服。

服上方两剂后，即能安眠。服5剂后，诸症尽减。

按：本例不寐，舌淡脉弱，周身乏力，是气虚之象。气虚则阳不化水，聚液成痰。故痰多苔滑，气虚导致脾失健运。胃中不和，睡眠不安。而痰滞亦可扰乱心神，造成失眠现象。《医宗必读》曰：“不寐之故有五：一曰气虚，六君子汤加酸枣仁、黄芪。一曰痰滞，温胆汤加南星、酸枣仁……”本例不寐，气虚复加痰滞，故用温胆汤加泡参、白术，使气足痰消，而睡眠得安。

七、心肺阴亏证不寐

唐×菊，女，36岁，2018年5月22日初诊，自诉失眠5月，原患风湿性心脏病，随时发生心累心跳，怀孕时两足发肿，分娩后即发生剧烈咳嗽，痰中带血，心累更甚，饮食减少，口舌干燥，晚间不能入睡，此属心肺阴亏，阳热上亢之象。暂拟一方，嘱其试服，以养心肺阴分为主，佐以安神敛肺、止咳止血之品。

处方：沙参 12 g，玄参 9 g，麦冬 9 g，玉竹 12 g，生地黄 9 g，知母 9 g，百合 12 g，柏子仁 9 g，首乌藤 15 g，五味子 6 g，仙鹤草 9 g，甘草 6 g，前胡 9 g，紫菀 9 g。

试服上方后，效果较好。以后续服7剂，不但睡眠转好，而且诸症亦得消除，即恢复身体健康。

按：该患者原患风湿性心脏病，随时发生心累心跳，拟为心血衰少、心阴不足之故。心血衰少，血液本身即难以达于下肢，加以怀孕耗血滞气，故发为肿。分娩后，阴血更加耗伤，则心阴更感不足。心上神，心阴愈亏，则心阳愈亢，神不守舍，而导致通宵不眠。心病传肺，则发为剧烈咳嗽，咳血不止。口舌干燥，饮食减少，亦为胃中阴亏，津液不足。故用沙参、玄参、麦冬、玉竹、生地黄、知母、百合以养心肺，益胃阴，退虚火，用柏子仁、首乌藤以安神镇静，用五味子、前胡、紫菀以敛肺止咳，用仙鹤草以止血，因此，收到较好的疗效。

八、不寐治疗临证经验及体会

不寐病即以失眠为主症，以上所举数例，尚不能完全概括。总的说来，不外邪气之扰与营气不足两大因素。正如张介宾曰：“不寐证，虽病有不一，然惟知邪正二字则尽知矣。盖寐本乎阴，神其主也，神安则寐，神不安则不寐。其所以不安者，一由邪气之扰，一由营气之不足。有邪者多实证，无邪者皆虚证。”所谓邪气之扰，大体上可分以下两种情况：

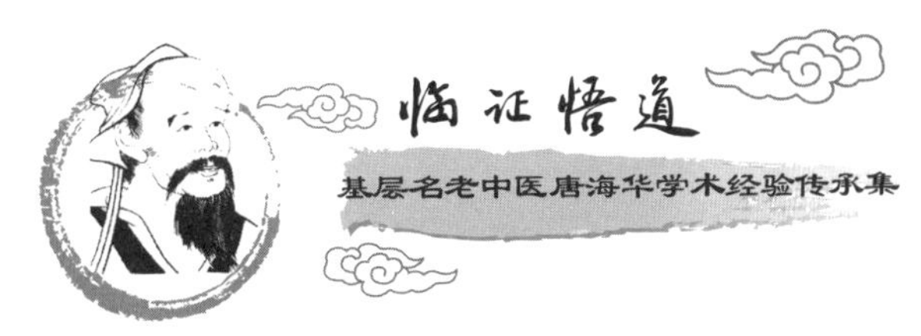

（一）邪扰心神

1. 外界六淫之邪，侵犯人体。使卫气独卫于外，行于阳，而不能入于阴。行于阳则阳气盛，阳气盛则不能成寐。当审其所受六淫中何邪，而辨证论治。

2. 胃中积滞，“胃不和则卧不安”。诸如脾为湿困，饮食停滞；阳明胃实；肝郁脾滞等，都可导致胃中积滞，又于引起痰火壅遏，扰乱神明，而加重失眠现象。

3. 五志化火，阳热上冲，火扰心神，则不寐，使人不能安眠。又当了解受病的原因，发病的脏腑，而分别论治。

（二）心失所养

所谓营气不足，气血亏虚，心失所养则不寐。亦可分为以下3种情况：

1. 阴虚阳亢，营血行属阴，血不养心，则虚烦不寐。阴虚则阳亢，阳亢则致失眠。但又当了解为何脏阴虚，而分别论治。心阴不足，则心阳亢。心主神明，神明受扰，则不得安卧。肝阴不足，则肝阳亢。肝上魂，魂魄受扰，亦不得安卧。肾阴不足，不但不能上交于心，肝肾同源，亦引起肝阳偏亢，而不得安卧。

2. 五脏气虚，肝气虚，则魂无所附。心气虚，则心神不敛。肺气虚，则魄失所守。脾气虚，则脾失健运。肾气虚，则肾火不足，或使中焦虚寒，而导致胃中不和。或为阳不化水，而形成水饮上冲，此数者都可使人不能安卧。

3. 气血两虚，所反应出的失眠现象更加严重。

以上所述不寐证型，仅是大体分类。临床上病因交错，当仔细辨认，才不致发生错误。其他如气逆、咳嗽、痛证等，直接影响睡眠，又当察其病因，而对症下药。

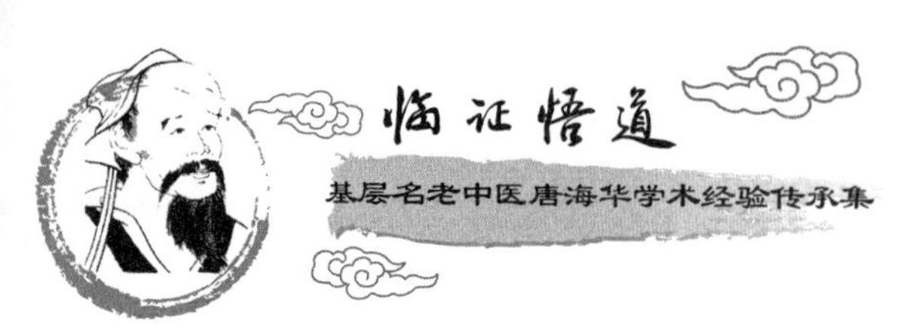

第四章 心系病证诊疗与临证备要

心为君主之官，血行脉，藏神明，其华在面，开窍于舌，与小肠相表里。心之阴阳气血是其进行生理活动的基础。心气心阳主要温煦和推动血液运行(血行脉)，心阴心血则可濡养心神(主神志)。心的病理表现主要为血脉运行的障碍和情志思维活动的异常。

心系病证的病因主要有情志失调、饮食劳倦、年老体虚、外邪侵袭等，病机不外虚实两个方面。虚者为心之气血阴阳亏损，心失所养；实者为痰、饮、火、瘀等阻滞，致心脉不畅。正虚邪扰，血脉不畅，心神不宁，则为心悸；寒、痰、瘀等邪痹阻心脉，胸阳不展，则为胸痹；阳盛阴衰，阴阳失调，心肾不交则为不寐；痰气痰火扰动心神，神机失灵，则为癫狂；痰凝气郁，蒙蔽清窍，元神失控则为痫病；髓减脑消，或痰瘀痹阻脑络，神机失用，则为痴呆；气血逆乱，阴阳之气不能相接，则为厥证。根据心的生理功能和病机变化特点，将心悸、胸痹、不寐、癫狂、痫病、痴呆、厥证归属为心系病证。

由于五脏相关，心系病证与其他脏腑病变亦有密切联系。心病日久，可以累及他脏，从而合并他脏疾病。如心悸、胸痹日久，心之气阳进一步耗伤，阳虚水泛，可出现咳嗽、喘证、痰饮、臌胀、水肿等病证，甚至阴盛格阳，可出现心阳虚衰之喘脱。同样，他脏之病日久亦可导致心系病证产生。如咳嗽、哮证、肺胀日久伤及正气，心肺气虚而致心悸；或眩晕、头痛等病久则肝肾阴精损伤，心肾不交而成不寐；或消渴日久，阴虚燥热，痰瘀阻络而致胸痹。因此，临证时应将心系病证与他系病证联系互参。

第一节 心 悸

心悸是指心之气血阴阳亏虚，或痰饮瘀血阻滞，致心神失养或心神受扰，出现心中悸动不安甚则不能自主的一种病证。临床一般多呈发作性，每因情志波动或劳累过度而诱发，且常伴胸闷、气短、失眠、健忘、眩晕等症。按病情轻重分为惊悸和怔忡。

《内经》虽无心悸或惊悸、怔忡之病名，但已认识到心悸的病因有宗气外泄、心脉不通、突受惊恐、复感外邪等。如《素问·平人气象论》曰：“左乳下，其动应衣，宗气泄也。”《素问·举痛论》曰：“惊则心无所倚，神无所归，虑无所定，故气乱矣。”《素问·痹论》亦曰：“脉痹不已，复感于邪，内舍于心。”“心痹者，脉不通，烦则心下鼓。”并对心悸脉象的变化有深刻认识，记载脉律不齐是本病的表

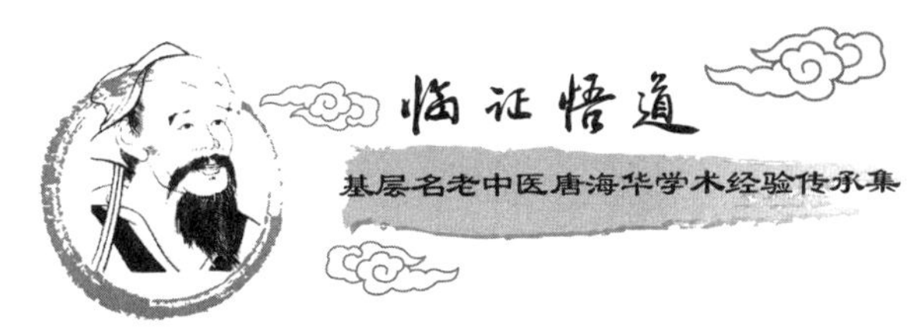

现。《素问·平人气象论》曰："脉绝不至曰死，乍疏乍数曰死。"这是认识到心悸时严重脉律失常与疾病预后关系的最早记载。心悸的病名，首见于汉·张仲景的《金匮要略》和《伤寒论》，称之为"心动悸""心下悸""心中悸""惊悸"等，认为其主要病因有惊扰、水饮、虚劳及汗后受邪等，并记载了心悸时表现的结、代、促脉及其区别，提出了基本治则，并以甘草汤等治疗心悸。元·朱丹溪认为心悸的发病应责之虚与痰，《丹溪心法·惊悸怔忡》曰："惊悸者血虚，惊悸有时，从朱砂安神丸。""怔忡者血虚，怔忡无时，血少者多，有思虑便动属虚，时作时止者，痰因火动。"明·虞抟《医学正传·惊悸怔忡健忘证》曰："怔忡者，心中惕惕然动摇而不得安静，无时而作者是也；惊悸者，蓦然而跳跃惊动，而有欲厥之状，有时而作者是也。"对惊悸、怔忡的区别与联系有详尽的描述。清代王清任重视瘀血内阻导致心悸怔忡，《医林改错》中记载用血府逐瘀汤治疗心悸每多获效。

根据心悸的临床表现，西医学中由各种原因引起的心律失常，如心动过速、心动过缓、早搏、心房颤动或扑动、房室传导阻滞、病态窦房结综合征、预激综合征以及心功能不全、心肌炎、一部分神经官能症等，如表现以心悸为主症者，均可参照本节辨证论治。

〔病因病机〕

心悸的发生多因体质虚弱、饮食劳倦、七情所伤、感受外邪及药食不当等，以致气血阴阳亏损，心神失养，心主不安，或痰、饮、火、瘀阻滞心脉，扰乱心神。

一、病因

1. 体虚劳倦　禀赋不足，素质虚弱，或久病伤正，耗损心之气阴，或劳倦太过伤脾，生化之源不足，气血阴阳亏乏，脏腑功能失调，致心神失养，发为心悸。如《丹溪心法·惊悸怔忡》曰："人之所主者心，心之所养者血，心血一虚，神气不守，此惊悸之所肇端也。"

2. 七情所伤　平素心虚胆怯，突遇惊恐，忤犯心神，心神动摇，不能自主而心悸。《济生方·惊悸论治》曰："惊悸者，心虚胆怯之所致也。"长期忧思不解，心气郁结，阴血暗耗，不能养心而心悸；或化火生痰，痰火扰心，心神失宁而心悸。此外，大怒伤肝，大恐伤肾，怒则气逆，恐则精却，阴虚于下，火逆于上，动撼心神亦可发为惊悸。

3. 感受外邪　风、寒、湿三气杂至，合而为痹。痹证日久，复感外邪，内舍于心，痹阻心脉，心血运行受阻，发为心悸。或风、寒、湿热之邪，由血脉内侵于心，耗伤心气心阴，亦可引起心悸。温病、疫毒均可耗气伤阴，气阴两虚，心失所养，或邪毒内扰心神，如春温、风温、暑温、白喉、梅毒等病，往往伴见心悸。

4. 药食不当　嗜食醇酒厚味、煎炸炙煿，蕴热化火生痰，痰火上扰心神则为悸。正如清·吴澄《不居集·怔忡惊悸健忘善怒善恐不眠》曰："心者，身之主，神之舍也。心血不足，多为痰火扰动。"或因药物过量或毒性较剧，耗伤心气，损伤心阴，引起心悸。如中药附子、乌头、雄黄、蟾酥、麻黄等，西药锑剂、洋地黄、奎尼丁、阿托品、肾上腺素等，或补液过快、过多等。

二、病机

心悸的病因虽有上述诸端，然病机不外乎气血阴阳亏虚，心失所养，或邪扰心

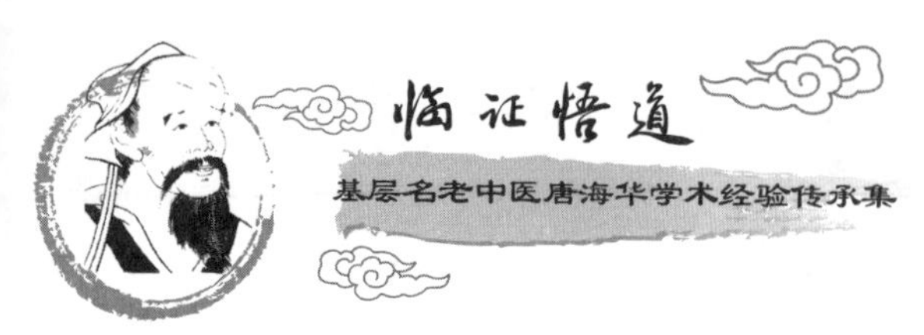

神，心神不宁。其病位在心，而与肝、脾、肾、肺四脏密切相关。如心之气血不足，心失滋养，搏动紊乱；或心阳虚衰，血脉瘀滞，心神失养；或肾阴不足，不能上制心火，水火失济，心肾不交；或肾阳亏虚，心阳失于温煦，阴寒凝滞心脉；或肝失疏泄，气滞血瘀，心血失畅；或脾胃虚弱，气血乏源，宗气不行，血脉凝留；或脾失健运，痰湿内生，扰动心神；或热毒犯肺，肺失宣肃，内舍于心，血运失常；或肺气亏虚，不能助心以治节，心脉运行不畅，均可引发心悸。

心悸的病理性质主要有虚实两方面。虚者为气、血、阴、阳亏损，使心失滋养而致心悸；实者多由痰火扰心，水饮上凌，或心血瘀阻，气血运行不畅所致。虚实之间可以相互夹杂或转化。实证日久，病邪伤正，可分别兼见气、血、阴、阳之亏损；而虚证也可因虚致实，兼见实证表现。临床上阴虚者常兼火盛或痰热；阳虚者易夹水饮、痰湿；气血不足者，易兼气血瘀滞。

心悸初起以心气虚为多见，常兼阴虚或血虚，可表现为心气不足、心胆气虚、心血不足、心脾两虚、气阴两虚等证。病久阳虚者则表现为心阳不振、脾肾阳虚甚或水饮凌心之证；阴虚血亏者多表现为肝肾阴虚、心肾不交等证。若阴损及阳，或阳损及阴，可出现阴阳俱损之候。若病情恶化，心阳暴脱，可出现厥脱等危候。

〔诊查要点〕

一、诊断依据

1. 自觉心中悸动不安，心搏异常，或快速，或缓慢，或跳动过重，或忽跳忽止，呈阵发性或持续不解，是心悸诊断的主要依据，常兼见神情紧张、心慌不安、不能自主等症状，及数、促、结、代、涩、缓、沉、迟等脉象。

2. 伴有胸闷不舒，易于激动，心烦寐差，颤抖乏力，头晕等症。中老年患者可伴有心胸疼痛，甚则喘促，汗出肢冷，甚则晕厥。

3. 发病常与情志刺激如惊恐、紧张及劳倦、饮酒、饱食、特殊药物等有关。

二、病证鉴别

1. 惊悸与怔忡　惊悸发病，多与情绪因素有关，可由骤遇惊恐、忧思恼怒、悲哀过极或过度紧张而诱发，多为阵发性，病来虽速，病情较轻，实证居多，可自行缓解，不发时如常人。怔忡多由久病体虚，心脏受损所致，无精神等因素亦可发生，常持续心悸，心中惕惕，不能自控，活动后加重，多属虚证，或虚中夹实。病来虽渐，病情较重，不发时亦可兼见脏腑虚损症状。惊悸日久不愈，亦可渐成怔忡。

2. 心悸与奔豚　心悸为心中剧烈跳动，发自于心；奔豚发作之时，虽觉心胸躁动不安，但气发自少腹，冲气上逆，正如《难经·五十六难》曰："发于小腹，上至心下，若豚状，或上或下无时。"称之为肾积。

〔辨证论治〕

一、辨证要点

1. 辨病性的虚实　大凡有气血阴阳不足导致心失所养者为虚；痰火扰心，气滞血瘀或外邪内传扰心，痹阻心脉者为实；亦常见虚实夹杂者，临床宜分清虚实主次。

2. 辨本脏与他脏疾病　心悸的病位在心，心脏病变可以导致其他脏腑功能失调或亏损，其他脏腑病变亦可以直接或间接影响及心。故临床亦应分清心脏与他脏的病

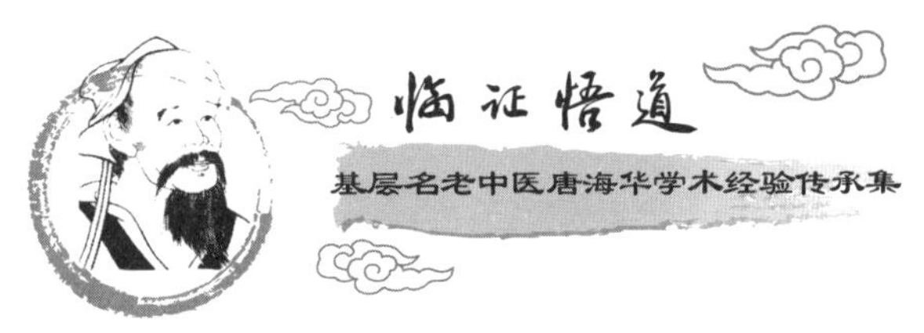

变情况，有利于决定治疗的先后缓急。

二、治疗原则

心悸应分虚实论治。虚证分别予以补气、养血、滋阴、温阳；实证则应祛痰、化饮、清火、行瘀。但本病以虚实错杂为多见，且虚实的主次、缓急各有不同，故治当相应兼顾。同时，由于心悸均有心神不宁的病理特点，故应酌情配合安神宁心或镇心之法。

三、证治分类

1. 心虚胆怯证

症状：心悸不宁，善惊易恐，坐卧不安，少寐多梦而易惊醒，恶闻声响，食少纳呆，苔薄白，脉细略数或细弦。

证机概要：气血亏损，心虚胆怯，心神失养。

治法：镇惊定志，养心安神。

代表方：安神定志丸加减。本方益气养心、镇惊安神，用于心悸不宁、善惊易恐、少寐多梦、食少、纳呆者。

常用药：龙齿、琥珀镇惊安神；酸枣仁、远志、茯神养心安神；人参、茯苓、山药益气壮胆；天冬、生地黄、熟地黄滋养心血；配伍少许肉桂，有鼓舞气血生长之效；五味子收敛心气。

气短乏力，头晕目眩，动则为甚，静则悸缓，为心气虚损明显，重用人参，加黄芪以加强益气之功；兼见心阳不振，用肉桂易桂枝，加附子以温通心阳；兼心血不足，加阿胶、何首乌、龙眼以滋养心血；兼心气郁结，心悸烦闷，精神抑郁，加柴胡、郁金、合欢皮、绿萼梅以疏肝解郁；气虚夹湿，加泽泻，重用白术、茯苓；气虚夹瘀，加丹参、川芎、红花、郁金。

2. 心血不足证

症状：心悸气短，头晕目眩，失眠健忘，面色无华，倦怠乏力，纳呆食少，舌淡红，脉细弱。

证机概要：心血亏耗，心失所养，心神不宁。

治法：补血养心，益气安神。

代表方：归脾汤加减。本方有益气补血、健脾养心的作用，重在益气，意在生血，适用于心悸怔忡、健忘失眠、头晕目眩之症。

常用药：黄芪、人参、白术、甘草益气健脾，以资气血生化之源；熟地黄、当归、龙眼补养心血；茯神、远志、酸枣仁宁心安神；木香理气醒脾，使补而不滞。

五心烦热，自汗盗汗，胸闷心烦，舌淡红少津，苔少或无，脉细数或结代，为气阴两虚，治以益气养血，滋阴安神，用甘草汤加减以益气滋阴，补血复脉。兼阳虚而汗出肢冷，加附子、黄芪、煅龙骨、煅牡蛎；兼阴虚，重用麦冬、地黄、阿胶，加沙参、玉竹、石斛；纳呆腹胀，加陈皮、谷芽、麦芽、神曲、山楂、鸡内金、枳壳健脾助运；失眠多梦，加合欢皮、首乌藤、五味子、柏子仁、莲子心等养心安神。若热病后期损及心阴而心悸者，以生脉散加减，有益气养阴补心之功。

3. 阴虚火旺证

症状：心悸易惊，心烦失眠，五心烦热，口干，盗汗，思虑劳心则症状加重，伴耳鸣腰酸，头晕目眩，急躁易怒，舌红少津，苔少或无，脉细数。

证机概要：肝肾阴虚，水不济火，心火内动，扰动心神。

治法：滋阴清火，养心安神。

代表方：天王补心丹合朱砂安神丸加减。前方滋阴养血，补心安神，适用于阴虚血少，心悸不安，虚烦神疲，手足心热之症；后方清心降火，重镇安神，适用于阴血不足，虚火亢盛，惊悸怔忡，心神烦乱，失眠多梦等症。

常用药：生地黄、玄参、麦冬、天冬滋阴清热；当归、丹参补血养心；人参、甘草补益心气；黄连清热泻火；朱砂、茯苓、远志、酸枣仁、柏子仁安养心神；五味子收敛耗散之心气；桔梗引药上行，以通心气。

肾阴亏虚，虚火妄动，遗精腰酸者，加龟甲、熟地黄、知母、黄柏，或加服知柏地黄丸；若阴虚而火热不明显者，可单用天王补心丹；若阴虚兼有瘀热者加赤芍、牡丹皮、桃仁、红花、郁金等清热凉血，活血化瘀。

4. 心阳不振证

症状：心悸不安，胸闷气短，动则尤甚，面色苍白，形寒肢冷，舌淡苔白，脉虚弱或沉细无力。

证机概要：心阳虚衰，无以温养心神。

治法：温补心阳，安神定悸。

代表方：桂枝甘草龙骨牡蛎汤合参附汤加减。前方温补心阳，安神定悸，适用于心悸不安、自汗盗汗等症；后方益心气，温心阳，适用于胸闷气短、形寒肢冷等症。

常用药：桂枝、附子温振心阳；人参、黄芪益气助阳；麦冬、枸杞子滋养心阴，取“阳得阴助而生化无穷”之意；甘草益气养心；龙骨、牡蛎重镇安神定悸。

形寒肢冷者，重用附子、肉桂温阳散寒；大汗出者，重用人参、黄芪、煅龙骨、煅牡蛎、山茱萸益气敛汗，或用独参汤煎服，以急救心阳；兼见水饮内停者，加葶苈子、五加皮、车前子、泽泻等利水化饮；夹瘀血者，加丹参、赤芍、川芎、桃仁、红花；兼见阴伤者，加麦冬、枸杞子、玉竹、五味子；若心阳不振，以致心动过缓者，酌加炙麻黄、补骨脂，重用桂枝以温通心阳。

5. 水饮凌心证

症状：心悸眩晕，胸闷痞满，渴不欲饮，小便短少，或下肢浮肿，形寒肢冷，伴恶心，欲吐，流涎，舌淡胖，苔白滑，脉弦滑或沉细而滑。

证机概要：脾肾阳虚，水饮内停，上凌于心，扰乱心神。

治法：振奋心阳，化气行水，宁心安神。

代表方：苓桂术甘汤加减。本方通阳利水，适用于痰饮为患、胸胁支满、心悸目眩等症。

常用药：泽泻、猪苓、车前子、茯苓淡渗利水；桂枝、甘草通阳化气；人参、白术、黄芪健脾益气助阳；远志、茯神、酸枣仁宁心安神。

兼见恶心呕吐，加半夏、陈皮、生姜以和胃降逆；兼见肺气不宣，肺有水湿者，咳喘，胸闷，加杏仁、前胡、桔梗以宣肺，加葶苈子、五加皮、防己以泻肺利水；兼见瘀血者，加当归、川芎、北刘寄奴、泽兰、益母草；若见因心功能不全而致浮肿、尿少、阵发性夜间咳喘或端坐呼吸者，当重用温阳利水之品，可用真武汤加减。

6. 瘀阻心脉证

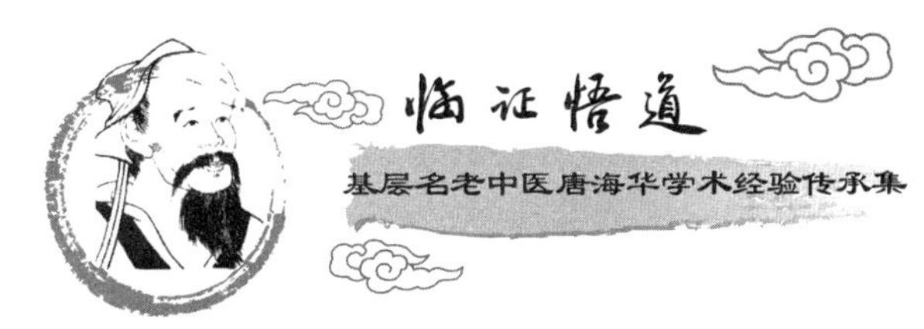

症状：心悸不安，胸闷不舒，心痛时作，痛如针刺，唇甲青紫，舌质紫暗或有瘀斑，脉涩或结或代。

证机概要：血瘀气滞，心脉瘀阻，心阳被遏，心失所养。

治法：活血化瘀，理气通络。

代表方：桃仁红花煎加减。本方养血活血、理气通脉止痛、适用于心悸伴阵发性心痛、胸闷不舒、舌质紫暗等症。

常用药：桃仁、红花、丹参、赤芍、川芎活血化瘀；延胡索、香附、青皮理气通脉止痛；生地黄、当归养血活血。

气滞血瘀，加用柴胡、枳壳；兼气虚，加黄芪、党参、黄精；兼血虚，加何首乌、枸杞子、熟地黄；兼阴虚，加麦冬、玉竹、女贞子；兼阳虚，加附子、肉桂、淫羊藿；络脉痹阻，胸部窒闷，加沉香、檀香、降香；夹痰浊，胸满闷痛，苔浊腻，加瓜蒌、薤白、半夏、陈皮；胸痛甚，加乳香、没药、五灵脂、蒲黄、三七粉等祛瘀止痛。

7. 痰火扰心证

症状：心悸时发时止，受惊易作，胸闷烦躁，失眠多梦，口干苦，大便秘结，小便短赤，舌红、苔黄腻，脉弦滑。

证机概要：痰浊停聚，郁久化火，痰火扰心，心神不安。

治法：清热化痰，宁心安神。

代表方：黄连温胆汤加减。本方清心降火、化痰安中，用于痰热扰心而见心悸时作、胸闷烦躁、尿赤便结、失眠多梦等症状者。

常用药：黄连、栀子苦寒泻火，清心除烦；竹茹、半夏、胆南星、全瓜蒌、陈皮清化痰热，和胃降逆；生姜、枳实下气行痰；远志、菖蒲、酸枣仁、生龙骨、生牡蛎宁心安神。

痰热互结，大便秘结者，加生大黄；心悸重者，加珍珠母、石决明、磁石重镇安神；火郁伤阴，加麦冬、玉竹、天冬、生地黄养阴清热；兼见脾虚者，加党参、白术、谷芽麦芽、砂仁益气醒脾。

8. 邪毒犯心证

症状：心悸，胸闷，气短，左胸隐痛，发热，恶寒，咳嗽，神疲乏力，口干渴，舌质红，少津，苔薄黄，脉细数或结代。

证机概要：邪毒犯心，损及阴血，耗伤气阴，心神失养。

治法：清热解毒，益气养阴。

代表方：银翘散合生脉散加减。

常用药：金银花、连翘辛凉透表，清热解毒；薄荷、荆芥、豆豉疏风解表，透热外出；桔梗、牛蒡子、甘草宣肺止咳，利咽消肿；淡竹叶、芦根清热生津；人参、麦冬、五味子益气养阴。

热毒甚者，加大青叶、板蓝根；若夹血瘀，加牡丹皮、丹参、益母草、赤芍、红花；若夹湿热，加茵陈、苦参、藿香、佩兰；若兼气滞，加绿萼梅、佛手、香橼等理气而不伤阴之品；若邪毒已去，气阴两虚为主者，用生脉散加味。

〔预后转归〕

心悸预后转归主要取决于本虚标实的程度、邪实轻重、脏损多少、治疗当否及

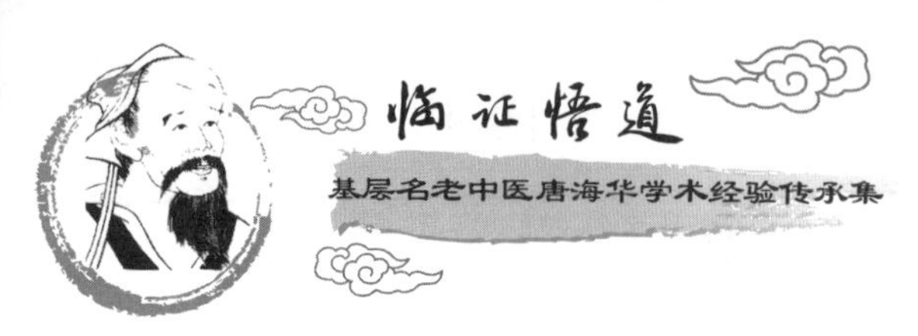

脉象变化情况。如患者气血阴阳虚损程度较轻，未见瘀血、痰饮之标证，病损脏腑单一，呈偶发、短暂、阵发，治疗及时得当，脉象变化不显著者，病证多能痊愈；反之，脉象过数、过迟、频繁结代或乍疏乍数，反复发作或长时间持续发作者，预后较差，甚至出现喘促、水肿、胸痹心痛、厥证、脱证等变证，若不及时抢救治疗，预后极差，甚至猝死。

〔预防调护〕

居住环境宜安静，避免噪音、突然性的声响等一切不良刺激。室内宜空气清新，温度适宜，避免外邪侵袭。一般心悸患者宜参加适当活动，有利于调畅气机，怡神养心。但久病或心阳虚弱者以休息为主，避免过劳耗伤心气。保持良好的精神状态，避免情志刺激以及思虑过度，有利于心悸的少发或不发。

虚证患者饮食方面需注意加强营养，补益气血。实证患者则需根据病情当有所忌食。如痰浊盛者，忌食肥甘、辛辣、酒等；伴有水肿者当限制水量和低盐等。

〔临证备要〕

1. 在辨证论治基础上酌情加用经现代药理研究证实有抗心律失常作用的中草药，可进一步提高疗效，如快速型心律失常加用益母草、苦参、莲子心、延胡索等，缓慢型心律失常加用麻黄、细辛、熟附子、桂枝等。

2. 功能性心律失常，多为肝气郁结所致，特别是因情志刺激而发病者，当在辨证基础上加郁金、佛手、香附、柴胡、枳壳、合欢皮等疏肝解郁之品，往往取得良好效果。

3. 根据中医“久病必虚”“久病入络”的理论，心悸日久当补益与通络并用。

4. 临证如出现严重心律失常，如室上性心动过速、快速性心房纤颤、三度房室阻滞、室性心动过速、严重心动过缓、病态窦房结综合征等，导致较严重的血流动力学异常者，当及时运用中西医两法加以处理。

第二节　胸　痹

胸痹是指以胸部闷痛，甚则胸痛彻背，喘息不得卧为主症的一种疾病，轻者仅感胸闷隐痛，呼吸欠畅，重者则有胸痛，严重者心痛彻背，背痛彻心。

胸痹的临床表现最早见于《内经》。《灵枢·五邪》指出：“邪在心，则病心痛。”《素问·脏气法时论》亦曰：“心病者，胸中痛，胁支满，胁下痛，膺背肩胛间痛，两臂内痛。”《素问·缪刺论》又有“猝心痛”“厥心痛”之称。《素问·厥论》把心痛严重，并迅速造成死亡者，称为“真心痛”，曰：“真心痛，手足清至节，心痛甚，旦发夕死，夕发旦死。”汉·张仲景《金匮要略》正式提出“胸痹”的名称，并作专篇论述。如《胸痹心痛短气病脉证治》曰：“胸痹之病，喘息咳唾，胸背痛，短气，寸口脉沉而迟，关上小紧数，栝蒌薤白白酒汤主之。”“胸痹不得卧，心痛彻背者，栝蒌薤白半夏汤主之。”且把病因病机归纳为“阳微阴弦”，即胸阳不振，阴寒凝结，认为乃本虚标实之证。宋金元时代有关胸痹的论述更多，治疗方法也十分丰富。如《圣济总录·胸痹门》有“胸痹者，胸痹痛之类也……胸脊两乳间刺痛，甚则引背胛，或彻背膂”的症状记载。《太平圣惠方》将心痛、胸痹并列，在

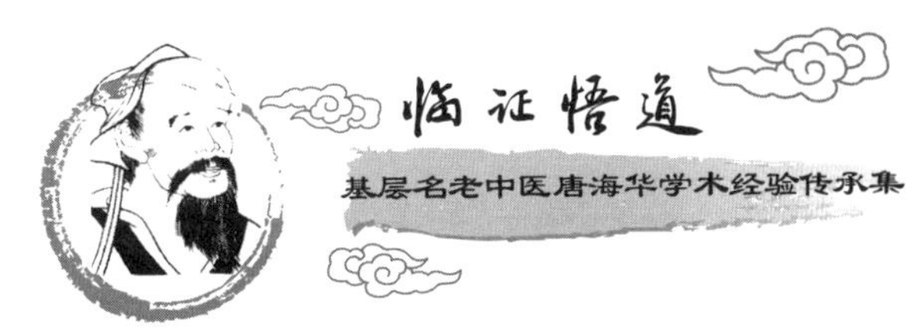

“治猝心痛诸方”“治久心痛诸方”“治胸痹诸方”等篇中，收集治疗本病的方剂甚丰，观其制方，芳香、温通、辛散之品，每与益气、养血、滋阴、温阳之品相互为用，标本兼顾，丰富了胸痹的治疗内容。到了明清时期，对胸痹的认识有了进一步提高，如明·徐彦纯《玉机微义·心痛》中揭示胸痹不仅有实证，亦有虚证，补前人之未备。明·王肯堂《证治准绳·诸痛门》提出用大剂桃仁、红花、降香、失笑散等治疗死血心痛，清·陈修园《时方歌括》以丹参饮治心腹诸痛，《医林改错》以血府逐瘀汤治胸痹心痛等。

胸痹主要与冠状动脉粥样硬化性心脏病(心绞痛、心肌梗死)关系密切，其他如心包炎、二尖瓣脱垂综合征、胸膜炎、病毒性心肌炎、心肌病、心脏神经症、慢性阻塞性肺气肿、肺动脉血栓等，出现胸闷、心痛彻背、短气、喘不得卧等症状者，亦可参照本节内容辨证论治。

〔病因病机〕

本病证的发生多与寒邪内侵、饮食失调、情志失节、年迈体虚等因素有关。其病机有虚实两方面。实为寒凝、血瘀、气滞、痰浊，痹阻胸阳，阻滞心脉；虚为气虚、阴伤、阳衰，脾、肝、肾亏虚，心脉失养。在本病的形成和发展过程中，大多先实而后致虚，亦有先虚而后致实者。

一、病因

1．寒邪内侵　寒主收引，既可抑遏阳气，所谓暴寒折阳，又可使经脉挛急，血行瘀滞，发为本病。《素问·调经论》曰：“寒气积于胸中而不泻，不泻则温气去，寒独留，则血凝泣，凝则脉不通。”《医学正传·胃脘痛》：“有真心痛者，大寒触犯心君。”素体阳衰，胸阳不足，阴寒之邪乘虚侵袭，寒凝气滞，痹阻胸阳，而成胸痹。诚如《医门法律·中寒门》曰：“胸痹心痛，然总因阳虚，故阴得乘之。”

2．饮食失调　饮食不节，如过食肥甘厚味，或嗜烟酒而成癖，以致脾胃损伤，运化失健，聚湿生痰，上犯心胸清旷之区，阻遏心阳，胸阳失展，气机不畅，心脉闭阻，而成胸痹。如痰浊留恋日久，痰阻血瘀，亦成本病证。

3．情志失节　忧思伤脾，脾运失健，津液不布，遂聚为痰。郁怒伤肝，肝失疏泄，肝郁气滞，甚则气郁化火，灼津成痰。无论气滞或痰阻，均可使血行失畅，脉络不利，而致气血瘀滞，或痰瘀交阻，胸阳不运，心脉痹阻，不通则痛，而发胸痹。《杂病源流犀烛·心病源流》曰：“总之七情之由作心痛。”七情失调可致气血耗逆，心脉失畅，痹阻不通而发心痛。

4．年迈体虚　本病多见于中老年人，年过半百，肾气自半，精血渐衰。如肾阳虚衰，则不能鼓舞五脏之阳，可致心气不足或心阳不振，血脉失于温运，痹阻不畅，发为胸痹；肾阴亏虚，则不能濡养五脏之阴，水不涵木，又不能上济于心，因而心肝火旺，心阴耗伤，心脉失于濡养，而致胸痹；心阴不足，心火燔炽，下汲肾水，又可进一步耗伤肾阴；心肾阳虚，阴寒痰饮乘于阳位，阻滞心脉。凡此均可在本虚的基础上形成标实，导致寒凝、血瘀、气滞、痰浊，而使胸阳失运，心脉阻滞，发生胸痹。

二、病机

胸痹的主要病机为心脉痹阻，病位在心，涉及肝、脾、肾等脏。其病理变化为本虚标实，虚实夹杂。本虚有气虚、血虚、阴虚及阳虚；标实有血瘀、寒凝、痰浊、气

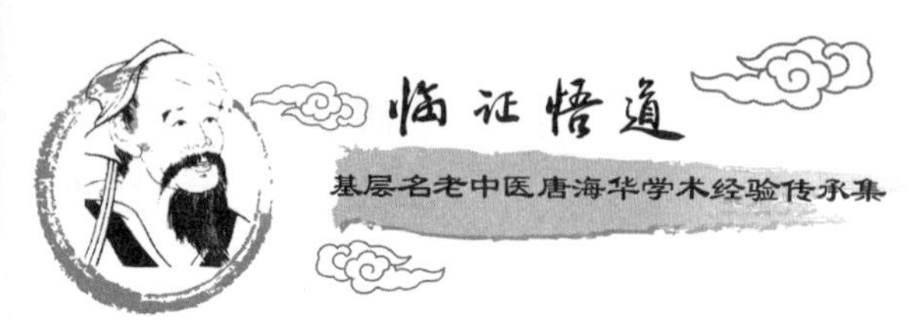

滞，且可相兼为病，如气滞血瘀、寒凝气滞、痰瘀交阻等。

胸痹发展趋势，由标及本，由轻转剧，轻者多为胸阳不振，阴寒之邪上乘，阻滞气机，临床表现胸中气塞，短气；重者则为痰瘀交阻，壅塞胸中，气机痹阻，临床表现不得卧，心痛彻背。同时亦有缓作与急发之异，缓作者，渐进而为，日积月累，始则偶感心胸不舒，继而心痹痛作，发作日频，甚则心胸后背牵引作痛；急作者，素无不舒之感，或许久不发，因感寒、劳倦、七情所伤等诱因而猝然心痛欲窒。

胸痹病机转化可因实致虚，亦可因虚致实。痰踞心胸，胸阳痹阻，病延日久，每可耗气伤阳，向心气不足或阴阳并损证转化；阴寒凝结，气失温煦，日久寒邪伤及阳气，亦可向心阳虚衰转化；瘀阻脉络，血行滞涩，瘀血不去，新血不生，留瘀日久，心气痹阻，心阳不振。此三者皆因实致虚。心气不足，鼓动不力，易致气滞血瘀；心肾阴虚，水亏火炎，炼液为痰；心阳虚衰，阳虚内寒，寒痰凝络。此三者皆由虚而致实。

〔诊查要点〕

一、诊断依据

1. 胸闷胸痛　一般持续几分钟至十几分钟，经休息或服药后可缓解。疼痛可窜及肩背、前臂、胃脘部等，甚至可沿手少阴、手厥阴经循行部位窜及中指或小指。呈发作性或持续不解。常伴有心悸、气短、自汗甚至喘息不得卧。

2. 发作特点　突然发病，时作时止，反复发作。严重者可见疼痛剧烈，持续不解，汗出肢冷，面色苍白，唇甲青紫等危候，甚至发生猝死。

3. 年龄　多见于中年以上，常因操劳过度、抑郁恼怒或多饮暴食、感受寒冷而诱发，亦有安静时发病者。

二、病证鉴别

1. 胸痹与悬饮　胸痹、悬饮均有胸痛，但胸痹为当胸闷痛，并可向左肩或左臂内侧等部位放射，常因受寒、饱餐、情绪激动、劳累而突然发作，历时短暂，休息或用药后得以缓解。悬饮为胸胁胀痛，持续不解，多伴有咳唾转侧、呼吸时疼痛加重，并有咳嗽、咳痰等肺系证候。

2. 胸痹与胃脘痛　心在脘上，脘在心下，故心痛有胃脘当心而痛之称，以其部位相近。胸痹之不典型者，其疼痛可在胃脘部，极易混淆。但胸痹以闷痛为主，为时极短，虽与饮食有关，但休息、服药常可缓解。胃脘痛与饮食相关，以胀痛为主，局部有压痛，持续时间较长，常伴有泛酸、嘈杂、嗳气、呃逆等胃部症状。

3. 胸痹与真心痛　真心痛乃胸痹的进一步发展，症见心痛剧烈，甚则持续不解，伴有汗出、肢冷、面白、唇紫、手足清至节、脉微或结代等危候。

〔辨证论治〕

一、辨证要点

1. 辨标本虚实　胸痹总属本虚标实之证，辨证首先辨别虚实，分清标本。标实应区别气滞、痰浊、血瘀、寒凝的不同，本虚又应区别阴阳气血亏虚的不同。标实者：闷重而痛轻，兼见胸胁胀满，善太息，憋气，苔薄白，脉弦者，多属气滞；胸部窒闷而痛，伴唾吐痰涎，苔腻，脉弦滑或弦数者，多属痰浊；胸痛如绞，遇寒则发，

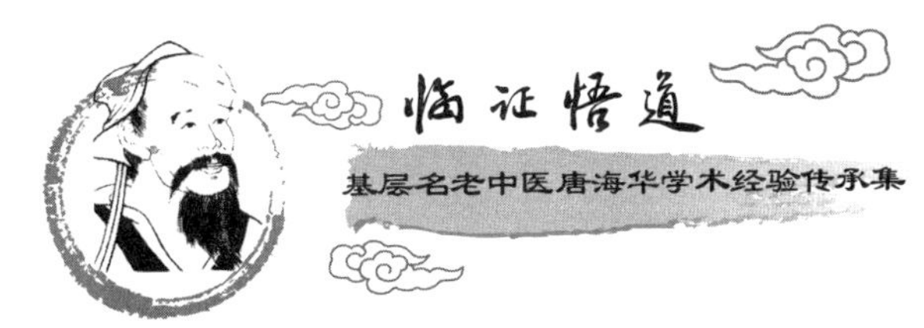

或得冷加剧，伴畏寒肢冷，舌淡苔白，脉细，为寒凝心脉所致；刺痛固定不移，痛有定处，夜间多发，舌紫暗或有瘀斑，脉结代或涩，由心脉瘀滞所致。本虚者：心胸隐痛而闷，因劳累而发，伴心慌，气短，乏力，舌淡胖嫩，边有齿痕，脉沉细或结代者，多属心气不足；若绞痛兼见胸闷气短，四肢厥冷，神倦自汗，脉沉细，则为心阳不振；隐痛时作时止，缠绵不休，动则多发，伴口干，舌淡红而少苔，脉沉细而数，则属气阴两虚。

2. 辨病情轻重　疼痛持续时间短暂，瞬息即逝者多轻；持续时间长，反复发作者多重；若持续数小时甚至数日不休者常为重症或危候。疼痛遇劳发作，休息或服药后能缓解者为顺症；服药后难以缓解者常为危候。一般疼痛发作次数多少与病情轻重程度呈正比，但亦有发作次数不多而病情较重的不典型情况，尤其在安静或睡眠时发作疼痛者病情较重，必须结合临床表现，具体分析判断。

二、治疗原则

先治其标，后治其本，先从祛邪入手，然后再予扶正，必要时可根据虚实标本的主次，兼顾同治。标实当泻，针对气滞、血瘀、寒凝、痰浊而疏理气机，活血化瘀，辛温通阳，泄浊豁痰，尤重活血通脉治法；本虚宜补，权衡心之阴阳气血不足，有无兼见他脏之亏虚，补气温阳，滋阴益肾，纠正脏腑之偏衰，尤其重视补益心气。在胸痹的治疗中，必须辨清证候之重危顺逆，一旦发现脱证之先兆，必须尽早投用益气固脱之品。

三、证治分类

1. 心血瘀阻证

症状：心胸疼痛，如刺如绞，痛有定处，入夜为甚，甚则心痛彻背，背痛彻心，或痛引肩背，伴有胸闷，日久不愈，可因暴怒、劳累而加重，舌质紫暗，有瘀斑，苔薄，脉弦涩。

证机概要：血行瘀滞，胸阳痹阻，心脉不畅。

治法：活血化瘀，通脉止痛。

代表方：血府逐瘀汤加减。本方祛瘀通脉、行气止痛，用于胸中瘀阻、血行不畅、心胸疼痛、痛有定处、伴胸闷心悸之胸痹。

常用药：川芎、桃仁、红花、赤芍活血化瘀，和营通脉；柴胡、桔梗、枳壳、牛膝调畅气机，行气活血；当归、生地黄补养阴血；降香、郁金理气止痛。

瘀血痹阻重症，胸痛剧烈，可加乳香、没药、郁金、丹参等；若血瘀气滞并重，胸闷痛甚者，可加沉香、檀香、荜茇等；若寒凝血瘀或阳虚血瘀者，可加桂枝或肉桂、细辛、高良姜、薤白，或人参、附子等益气温阳之品；若气虚血瘀者，用人参养荣汤合桃红四物汤加减，重用人参、黄芪等；若猝然心痛发作，可含化复方丹参滴丸、速效救心丸等活血化瘀、芳香止痛之品。

2. 气滞心胸证

症状：心胸满闷，隐痛阵发，时欲太息，遇情志不遂时容易诱发或加重，或兼有脘部胀闷，得嗳气或矢气则舒，苔薄或薄腻，脉细弦。

证机概要：肝失疏泄，气机郁滞，心脉不和。

治法：疏肝理气，活血通络。

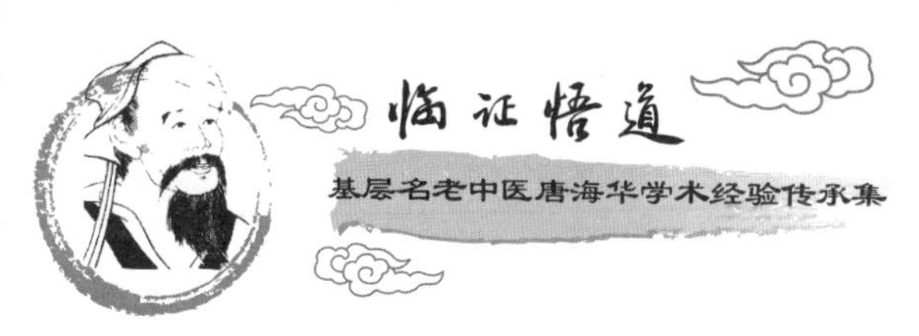

代表方：柴胡疏肝散加减。本方疏肝理气，适用于肝气抑郁、气滞上焦、胸阳失展、血脉失和之胸胁疼痛等。

常用药：柴胡、枳壳疏肝理气；香附、陈皮理气解郁；川芎、赤芍活血通脉。

胸闷心痛明显，为气滞血瘀之象，可合用失笑散，加薤白、苏木；气郁日久化热，心烦易怒，口干便秘，舌红苔黄，脉弦数者，用丹栀逍遥散；便秘严重者加当归龙荟丸。

3. 痰浊闭阻证

症状：胸闷重而心痛微，痰多气短，肢体沉重，形体肥胖，遇阴雨天易发作或加重，伴有倦怠乏力，纳呆便溏，咯吐痰涎，舌体胖大且边有齿痕，苔浊腻或白滑，脉滑。

证机概要：痰浊盘踞，胸阳失展，气机痹阻，脉络阻滞。

治法：通阳泄浊，豁痰宣痹。

代表方：栝蒌薤白半夏汤合涤痰汤加减。两方均能温通豁痰，前方偏于通阳行气，用于痰阻气滞、胸阳痹阻者；后方偏于健脾益气、豁痰开窍、用于脾虚失运、痰阻心窍者。

常用药：瓜蒌、薤白化痰通阳，行气止痛；半夏、胆南星燥湿化痰；竹茹清化痰热；人参、茯苓、甘草健脾益气；石菖蒲、陈皮、枳实理气宽胸。

痰浊郁而化热者，用黄连温胆汤加郁金。如痰热者，加海浮石、海蛤壳、黑栀子、天竺黄、竹沥；大便干结，加桃仁、番泻叶、大黄。

痰浊与瘀血往往同时并见，因此通阳豁痰、活血化瘀、宽胸理气、温通散寒经常并用，但必须根据病理因素偏重而有所侧重。

4. 寒凝心脉证

症状：猝然心痛如绞，心痛彻背，喘不得卧，多因气候骤冷或骤感风寒而发病或加重，伴形寒，甚则手足不温，冷汗自出，胸闷气短，心悸，面色苍白，苔薄白，脉沉紧或沉细。

证机概要：素体阳虚，阴寒凝滞，气血痹阻，心阳不振。

治法：辛温散寒，宣通心阳。

代表方：枳实薤白桂枝汤合当归四逆汤加减。两方皆能辛温散寒，助阳通脉。前方重在通阳理气，用于胸痹阴寒证，见心中痞满、胸闷气短者；后方以温经散寒为主，用于血虚寒厥证，见胸痛如绞、手足不温、冷汗自出、脉沉细者。

常用药：桂枝、细辛温散寒邪，通阳止痛；薤白、瓜蒌化痰通阳行气止痛；当归、芍药养血活血；枳实、厚朴理气通脉；大枣养脾和营。

阴寒极盛之胸痹重症，表现胸痛剧烈，痛无休止，伴身寒肢冷，气短喘息，脉沉紧或沉微者，予乌头赤石脂丸加荜茇、高良姜、细辛等。若痛剧而四肢不温，冷汗自出，即刻舌下含化苏合香丸或麝香保心丸芳香化浊，理气温通开窍。

5. 气阴两虚证

症状：心胸隐痛，时作时休，心悸气短，动则益甚，伴倦怠乏力，声息低微，心烦口干，大便微结，面色㿠白，易汗出，舌质淡红，舌体胖且边有齿痕，苔薄白，脉虚细缓或结代。

证机概要：心气不足，阴血亏耗，血行瘀滞。

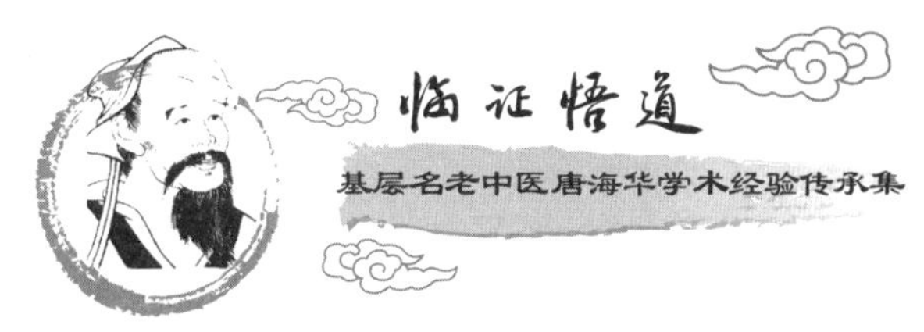

治法：益气养阴，活血通脉。

代表方：生脉散合人参养荣汤加减。两者皆能补益心气。前方长于益心气、敛心阴，适用于心气不足、心阴亏耗者；后方补气养血、安神宁心，适用于胸闷气短、头昏神疲等症。

常用药：人参、黄芪、甘草大补元气，通经利脉；肉桂温通心阳；麦冬、玉竹滋养心阴；五味子收敛心气；丹参、当归养血活血。

兼有气滞血瘀者，可加川芎、郁金；兼见痰浊之象者，加茯苓、白术、豆蔻以健脾化痰；兼见纳呆、失眠等心脾两虚者，加茯苓、茯神、远志、半夏曲、柏子仁、酸枣仁。

6．心肾阴虚证

症状：心痛憋闷，心悸盗汗，虚烦不寐，腰酸膝软，头晕耳鸣，口干便秘，舌红少津，苔薄或剥，脉细数或促代。

证机概要：水不济火，虚热内灼，心失所养，血脉不畅。

治法：滋阴清火，养心和络。

代表方：天王补心丹合甘草汤加减。两方均为滋阴养心之剂。天王补心丹以养心安神为主，治疗心肾两虚、阴虚血少者；甘草汤以养阴复脉见长，主要用于气阴两虚、心动悸、脉结代之症。

常用药：生地黄、玄参、天冬、麦冬滋水养阴，以降虚火；人参、甘草、茯苓益助心气；柏子仁、酸枣仁、五味子、远志交通心肾，养心安神；丹参、当归身、芍药、阿胶滋养心血而通心脉。

阴不敛阳，虚火内扰心神，虚烦不寐，舌尖红少津者，可用酸枣仁汤；若兼见风阳上扰，加用珍珠母、灵磁石、石决明、琥珀等。若不效，再予黄连阿胶汤。若心肾阴虚，兼见头晕目眩，腰酸膝软，遗精盗汗，心悸不宁，口燥咽干，用左归饮。

7．心肾阳虚证

症状：心悸而痛，胸闷气短，动则更甚，自汗，面色㿠白，神倦怯寒，四肢欠温或肿胀，舌质淡胖，边有齿痕，苔白或腻，脉沉细迟。

证机概要：阳气虚衰，胸阳不振，气机痹阻，血行瘀滞。

治法：温补阳气，振奋心阳。

代表方：参附汤合右归饮加减。两方均能补益阳气，前方大补元气、温补心阳，后方温肾助阳、补益精气。

常用药：人参大补元气；附子温补真阳；肉桂振奋心阳；甘草益气复脉；熟地黄、山茱萸、淫羊藿、补骨脂温养肾气。

伴有寒凝血瘀标实症状者适当兼顾。若肾阳虚衰，不能制水，水饮上凌心肺，症见水肿、喘促、心悸，用真武汤加黄芪、汉防己、猪苓、车前子。若阳虚欲脱厥逆者，用四逆加人参汤，或参附注射液40～60 mL加入5%葡萄糖注射液250~500 mL中静脉点滴，可增强疗效。

〔预后转归〕

胸痹病程较长，易反复发作。病之初多以实证为主，寒凝、气滞、血瘀、痰阻之间相互影响。在实证形成的过程中，则阴、阳、气、血渐虚，常交互出现，逐渐加重。胸痹如果治疗及时，坚持用药，病情轻者可以治愈；一般可以带病延年；若失治

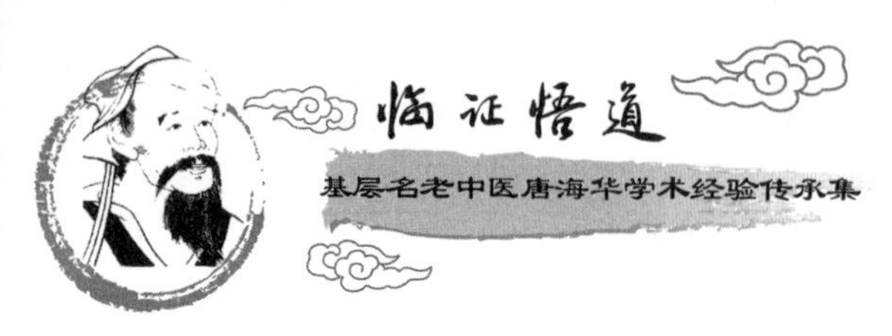

或误治，病情发展可成为真心痛，甚则可“旦发夕死，夕发旦死”。

〔预防调护〕

防治本病必须高度重视精神调摄，避免过于激动或喜怒忧思无度，保持心情平静愉快。注意生活起居，寒温适宜。

饮食宜清淡低盐，食勿过饱。多吃水果及富含纤维素食物，保持大便通畅。忌烟酒等刺激之品。注意劳逸结合，坚持适当活动。发作期患者应立即卧床休息，缓解期要注意适当休息，保证充足的睡眠，坚持力所能及的活动，做到动中有静。

〔临证备要〕

1. 胸痹治疗应以通为补，通补结合　其“通”法包括芳香温通法，如冠心苏合丸、速效救心丸、麝香保心丸、复方丹参滴丸等；宣痹通阳法，如栝蒌薤白半夏汤、枳实薤白桂枝汤等；活血通络法，如血府逐瘀汤、丹参饮、川芎嗪、三七总苷、冠心Ⅱ号、脉络宁注射液等。临证可加用养血活血药，如鸡血藤、益母草、当归等，活血而不伤正。“补”法包括补气血，选用八珍汤、当归补血汤、四物汤等；温肾阳，选加淫羊藿、仙茅、补骨脂；补肾阴，选加墨旱莲、牛膝、生地黄等。临床证明，通法与补法是治疗胸痹的不可分割的两大原则，应通补结合，或交替应用。

2. 活血化瘀法的应用　活血化瘀法治疗胸痹不失为一个重要途径，但切不可不辨证施治，一味地活血化瘀。临床治疗应注意在活血化瘀中伍以益气、养阴、化痰、理气之品，辨证配伍用药。活血化瘀药物临床上主要选用养血活血之品，如丹参、鸡血藤、当归、赤芍、郁金、川芎、泽兰、牛膝、三七、益母草等。破血活血之品，如乳香、没药、苏木、三棱、莪术、水蛭等，虽有止痛作用，但易伤及正气，应慎用，不可久用、多用。同时必须注意有无出血倾向或征象，一旦发现，立即停用，并予相应处理。

3. 芳香温通药的应用　寒邪内闭是导致胸痹发作的重要病机之一，临床采用芳香走窜、温通行气类中药，如桂心、干姜、吴茱萸、麝香、细辛、蜀椒、丁香、木香、安息香、苏合香油等。实验研究证实，芳香温通类药大多含有挥发油，可解除冠脉痉挛，增加冠脉流量，减少心肌耗氧量，改善心肌供血，同时对血液流变性、心肌收缩力均有良好的影响。

附　真心痛

真心痛是胸痹进一步发展的严重病证，其特点为剧烈而持久的胸骨后疼痛，伴心悸、水肿、肢冷、喘促、汗出、面色苍白等症状，甚至危及生命。其病因病机和“胸痹”一样，与年老体衰、阳气不足、七情内伤、气滞血瘀、过食肥甘或劳倦伤脾、痰浊化生、寒邪侵袭、血脉凝滞等因素有关。其发病基础是本虚，标实是发病条件。如寒凝气滞，血瘀痰浊，闭阻心脉，心脉不通，出现心胸疼痛，严重者心脉突然闭塞，气血运行中断，可见心胸猝然大痛，而发为真心痛。若心气不足，运血无力，心脉瘀阻，心血亏虚，气血运行不利，可见心悸动、脉结代；若心肾阳虚，水邪泛滥，水饮凌心射肺，可出现心悸、水肿、喘促，或亡阳厥脱，或亡阴厥脱，或阴阳俱脱，最后导致阴阳离决。总之，本病其位在心，总的病机为本虚标实，而在急性期则以标实为主。在发作期必须选用有速效止痛作用之药物，以迅速缓解心痛症状。疼痛缓解后予以辨证施治，常以补气活血、温阳通脉为法，可与胸痹辨证互参。

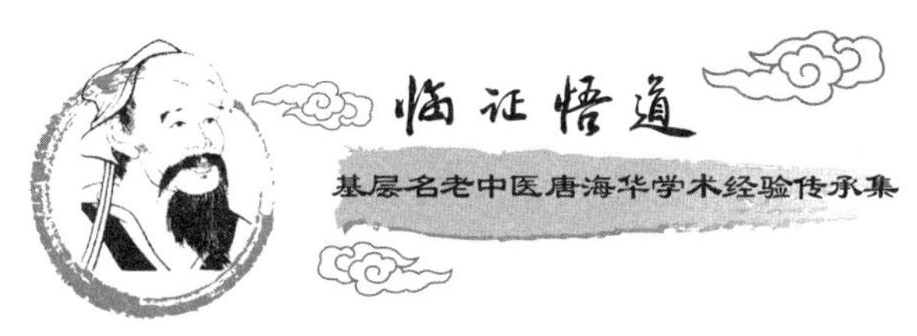

真心痛发作时应用宽胸气雾剂口腔喷雾给药，或舌下含化复方丹参滴丸或速效救心丸或麝香保心丸，缓解疼痛，并合理护理：卧床休息，低流量给氧，保持情绪稳定，大便通畅等。必要时采用中西医结合抢救治疗。

1. 气虚血瘀证

症状：心胸刺痛，胸部闷窒，动则加重，伴短气乏力，汗出心悸，舌体胖大，边有齿痕，舌质黯淡或有瘀点瘀斑，舌苔薄白，脉弦细无力。

治法：益气活血，通脉止痛。

方药：保元汤合血府逐瘀汤加减。人参、黄芪补益心气；失笑散、桃仁、红花、川芎活血化瘀；赤芍、当归、丹参养血活血；柴胡、枳壳、桔梗行气豁痰宽胸；甘草调和诸药。

瘀重刺痛明显，加莪术、延胡索，另吞三七粉；口干，舌红，加麦冬、生地黄养阴；舌淡肢冷，加肉桂、淫羊藿；痰热内蕴，加黄连、瓜蒌、半夏。

2. 寒凝心脉证

症状：胸痛彻背，胸闷气短，心悸不宁，神疲乏力，形寒肢冷，舌质淡黯，舌苔白腻，脉沉无力，迟缓或结代。

治法：温补心阳，散寒通脉。

方药：当归四逆汤加味。当归补血活血；芍药养血和营；桂枝、附子温经散寒；细辛散寒，除痹止痛；人参、甘草益气健脾；通草、三七、丹参通行血脉。

寒象明显，加干姜、蜀椒、荜茇、高良姜；气滞加白檀香；痛剧急予苏合香丸之类。

3. 正虚阳脱证

症状：心胸绞痛，胸中憋闷或有窒息感，喘促不宁，心慌，面色苍白，大汗淋漓，烦躁不安或表情淡漠，重则神识昏迷，四肢厥冷，口开目合，手撒尿遗，脉疾数无力或脉微欲绝。

治法：回阳救逆，益气固脱。

方药：四逆加人参汤加减。阴竭阳亡，合生脉散。红参大补元气；附子、肉桂温阳；山茱萸、龙骨、牡蛎固脱；玉竹、甘草养阴益气。

阴竭加五味子，并可急用独参汤灌服或鼻饲，或参附注射液静脉用药。亦可选用蝮蛇抗栓酶、蚓激酶、三七总苷、毛冬青甲素、川芎嗪等活血药物，具有一定的抗凝血和溶解血栓作用，并可扩张冠状动脉。

第三节　厥　证

厥证是由于阴阳失调，气机逆乱所引起的，以突然昏倒、不省人事、四肢逆冷为主要临床表现的一种病证。轻者短时苏醒，醒后无偏瘫、失语、口眼㖞斜等后遗症；重者昏厥时间较长，甚则可一厥不醒而死亡。

有关厥的记载，始于《内经》，论述甚多，从症状而言可分为两种情况：一种是指突然昏倒，不知人事。如《素问·厥论》曰："厥……或令人暴不知人，或至半日，远至一日乃知人者。"《素问·大奇论》亦曰："暴厥者，不知与言。"

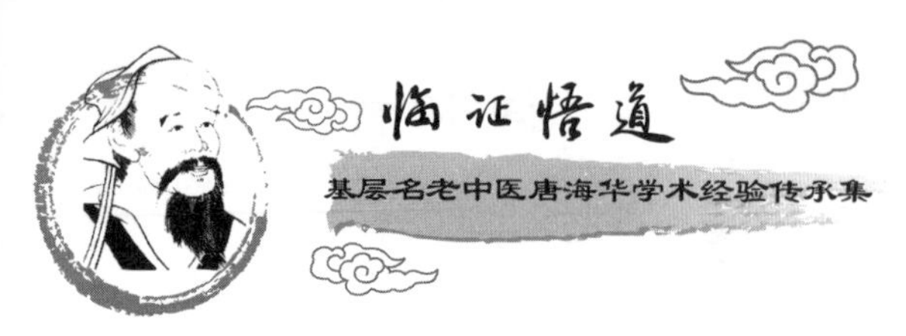

另一种是指肢体和手足逆冷。如《素问·厥论》曰："寒厥之为寒也，必从五指而上于膝。"汉·张仲景继承了《内经》中手足逆冷为厥的论点，《伤寒论·辨厥阴病脉证并治》曰："凡厥者，阴阳气不相顺接，便为厥。厥者，手足逆冷是也。"元·张子和《儒门事亲》对厥证立专篇论述，不仅记载了手足逆冷之厥，而且还论证了昏不知人之厥，并将昏厥分为尸厥、痰厥、酒厥、气厥、风厥等，如《儒门事亲·指风痹痿厥近世差玄说》曰："厥之为状，手足及膝下或寒或热也……厥亦有令人腹暴满不知人者，或一二日稍知人者，或猝然闷乱无觉知者……有涎如拽锯，声在咽喉中为痰厥，手足搐搦者为风厥，因醉而得之为酒厥，暴怒而得之为气厥。"此后医家对厥证的理论不断充实和系统化，提出了气、血、痰、食、暑、尸、酒、蛔等厥，并以此作为辨证的重要依据，指导临床治疗。

鉴于厥的含义较多，本节厥证所讨论的范围是以内伤杂病中具有突然发生的一时性昏倒不知人事为主症，伴有四肢逆冷的病证。西医学中多种原因所致之晕厥，如癔症、高血压脑病、脑血管痉挛、低血糖、休克等，均可参考本节进行辨证论治。

〔病因病机〕

引起厥证的病因较多，常在素体亏虚或素体气盛有余的基础上，因情志内伤、久病体虚、亡血失津、饮食不节等因素诱发。主要病机为气机突然逆乱，升降乖戾，气血阴阳不相顺接。

一、病因

1. 情志内伤　七情刺激，气逆为病，以恼怒致厥者为多。若所愿不遂，肝气郁结，郁久化火，肝火上炎，或因大怒而气血并走于上等，以致阴阳不相顺接而发为厥证。此外，其人若平素神气衰弱，加上突如其来的外界影响，如见死尸，或见鲜血喷涌，或闻巨响等，亦可使气血逆乱而发为昏厥。

2. 久病体虚　体质虚弱或多种慢性病日久，阴阳气血暗耗，元气亏虚，脑海失养，猝遇过度劳累或情志刺激，致清阳不升或气逆于上，发为厥证。

3. 亡血失津　如因大汗吐下，气随液耗，或因创伤出血，或血证失血过多，以致气随血脱，阳随阴消，津血亏虚，不能上荣，神明失主，而发为厥证。

4. 饮食不节　暴饮暴食，饮食积滞，停于中焦，气机阻滞，胃失和降，脾失升清，上下痞隔，发为厥证。或嗜食酒酪肥甘，脾胃受伤，运化失常，聚湿生痰，痰浊阻滞，气机不畅，如遇恼怒，痰随气逆上壅，阻遏清阳，发为厥证。

二、病机

厥证的病机主要是气机突然逆乱，升降乖戾，气血阴阳不相顺接。正如《景岳全书·厥逆》曰："厥者尽也，逆者乱也，即气血败乱之谓也。"情志变动，最易影响气机运行，轻则气郁，重则气逆，逆而不顺则气厥。气盛有余之人，骤遇恼怒惊骇，气机上冲逆乱，清窍壅塞而发为气厥实证；素来元气虚弱之人，加之劳累饥饿等诱因，气机不相顺接，中气下陷，清阳不升，神明失养，而发为气厥虚证。气与血阴阳相随，互为滋生，互为依存，气血的病变互相影响。素有肝阳偏亢，遇暴怒伤肝，肝阳上亢，肝气上逆，血随气升，气血逆乱于上，发为血厥实证；大量失血，血脱则气无以附，气血不能上达清窍，神明失养，昏不知人，则发为血厥虚证。由于肝气郁结，木旺乘脾，或饮食不节，痰浊内生，猝遇情志刺激而致气机逆乱，痰随气升，发

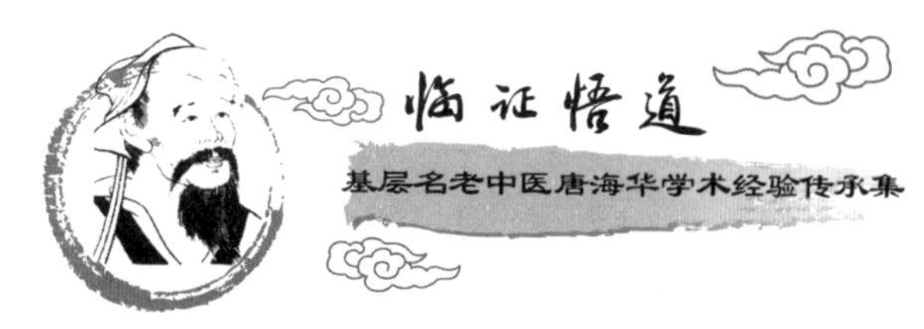

为痰厥。由于暴饮多食，食滞中脘，胃气不降，气逆于上，清窍闭塞，而发为食厥。

因体质和病机转化的不同，病理性质有虚实之别。大凡气盛有余，气逆上冲，血随气逆，或夹痰浊、瘀血壅滞于上，以致清窍闭塞，不知人事，为厥之实证；气虚不足，清阳不升，气陷于下，或大量出血，气随血脱，血不上达，气血一时不相顺接，以致神明失养，不知人事，为厥之虚证。

病变所属脏腑主要在于心，涉及脑(清窍)，与肝、脾、肾、肺密切相关。其中厥之实证与肝的关系最为密切。肝郁则全身之气皆郁，肝气逆则全身之气皆逆也，气血并走于上则昏不知人，阳郁不达则四肢逆冷。厥之虚证，与肺脾的关系最为密切。肺脾气虚，清阳不升，气陷于下，血不上达，致神明失主，而发为厥证。此外，心主神明，心病则神明失用，而致昏厥。肾为元气之根，肾虚精气不能上注，导致神明失养，可发为厥证。

厥证之病理转归主要有三：一是阴阳气血不相顺接，进而阴阳离决，发展为一厥不复之死证。二是阴阳气血失常，或为气血上逆，或为中气下陷，或气血痰瘀内闭，气机逆乱而阴阳尚未离决，此类厥证或生或死，取决于正气来复与否及治疗措施是否及时得当。若正气来复，治疗得当，则气复返而生；反之，则气机逆乱加重，气不复返而死。三是各种证候之间的转化。如气厥和血厥之实证，常转化为气滞血瘀之证；血厥虚证常转化为脱证等。

〔诊查要点〕

一、诊断依据

1. 突然昏仆，不省人事，或伴四肢逆冷等临床表现，是厥证诊断的主要依据。

2. 发病前常有先兆症状，如头晕、心悸、视物模糊、面色苍白、出汗等，而后突然发生昏仆，不知人事，移时苏醒。发病时常伴汗出、四肢逆冷，醒后感头晕、疲乏、口干，但无失语、偏瘫等后遗症。

3. 发病前常有明显的精神刺激、情绪波动等因素，或有大失血病史，或有暴饮暴食史，或有痰盛宿疾。应了解既往有无类似病证发生。注意询问发作时的体位、持续时间以及昏厥前后的表现。

二、病证鉴别

1. 厥证与中风　中风以口舌㖞斜，半身不遂，甚至突然昏仆、不省人事为特征。厥证与中风均可出现猝然昏仆，但厥证醒后无后遗症。但血厥之实证重者可发展为中风。

2. 厥证与痫病　痫病是一种发作性的神志异常，甚则突然昏仆，昏不知人，口吐白沫，两目上视，四肢抽搐，或口中如作猪羊叫声，移时苏醒。病有宿根，反复发作，每次发作，症状类似。厥证虽亦有突然昏仆，但无喉中异常叫声及反复发作的特点。

3. 厥证与昏迷　昏迷为多种疾病发展到一定阶段所出现的危重症候。一般来说发生较为缓慢，有一个昏迷前的临床过程，先轻后重，由烦躁、嗜睡、谵语渐次发展，一旦昏迷后，持续时间一般较长，恢复较难，苏醒后原发病仍然存在。而厥证发作前一如常人。

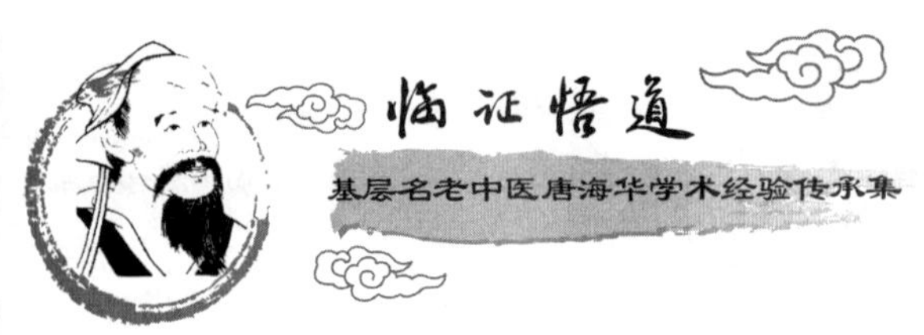

〔辨证论治〕

一、辨证要点

1. 辨病因　厥证的发生常有明显的病因可寻。如气厥虚证，多发生于体质素虚，且有过度疲劳、睡眠不足、饥饿受寒、突受惊恐等诱因；血厥虚证，常继发于大出血之后；气厥、血厥实证，多发生于形壮体实者，而发作多与急躁恼怒、情志过极密切相关；痰厥好发于恣食肥甘、体丰湿盛之人。

2. 辨虚实　此为厥证辨证之关键所在。实证者表现为突然昏仆，面红气粗，声高息促，口噤握拳，或夹痰涎壅盛，舌红苔黄腻，脉洪大有力。虚证者表现眩晕昏厥，面色苍白，声低息微，口开手撒，或汗出肢冷，舌胖或淡，脉细弱无力。

二、治疗原则

厥证总由气机逆乱，升降失常，阴阳之气不相顺接而致，故发作时的治疗原则是回厥醒神，醒后则需辨证论治，调治气血。气厥实证顺气开郁，气厥虚证补气回阳；血厥实证活血顺气，血厥虚证补养气血；痰厥行气豁痰；食厥和中消导。

三、证治分类

(一)气厥

1. 实证

症状：多因情志异常、精神刺激而发作，突然昏倒，不知人事，或四肢厥冷，呼吸气粗，口噤握拳，舌苔薄白，脉伏或沉弦。

证机概要：肝郁不舒，气机上逆，壅阻心胸，内闭神机。

治法：顺气降逆开郁。

代表方：五磨饮子加减。必要时可先鼻饲苏合香丸宣郁理气，开闭醒神。

常用药：沉香、乌药降气调肝；槟榔、枳实、木香行气破滞；檀香、丁香、藿香理气宽胸。

若肝阳偏亢，头晕而痛，面赤躁扰者，可加钩藤、石决明、磁石等平肝潜阳；若兼有痰热，症见喉中痰鸣，痰壅气塞者，可加胆南星、贝母、橘红、竹沥等涤痰清热；若醒后哭笑无常，睡眠不宁者，可加茯神、远志、酸枣仁等安神宁志。

2. 虚证

症状：眩晕昏仆，面色苍白，呼吸微弱，汗出肢冷，舌淡，脉沉细微。患者多素体虚弱，因陡受惊恐或过度劳倦、饥饿受寒而诱发。

证机概要：元气素虚，清阳不升，神明失养。

治法：补气回阳。

代表方：生脉饮、参附汤、四味回阳饮。三方均能补益正气，生脉饮重在益气生津，参附汤及四味回阳饮重在益气固阳。

常用药：临床可先急用生脉注射液或参附注射液静脉推注或滴注，补气摄津醒神。苏醒后可用四味回阳饮加味补气温阳，药用人参大补元气，附子、炮姜温里回阳，甘草调中缓急。

汗出多者，加黄芪、白术、煅龙骨、煅牡蛎，加强益气功效，更能固涩止汗；心悸不宁者，加远志、柏子仁、酸枣仁等养心安神；纳谷不香，食欲不振者，加白术、

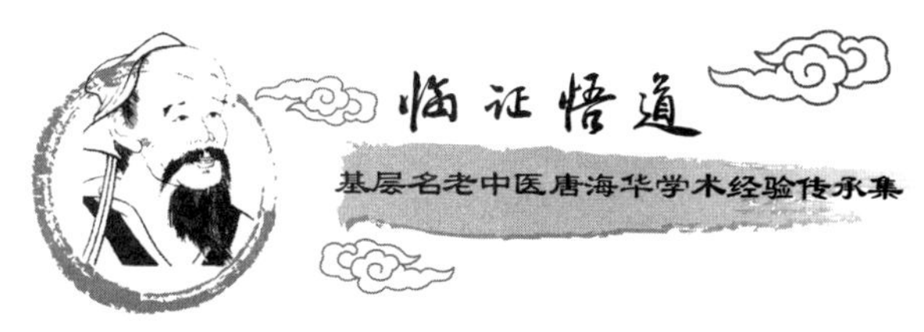

茯苓、陈皮健脾和胃。

（二）血厥

1. 实证

症状：多因急躁恼怒而发，突然昏倒，不知人事，牙关紧闭，面赤唇紫，舌暗红，脉弦有力。

证机概要：怒而气上，血随气升，遏阻清窍。

治法：平肝息风，理气通瘀。

代表方：羚角钩藤汤或通瘀煎加减。前方以平肝潜阳息风为主，适用于肝阳上亢之肝厥、头痛、眩晕。后方活血顺气，适用于气滞血瘀，经脉不利之血逆、血厥等症。常用药：羚羊角粉(可先吞服)清心肝，息风潜阳；钩藤、桑叶、菊花、泽泻、生石决明平肝息风；乌药、青皮、香附、当归理气通瘀。

若急躁易怒，肝热甚者，加菊花、牡丹皮、龙胆清泻肝火；若兼见阴虚不足，眩晕头痛者，加生地黄、枸杞子、珍珠母以育阴潜阳。

2. 虚证

症状：常因失血过多，突然昏厥，面色苍白，口唇无华，四肢震颤，自汗肢冷，目陷口张，呼吸微弱，舌质淡，脉芤或细数无力。

证机概要：血出过多，气随血脱，神明失养。

治法：补养气血。

代表方：急用独参汤灌服，继服人参养荣汤。前方益气固脱，后方补益气血。

常用药：独参汤即重用一味人参，大补元气，所谓“有形之血不能速生，无形之气所当急固”。缓解后用人参养荣汤补养气血，药用人参、黄芪益气，当归、熟地黄养血，白芍、五味子敛阴，白术、茯苓、远志、甘草健脾安神，肉桂温养气血，生姜、大枣和中补益，陈皮行气。

若自汗肤冷，呼吸微弱者，加附子、干姜温阳；若口干少津者，加麦冬、玉竹、沙参养阴；心悸少寐者，加龙眼、酸枣仁养心安神。

3. 痰厥

症状：素有咳喘宿痰，多湿多痰，恼怒或剧烈咳嗽后突然昏厥，喉有痰声，或呕吐涎沫，呼吸气粗，舌苔白腻，脉沉滑。

证机概要：肝郁肺痹，痰随气升，上闭清窍。

治法：行气豁痰。

代表方：导痰汤加减。本方燥湿化痰、行气开郁，适用于风痰上逆、时发晕厥、头晕、胸闷、痰多等症。喉中痰涎壅盛者，可先予猴枣散化服。

常用药：陈皮、枳实理气降逆；半夏、胆南星、茯苓燥湿祛痰；紫苏子、白芥子化痰降气。

若痰湿化热，便干便秘，舌苔黄腻，脉滑数者，加黄芩、栀子、竹茹、瓜蒌仁清热降火。

4. 食厥

症状：暴饮暴食，突然昏厥，脘腹胀满，呕呃酸腐，头晕，苔厚腻，脉滑。

证机概要：食填中脘，胃气不降，气逆于上，清窍闭塞。

治法：和中消导。

代表方：昏厥若在食后未久，应用盐汤探吐以去实邪，再用神术散合保和丸加减治之。

常用药：山楂、神曲、莱菔子消食；藿香、苍术、厚朴、砂仁理气化浊；半夏、陈皮、茯苓和胃化湿。

若腹胀而大便不通者，可用小承气汤导滞通腑。

〔预后转归〕

发病之后，若呼吸比较平稳，脉象有根，表示正气尚强，预后良好。反之，若气息微弱，久久一息，甚则鼻中无气，说明肺气已绝；若见怪脉，或人迎、寸口、趺阳之脉全无，说明心气已绝；若手冷过肘，足冷过膝，说明阴阳之气隔绝。以上均属危候，预后不良。厥证病情加重或失治误治可演变为脱证。而血证、郁证、虚劳患者，因气随血脱或气机逆乱，亦可发生厥证。

〔预防调护〕

气厥、血厥实证患者，应避免一切不良刺激，使其心情舒畅。对于情绪容易激动，思想狭隘者，平时注意加强思想修养，避免病情反复发作或加重。虚证患者要注意劳逸结合，保持充足的睡眠，勿使过度疲劳或饥饿等。痰厥、食厥患者应及时清除痰、食以防窒息。失血或伤津亡液者应及时补充液体或输血。

〔临证备要〕

1. 本病的发病有急骤性、突发性和一时性的特点。急骤发病，突然昏倒，移时苏醒。往往在发病前有明显的诱发因素，最多见的是情志过极，如暴怒、紧张、恐惧、惊吓等。发作前有头晕、恶心、面色苍白、出汗等先期症状。发作时昏仆，不知人事，或伴有四肢逆冷。对于重症患者，应采取中西医结合疗法，及中成药、针灸等综合应急措施，及时救治。

2. 各型之厥，特点不同，但也有其内在的联系，这种联系主要是由生理上的关联和病因病机的共性所决定。例如气厥与血厥，因气为血帅，血为气母，而互相影响；又如痰厥与气厥，由于痰随气动而互相联系。至于情志过极以致气血逆乱而发厥，则与气厥、血厥、痰厥均有密切关系。因此临床上既要注意厥证不同类型的特点，又要把握厥证的共性，全面兼顾，方能提高疗效。

3. 厥证是内科常见危急重症。由于厥证常易并发脱证，故有时也厥脱并称。近十多年来，中医加强了对本证的研究与探索，治疗本证的药物剂型已从传统的口服丸、散、片、汤剂型发展为多种剂型，尤其是注射剂型，给药途径也从单一口服发展为多途径给药，从而提高了中医治疗厥脱证的疗效。回阳救逆的参附注射液，益气养阴的生脉注射液和参麦注射液等，可根据临床情况，于急需时采用。

第四节　不寐

不寐亦称失眠，是由心神失养或心神不安所致，以经常不能获得正常睡眠为特征的一类病证。主要表现为睡眠时间、深度的不足，轻者入睡困难，或寐而不酣，时寐时醒，或醒后不能再寐，重则彻夜不寐。

不寐在《内经》称为“不得卧”“目不瞑”，认为是邪气客于脏腑，卫气行于阳

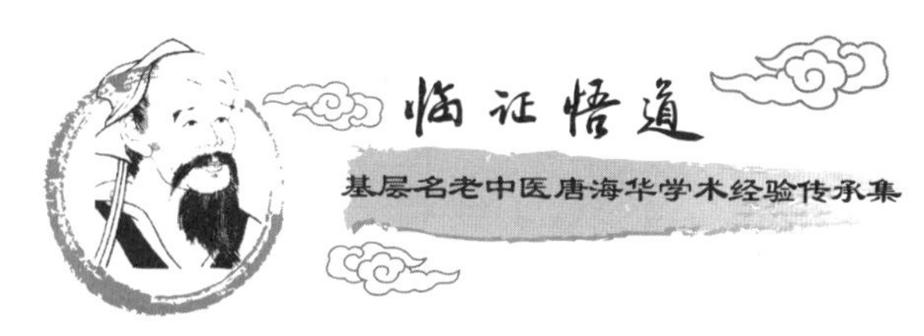

而不入阴所得。《素问·逆调论》记载有“胃不和则卧不安”，后世医家引申为凡脾胃不和，痰湿食滞内扰，以致寐寝不安者均属于此。汉·张仲景《伤寒论·辨少阴病脉证并治》曰：“少阴病，得之二三日以上，心中烦，不得卧，黄连阿胶汤主之。”指出少阴病热化伤阴后阴虚火旺之不寐证。《金匮要略·血痹虚劳病脉证并治》曰：“虚劳虚烦，不得眠，酸枣仁汤主之。”指出肝血不足虚热烦躁的不寐证。明·张介宾《景岳全书·杂证谟》曰：“不寐证虽病有不一，然惟知邪正二字，则尽之矣。盖寐本乎阴，神其主也，神安则寐，神不安则不寐，其所以不安者，一由邪气之扰，一由营气之不足耳。有邪者多实证，无邪者皆虚证。”明代李中梓结合自己的临床经验对不寐的病因及治疗提出了卓有见识的论述，《医宗必读·不得卧》曰：“不寐之故大约有五：一曰气虚，六君子汤加酸枣仁、黄芪。一曰阴虚，血少心烦，酸枣仁一两，生地黄五钱，米二合，煮粥食之。一曰痰滞，温胆汤加南星、酸枣仁、雄黄末。一曰水停，轻者六君子汤，加菖蒲、远志、苍术；重者控涎丹。一曰胃不和，橘红、甘草、石斛、茯苓、半夏、神曲、山楂之类。”清·冯兆张《冯氏锦囊秘录·卷十二》曰：“是以壮年肾阴强盛，则睡沉熟而长，老年阴气衰弱，则睡轻而短。”说明不寐的病因与肾阴盛衰有关。

西医学中不与精神疾病或躯体疾病相关联的失眠为原发性失眠，可参考本节内容辨证论治。失眠又是多种精神障碍和多种躯体疾病中的常见伴发症状，当以失眠为主要临床表现时亦可参考本节内容辨证论治。

〔病因病机〕

正常睡眠依赖于人体的“阴平阳秘”，脏腑调和，气血充足，心神安定，卫阳能人于阴。如思虑过度，内伤心脾；或体虚阴伤，阴虚火旺；或受大惊大恐，心胆气虚；或宿食停滞化为痰热，扰动胃腑；或情志不舒，气郁化火，肝火扰神，均能使心神不安而发为本病。

一、病因

1. 情志失常　喜怒哀乐等情志过极可导致脏腑功能失调而发生不寐。或由情志不遂，郁怒伤肝，气郁化火，上扰心神；或由五志过极，心火内炽；或由喜笑无度，心神激动；或因过度忧思，伤及心脾，营血亏虚，不能上奉于心，而致心神不安；或由暴受惊恐，导致心虚胆怯，神魂不安，均可导致夜不能寐。

2. 饮食不节　暴饮暴食，宿食停滞，脾胃受损，酿生痰热，壅遏于中，痰热上扰，胃气失和而不得安寐。此外，浓茶、咖啡、酒之类饮料也可导致不寐。

3. 劳逸失调　劳倦太过则伤脾，过逸少动亦致脾虚气弱，运化不健，气血生化乏源，不能上奉于心，以致心神失养而失眠。

4. 病后体虚　久病血虚，年迈血少，引起心血不足，心失所养，心神不安而不寐。亦可因年迈体虚，阴阳亏虚而致不寐。若素体阴虚，兼因房劳过度，肾阴耗伤，阴衰于下，不能上奉于心，水火不济，心火独亢，火盛神动，心肾失交而心神不宁。

二、病机

不寐的病因虽多，但其病理变化，总属阳盛阴衰，阴阳失交。一为阴虚不能纳阳，一为阳盛不得入于阴。病位主要在心，与肝、脾、肾密切相关。因血之来源，由水谷精微所化，上奉于心，则心得所养；受藏于肝，则肝体柔和；统摄于脾，则生化

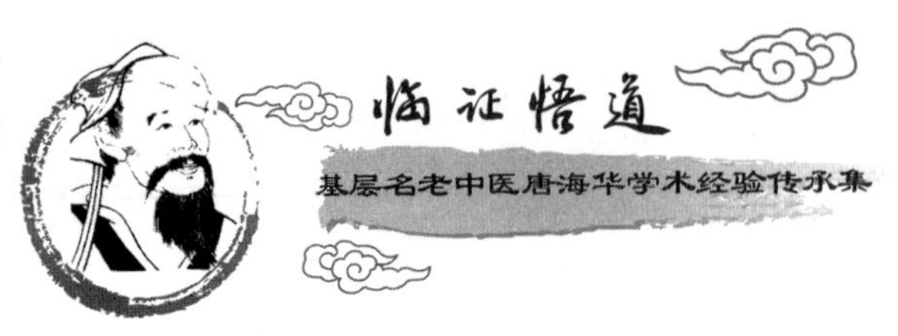

不息；调节有度，化而为精，内藏于肾，肾精上承于心，心气下交于肾，阴精内守，卫阳护于外，阴阳协调，则神志安宁。

不寐的病理性质有虚实之分。肝郁化火，或痰热内扰，心神不安者以实证为主。心脾两虚，气血不足，或心胆气虚，或心肾不交，水火不济，心神失养，神不安宁，多属虚证。但久病可表现为虚实兼夹，或为瘀血所致。

不寐失治误治可发生病机转化，如肝郁化火证病情加重，火热伤阴耗气，则由实转虚；心脾两虚者，饮食不当，更伤脾胃，使气血愈虚，食积内停，而见虚实夹杂；如温燥太过，易致阴虚火旺；属心肾不交者，可进一步发展为心火独亢，肾水更虚之证。

〔诊查要点〕

一、诊断依据

1. 不寐，轻者入睡困难，或寐而不酣，时寐时醒，或醒后不能再寐，重则彻夜不寐。
2. 可伴有头昏头痛、心悸健忘、心烦、神疲等。
3. 常有情志失常、饮食不节、劳倦过度及病后、体虚等病史。

二、病证鉴别

不寐应与一时性失眠、生理性少寐、他病痛苦引起的失眠相区别。不寐是指单纯以失眠为主症，表现为持续的、严重的睡眠困难。若因一时性情志影响或生活环境改变引起的暂时性失眠不属病态。至于老年人少寐早醒，亦多属生理状态。若因其他疾病痛苦引起失眠者，则应以祛除有关病因为主。

〔辨证论治〕

一、辨证要点

不寐首先应辨虚实。虚证多为阴血不足，心失所养。如虽能入睡，但睡间易醒，醒后不易再睡，兼见体质瘦弱、面色无华、神疲懒言、心悸健忘、多属心脾两虚证；如心烦失眠，不易入睡，兼见心悸、五心烦热、潮热，多属阴虚火旺证；如入睡后容易惊醒，平时善惊，多为心虚胆怯证或血虚肝旺证。实证为邪热扰心，心神不安。如心烦易怒、不寐多梦，兼见口苦咽干、便秘溲赤，为肝火扰心证；如不寐头重、痰多胸闷，为痰热扰心证。

二、治疗原则

治疗当以补虚泻实、调整脏腑阴阳为原则。实证泻其有余，如疏肝泻火、清化痰热、消导和中；虚证补其不足，如补益心脾、滋阴降火、益气镇惊安神。在此基础上选加安神之品。

三、证治分类

1. 肝火扰心证

症状：不寐多梦，甚则彻夜不眠，急躁易怒，伴有头晕头胀，目赤耳鸣，口干而苦，便秘溲赤，舌红苔黄，脉弦而数。

证机概要：肝郁化火，上扰心神。

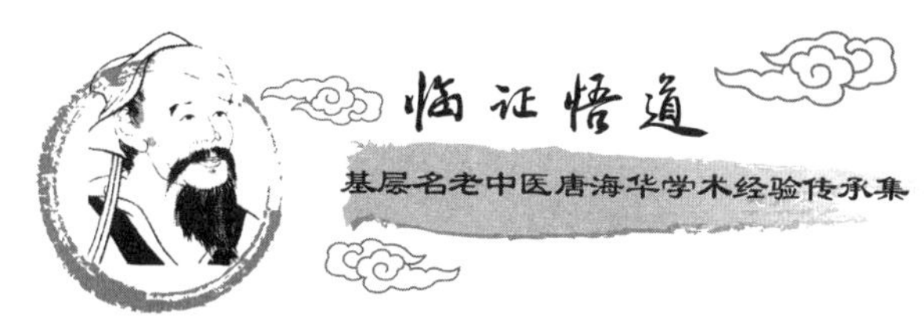

治法：疏肝泻火，镇心安神。

代表方：龙胆泻肝汤加减。本方有清泻肝胆实火之功效，适用于肝郁化火上炎所致的不寐。

常用药：龙胆、黄芩、栀子清肝泻火；泽泻、车前子清利湿热；当归、生地黄滋阴养血；柴胡疏畅肝胆之气；甘草和中；生龙骨、生牡蛎、灵磁石镇心安神。

若胸闷胁胀，善太息者，加香附、郁金、佛手以疏肝解郁。若肝胆之火上炎的重症，彻夜不寐，头晕目眩，头痛欲裂，大便秘结者，可改服当归龙荟丸。

2. 痰热扰心证

症状：心烦不寐，胸闷脘痞，泛恶嗳气，口苦，头重，目眩，舌偏红，苔黄腻，脉滑数。

证机概要：湿食生痰，郁痰生热，扰动心神。

治法：清化痰热，和中安神。

代表方：黄连温胆汤加减。本方清心降火、化痰安中，适用于痰热扰心所致的不寐。

常用药：半夏、陈皮、茯苓健脾化痰；枳实、黄连、竹茹清心降火化痰；龙齿、珍珠母、磁石镇心安神。

若不寐伴胸闷嗳气，脘腹胀满，大便不爽，苔腻脉滑，加用半夏秫米汤和胃健脾，交通阴阳；若饮食停滞，胃中不和，嗳腐吞酸，脘腹胀痛，再加神曲、焦山楂、莱菔子，或用保和丸消导和中。若痰热盛，痰火上扰心神，彻夜不寐，大便秘结者，可用礞石滚痰丸以泻火逐痰。

3. 心脾两虚证

症状：不寐，多梦易醒，心悸健忘，神疲食少，头晕目眩，四肢倦怠，腹胀便溏，面色少华，舌淡苔薄，脉细无力。

证机概要：脾虚血亏，心神失养，神不安舍。

治法：补益心脾，养血安神。

代表方：归脾汤加减。本方益气补血、健脾养心，适用于不寐健忘、心悸怔忡，面黄食少等心脾两虚证。

常用药：人参、炒白术、甘草、黄芪、当归健脾益气补血；远志、酸枣仁、茯神、龙眼补益心脾安神；木香行气舒脾。

著不寐较重者，加五味子、首乌藤、柏子仁养心安神，或加生龙骨、生牡蛎、琥珀末以镇静安神；若心血不足较甚者，加熟地黄、芍药、阿胶以养心血；若兼见脘闷纳呆，苔腻，重用白术，加苍术、半夏、陈皮、茯苓以健脾燥湿，理气化痰。

4. 心肾不交证

症状：心烦不寐，入睡困难，心悸多梦，伴头晕耳鸣，腰膝酸软，潮热盗汗，五心烦热，咽干少津，男子遗精，女子月经不调，舌红少苔，脉细数。

证机概要：肾水亏虚，不能上济于心，心火炽盛，不能下交于肾。

治法：滋阴降火，交通心肾。

代表方：六味地黄丸合交泰丸加减。前方以滋阴补肾为主，用于头晕耳鸣、腰膝酸软、潮热盗汗等肾阴不足证；后方清心降火，引火归原，用于心烦不寐、梦遗失精等心火偏亢证。

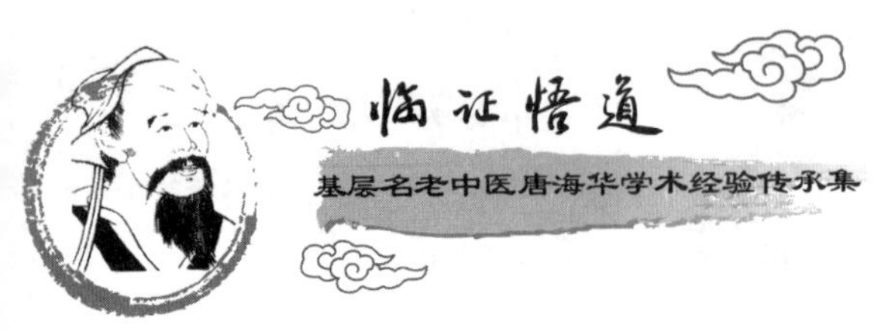

常用药：熟地黄、山茱萸、山药滋补肾阴；泽泻、茯苓、牡丹皮清泻相火；黄连清心降火；肉桂引火归原。

若心阴不足为主者，可选用天王补心丹以滋阴养血，补心安神。若阴血不足，心火亢盛者，可选用朱砂安神丸。心烦不寐，彻夜不眠者，加朱砂、磁石、生龙骨、龙齿重镇安神。

5. 心胆气虚证

症状：不寐，多噩梦，易于惊醒，触事易惊，终日惕惕，胆怯心悸，伴气短自汗，倦怠乏力，舌淡，脉弦细。

证机概要：心胆虚怯，心神失养，神魂不安。

治法：益气镇惊，安神定志。

代表方：安神定志丸合酸枣仁汤加减。前方益气、镇惊、安神，适用于心胆气虚，痰浊扰心所致的不寐易惊，心悸气短；后方养血清热除烦，适用于阴血偏虚的虚烦不寐。

常用药：人参、茯苓、甘草益心胆之气；茯神、远志、龙齿、石菖蒲化痰宁心，镇惊安神；川芎、酸枣仁调血养心；知母清热除烦。

若心肝血虚，惊悸汗出者，重用人参，加白芍、当归、黄芪以益气养血；若木不疏土，胸闷，善太息，纳呆腹胀者，加柴胡、香附、陈皮、山药、白术以疏肝健脾；若心悸甚，惊惕不安者，加生龙骨、生牡蛎、朱砂以重镇安神。

〔预后转归〕

不寐因病情不一，预后亦各异。病程短，病情单纯者，治疗收效较快。病程较长，病情复杂者，治疗难以速效。而且病因不除或治疗不当，易产生情志病变，使病情更加复杂，治疗难度增加。痰热扰心证者，如病情加重有成狂或癫之势。心胆气虚证者，日久不愈亦有成癫之虑。

〔预防调护〕

重视精神调摄，避免过度紧张、兴奋、焦虑、抑郁、惊恐、愤怒等不良情绪刺激，保持心情舒畅，以放松的、顺其自然的心态对待睡眠。生活规律，加强体育锻炼，增强体质，参加适当的体力劳动，以及参加怡情养性的文艺活动。

晚餐不宜过饥、过饱，宜进清淡、易消化的食物。睡前不饮浓茶、咖啡等兴奋性饮料。讲究睡眠卫生，养成良好的睡眠习惯，创造良好的睡眠环境。

〔临证备要〕

1. 注意调整脏腑气血阴阳的平衡　如补益心脾，应佐以少量醒脾运脾药，以防碍脾；交通心肾，用引火归原的肉桂，其量宜轻；益气镇惊，常需健脾，慎用滋阴之剂；疏肝泻火，注意养血柔肝，因“肝体阴而用阳”。补其不足，泻其有余，调其虚实，使气血调和，阴平阳秘。

2. 在辨证论治基础上，根据不寐虚实的不同，加用重镇安神或养血安神之品。重镇安神常用生龙骨、生牡蛎、朱砂、琥珀；养血安神常用酸枣仁、柏子仁、首乌藤、龙眼。

3. 活血化瘀法的应用　顽固难愈的失眠，多与脏腑气血失和有关，伴有心烦，舌质偏暗，或有瘀点者，可从瘀血论治，以血府逐瘀汤为主方。

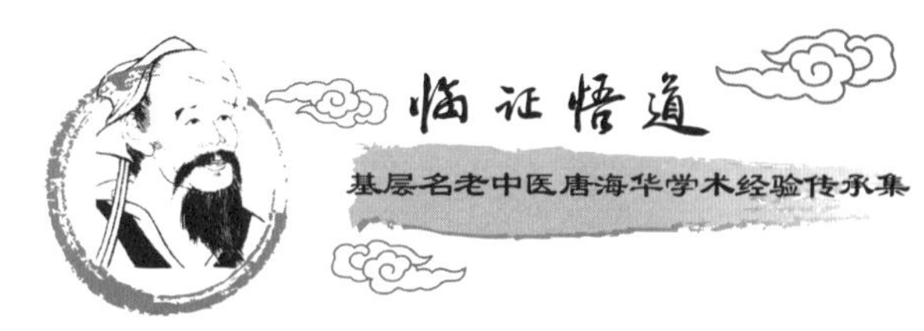

4．心理治疗　在不寐治疗中占有重要的地位。要使患者消除顾虑和紧张情绪，保持精神舒畅。必要时请心理医生进行心理治疗。

附　多寐

多寐是指不分昼夜，时时欲睡，呼之即醒，醒后复睡的病证。西医的发作性嗜睡病、神经官能症、某些精神病，其临床症状与多寐类似者，可参考本节辨证论治。

多寐的病机关键是湿、浊、痰、瘀困滞阳气，心阳不振；或阳虚气弱，心神失荣。病位在心、脾，与肾关系密切。病理性质多属本虚标实。本虚主要为心、脾、肾阳气虚弱，心窍失荣；标实为湿邪、痰浊、瘀血等蒙塞心窍。

1．湿盛困脾证

症状：头蒙如裹，昏昏欲睡，肢体沉重，或伴浮肿，胸脘痞满，舌苔白腻，脉濡。

治法：燥湿，健脾，醒神。

代表方：平胃散加减。

常用药：苍术、厚朴、陈皮燥湿健脾，理气和中；薏苡仁健脾利湿；藿香、佩兰芳香化浊；石菖蒲化浊开窍。

2．瘀血阻滞证

症状：神倦嗜睡，头痛头晕，或有外伤史，病程较长，舌质紫暗，或有瘀斑，脉涩。

治法：活血，通络，开窍。

代表方：通窍活血汤加减。

常用药：当归、川芎、赤芍、桃仁、红花活血化瘀；老葱、麝香通窍。

3．脾气虚弱证

症状：神疲乏力，多卧嗜睡，饭后尤甚，纳少便溏，面色萎黄，舌淡，苔薄白，脉虚弱。

治法：健脾益气。

代表方：六君子汤加减。

常用药：党参、炒白术、茯苓、甘草健脾益气；半夏、陈皮化痰和中。

4．脾肾阳虚证

症状：神疲乏力，多卧嗜睡，健忘，畏寒肢冷，舌淡胖，脉沉细无力。

治法：温补脾肾。

代表方：附子理中汤加减。

常用药:附子、干姜温补脾肾之阳；黄芪、人参、炒白术、甘草大补元气；升麻升阳，以助清气上升。

附　健忘

健忘是指记忆力减退，遇事善忘的一种病证。西医学中神经衰弱、脑动脉硬化等疾病出现健忘者，可参考本病辨证论治。

健忘病位在脑。病机以心、脾、肾虚损，气血阴精不足为主，亦有因气滞血瘀、痰浊上扰而成者。盖心血行，脾化生气血，肾藏精生髓，脑为髓之海，思虑过度，伤及心脾，则阴血损耗，房事不节，损耗肾精，均可导致脑失所养，神明失聪，出现健

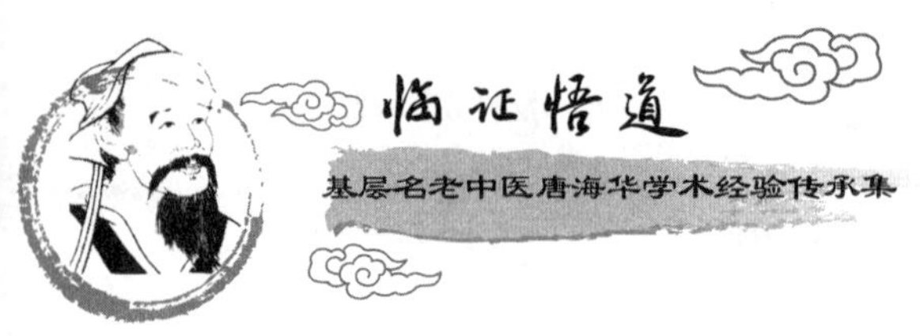

忘。本病以本虚标实、虚多实少、虚实兼杂者多见。

1. 心脾不足证

症状：健忘失眠，心悸神倦，纳呆气短，舌淡，脉细弱。

治法：补益心脾。

代表方：归脾汤加减。

常用药：人参、炒白术、甘草、黄芪、当归健脾益气补血；远志、酸枣仁、茯神、龙眼补益心脾安神；木香行气舒脾。

2. 肾精亏耗证

症状：健忘，腰酸乏力，甚则遗精早泄，头晕耳鸣，或五心烦热，舌红，脉细数。

治法：补肾填精。

代表方：河车大造丸加减。

常用药：紫河车、龟甲、熟地黄、杜仲、牛膝填精补髓；人参益气生津；天冬、麦冬养阴；黄柏清相火；酸枣仁、五味子养心安神；石菖蒲开窍醒脑。

3. 痰浊阻滞证

症状：健忘，头晕，嗜卧，胸脘痞闷，呕恶，痰多，舌苔腻，脉滑。

治法：化痰开窍。

代表方：温胆汤加减。

常用药：半夏、陈皮、茯苓、甘草健脾化痰；枳实、竹茹清心降火化痰；龙齿、珍珠母、磁石镇心安神。

4. 瘀血痹阻证

症状：健忘，言语迟缓，神思迟钝，面唇暗红，舌质紫暗，或有瘀点，脉细涩。

治法：化瘀开窍。

代表方：血府逐瘀汤加减。

常用药：桃仁、红花、当归、生地黄、赤芍、川芎活血养血；柴胡、枳壳、桔梗、牛膝调畅气机，行气活血；甘草调和诸药。

第五节　痴　呆

痴呆是由髓减脑消或痰瘀痹阻脑络，神机失用而导致的一种神志异常疾病，以呆傻愚笨、智能低下、善忘等为主要临床表现。轻者可见神情淡漠，寡言少语，反应迟钝，善忘；重则表现为终日不语，或闭门独居，或口中喃喃，言辞颠倒，行为失常，忽笑忽哭，或不欲食，数日不知饥饿等。

中医古籍中有关痴呆的专论较少，与本病有关的症状、病因病机、治疗预后等认识散在于历代医籍中。《内经》中有类似痴呆症状的描述，如《灵枢·天年》曰："六十岁，心气始衰，苦忧悲，血气懈惰，故好卧……八十岁，肺气衰，魄离，故言善误。"唐·孙思邈在《华佗神医秘传》中首倡"痴呆"病名。明·张介宾《景岳全书·杂证谟》有"癫狂痴呆"，指出该病由郁结、不遂、思虑、惊恐等多种病因渐积而成，临床表现变化多端，并指出病机为"逆气在心或肝胆二经，气有不清而然"，

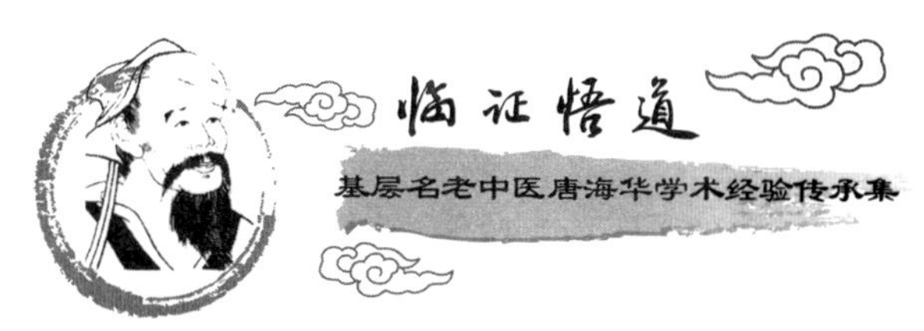

至于其预后则有“有可愈者，有不可愈者，亦在乎胃气元气之强弱”之说，至今仍对临床有指导意义。清·陈士铎《辨证录》立有“呆病门”，对呆病症状描述甚详，认为其主要病机在于肝郁乘脾，痰积胸中，盘踞心窍，使神明不清而发病，治疗应以开郁逐痰、健胃通气为主要方法，立有洗心汤、转呆丹、还神至圣汤等方，对临床有一定参考价值。清·王清任《医林改错·脑髓说》曰：“小儿无记性者，脑髓未满；高年无记性者，脑髓渐空。”说明年老肝肾亏损、脑髓失充是本病的主要原因。清·叶天士《临证指南医案·中风》“(中风)初起神呆遗溺，老人厥中显然”以及清·沈金鳌《杂病源流犀烛·中风源流》“中风后善忘”等，是中医学较早关于血管性痴呆的记载。

西医学阿尔茨海默病、血管性痴呆、混合性痴呆以及脑叶萎缩症、正压性脑积水、脑淀粉样血管病、代谢性脑病、中毒性脑病等疾病均可参考本节内容辨证治疗。

〔病因病机〕

本病的形成以内因为主，多由于年迈体虚、七情内伤、久病耗损等原因导致气血不足，肾精亏耗，脑髓失养，或气滞、痰浊、血瘀痹阻于脑络而成。

一、病因

1. 年老肾虚　脑为髓海，元神之府，神机之用。肾主骨生髓而通于脑，年老肾衰，肾精日亏，不能生髓，髓海空虚，髓减脑消，则神机失用而成痴呆。此外，年高气血运行迟缓，血脉瘀滞，脑络瘀阻，亦可使神机失用而发生痴呆。

2. 情志所伤　郁怒伤肝，可致肝气郁结，肝气乘脾，脾失健运，则聚湿生痰，蒙闭清窍，使神明被扰，神机失用而形成痴呆；肝郁日久化火，上扰神明，则性情烦乱，哭笑无常而成痴呆。思虑伤脾，脾虚气血生化无源，气血不足，脑失所养，神明失用；或脾虚失运，痰湿内生，清窍受蒙而致痴呆。或惊恐伤肾，肾虚精亏，髓海失充，脑失所养，皆可导致神机失用，神情失常，发为痴呆。

3. 久病耗损　患中风、眩晕等病日久，或失治误治，一则耗伤正气，肝肾亏损，气血亏虚，致脑髓失养或脑窍不荣；二则久病入络，血行不畅致脑脉痹阻，清窍失养，神机失用，而发为痴呆。

二、病机

本病基本病机为髓减脑消，神机失用。髓减脑消可由肾精不足或气血亏虚致髓海失充，脑失所养所致，亦可由痰瘀实邪痹阻脑络，清窍失养所致。

本病病位在脑，与心、肝、脾、肾功能失调相关，尤其与肾虚关系密切。病理性质属本虚标实。本虚为肾精不足、气血亏虚。肾精不足则髓海空虚，气血亏虚则脑脉失养。标实为痰浊、瘀血痹阻脑络。痰瘀之邪蕴久易化火上扰清窍，或心肝火旺上犯清窍而致病情加重。总之，本病病机不外虚、痰、瘀、火四端。虚，指肾精、气血亏虚，髓海失充；痰，指痰浊蕴结，蒙蔽清窍；瘀，指瘀血内阻，脑脉不通；火，指心肝火旺或痰郁化火，上扰神明。

本病在病机上常发生转化。一是痰、瘀、火等实邪之间相互影响、相互转化，如痰浊、瘀血相兼致痰瘀互结，使病情缠绵难愈。二是肝郁、痰浊、血瘀可以化热，而形成肝火、痰热、瘀热，上扰清窍。若进一步发展，火邪可耗伤肝肾之阴，致水不涵木，阴不制阳，肝阳上亢，阳亢风动，上扰清窍，而使痴呆加重。三是虚实之间可

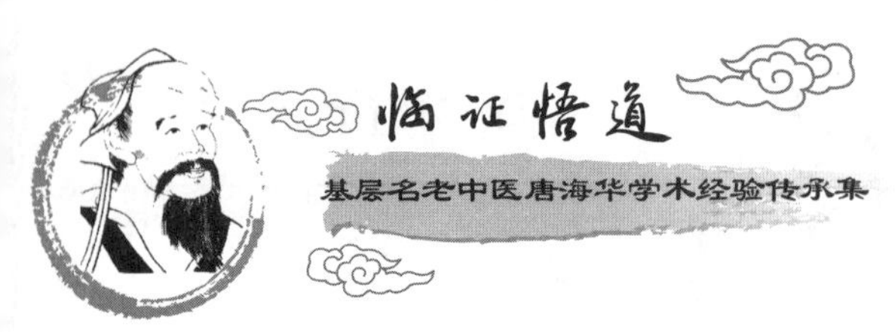

相互转化。实证的痰浊、瘀血日久，若损及心脾，则气血不足，或耗伤心阴，神明失养，或伤及肝肾，则阴精不足，脑髓失养，可转化为痴呆的虚证。而虚证病久，气血亏乏，脏腑功能受累，气血运行失畅，或积湿为痰，或留滞为瘀，又可因虚致实，虚实兼夹而成难治之证。

〔诊查要点〕

一、诊断依据

1. 以记忆力减弱为主，表现为记忆近事及远事能力减弱，判定认知人物、物品、时间、地点能力减退，计算力和识别空间位置结构的能力减弱，理解别人语言及有条理回答问题的能力障碍等。伴性情孤僻，表情淡漠，语言重复，自私狭隘，顽固固执，或无理由地欣快，易于激动或暴怒，道德伦理缺乏，不知羞耻等。

2. 起病隐匿，发展缓慢，渐进加重，病程一般较长。

3. 患者多为老年，常有中风、头晕、脑外伤等病史。

二、病证鉴别

1. 痴呆与郁病　痴呆的神志异常需与郁病相鉴别。郁病主要因情志不舒、气机郁滞而导致，多在精神因素的刺激下呈间歇性发作，不发作时可如常人，无智能、人格方面的变化，多发于青中年女性，也可见于老年人，尤其中风过后常易并发郁病。而痴呆多见于老年人，以呆傻愚笨为主要特征，且病程迁延，其心神失常症状不能自行缓解，伴有明显的智能、人格方面的变化。

2. 痴呆与癫证　癫证属于精神失常性疾患，以沉默寡言、情感淡漠、语无伦次、静而多喜为特征，成年人多见。而痴呆则属智能活动性障碍，是以神情呆滞、愚笨迟钝为主要临床表现的神志异常疾病，以老年人多见。另一方面，痴呆的部分症状可自制，治疗后有不同程度的恢复。但须指出：重症痴呆患者与癫证在临床症状上有许多相似之处，临床难以区分。

3. 痴呆与健忘　健忘是以记忆力减退、遇事善忘为主症的一种病证。而痴呆则以呆傻愚笨、智能低下、善忘等为主要临床表现。二者均有记忆力下降(善忘)表现，但痴呆不知前事或问事不知等表现，与健忘之“善忘前事”有根本区别。痴呆根本不晓前事，而健忘则晓其事却易忘，且健忘不伴有智能减退、神情呆钝。健忘可以是痴呆的早期临床表现，日久可转化为痴呆。

〔辨证论治〕

一、辨证要点

1. 辨虚实　本病乃本虚标实之证，因而辨证时需辨明标本虚实。本虚者，应辨明精、气、血之别；标实者，应辨明痰、瘀、火之异。本虚主要以神气不足，面色失荣，形体消瘦，言行迟弱为特征，标实常有因邪蒙神窍而引起的情志、性格方面或亢奋或抑制的明显改变，以及痰浊、瘀血、风火等诸实邪引起的相应证候。临床上本病以虚实夹杂者多见，或以正虚为主，兼有实邪，或以邪实为主，兼有正虚，此时尚应分清虚实，辨明主次。

2. 辨脏腑　本病病位在脑，但与肾、心、肝、脾相关。若年老体衰、头晕目眩、记忆认知能力减退、神情呆滞、齿枯发焦、腰膝酸软、步履艰难，为病在脑与肾；若兼见双目无神、筋惕肉瞤、毛甲无华，为病在脑与肝肾；若兼见食少纳呆、气短懒言、口涎外溢、四肢不温、五更泻泄，为病在脑与脾肾；若兼见失眠多梦、五心烦热，为病在脑与心肾。

二、治疗原则

痴呆的治疗原则是补虚泻实。补虚常用补肾填髓、补益气血等以治其本，泻实常用开郁逐痰、活血通窍、平肝泻火以治其标。补虚时常酌加血肉有情之品如鹿角胶、龟甲胶、阿胶等以增强滋补功效。在扶正补虚、填补肾精的同时，应注意培补后天脾胃，以冀脑髓得充，化源得滋。而补虚切忌滋腻太过，以免损伤脾胃，酿生痰浊。此外，在药物治疗的同时，移情易性、智力训练与功能锻炼亦有助于康复。

三、证治分类

1. 髓海不足证

症状：智能减退，计算力、记忆力、定向力、判断力明显减退，神情呆钝，词不达意，头晕耳鸣，懈惰思卧，齿枯发焦，腰酸骨软，步履艰难，舌瘦色淡，苔薄白，脉沉细弱。

证机概要：肾精亏虚，髓海失养，神机失用。

治法：补肾填精，益髓养神。

代表方：七福饮加减。本方益气养血、滋阴补肾，兼有化痰宣窍之功，适用于痴呆证属肾精亏虚、髓海不足者。

常用药：熟地黄滋阴补肾；鹿角胶、龟甲胶、阿胶、紫河车等血肉有情之品以补髓填精；当归养血补肝；人参、白术、甘草益气健脾；石菖蒲化痰宣窍；远志安神益智。若兼心烦溲赤，舌红少苔，脉细而弦数，乃肾精不足，水不制火而心火亢盛，可用知柏地黄丸加丹参、莲子心等清泻心火。如舌质红、苔黄腻者，是痰热内蕴，可加用清心滚痰丸，俟痰热化净，再投滋补之品。

本型以虚为主，但不可峻补，一般多以本方为主加减配制蜜丸或膏剂以图缓治，也可用参茸地黄丸或河车大造丸补肾益精。

2. 脾肾两虚证

症状：表情呆滞，沉默寡言，记忆减退，失认失算，口齿含糊，词不达意，伴腰膝酸软，肌肉萎缩，食少纳呆，气短懒言，口涎外溢，或四肢不温，腹痛喜按，鸡鸣泄泻，舌质淡白，舌体胖大，苔白，或舌红、苔少或无苔，脉沉细弱。

证机概要：气血亏虚，肾精不足，髓海失养。

治法：补肾健脾，益气生精。

代表方：还少丹加减。本方既能益气健脾，又能补肾益精，适用于痴呆证属脾肾两虚、气血不足、肾精亏虚者。

常用药：熟地黄、枸杞子、山茱萸滋阴补肾；肉苁蓉、巴戟天、小茴香助命火、补肾气；杜仲、牛膝补益肝肾；人参、白术、茯苓、山药益气健脾；石菖蒲开窍；远志安神益智。

如见气短乏力较著，甚至肌肉萎缩，可配伍紫河车、阿胶、续断、杜仲、鸡血藤、何首乌、黄芪等，或合归脾汤加减以益气养血。若脾肾两虚，偏于阳虚者，出现四肢不温，形寒肢冷，五更泄泻等症，方用金匮肾气丸温补肾阳，再加紫河车、鹿角

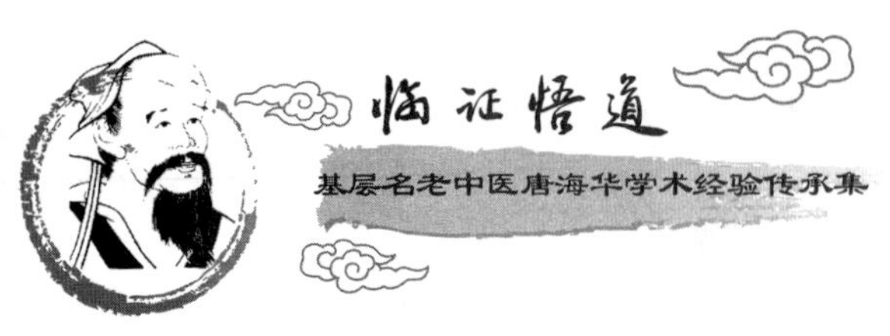

胶、龟甲胶等血肉有情之品，填精补髓。若伴有腰膝酸软，颧红盗汗，耳鸣如蝉，舌瘦质红，少苔，脉弦细数者，是为肝肾阴虚，可用知柏地黄丸合转呆定智汤加减。

3. 痰浊蒙窍证

症状：表情呆钝，智力衰退，或哭笑无常，喃喃自语，或终日无语，呆若木鸡，伴不思饮食，脘腹胀痛，痞满不适，口多涎沫，头重如裹，舌质淡、苔白腻，脉滑。

证机概要：痰浊上蒙，清窍被阻，神机失用。

治法：健脾化浊，豁痰开窍。

代表方：洗心汤加减。本方健脾化痰、泄浊宣窍，适用于痰浊蒙窍之痴呆。

常用药：人参、白术、甘草健脾益气；半夏、陈皮、枳实、竹茹、生姜理气化痰泄浊；石菖蒲、郁金、远志化痰开窍；茯神、酸枣仁宁心安神；神曲、麦芽消食和胃。

脾虚明显者，可加党参、黄芪、山药、砂仁等；若头重如裹，哭笑无常，喃喃自语，口多涎沫者，痰浊壅塞较著，重用陈皮、半夏，配伍胆南星、佩兰、豆蔻、全瓜蒌等豁痰理气之品。若痰浊郁久化火，蒙蔽清窍，扰动心神，症见心烦躁动，言语颠倒，哭笑不休，甚至反喜污秽等，宜用涤痰汤化痰开窍，并加黄芩、黄连、竹沥以增强清化热痰之功。

4. 瘀血内阻证

症状：表情迟钝，言语不利，善忘，易惊恐，或思维异常，行为古怪，伴肌肤甲错，口干不欲饮，面色晦暗，舌质暗或有瘀点瘀斑，脉细涩。

证机概要：瘀血内结，脑脉痹阻，神机失用。

治法：活血化瘀，开窍健脑。

代表方：通窍活血汤加减。本方活血通络、开窍宣痹，适用于瘀血痹阻脑脉所致痴呆。

常用药：石菖蒲、郁金芳香开窍；桃仁、红花、赤芍、川芎、丹参活血化瘀；地龙、水蛭通络逐瘀；老葱、生姜通阳宣窍；珍珠母、柏子仁安神定惊；白芍、大枣敛阴，以防辛散太过。

如久病气血不足，加党参、黄芪、熟地黄、当归以补益气血；瘀血日久，瘀血不去，新血不生，血虚明显者，可加当归、鸡血藤、三七、何首乌以养血活血；瘀血日久，郁而化热，症见头痛，呕恶，口干苦，舌红苔黄等，加牡丹皮、生地黄、夏枯草、栀子等清热凉血，清泻肝火。

5. 心肝火旺证

症状：急躁易怒，善忘，言行颠倒，伴眩晕头痛，面红目赤，心烦失眠，口干咽燥，口臭生疮，尿黄便秘，舌红苔黄，脉弦数。

证机概要：心肝火旺，上扰清窍，神机失用。

治法：清热泻火，安神定志。

代表方：黄连解毒汤加减。本方清泻心肝之火，兼以开窍醒神、安神定志，用于心肝火盛之痴呆伴头痛眩晕、面红目赤、烦躁易怒者。

常用药：黄连清泻心火；黄芩、栀子清泻肝火；生地黄、麦冬、五味子滋阴安神；柴胡、薄荷疏肝解郁；石菖蒲、远志、合欢皮养心安神。

大便秘结者，加大黄、火麻仁以通下便结；眩晕头痛甚者，加天麻、钩藤、石决明平肝息风；失眠多梦者，加酸枣仁、柏子仁、首乌藤以加强养心安神之功。若心火偏旺者可用牛黄清心丸。

〔预后转归〕

痴呆的病程多较长。实证患者，早期有效治疗，待实邪去，部分患者可获愈。虚证患者，若长期积极接受治疗，部分症状可有明显改善，但不易根治。虚中夹实者，往往病情缠绵，疗效欠佳。合并中风、眩晕等病证的老年患者病情进展较快，预后欠佳。治不及时或治不得法的患者，日久易向重症痴呆发展，完全丧失生活自理能力，预后差。

〔预防调护〕

精神调摄、智能训练、调节饮食起居既是预防措施，又是治疗的重要环节。饮食宜清淡，少食肥甘厚味，戒烟酒，多食具有补肾益精作用的食品。

应积极查明痴呆的病因，及时治疗。医护人员应帮助患者正确认识和对待疾病，解除思想顾虑。对轻症患者应耐心细致地进行智能训练，使之逐渐掌握一定的生活及工作技能，多参加社会活动，适当体育锻炼。对重症患者则应注意生活照顾，防止患者自伤或伤人，或长期卧床引发褥疮、感染等并发症。

〔临证备要〕

1. 痴呆首重补肾　《灵枢·经脉》曰：“人始生，先成精，精成而脑髓生。”肾藏精，精充髓，髓荣脑，“脑为髓之海”。《医学心悟》曰：“肾主智，肾虚则智不足。”年老肾衰，肾虚不能化精，髓海失充，造成髓少不能养脑，脑失滋养枯萎，萎则神机不用而发为痴呆。故肾虚是痴呆病的核心病机，治疗首应补肾。临证时根据肾阴阳之偏衰选择补肾药。补肾温阳药常用仙茅、淫羊藿、巴戟天、补骨脂、骨碎补、续断、狗脊、益智、鹿茸、冬虫夏草等；滋肾填精药常用熟地黄、山茱萸、枸杞子、沙苑子、菟丝子、女贞子、黄精、鹿角胶、龟甲、五味子等。但临床上不可因肾虚病机或见肾虚之候而猛投妄投补肾之品，应注意缓补而非峻补，或补中寓通，补而不腻，以免滋生痰浊。

2. 痴呆应重化痰活血　痴呆病程长且病情缠绵难解，难以治愈，“怪病多痰，久病多瘀”，痰瘀在本病的发病机制中具有重要的作用。痰瘀既是病理产物，又是导致痴呆发生的致病因素，为病之标。痰瘀证贯穿本病始终，痰瘀不除，本病难愈。正如清·唐容川《血证论》曰：“瘀血踞住……故以祛瘀为治血要法。”陈士铎更明确指出：“治呆无奇法，治痰即治呆。”并提出“开郁逐痰法”，对指导临床有重要价值。因而化痰活血是临床治疗本病的常用方法，如古方治疗此类疾病之癫狂梦醒汤(《医林改错》)中，既有活血化瘀药，又有化痰药。临床化痰药常用浙贝母、胆南星、天竺黄、陈皮、茯苓、半夏、竹沥等，活血通络药常用赤芍、丹参、红花、大黄、桃仁、川芎、三七、葛根、土鳖虫、地龙等。临床实践中常根据标本虚实轻重将化痰活血法与补虚法联合应用。

3. 注重开窍醒神法及“风药”应用　由于痴呆病多有痰阻血瘀之病机，甚至痰浊瘀血夹风火上蒙清窍而致神机失灵，故临床常以芳香之品开窍醒神，以增强临床疗效，常用冰片、石菖蒲、远志、郁金、麝香等药。另外，临床多有用“风药”治疗本病的经验，一则脑居巅顶，为诸阳之会，唯风药辛宣，方可疏通经脉、升发清阳之气贯注于脑，以壮髓海；二则阳升气旺，有助于化痰逐瘀。常用“风药”有羌活、防风、藁本、白芷、苍耳子、柴胡、升麻、蝉蜕等。

第六节　癫　狂

癫与狂都是精神失常的疾患。癫证以精神抑郁，表情淡漠，沉默痴呆，语无伦次，静而少动，或静而多喜为特征，多由痰气郁结，蒙蔽心窍所致。狂证以精神亢奋，狂躁刚暴，喧扰不宁，毁物打骂，动而多怒为特征，多由痰火壅盛，迷乱心窍所致。但两者在临床上不能截然分开，又能相互转化，故常癫狂并称。本病多见于青壮年。

癫狂病名出自《内经》，《灵枢·癫狂》曰：“癫疾始生，先不乐，头重痛，视举，目赤，甚作极，已而烦心。”“狂始发，少卧，不饥，自高贤也，自辨智也，自尊贵也，善骂詈，日夜不休。”对其病因病机，《素问·至真要大论》曰：“诸躁狂越，皆属于火。”《素问·脉解》曰：“阳尽在上，而阴气从下，下虚上实，故狂颠疾也。”说明火邪扰心和阴阳失调可以发病。《灵枢·癫狂》指出情志因素有“得之忧饥”“得之大恐”“得之有所大喜”。对于本病的治疗，《内经》首先提出“服以生铁落为饮”。至《难经》则详述了癫与狂的不同临床表现，如《难经·五十九难》曰：“狂疾之始发，少卧而不饥，自高贤也，自辨智也，自倨贵也，妄笑好歌乐，妄行不休是也。癫疾始发，意不乐，僵仆直视，其脉三部阴阳俱盛是也。”金元时期，癫狂的病因学又有了较大发展，如金·刘完素《素问玄机原病式·六气主病》曰：“多喜为癫，多怒为狂。然喜为心志，故心热甚则多喜而癫也；怒为肝志，火实制金，不能平木，故肝实则多怒而为狂也。况五志所发皆为热，故狂者五志间发，但怒多尔。”指出五志可以化火，尤以心肝为甚。元·朱丹溪《丹溪心法·癫狂》曰：“癫属阴，狂属阳……大率多因痰结于心胸间。”提出癫狂发病与“痰”有关，有“痰迷心窍”之说。至金元时期，总结了本病的治疗经验，如治癫用养心血、镇心神、开痰结之法，治狂用大吐下之法。明清时期，多数医家主张治癫宜解郁化痰、宁心安神为主，治狂则先夺其食，或降其火，或下其痰，药用重剂，不可畏首畏尾。清·王清任《医林改错》曰：“癫狂一症……乃气血凝滞，脑气与脏腑气不接。”癫狂日久不愈，痰浊留恋，气病及血，气滞血瘀，凝滞脑气，创癫狂梦醒汤治疗癫狂病。

从临床表现来看，精神分裂症、躁狂症、抑郁性精神病以及部分神经官能症多属本病，可参照本节内容辨证治疗。

〔病因病机〕

癫狂的发生与七情内伤、饮食失节、禀赋不足相关，损及心、肝、脾、肾，导致脏腑功能失调和阴阳失于平秘，进而产生气滞、痰结、火郁、血瘀等，蒙蔽心窍或心神被扰，神明失养，而引起神志异常。

一、病因

1. 情志所伤　多因恼怒郁愤，肝郁不解，气郁痰结，或血行凝滞，气血不能上荣脑髓，神机失用；或肝郁化火，火窜逆乱，心神被扰；或情志过激，勃然大怒，引动肝胆木火，冲心犯脑，神明失其主宰；或猝受惊恐，触动心火，上扰清窍，神明无由自主，神志逆乱，发为本病。

2. 饮食不节　过食肥甘膏粱肥厚之品，酿成痰浊，复因心火暴涨，痰随火升，蒙蔽心窍；或贪杯好饮，素有内湿，郁而化热，充斥胃肠，腑热上冲，扰动元神而发病。

3. 禀赋不足　因禀赋异常，或胎儿在母腹中有所大惊，胎气被扰，升降失调，阴阳失平，致使脑神虚损，生后一有所触，则气机逆乱而发为本病。本病有一定的家族性，故患者的家族中往往有类似病史。

二、病机

癫狂病机总由脏腑功能失调或阴阳失于平衡，产生气滞、痰结、火郁、血瘀。本病的病理因素主要是气、痰、火、瘀，而以气郁为先，继而化火或生痰，日久致瘀，终致心窍蒙蔽或神明被扰，引发神志异常之癫狂。病位在脑，涉及肝、心、胆、脾，久而伤肾。

癫狂多属虚实夹杂证，病理性质为本虚标实。癫证痰气郁结日久，心脾耗伤，气血不足；狂证多痰火壅盛，火盛阴伤，阴液耗损；或炼液成痰，日久痰瘀互结，可出现由实转虚而为虚实夹杂证候。分而言之，癫证病理以痰气为主，多属虚证，病变脏器主要在心、肝、脾；因气血不足，痰气郁结，神志被蒙，因而出现沉默痴呆、语无伦次等抑郁症状。狂证以痰火为主，多属实证，病变脏器涉及心、肝、胆；因痰火内扰，心神不安，因而出现神志逆乱、狂躁不宁等兴奋症状。故清·叶天士《临证指南医案·癫狂》认为，癫系“气郁则痰迷，神志为之混淆”，狂系“火炽则痰涌，心窍为之闭塞”。癫与狂在临床上不能截然分开，在病理上亦有密切联系。如癫证痰气郁而化火，可转化为狂证；狂证日久，郁火宣泄，或痰热伤阴而致气阴两伤，又往往转为癫证。

〔诊查要点〕

一、诊断依据

1. 以神情抑郁、表情淡漠、沉默痴呆、语无伦次，或喃喃自语、静而少动或精神亢奋、狂躁刚暴、喧扰不宁、毁物打骂、动而多怒为主要症状。

2. 多因精神刺激而发病，平素性格内向，或患有郁病、失眠，或近期情绪不稳多变等。

3. 有癫狂家族史或脑外伤史。

4. 排除药物、中毒、热病原因所致。

二、病证鉴别

1. 癫狂与谵语、郑声　谵语是因阳明实热或温邪入于营血，热邪扰乱神明而出现神志不清、胡言乱语的重症。郑声是指疾病晚期心气内损，精神散乱而出现神识不清、不能自主、语声低怯、断续重复而语不成句的垂危征象。与癫狂之喃喃自语、出言无序或躁妄骂詈自有不同。

2. 癫证与郁证　两者均与五志过极、七情内伤有关，临床表现有相似之处。然郁证以心情抑郁，情绪不宁，胸胁胀闷，急躁易怒，心悸失眠，喉中如有异物等自我

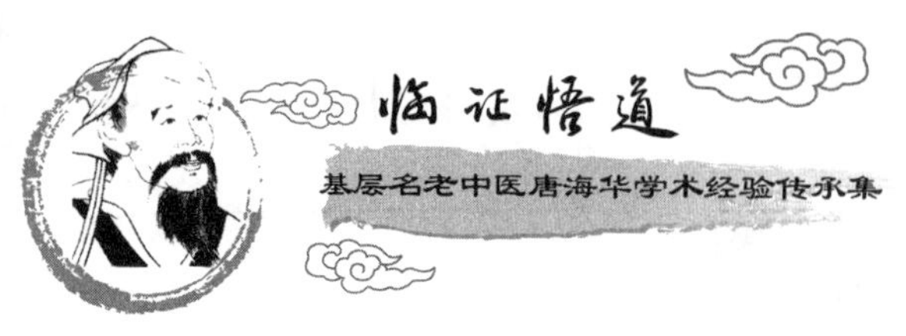

感觉异常为主，或悲伤欲哭，数欠伸，像如神灵所作，神志清楚，有自制能力，不会自伤或伤及他人。癫证亦见喜怒无常，多语或不语等症，但一般已失去自我控制能力，神明逆乱，神志不清。

〔辨证论治〕

一、辨证要点

1. 辨病情之轻重　癫证初发时精神抑郁，表情淡漠，寡言呆滞，喜怒无常，喃喃自语，语无伦次，舌苔白腻，此为痰结不深，病情尚轻。若病情迁延日久，正气渐耗，则见呆若木鸡，目瞪如愚，灵机混乱，舌苔白厚而腻，此为痰结日深。久则愈发愈频，正气愈衰，痰浊日重，两者互为因果，病深难复。

2. 辨病性虚实　狂证初起是以狂暴无知、情感高涨为主要表现，概由痰火实邪扰乱神明而成，病性属实。病久则火灼阴液渐成阴虚火旺之证，可见情绪焦躁、多言不眠、形瘦面赤、舌红少苔等征象，病性属虚。一般而言，亢奋症状突出，舌苔黄腻，脉弦滑数者，以痰火实邪为主，而焦虑、不眠、精神疲惫、舌红少苔或无苔、脉细数者，以正虚为主。

3. 辨癫证与狂证　癫证以精神抑郁、表情淡漠、沉默痴呆、语无伦次，或喃喃自语、静而少动为主要症状。狂证以精神亢奋、狂躁刚暴、喧扰不宁、毁物打骂、动而多怒为主要症状。

二、治疗原则

癫证与狂证治疗总以调整阴阳为原则，以平为期。本病初期多以实邪为主，治当理气解郁，泻火豁痰，化瘀通窍；后期以正虚为主，治当补益心脾，滋阴养血，调整阴阳。

三、证治分类

(一)癫证

1. 痰气郁结证

症状：精神抑郁，表情淡漠，沉默痴呆，时时太息，语无伦次，或喃喃独语，多疑多虑，喜怒无常，不思饮食，舌苔白腻，脉弦滑。

证机概要：肝气郁结，脾失健运，气郁痰结，蒙蔽神窍。

治法：疏肝解郁，化痰醒神。

代表方：逍遥散合涤痰汤加减。逍遥散疏肝解郁，涤痰汤化痰开窍，用于痰气郁结之癫证。

常用药：柴胡、白芍、当归疏肝养血柔肝；茯苓、白术健脾益气；枳实、香附、木香理气解郁；半夏、陈皮、竹茹、胆南星理气化痰；菖蒲、郁金解郁醒神。

痰浊甚者，可加用控涎丹，临卧姜汤送下。控涎丹虽无芫花逐水，但有甘遂、大戟之峻攻，白芥子能祛皮里膜外之痰，故搜剔痰结伏饮，功效甚佳，尤其制成丸剂，小量，祛痰而不伤正。若痰浊壅盛，胸膈憋闷，口多痰涎，脉滑大有力，形体壮实者，可暂用三圣散取吐，劫夺痰涎，盖药性猛悍，自当慎用。倘吐后形神俱乏，宜以饮食调养。如神思迷惘，表情呆钝，言语错乱，目瞪不瞬，舌苔白腻，为痰迷心窍，治宜理气豁痰，宣窍散结，用苏合香丸芳香开窍。如不寐易惊，烦躁不安，舌红苔

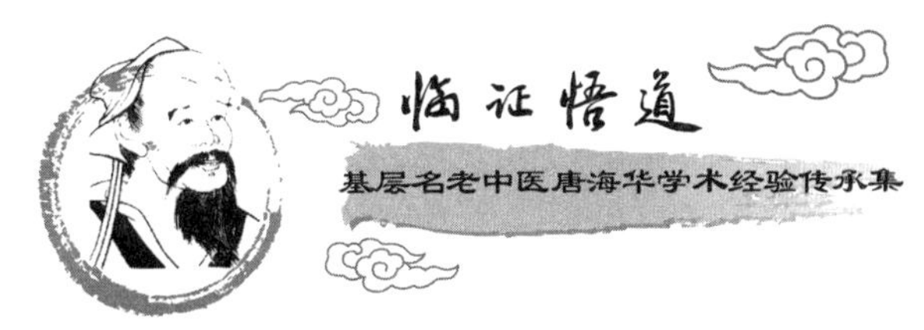

黄，脉滑数者，为痰郁化热，痰热互结，干扰心神所致，宜清热化痰，可加入黄连、黄芩、栀子；若病程日久，舌质紫暗或有瘀点、瘀斑，脉弦涩，为兼瘀血之象，加丹参、郁金、红花、川芎等；若神昏志乱，动手毁物，为火盛欲狂之征象，当从狂证论治。

2. 心脾两虚证

症状：神思恍惚，魂梦颠倒，心悸易惊，善悲欲哭，肢体困乏，言语无序，面色苍白，舌淡，苔薄白，脉细弱无力。

证机概要：脾失健运，生化乏源，心神失养。

治法：健脾养心，解郁安神。

代表方：养心汤合越鞠丸加减。前方健脾养心安神，用于气血不足之惊惕不宁等；后方行气解郁，调畅气机，用于胸膈痞闷、饮食不消等六郁之证。

常用药：人参、黄芪、甘草补脾益气；香附、神曲、苍术、茯苓醒脾化湿；当归、川芎养心血；茯苓、远志、柏子仁、酸枣仁、五味子宁心神。

兼见畏寒蜷缩，卧姿如弓，小便清长，下利清谷者，属肾阳不足，应加入温补肾阳之品，如补骨脂、巴戟天、肉苁蓉等；兼心气耗伤，营血内亏，悲伤欲哭者，仿甘麦大枣汤意加淮小麦、大枣清心润燥安神。

(二)狂证

1. 痰火扰神证

症状：起病常先有性情急躁，头痛失眠，两目怒视，面红目赤，突然狂暴无知，逾垣上屋，骂詈叫号，不避亲疏，或毁物伤人，或哭笑无常，登高而歌，弃衣而走，不食不眠，舌质红绛，苔多黄腻，脉弦滑数。

证机概要：五志化火，炼液为痰，上扰清窍，扰乱心神。

治法：镇心涤痰，清肝泻火。

代表方：生铁落饮加减。本方镇心豁痰，安神定志，用于痰火上扰而致的癫狂证。

常用药：生铁落、钩藤平肝重镇，降逆泻火；胆南星、贝母、橘红祛痰化浊；菖蒲、远志、茯神、朱砂宣窍宁心安神；天冬、麦冬、玄参养阴清热。

痰火壅盛而舌苔黄腻垢者，可加礞石、黄芩、大黄逐痰泻火，再用安宫牛黄丸清心开窍；脉弦实，肝胆火盛者，可用当归龙荟丸清肝泻火。

2. 火盛伤阴证

症状：狂证日久，病势较缓，时作时止，精神疲惫，情绪焦虑，烦躁不眠，形瘦面红，五心烦热，舌质红，少苔或无苔，脉细数。

证机概要：久病阴伤，气阴两伤，虚火旺盛，扰乱心神。

治法：滋阴降火，安神定志。

代表方：二阴煎合琥珀养心丹加减。前方重在滋阴降火、安神宁心，适用于心中烦躁、惊悸不寐等阴虚火旺之证；后方偏于滋养肾阴、镇惊安神，适用于悸惕不安、反应迟钝等心肾不足之证。

常用药：黄连、黄芩清心泻火，生地黄、麦冬、玄参、阿胶、生白芍滋阴养血，共奏泻南补北之用；人参、茯神、酸枣仁、柏子仁、远志、石菖蒲交通心肾，安神定志；生龙齿、琥珀、朱砂镇心安神。

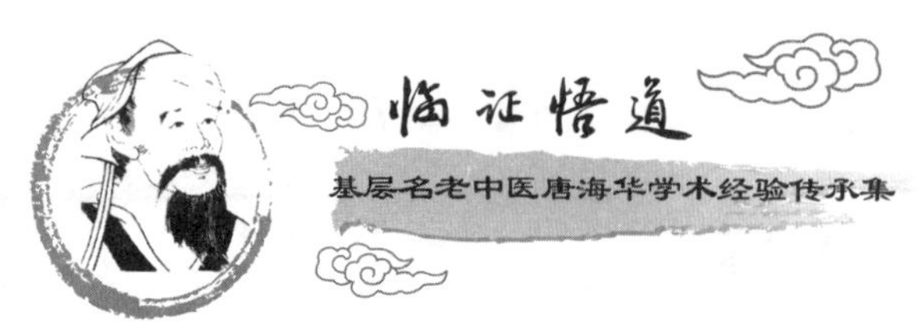

痰火未平，舌苔黄腻，舌质红，加胆南星、天竺黄；心火亢盛者，加朱砂安神丸；睡不安稳者，加孔圣枕中丹。

3. 痰热瘀结证

症状：癫狂日久不愈，面色晦滞而秽，情绪躁扰不安，多言无序，恼怒不休，甚至登高而歌，弃衣而走，妄见妄闻，妄思离奇，头痛，心悸而烦，舌质紫暗或有瘀斑，苔少或薄黄而干，脉弦细或细涩。

证机概要：气郁痰结，血气凝滞，瘀热互结，神窍被扰。

治法：豁痰化瘀，调畅气血。

代表方：癫狂梦醒汤加减。本方重在调畅气血、豁痰化瘀，适用于气血郁滞、痰热瘀结之证。

常用药：半夏、胆南星、陈皮理气豁痰；柴胡、香附、青皮疏肝理气；桃仁、赤芍、丹参活血化瘀。

蕴热者，加黄连、黄芩以清之；有蓄血内结者，加服大黄䗪虫丸，以祛瘀生新，攻逐蓄血；不饥不食者，加白金丸，以化顽痰，祛恶血。

〔预后转归〕

本病的预后及转归，关键在于早期诊断，及时治疗，重视精神呵护，避免精神刺激。若失治、误治，或多次复发，则病情往往加重，形神俱坏，难以逆转。

狂证骤起，急投泻火逐痰之法，病情多可迅速缓解。如治不得法或不及时，致使真阴耗伤，则转为阴虚火旺。若病久迁延不愈，可转化为癫病，甚则气机逆乱，气血阴阳俱衰，预后不良。

〔预防调护〕

癫狂之病多由内伤七情而引起，故注意精神调摄最为关键。应正确对待患者的病态表现，不应讥笑和讽刺患者，鼓励患者参加社会交往，保持愉悦的心情。严密观察和看护患者。对重症患者的打人、骂人、自伤、毁物等行为，及早采取防护措施，防止意外。

〔临证备要〕

1. 注意癫狂先兆症状的发现　癫狂患者者在发病前，往往有精神异常的先兆出现，如本患者者平素性格内向，心情抑郁，若遇有意志不遂或猝受惊恐而出现神情淡漠，沉默不语，或喜怒无常，坐立不安，睡眠障碍，夜梦多，饮食变化等症状者，均应考虑癫狂病的可能，应及时就诊，力争早诊断，早治疗。

2. 掌握吐下逐痰法的应用　癫狂的基本病理因素为痰，或痰凝气滞，或痰郁化火。故初病体实，饮食不衰者，可予吐下劫夺，荡涤痰浊，如大黄、礞石、芒硝、芫花之类。若痰浊壅盛，胸膈憋闷，口多痰涎，脉滑大有力，形体壮实者，可先用三圣散取吐，劫夺痰涎，倘吐后形神俱乏，宜及时饮食调养。必要时可用验方龙虎丸(牛黄、巴豆霜、朱砂、白矾、米粉)，使痰涎吐下而出，临床有经吐下而神清志定者。此法现虽罕用，但不可不知。

3. 注意活血化瘀法在癫狂病中的应用　癫狂日久，气滞痰凝，影响血行，形成痰瘀胶结，痰为瘀之基，瘀亦能变生痰浊，痰夹瘀血，形成宿疾，潜伏脏腑经络之中，每因触动而发，遂成灵机逆乱，神志失常。为此学者将癫狂责之痰浊血瘀为主而加以辨证论治，选用活血化瘀法治疗，常用破血下瘀的桃仁承气汤，理气活血的血府逐瘀汤、癫狂梦醒汤、通窍活血汤等。

4. 注意开窍法的应用　本病总由痰闭心窍，蒙蔽神志所致，故开窍法的应用十分重要。癫属痰气为主，可予温开，药用苏合香丸；狂属痰火上扰，可予凉开，药用安宫牛黄丸、至宝丹等。

第七节　痫　病

痫病是由先天或后天因素使脏腑功能失调、气机逆乱、元神失控所导致的一种发作性神志异常性疾病，以突然意识丧失，甚则仆倒，不省人事，两目上视，口吐涎沫，强直抽搐，或口中怪叫，移时苏醒，醒后一如常人为主要临床表现，又称为“痫证”“癫痫”“羊痫风”等。发作前可有眩晕、胸闷等先兆，发作后常有疲倦乏力等症状。痫病首见于《内经》，如《素问·奇病论》曰：“人生而有病癫疾者……病名为胎病，此得之在母腹中时，其母有所大惊，气上而不下，精气并居，故令子发为癫疾也。”不仅提出“胎病”“癫疾”的病名，而且指出发病与先天因素有关，主张针刺治疗。隋·巢元方《诸病源候论·小儿杂病诸候·痫候》对本病临床特点有较详细的描述，指出其有反复发作的特点，并按不同病因分为风痫、惊痫、食痫等。宋金时代对本病的病因病机有较深刻的认识，如宋·陈言《三因极一病证方论·癫痫叙论》曰：“夫癫痫病，皆由惊动，使脏气不平，郁而生涎，闭塞诸经，厥而乃成。或在母胎中受惊，或少小感风寒暑湿，或饮食不节，逆于脏气。”指出惊恐、痰涎、外感、饮食不节等多种因素导致脏气不平，阴阳失调，神乱而病。元·朱丹溪《丹溪心法·痫》认为“无非痰涎壅塞，迷闷孔窍”而引发本病。明清时期对该病理法方药的认识逐渐完善，如明·龚信《古今医鉴·五痫》提出痫病发病特点：“发则猝然倒仆，口眼相引，手足搐搦，背脊强直，口吐涎沫，声类畜叫，食顷乃苏”，并指出其多由七情郁结、感受外邪、惊恐等因素致痰迷心窍而发病，治宜豁痰顺气、清火平肝。明·王肯堂《证治准绳·癫狂痫总论》对癫狂痫加以区别，是痫病认识上的一大飞跃。清·程钟龄《医学心悟》创制定痫丸，至今仍为痌病治疗的代表方剂。清·李用粹在《证治汇补·痫病》提出阳痫、阴痫的分证方法及相应治则治法。清·叶天士《临证指南医案·癫痫》龚商年按语曰：“痫之实者，用五痫丸以攻风，控涎丸以劫痰，龙荟丸以泻火；虚者当补助气血，调摄阴阳，养营汤、河车丸之类主之。”主张从虚实论治本病。清·王清任《医林改错》则认为痫病的发生与“元气虚”和“脑髓瘀血”有关，并创龙马自来丹、黄芪赤风汤治疗本病证属气虚血瘀者，至今对本病的治疗仍具有参考价值。

根据痫病的临床表现，西医学的癫痫无论原发性还是继发性，无论大发作、小发作还是局限性发作、精神运动性发作，均可参考本节内容辨证治疗。

〔病因病机〕

一、病因

痫病的病因可分为先天因素和后天因素两大类，先天因素主要为先天禀赋不足或禀赋异常，后天因素包括情志失调、饮食不节、跌仆外伤或患他病致脑窍损伤等，先天或后天因素均可造成脏腑功能失调，偶遇诱因触动，则气机逆乱，元神失控而发病。

1. 禀赋异常　痫病之始于幼年者多见，与先天因素有密切关系，所谓“病从胎气而得之”，责之胎儿在母腹时，母亲突受惊恐而致气机逆乱、精伤肾亏，或妊娠期间母体多病、过度劳累、服药不当等原因损及胎儿，使胎气受损，胎儿出生后发育异常，发为本病。另外，父母体质虚弱致胎儿先天禀赋不足，或父母本患痫病而脏气不平，胎儿先天禀赋异常，后天亦容易发生痫病。

2. 情志失调　七情中主要责之于惊恐，如《素问·举痛论》曰“恐则气下”，“惊则气乱”。由于突受惊恐，致气机逆乱，痰浊随气上逆，蒙蔽清窍；或五志过极化火生风，或肝郁日久化火生风，风火夹痰上犯清窍，元神失控，发为本病。小儿脏腑娇嫩，元气未充，神气怯弱，更易因惊恐而发生本病。

3. 饮食不节　过食肥甘厚味，损伤脾胃，脾失健运，聚湿生痰，痰浊内蕴，或气郁化火，火邪炼津成痰，积痰内伏，一遇诱因，痰浊或随气逆，或随火炎，或随风动，蒙蔽元神清窍，发为本病。

4. 脑窍损伤　由于跌仆撞击，或出生时难产，或患他病如中风、瘟疫(颅内感染)、中毒等导致脑脉瘀阻或脑窍损伤，而致经脉不畅，脑神失养，猝遇诱因而使神志逆乱，昏不知人，而发为本病。

二、病机

本病主要为先天或后天因素造成脏腑功能失调，脏气不平，阴阳失衡而致气机逆乱，风火痰瘀等邪闭塞清窍而发病，其基本病机为气机逆乱，元神失控。病理因素涉及风、火、痰、瘀等，其中尤以痰邪作祟最为重要，《医学纲目·癫痫》所曰“癫痫者，痰邪逆上也”即是此意。积痰内伏，每由风火触动，痰瘀互结，上蒙清窍而发病。

本病病位在脑，与心、肝、脾、肾等脏密切相关。病理性质虚实夹杂。早期以实为主，主要表现为风痰闭阻，或痰火阻窍，或痰瘀互结。后期因病情迁延，正气损伤，多为虚实夹杂，除风、火、痰、瘀等表现外，常还有虚证证候，如脾虚不运、心脾两虚、心肾两虚、肝肾阴虚等。幼年即发病者，多为先天禀赋不足，病性多属虚或虚中夹实。痫病发作期多实或实中夹虚，休止期多虚或虚中夹实。休止期仅是逆气暂时消散，风、火、痰、瘀等邪气暂时安静，但由于病因未除，宿痰未净，脏腑功能未能恢复，随时可能再次发作。

本病的病机转化决定于正气的盛衰及痰邪深浅。发病初期，痰瘀阻窍，肝郁化火生风，风痰闭阻，或痰火炽盛等，以实证为主，因正气尚足，痰邪尚浅，瘀血尚轻，易于康复；若日久不愈，损伤正气，脏腑功能失调加重，可转为虚实夹杂之证，痰邪深伏难去，痰瘀凝结胶固，表现为虚实夹杂，治愈较难。因本病常时发时止，且时有反复，若久治不愈，必致脏腑愈虚，痰浊愈结愈深，而成顽痰；顽痰难除，则痫病反复发作，乃成痼疾。

〔诊查要点〕

一、诊断依据

1. 任何年龄、性别均可发病，但多在儿童期、青春期或青年期发病，多有家族

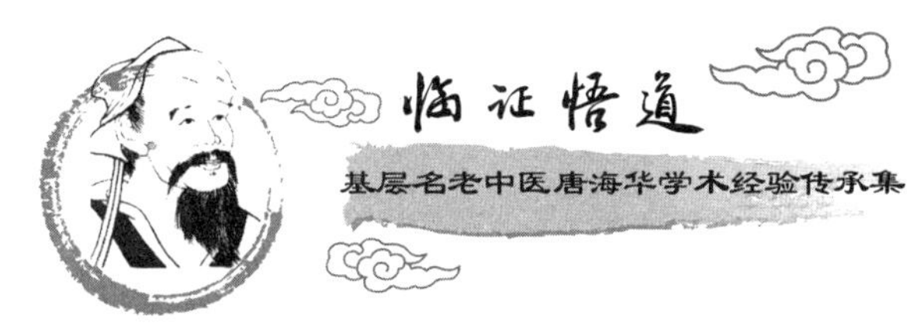

史，或产伤史，或脑部外伤史，老年人可有中风史，每因惊恐、劳累、情志过极等诱发。

2. 典型大发作时突然昏倒，不省人事，两目上视，四肢抽搐，口吐涎沫，或有异常叫声等，醒后如常人；小发作时仅有突然呆木无知，两眼瞪视，呼之不应，或头部下垂，面色苍白，短时间即醒，恢复正常；局限性发作可见多种形式，如口、眼、手等局部抽搐而无突然昏倒，或凝视，或语言障碍，或无意识动作等，多数在数秒至数分钟即止。

3. 发作前可有眩晕、胸闷、叹息等先兆症状，发作后常伴疲乏无力。

4. 反复发作，发无定时，发作持续时间长短不等，多数在数秒至数分钟即止，少数持续数小时以上，苏醒后对发作时情况全然不知。

二、病证鉴别

1. 痫病与中风　典型发作痫病与中风均有突然仆倒、昏不知人等，但痫病有反复发作史，发时口吐涎沫，两目上视，四肢抽搐，或作怪叫声，可自行苏醒，无半身不遂、口舌㖞斜等症，而中风无口吐涎沫，两目上视，或病作怪叫等症，醒后常有半身不遂等后遗症。

2. 痫病与厥证　厥证除见突然仆倒、昏不知人主症外，还有面色苍白、四肢厥冷，或见口噤、握拳、手指拘急，而无口吐涎沫、两目上视、四肢抽搐和病作怪叫等症，临床上不难区别。

3. 痫病与痉证　两者都具有四肢抽搐等症状，但痫病时发时止，兼有口吐涎沫、病作怪叫、醒后如常人，多无发热。而痉证多见持续发作，伴有角弓反张，身体强直，多不能自止，常伴发热，多有原发疾病的存在。

〔辨证论治〕

一、辨证要点

1. 辨病情轻重　判断本病之轻重要注意两个方面，一是病发持续时间之长短，一般持续时间长则病重，短则病轻；二是发作间隔时间之久暂，即间隔时间短暂则病重，间隔时间长久则病轻。从病机方面看，病情轻重与痰浊浅深和正气盛衰密切相关。

2. 辨标本虚实　发作期多实或实中夹虚，休止期多虚或虚中夹实。实者当辨风、痰、火、瘀之别。如来势急骤，神昏猝倒，不省人事，口噤牙紧，颈项强直，四肢抽搐者，属风；发作时口吐涎沫，气粗痰鸣，呆木无知，发作后或有情志错乱，幻听错觉，或有梦游者，属痰；如猝倒啼叫，面赤身热，口流血沫，平素或发作后有大便秘结，口臭苔黄者，属火；发作时面色潮红、紫红，继则青紫，口唇发绀，或有颅脑外伤、产伤等病变者，属瘀。虚者则当区分脾虚不运、心脾两虚、心肾两虚、肝肾阴虚等不同。

3. 发作时辨阴痫、阳痫　痫病发作时有阴痫、阳痫之分。发作时牙关紧闭，伴面红、痰鸣声粗、舌红脉数有力者多为阳痫；面色晦暗或萎黄、肢冷、口无怪叫或叫声低微者多为阴痫。阳痫发作多属实，阴痫发作多属虚。

二、治疗原则

痫病临床表现复杂，治疗首当分清标本虚实，轻重缓急。发作期病急以开窍醒神定痫以治其标，治宜清泻肝火，豁痰息风，开窍定痫；休止期病缓以祛邪补虚以治其本，治宜健脾化痰，滋补肝肾，养心安神等。

三、证治分类

(一)发作期

1. 阳痫

症状：突然昏仆，不省人事，面色潮红、紫红，继之转为青紫或苍白，口唇青紫，牙关紧闭，两目上视，项背强直，四肢抽搐，口吐涎沫，或喉中痰鸣，或发怪叫，甚则二便自遗，移时苏醒如常人。病发前多有眩晕，头痛而胀，胸闷乏力，喜伸欠等先兆症状。平素多有情绪急躁，心烦失眠，口苦咽干，便秘尿黄等症。舌质红、苔白腻或黄腻，脉弦数或弦滑。

证机概要：肝风夹痰，蒙蔽清窍，气血逆乱。

治法：急以开窍醒神，继以泻热涤痰息风。

代表方：黄连解毒汤合定痫丸加减。发作时急以针刺人中、十宣、合谷等穴以醒神开窍，继之灌服汤药。黄连解毒汤能清上、中、下三焦之火，定痫丸能化痰开窍、息风定痫，二方合用，共奏清热息风、涤痰开窍之功，适用于风火夹痰上扰清窍之阳痫发作。

常用药：黄芩、黄连、黄柏、栀子清泻肝火；贝母、胆南星清化热痰；半夏、茯苓、陈皮健脾燥湿化痰；天麻、全蝎、僵蚕息风止痉；石菖蒲辛温芳香，与远志相合，能增强化痰开窍之功；琥珀、石决明、牡蛎重潜安神。

热甚者可选用安宫牛黄丸清热化痰、开窍醒神，或紫雪丹清热息风止痉；大便秘结加生大黄、芒硝、枳实、厚朴等泻下通便。

2. 阴痫

症状：突然昏仆，不省人事，面色晦暗青灰而黄，手足清冷，双眼半开半合，肢体拘急，或抽搐时作，口吐涎沫，一般口不啼叫，或声音微小。醒后周身疲乏，或如常人。或仅表现为一过性呆木无知，不闻不见，不动不语，数秒至数分钟即可恢复，恢复后对上述症状全然不知，多一日数次或十几次频作。平素多见神疲乏力，恶心泛呕，胸闷咳痰，纳差便溏等症。舌质淡、苔白腻，脉多沉细或沉迟。

证机概要：寒痰湿浊，上蒙清窍，元神失控。

治法：急以开窍醒神，继以温化痰涎，顺气定痫。

代表方：五生饮合二陈汤加减。昏仆者急以针刺人中、十宣穴开窍醒神，继而灌服五生饮合二陈汤加减方。五生饮温阳散寒化痰，二陈汤理气化痰，二方合用，共奏温阳、除痰、顺气、定痫之功，适用于阳痫日久不愈，正气损伤，脾肾虚损，阳虚湿痰内盛之阴痫发作。

常用药：白附子、川乌辛温散寒，祛痰除湿；茯苓、白术健脾化痰；陈皮、半夏、豆蔻、砂仁燥湿理气化痰；石菖蒲、远志化痰开窍；全蝎、僵蚕搜风止痉；生黑豆补肾利湿。

时有恶心欲呕者，加生姜、紫苏梗、竹茹降逆止呕；胸闷痰多者，加瓜蒌、枳实、胆南星以化痰宽胸；纳差便溏者，加党参、炮姜、诃子健脾止泻。

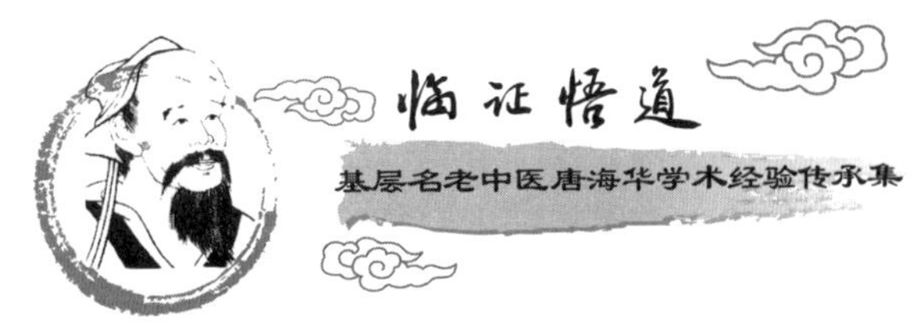

痫病重症，持续不省人事，频频抽搐者，属病情危重，应予以中西医结合抢救治疗，注意及时防治其急性并发症。偏阳衰者，伴面色苍白，汗出肢冷，鼻鼾息微，脉微欲绝者，可辅以参附注射液静脉滴注；偏阴竭者，伴面红身热，躁动不安，息粗痰鸣，呕吐频频者，可辅以参麦注射液静脉滴注；抽搐甚者，可予紫雪丹，或配合针灸疗法，促其苏醒。

(二)休止期

1. 肝火痰热证

症状：平时急躁易怒，面红目赤，心烦失眠，咳痰不爽，口苦咽干，便秘溲黄。发作时昏仆抽搐，吐涎，或有吼叫。舌红、苔黄腻，脉弦滑而数。

证机概要：肝郁化火，痰火内盛，上扰元神。

治法：清肝泻火，化痰宁心。

代表方：龙胆泻肝汤合涤痰汤加减。前方以清泻肝火为主，用于肝火炽盛者；后方涤痰开窍见长，用于痰浊内盛者。二方合用加减，适用于肝火痰热互结之证。

常用药：龙胆、黄芩、栀子直入肝经而泻肝火；贝母、瓜蒌、竹茹、胆南星清热化痰；茯苓、橘红、枳实健脾理气化痰；石菖蒲、远志化痰开窍；石决明、牡蛎重镇安神。

有肝火动风之势者，加天麻、钩藤、地龙、全蝎以平肝息风；大便秘结者，加大黄、芒硝以泻下通便；彻夜难寐者，加酸枣仁、柏子仁、五味子以养心安神。

2. 脾虚痰盛证

症状：平素神疲乏力，少气懒言，胸脘痞闷，纳差便溏。发作时面色晦滞或㿠白，四肢不温，蜷卧拘急，呕吐涎沫，叫声低怯。舌质淡、苔白腻，脉濡滑或弦细滑。

证机概要：脾虚不运，痰湿内盛。

治法：健脾化痰。

代表方：六君子汤加减。本方具有补气健脾、祛湿化痰之功，适用于痫病休止期之脾虚痰湿内盛者。

常用药：党参、茯苓、白术、甘草健脾益气助运；陈皮、半夏、竹茹理气化痰降逆；豆蔻、砂仁醒脾化湿；石菖蒲、远志、琥珀化痰开窍，宁心安神。

痰浊盛而恶心呕吐痰涎者，加胆南星、瓜蒌、旋覆花化痰降浊；便溏者，加薏苡仁、炒扁豆、炮姜等健脾止泻；脘腹饱胀，饮食难下者，加神曲、谷芽、麦芽以消食和胃；兼见心脾气血两虚者，合归脾汤加减；若精神不振，久而不复，当大补精血，益气养神，宜常服河车大造丸。

3. 肝肾阴虚证

症状：痫病频发，神思恍惚，面色晦暗，头晕目眩，伴两目干涩，耳轮焦枯不泽，健忘失眠，腰膝酸软，大便干燥，舌红、苔薄白或薄黄少津，脉沉细数。

证机概要：痫病日久，肝肾阴虚，髓海不足，脑失所养。

治法：滋养肝肾，填精益髓。

代表方：大补元煎加减。本方能滋补肝肾，养阴填精，适用于痫病日久不愈，肝肾阴精亏虚者。

常用药：熟地黄、枸杞子、山茱萸、杜仲补益肝肾，滋阴养血；人参、甘草、山药、大枣补气健脾；鹿角胶、龟甲胶填精益髓；牡蛎、鳖甲滋阴潜阳安神；石菖蒲、远志宣窍安神。

若神思恍惚，持续时间长者，可合酸枣仁汤加阿胶、龙眼养心安神；恐惧、焦虑、忧郁者，可合甘麦大枣汤以缓急安神；若水不制火，心肾不交者，合交泰丸加减以清心除烦；大便干燥者，加玄参、肉苁蓉、火麻仁以养阴润肠通便。

在休止期，投以滋补肝肾之品，既可育阴潜阳息风，又可柔筋，对防止痫病的频发有一定作用。

4. 瘀阻脑络证

症状：平素头晕头痛，痛有定处，常伴单侧肢体抽搐，或一侧面部抽动，颜面口唇青紫，舌质暗红或有瘀斑，舌苔薄白，脉涩或弦。多继发于中风、颅脑外伤、产伤、颅内感染性疾患后。

证机概要：瘀血阻窍，脑络闭塞，脑神失养。

治法：活血化瘀，息风通络。

代表方：通窍活血汤加减。本方有活血祛瘀、通络开窍之功，适用于痫病休止期之头痛头晕、肢体抽动等症。

常用药：石菖蒲、远志芳香开窍；老葱通阳开窍；赤芍、川芎、桃仁、红花、地龙活血通络；天麻、僵蚕、全蝎息风止痉；龙骨、牡蛎镇心安神。

肝阳上亢者，加钩藤、石决明、白芍以平肝潜阳；痰涎偏盛者，加半夏、胆南星、竹茹以化痰泄浊；纳差乏力，少气懒言，肢体瘫软者，加黄芪、党参、白术以补中益气。

〔预后转归〕

痫病的预后与转归取决于患者的体质强弱、正气盛衰与邪气轻重、邪伏深浅。本病证有反复发作的特点，病程一般较长，多数患者终生难愈。体质强，正气尚足，病程较短，且治疗恰当及时，一般预后较好，病程长者难以根治；体质较弱，正气不足，痰浊沉痼，或痰瘀互结者，往往迁延日久，缠绵难愈，预后较差。若发作频繁，且发作持续时间长者，病情较重，发作期易出现痰阻窒息等危候，必须及时进行抢救。少数年幼患者反复发作可影响智力发育，甚至成为痴呆。

〔预防调护〕

孕妇在妊娠期加强保健，并保证顺利分娩。避免头颅外伤、颅内感染、中风等发生，积极治疗原发病。

痫病发作期，应加强护理。对昏仆抽搐的患者，注意保持呼吸道通畅，凡有义齿均应取出，放置牙垫，以防窒息和咬伤，同时加用床栏，以免翻坠下床。休止期应调理饮食、情志和起居，饮食宜清淡，少吃肥甘、生冷、辛热等生痰助火之品，应耐心坚持长期服药，以图根治。休止期患者应避免近水、近火、近电、高空作业及驾驶车辆，以免突然发病时发生危险。

〔临证备要〕

1. 痫病的治疗遵循“间者并行，甚者独行”原则　发作时应急则治其标，采用豁痰顺气法，顽痰胶固需辛温开导，痰热胶着须清化降火，其治疗着重在风、痰、火、虚四个字上。当控制本病发作的方药取效后，一般不应随意更改，否则易致反复。在痫病发作缓解后，应坚持标本并治，守法守方，持之以恒，三至五年后再逐步减量，方能避免或减少发作。

2. 注意辛热开破法的应用　痰浊闭阻，气机逆乱是本病的主要病机，故治疗多以涤痰、行痰、豁痰为大法。然而痫病之痰，异于一般痰邪，具有深遏潜伏、胶固难化、随风气而聚散之特征，非一般祛痰与化痰药物所能涤除。辛热开破法是针对痫病顽痰难化这一特点而制定的治法，采用大辛大热的川乌、半夏、南星、白附子等具有振奋阳气、推动气化作用的药物，以开气机之闭塞，破痰邪之积聚，捣沉痼之胶结，从而促进顽痰消散，痫病缓解。

3. 注意芳香开窍药及虫类药的应用　芳香开窍类药物性多辛散走窜，能通善开，不仅能醒神开窍，且气味芳香有助于宣化痰浊，临证时应酌情选用，常用药有人工麝香、冰片、菖蒲、远志、人工牛黄、郁金等。虫类药具搜风通络、祛风止痉之功，其力非草本药所能代替，临床实践证明其具有良好减轻和控制发作的效果，在各类证候中均可在辨证基础上酌情使用，常用药有全蝎、蜈蚣、地龙、僵蚕、蝉蜕等。如另取研粉吞服效果尤佳，每次1～1.5 g，每日2次，小儿剂量酌减。

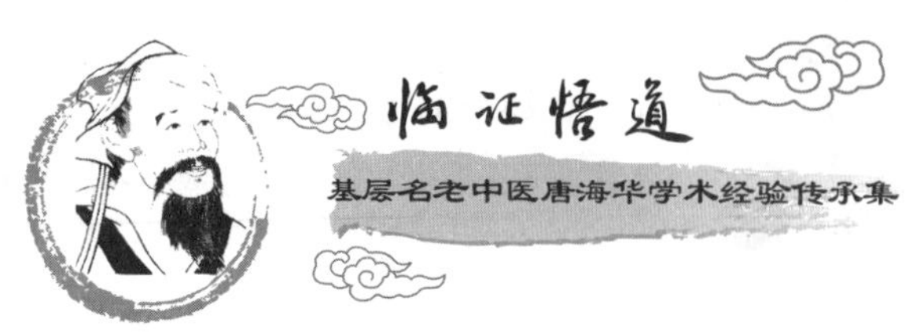

第三卷　脾系病证

第五章　脾系病证医案

第一节　胃脘痛病证医案

一、胃阴不足证胃脘痛

肖×飞，男，43岁，2018年5月18日初诊，自诉胃脘痛1年余，曾经下血，竟至昏厥，胃下端时常作痛。反酸，消化不好，腹中时觉气鼓，睡眠欠佳，足胫微痛，面色红润。舌质红，微有白苔。此由失血而导致胃阴不足，治法当以益胃为主。

处方：白及9 g，沙参9 g，海螵蛸9 g，川贝母6 g，驴胶9 g，
山药12 g，石斛9 g，生谷芽12 g，玉竹9 g，牡蛎9 g，
鸡内金6 g，青藤香9 g，甘草6 g。

7剂，水煎服。

6月2日二诊，胃痛大减，腹中气鼓亦减，饮食逐渐增加，脉舌如前，再本前方。

处方：白及9 g，牡蛎9 g，海螵蛸9 g，川贝母6 g，驴胶9 g，
瓦楞子9 g，沙参9 g，山药12 g，石斛9 g，玉竹9 g，鸡内金6 g，
生地黄9 g，麦冬9 g，茯神9 g，甘草6 g。

7剂，水煎服。

服上方7剂后，即基本恢复正常。

按：本例胃脘痛，因失血损阴，阴亏阳亢竟至昏厥，从现症睡眠欠佳，面色红润，脉象浮大，舌质红赤等，亦符阴亏阳亢之证。足胫微痛，是阴血不足，不能营筋。由此看来，本例胃痛，显系胃阴不足所致。《内经》曰："阴虚生内热""诸呕吐酸，皆属于热。"本例反酸为虚热上冲之故。胃阴不足，则胃失和降，而产生消化不良，腹中气鼓，舌上白苔等。故治法应以补益胃阴为主，而兼治其他症状。用沙参、山药、石斛、玉竹、生地黄、麦冬、川贝母、牡蛎、茯神等以益胃潜阳，用生谷芽、鸡内金等以消导饮食，用海螵蛸、驴胶、白及等以防其继续失血。稍加青藤香、瓦楞子行气活血以止胃痛。由于抓住了主要矛盾，故效果较为显著。

二、脾肺虚寒，肝郁脾滞证胃脘痛

杨×栋，男，45岁，2018年1月8日初诊，自诉胃脘胀痛一年余，发作时胸腹胁肋并痛，平时不喜冷饮，又兼咳嗽。舌上白苔，脉象细弦。此属脾肺虚寒，肝郁脾滞，用温肺疏肝运脾法治之。

处方：制香附9 g，白芍9 g，陈皮9 g，法半夏9 g，厚朴9 g，
杏仁9 g，茯苓12 g，延胡索9 g，木香3 g，炙甘草6 g，
吴茱萸3 g。

7剂，水煎服。

1月22日二诊，服上方后，胃痛一直未发，咳嗽亦趋好转，脉象平和，舌苔薄

润，情况良好。拟丸方以巩固之。

处方：党参 30 g，延胡索 30 g，白术 60 g，茯苓 60 g，砂仁 30 g，
广陈皮 15 g，山药 90 g，木香 15 g，法半夏 30 g，甘草 15 g，
益智 30 g，制香附 30 g。

上药研细，炼蜜为丸，每次9 g，每日早、晚各服1次。

按：本例胃脘痛，不喜欢冷饮，脉细苔白，属寒证范畴。咳嗽系肺寒所致。胸腹胁肋并痛，脉象兼弦，是肝郁脾滞之证。故本例胃痛断为脾肺虚寒，肝郁脾滞。用木香、砂仁、广陈皮、法半夏、党参、白术、厚朴、杏仁、益智、山药等以温润脾肺。用香附、吴茱萸、青皮、白芍、延胡索等以肝疏止痛。初诊时，先予温运疏解。巩固方中重用补脾药，是本《金匮要略》中“知肝传脾，当先实脾”之意。

三、肝气乘脾，寒凝气滞证胃脘痛

李×山，男，66岁，2018年2月20日初诊，自诉胃中剧烈疼痛3小时，痛感循右胸胁，放射至右肩，晚上疼痛更剧，头昏怕冷。舌淡红，脉细弱。此为肝郁克脾，寒凝气滞之象，治当疏肝温胃行脾。

处方：柴胡 6 g，香附 9 g，金铃炭 12 g，延胡索 9 g，白芍 12 g，吴茱萸 6 g，
良姜 6 g，瓦楞子 9 g，木香 6 g，法半夏 6 g，枳实 9 g，黄连 6 g。

服上方3剂后，疼痛即消失，告愈。

按：本例疼痛循右胁放射至右肩，为足厥阴肝经循行部位，故疼痛系肝气郁滞所引起。肝郁则克脾，脾胃虚寒，则产生头昏怕冷，脉弱舌淡，晚上疼痛更为剧烈等寒凝气滞症状。以柴胡、瓦楞子、白芍、金铃子散、左金丸等以疏肝止痛。用良附丸、法半夏、木香、枳实等以温胃运脾。使气行血畅，通则痛除。

四、胃脘痛治疗临证经验及体会

胃脘痛以上只举3例，临床常见概括为虚实寒热四大证型。

1. 虚证　或为胃阴不足或为脾阳不振，或为肾阳衰败，而导致脾阳不振。
2. 实证　大体可分为虫积、食积、痰饮、瘀血、肝郁克脾等五种情况。
3. 寒证　可分为外受风冷和内寒凝聚两种。
4. 热证　又可分为外受暑热和胃中积热两种。

以上病因，临床上每每交叉出现，或兼见其他症候，需在临诊时详审之。

注意，少数心肌梗死亦表现为胃脘痛，急性阑尾炎和急性胰腺炎亦多见首先为胃脘痛，临证时当结合辅助检查鉴别和排除，以免造成后患。

第二节　腹痛病证医案

一、胃肠寒湿证腹痛

杨×成，男，15岁，2019年8月21日初诊，自诉突发腹痛5小时，早餐冷饮半小时后即感腹痛阵阵，恶心欲吐，痛则欲解大便，粪质稀薄，臭味不显，舌淡红、苔薄白，脉紧，腹部无明显压痛、反跳痛及肌紧张，双肾区无叩痛。在当地乡镇卫生院诊为“急性肠胃炎”，肌内注射庆大霉素8万单位未见缓解，此为贪凉饮冷，肠胃寒

湿，寒凝气滞湿阻气机所致，治当散寒化湿、理气止痛，方用藿香正气散加减。

处方：藿香 15 g，佩兰 10 g，大腹皮 10 g，紫苏 10 g，桔梗 10 g，
陈皮 10 g，茯苓 15 g，法半夏 6 g，苍术 10 g，厚朴 10 g，
白芷 6 g，甘草 5 g。

3剂，水煎服。

求诊时急开“藿香正气水”一支顿服，约10分钟腹痛缓解，服上方3剂，随访其父告知症状消失，不需二诊。

按：本例腹痛临证多见，或因外感寒湿，或饮食所伤，或内生寒湿均可致腹痛，内服藿香正气水有速效，因此药气味浓烈，药性猛而速，实为居家常备，急性期缓解后服上方可巩固疗效，并防止变生他症。

二、肝气乘脾证腹痛

唐×常，男，75岁，2019年8月20日初诊。自诉间歇性腹痛2年余，腹痛即欲大便，粪质稀薄，泻下大便后腹痛减轻或消失。曾于今年赴吉首州医院做电子肠镜检查，诊为“慢性结肠炎”，服氟哌酸无明显好转，舌质淡红，苔薄白，脉弦细，左下腹轻微压痛，无反跳痛继肌紧张，双肾区无叩击痛。此为肝气乘脾，木克脾土，脾失健运使然，治宜抑肝扶脾、疏肝健脾、理气止痛为法，方用痛泻药方加减治之。

处方：白术 30 g，白芍 30 g，陈皮 15 g，防风 15 g，柴胡 15 g，
云木香 10 g，补骨脂 15 g，吴茱萸 6 g，五味子 10 g，
肉豆蔻 10 g，茯苓 30 g，党参 30 g，甘草 6 g。

服上方7剂，腹痛腹泻好转，二诊继进7剂，其子赶集登门诊告知，其父已愈，连声道谢。

按：本例腹痛为慢性，腹痛即泻，泻后痛减为“慢性结肠炎”之典型症状，临证尤多见且抗生素治疗效果不佳，迁延日久，苦不堪言，本方以痛泻药方为主，疏肝柔肝，健脾祛风，辅以四神丸以增强健脾助运之功，木香、陈皮、柴胡理气而止痛，方药不繁但方义丰富，用之得当而效力倍增，大凡“慢性结肠炎”之腹痛腹泻以上方加减治疗，每收良效，仅此为例。

三、下焦湿热证腹痛

杨×全，男，68岁，2019年8月21日初诊，自诉间歇性腹痛4年，复发加重三天，腹痛向小腹及腰部放射，伴小便短赤时有尿痛，小便不畅，舌淡红、苔薄黄而滑，脉沉濡数，腹部平软，无压痛反跳痛及肌紧张，双肾区明显叩击痛。B超提示：双肾结石，右侧输尿管上段扩张，右肾偏小。尿常规：红细胞（++）。此为下焦湿热之腹痛，治以清利下焦、通淋止痛为法，自拟双石猪杜汤治之。

处方：石韦 30 g，滑石粉 30 g，通草 10 g，川木通 9 g，
猪苓 15 g，炒杜仲 20 g，金钱草 30 g，土茯苓 30 g，
制延胡索 15 g，制菟丝子 30 g，甘草 10 g。

3剂，水煎服。

服上方3剂，腹痛止，小便转清通畅，无尿痛，服7剂后二诊，症状消失，继拟7剂以巩固疗效，三诊双肾区无叩击痛，复查B超输尿管未见明显异常，病告愈。

按：本例结石以腹痛为特征，因下焦湿热，膀胱气化不利，故而小便短赤，涩滞不畅，舌脉为湿热之象。方中石韦、金钱草配滑石、甘草(六一散)清利下焦湿热，猪

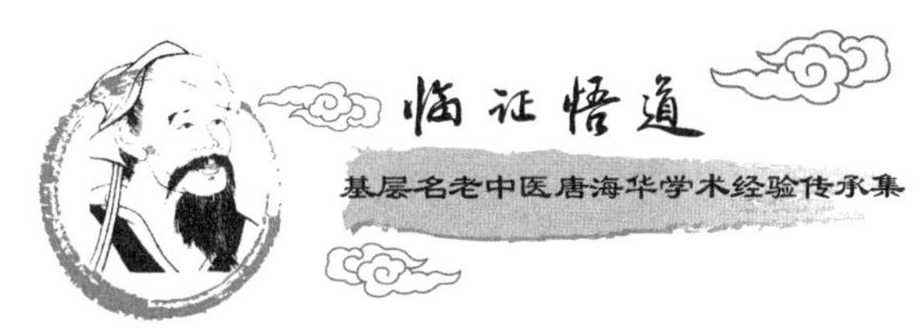

苓、土茯苓增强利尿之功，木通、通草通利下焦气道，因久病伤正，佐以炒杜仲、制菟丝子强腰壮肾，使利而不伤正，炒杜仲又为治腰痛要药，故有“腰痛不需杜仲”之说，本例虽以腹痛为要，但亦放射至腰，腰为肾之府，久患肾结石且右肾偏小，故而需补益肝肾。

四、食积气滞证腹痛

唐×培，男，51岁，2019年8月1日初诊。自诉持续性腹痛1日，腹痛以中腹部、脐周一带明显，以胀痛为主，偶发阵发性刀割样痛，痛甚则汗出，恶心欲吐，进食加重，无腹泻，舌质淡红，苔黄腻，脉洪数。补诉日前为其父祝寿，饮酒食肉较多，晚夜间即发腹痛。查腹平软，叩之鼓音，肠鸣音活跃，麦氏点无压痛，墨菲征阴性，腹部无明显反跳痛及肌紧张，双肾压无叩击痛，血淀粉酶（120 U/L）,尿淀粉酶（16000 U/L）偏高于正常值。此乃暴饮暴食，伤及肠胃，食积气滞所致，治宜通理攻下、理气止痛为法，方用大承气汤加减治之。

处方：生大黄（后下）30 g，芒硝（另冲）10 g，炒枳实 30 g，厚朴 15 g，
藿香 30 g，云木香 15 g，焦山楂 30 g，紫苏梗 15 g，制延胡索 15 g，
败酱草 30 g。

1剂，水煎服。

服上方1剂即泻下，腹痛好转，二诊上方去大黄、芒硝，加焦三仙各20 g，党参30 g，白术30 g，进7剂，调治1周，遇其子述病愈，已赴江苏无锡务工。

按：本例腹痛为饮食所伤，暴饮暴食所致，初诊考虑“急性胰腺炎”，但按中医辨证，属食积之腹实证，试以通腑泻实为法处方1剂及煎服，果然奏效，继拟健胃消食助运之方调治，以善其后，方中生大黄、芒硝、炒枳实、厚朴通理攻下而肠胃之气滞积滞，藿香、木香、紫苏梗助宽中理气，制延胡索善行气活血而止痛，焦山楂为消肉脂佳品，败酱草善清腑器热毒、防积滞化热生毒，诸药合用，急病急治，有的放矢，中病即止。

五、肝胆湿热证腹痛

陈×霞，女，60岁，2019年6月10日初诊。自诉间歇性腹痛2年余，复发加重5日，腹痛以右上腹明显，有时向中腹中胁肋、上腹下腹及肩背牵扯痛，伴口苦而干，以晨间明显，小便短赤，舌淡红、苔黄腻，脉弦数。查腹平软，无压痛反跳痛及肌紧张，墨菲氏征阳性，双肾区无叩击痛，腹部B超示：胆囊增大，壁毛糙，诊为“胆囊炎”，此为肝胆湿热证。治宜清肝利胆、行气止痛，自拟两白三金汤治疗效良。

处方：白芷 15 g，白茅根 30 g，金钱草 30 g，金铃子 15 g，海金沙 15 g，
地龙 12 g，黄芩 15 g，炒栀子 10 g，北柴胡 15 g，盐车前子 30 g，
泽泻 15 g，川木通 9 g，当归 15 g，制延胡索 15 g。

3剂，水煎服。

服上方3剂，腹痛缓解，服至7剂，腹痛及口干苦消失，二诊嘱继服7剂，以巩固疗效。

按：本例腹痛，以右上腹明显，右上腹为肝胆所居，“肝为气脏”，气与风相通，其性相似，以游走性强，善行数变为特性，故疼痛时左时右，时上时下。口苦为肝气上逆于口，口干为热伤阴，小便短赤及舌脉为湿热之象，本方以黄芩、炒栀子、金钱草、海金沙清热止痛，盐车前子、泽泻利小便，引热从小便出，因“治湿热不利

小便非其治而也”。诸药合用，药证相符，故收良效。

六、腹痛治疗临证经验及体会

三焦分上、中、下，腹部含中焦、下焦，内藏众多脏腑，其病因、病情、病症皆繁多。腹痛属“急腹症”范围，所以患者发病突然，变化迅速，稍有不慎或延误可危及生命，如“急性坏死性胰腺”“化脓性阑尾炎”“机械性、绞窄性、坏死性肠梗阻”“宫外孕破裂”“内脏破裂”等均以腹痛为主症，临证不仅要熟知中医传统诊法，更需必要的手法体格检查和辅助检查，以防误诊、漏诊，误人性命，“庸医杀人”之过，为医者不得不慎。上脘腹痛为胃与脾、足太阴经脾筋之病。

腹痛又分上腹、中腹、下腹三部，每部又分中、左、右，故腹痛九分法，腹痛大多与内脏体表投影有关。详见下表：

相应脏腑 / 三部	左　侧	中　部	右　侧
上腹部（胃脘）	心与心色	胃、脾	肝、胆、胆管
中腹部（脐腹）	脾、右输尿管、左肾	胰腺、小肠、横结肠	盲肠、阑尾、升结肠、右输尿管、右肾
下腹部（少腹）	输尿管、右肾、降结肠、卵巢、精索、输卵管	膀胱、前列腺	输尿管、卵巢、精索、输卵管、右肾

《东垣李皋十书》曰：“腹痛有部分，中脘痛太阴也，脐腹痛少阴也，小腹痛厥阴也。”虚实太阴者，足太阴脾经也。脾经虚实寒热皆至脾失健运，脾主升清，胃主降浊，升降失司，气机失调，不通则腹痛。病因又分食郁、虫郁、痰郁、火郁、气郁、血郁等六郁，治则以泻为法，以通为用，有“六腑以通为用，腑疾以通为补”之说。通腑以“大承气汤”疗效快捷，然患者多以“喜补恶攻”，即使病愈亦不知医术之妙，故俗言道：“大黄救人无功，人参杀人无过。”大黄与人参分别代表攻补两类要药。

少阴者，足少阴肾经也。寒邪伤肾，肾阳不足，肾失温阳化气，气血不到，不通则腹痛，或痛而拘急，尤如刀割绞窄之苦。张介宾曰：“惟女人则阴虚而痛者更多，盖女人有月经带活之病，所以为异。”可见少阴腹痛以女人多见。

厥阴者，是厥阴肝经也。以肝经循少腹，故少腹之痛多与肝、肝热、肝寒、肝气郁结有关，因“女子以肝为先天”,女子多肝病，少腹痛亦以女人多见。

为便于理解记忆临证经验，作成体诗如下：

腹痛证因最繁多，寒热虚实更六遏。

通里和中顺腑气，危重必参中西合。

注解：腹痛的证候，病因最为复杂繁多，如寒热虚实、表里阴阳等。更常规的还有六遏（遏者，壅塞、阻止之意，借指六郁之邪）。治疗以上承气汤类通理攻下，调整中枢气机使腑气升清降浊，出入有常，“六腑以通为用”，腹痛主要成因仍然是“不通则痛”，故调顺腑气是主要治则，但对于急腹症类危重症必须中西医结合抢救治疗。

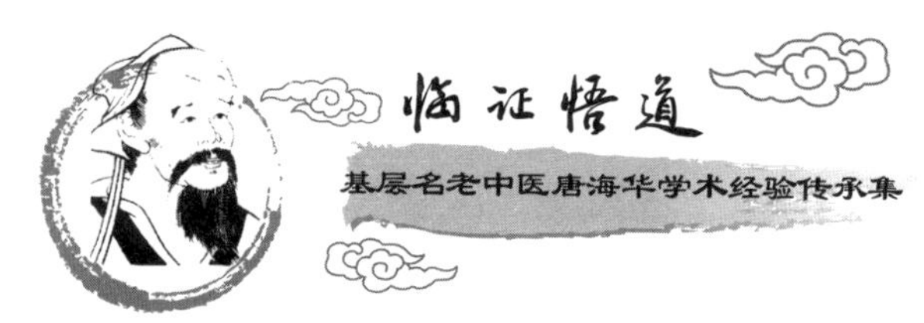

第三节　泄泻病证医案

一、肝气乘脾证泄泻

唐×菊，女，51岁，九江乡桂村人，2019年9月22日初诊，自诉肠鸣腹痛3月余，便后腹痛减轻，渐至痛止，粪质时或稀溏，时或如常，偶有胸闷或胁痛，舌淡红、苔薄白，脉弦，此为肝气乘脾之泄泻，治宜疏肝健脾、止痛止泻为法，痛泻要方合金铃子散加减治之效良。

处方：白术 30 g，白芍 30 g，陈皮 15 g，北防风 20 g，制延胡索 15 g，
炒川楝子 15 g，制香附 15 g，甘草 10 g，制没药 5 g。

7剂，每日1剂，水煎400 mL分3次服。服上方3剂，腹痛好转明显，嘱服完余4剂，诸症消失告愈，复诊时未予继服药物。

按：此例泄泻，为非典型泄泻，但属肝气乘脾所致，肝郁气滞则胸闷胁痛，肠鸣腹痛，木乘脾土，脾虚湿，湿盛于内。《内经》曰："湿胜则濡泄。"濡者，沾湿润泽之意，属缓和泻下，与暴泻相对而言。脉弦为肝主病，方中以炒川楝子、陈皮、制香附、制延胡索疏肝理气，白芍柔肝，白术健脾，制没药止痛，甘草缓急和中，全方共奏疏肝健脾之功，故而药到病解。若按肠炎治疗，苦寒更伤脾胃，反致肠道菌群失调，疗效则不理想。

二、寒湿脾虚证泄泻

冉×华，女，81岁，2019年8月16日初诊，自诉腹泻1年余，时发时好，近3日又发腹泻，先溏后转稀水样，一日三五行，泻时腹微痛，纳呆神疲，舌质淡、苔白滑，脉濡。此属寒湿外感，脾虚湿盛之象，用藿香正气散加减治之，以祛寒除湿、健脾止泻为法。

处方：藿香 30 g，紫苏叶 15 g，陈皮 15 g，法半夏 6 g，炒白术 15 g，苍术 15 g，
茯苓 30 g，泽泻 15 g，车前子 15 g，甘草 6 g。

服上药3剂泻止，继服4剂，饮食转佳，腹泻亦止。二诊拟四君子汤五剂健脾益气以巩固疗效。

按：本例泄泻，年迈体衰，素体脾虚，复感寒湿，湿阻中焦则纳呆厌食，脾失健运则湿盛，湿盛不运则泻下溏便稀水，舌脉为湿脾虚之象。方用藿香，紫苏叶芳香化湿，苍术、白术、茯苓健脾燥湿，泽泻、车前子利尿除湿。因治湿不利小便非其治也，诸药合用能利湿、燥湿、化湿，寒湿得祛，脾运恢复，故而泄泻自止。

三、脾虚湿盛证泄泻

江×琴，女，46岁，2019年9月20日初诊，自诉大便溏泻2年余，反复发作，无腹痛，神疲乏力，纳呆，时有完谷不化，舌淡红、苔薄白润，脉细弱，肠镜检查未见异常。病属泄泻，脾虚盛所致，治以健脾止泻为法，参苓白术散加减进治。

处方：党参 30 g，茯苓 30 g，炒白术 30 g，甘草 6 g，木香 15 g，
山药 30 g，白扁豆 15 g，莲子 30 g，薏苡仁 30 g，桔梗 12 g，
陈皮 15 g。

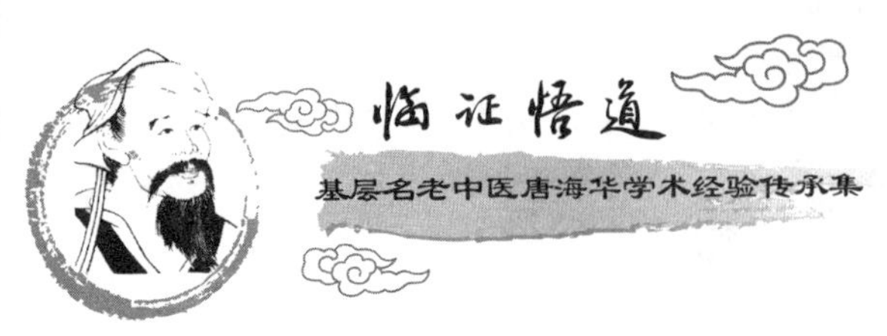

7剂，水煎服，每日1剂，每日3次。服上方7剂后二诊，大便溏泻好转，饮食转佳，拟前方7剂进治而愈，临床症状消失。

按：本例泄泻，脾虚湿盛，脾虚则运化失司，水湿内停，湿盛则泻，脾虚则气血生化乏源，故神疲乏力，舌脉为虚弱之象，本方以党参、茯苓、炒白术、甘草健脾益气，陈皮、木香理气，防止药物滋补碍脾、桔梗升清以降浊，白扁豆、莲子、薏苡仁健脾渗湿，利小便以实大便。诸药合用，起到健脾止泻之功，故疗效显著。

四、脾肾阳虚证泄泻

许×兰，女，41岁，2019年9月18日初诊，患者自诉间歇性腹泻3年余，一般以清晨4~5时左右即醒，感到腹部冷痛，里急欲解大便，便后痛止，粪质稀溏，服氟哌酸无显效，求诊以中医治之。舌质淡、苔薄白，脉沉细弱，此为脾肾阳虚所致，治以温补脾肾为法，四神丸加味治之良效。

处方：补骨脂 15 g，肉豆蔻 10 g，五味子 10 g，吴茱萸 6 g，党参 30 g，
茯苓 30 g，炒白术 15 g，甘草 10 g，。

服上方7剂，腹泻止，二诊继服7剂以巩固疗效。

按：本例为五更泻，因脾主运化，肾司二便，肾阳亏虚则大便失司，上方用补骨脂以补肾阳，肉豆蔻、吴茱萸以温散胃寒，党参、茯苓、炒白术、甘草以补益脾胃。脾得健运，肾阳得充，水土相承，大便正常，泄泻得愈。

五、泄泻治疗临证经验及体会

泄泻致病原因，大体可归纳为以下4个方面：

1. 其因于外感者，正气在表，内中空虚，或夹以寒湿、湿热、食积、水饮等邪，则成泄泻之症；或因表证误下，邪不得外解，而邪热下利，《伤寒论》中的太阳阳明合病，太阳少阳合病，阳明少阳合病，邪热内传，亦均有下利之症。亦有伤于暑邪而致泻者，因暑伤元气，且兼夹湿邪之故也。《内经》曰："春伤于风，邪气留连乃为洞泄。"此又是外感伏邪所致也。

2. 脾司运化，脾的功能失常，则水谷难化，而引起腹泻。导致功能失常的原因，可概括为4个方面：

（1）脾虚则中气不足，中阳不运则气不升，气在下则生飧泄。

（2）脾实，实者谓邪实，或为食积，或为停饮，或为积痰，或为瘀血，或为湿邪。《内经》曰："湿胜则濡泄。"其因于脾湿者，最为多见。

（3）脾寒，脾中冷，则不能腐熟水谷，以致浊不分。虚寒并见，每致下焦不约而成洞泄。亦有寒气客于小肠，小肠不得成聚，故后泄腹痛。

（4）脾热，《内经》曰："脾热者，热争则腰痛不可用俯仰，腹满泄。"亦有因邪热过甚，结成燥屎，而致热结旁流者。亦有湿热互见，大便稀溏者。亦有寒热错杂发为霍乱、吐泻交作者。

3. 肝气盛则乘脾，发为飧泄。《内经》曰："食气入胃，散于肝，淫气于筋。"肝气虚，则不能行散谷，亦能致泻。

4. 肾司二便，肾阳不足则导致脾阳不振。或脾肾之阳俱虚，则发为五更泄泻。治泻之法，明代李中梓概括为：一曰渗淡；二曰升提；三曰涤；四曰疏利；五曰甘缓；六曰酸收；七曰燥脾；八曰湿肾；九曰固涩。具体据表现而辨证论治。

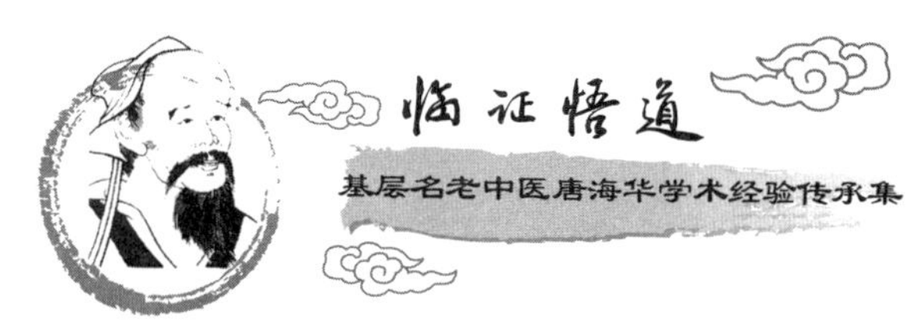

第四节 便秘病证医案

一、心肾阴亏，血虚肠燥证便秘

陈×仁，男，56岁，2018年6月11日初诊，自诉大便困难，近年来爬3层楼即觉气喘，血压偏低，平时气短心跳。两膝关节酸痛。舌淡苔白脉细，此心肾阴亏、血虚肠燥之象，治宜养心培肾、滋血润肠。

处方：生地黄 30 g，酸枣仁 30 g，丹参 30 g，茯神 30 g，天冬 30 g，麦冬 30 g，菟丝子 30 g，牛膝 21 g，肉苁蓉 21 g，何首乌 30 g，枸杞子 18 g，知母 18 g，郁李仁 18 g，当归 30 g，火麻仁 30 g，紫苏子 15 g，黑芝麻 21 g，山药 30 g，甘草 9 g。

服上药7剂，水煎服，每日3次。

二诊："服前方后，上楼不但不气喘，大便已接近正常"。要求再拟3剂以巩固疗效。

处方：生地黄 30 g，酸枣仁 30 g，天冬 30 g，麦冬 30 g，菟丝子 30 g，肉苁蓉 21 g，何首乌 30 g，枸杞子 21 g，郁李仁 21 g，火麻仁 24 g，紫苏子 12 g，山药 30 g，甘草 9 g，女贞子 30 g，杏仁 12 g，莱菔子 30 g，党参 30 g。

7剂，水煎服。

按：本例便秘，老年肾水不足，故两膝关节酸痛，肾病传心，即出现心累心跳，稍事劳动即觉气喘等心阴不足、心阳偏亢征象。肾司二便，阴液不足，大肠已嫌干涩，血亏则肠内更燥，发为便秘。故用酸枣仁、茯神、天冬、麦冬、菟丝子、肉苁蓉、枸杞子、知母、山药等大队滋养药以培心肾之阴，用当归、生地黄、何首乌、女贞子以生血，用党参、茯神、甘草以助气，用郁李仁、火麻仁、黑芝麻、杏仁以润肠，用牛膝、紫苏子、莱菔子以速其下行之作用。

二、湿热内蕴证便秘

田×兰，女，28岁，2018年3月2日初诊，自诉大便秘结，小便黄少，巩膜发黄，不思饮食。脉象数急，舌苔黄腻。此为湿热内蕴之证，治当除湿热，佐以清肝健胃之品。

处方：茵陈 30 g，制大黄 6 g，黄芩 9 g，白术 9 g，茯苓 9 g，猪苓 30 g，泽泻 9 g，白芍 9 g，谷芽 9 g，焦山楂 9 g，甘草 9 g。

服上方2剂后，大小便即得通利，诸症亦痊愈。

按：本例便秘，巩膜发黄，脉象数急，舌苔黄腻，不思饮食，是湿热内蕴之象。湿热内阻，腑气不通，故大便秘结，小便黄少。故用茵陈、制大黄、黄芩、白术、茯苓、猪苓、泽泻以清热除湿，用白芍以柔肝用谷芽、焦山楂以健胃、使湿热清利、肝胃调和，诸症即痊愈。

三、肝郁化火，兼夹血瘀证便秘

石×菊，女，31岁，2018年6月11日初诊，自诉因生气使右胁肋疼痛，晚上疼痛更剧，大便秘结，小便黄色，左侧头痛，眼睛发胀，月经提前，血色紫黑成块，饮

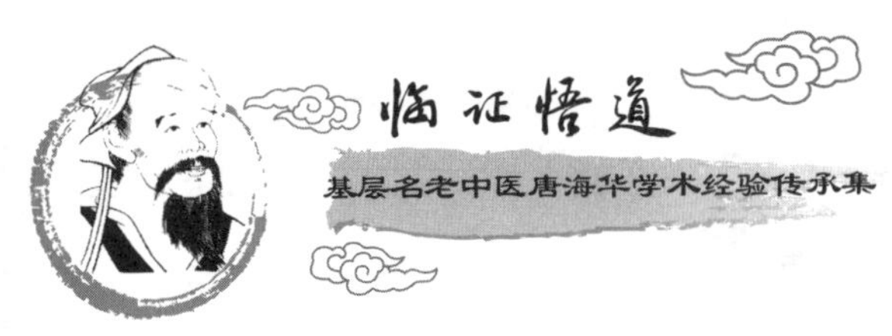

食甚少，舌质红赤，脉象细弦，此为肝郁化火，兼夹血瘀之象，治宜疏肝、清肝、平肝，兼以逐瘀之法。

处方：柴胡 6 g，枳壳 9 g，刺蒺藜 12 g，香附 9 g，白芍 9 g，牡丹皮 9 g，
栀子 9 g，钩藤 12 g，丹参 9 g，桃仁 6 g，甘草 3 g。

服上方4剂后，大便通畅，余症亦趋好转。

按：本例便秘，因生气使肝郁不疏，因肝经布胁肋，连目系，故发为胁肋疼痛，眼睛发胀。肝胆相连，胆经循头之两侧，故发为偏头痛。肝郁克脾，则饮食甚少。脉象细弦，亦为肝郁之象。肝郁最易化火，故出现舌质红赤、大便秘结、小便黄色、月经提前等火热现象。气郁不舒，则血亦瘀滞，因此出现月经血色紫黑成块、夜晚胁肋疼痛加剧等瘀血征象。综合以上症状分析，断为肝郁化火兼夹血瘀。肝郁则应疏肝，故用柴胡、枳壳、刺蒺藜、香附。因防肝气横逆侮脾，故用白芍以敛之。肝热则应清肝、平肝，故用牡丹皮、栀子、钩藤，并用丹参、桃仁以活血去瘀。药证相应，故收效较快。

四、肝阳上亢，痰火阻窍证便秘

唐×姣，女，40岁，2018年12月16日初诊，自诉平时睡眠不好，情志激动，近因怒打小孩，引起神志失常，口中喃喃自语，已数日不进饮食，大便亦数日不解，口中干燥，生眼屎、脉浮，舌尖红、苔黄滑。此为素禀阴亏、怒引肝火上冲、夹痰阻窍之候，治宜疏肝清肝、育阴潜阳、驱痰下气。用温胆汤加减治之。

处方：法半夏 9 g，茯苓 30 g，竹茹 15 g，枳实 20 g，刺蒺藜 12 g，
黄芩 15 g，钩藤 20 g，牡蛎 20 g，龙骨 20 g，赭石 20 g，甘草 10 g。

二诊：服上方3剂后，有时神志正常，能自诉头痛甚剧，口渴欲饮，能稍进饮食，脉浮象稍减；但有时仍然昏乱胡语，大便仍然未解。仍本前方立意，加入育阴开窍药进治。

处方：白芍 12 g，生地黄 30 g，石决明 15 g，钩藤 15 g，牡蛎 20 g，刺蒺藜 12 g，
竹茹 15 g，黄芩 15 g，龙胆 10 g，石菖蒲 15 g，远志 6 g，
琥珀（冲）4 g，枳实 15 g，磁石 15 g，朱砂（冲）1 g，神曲 9 g。

三诊，神志完全清醒，脉已不浮，只细涩而弱，自觉胸窒闷，似有物压迫的感觉，头昏失眠、口干、便秘、不思饮食，再用疏肝扶脾，驱痰行气，开上泄下之法。

处方：刺蒺藜 12 g，青皮 9 g，山药 12 g，泡参 9 g，茯苓 9 g，法半夏 9 g，
枳实 9 g，厚朴 9 g，石菖蒲 6 g，莲子 12 g，薤白 6 g，石斛 9 g，
钩藤 12 g，甘草 3 g。

服上方4剂后，大便已通，饮食能进，睡眠转佳，胸中开豁，诸症即痊愈。经随访数月未见复发。

按：本例便秘，平时睡眠不好，头部昏痛，情志易激动等，是素禀肝阴亏损之象。怒则气上，肝火上冲，故头痛失眠加重，脉浮、舌黄、口干、生眼屎，均系肝火之象。气不下降，故大便秘结，肝气郁滞则胸中窒闷。肝郁克脾，则不思饮食。脉滑，胸中有压迫感，为痰饮内聚之象。肝火夹痰，阻塞心窍，则神志失常。故治当疏肝清肝，育阴潜阳，豁痰开窍，扶脾降气。用刺蒺藜、青皮以疏肝，用黄芩、龙胆以清肝，用牡蛎、白芍、生地黄、石斛以育阴，用钩藤、龙骨、赭石、石决明、琥珀、磁石、朱砂以潜阳，用法半夏、茯苓、竹茹以驱痰，用石菖蒲、远志、薤白以开窍，

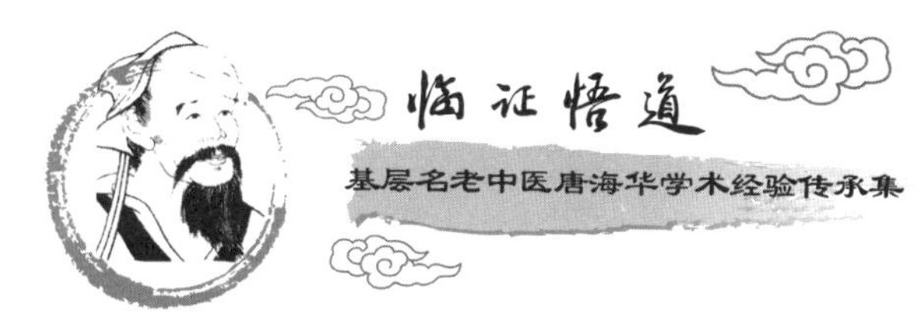

用泡参、莲子、山药、神曲、甘草以扶脾，用枳实、厚朴以降气。肝脾调和，阴生阳潜，上开下泄，诸症即痊愈。

五、肝郁化热证便秘

麻×仙，女，56岁，2018年5月3日初诊，自诉大便秘结，头昏头胀，乳头发痛，皮肤发痒，脉象浮弦，舌上黄黑苔，此为肝郁络阻、郁热上冲之候，治宜疏肝通络、清热降逆。

处方：柴胡 6 g，郁金 9 g，刺蒺藜 12 g，牡丹皮 9 g，瓜蒌 21 g，
丝瓜络 12 g，酒炒大黄 6 g，黄芩 9 g，钩藤 12 g，赭石 15 g，
旋覆花 9 g，甘草 3 g。

服上方3剂后，大便即通畅，余症亦消除。

按：本例便秘，脉象浮弦为肝郁之象，足厥阴肝经上膈，布胁肋。乳头发痛，系肝气郁热所致。郁热阻络，则周身发痒，郁热上冲发为头昏头胀，大便秘结。舌上黄黑苔，亦系火热之象，故用刺蒺藜、牡丹皮、柴胡、郁金以疏肝，用瓜蒌、丝瓜络、旋覆花以通络，用酒炒大黄、黄芩以清热，用钩藤、赭石以降逆。使肝气条达，脉络通畅，热清气降，诸症即得缓解。

六、下焦湿热证便秘

李×刚，男，成年，2018年11月8日初诊，自诉大便秘结，已五日不解，尿频量少，尿后疼痛，恶心腹胀，口中干燥。脉象沉实，舌上干红无苔，此为下焦湿热伤及阴分，治当通利二便，兼清热养阴为法。

处方：大黄 10 g，枳实 15 g，厚朴 15 g，泽泻 15 g，茯苓 15 g，
猪苓 20 g，瞿麦 9 g，金钱草 30 g，海金沙 24 g，知母 12 g，
生地黄 30 g，甘草 6 g。

服上方2剂后，大便即通利，余症亦告缓解。

按：本例便秘，脉象沉实，大便秘结，小便涩疼痛，为下焦实热现症。大便不通，肠胃之气不行，故发为恶心腹胀。热甚伤津，故口中干燥，舌干红无苔。治当以通利二便为主。故用大黄、枳实、厚朴使热从大便出，用泽泻、茯苓、猪苓、瞿麦引热从小便出，因有结石，故加金钱草、海金沙以化之，并用知母、生地黄以清热养阴，使前窍开，后窍泄，热去津存，病即痊愈。

七、肝肾阴亏证便秘

龙×明，男，56岁，2017年12月4日初诊，自诉大便秘结，咳嗽，痰黏稠成块，睡眠不好，遗精盗汗，舌干红无苔，脉象浮大，宜养肺肾之阴，用麦味地黄丸加减治之。

处方：熟地黄 9 g，牡丹皮 9 g，菟丝子 12 g，山药 12 g，茯苓 9 g，
麦冬 9 g，五味子 6 g，竹茹 9 g，白芍 12 g，牡蛎 12 g，
肉苁蓉 9 g，柏子仁 9 g，法半夏 9 g。

二诊，服上方7剂，诸症已缓解，大便不干燥，痰亦转清稀，咳出较易，睡眠、饮食、精神均大有好转，微觉怕冷，舌质赤，脉浮数，仍本前方加减进治。

处方：五味子 6 g，朱麦冬 9 g，生地黄 9 g，牡丹皮 9 g，山药 12 g，
枸杞子 9 g，泽泻 9 g，茯苓 9 g，菟丝子 12 g，牡蛎 12 g，

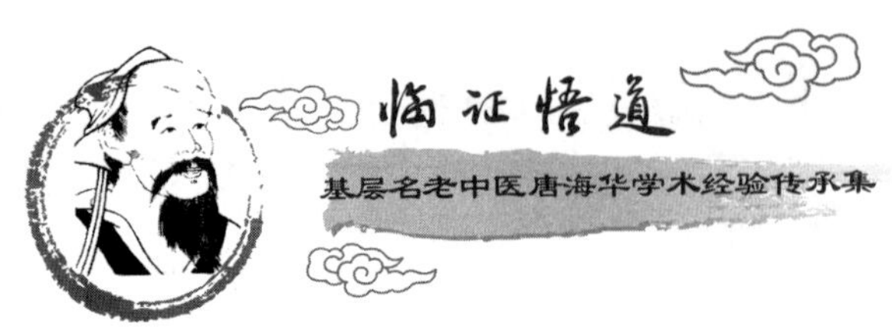

肉桂3 g，竹茹9 g，白芍9 g。

服上方7剂后，诸症消除，恢复健康。

按：本例便秘，脉象浮大，舌干红无苔，睡眠不好，为阴亏症状。肾阴亏损，则遗精盗汗。肺阴亏损，则咳嗽痰稠。肺合大肠，肾司二便，肺肾阴亏，则发为便秘，故用麦味地黄丸以养肺肾阴分。加白芍、肉苁蓉、枸杞子以养阴润肠。用牡蛎、柏子仁以潜阳安神，用法半夏、竹茹以止咳驱痰。二诊时，用少量肉桂引火归元。

八、便秘治疗临证经验及体会

便秘一病，可以归纳为脾、肺、肾三方面。

在脾胃方面，有由于气虚中寒推动无力者；有由于肝郁克脾，胃失和降者；有由于肝火上冲，胃气不降者；有由于饮食不化或湿热之邪阻滞胃肠腑气不通者；有由于津液不足，传导失常者。津液不足或由于阴血亏虚，或由于热甚伤津，或由于发汗利水所致之损津耗液，或由于脾不能为胃行其津液。

在肺方面，由于肺合大肠，故肺脏的病变，多波及大肠，而发为便秘。肺气太实，则形成上窍闭，而下窍塞。此种肺实，或为气逆，或为痰阻，或为风邪，或为湿热郁遏，皆能导致肺失肃降，大便不通。再一种情况是肺阴不足，此种或由于素禀阴亏，或由于肺热灼津，或由于肝火犯肺，或由于心热传肺，或伤于秋令之燥气，皆能致液枯肠燥，导致大便秘结。

在肾方面，由于肾司二便，肾阳温煦，膀胱气化，利小便以实大便。肾阳温运，脾运如常，则大便正常。

以上各种便秘，应在临证中细致辨认，审证求因、对症用药，方有理想疗效。

第六章　脾系病证诊疗与临证备要

脾主运化，主升清，主统血，主肌肉、四肢。胃与脾同属中焦，主受纳、腐熟水谷，以通为用，以降为顺，与脾相表里，共有“后天之本”之称。脾升胃降，是人体气机升降的枢纽。五脏六腑、四肢百骸皆赖脾胃运化水谷以充养。脾胃的病理表现主要是受纳、运化、升降、调摄等功能的异常。

脾为太阴湿土之脏，喜温燥而恶寒湿，得阳气温煦则运化健旺。胃为阳明燥土之腑，有喜润恶燥之特性，胃不仅需要阳气的蒸化，更需要阴液的濡润，胃中阴液充足有助于腐熟水谷和胃气通降。故脾阳(气)易虚，而胃阴易亏。若脾的运化水谷精微功能减退，则机体运化吸收功能失常，以致出现纳呆、便溏、腹胀、倦怠、消瘦等病变；运化水湿功能失调，可产生湿、痰、饮等病理产物，发生泄泻等病证。若胃受纳、腐熟水谷及通降功能失常，不仅影响食欲，还可因胃气壅滞，而发生胃痛、痞满及大便秘结；若胃气失于和降而上逆，可致嗳气、恶心、呕吐、呃逆等。小肠司受盛、化物和泌别清浊之职，大肠则有传导之能，二者又皆隶属于脾的运化升清和胃的降浊。

依据脾胃的生理和病机变化特点，将胃痛(吐酸、嘈杂)、痞满、腹痛、呕吐、呃逆、噎膈、泄泻、痢疾、便秘等归属为脾胃病证。脾胃病证的发生与感受外邪、饮食不节、情志失调、禀赋薄弱等密切相关，其治疗强调胃以通为用，脾以升为健，恢复脾升胃降的正常功能。上述病证虽归属于脾胃，但与其他脏腑亦密切相关，临证中应注意脏腑之间的关联，随证处理。

第一节　胃脘痛

胃脘痛是以上腹胃脘部近心窝处发生疼痛为主症的病证，亦称“胃痛”。

《内经》初步阐述了胃痛的病因病机、临床表现及治疗。如《灵枢·邪气脏腑病形》曰：“胃病者，腹䐜胀，胃脘当心而痛。上支两胁，膈咽不通，食饮不下，取之三里也。”《灵枢·经脉》曰：“脾，足太阴之脉……是动则病舌本强，食则呕，胃脘痛，腹胀善噫，得后与气则快然如衰。”《素问·六元正纪大论》曰：“木郁之发……民病胃脘当心而痛。”张仲景将胃脘部的病变称为“心下”，如《伤寒论·辨太阳病脉证并治》曰：“伤寒六七日，结胸热实，脉沉而紧，心下痛，按之石硬者，大陷胸汤主之。”这里的心下痛即是胃脘痛。从上述论述中可以看出，《内经》《伤寒杂病论》对胃痛与心痛、真心痛的区别是明确的，可能因使用了“胃脘当心而痛”“心下”等词语形容胃痛，致使后世许多医家把“胃脘痛”与“心痛”混淆。如《备急千金要方·心腹痛》中列有“九种心痛”，其中多指胃痛，亦有心痛。本病另有“心胃痛”“心脾痛”等多种称谓，或包含于“心痛”中。

金元时期李东垣在《兰室秘藏》中首立“胃脘痛”一门，将胃痛作为独立的

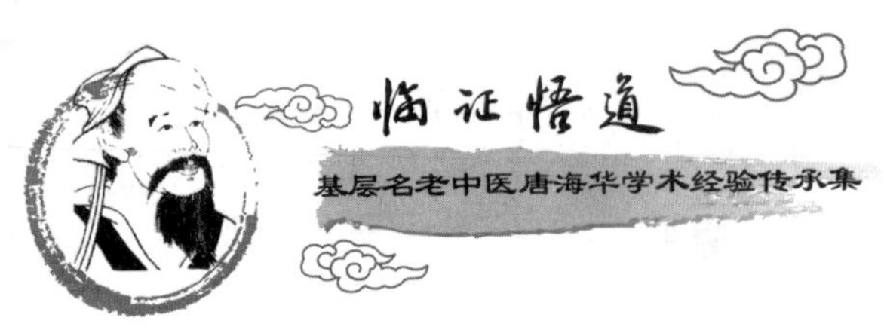

病证。明·虞抟《医学正传·胃脘痛》对胃脘痛与心痛进行了鉴别："古方九种心痛……详其所由，皆在胃脘，而实不在于心也。"此后，明清时期进一步理清了胃痛与心痛的区别，对胃痛病因病机的认识不断深入，治疗方法不断丰富。如明·龚廷贤的《寿世保元·心胃痛》强调饮食失调在胃痛发病中的作用；清·沈金鳌在《杂病源流犀烛·胃痛》中强调肝气犯胃的作用；清·高世栻《医学真传·心腹痛》指出要广义理解和运用"通"法："夫通者不痛，理也，但通之之法，各有不同。调气以和血，调血以和气，通也；下逆者使之上行，中结者使之旁达，亦通也；虚者助之使通，寒者温之使通，无非通之之法也。若必以下泻为通，则妄矣!"为后世辨治胃痛拓展了思路。清·叶天士倡导"初病在经，久痛入络"的病机特点，治疗方面强调"通字须究气血阴阳，便是看诊要旨"，提出辛香理气、辛柔和血、泄肝安胃、甘温补胃、滋阴养胃等治法。

根据胃痛的临床表现，西医中的胃及十二指肠溃疡、急慢性胃炎、功能性消化不良、胃痉挛等疾病以上腹胃脘部疼痛为主要症状者，均可参考本节进行辨证论治。

〔病因病机〕

胃痛的病因较为广泛和复杂，主要有外邪犯胃、饮食不节、情志失调、脾胃素虚及药物损害等。以胃气郁滞，失于和降，不通则痛为基本病机，其病位在胃，与肝、脾密切相关。

一、病因

1. 外邪犯胃　外感寒、热、湿诸邪，内客于胃，皆可致胃脘气机阻滞，不通则痛。其中尤以寒邪犯胃为多，寒性收引，易使气机郁滞，致胃气不和而胃痛暴作。若中阳素虚者，则更易因受寒而发病。

2. 饮食不节　这是胃痛最常见的病因。胃为水谷之海，主受纳和腐熟水谷。如长期过食或暴食生冷，耗伤中焦阳气；或饮酒无节，损伤胃体；或偏食辛辣，蕴热伤阴；或嗜食肥腻炙煿，积滞难消，酿生湿热；或饥饱无常，特别是空腹过劳或饱餐后用力过度而损伤胃气等，均可导致气机阻滞，发生胃痛。《医学正传·胃脘痛》曰："致病之由，多由纵恣口腹，喜好辛酸，恣饮热酒煎煿，复餐寒凉生冷，朝伤暮损，日积月深……故胃脘疼痛。"

3. 情志失调　忧思恼怒，思则气结，怒则气逆，伤肝损脾，肝失疏泄，横逆犯胃，脾失健运，胃气阻滞，均致胃失和降而发胃痛。《杂病源流犀烛·胃病源流》曰："胃痛，邪干胃脘病也。……惟肝气相乘为尤甚，以木性暴，且正克也。"气滞日久或久痛入络，可致胃络血瘀。《临证指南医案·胃脘痛》曰："胃痛久而屡发，必有凝痰聚瘀。"

4. 脾胃素虚　脾胃为仓廪之官，主受纳及运化水谷，互为表里，共主升降。若素体脾胃虚弱，运化失职，气机不畅；或中焦虚寒，失其温养；或胃阴亏虚，胃失濡养，则均可导致胃痛。素体脾胃虚弱，遇有饮食失调、外感邪气、情志刺激，更易引起胃痛发作或加重。

5. 药物损害　过服寒凉、温燥中西药物，伤胃体，耗胃气，损胃阴，使脾失健运，胃失和降，不通而痛。《证治汇补·心痛》曰："服寒药过多，致脾胃虚弱，胃脘作痛。"

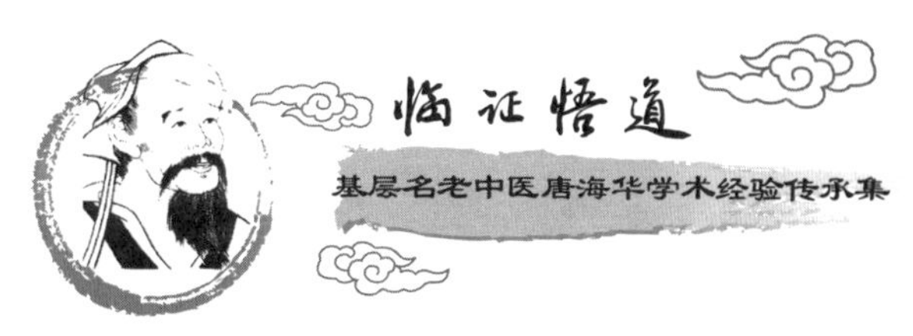

上述几种发病因素可单独作用，也可兼而发病。

二、病机

胃主受纳、腐熟水谷，为五脏六腑之大源，以通为用，和降为顺，不宜郁滞。胃痛的病因虽多，但其基本病机是胃气郁滞，失于和降，不通则痛。病理因素以气滞为主，并见食积、寒凝、热郁、湿阻、血瘀等。

胃痛的病变部位在胃，与肝、脾密切相关。肝主疏泄，具有疏土助运化的作用，若忧思恼怒，气郁伤肝，肝气横逆，势必克脾犯胃，致气机郁滞，胃失和降而为痛；肝气久郁，既可出现化火伤阴，又能导致瘀血内结，病情至此，则胃痛加重，每每缠绵难愈。脾与胃同居中焦，一脏一腑，互为表里，共主升降，故脾病多涉于胃，胃病亦可及于脾。若禀赋不足，后天失调，或饥饱失常，劳倦过度，以及久病正虚不复等，均能引起脾气虚弱，运化失职，气机不畅而为胃痛。若脾阳不足，则寒自内生，胃失温养，致虚寒胃痛。如脾润不及，或胃燥太过，胃失濡养，不能润降，致阴虚胃痛。

胃痛的病机演变复杂多异，归纳起来，主要是虚实、寒热、气血之间的演变和转化。胃痛的病理性质可分为虚实两类。胃痛初期多由外邪、饮食、情志所伤，多属实证；若久痛不愈，或反复发作，脾胃受损，可由实转虚。如因寒而痛者，寒伤阳气，可形成虚寒胃痛；因热而痛者，热邪伤阴，可形成阴虚胃痛。虚证胃痛，因脾胃功能虚弱，失于运化，又易受邪，形成虚实夹杂证，如脾胃虚寒者，易兼寒邪、食滞或湿浊等。从寒热来看，寒痛日久，过用辛热，可以郁而化热；热痛日久，过用苦寒或饮食生冷过度，亦可寒化形成寒证，都可致寒热错杂、寒热互结等复杂病机。从气滞与血瘀来看，气滞日久，气病及血，必见血瘀；瘀血阻滞，常使气滞加重。

胃痛日久，或病情加重，可以衍生变证，如胃热炽盛，迫血妄行，或瘀血阻滞，血不循经，或脾气虚弱，不能统血，可致出血。大量出血，可致气随血脱，危及生命。若日久中阳不振，水饮不归正化，生痰聚饮，形成饮停于胃。若脾胃运化失职，湿浊内生，郁而化热，火热内结，三焦壅塞，腹痛剧烈拒按，可导致大汗淋漓，四肢厥逆的厥脱危证。若胃痛日久，正气亏耗，有形之邪聚结，可形成痰瘀壅塞胃脘。

总之，胃痛以胃气郁滞、失于和降为基础，日久易出现虚实兼夹、寒热错杂、气滞血瘀的复杂病理变化，甚至导致危重病证的发生。

〔诊查要点〕

一、诊断依据

1. 以上腹胃脘部疼痛为主症，可表现为胀痛、刺痛、灼痛、隐痛、剧痛、闷痛等不同性质。

2. 常伴有脘腹痞闷胀满、恶心呕吐、吞酸嘈杂、食纳减少等胃失和降症状。

3. 以中青年居多，起病或急或缓，多有反复发作病史。发病前常有明显的诱因，如饮食失调、情志刺激、劳倦过度、受寒等。

二、病证鉴别

1. 胃痛与真心痛　真心痛是胸痹心痛的严重症候，《灵枢·厥病》曰：“真心痛，手足清至节，心痛甚，旦发夕死，夕发旦死。”真心痛多见于老年人，常有胸痹病史，一般为胸膺部闷痛、刺痛或绞痛，疼痛剧烈，痛引肩背，常伴心悸气短、汗出肢冷、唇甲发绀等症状，病情危急。其病史、病机要点、病变脏腑、临床特征及其预后等方面，与胃痛有明显区别。心电图、心肌酶谱等检查有助于鉴别诊断。

2. 胃脘痛与胁痛　胃脘痛与胁痛主要从病位、主症及兼症方面进行鉴别。胁痛病位在肝胆，与脾胃有关，以胁肋部疼痛为主，多伴有胸闷太息、口苦，或发热恶寒等症。胃脘痛病位在胃，与肝脾有关，以胃脘部疼痛为主，常伴有脘腹痞闷胀满、吞酸嘈杂等症。肝气犯胃的胃痛有时亦可攻痛连胁，但仍以胃脘部疼痛为主症。

3. 胃脘痛与腹痛　两者疼痛部位不同。腹痛是以胃脘部以下，耻骨毛际以上疼痛为主症。胃痛是以上腹胃脘部近心窝处疼痛为主症。胃脘痛与腹痛在病变脏腑、临床特点等方面亦有区别。但胃处腹中，与肠相连，因而胃痛可以影响及腹，而腹痛亦可牵连于胃。

此外，肝、胆、脾、胰病变所引起的上腹部疼痛还应结合辨病予以排除。

〔辨证论治〕

一、辨证要点

胃脘痛的辨证应区分寒热、虚实、气滞、血瘀的不同。

1. 辨虚实　虚者多病程长，痛处喜按，饥时痛著，纳后痛减，体弱脉虚。属虚者应进一步辨气虚、阳虚与阴虚。实者多病程短，痛处拒按，饥时痛轻，纳后痛增，体壮脉盛。属实者应进一步辨别不同的病理因素为病。

2. 辨寒热　胃痛遇寒痛甚，得温痛减，泛吐清水者为寒证；胃脘灼痛，痛势急迫，喜凉恶热，泛吐酸水者为热证。寒与热均有虚实之分。

3. 辨气滞、血瘀　一般初病在气，久病在血。气滞者，多见胀痛，痛无定处，或攻窜两胁，疼痛与情志因素密切相关；血瘀者，疼痛部位固定不移，持续疼痛，入夜加重，舌质紫暗或有瘀斑，或兼见呕血、便血。

各证往往互相兼杂和动态转化，如虚实兼夹、寒热错杂、气血同病等，必须根据临床表现全面进行分析，综合诊断。

二、治疗原则

胃痛的治疗以理气和胃止痛为大法，旨在疏通气机，通而痛止，即所谓的“通则不痛”。然在使用理气和胃之法时，还必须根据不同证候，采取相应治法。如实证者，应区别寒凝、气滞、胃热、血瘀，分别给予散寒止痛、疏肝解郁、清泻肝胃、通络化瘀之法；虚证者当辨虚寒与阴虚，分别给予温胃健中或滋阴养胃之法。

要从广义的角度去理解和运用“通”法，绝不能局限于狭义的“通”之一法。如属于胃寒者，散寒即所以通；属于食停者，消食即所以通；属于肝气犯胃者，理气即所以通；属于肝胃郁热者，泄热即所以通；属于湿热中阻者，清化湿热即所以通；属于瘀阻胃络者，化瘀即所以通；属于阴虚者，益胃养阴即所以通；属于脾胃虚寒者，温胃健中即所以通。只有结合具体病机，采取相应治法，使之丝丝入扣，才符合“通法”之本意。

三、证治分类

1. 寒邪客胃证

症状：胃痛暴作，拘急冷痛，恶寒喜暖，得温痛减，遇寒加重，口不渴，喜热饮，有感寒或食冷病史，舌苔薄白，脉弦紧。

证机概要：寒凝胃脘，暴遏阳气，气机郁滞。

治法：温胃散寒，理气止痛。

代表方：良附丸加味。本方温胃散寒、理气止痛，适用于暴作、喜热恶寒的胃痛证。

常用药：高良姜、吴茱萸温胃散寒；香附、陈皮、木香行气止痛。

若病情较轻，可服生姜汤，结合局部热熨即可缓解。若寒邪较著，加荜茇、川椒、肉桂、厚朴等，以助散寒理气止痛；如兼见恶寒、头痛等风寒表证者，可加紫苏叶、桂枝、防风等以疏散风寒；若因过食生冷而夹有宿食停滞，兼见胸脘痞闷，嗳气或呕吐者，可加神曲、鸡内金、莱菔子、半夏等，或加服保和丸以消食导滞，降逆止呕。若寒邪郁久化热，寒热错杂，可用半夏泻心汤辛开苦降，寒热并调。

2. 饮食伤胃证

症状：胃脘疼痛，胀满拒按，嗳腐吞酸，或呕吐不消化食物，其味腐臭，吐后痛减，不思饮食，大便不爽，得矢气及便后稍舒，有暴饮暴食病史，舌苔厚腻，脉滑。

证机概要：饮食积滞，壅阻胃气。

治法：消食导滞，和中止痛。

代表方：保和丸加减。本方消食导滞，适用于饮食停滞，胃痛胀满，嗳腐吐食的胃痛证。

常用药：神曲、山楂、莱菔子消食导滞；茯苓、半夏、陈皮和胃化湿；连翘散结清热。

若脘腹胀甚者，可加枳实、砂仁、槟榔等以行气消滞；若食积化热，嗳腐酸臭者，加黄连、栀子以清热；若胃脘胀痛而便秘者，可合用小承气汤或改用枳实导滞丸以通腑行气；胃痛急剧而拒按，伴见苔黄燥，便秘者，为食积化热成燥，则合用大承气汤以泄热解燥，通腑荡积。

3. 肝气犯胃证

症状：胃脘胀痛，或攻撑窜动，牵引背胁，遇怫郁烦恼则痛作或痛甚，嗳气、矢气则痛舒，胸闷叹息，大便不畅，舌苔薄白，脉弦。

证机概要：肝气郁结，横逆犯胃，胃气阻滞。

治法：疏肝理气，和胃止痛。

代表方：柴胡疏肝散加减。本方具有疏肝理气的作用，用于治疗胃痛胀闷、攻撑连胁之证。

常用药：柴胡、川芎、香附、陈皮散郁和中；白芍、甘草缓急止痛；枳壳、佛手、绿萼梅理气解郁而不伤阴。

若疼痛较著者，可加用金铃子散、青木香、郁金等，以增加理气止痛之效；若嗳气频繁者，可加旋覆花、赭石和胃降逆；泛吐酸水者，加左金丸，或加炙海螵蛸、川贝母、煅瓦楞子等和胃制酸。若痛势急迫，嘈杂吐酸，口干口苦，舌红苔黄，脉弦或数，乃肝胃郁热证，改用化肝煎或丹栀逍遥散合左金丸以疏肝泄热和胃。郁热迫血妄行，吐血、便血者，宜加大黄、地榆、白及粉等以凉血止血。若病情反复久延，脾气

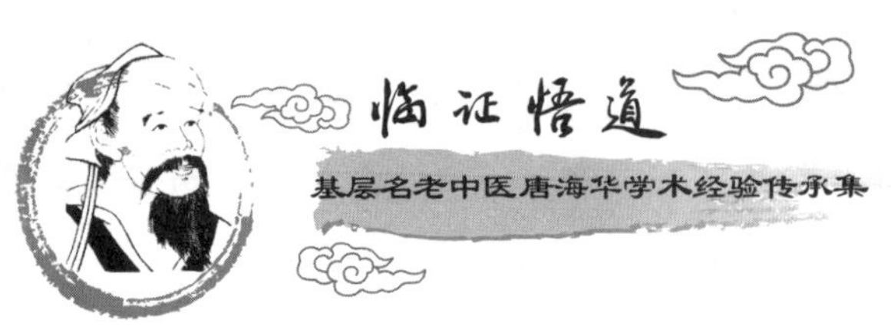

亦伤，胃痛而胀，饮食不佳，神疲乏力，属肝郁脾虚证，宜疏肝健脾、理气和胃，用逍遥散加佛手、香附、砂仁、郁金等。

4. 湿热中阻证

症状：胃脘灼痛，吐酸嘈杂，脘痞腹胀，纳呆恶心，口渴不欲饮水，小便黄，大便不畅，舌红、苔黄腻，脉滑数。

证机概要：湿热蕴结，胃气痞阻。

治法：清化热湿，理气和胃。

代表方：清中汤加减。本方具有清化中焦湿热的作用，适用于痛势急迫、胃脘灼热、口干口苦的胃痛。

常用药：黄连、栀子清热燥湿；半夏、茯苓、草豆蔻祛湿健脾；陈皮、甘草理气和中。

湿偏重者加苍术、藿香燥湿醒脾；热偏重者加蒲公英、黄芩、连翘清胃泄热；伴恶心呕吐者，加竹茹、赭石以清胃降逆；大便秘结不通者，可加大黄(后下)通下导滞；气滞腹胀者，加厚朴、枳实以理气消胀；兼有食积停滞，纳呆少食者，加炒三仙、莱菔子以消食导滞。

5. 瘀血停胃证

症状：胃脘刺痛，痛有定处，按之痛甚，疼痛延久屡发，食后加剧，入夜尤甚，甚或出现黑便或呕血，舌质紫暗或有瘀斑，脉涩。

证机概要：瘀停胃络，脉络壅滞。

治法：化瘀通络，理气和胃。

代表方：失笑散合丹参饮加减。前方活血行瘀、散结止痛，治血瘀内阻之胃痛。后方调气化瘀，治胃痛因气滞血瘀所致者。

常用药：蒲黄、五灵脂、丹参化瘀止痛；檀香、砂仁理气和胃而止痛。

若胃痛甚者，可加延胡索、郁金、九香虫、木香、枳壳以加强活血行气止痛之功；若见呕血及黑便等出血现象者，当以止血为先，宜去檀香、砂仁，加大黄、茜草根、三七粉等化瘀止血。

6. 脾胃虚寒证

症状：胃脘隐痛，绵绵不休，空腹痛甚，得食则缓，喜温喜按，劳累或受凉后发作或加重，泛吐清水，食少纳呆，大便溏薄，神疲倦怠，四肢不温，舌淡苔白，脉虚缓无力。

证机概要：中焦虚寒，胃失温养。

治法：温中健脾，和胃止痛。

代表方：黄芪建中汤加减。本方甘温补虚、缓中止痛，适用于胃脘隐痛、喜温喜按之脾胃虚寒证。

常用药：黄芪、白术补气健脾；桂枝温胃散寒；白芍、饴糖、大枣、甘草缓急止痛。

若泛吐酸水者，去饴糖，加吴茱萸、煅瓦楞子以制酸止痛；若泛吐清水较多，或胃中有振水音，宜加干姜、半夏、陈皮、茯苓，或配用苓桂术甘汤以温化饮邪；若寒甚者，可合用理中丸，或改用大建中汤温中散寒；若疼痛较著，加延胡索以止痛。

7. 胃阴不足证

症状：胃脘隐隐灼痛，有时嘈杂似饥，或似饥而不欲食，口干咽燥，大便干结，舌红少津，或光剥无苔，脉弦细无力。

证机概要：胃阴不足，润降失司。

治法：养阴益胃。

代表方：益胃汤加味。本方养阴益胃生津，用于脾胃阴虚，胃脘隐痛，口干咽燥，舌干苔少等症。

常用药：北沙参、麦冬、生地黄、玉竹、石斛甘凉以滋养胃阴；佛手、绿萼梅调气止痛。

若胃中嘈杂，或有吞酸者，可加左金丸以制酸和胃；胃酸明显减少者，当酌加乌梅、诃子、鸡内金等，以增强酸甘化阴之力；胃脘胀痛较剧，兼有气滞者，宜加厚朴花、金铃子散等行气止痛；若便秘，可酌加麻仁、瓜蒌子以润肠通便；倦怠乏力，不思饮食，属气阴两虚者，加太子参、山药、白术以益气养阴。

〔预后转归〕

急性胃痛多以实证为主，治疗调护及时得当多能治愈。久病迁延则多由实转虚，形成虚实夹杂，或寒热互结，或气滞血瘀，病情复杂，易反复发作，合理的治疗调摄仍能使病情得到缓解或治愈。若病情由轻转重，或血不循经，形成便血、吐血；或毒热内结，三焦壅塞，形成剧烈腹痛；或脾胃衰败，气血生化无源，形成虚劳；或由痰瘀互结，形成癥积、噎膈等，俱属危重症候，应采取综合措施予以诊治。

〔预防调护〕

本病的饮食调摄十分重要。要养成良好的饮食规律和习惯，忌暴饮暴食，饥饱无常；忌长期饮食生冷、醇酒、炙煿等物；忌过用苦寒、燥热伤胃的药物。

患病后饮食以少食多餐、清淡易于消化为宜，避免进食浓茶、咖啡和辛辣食物，必要时进流质或半流质饮食。保持精神愉快、性情开朗，避免忧思恼怒等情志内伤。要劳逸结合，起居有常，避免外邪内侵。

〔临证备要〕

1. 治肝可以安胃　肝胃失调所致胃痛十分常见，主要有以下情况：一为疏泄太过，木旺克土，治疗以抑肝气、泻肝火为主，并重视酸甘之品以敛肝、缓肝的运用；二为疏泄不及，木郁土壅，治疗宜用辛散之品，疏肝理气；三为脾胃亏虚，土虚木乘，通过健脾益气、益养胃阴以培土，酌配酸敛以抑肝。而辛开苦降以泄肝安胃止痛则在胃痛肝胃失调证候的治疗中有广泛的应用。治肝诸法在应用时应相互配合，疏敛有度，补泻适宜，方合肝脾疏运之性。患者在接受药物治疗的同时，还必须怡情释怀，方能达到预期效果。

2. 注意“忌刚用柔”　理气和胃止痛为治疗胃痛的大法，但久用辛香理气之剂易耗阴伤气，尤其肝胃郁热、胃阴不足患者，治疗时辛香热燥、苦寒清热的药物不宜多用，以免损伤胃气，耗伤胃阴，宜“忌刚用柔”。如治疗胃阴不足证，应在养阴清热基础上疏肝调气，如用沙参、麦冬、玉竹、石斛、山药等甘凉濡润之品以养阴清热；用乌梅、木瓜、白芍、山楂、甘草等酸甘之品以养阴柔肝；用玫瑰花、佛手、绿萼梅、香橼等辛平之品以疏肝调气。

3. 合理运用活血祛瘀药　慢性胃痛多兼有血瘀，即“久患入络”“胃病久发，必有聚瘀”，治疗应重视活血祛瘀药的运用，常用药如郁金、延胡索、田七、莪术、红花、赤芍等。同时根据不同证候配合其他治法方药，如瘀热者，配用赤芍、茜草根等以凉血活血；瘀毒者，配用半枝莲、白花蛇舌草等以解毒祛瘀；气虚者，配用黄芪、党参等以益气行血；阴虚者，配用沙参、麦冬等以养阴畅血。

4. 久痛防变　中年以上患者，胃痛经久不愈，痛无定时，消瘦无力，贫血，当防恶性病变，应注意及时检查调治。

附　吐酸

吐酸是指胃酸过多，随胃气上逆而吐出的病证；吞酸指自觉酸水上泛至咽，旋即吞咽而下；而泛酸则统指胃酸上泛之证。吐酸、吞酸或泛酸可单独出现，但常与胃痛兼见。《素问·至真要大论》曰：“诸呕吐酸……皆属于热。”认为本病证多属于热。《证治汇补·吞酸》曰：“大凡积滞中焦，久郁成热，则本从火化，因而作酸者，酸之热也；若客寒犯胃，顷刻成酸，本无郁热，因寒所化者，酸之寒也。”说明吐酸与胃有关，可分为寒热两类。《寿世保元·吞酸》曰：“夫酸者肝木之味也，由火盛制金，不能平木，则肝木自甚，故为酸也。”又说明与肝气有关。本证有寒热之分，以热证多见。属热者，多由肝郁化热犯胃所致；因寒者，多因脾胃虚弱，木虚土乘而成。但总以肝气犯胃、胃失和降为基本病机。

1. 热证

症状：吞酸时作，嗳腐气秽，胃脘闷胀，两胁胀满，心烦易怒，口干口苦，咽干口渴，舌红、苔黄，脉弦数。

治法：清泻肝火，和胃降逆。

代表方：左金丸加味。

常用药：黄连、吴茱萸、黄芩、栀子清肝泄热；海螵蛸、煅瓦楞子制酸。

2. 寒证

症状：吐酸时作，嗳气酸腐，胸脘胀闷，喜唾涎沫，饮食喜热，四肢不温，大便溏泻，舌淡苔白，脉沉迟。

治法：温中散寒，和胃制酸。

代表方：香砂六君子汤加味。

常用药：党参、白术、茯苓健脾益气；木香、砂仁行气和胃；半夏、陈皮和胃降逆；干姜、吴茱萸温中散寒；甘草调和诸药。

3. 食滞证

症状：吐酸而兼有胸脘胀闷，嗳气臭腐，苔白，脉弦滑。

治法：消食导滞，和胃制酸。

代表方：保和丸加减。

常用药：神曲、莱菔子、谷芽等消导食滞；陈皮、半夏降气和胃；连翘清热。

上述证治均可配合制酸和胃法，以乌贝散为主方。其中海螵蛸、浙贝母能制酸收敛。或加煅瓦楞子，为末吞服，借以增强制酸之力。

附　嘈杂

嘈杂是指胃中空虚，似饥非饥，似辣非辣，似痛非痛，莫可名状，时作时止的病证。可单独出现，又常与胃痛、吞酸兼见。本证名始见于《丹溪心法·嘈杂》曰：

"嘈杂，是痰因火动，治痰为先。"又曰："食郁有热。"《景岳全书·嘈杂》曰："嘈杂一证，或作或止，其为病也，则腹中空空，若无一物，似饥非饥，似辣非辣，似痛非痛，而胸膈懊侬，莫可名状，或得食而暂止，或食已而复嘈，或兼恶心，而渐见胃脘作痛。"其病证常有胃热、胃虚之不同。

1. 胃热证

症状：嘈杂而兼恶心吞酸，口渴喜冷，口臭心烦，脘闷痰多，似饥非饥，舌质红、苔黄干，脉滑数。

治法：清热化痰和中。

代表方：温胆汤加味。

常用药：半夏燥湿化痰降逆，陈皮理气燥湿，竹茹清热化痰降逆，枳实行气导滞，生姜和胃降逆，甘草调和诸药，加黄连、栀子清泻胃热。

2. 胃虚证

症状：嘈杂时作时止，口淡无味，食后脘胀，体倦乏力，不思饮食，舌质淡，脉虚。

治法：健脾益胃和中。

代表方：四君子汤加味。

常用药：党参益气补中，白术健脾燥湿，茯苓渗湿健脾，甘草甘缓和中，加山药补脾养胃，豆蔻温中行气。

若胃阴不足，饥不欲食，大便干结，舌苔脉细者，可用益胃汤益胃养阴。

3. 血虚证

症状：嘈杂而兼面白唇淡，头晕心悸，失眠多梦，舌质淡，脉细弱。

治法：益气养血和中。

代表方：归脾汤。

常用药：黄芪、党参补气健脾，当归、龙眼养血和营，木香健脾理气，茯神、远志、酸枣仁养心安神，生姜、大枣、甘草和胃健脾，以资化源。

第二节　痞满

痞满是由于中焦气机阻滞，脾胃升降失职，出现以脘腹满闷不舒为主症的病证。以自觉胀满，触之无形，按之柔软，压之无痛为临床特点。

痞满的病名首见于《内经》，《素问·至真要大论》曰："太阳之复，厥气上行……心胃生寒，胸膈不利，心痛痞满。"并认为其病因有饮食不节、起居不适和寒气为患等，如《素问·太阴阳明论》曰："饮食不节，起居不时者，阴受之，阴受之则入五脏，入五脏则䐜满闭塞。"《素问·异法方宜论》曰："脏寒长满病。"汉·张仲景在《伤寒论·辨太阳病脉证并治》中明确指出："若心下满而硬痛者，此为结胸也，大陷胸汤主之。但满而不痛者，此为痞，柴胡不中与也，半夏泻心汤主之。"在与结胸的鉴别中，明确提出痞满的临床特点，并创诸泻心汤治疗，一直为后世医家所效法。隋·巢元方《诸病源候论·诸痞候》则结合病位、病机对病名要领作出阐释："诸痞者，营卫不和，阴阳隔绝，脏腑痞塞而不宣，故谓之痞"，"其病之

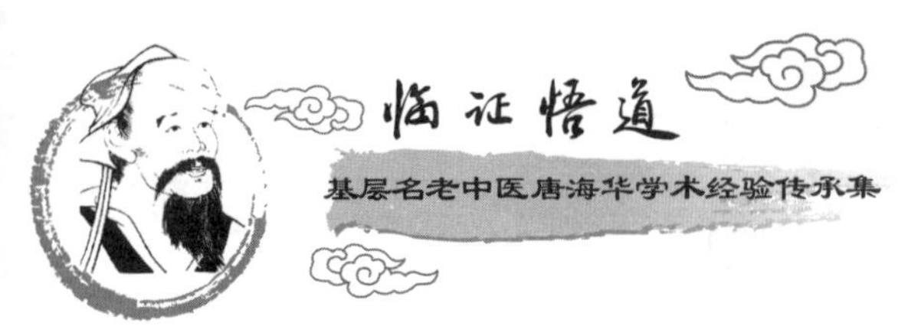

候，但腹内气结胀满，闭塞不通”。金元时期，李东垣倡脾胃内伤之说，其理法方药多为后世医家所借鉴，《兰室秘藏·心腹痞闷门》中辛开苦降、消补兼施的枳实消痞丸更是后世治痞的名方。朱丹溪《丹溪心法·痞》将痞满与胀满作了区分："胀满内胀而外亦有形；痞者内觉痞闷，而外无胀急之形也。"至明清时期，林佩琴《类证治裁·痞满》将伤寒之痞和杂病之痞明确区分，对杂病之痞进行了系统论述。张介宾在《景岳全书·痞满》中指出："凡有邪有滞而痞者，实痞也；无邪无滞而痞者，虚痞也。"这种虚实辨证对后世痞满诊治颇有指导意义。

痞满的临床表现与西医的慢性胃炎(包括浅表性胃炎和萎缩性胃炎)、功能性消化不良、胃下垂等疾病相似，这些疾病若以脘腹满闷不舒为主症时，可参照本节内容辨证论治。

〔**病因病机**〕

饮食不节、情志失调、药物所伤等可引起中焦气机阻滞，脾胃升降失常而发生痞满。

一、病因

1. 饮食不节　饥饱失常，或恣食生冷，或嗜食辛辣，或过食肥甘，或茶酒无度，损伤脾胃，纳运无力，食滞内停，痰湿中阻，胃气壅塞，升降失司，而成痞满。如《伤寒论·辨太阳病脉证并治》曰："谷不化，腹中雷鸣，心下痞硬而满。"

2. 情志失调　抑郁恼怒，情志不遂，肝气郁滞，失于疏泄，乘脾犯胃，脾胃升降失常，或忧思伤脾，脾气受损，运化不力，胃腑失和，气机不畅，发为痞满。如《景岳全书·痞满》曰："怒气暴伤，肝气未平而痞。"

3. 药物所伤　误用、滥用药物，或因他病长期大量应用大寒大热或有毒药物，损伤脾胃，内生寒热，阻塞中焦气机，升降失司，遂成痞满。如《太平圣惠方·治乳石发动心膈痞满腹痛诸方》曰："因服冷药太过，致心膈痞满。"

二、病机

脾胃同居中焦，脾主运化，胃主受纳，共司饮食水谷的消化、吸收与输布。脾主升清，胃主降浊，清升浊降则气机调畅。肝主疏泄，调节脾胃气机，肝气条达，则脾升胃降气机顺畅。上述病因的出现，均可影响到胃，并涉及脾、肝，使中焦气机不利，脾胃升降失职，而发痞满。

痞满的病性有虚实之分。痞满初期，多为实证。如因饮食、药物等实邪于胃，导致脾胃运纳失职，痰湿内生，中焦气机阻滞，升降失司，出现痞满；如情志失调，肝郁气滞，逆犯脾胃，可致气机郁滞而成痞；如为热性药物所伤，或食滞、气郁、痰湿停留日久，均可导致热邪内蕴，困阻脾胃而成痞。实痞日久，可致虚痞。如饮食、药物所伤，日久失治，或痰湿困脾日久，使正气逐渐消耗，损伤脾胃，或素体脾胃虚弱者，均可致中焦运化无力而成气虚之痞；湿热之邪或肝胃郁热日久伤阴，导致胃阴亏损，胃失濡养，和降失司，而成阴虚之痞。因实痞常与脾虚不运、升降无力有关，虚痞之脾胃亏虚，也易招致实邪内侵，所以临床上，每见虚实互兼、寒热夹杂之证，且时轻时重，反复发作。

总之，痞满的基本病位在胃，与肝、脾关系密切。中焦气机不利，脾胃升降失职

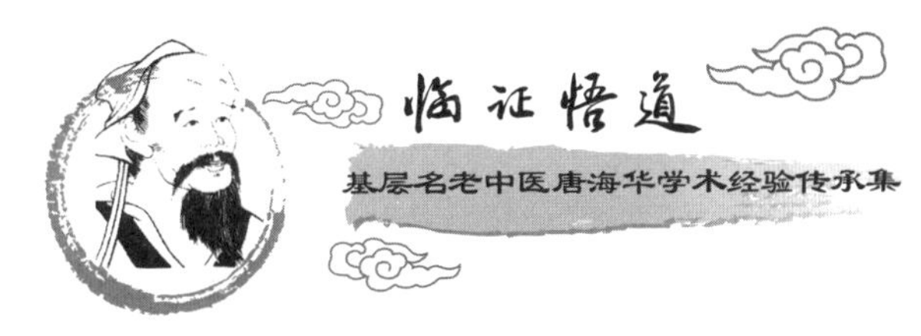

为本病的病机关键。病理性质不外虚实两端，实即实邪(食积、痰湿、气滞等)内阻，虚则脾胃虚弱(气虚或阴虚)，虚实夹杂则两者兼而有之。

〔诊查要点〕

一、诊断依据

1. 以脘腹满闷不舒为主症，并有触之无形、按之柔软、压之无痛的特点。
2. 发病缓慢，时轻时重，反复发作，病程漫长。
3. 多由饮食、药物、情志等因素诱发。

二、病证鉴别

1. 痞满与胃痛　两者病位同在脘腹部，且常相兼出现。然胃痛以胃气阻滞，不通则痛为主要病机，临床上胃痛以疼痛为主，痞满以满闷不适为患；胃痛病势多急，压之可痛，而胃痞起病较缓，压无痛感，两者差别显著。

2. 痞满与臌胀　两者均有自觉脘腹满闷的症状，但臌胀基本病理变化为肝、脾、肾受损，气滞、血瘀、水停腹中。临床上臌胀以腹部胀大如鼓，皮色苍黄，脉络暴露为主症；胃痞满则以自觉满闷不舒，外无胀形为特征。臌胀按之腹皮绷急，胃痞满却按之柔软。

3. 痞满与积聚　两者均可有脘腹满闷的特征，但积聚的病机主要为气机阻滞，瘀血内结。临床上痞满的满闷不适，系自觉症状，而无块状物可扪及；积聚则是腹内结块，或痛或胀，不仅有自觉症状，而且有结块可扪及。

4. 痞满与胸痹　胸痹主要病机为心脉痹阻，临床以胸部闷痛为主症，常兼气短、心悸等症，偶有痛彻脘腹情况。而痞满则以脘腹满闷不舒为主症，多兼饮食纳运无力之症，偶有胸膈不适，并无胸痛等表现。

〔辨证论治〕

一、辨证要点

1. 辨虚实　体壮气实，痞满不减，按之尤著，食后为甚，能食便秘，舌苔厚腻，脉实有力者为实痞。体虚气怯，痞满时作，喜揉喜按，食少纳呆或食后迟消，大便清利，脉虚无力者属虚痞。

2. 辨寒热　痞满绵绵，遇寒则甚，口淡不渴，或渴不欲饮，舌淡苔白，脉沉者属寒。痞满势急，遇热则甚，口渴喜饮，口苦便秘，舌红苔黄，脉数者为热。

二、治疗原则

痞满的基本病机是中焦气机不利，脾胃升降失职。所以，治疗总以调理脾胃升降、行气除痞消满为基本法则。根据其虚实分治，实者泻之，虚者补之，虚实夹杂者补泻并用。补虚重在补脾益胃，或养阴益胃。祛邪则视具体证候，分别施以消食导滞、除湿化痰、理气解郁、清热祛湿等法。治疗中应注意无论补泻用药不可过于峻猛，以免重伤脾胃，对于虚痞，尤当慎重。

三、证治分类

(一)实痞

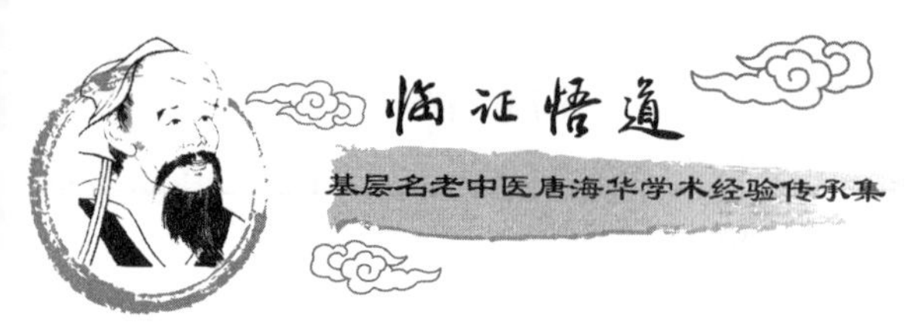

1. 饮食内停证

症状：脘腹满闷而胀，进食尤甚，嗳腐吞酸，厌食呕吐，或大便不调，矢气频作，味臭如败卵，舌苔厚腻，脉滑。

证机概要：饮食停滞，胃腑失和，气机壅塞。

治法：消食和胃，行气消痞。

代表方：保和丸加减。本方消食导滞，和胃降逆，用于食谷不化，脘腹胀满者。

常用药：山楂、神曲、莱菔子消食导滞，行气除胀；半夏、陈皮和胃降逆，行气消痞；茯苓健脾渗湿，和中止泻；连翘清热散结。

若食积较重者，可加鸡内金、谷芽、麦芽；胀满明显者，可加枳实、厚朴、大腹皮；若食积化热，大便秘结者，加大黄、槟榔导滞通便，或用枳实导滞丸推荡积滞，清利湿热；兼脾虚便溏者，加白术、扁豆健脾助运，化湿和中，或用枳实消痞丸消痞除满，健脾和胃。

2. 痰湿中阻证

症状：脘腹痞塞不舒，胸膈满闷，身重困倦，头昏纳呆，嗳气呕恶，口淡不渴，舌苔白厚腻，脉沉滑。

证机概要：痰湿阻滞，脾失健运，气机不和。

治法：除湿化痰，理气和中。

代表方：平胃散合二陈汤加减。前方燥湿运脾，行气和胃，后方燥湿化痰，理气和中，两方合用，共奏燥湿健脾、化痰利气之功，用于脘腹胀满、呕恶纳呆之证。

常用药：苍术、厚朴燥湿除满；半夏、陈皮化痰理气；茯苓健脾利湿；甘草健脾和胃。

若痰湿盛而满闷甚者，可加紫苏梗、桔梗、藿香等；若气逆不降，嗳气不止者，加旋覆花、赭石化痰降逆；如渴不欲饮，水入即吐，可合用五苓散以化饮消痞；痰湿郁久化热而口苦、舌苔黄者，可改用黄连温胆汤；兼脾胃虚弱者，加用党参、白术、砂仁以健脾和中。

3. 湿热阻胃证

症状：脘腹胀闷不舒，灼热嘈杂，恶心呕吐，口干不欲饮，口苦，纳少，大便干结或黏滞不畅，舌红、苔黄腻，脉滑数。

证机概要：湿热内蕴，困阻脾胃，气机不利。

治法：清热化湿，和胃消痞。

代表方：泻心汤合连朴饮加减。前方泄热破结，后方清热燥湿、理气化浊，两方合用，可增强清热除湿、散结消痞之功，用于脘腹胀闷嘈杂、口干口苦、舌红苔黄腻之痞满者。

常用药：大黄泻热散痞，和胃开结；黄连、黄芩苦降泄热和中；厚朴理气燥湿；石菖蒲芳香化湿，醒脾开胃；半夏和胃燥湿；芦根清热和胃，止呕除烦；栀子、豆豉清热除烦。

若灼热嘈杂明显者，可加蒲公英、连翘、瓦楞子；若恶心呕吐明显者，加竹茹、豆蔻、生姜；若大便黏滞不畅者，可加蚕沙、皂角子、泽泻等以除湿导浊；若津液受伤明显，口干舌燥者，可加天花粉、沙参以清热生津。如寒热错杂，用半夏泻心汤苦辛通降。

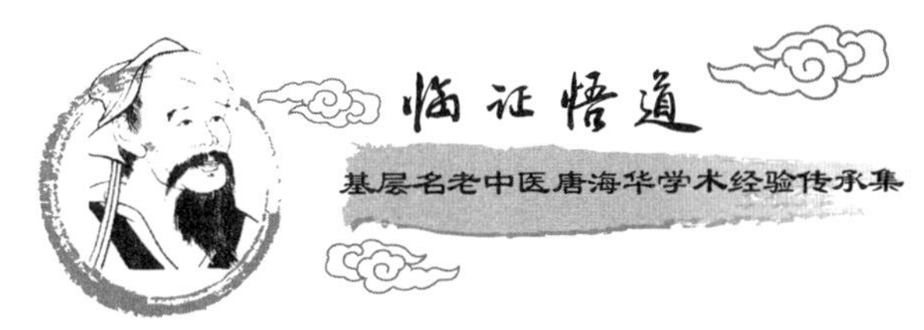

4. 肝胃不和证

症状：脘腹痞闷不舒，胸胁胀满，心烦易怒，善太息，呕恶嗳气，或吐苦水，大便不爽，舌质淡红，苔薄白，脉弦。

证机概要：肝气犯胃，肝胃不和，气机逆乱。

治法：疏肝解郁，和胃消痞。

代表方：越鞠丸合枳术丸加减。前者长于疏肝解郁，善解气、血、痰、火、湿、食六郁，后者消补兼施，长于健脾消痞，合用能增强行气消痞功效，用于治疗脘腹胀满连及胸胁、郁怒心烦之痞满者。

常用药：香附、川芎疏肝散结，行气活血；苍术、神曲燥湿健脾，消食化滞；栀子泻火解郁；枳实行气消痞；白术健脾益胃；荷叶清香升散，和胃醒脾。

若胀满较甚者，酌加柴胡、大腹皮、青皮，或用五磨饮子加减以理气导滞消胀；若心烦不寐者，可加合欢皮、郁金、酸枣仁解郁安神；若郁而化火，嘈杂反酸者，可合用左金丸；若痞满日久不愈，舌暗脉涩，可加丹参、莪术、三棱等活血散结。

(二)虚痞

1. 脾胃虚弱证

症状：脘腹满闷，时轻时重，喜温喜按，纳呆便溏，神疲乏力，少气懒言，语声低微，舌质淡、苔薄白，脉细弱。

证机概要：脾胃虚弱，健运失职，升降失司。

治法：补气健脾，升清降浊。

代表方：补中益气汤加减。本方健脾益气，升举清阳，用于治疗喜温喜按、少气乏力的脘腹胀满者。

常用药：黄芪、党参、白术、甘草益气健脾，鼓舞脾胃清阳之气；升麻、柴胡协同升举清阳；当归养血和营以助脾；陈皮理气消痞。

若胀闷较重者，可加枳壳、木香、厚朴；纳呆厌食者，加砂仁、神曲等醒脾开胃；若四肢不温，阳虚明显者，加制附子、干姜温胃助阳，或合理中丸以温胃健脾；舌苔厚腻，湿浊内蕴者，加半夏、茯苓，或改用香砂六君子汤加减以健脾祛湿，理气除胀。

2. 胃阴不足证

症状：脘腹痞闷，嘈杂不舒，饥不欲食，恶心嗳气，口燥咽干，大便秘结，舌红少苔，脉细数。

证机概要：胃阴亏虚，胃失濡养，胃失和降。

治法：养阴益胃，调中消痞。

代表方：益胃汤加减。本方滋养胃阴，行气除痞，用于口燥咽干、舌红少苔之脘腹不舒者。

常用药：生地黄、麦冬、沙参、玉竹滋阴养胃；冰糖濡养肺胃，调和诸药；香橼疏肝理气，消除脘腹痞满。

若阴虚较重，火旺嘈杂者，可加石斛、天花粉、百合；食欲不振者，加山楂、谷芽、麦芽等消食开胃；若腹胀较著者，加佛手、香橼、厚朴花理气消胀；便秘者，加火麻仁、玄参润肠通便；如兼神疲乏力，气短懒言者，可加太子参、莲子、黄精等气阴同治。

〔预后转归〕

痞满一般预后良好，只要保持饮食有节，心情舒畅，并坚持治疗，多能治愈。但痞满多为慢性过程，常反复发作，经久不愈。若久病失治，或治疗不当，痞满日久不愈，气血运行不畅，痰浊瘀血内生，可由不痛或痛轻发展至疼痛或由触之无形发展至触之有形，而转化为胃痛、积聚、噎膈等病；另痞满日重，脾胃大伤，纳食不足，气血乏源，后天失养，可形成虚劳。

〔预防调护〕

患者应饮食有节，勿暴饮暴食，勿食无定时，同时饮食宜清淡，忌肥甘厚味、辛辣醇酒以及生冷粗硬之品。慎用、忌用大热、大寒、有毒等易损伤脾胃的药物。注意精神调摄，避免忧思恼怒及情绪紧张。慎起居，适寒温，特别是季节交替时注意腹部保暖。注意劳逸结合，适当参加体育锻炼。

〔临证备要〕

1. 久痞虚实夹杂、寒热并见者　治宜温清并用，辛开苦降。痞满虽有虚实寒热之别，但在病变过程中，常出现虚实相兼、寒热错杂等复杂证型。如脘腹灼热嘈杂、口苦、苔黄腻，与肠鸣辘辘、腹中冷痛、下利清稀互见的胃热肠寒证；或脘腹痞闷、喜温喜按、得热则减，与腹胀便秘、食热为甚的胃寒肠热证。对此，应效法仲景诸泻心汤法，辛开苦降，温清并用，补泻同施，以达辛开苦降甘调，泻不伤正，补不滞中的目的。诸泻心汤主要针对胃热肠寒证所设，对于胃寒肠热之证可选用枳实消痞丸、枳实导滞丸等消补兼施，苦降辛开。

2. 久痞由气及血，痰瘀内生者　治宜软坚散结，化痰活血。因痞满以自觉胀满、疼痛不著、触之无形为临床特点，因此一般不从痰浊瘀血论治。但痞满在临床上具有病情迁延，反复发作，易发展为积聚、噎膈、癌病等病变的特点，根据"怪病多痰""久病多瘀"，我们有理由认为由气及血，痰瘀内生是痞满迁延不愈的重要病机。早在《类证治裁·痞满论治》中即曰："痰夹瘀血，成窠囊，作痞，脉沉涩，日久不愈，惟悲哀郁抑之人有之，宜从血郁治。"因此对于久治不愈的痞满，可考虑应用软坚散结、化痰活血的治法，选用莪术、三棱、乳香、没药、山慈菇、土鳖虫等药物。

第三节　呕　吐

呕吐是指胃失和降，气逆于上，迫使胃内容物从口而出的病证。古代文献将呕与吐进行了区别：有物有声谓之呕，有物无声谓之吐，无物有声谓之干呕。临床呕吐常多兼见，难以截然分开，故统称为"呕吐"。

《内经》已对呕吐有较详细的论述，在病因病机方面认为外邪、火热、食滞及肝胆气逆犯胃等均可导致呕吐。《素问·举痛论》曰："寒气客于肠胃，厥逆上出，故痛而呕也。"《素问·至真要大论》曰："诸呕吐酸……皆属于热。""诸逆冲上，皆属于火。"《素问·脉解》曰："所谓食则呕者，物盛满而上溢，故呕也。"《灵枢·四时气》曰："邪在胆，逆在胃，胆液泄则口苦，胃气逆则呕苦。"汉·张仲景在《金匮要略》中设有"呕吐哕"专篇，根据不同病因、症状而立法遣方，至今仍被

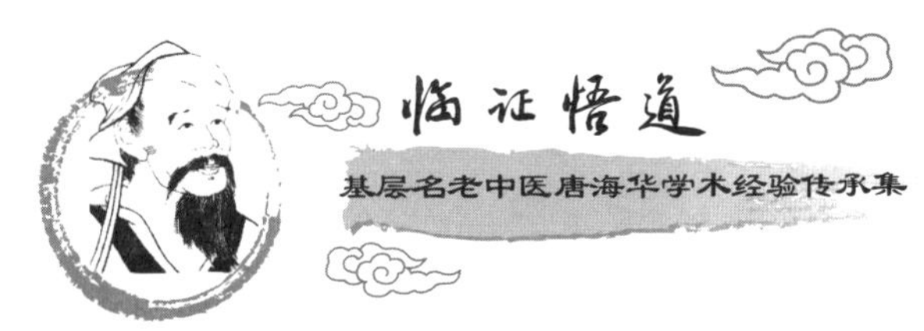

临床广泛应用。他还认识到呕吐又是人体排出胃中有害物质的保护性反应，提出不可止呕的治疗禁忌。如《金匮要略·呕吐哕下利病脉证治》曰："夫呕家有痈脓，不可治呕，脓尽自愈。"唐·孙思邈《备急千金要方·呕吐哕逆》推崇生姜的止呕作用："凡呕者，多食生姜，此是呕家圣药。"元·朱丹溪《丹溪心法·呕吐》亦曰："大抵呕吐以半夏、陈皮、生姜为主。"明·张介宾将呕吐分为虚实两大类，《景岳全书·呕吐》曰："呕吐一证，最当详辨虚实。实者有邪，去其邪则愈；虚者无邪，则全由胃气之虚也，补其虚则呕吐可止。"这一分类方法提纲挈领，对后世影响很大。清·叶天士在《临证指南医案》中提出"泄肝安胃"为呕吐治疗纲领，在用药方面强调"以苦辛为主，以酸佐之"，治法方药丰富。

呕吐可以单独出现，亦可伴见于多种急慢性疾病中。西医学中的急慢性胃炎、幽门梗阻、食源性呕吐、神经性呕吐、十二指肠壅积症等可参考本节辨证论治。另如肠梗阻、急性胰腺炎、急性胆囊炎、尿毒症、颅脑疾病、代谢紊乱以及一些急性传染病早期，当以呕吐为主要表现时，亦可参考本节辨证论治，同时结合辨病处理。对于喷射性呕吐应重视查找病因，采取综合诊疗措施。

〔病因病机〕

呕吐的病因多由饮食所伤、外感时邪、情志失调、素体脾胃虚弱所致。病机主要为胃失和降，胃气上逆。

一、病因

1. 外邪犯胃　风、寒、暑、湿、秽浊之邪侵犯胃腑，胃失和降，水谷随逆气上出，均可发生呕吐。但由于季节不同，感受的病邪亦不同。如冬春易感风寒，夏秋易感暑湿秽浊。因寒邪最易损耗中阳中气，凝敛气机，扰动胃腑，故寒邪致病者居多。

2. 饮食不节　或饮食无制，饱餐过量，暴饮暴食，偏嗜酒辣，过食生冷油腻，可导致食滞不化，物盛满而上溢；或进食馊腐不洁，或误食异物、毒物等，致清浊混杂，胃失通降，上逆为呕吐；或饮食不节，脾胃受伤，水谷不归正化，变生痰饮，停积胃中，饮邪上逆，则发生呕吐。

3. 情志失调　情志抑郁，忧思恼怒，肝失条达，横逆犯胃，或气郁化火，气机上逆而致呕吐。《景岳全书·呕吐》曰："气逆作呕者，多因郁怒，致动肝气，胃受肝邪，所以作呕。"忧思伤脾，脾失健运，食停难化，胃失和降，亦可发生呕吐。

4. 素体脾胃虚弱　先天禀赋薄弱，脾胃素虚，或病后损伤脾胃，中阳不振，纳运失常，胃气不降则吐；或胃阴不足，胃失润降，不能承受水谷，亦可发生呕吐。《古今医统大全·呕吐哕门》曰："久病而吐者，胃虚不纳谷也。"

上述诸因素，既可单独致病，亦常错杂为患，其中饮食所伤又为诸因之首。

二、病机

导致呕吐的病因虽多，但其基本病机为胃失和降，胃气上逆。胃居中焦，主受纳和腐熟水谷，其气下行，以和降为顺。邪气犯胃或胃虚失和，气逆于上则出现呕吐。如《圣济总录·呕吐门》曰："呕吐者，胃气上而不下也。"

呕吐的病变脏腑在胃，与肝脾二脏关系密切。胃为仓廪之官，主受纳水谷，以和降为顺，若邪气侵扰，胃虚不降则上逆为吐，故其病位在胃。脾主运化，以升为健，与胃互为表里，若脾阳素虚，或饮食所伤，则脾失健运，饮食难化，或水谷不归正化，聚湿为痰为饮，停蓄于胃，胃失和降而为吐。肝主疏泄，有调节脾胃升降的功能，若情志所伤，肝气郁结，或气郁化火，横逆犯胃，胃气上逆亦可致吐。

呕吐的病理性质有虚实之分。有邪者属实，无邪者属虚，虚实可互为转化与兼夹。因外邪、饮食、痰饮、肝气等伤胃，胃之和降失司而致呕吐者属实；脾胃虚寒或胃阴不足而无力司其润降之职致呕吐者属虚。实与虚可以相互转化。如实证呕吐剧烈，津气耗伤，或呕吐不止，饮食水谷不能化生精微，每易转为虚证。虚证呕吐复因饮食、外感时邪犯胃，可呈急性发作，表现为标实之证。

〔诊查要点〕

一、诊断依据

1. 以呕吐宿食、痰涎、水液或黄绿色液体，或干呕无物为主症，一日数次或数日一次不等，持续或反复发作，常伴有恶心、纳呆、泛酸嘈杂、胸脘痞闷等症状。

2. 起病或急或缓，多由感受外邪、饮食不节(洁)、情志不遂以及闻及特殊气味等因素而诱发，或有药物、误食毒物史。以恶心呕吐，胸膈满闷等为主症。

常用药：藿香、紫苏梗解表化浊，和胃止呕；半夏、生姜降逆止吐；厚朴、豆蔻、陈皮、茯苓理气降逆，祛湿和胃。

病轻者，可用成药藿香正气丸吞服；若夹有宿食积滞，脘胀嗳腐著者，加神曲、鸡内金、莱菔子以消导积滞；兼气机阻滞，脘闷腹胀者，可酌加木香、枳壳行气消胀；表邪甚，恶寒肢楚者，加荆芥、防风、羌活以加强解表散邪之力；若值夏令，感受暑湿，而有身热心烦者，去紫苏叶、生姜，加黄连、香薷、荷叶清暑化湿；若秽浊犯胃，胸脘痞闷，舌苔白腻者，可加服玉枢丹辟秽泄浊止呕。

2. 饮食停滞证

症状：呕吐酸腐量多，或吐出带有未消化的食物，嗳气厌食，脘腹胀满，大便秘结或溏泻，舌苔厚腻，脉滑实有力。

证机概要：积食内停，中焦壅滞，胃气上逆。

治法：消食化滞，和胃降逆。

代表方：保和丸加减。本方以消食和胃为主，兼有理气降逆之功效，适用于积食停滞、浊气上逆的呕吐。

常用药：生姜、半夏降逆止呕；山楂、神曲、莱菔子消食和胃；陈皮、枳实理气；连翘散结清热。

伤于肉食而吐者，重用山楂；伤于米食而吐者，加谷芽；伤于面食而吐者，重用莱菔子，加麦芽；伤于豆制品而吐者，加生萝卜汁；酒积者，重用神曲，加豆蔻、枳实、葛花；鱼蟹积者，加紫苏叶、生姜。

因食物中毒呕吐者，若邪在上脘，用烧盐方探吐，防止毒物被吸收；若食滞在肠，腹胀拒按或便秘者，可加小承气汤导滞通腑，使积滞下行，则呕吐自止；胃中积热上冲，食已即吐，口臭而渴，苔黄脉数者，加黄芩、黄连清胃泄热，或改用大黄甘草汤合陈皮竹茹汤以清胃降逆。

3. 痰饮内阻证

症状：呕吐清水痰涎，或胃部如囊裹水，脘痞满闷，纳谷不佳，头眩，心悸，或逐渐消瘦，舌苔白滑而腻，脉沉弦滑。

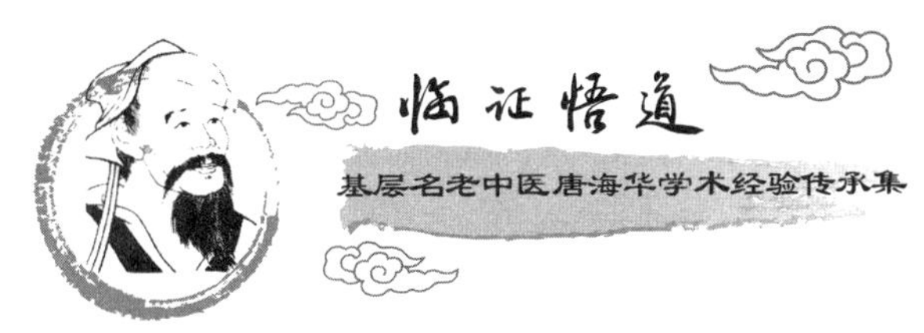

证机概要：中阳不振，痰饮内停，胃气上逆。

治法：温化痰饮，和胃降逆。

代表方：小半夏汤合苓桂术甘汤加减。两方均有化饮降逆作用，治疗水饮停留在胃，呕吐清水痰涎等症，但前方以和胃降逆为主，后方则以温阳化饮为主。

常用药：半夏、生姜和胃降逆止呕；茯苓、白术、陈皮、甘草健脾利水化湿；桂枝温化痰饮。

湿阻中焦，气机不利，脘痞胀满，苔厚，可加苍术、厚朴、枳实燥湿理气；脘闷不食者，加豆蔻、砂仁化浊开胃。若胸膈烦闷，口苦，心烦不寐，舌苔黄腻，痰郁化热者，可改用黄连温胆汤加减，以清热化痰，和胃止呕。

4. 肝气犯胃证

症状：呕吐吞酸，或干呕泛恶，脘胁胀痛，烦闷不舒，嗳气频频，每遇情志失调而发作或加重，舌边红，苔薄腻或微黄，脉弦。

证机概要：肝失疏泄，横逆犯胃，胃失和降。

治法：疏肝和胃，降逆止呕。

代表方：半夏厚朴汤合左金丸加减。前方行气开郁，化痰降逆，用于七情郁结，气滞于胃，泛恶呕吐；后方辛开苦降，泄肝和胃，用于肝郁化火，上逆犯胃所致的呕吐。

常用药：厚朴、紫苏梗、香附、佛手疏肝解郁，理气和胃；半夏、生姜、旋覆花降逆止呕；吴茱萸、黄连辛开苦降，泄肝安胃；茯苓渗湿健脾。

若肝郁化热，心烦口渴者，酌加竹茹、黄芩、芦根泄热生津止渴；口苦嘈杂，大便干结，腑气不通者，酌加大黄、枳实通腑止吐；郁热伤阴，口燥咽干，胃中灼热，舌红少苔者，去厚朴、紫苏等香燥药，加北沙参、麦冬、竹茹等养阴和胃，润降止吐；若胸胁胀满疼痛较甚，加川楝子、郁金、香附疏肝解郁；若呕吐日久，诸药无效，胸胁刺痛，舌有瘀斑者，可酌加桃仁、红花等活血化瘀。呕吐苦水甚或黄绿水者，属于“胆呕”，多由胆热犯胃所致，宜黄连温胆汤合左金丸加黄芩、连翘、赭石等清泻胆火，降胃止呕。

5. 脾胃虚寒证

症状：饮食稍多即欲呕吐，时发时止，食入难化，胸脘痞闷，不思饮食，面色㿠白，倦怠乏力，四肢不温，口干不欲饮，大便溏薄，舌质淡，脉濡弱。

证机概要：脾胃虚寒，失于温煦，运化失职。

治法：温中健脾，和胃降逆。

代表方：理中汤加减。本方具有温补脾阳、甘温降逆之功效，用于脾胃虚寒，脾失健运，胃气不降之呕吐。

常用药：党参、白术、甘草益气健脾；干姜、吴茱萸温中和胃；半夏、砂仁和胃理气，降逆止吐。

胃虚气逆，呕恶频繁，嗳气频作，中脘痞硬者，酌加赭石、旋覆花、枳壳等以镇逆和胃；阳虚水饮内停，呕吐清水，胃脘冷胀，四肢清冷者，宜加附子、川椒、桂枝等，以温中化饮，降逆止呕。

6. 胃阴不足证

症状：呕吐反复发作，或时作干呕，恶心，似饥而不能食，胃脘嘈杂，口干咽

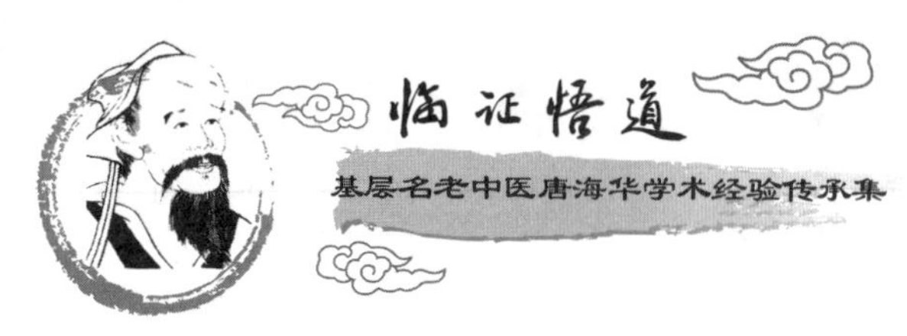

燥，舌红少津、苔少，脉多细数。

证机概要：胃阴不足，失于濡润，和降失司。

治法：滋养胃阴，降逆止呕。

代表方：麦冬汤加减。本方具有益胃生津、降逆下气功能，用于胃阴不足、润降失司之呕吐。

常用药：北沙参、麦冬、石斛、乌梅养阴生津；太子参、谷芽、甘草益气和胃；半夏降逆止呕。

若呕吐甚，加竹茹、陈皮、枇杷叶和降胃气；津伤较甚，大便燥结，舌红无苔者，酌加生地黄、天花粉、火麻仁、白蜜等生津养胃，润燥通腑；伴倦怠乏力，纳差舌淡，加白术、山药益气健脾。

〔预后转归〕

暴病呕吐一般多属邪实，治疗较易，治疗及时则预后良好。唯痰饮与肝气犯胃之呕吐，每易复发。呕吐日久，病情可由实转虚，或虚实夹杂，病程较长，且易反复发作，较为难治。

久病、大病之中出现呕吐，其轻重进退取决于原发疾病的控制。若呕吐不止，饮食难进，脾胃衰败，后天乏源，易变生他证，或致阴竭阳亡。

〔预防调护〕

饮食失调是导致呕吐最常见的原因，因此要养成良好的饮食习惯，不暴饮暴食，不食变质腐秽食物；脾胃素虚者勿过食生冷、肥甘腻滞等食品；胃中有热者忌食辛辣、香燥之品。保持心情舒畅，避免精神刺激，对肝气犯胃者尤当注意。对可能引起呕吐的原发疾病要积极治疗。

呕吐患者应少食多餐，以清淡流质饮食为主，并注意营养的均衡。忌食肥甘厚腻、生冷粗硬、腥膻异味及辛辣刺激之品，必要时禁食。对呕吐不止的患者，应卧床休息，密切观察病情变化。重症、昏迷或体力差的患者要侧卧，防止呕吐物进入气道。吐后用温水漱口，清洁口腔。

〔临证备要〕

1. 合理使用和胃降逆药物　胃气上逆是呕吐发病的关键，治疗呕吐当以和胃降逆为基本治法，故在审因论治中，不论何种治法，皆应配合和胃降逆药物，以顺应“胃气以下行为顺”的正常生理功能，呕吐始能得止。处方宜精，选药宜少，以芳香醒脾之剂为宜，药如半夏、生姜、紫苏梗、黄连、砂仁、丁香、旋覆花、赭石等。历代医家认为降逆止呕药中，以半夏、赭石效力最著。而于辛开苦降一法中，生姜味辛，黄连味苦，为该治法中具有代表性的药物，值得参用。避免使用臭浊味厚之品，服药也应少量频服，并根据病情采取热服或冷服，或加入少量生姜或姜汁，以免格拒难下。

2. 注意对因治疗　由于呕吐可涉及多种疾病，在辨证施治的同时，应结合辨病，明确发病原因，对因治疗以消除致吐之源。

3. 不可见吐治吐　由于呕吐既是病态，又是人体祛除胃中病邪的一种保护性反应，如遇饮食腐秽，停饮积痰，或误吞毒物，邪停上脘，欲吐不能或吐而未净者，不应止吐，当因势利导，给予探吐以祛除病邪。

4. 合理运用下法　就一般而论，呕吐病位在胃，不应用下药攻肠。若呕吐属虚

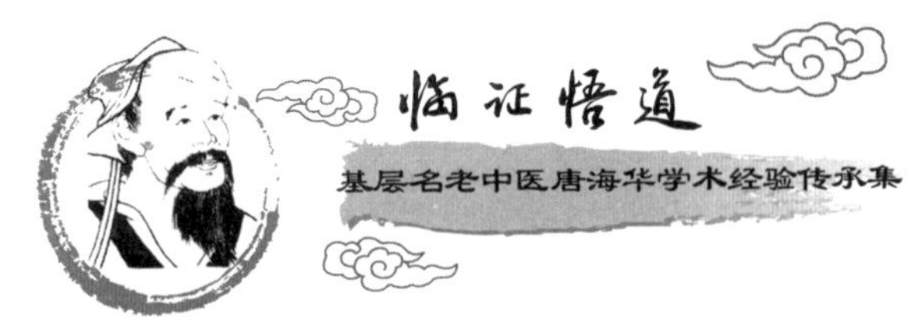

者，下之更有虚虚之弊。但下法又非所有呕吐之禁忌。胃与肠相连，同主运化，若呕吐因于胃肠实热，又兼大便秘结者，应及时使用下法，通其大便可折其上逆之势。大黄不但是通腑主药，亦是降胃良药，《金匮要略》有“食已即吐者，大黄甘草汤主之”的记载。

5. 呕吐日久变证多　剧烈呕吐或顽固性呕吐日久，多伤津损液，甚至引起气随津脱等变证，应采取纠正脱水、调整水电解质平衡等措施，防治变证。

第四节　呃　逆

呃逆是指胃气上逆动膈，以气逆上冲，喉间呃呃连声，声短而频，难以自制为主要表现的病证。

《内经》无呃逆之名，其记载的“哕”即是本病，如《素问·宣明五气》曰：“胃为气逆，为哕。”该书已认识本病的病机为胃气上逆，还认识到呃逆发病与寒气及胃、肺有关，如《灵枢·口问》曰：“谷入于胃，胃气上注于肺。今有故寒气与新谷气，俱还入于胃，新故相乱，真邪相攻，气并相逆，复出于胃，故为哕。”且认识到呃逆是病危的一种征兆，如《素问·宝命全形论》曰：“病深者，其声哕。”在治疗方面，《灵枢·杂病》提出了3种简易疗法：“哕，以草刺鼻，嚏，嚏而已；无息而疾迎引之，立已；大惊之，亦可已。”汉·张仲景在《金匮要略·呕吐哕下利病脉证治》中将呃逆分了3类，并提出了治法方药。本病证在宋代还称为“哕”，如宋·陈言《三因极一病证方论·哕逆论证》曰：“大率胃实即噫，胃虚则哕，此由胃中虚，膈上热，故哕。”指出呃逆与膈相关。元·朱丹溪始称之为“呃逆”。明·张介宾进一步把呃逆病名确定下来，并澄清了一些混乱称谓，如《景岳全书·呃逆》曰：“哕者，呃逆也，非咳逆也；咳逆者，咳嗽之甚者也，非呃逆也；干呕者，无物之吐，即呕也，非哕也。噫者，饱食之息，即嗳气也，非咳逆也。后人但以此为鉴，则异说之疑，可尽释矣。”清·李用粹《证治汇补·呃逆》对本病系统地提出治疗法则：“治当降气化痰和胃为主，随其所感而用药。气逆者，疏导之；食停者，消化之；痰滞者，涌吐之；热郁者，清下之；血瘀者，破导之；若汗吐下后，服凉药过多者，当温补；阴火上冲者，当平补；虚而夹热者，当凉补。”至今仍有一定指导意义。

呃逆相当于西医学中的单纯性膈肌痉挛，而其他疾病如胃肠神经官能症、胸腹腔肿瘤、肝硬化晚期、脑血管病、尿毒症及胸腹手术后等所引起的膈肌痉挛之呃逆，均可参考本节辨证论治。

〔病因病机〕

呃逆多由饮食不节、情志不遂、正气亏虚等所致。胃失和降，膈间气机不利，气逆动膈是呃逆的主要病机。

一、病因

1. 饮食不节　进食太快，过食生冷，或滥服寒凉药物，寒气蕴蓄于胃，循手太阴之脉上动于膈，导致呃逆。或过食辛热煎炸，醇酒厚味，或过用温补之剂，燥热内生，腑气不行，气逆动膈，发生呃逆。《景岳全书·呃逆》曰：“皆其胃中有火，所

以上冲为呃。”

2. 情志不遂　恼怒伤肝，气机不利，横逆犯胃，逆气动膈；或气郁化火，灼津成痰，痰火蕴胃；或肝郁克脾，或忧思伤脾，运化失职，滋生痰浊；或素有痰饮内停，复因恼怒气逆，逆气夹痰浊上逆动膈，发生呃逆。《证治准绳·呃逆》即有“暴怒气逆痰厥”而发生呃逆的记载。

3. 正气亏虚　或素体不足，年高体弱，或大病久病，正气未复，或吐下太过，虚损误攻，均可损伤中气，或胃阴耗伤，胃失和降，发生呃逆。甚则病深及肾，肾气失于摄纳，浊气上乘，上逆动膈，均可发生呕逆。如《证治汇补·呃逆》曰：“伤寒及滞下后，老人、虚人、妇人产后多有呃证者，皆病深之候也。若额上出汗，连声不绝者危。”

轻证患者多以饮食不节、情志失调为主，而重症患者则以正气亏虚为主。

二、病机

胃失和降，膈间气机不利，气逆动膈是呃逆的主要病机。上述病因引起胃失和降，气逆于上，循手太阴之脉上动于膈，膈间之气不利，气逆上冲咽喉，致喉间呃呃连声，不能自制。

呃逆病位在膈，病变脏腑关键在胃，且常与肺、肾、肝、脾有关。胃居膈下，其气以降为顺，胃与膈有经脉相连属；肺处膈上，其主肃降，手太阴肺之经脉还循胃口，上膈，属肺。肺胃之气均以降为顺，两者生理上相互联系，病理上相互影响。肺之宣肃影响胃气和降，且膈居肺胃之间，诸多病因影响肺胃时，使胃失和降，膈间气机不利，逆气上冲于喉间，致呃逆发作。情志失调，肝失疏泄，横逆犯胃，胃失和降，气逆动膈；或脾失健运，痰饮食浊内停，胃气被遏，气逆动膈，均成呃逆。肺之肃降与胃之和降，还有赖于肾的摄纳，若肾元亏虚，肾失摄纳，逆气上冲，夹胃气上逆动膈，亦可致呃。

病理性质有虚实之分。实证多为寒凝、火郁、气滞、痰阻，胃失和降；虚证每由脾肾阳虚或胃阴耗损等正虚气逆所致。但亦有虚实夹杂并见者。病机转化决定于病邪性质和正气强弱。寒邪为病者，主要是寒邪与阳气抗争，阳气不衰则寒邪易于疏散；反之，胃中寒冷，损伤阳气，久可致脾胃虚寒之证。热邪为病者，如胃中积热或肝郁日久化火，易于损阴耗液而转化为胃阴亏虚。气郁、食滞、痰饮为病者，皆能伤及脾胃，转化为脾胃虚弱证。亦有气郁日久或手术致瘀者，血瘀而致胃中气机不畅，胃气上逆者。

〔诊查要点〕

一、诊断依据

1. 呃逆以气逆上冲、喉间呃呃连声、声短而频、不能自制为主症，其呃声或高或低，或疏或密，间歇时间不定。

2. 常伴有胸膈痞闷、脘中不适、情绪不安等症状。

3. 多有情志刺激、受凉、饮食不节等诱发因素，起病多较急。

二、病证鉴别

呃逆与干呕、嗳气：呃逆与干呕、嗳气三者同属胃气上逆的表现。呃逆为胃气上

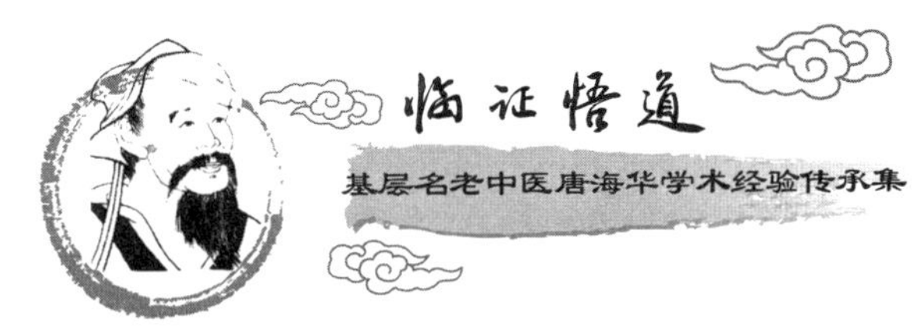

逆动膈，气从膈间上逆，气冲喉间，呃呃连声，声短而频，不能自制。干呕乃胃气上逆，发出呕吐之声，属于有声无物的呕吐。嗳气乃胃气阻郁，气逆于上，冲咽而出，发出沉缓的嗳气声，常伴酸腐气味，食后多发，故张介宾称之为“饱食之息”。在预后方面，干呕与嗳气只是脾胃疾病的症状，与疾病预后无明显关系，而呃逆若出现于危重患者，往往为临终先兆，应予警惕。

〔辨证论治〕

一、辨证要点

呃逆的辨证当分清虚、实、寒、热。如呃逆声高，气涌有力，连续发作，多属实证；呃声洪亮，冲膈而出，多属热证；见声沉缓有力，得寒则甚，得热则减，多属寒证；呃逆时断时续，气怯声低乏力，多属虚证。

二、治疗原则

呃逆的治疗以理气和胃、降逆平呃为基本治法。平呃要分清寒、热、虚、实，分别施以祛寒、清热、补虚、泻实之法。在此基础上，辅以降逆平呃之品，以利膈间之气。对于重危病证中出现的呕逆，治当大补元气，急救胃气。

三、证治分类

1. 胃中寒冷证

症状：呃声沉缓有力，胸膈及胃脘不舒，得热则减，遇寒更甚，进食减少，喜食热饮，口淡不渴，舌苔白润，脉迟缓。

证机概要：寒蓄中焦，气机不利，胃气上逆。

治法：温中散寒，降逆止呃。

代表方：丁香散加减。本方温中祛寒、降逆止呃，适用于呃声沉缓、得热则减、遇寒更甚之呃逆。

常用药：丁香、柿蒂降逆止呃；高良姜、干姜、荜茇温中散寒；香附、陈皮理气和胃。

若寒气较重，脘腹胀痛者，加吴茱萸、肉桂、乌药散寒降逆；若寒凝气滞，脘腹痞满者，加枳壳、厚朴、陈皮以行气消痞；若气逆较甚，呃逆频作者，加旋覆花、赭石以理气降逆。

2. 胃火上逆证

症状：呃声洪亮有力，冲逆而出，口臭烦渴，多喜冷饮，脘腹满闷，大便秘结，小便短赤，苔黄燥，脉滑数。

证机概要：热积胃肠，腑气不畅，胃火上冲。

治法：清胃泄热，降逆止呃。

代表方：竹叶石膏汤加减。本方有清热生津、和胃降逆功能，用于治疗呃声洪亮、口臭烦渴、喜冷饮之呃逆。

常用药：竹叶、生石膏清泻胃火；沙参(易原方人参)、麦冬养胃生津；半夏和胃降逆；粳米、甘草调养胃气；竹茹、柿蒂助降逆止呃之力。

若腑气不通，痞满便秘者，可合用小承气汤通腑泄热，使腑气通，胃气降，呃自止；若胸膈烦热，大便秘结，可用凉膈散以攻下泻热。

3. 气机郁滞证

症状：呃逆连声，常因情志不畅而诱发或加重，胸胁满闷，脘腹胀满，嗳气纳减，肠鸣矢气，苔薄白，脉弦。

证机概要：肝气郁滞，横逆犯胃，胃气上逆。

治法：顺气解郁，和胃降逆。

代表方：五磨饮子加减。本方有理气宽中降逆的作用，适用于呃逆连声、因情志改变诱发或加重之呃逆。

常用药：木香、乌药解郁顺气；枳壳、沉香、槟榔宽中降气；丁香、赭石降逆止呕。

肝郁明显者，加川楝子、郁金疏肝解郁；若心烦口苦，气郁化热者，加栀子、黄连泄肝和胃。若气逆痰阻，昏眩恶心者，可用旋覆代赭汤加陈皮、茯苓，以顺气降逆，化痰和胃。若气滞日久成瘀，瘀血内结，胸胁刺痛，久呃不止者，可用血府逐瘀汤加减以活血化瘀。

4. 脾胃阳虚证

症状：呃声低长无力，气不得续，泛吐清水，脘腹不舒，喜温喜按，面色㿠白，手足不温，食少乏力，大便溏薄，舌质淡、苔薄白，脉细弱。

证机概要：中阳不足，胃失和降，虚气上逆。

治法：温补脾胃止呃。

代表方：理中丸加吴茱萸、丁香。本方温中健脾、降逆止呃，适用于呃声无力、喜温喜按、手足不温之呃逆。

常用药:人参、白术、甘草甘温益气；干姜温中散寒；吴茱萸、丁香、柿蒂温胃平呃。

若呃声难续，气短乏力，中气大亏者，可加黄芪、党参补益中气；若病久及肾，肾阳亏虚，形寒肢冷，腰膝酸软，呃声难续者，为肾失摄纳，可加肉桂、紫石英、补骨脂、山茱萸、补肾纳气平呃。

5. 胃阴不足证

症状：呃声短促而不得续，口干咽燥，烦躁不安，不思饮食，或食后饱胀，大便干结，舌质红、苔少而干，脉细数。

证机概要：阴液不足，胃失濡养，气失和降。

治法：养胃生津，降逆止呃。

代表方：益胃汤合陈皮竹茹汤加减。前方养胃生津，治胃阴不足、口干咽燥、舌干红少苔者；后方益气清热、和胃降逆，治胃虚有热、气逆不降而致呃逆。

常用药：沙参、麦冬、玉竹、生地黄甘寒生津，滋养胃阴；陈皮、竹茹、枇杷叶、柿蒂和胃降气，降逆平呃。

若咽喉不利，阴虚火旺，胃火上炎者，可加知母、芦根以养阴清热；若神疲乏力，气阴两虚者，可加党参或西洋参、山药以益气生津。

〔预后转归〕

呃逆之证，轻重预后差别较大。如属单纯性呃逆，偶然发作，大都轻浅，预后良好。若出现在急慢性疾病过程中，病情多较重。如见于重病后期，正气甚虚，呃声低微，气不得续，饮食不进，脉沉细伏者，多属胃气将绝，元气欲脱的危候，极易生

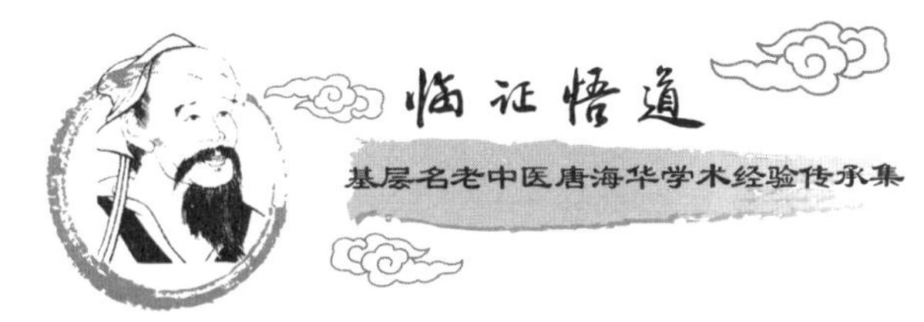

变，《医学真传·呃》称此为“败呃”，且“百无一生，虽有参、附，亦徒然耳”。

〔预防调护〕

平时应注意舒畅情志，避免不良情志刺激。饮食不可吞咽过猛，进食时避免恼怒，忌过食生冷辛辣之品。要适寒温，避免外邪侵袭。

既病之后应避免情绪紧张，转移注意力；饮食宜清淡；生活起居有节。久病重病出现呃逆，应严密观察病情变化。

〔临证备要〕

1. 临证应辨病情轻重　呃逆一证在诊断时首先应分清是生理现象还是疾病状态。若一时性气逆而作呃，无持续或反复发作者，属生理现象，可不药而愈。若呃逆持续或反复发作，难以自制，为呃逆病证，需要治疗。久病重病出现呃逆，是为“败呃”，提示病情严重，预后不良。

2. 辨病论治与辨证论治相结合　呃逆总由胃气上逆动膈而成，故治疗时在辨证论治基础上常选加柿蒂、丁香、制半夏、竹茹、旋覆花等理气和胃、降逆平呃之品以治标，提高疗效。肺气宣肃亦有助于胃气和降，遣方时可加入枇杷叶、杏仁等。

3. 重视针灸等其他疗法的使用　呃逆可使用或配合使用针灸疗法，如针刺足三里、中脘、膈俞、内关等穴，亦能取得良效。另外，穴位按压、取嚏等对于轻症患者亦能取效。

第五节　噎膈

噎膈是由于食管干涩或食管狭窄导致吞咽食物哽噎不顺，饮食难下，或食而复出的疾患。噎即噎塞，指吞咽之时哽噎不顺；膈为格拒，指饮食不下。噎虽可单独出现，而又每为膈的前驱表现，故临床往往以噎膈并称。

膈之名，首见于《内经》。《素问·阴阳别论》曰：“三阳结，谓之膈。”《素问·通评虚实论》曰：“膈塞闭绝，上下不通，则暴忧之病也。”这些论述对后人探讨噎膈的病因病机、立法处方启迪很大。隋·巢元方《诸病源候论》将噎膈分为气、忧、食、劳、思五噎和忧、恚、气、寒、热五膈，指出精神因素对本病的影响甚大。宋·严用和《济生方·五噎五膈论治》曰：“阳气先结，阴气后乱，阴阳不和，脏腑生病，结于胸膈，则成膈，气留于咽嗌，则成五噎。”并提出了“调顺阴阳，化痰下气”的治疗原则。元·朱丹溪《脉因证治·噎膈》曰：“大概因血液俱耗，胃脘亦槁，在上近咽之下……名之曰噎。其槁在下，与胃为近……名之曰膈。”提出“润养津血，降火散结”的治法，侧重以润为通。明·张介宾对噎膈进行了较为全面的论述，指出噎膈与反胃是两个不同的病证，认为脾主运化，肾为化生之本，运化失职，精血枯涸为病机所在，从而提出温脾滋肾之治疗大法。清·叶天士在《临证指南医案·噎膈反胃》中指出“脘管窄隘”为本病的主要病机，这一观点对现在的临床治疗仍具有重要意义。近代张锡纯《医学衷中参西录》认为噎膈“不论何因，其贲门积有瘀血者十之七八”，强调活血化瘀在治疗中的重要性，并指出预后与“瘀血之根蒂未净，是以有再发之”有关。

根据噎膈的临床表现，西医学中的食管癌、贲门癌、贲门痉挛、食管-贲门失

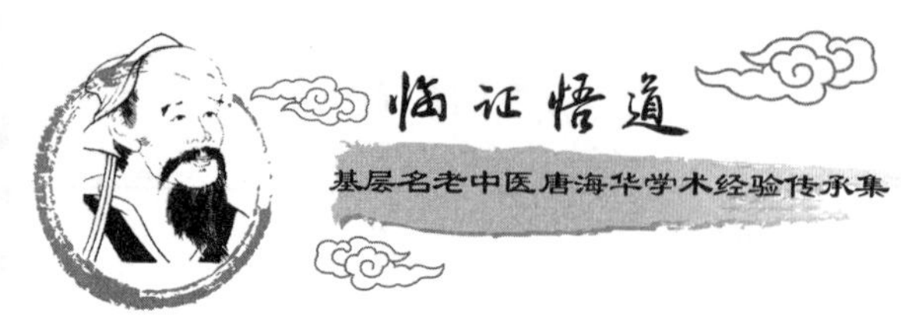

弛缓症、食管憩室、食管炎、食管狭窄、胃神经官能症等，均可参照本节内容辨证论治。

〔病因病机〕

噎膈的病因主要与七情内伤、酒食不节、久病年老有关，致使气、痰、瘀交阻，津气耗伤，胃失通降，而发为本病。

一、病因

1. 饮食不节　多为饮酒过度，或过食肥甘燥热之品，或饮食过热，致使脾胃受损，胃肠积热，津液耗损，痰热内结；或食物粗糙，或常食发霉之物，损伤食管、胃脘而致。

2. 七情内伤　多由忧思恼怒而成。忧思则伤脾，脾伤则气结，水湿失运，滋生痰浊；恼怒则伤肝，肝伤气机郁滞，血液运行不畅，瘀血阻滞食管、胃脘而成噎膈。

3. 久病年老　胃痛、呕吐等病变日久，饮食减少，气血化源不足，津液亏耗，胃脘枯槁；或年老体弱，命门火衰，精血亏损，脾胃失于温煦，运化无力，气阴渐伤，津气失布，痰气瘀阻，而成本病。

二、病机

噎膈的基本病机为气、痰、瘀交结，阻隔于食管、胃脘而致。病位在食管，属胃所主，与肝、脾、肾密切相关。如若情志失调，恼怒伤肝，肝失条达，忧思过度，脾伤气结，均可导致气滞、血瘀；饮食不节，损伤脾胃，脾阳亏虚，健运失职，水湿内停，聚湿生痰，痰气交阻或痰瘀互结，可使食管狭窄，胃失通降；年老体弱，肾阴渐虚，或他病日久耗伤精血，不能濡养咽嗌；阴损及阳，肾阴亏虚可累及肾阳，肾阳亏虚，不能温运脾土，温煦失职，气不化津，津液干涸失濡，而成为噎膈。

病理性质主要有虚实两方面，为本虚标实之证。本虚与脾肾亏虚，津液枯槁，不能濡养有关；标实为气滞、痰凝、血瘀阻于食管和胃，致使哽噎不顺，格塞难下或食而复出，而发为噎膈。

本病初期，以痰气交阻于食管和胃为主，病情较轻，多属实证，继则瘀血内结，痰、气、瘀三者交结，进而化火伤阴，或痰瘀生热，伤阴耗液，则病情由轻转重。病之晚期，阴津日益枯槁，胃腑失其濡养，或阴损及阳，脾肾阳气衰败，不能蒸津、化津、运津，痰气瘀结益甚，发展成为虚实夹杂之候。

〔诊查要点〕

一、诊断依据

1. 轻症患者主要为胸骨后不适、烧灼感或疼痛，食物通过有滞留感或轻度梗阻感，咽部干燥或有异物感。

2. 重症患者见持续性、进行性吞咽困难，咽下梗阻，食入即吐，吐出黏液或白色泡沫黏痰，严重时伴有胸骨后或背部肩胛区持续性钝痛，进行性消瘦。

3. 患者常有情志不畅、酒食不节、年老体弱等病史。

二、病证鉴别

1. 噎膈与反胃　两者皆有食入即吐的症状。噎膈主要表现为吞咽困难，食不能下，旋食旋吐，或徐徐吐出；反胃则主要表现为食尚能入，停留胃中，朝食暮吐，暮食朝吐。《景岳全书·噎膈》曰："噎膈之病，主病胸臆上焦；而反胃之病，则病于中下二焦……反胃之治，多主益火之源，以助化功。噎膈之治，多宜润养心脾，以舒结气。"

2. 噎膈与梅核气　两者均见咽中梗塞不舒的症状。噎膈是有形之物瘀阻于食管，吞咽困难。梅核气则是气逆痰阻于咽喉，为无形之气，以咽部异物感为主，无吞咽困难及饮食不下的症状。如《证治汇补·噎膈·附梅核气》曰："梅核气者，痰气窒塞于咽喉之间，咯之不出，咽之不下，状如梅核。"即咽中有梗塞不舒的感觉，无食物哽噎不顺，或吞咽困难，食入即吐的症状。

〔辨证论治〕

一、辨证要点

1. 辨病性的虚实　病之初期，多以实证为主，有情志失调和饮食不节之别。久病多为正虚邪实，虚中夹实。正虚者，津液枯槁，脾肾亏虚；邪实者，气滞、痰结、瘀血互相交结。

2. 辨病邪的偏重　大凡有忧思恼怒等引起，出现吞咽之时哽噎不顺，胸协胀痛，情志抑郁时加重，属气郁；如吞咽梗阻，胸膈痞满，呕吐痰涎，属痰湿；若饮食梗阻难下，胸膈疼痛，固定不移，面色晦暗，肌肤甲错者，属血瘀。

二、治疗原则

本病的治疗应分清标本虚实，主次兼顾。初期以标实为主，重在治标，宜理气、化痰、消瘀、降火；后期以正虚为主，重在治本，宜滋阴润燥，或补气温阳。然噎膈之病，病机复杂，虚实每多兼杂，则当标本同治。

三、证治分类

1. 痰气交阻证

症状：吞咽梗阻，胸膈痞满，或疼痛，情志抑郁时加重，嗳气呃逆，呕吐痰涎，口干咽燥，大便秘结，舌质红、苔薄腻，脉弦滑。

证机概要：肝气郁结，痰湿交阻，胃气上逆。

治法：开郁化痰，润燥降气。

代表方：启膈散加减。本方有润燥解郁、化痰降逆之功效，适用于气滞痰阻之噎膈。

常用药：沙参、贝母润燥化痰，泄热散结；郁金、砂仁、丹参开郁利气，活血化痰；茯苓健脾和中，渗湿化痰；杵头糠开胃下气；荷叶蒂醒脾和胃。

嗳气呕吐明显者，酌加旋覆花、赭石，以增降逆和胃之力；泛吐痰涎甚多者，加半夏、陈皮，以加强化痰之功，或含化玉枢丹；大便不通，加生大黄、莱菔子，便通即止，防止伤阴；若心烦口干、气郁化火者，加山豆根、栀子、金果榄以增清热解毒之功效。若兼脾胃虚弱者，症见胸膈痞满，情志抑郁时加重，嗳气呃逆，呕吐痰涎者，可用木香顺气丸。

2. 津亏热结证

症状：吞咽梗涩而痛，食入而复出，甚则水饮难进，心烦口干，胃脘灼热，五心

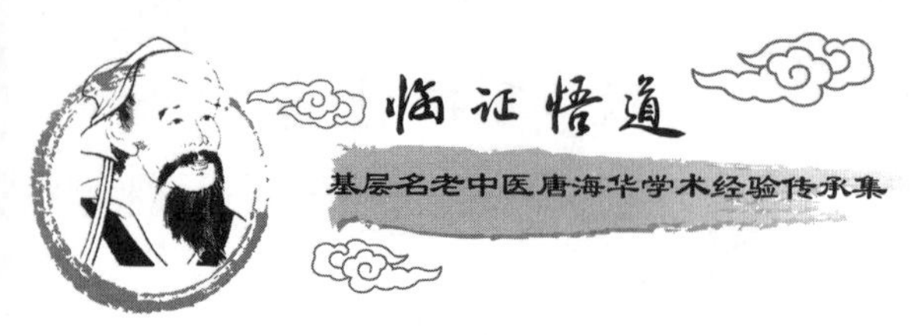

烦热，形体消瘦，皮肤干燥，小便短赤，大便干结如羊粪，舌质光红，干裂少津，脉细数。

证机概要：热毒伤阴，胃阴亏耗，虚火上逆，胃失润降。

治法：滋阴清热，润燥生津。

代表方：沙参麦冬汤加减。本方有清热生津、滋阴润燥的作用，适用于阴津枯竭、燥热内结之噎膈。

常用药：沙参、麦冬、玉竹清热滋阴，润肺胃之燥；桑叶、天花粉养阴泄热；扁豆、甘草健脾和胃。

胃火偏盛者，加栀子、黄连清胃中之火；肠腑失润，大便干结，坚如羊粪者，加火麻仁、全瓜蒌、何首乌润肠通便。烦渴咽燥，噎食难下，或食入即吐，吐物酸热者，改用竹叶石膏汤加大黄泄热存阴。食管干涩，口燥咽干，可饮五汁安中饮以生津益胃。

3. 瘀血内结证

症状：饮食梗阻难下，食不能下，甚或呕出物如赤豆汁，或便血，胸膈疼痛，固定不移，面色晦暗，肌肤甲错，形体羸瘦，舌质紫暗，脉细涩。

证机概要：瘀血内阻，食管闭塞，通降失司，肌肤失养。

治法：破结行瘀，滋阴养血。

代表方：通幽汤加减。本方有滋阴养血、破血行瘀作用，适用于瘀血内阻、食管不通、饮食不下、生化乏源、气血不能充养肌肤之噎膈。

常用药：生地黄、熟地黄、当归滋阴养血；桃仁、红花、丹参活血化瘀；升麻升清降浊；甘草益脾和胃；五灵脂、乳香、没药、蜣螂活血破瘀止痛；海藻、昆布、贝母软坚化痰。

瘀阻显著者，酌加水蛭、三棱、莪术、炙穿山甲、急性子，增强破结消癥之力；呕吐较甚，痰涎较多者，加莱菔子、海蛤粉、半夏、瓜蒌等以化痰止呕；呕吐物如赤豆汁者，另服云南白芍化瘀止血；如服药即吐，难于下咽，可含化玉枢丹以开膈降逆，随后再服汤药。

4. 气虚阳微证

症状：吞咽受阻，饮食不下，泛吐涎沫，面浮足肿，面色㿠白，形寒气短，精神疲惫，腹胀便溏，舌质淡、苔白，脉细弱。

证机概要：阴损及阳，脾肾阳虚，温煦失职，气不化津。

治法：温补脾肾。

代表方：补气运脾汤加减。本方具有补气健脾运中的作用，适用于脾肾阳虚，中阳衰微之噎膈。

常用药：黄芪、党参、白术、茯苓、甘草、大枣补脾益气；陈皮、半夏、砂仁、生姜降逆祛痰、和中养胃。

中阳不足，痰凝瘀阻，可用理中汤加姜汁、竹沥；胃虚气逆，呕吐不止者，可加旋覆花、赭石和胃降逆；阳伤及阴，口干咽燥，形体消瘦，大便干燥者，可加石斛、麦冬、沙参滋养津液；泛吐白沫，加吴茱萸、丁香、豆蔻温胃降逆；肾阳虚明显者，可用右归丸或加附子、肉桂、鹿角胶、肉苁蓉温补肾阳。

〔预后转归〕

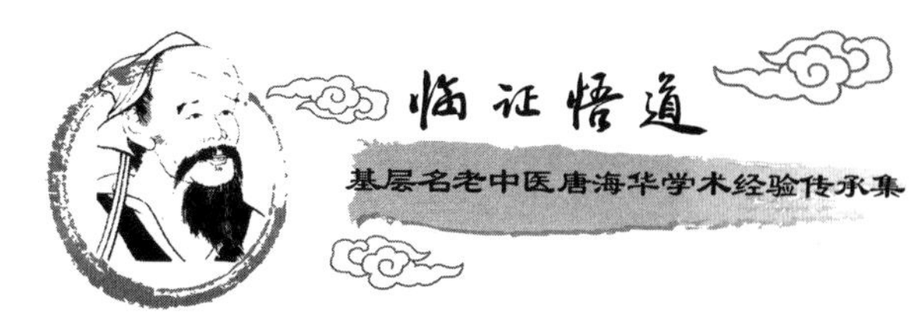

本病的预后，主要与本虚标实的程度、邪实轻重、脏损多少、治疗当否有关。如以肝郁气结、痰湿凝聚的实证为主，病情始终停留在噎证的阶段，只表现为吞咽之时哽噎不顺的痰气交阻证，不向膈证发展，一般预后尚好。如病情继续发展，出现阴津枯槁，脾肾阳气衰败，同时痰、气、瘀交结益甚的虚实夹杂之候，则预后极差。

〔预防调护〕

改变不良饮食习惯，戒烟酒，避免进烫食及发霉的食物等，饮食宜清淡、新鲜、易消化。早期诊断，及时治疗。加强护理，注意进食后少量饮水，做好心理护理工作，帮助患者克服悲观、紧张、恐惧等不良情绪。

〔临证备要〕

1. 噎膈的治疗应重视顾护津液及胃气　阴津亏耗是噎膈之本，疾病初期，使用行气、祛痰、活血之品时当兼顾益气养阴，以免生变；后期津液枯槁，阴血亏损，治当滋阴补血，可选沙参、麦冬、玉竹等，少用生地黄、熟地黄之辈，并配合白术、木香、砂仁健脾益气，以防腻胃碍气。

2. 食管癌患者，重视清热解毒、软坚散结化瘀　噎膈之病病机复杂，多兼有顽痰、瘀血、气滞、热郁诸多因素，少有单一证型，在治疗时应通权达变，灵活遣方用药。如明确诊断为食管癌，可加白花蛇舌草、菝葜、冬凌草、山慈菇、半枝莲等清热解毒之品；若顽痰凝结，可加海藻、昆布、海蛤壳等以化痰消积；若久病瘀血在络，除用三棱、莪术、红花等外，可加全蝎、水蛭、蜈蚣等虫类药，搜剔削坚散结。

3. 及早检查，确定病性　噎膈的病变范围较广，应及早做相关检查，明确疾病的性质。食管痉挛属于功能性疾病；食管炎、贲门炎属于炎症性疾病；食管癌、贲门癌则为恶性肿瘤。这三种情况疾病性质不同，治疗方法不同，预后转归也不同，须把握病性，区别对待。

附　反胃

反胃是指饮食入胃，宿食不化，经过良久，由胃反出之病。《金匮要略》称为“胃反”。《太平圣惠方·第四十七卷》称为“反胃”：“夫反胃者，为食物呕吐，胃不受食，言胃口翻也。”后世也多以反胃名之。

本病临床特征是朝食暮吐，暮食朝吐。病因多由饮食不当，饥饱无常，或嗜食生冷，损及脾阳，或忧愁思虑，有伤脾胃，中焦阳气不振，寒从内生，致脾胃虚寒，不能腐熟水谷，饮食入胃，停留不化，逆而向上，终至尽吐而出。如《景岳全书·反胃》曰：“或以酷饮无度，伤于酒湿；或以纵食生冷，败其真阳；或因七情忧郁，竭其中气。总之，无非内伤之甚，致损伤胃气而然。”

治疗原则在于温中健脾，降逆和胃。若反复呕吐，津气并虚，可加益气养阴之品；日久不愈，宜加温补肾阳之法。

第六节　腹 痛

腹痛是指因感受外邪、饮食所伤、情志失调及素体阳虚等使脏腑气机阻滞，气血运行不畅，经脉痹阻，或脏腑经脉失养导致的，以胃脘以下、耻骨毛际以上部位发生疼痛为主症的病证。

《内经》最早提出腹痛的病名，并提出腹痛由寒热邪气客于胃肠引起，如《素问·举痛论》曰："寒气客于肠胃之间，膜原之下，血不得散，小络急引故痛。""热气留于小肠，肠中痛，瘅热焦渴，则坚干不得出，故痛而闭不通矣。"《金匮要略·腹满寒疝宿食病脉证治》对腹痛的辨证论治作了较为全面的论述。"病者腹满，按之不痛为虚，痛者为实，可下之。舌黄未下者，下之黄自去。"对"腹中寒气，雷鸣切痛，胸胁逆满，呕吐"的脾胃虚寒、水湿内停证及寒邪攻冲证分别提出用附子粳米汤及大建中汤治疗等，开创了腹痛证治的先河。《诸病源候论》始将腹痛独立辨证，对其病因、证候进行详细表述。"凡腹急痛，此里之有病。""由腑脏虚，寒冷之气客于肠胃膜原之间，结聚不散，正气与邪气交争，相击故痛。"金元时期李东垣将腹痛按三阴经及杂病进行辨证论治，李氏在《医学发明》中强调"痛则不通"的病理学说，并在治疗原则上提出"痛随利减，当通其经络，则疼痛去矣。"对后世产生了很大影响。《古今医鉴》针对各种病因提出不同的治疗法则，"是寒则温之，是热则清之，是痰则化之，是血则散之，是虫则杀之，临证不可惑也"。王清任、唐容川对腹痛有进一步的认识，唐氏在《血证论》中曰："血家腹痛，多是瘀血，另详瘀血门。然有气痛者，以失血之人，气先不和……宜逍遥散加姜黄、香附子、槟榔、天台乌药治之。"并指出瘀血在中焦，可用血府逐瘀汤，瘀血在下焦，应以膈下逐瘀汤治疗，对腹痛辨治提出了新的创见。

腹痛是临床上极为常见的一个症状，内科腹痛常见于西医学的急慢性胰腺炎、肠易激综合征、消化不良、胃肠痉挛、不完全性肠梗阻、肠粘连、肠系膜和腹膜病变、泌尿系结石、肠道寄生虫等，以腹痛为主要表现者，均可参照本节内容辨证施治。凡外科、妇科疾病及内科疾病中的痢疾、积聚等出现的腹痛应参考相关学科及本书有关章节。

〔病因病机〕

感受外邪、饮食所伤、情志失调及素体阳虚等，均可导致气机阻滞、脉络痹阻或经脉失养而发生腹痛。

一、病因

1. 外感时邪　外感风、寒、暑、热、湿邪，侵入腹中，均可引起腹痛。伤于风寒则寒凝气滞，经脉受阻，不通则痛。若伤于暑热，或寒邪不解，郁而化热，或湿热壅滞，可致气机阻滞，腑气不通而见腹痛。

2. 饮食不节　暴饮暴食，饮食停滞，纳运无力，或过食肥甘厚腻或辛辣，酿生湿热，蕴蓄胃肠，或恣食生冷，寒湿内停，中阳受损，均可损伤脾胃，腑气通降不利而发生腹痛。如饮食不洁，肠虫滋生，攻动窜扰，腑气不通则痛。

3. 情志失调　情志不遂，则肝失条达，气机不畅，阻滞不通而痛作。若气滞日久，血行不畅，瘀血内生，则发腹痛。

4. 阳气素虚　素体脾阳亏虚，虚寒中生，渐致气血生成不足，脾阳虚而不能温养，出现腹痛，甚至病久肾阳不足，相火失于温煦，脏腑虚寒，腹痛日久不愈。

此外，跌仆损伤，络脉瘀阻，或腹部术后，血络受损，亦可形成腹中血瘀，中焦气机升降不利，不通则痛。

二、病机

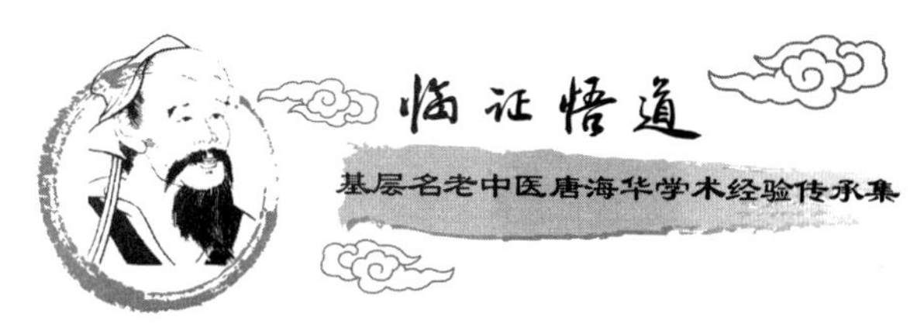

腹中有肝、胆、脾、肾、大小肠、膀胱等脏腑，并为足三阴、足少阳、手足阳明、冲、任、带等经脉循行之处，上述诸病因，皆可导致相关脏腑功能失调，使气血郁滞，脉络痹阻，不通则痛。

腹痛发病涉及脏腑与经脉较多，病理因素主要有寒凝、火郁、食积、气滞、血瘀。病理性质不外寒、热、虚、实四端。概而言之，实为邪气郁滞，不通则痛；虚为中脏虚寒，气血不能温养而痛。四者往往相互错杂，或寒热交错，或虚实夹杂，或为虚寒，或为实热，亦可互为因果，互相转化。如寒痛缠绵发作，可以寒郁化热；热痛日久，治疗不当，可以转化为寒，成为寒热交错之证；素体脾虚不运，再因饮食不节，食滞中阻，可成虚中夹实之证；气滞影响血脉流通可导致血瘀，血瘀可影响气机通畅导致气滞。

总之，本病的基本病机为脏腑气机阻滞，气血运行不畅，经脉痹阻，不通则痛，或脏腑经脉失养，不荣而痛。

〔诊查要点〕

一、诊断依据

1. 凡是以胃脘以下，耻骨毛际以上部位的疼痛为主要表现者，即为腹痛。其疼痛性质各异，若病因外感，突然剧痛，伴发症状明显者，属于急性腹痛；病因内伤，起病缓慢，痛势缠绵者，则为慢性腹痛。临床可据此进一步辨病。

2. 注意与腹痛相关病因，脏腑经络相关的症状。如涉及肠腑，可伴有腹泻或便秘；膀胱湿热可见腹痛牵引前阴，小便淋沥，尿道灼痛；蛔虫作痛多伴嘈杂吐涎，时作时止；瘀血腹痛常有外伤或手术史；少阳表里同病腹痛可见痛连腰背，伴恶寒发热，恶心呕吐。

3. 根据性别、年龄、婚况，与饮食、情志、受凉等关系，起病经过，其他伴发症状，鉴别何脏腑受病，明确病理性质。

二、病证鉴别

1. 腹痛与胃痛　胃处腹中，与肠相连，腹痛常伴有胃痛的症状，胃痛亦时有腹痛的表现，常需鉴别。胃痛部位在心下胃脘之处，常伴有恶心、嗳气等胃病见症，腹痛部位在胃脘以下，上述症状在腹痛中较少见。

2. 腹痛与其他内科疾病中的腹痛

症状：许多内科疾病常见腹痛的表现，此时的腹痛只是该病的症状。如痢疾之腹痛，伴有里急后重，下痢赤白脓血；霍乱之腹痛，伴有吐泻交作；积聚之腹痛，以腹中包块为特征；臌胀之腹痛，以腹部外形胀大为特点等。而腹痛病证，当以腹部疼痛为主要表现。

3. 内科腹痛与外科、妇科腹痛　内科腹痛常先发热后腹痛，疼痛一般不剧，痛无定处，压痛不显；外科腹痛多后发热，疼痛剧烈，痛有定处，压痛明显，见腹痛拒按，腹肌紧张等。妇科腹痛多在小腹，与经、带、胎、产有关，如痛经、先兆流产、宫外孕输卵管破裂等，应及时进行妇科检查，以明确诊断。

〔辨证论治〕

一、辨证要点

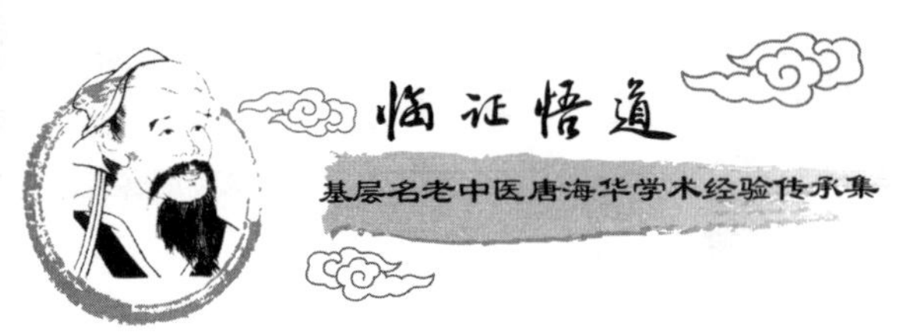

1. 辨腹痛性质　一般而言，实痛拒按，虚痛喜按。实痛一般痛势急剧，痛时拒按，痛而有形，痛势不减，得食则甚；虚痛一般病势绵绵，喜揉喜按，时缓时急，痛而无形，饥而痛增。腹痛拘急，疼痛暴作，痛无间断，坚满急痛，遇冷痛剧，得热则减者，为寒痛；痛在脐腹，痛处有热感，时轻时重，或伴有便秘，得凉痛减者，为热痛；腹痛时轻时重，痛处不定，攻冲作痛，伴胸胁不舒，腹胀，嗳气或矢气则胀痛减轻者，属气滞痛；少腹刺痛，痛无休止，痛处不移，痛处拒按，经常夜间加剧，伴面色晦暗者，为血瘀痛；因饮食不慎，脘腹胀痛，嗳气频作，嗳后稍舒，痛甚欲便，便后痛减者，为伤食痛。暴痛多实，伴腹胀、呕逆等；久痛多虚。

2. 辨腹痛部位　胁腹、少腹痛多属厥阴肝经病证；脐以上大腹疼痛，多为脾胃病证；脐以下小腹痛多属膀胱及大小肠病证；脐腹疼痛，多为虫积。

二、治疗原则

治疗腹痛多以“通”字立法，应根据辨证的虚实寒热，在气在血，确立相应治法。《医学真传》曰：“夫通则不痛，理也，但通之之法，各有不同。调气以和血，调血以和气，通也；下逆者使之上行，中结者使之旁达，亦通也。虚者，助之使通，寒者，温之使通，无非通之之法也。若必以下泻为通，则妄矣。”在通法的基础上，结合审证求因，标本兼治。属实证者，重在祛邪疏导；对虚痛，应温中补虚，益气养血，不可滥施攻下。对于久痛入络，绵绵不愈之腹痛，可采取辛润活血通络之法。

三、证治分类

1. 寒邪内阻证

症状：腹痛拘急，遇寒痛甚，得温痛减，恶寒身蜷，手足不温，口淡不渴，小便清长，大便清稀或秘结，舌质淡、苔白腻，脉沉紧。

证机概要：寒邪凝滞，中阳被遏，脉络痹阻。

治法：散寒温里，理气止痛。

代表方：良附丸合正气天香散加减。良附丸温里散寒，正气天香散理气温中，两者合用，共奏散寒止痛之效，适用于寒邪阻遏中阳，腹痛拘急、得热痛减的证候。

常用药：高良姜、干姜、紫苏温中散寒；乌药、香附、陈皮理气止痛。

如寒重，痛势剧烈，手足逆冷，脉沉细者，可加入附子、肉桂辛热通阳，散寒止痛；若少腹拘急冷痛，属肝经寒凝气滞者，可加吴茱萸、小茴香、沉香以暖肝散寒；腹中冷痛，兼见便秘，加附子、大黄以温通腑气；若夏日感受寒湿，伴见恶心呕吐，胸闷，纳呆，身重，倦怠，舌苔白腻者，可酌加藿香、苍术、厚朴、豆蔻、半夏，以温中散寒，化湿运脾。

2. 湿热壅滞证

症状：腹部胀痛，痞满拒按，胸闷不舒，烦渴引饮，潮热汗出，大便秘结，或溏滞不爽，小便短黄，舌质红、苔黄燥或黄腻，脉滑数。

证机概要：湿热内结，气机壅滞，腑气不通。

治法：泄热通腑，行气导滞。

代表方：大承气汤加减。本方具有软坚润燥、破结除满、荡涤肠胃的功能，适用于腑气不通、大便秘结、腹痛拒按、发热汗出的腹痛。

常用药：大黄苦寒泄热，攻下燥屎；芒硝咸寒泄热，软坚散结；厚朴、枳实破气

导滞，消痞除满。

若燥热不甚，湿热偏重，大便不爽者，可去芒硝，加栀子、黄芩清热泻火；若痛引两胁，可加郁金、柴胡理气化瘀止痛；如腹痛剧烈，寒热往来，恶心呕吐，大便秘结者，改用大柴胡汤表里双解。

3. 饮食积滞证

症状：腹部胀满，疼痛拒按，嗳腐吞酸，恶食呕恶，痛而欲泻，泻后痛减，粪便奇臭，或大便秘结，舌苔厚腻，脉滑。

证机概要：食滞内停，运化失司，胃肠不和。

治法：消食导滞，理气止痛。

代表方：枳实导滞丸加减。本方有消积导滞、清热祛湿的作用，适用于嗳腐吞酸、恶食呕恶、腹痛胀满之证。

常用药：大黄、枳实、神曲消食导滞；黄芩、黄连、泽泻清热化湿；白术、茯苓健脾助运。

若腹痛胀满者，加厚朴、木香行气消胀；兼大便自利，恶心呕吐者，去大黄，加陈皮、半夏、苍术理气燥湿，降逆止呕。如食滞不重，腹痛较轻者，用保和丸消食导滞。

4. 肝郁气滞证

症状：腹痛胀闷，痛无定处，痛引少腹，或兼痛窜两胁，时作时止，得嗳气或矢气则舒，遇忧思恼怒则剧，舌质红、苔薄白，脉弦。

证机概要：肝气郁结，气机不畅，疏泄失司。

治法：疏肝解郁，理气止痛。

代表方：柴胡疏肝散加减。本方有疏肝行气止痛之效，可用于治疗因肝气郁结、腹痛走窜、牵引少腹或两胁之证。

常用药：柴胡、枳壳、香附、陈皮疏肝理气；芍药、甘草缓急止痛；川芎行气活血。

若气滞较重，胸胁胀痛者，加川楝子、郁金理气化瘀止痛；若痛引少腹、睾丸者，加橘核、荔枝核、川楝子理气止痛；若肝郁日久化热者，加牡丹皮、栀子、川楝子清肝泄热。若腹痛肠鸣，气滞腹泻者，可用痛泻要方调肝理脾。若少腹绞痛，阴囊寒疝者，可用天台乌药散理气散寒。

5. 瘀血内停证

症状：少腹疼痛，痛势较剧，痛如针刺，痛处固定，甚则腹有包块，经久不愈，舌质紫暗，脉细涩。

证机概要：瘀血内停，气机阻滞，脉络不通。

治法：活血化瘀，和络止痛。

代表方：少腹逐瘀汤加减。本方有活血祛瘀、理气止痛之效，适宜治疗腹痛如针刺、痛有定处的血瘀证。

常用药：当归、川芎、赤芍养血活血；延胡索、蒲黄、五灵脂、没药化瘀止痛；小茴香、肉桂、干姜温经止痛。

若腹部术后作痛，或跌仆损伤作痛，可加泽兰、红花，或吞服三七粉、云南白芍活血化瘀；若瘀血日久发热，可加丹参、牡丹皮、王不留行凉血化瘀；若兼有寒象，

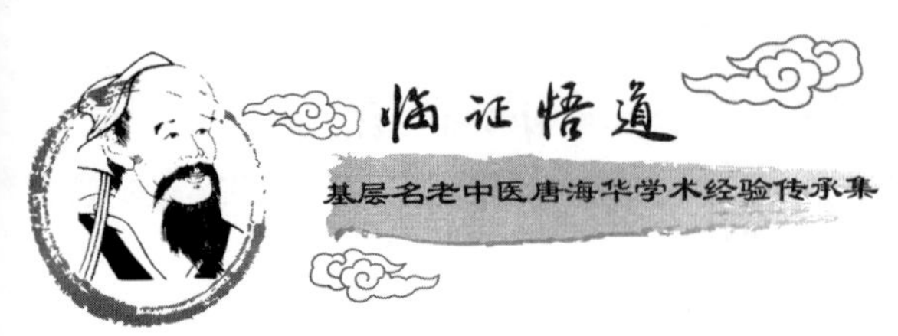

腹痛喜温，可加小茴香、干姜、肉桂温经止痛。若下焦蓄血，大便色黑，可用桃核承气汤活血化瘀通腑。若胁下积块，疼痛拒按，可用膈下逐瘀汤化瘀通络。

6．中虚脏寒证

症状：腹痛绵绵，时作时止，喜温喜按，饥饿劳累后加重，得食休息后减轻，形寒肢冷，神疲乏力，气短懒言，胃纳不佳，面色无华，大便溏薄，舌质淡、苔薄白，脉沉细。

证机概要：中阳不振，气血不足，失于温养。

治法：温中补虚，缓急止痛。

代表方：小建中汤加减。本方具有温中补虚、缓急止痛的功能，可用于治疗形寒肢冷、喜温喜按、腹部隐痛之症。

常用药：桂枝、饴糖、生姜、大枣温中补虚；芍药、甘草缓急止痛。

若胃气虚寒，脐中冷痛，连及少腹，宜加胡芦巴、荜澄茄温肾散寒止痛；如血气虚弱，腹中拘急冷痛，困倦，短气，纳少，自汗者，当酌加当归、黄芪调补气血；若脾气不足，可加黄芪、茯苓、人参、白术等助益气健脾之力；若寒凝气滞，可加吴茱萸、干姜、川椒、乌药等助散寒理气。若腹中大寒，呕吐肢冷，可用大建中汤温中散寒。若腹痛下利，脉微肢冷，脾肾阳虚者，可用附子理中汤温补脾肾。若大肠虚寒，积冷便秘者，可用温脾汤温阳通下。若中气大虚，少气懒言，可用补中益气汤益气补中。

〔预后转归〕

体质好，病程短，正气尚足者，预后良好；体质较差，病程较长，正气不足者，预后较差；身体日渐羸瘦，正气日衰者，难治。若腹痛暴急，治不及时，或治不得当，气血逆乱，可致大汗淋漓、四肢厥冷、脉微欲绝的厥脱之证，如不及时抢救则危殆立至。若湿热蕴结肠胃，蛔虫内扰，或术后气滞血瘀，可造成腑气不通，气滞血瘀日久，可变生积聚。

〔预防调护〕

腹痛多与饮食失调有关，平素宜饮食有节，忌暴饮暴食，忌食生冷、不洁的食物，少食过于辛辣、油腻之品。要养成良好的饮食习惯，饭前洗手，细嚼慢咽，饭后不宜立即参加体育活动。寒痛者要注意保暖；热痛者忌食肥甘厚味、醇酒辛辣；食积腹痛者宜暂禁食或少食；气滞者要保持心情舒畅。疼痛剧烈者应卧床休息，进食易消化、富有营养的饮食。

医生须密切注意患者的面色、腹痛部位、性质、程度、时间、腹诊情况、二便及其伴随症状，并须观察腹痛与情绪、饮食寒温等因素的关系。如见患者腹痛剧烈、拒按、冷汗淋漓、四肢不温、呕吐不止等症状，须警惕出现厥脱证，要立即处理，以免贻误病情。

〔临证备要〕

1．灵活运用温通之法治疗腹痛　温通法是以辛温或辛热药为主，配合其他药物，借能动能通之力，以收通则不痛之效的治疗方法。温通法每需与他药合用。一是与理气药为伍，如良附丸中高良姜与香附同用，用于寒凝而致气滞引起的腹痛十分相宜。二是与养阴补血药相合，如当归四逆汤中桂枝、细辛与当归、白芍同用，小建中

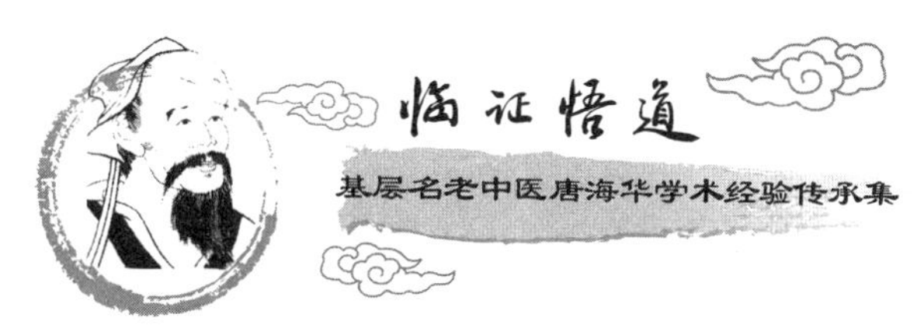

汤中桂枝与白芍同用等。三是与活血祛瘀药配用，如少腹逐瘀汤，在活血化瘀的同时使用小茴香、干姜、肉桂等辛香温热之品，来化解滞留于少腹的瘀血。四是与补气药相配，如附子理中汤，既用党参、白术，又用附子、干姜，对中虚脏寒的腹痛切中病机。五是与甘缓药同用，常用甘草、大枣、饴糖等味甘之品，一方面制约辛燥温热太过，使其温通而不燥烈，另一方面甘药在温热药的推动下，缓急止痛而不碍邪。

2. 运用清热通腑法治疗急性热证腹痛　清热通腑法以清热解毒药(如金银花、黄连、黄芩等)与通腑药(如大黄、虎杖、枳实、芒硝等)为主体，以通则不痛为法，现代用来治疗急慢性胰腺炎取得了良好成效。对于不完全性肠梗阻患者，可予调胃承气汤加减，加用木香、槟榔等理气之品，收理气通腑之效。本法应用，中病即止，不可过用，以免伤阴太过。对虚证腹痛不可妄用清热通腑法，以免损耗正气，使虚者更虚。

第七节　痢　疾

由于邪蕴肠腑，气血凝滞，大肠脂膜血络损伤，传导失司，以腹痛、里急后重、下痢赤白脓血为主症的病证称为痢疾。是一类或具有传染性的疾病。多发于夏秋季节。

本病在《内经》中称为“肠澼”，其发病与饮食不节及湿热下注有关。汉·张仲景将泄泻与痢疾统称为“下利”，制定了治疗湿热痢的白头翁汤，并提出了“下利便脓血者，桃花汤主之”的虚寒久痢主方。隋·巢元方《诸病源候论·痢病候》将痢疾分为“赤白痢”“脓血痢”“冷热痢”“休息痢”等21种痢病候，并在病机方面提出“痢由脾弱肠虚……肠虚不复，故赤白连滞……血痢者，热毒折于血，入大肠故也”。强调了热毒致病。本病在隋唐以前还有称为“大瘕泄”“滞下”者。痢疾病名首见于宋·严用和《济生方·痢疾论治》：“今之所谓痢疾者，古所谓滞下是也。”金元时代已认识到本病能互相传染、普遍流行而称“时疫痢”。如朱丹溪《丹溪心法》曰：“时疫作痢，一方一家之内，上下传染相似。”特别值得提出的是至明清时期对痢疾的认识更趋深入，进一步阐发了痢疾的病因病机和辨证论治，提出痢有伏积，所谓“无积不成痢也”，外感、内伤者，由于人体气盛、气虚的不同，发病有热化、寒化二途。如清·李用粹《证治汇补·痢疾》曰：“无积不成痢……痢起夏秋，湿热交蒸，本乎天也。因热求凉，过吞生冷，由于人也。气壮而伤于天者，郁热为多。气弱而伤于人者，阴寒为甚。湿土寄旺四时，或从火化，则阳土有余，而湿热为病。或从水化，则阴土不足，而寒湿为病。”并详尽地提出了辨寒热、辨虚实、辨五色等。特别对休息痢的认识更为深刻，认为“屡发屡止，经年不愈，多因兜涩太早，积热未清所致。亦有调理失宜，亦有过服寒凉，亦有元气下陷，亦有肾虚不固，均能患此”。另外，比较突出的一点是强调本病与脾肾的关系，如明·李中梓《医宗必读·痢疾》曰：“痢之为证，多本脾肾。……在脾者病浅，在肾者病深……未有久痢而肾不损者。”

在治疗方面，金·刘完素提出的“调气则后重自除，行血则便脓自愈”的法则，至今仍属治痢之常法。明·张介宾特别强调，治疗痢疾“最当察虚实，辨寒热”。而《医宗必读·痢疾》曰：“至治法，须求何邪所伤，何脏受病。如因于湿热者，去其

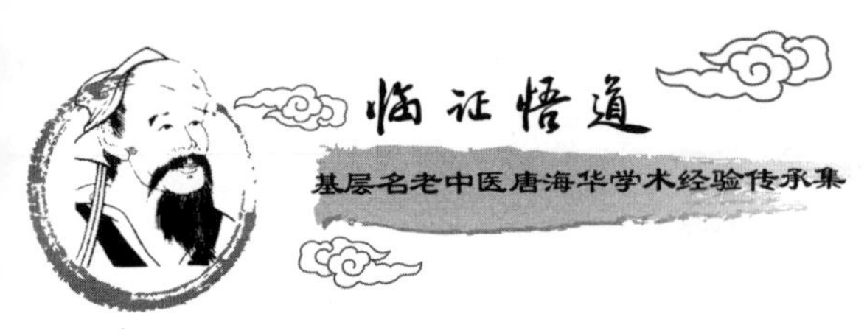

湿热；因于积滞者，去其积滞。因于气者调之；因于血者和之。新感而实者，可以通因通用；久病而虚者，可以塞因塞用。”清·喻昌创“逆流挽舟”之法，并在《医门法律·痢疾论》中曰：“引其邪而出之于外。”创活人败毒散。清·蒋宝素将痢疾称为内痈，他在《医略十三篇·痢疾》中曰：“治痢之法，当参入治痈之义。”这些治疗原则，一直指导着今天的临床。

西医学的细菌性痢疾、阿米巴痢疾及一些结肠病变如溃疡性结肠炎等，可参考本病辨证论治。

〔病因病机〕

痢疾多由外感湿热、疫毒之邪，内伤饮食，损及脾胃与肠而致。邪气客于大肠，与气血搏结，肠道脂膜血络受伤，传导失司，而致下痢。

一、病因

1. 外感时疫邪毒　夏秋季节，暑湿秽浊、疫毒易于滋生。湿热或暑湿之邪内侵肠道，湿热郁蒸，气血与之搏结于肠之脂膜，化为脓血而成湿热痢；疫毒之邪侵及阳明气分，进而内窜营血，甚则进迫下焦厥阴、少阴，而致急重之疫毒痢。如《景岳全书·杂证谟》曰：“痢疾之病，多病于夏秋之交，古法相传，皆谓炎暑大行，相火司令，酷热之毒蓄积为痢。”素体阳虚之人，感受寒湿或感受湿邪后，湿从寒化，寒湿侵及大肠，发为寒湿痢。

2. 内伤饮食　若平素嗜食肥甘厚味，或误食馊腐不洁之物，酿生湿热，湿热毒邪，直趋肠道，则成湿热痢或疫毒痢。若其人平素恣食生冷瓜果，伤及脾胃，中阳不足，寒湿内蕴，如再贪凉饮冷或食不洁之物，寒湿食积壅塞肠中，而成寒湿痢。《景岳全书·杂证谟》曰：“因热贪凉者，人之常事也，过食生冷，所以致痢。”

上述病因虽有外感时疫邪毒与内伤饮食之分，但两者常相互影响，往往内外交感而发病。

二、病机

痢疾的基本病机为邪蕴肠腑，气血凝滞，传导失司，脂膜血络受伤而成痢。湿热、疫毒、寒湿、食积等内蕴肠腑，与肠中气血相搏结，大肠传导功能失司，通降不利，气血瘀滞，肠络受损，腐败化为脓血而痢下赤白；气机阻滞，腑气不通，故见腹痛，里急后重。

本病的病位在肠，与脾胃关系密切，可涉及肾。痢疾基本病变在肠，因肠与胃密切相连，肠病及胃，故常曰在肠胃。如《医碥·痢》曰：“不论何脏腑之湿热，皆得以入肠胃，以胃为中土，主容受而传之肠也。”然痢疾日久，不但损伤脾胃而且累及于肾，导致肾气虚惫或脾肾阳虚，下痢不止。

病理性质有虚、实、寒、热之不同，且演变多端。暴痢多属实证。外感湿热或湿热内生，壅滞腑气，或疫毒内侵，毒盛于里，熏灼肠道，下痢鲜紫脓血，壮热口渴，或湿热、疫毒之气上攻于胃，胃气逆而不降，噤口不纳者，皆属实证、热证；寒湿阴邪所致者为寒证。下痢日久，可由实转虚或虚实夹杂，寒热并见。如疫毒热盛伤津，或湿热内郁不清，日久则伤气、伤阴，或素体阴虚邪恋，而成阴虚痢者；久痢伤正，胃虚气逆，胃不纳食者，而成噤口痢虚证；脾胃素虚而感寒湿患痢，或湿热痢过服寒凉药物致脾虚中寒，日久化源不足，累及肾阳，关门不固，下痢滑脱，形成虚寒痢；

如痢疾迁延，邪恋正衰，脾气更虚，或治疗不当，收涩过早，关门留寇，则成久痢，或时愈时发的休息痢。

〔诊查要点〕

一、诊断依据

1. 下痢脓血黏液，腹痛，里急后重，大便次数增多。
2. 急性痢疾起病急骤，可伴有恶寒发热；慢性痢疾则反复发作，迁延不愈。
3. 常见于夏秋季节，多有饮食不洁史。或具有传染性。

二、病证鉴别

痢疾与泄泻：二者多发于夏秋季节，均为排便次数增多，皆由外感时邪、内伤饮食而发病。泄泻粪便稀薄，无脓血，腹痛、肠鸣并见，泻后痛减，其病机为脾失健运，湿邪内盛。痢疾则便脓血、腹痛、里急后重并见，便后不减，其病机为邪客大肠，与气血搏结，气血凝滞，腐败化为脓血，以资鉴别。见诸临床，泻痢二者，可以相互转化。有先泻后转痢者，病情加重；亦有先痢而后转泻者，病情减轻，临证时须仔细辨别。

〔辨证论治〕

一、辨证要点

1. 辨虚实　一般新病年少，形体壮实，腹痛拒按，里急后重便后减轻者，多为实；久病年长，形体虚弱，腹痛绵绵，痛而喜按，里急后重便后不减或虚坐努责者，多为虚。

2. 辨寒热　下血色鲜红，或赤多白少，质稠恶臭，肛门灼热，口渴喜冷饮，小便黄或短赤，舌质红、苔黄腻，脉数而有力者，属热；痢下白多赤少或晦暗清稀，频下污衣，无臭，面白，畏寒喜热，四肢微厥，小便清长，舌质淡、苔白滑，脉沉细弱者，属寒。

3. 辨伤气、伤血　下痢白多赤少，为湿邪伤及气分；赤多白少，或以血为主者，为热邪伤及血分。

二、治疗原则

1. 痢疾的治疗应根据病证的寒热虚实确定治疗原则　热痢清之，寒痢温之，寒热交错者，清温并举。初起之时，实证、热证多见，宜清热化湿解毒。久痢寒证、虚证多见，宜补虚温中，调理脾胃，兼以清肠，收涩固脱。虚实夹杂者，通涩兼施。

2. 调和气血，消积导滞　痢疾不论虚实，肠中多有滞，气血失于调畅。因此，消导、去滞、调气、和血、行血为治痢的基本方法。赤多重用血药，白多重用气药。

3. 顾护胃气　“人以胃气为本，而治痢尤要。”说明顾护胃气应贯穿治痢过程之始终。

三、证治分类

1. 湿热痢

症状：腹痛，里急后重，下痢赤白脓血，赤多白少，或纯下赤冻，肛门灼热，小

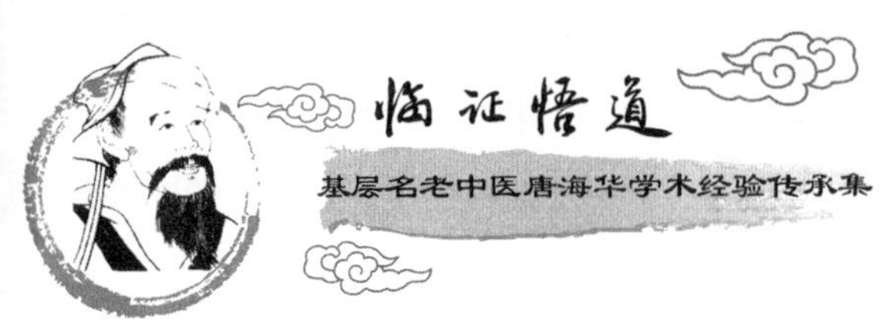

便短赤，或发热恶寒，头痛身楚，口渴发热，舌质红、苔黄腻，脉滑数或浮数。

证机概要：湿热壅滞，肠络受损，气血瘀滞，传导失司。

治法：清热化湿解毒，调气行血导滞。

代表方：芍药汤加减。本方调气行血、清热燥湿止痢，适用于赤多白少、肛门灼热之下痢。

常用药：芍药、当归、甘草和营理血，缓急止痛；黄芩、黄连清热燥湿解毒；木香、槟榔、大黄行气导滞，以除后重；肉桂辛温大热，辛能散结，热可防其苦寒太过。

若属热重下痢，宜加用白头翁汤清热解毒；瘀热较重，痢下鲜红者，可加地榆、桃仁、赤芍、牡丹皮凉血化瘀；若痢疾初起，兼有表证者，可用活人败毒散，解表举陷，即喻昌所谓“逆流挽舟”之法。若身热汗出，脉象急促，表邪未解而里热已盛者，宜用葛根芩连汤解表清里；若夹食滞，见痢下不爽，腹痛拒按，苔黄腻，脉滑者，可加用枳实导滞丸。若表证已减，痢尤未止，可加香连丸以调气清热。

2. 疫毒痢

症状：发病急骤，壮热，痢下鲜紫脓血，腹痛剧烈，里急后重明显，口渴，头痛，烦躁，或神昏谵语，或痉厥抽搐，或面色苍白，汗冷肢厥，舌质红绛，苔黄燥，或苔黑滑润，脉滑数，或脉微欲绝。

证机概要：疫邪热毒，壅滞肠中，燔灼气血，蒙蔽清窍。

治法：清热解毒，凉血止痢。

代表方：白头翁汤合芍药汤加减。前方以清热凉血解毒为主，后方能增强清热解毒之功，并有调气行血导滞作用，两方合用，对疫毒深重、壮热口渴、腹痛、里急后重、下痢鲜紫脓血者有良效。

常用药：白头翁入血分，清热解毒，凉血止痢；黄连、黄柏、秦皮清热解毒，燥湿止痢；金银花、生地黄、赤芍、牡丹皮清热凉血解毒；木香、槟榔行气导滞。

夹食滞者，加枳实、山楂、莱菔子以消食导滞；暑湿困表者，加藿香、佩兰、荷叶以芳香透达，使邪从表解；积滞甚，痢下臭秽难闻，腹痛拒按者，急加大承气汤，通腑泄浊，消积下滞；热入营分，高热神昏谵语者，宜清热解毒，凉血开窍，可合用犀角地黄汤，或另用大黄煎汤送服安宫牛黄丸或至宝丹；热极动风，痉厥抽搐者，加羚羊角、钩藤、石决明，送服紫雪丹，以清热解毒、凉血息风。暴痢致脱者，应急服参附汤或独参汤，或参附注射液静脉滴注，以回阳救逆。

3. 寒湿痢

症状：腹痛，里急后重，痢下赤白黏冻，白多赤少，或纯为白冻，脘闷，头身困重，口淡，饮食乏味，舌质淡、苔白腻，脉濡缓。

证机概要：寒湿滞留肠道，气血凝滞，传导失司。

治法：温化寒湿，调气和血。

代表方：胃苓汤加减。本方温化寒湿，可用于寒湿内盛、白多赤少之下痢。

常用药：苍术、白术、厚朴健脾燥湿；桂枝、茯苓温化寒湿；陈皮理气散满。

痢下白中兼赤者，加芍药、当归调营和血；寒湿气滞明显者，加槟榔、木香、炮姜散寒调气；若兼表证者，可合荆防败毒散逆流挽舟，祛邪外出。

4. 阴虚痢

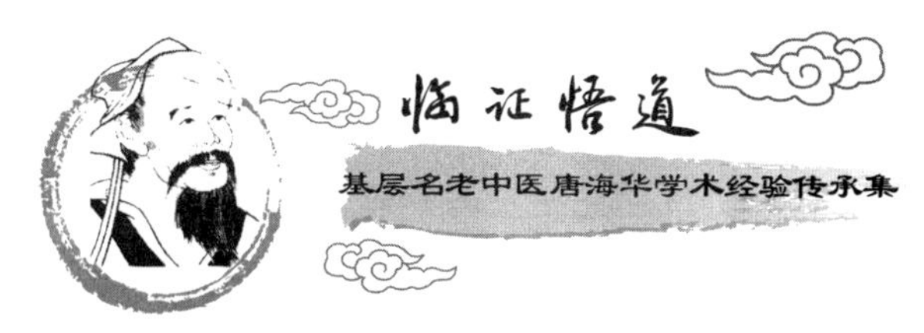

症状：下痢赤白黏冻，或下鲜血黏稠，脐腹灼痛，虚坐努责，心烦，口干口渴，舌质红少津，苔少或无苔，脉细数。

证机概要：营阴亏虚，湿热内郁不清，邪滞肠间。

治法：养阴和营，清肠止痢。

代表方：驻车丸加减。本方寒热并调，养阴化湿清肠，用治湿热痢久伤阴，下痢鲜血量少，或虚坐努责，口干心烦者。

常用药：黄连清热坚阴，厚肠止痢；阿胶、当归养阴和血；少佐炮姜以制黄连苦寒太过；白芍、甘草酸甘化阴，和营止痛。

若口干口渴明显，可加入石斛、沙参、天花粉养阴生津；若阴虚火旺，湿热内盛，下痢鲜血黏稠，加黄柏、秦皮、白头翁清热化湿解毒，加牡丹皮、赤芍、槐花凉血止血。

5. 虚寒痢

症状：下痢稀薄，带有白冻，甚则滑脱不禁，腹部隐痛，喜温喜按，食少神疲，四肢不温，腰酸怕冷，或脱肛，舌质淡、苔白滑，脉沉细而弱。

证机概要：下痢日久，脾肾阳虚，关门不固。

治法：温补脾肾，收涩固脱。

代表方：桃花汤合真人养脏汤加减。前方温中涩肠，后方兼能补虚固脱，两方合用，温补脾肾，涩肠固脱，可治疗脾肾虚寒，形寒肢冷，腰膝酸软，滑脱不禁之久痢。

常用药：赤石脂、肉豆蔻、诃子暖脾温中，涩肠止泻；干姜、肉桂温肾暖脾；人参、白术、粳米益气健脾和中；当归、白芍养血和血；甘草缓急止痛；木香理气醒脾。

脾肾阳虚重，手足不温者，可加附子以温肾暖脾；脱肛下坠者，可加升麻、黄芪以益气升陷，亦可用补中益气汤加减，以益气补中、升清举陷。

6. 休息痢　休息痢以时发时止，终年不愈为辨证重点，临床分为发作期和缓解期。

（1）发作期：

症状　腹痛，里急后重，大便夹有脓血，倦怠怯冷，嗜卧，食少，舌质淡、苔腻，脉濡软或虚数。

证机概要　病久正伤，正虚邪恋，脾阳不振，邪滞肠腑。

治法　温中清肠，调气化滞。

代表方　连理汤加减。本方温中祛寒，兼清郁热，用于下痢日久，正虚邪恋，倦怠食少，遇劳而发，时发时止者。

常用药　人参、白术、干姜、甘草温中健脾；黄连清除肠中湿热余邪。

里急后重明显者，加槟榔、木香、枳实调气化滞。

（2）缓解期：

1)脾气虚弱证：

症状　腹胀食少，大便溏薄或夹少量黏液，肢体倦怠，神疲乏力，少气懒言，面色萎黄，或脱肛，舌质淡、苔白或腻，脉缓弱。

证机概要　久痢损伤脾胃，脾气虚弱，健运失职。

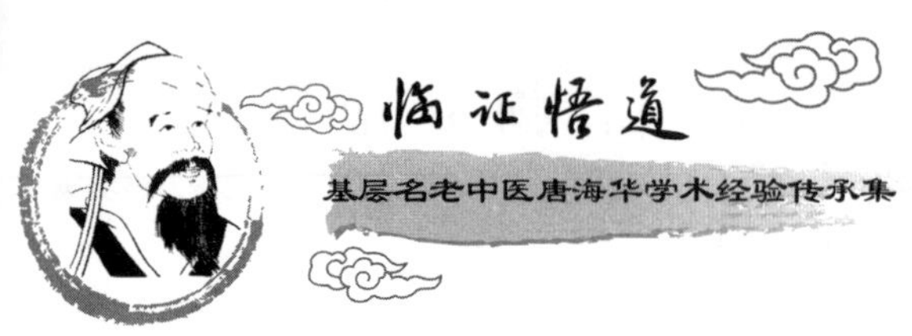

治法　补中益气，健脾升阳。

代表方　补中益气汤加减。本方补中益气、升阳举陷，用于久痢脾虚气陷，脱肛少气者。

常用药　黄芪、人参、甘草、白术补中益气健脾；当归养血和营；陈皮理气和胃；柴胡、升麻升提下陷之中气。

若腹痛绵绵，喜按喜温，大便稀溏，夹有少许黏液白冻，形寒气怯，为脾阳虚衰，宜温阳健脾，用附子理中汤。若脾阳虚衰，肢体浮肿，可合用苓桂术甘汤；若脾病及肾，大便滑脱不禁，可合用桃花汤或真人养脏汤。

2)寒热错杂证：

症状　胃脘灼热，烦渴，腹痛绵绵，畏寒喜暖，下痢稀溏，时夹少量黏冻，饥而不欲食，强食则吐，四肢不温，舌质红、苔黄腻，脉沉缓。

证机概要　久痢伤及厥阴，寒热错杂，虚实夹杂。

治法　温中补虚，清热化湿。

代表方　乌梅丸加减。本方温中补虚、清热燥湿止痢，能治寒热错杂、正气虚弱之久痢。

常用药　乌梅涩肠止泻；黄连、黄柏清热燥湿止痢；附子、干姜、桂枝、川椒、细辛温肾暖脾而助运祛寒；人参、当归益气补血而扶正。

兼食滞者，可加神曲、山楂、莱菔子；寒凝较重者去黄连、黄柏。

3)瘀血内阻证：

症状　腹部刺痛，拒按，下痢色黑，腹痛固定不移，夜间加重，面色晦暗，或腹部结块，推之不移，舌质紫暗或有瘀斑，脉细涩。

证机概要　久痢不愈，瘀血蓄积肠腑，气滞血阻。

治法　活血祛瘀，行气止痛。

代表方　少腹逐瘀汤加减。本方活血祛瘀、温经止痛，可用治久痢之腹部疼痛属瘀血内阻者。

常用药　当归、川芎、赤芍养血活血；延胡索、蒲黄、五灵脂、没药化瘀止痛；小茴香、肉桂、干姜温经止痛。

本方可与六君子汤间服，以补益脾肾，攻补兼施；里急后重者加黄连、白头翁。

〔预后转归〕

痢疾的预后转归因患者正气的强弱、感受邪毒的深浅及发病的轻重而不同。体质好，正气盛者，虽感湿热、寒湿之邪而患急性痢疾者，只要治疗及时正确，调护得当，预后一般良好。而疫毒邪盛者，可很快出现热入心营、热盛动风或内闭外脱的危症，甚或死亡，应积极救治。慢性痢疾多由急性痢疾迁延不愈而致，如休息痢、阴虚痢、虚寒痢，一般病情缠绵，难于骤效，但只要辨证正确，治疗恰当，多能缓解或痊愈，如若不注意摄养或调治，病情常易逐步加重而入危途。

〔预防调护〕

注意饮食卫生，避免过食生冷和进食不洁及变质食物，节制饮食，不过食辛辣、肥甘厚味。起居有常，调情志，防过劳。

治病宜早，防止病情恶化。饮食宜清淡，忌食荤腥油腻难消化之物。疫毒痢要中

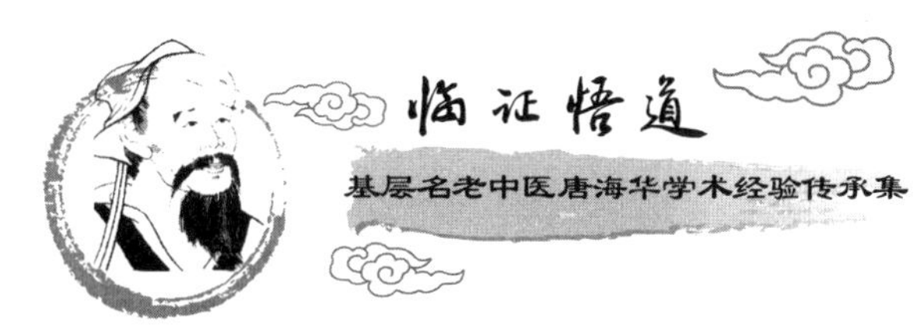

西医结合抢救治疗。

〔临证备要〕

1. 噤口痢的治疗　痢疾不能进食，或呕不能食者，称为噤口痢。其证有虚有实。实证多由湿热、疫毒蕴结肠中，上攻于胃，胃失和降所致，宜用开噤散煎水少量多次，徐徐咽下，以苦辛通降，泄热和胃。若汤剂不受，可先用玉枢丹磨汁少量与服，再予前方徐徐咽下。若胃阴大伤，频繁呕吐，舌红绛无苔，脉细数者，于方中酌加人参、麦冬、石斛、沙参以扶养气阴。并可用人参与姜汁炒黄连同煎，频频呷之，再吐再呷，以开噤为止。虚证多由素体脾胃虚弱，或久痢以致胃虚气逆，出现呕恶不食或食入即吐，口淡不渴，舌质淡，脉弱，治宜健脾和胃为主，方用六君子汤加石菖蒲、姜汁以醒脾开胃。若下痢无度，饮食不进，肢冷脉微，为病势危重，急用独参汤或参附汤或参附注射液以益气回阳救逆。

2. 注意灌肠疗法　痢疾除内服药物外，亦可用灌肠疗法，使药物直达病所，提高疗效。凡下痢赤白脓血，里急后重者，常用：①苦参、马齿苋以1：2，水煎取液150 mL保留灌肠；②蒲公英、败酱草、红藤、穿心莲等量，黄柏适量，水煎取液150 mL保留灌肠；③黄连、黄柏、马齿苋、白头翁等量，水煎取液150 mL保留灌肠。

3. 慢性痢疾要辨外感、内伤两类　《证因脉治》曰："外感休息痢之证，暴发热痢而起，后乃久久不愈，或暂好一月半月，旋复发作，缠绵不愈，积滞不除。""内伤休息痢之证，无感之邪，非暴发暴痢之证，但因脾胃亏损，渐成积痢，或发或止，终年不愈。"治疗上由外感所致者，不忘清余邪，而内伤所致者，应以调脾胃为主。

4. 注意痢疾治疗禁忌　忌过早补涩，忌峻下攻伐，忌分利小便，以免留邪或伤正气。

第八节　泄　泻

泄泻是以排便次数增多，粪便稀溏，甚至泻出如水样为主症的病证，多由脾胃运化功能失职，湿邪内盛所致。泄者，泄漏之意，大便稀溏，时作时止，病势较缓；泻者，倾泻之意，大便如水倾注而直下，病势较急。故前贤以大便溏薄势缓者为泄，大便清稀如水而直下者为泻。本病证是一种常见的脾胃肠病证，一年四季均可发生，但以夏秋两季为多见。

历代医籍对本病论述甚详，名称亦颇多，《内经》始称为"泄"，如"濡泄""洞泄""飧泄""注泄""溏糜""鹜溏"等。汉唐以前，泻与痢混称，如《难经》将泻分为五种，其中胃泄、脾泄、大肠泄属泄泻，而小肠泄、大瘕泄属痢疾。《伤寒论》中概称为下利。直至隋·巢元方《诸病源候论》首次提出泻与痢分论，列诸泻候、诸痢候，其下再细论证候特点。亦有根据病因或病机而称为"暑泄""寒泄""酒泄"者等，名称虽多，但都不离"泄泻"二字。至宋代以后统称为"泄泻"。关于本病的病因病机，《内经》有较详细的论述，如《素问·阴阳应象大论》曰："春伤于风，夏生飧泄。""清气在下，则生飧泄。""湿胜则濡泄。"《素问·举痛论》曰："寒邪客于小肠，小肠不得成聚，故后泄腹痛矣。"

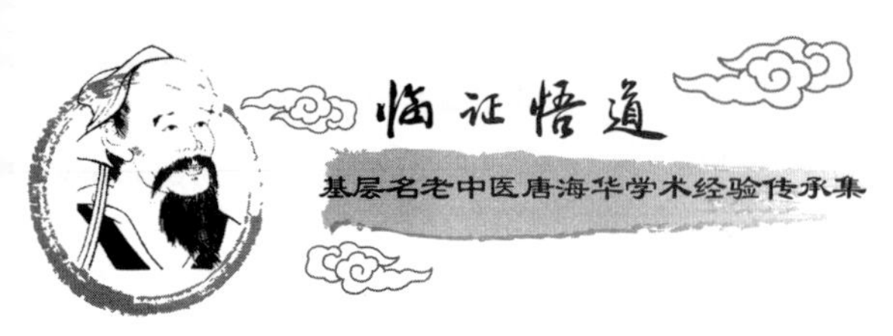

《素问·风论》曰："食寒则泄。"《素问·至真要大论》曰："暴注下迫，皆属于热。""诸病水液，澄彻清冷，皆属于寒。"《素问·太阴阳明论》曰："饮食不节，起居不时者，阴受之……阴受之则入五脏……入五脏则䐜满闭塞，下为飧泄。"《灵枢·师传》曰："胃中寒，则腹胀；肠中寒，则肠鸣飧泄；胃中寒，肠中热，则胀而且泄。"以上说明了风、寒、湿、热皆能引起泄泻，且还与饮食、起居有关。汉·张仲景《金匮要略》提出虚寒下利的症状、治法和方药，如《金匮要略·呕吐哕下利病脉证治》曰："下利清谷，里寒外热，汗出而厥者，通脉四逆汤主之。"另外对实证、热证之泄泻也用"通因通用"法，充分体现了辨证论治精神。宋·陈言认为情志失调亦可引起泄泻，其在《三因极一病证方论》曰："喜则散，怒则激，忧则聚，惊则动，脏气隔绝，精神夺散，以致溏泄。"明·张介宾《景岳全书·泄泻》曰："泄泻……或为饮食所伤，或为时邪所犯……因食生冷寒滞者。"指出其病位主要在于脾胃，在治疗方面，提出"以利水为上策"，但分利之法亦不可滥用，否则"愈利愈虚"。明·李中梓《医宗必读·泄泻》在总结前人治泻经验的基础上，对泄泻的治法作了进一步概括，提出了著名的治泻九法，即淡渗、升提、清凉、疏利、甘缓、酸收、燥脾、温肾、固涩，在治疗上有了较大的发展，其实用价值亦为现代临床所证实。清·王清任《医林改错》对于瘀血致泻的认识，尤其久泻从瘀论治在临床也具有重要意义。

西医学中急性肠炎、慢性肠炎、胃肠功能紊乱、腹泻型肠易激综合征、肠结核等肠道疾病，以腹泻为主要表现者，均可参考本节辨证论治。其他疾病伴见泄泻者，除治疗原发疾病外，在辨治方面亦可与本节联系互参。

〔病因病机〕

泄泻的致病原因有感受外邪、饮食所伤、情志失调及脏腑虚弱等，主要病机是脾病湿盛，脾胃运化功能失调，肠道分清泌浊、传导功能失司。

一、病因

1. 感受外邪　六淫之邪伤人，皆能使人发生泄泻，但其中以湿为主，常夹寒、热、暑等病邪。即《难经》曰："湿多成五泄。"其他寒邪或暑热之邪，除了侵袭皮毛肺卫之外，也能直接影响脾胃，但仍多与湿邪有关。

2. 饮食所伤　脾胃为仓廪之官，胃为水谷之府，故饮食不当常可导致泄泻。凡饱食过量，或过食肥甘，或恣啖生冷，或误食馊腐不洁之物，均可发生泄泻。临床上，饮食不当与外感湿邪常相互影响，共同为患。

3. 情志失调　郁怒或忧思均可致泄泻。郁怒伤肝，或忧思伤脾，若素体脾虚湿盛，复因情志刺激、精神紧张，或于怒时进食者，更易形成泄泻。如《景岳全书·泄泻》曰："凡遇怒气便作泄泻者，必先以怒时夹食。"

4. 劳倦伤脾　长期饮食失调，劳倦内伤，久病缠绵，或素体脾胃虚弱，均可成泄泻。

5. 久病年老　久病之后，肾阳损伤，或年老体衰，阳气不足，命门火衰，而为泄泻。《景岳全书·泄泻》曰："肾为胃关，开窍于二阴，所以二便之开闭，皆肾脏之所主，今肾中阳气不足，则命门火衰，而阴寒独盛，故于子丑五更之后，阳气未复，阴气盛极之时，即令人洞泄不止也。"

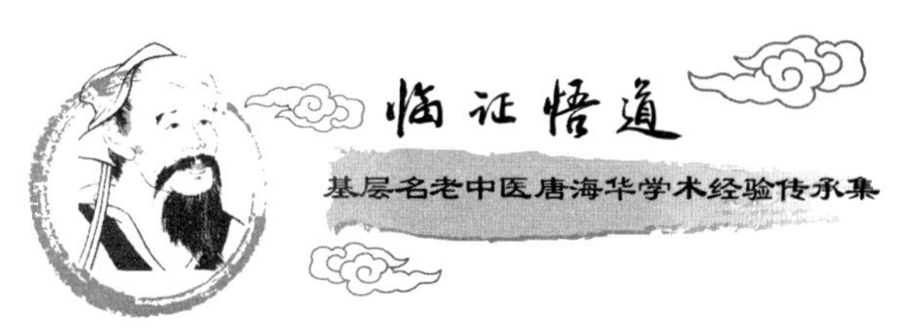

二、病机

泄泻病因虽然复杂，但其基本病机为脾胃受损，湿困脾土，肠道功能失司。泄泻的主要病变在脾胃与大小肠，病变主脏在脾，脾失健运是关键，同时与肝、肾密切相关。脾主运化，喜燥恶湿；大小肠司泌浊、传导；肝主疏泄，调节脾运；肾主命门之火，能暖脾助运，腐熟水谷。若脾运失职，小肠无以分清泌浊，大肠无法传化，水反为湿，谷反为滞，混合而下，则发生泄泻。病理因素主要是湿，湿为阴邪，易困脾阳，脾受湿困，则运化不健，故《医宗必读》有“无湿不成泻”之说。但可夹寒、夹热、夹滞。脾虚湿盛是导致泄泻发生的关键所在。

病理性质急性暴泻多属实证，慢性久泻多属虚证。急性暴泻以湿盛为主，多因湿盛伤脾，或食滞生湿，壅滞中焦，脾不能运，脾胃不和，水谷清浊不分所致，病属实证。慢性久泻以脾虚为主，多由脾虚健运无权，水谷不化精微，湿浊内生，混杂而下，发生泄泻。如肝气乘脾或肾阳虚衰所引起的泄泻，也多在脾虚的基础上产生，病属虚证或虚实夹杂证。

〔诊查要点〕

一、诊断依据

1. 以粪质清稀为诊断的主要依据。或大便次数增多，粪质清稀，甚则如水样；或次数不多，粪质清稀；或泻下完谷不化。

2. 常先有腹胀腹痛，旋即泄泻。腹痛常与肠鸣同时存在。暴泻起病急，泻下急迫而量多；久泻起病缓，泻下势缓而量少，且有反复发作病史。

3. 与感受外邪、饮食不节、情志所伤有关。

二、病证鉴别

泄泻与霍乱：二者均有大便稀薄，或伴有腹痛、肠鸣，但霍乱是一种呕吐与泄泻同时并作的病证，其发病特点是起病急，变化快，病情凶险。起病时突然腹痛，继则吐泻交作，亦有少数病例不见腹痛而专为吐泻者。所吐之物均为未消化之食物，气味酸腐热臭；所泻之物多为夹有大便的黄色粪水，或如米泔而不甚臭秽。常伴恶寒、发热。部分患者在吐泻之后，津液耗伤，筋失濡养而发生转筋，腹中绞痛。若吐泻剧烈，则见面色苍白，目眶凹陷，指螺皱瘪，汗出肢冷等阴竭阳亡之危象。而泄泻仅以排便异常为主要表现，粪质稀溏，便次频多，其发生有急有缓，伴有腹痛，一般不著，且常与肠鸣同时并见。

〔辨证论治〕

一、辨证要点

1. 辨暴泻与久泻　一般而言，暴泻者起病较急，病程较短，泄泻次数频多，以湿盛为主；久泻者起病较缓，病程较长，泄泻呈间歇性发作，以脾虚多见。

2. 辨虚实　急性暴泻，泻下腹痛，痛势急迫拒按，泻后痛减，多属实证；慢性久泻，病程较长，反复发作，腹痛不甚，喜温喜按，神疲肢冷，多属虚证。

3. 辨寒热　大便清稀，或完谷不化者，多属寒证；大便色黄褐而臭，泻下急迫，肛门灼热者，多属热证。

4. 辨兼夹症　外感泄泻，多夹表证，当进一步辨其属于寒湿、湿热与暑湿。寒

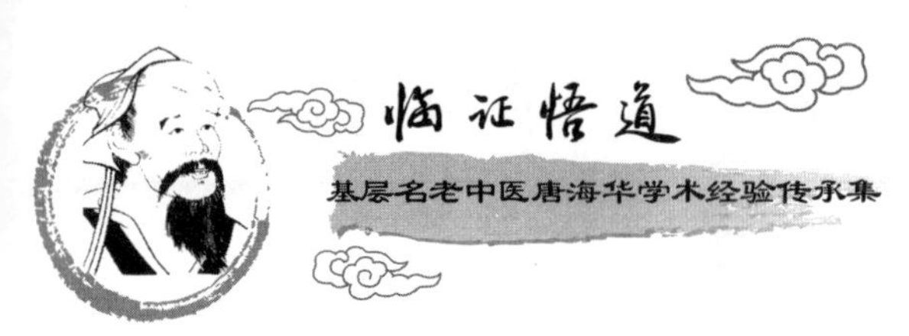

湿泄泻，泻多鹜溏，舌苔白腻，脉象濡缓；湿热泄泻，泻多如酱黄色，舌苔黄腻，脉象濡数；暑湿泄泻，多发于夏暑炎热之时，除泄泻外，尚有胸脘痞闷，舌苔厚腻。食滞肠胃之泄泻，以腹痛肠鸣，粪便臭如败卵，泻后痛减为特点；肝气乘脾之泄泻，以胸胁胀闷，嗳气食少，每因情志郁怒而增剧为特点；脾胃虚弱之泄泻，以大便时溏时泻，夹有水谷不化，稍进油腻之物，则大便次数增多，面黄肢倦为特点；肾阳虚衰之泄泻，多发于黎明之前，以腹痛肠鸣，泻后则安，形寒肢冷，腰膝酸软为特点。

泄泻病变过程较为复杂，临床往往出现虚实兼夹，寒热互见，故而辨证时，应全面分析。

二、治疗原则

泄泻的基本病机为脾虚湿盛，故其治疗原则为运脾化湿。急性暴泻以湿盛为主，应着重化湿，参以淡渗利湿，根据寒湿、湿热与暑湿的不同，分别采用温化寒湿、清化湿热和清暑祛湿之法，结合健运脾胃。慢性久泻以脾虚为主，当以健运脾气为要，佐以化湿利湿；若夹有肝郁者，宜配合抑肝扶脾；肾阳虚衰者，宜补火暖土。

三、证治分类

(一)暴泻

1. 寒湿证

症状：泻下清稀，甚至如水样，有时如鹜溏，腹痛肠鸣，脘闷食少，或兼有恶寒发热，鼻塞头痛，肢体酸痛，舌苔薄白或白腻，脉濡缓。

证机概要：寒湿之邪，困脾伤肠。

治法：芳香化湿，疏表散寒。

代表方：藿香正气散加减。本方疏风散寒、化湿除满、健脾宽中、调理脾胃、适用于寒湿泄泻腹痛肠鸣、脘闷食少者。

常用药：藿香辛温散寒，芳香化湿；白术、茯苓、陈皮、半夏健脾除湿；厚朴、大腹皮理气消满，疏利气机；紫苏、白芷解表散寒。

若表邪较重，周身困重而骨节酸楚者，可加荆芥、防风以增疏风散寒之力。如湿邪偏重、胸闷腹胀尿少、肢体倦怠、苔白腻者，应着重化湿利湿，可用胃苓汤以健脾燥湿、淡渗分利。

2. 湿热证

症状：腹痛即泻，泻下急迫，或泻而不爽，粪色黄褐而臭，烦热口渴，小便短赤，肛门灼热，舌质红、苔黄腻，脉濡数或滑数。

证机概要：感受湿热之邪，肠腑传化失常。

治法：清热利湿。

代表方：葛根芩连汤加减。本方解表清里，适用于湿热泄泻，湿热由表入里，内陷阳明，泻下臭秽，身热口干，苔黄脉数者。

常用药：葛根解表清热，升清止泻；黄芩、黄连苦寒清热燥湿。可加金银花助其清热之力；茯苓、通草、车前子增强利湿之效，使其湿热分消，则泄泻可止。

若病情较轻者，可用六一散煎汤送服红灵丹。若湿重于热，症见胸腹满闷，口不渴，或渴不欲饮，舌苔微黄厚腻，脉濡缓者，可合平胃散燥湿宽中。夹食滞者宜加神曲、麦芽、山楂以消食化滞。若发生在夏季盛暑之时，暑湿犯表，困遏脾胃，身热烦渴，胸闷脘痞，呕吐下利，即为暑湿泄泻，可用黄连香薷饮，清解暑热，化湿和中。若暑热偏重，身热烦渴，可加薄荷、荷叶、清豆卷增强清暑之力。

3. 食滞证

症状：腹痛肠鸣，泻后痛减，泻下粪便臭如败卵，夹有不消化之物，脘腹痞满，嗳腐酸臭，不思饮食，舌苔垢浊或厚腻，脉滑大。

证机概要：宿食阻滞肠胃，脾胃运化失司。

治法：消食导滞。

代表方：保和丸加减。本方消食导滞，和胃除湿，适用于饮食过度，宿食内停，脘痞腹痛，嗳腐呕吐，泻下臭如败卵者。

常用药：山楂、神曲、莱菔子消导食滞，宽中除满；陈皮、半夏、茯苓和胃祛湿；连翘消食滞之郁热。

若食滞较重，脘腹胀满，泻下不爽者，可因势利导，采用“通因通用”之法，加大黄、枳实、槟榔，或用枳实导滞丸以消导积滞，清利湿热；积滞化热者，加黄连、山栀子；呕吐甚者，加生姜、刀豆子、竹茹和胃降逆止呕。

(二)久泻

1. 脾胃虚弱证

症状：大便时溏时泻，反复发作，稍有饮食不慎，大便次数即增多，夹见水谷不化，饮食减少，脘腹胀闷不舒，面色少华，肢倦乏力，舌质淡、苔白，脉细弱。

证机概要：脾胃虚弱，运化无权。

治法：健脾益气，渗湿止泻。

代表方：参苓白术散加减。本方功能健脾益气，渗湿止泻，适用于脾胃气虚夹湿之泄泻。

常用药：人参、茯苓、白术、甘草平补脾胃之气；扁豆、薏苡仁、山药、莲子既可和胃理气健脾，又能渗湿而止泻，标本兼顾；砂仁芳香醒脾，促进中焦运化，畅通气机。若脾阳虚衰，阴寒内盛，伴见腹中冷痛，手足不温者，宜用附子理中丸加吴茱萸、肉桂以温中散寒止泻。若久泻不止，中气下陷，伴见滑脱不禁甚或脱肛者，可用补中益气汤，益气升清，健脾止泻。若泄泻日久，脾虚夹湿，肠鸣辘辘，大便溏黏者，舌苔厚腻难化，或食已即泻者，应于健脾止泻药中加入升阳化湿的药物，如防风、羌活、苍术、厚朴，或改用升阳益胃汤加减，以升清阳，化湿浊。若大便泻下呈黄褐色，为内夹湿热，可于原方中加黄连、厚朴、地锦草等清热除湿；若湿热未尽，泄泻日久，便溏而黏，气阴两伤，形瘦乏力，舌瘦质淡红，苔薄黄腻者，可用益胃汤加乌梅、五倍子、石榴皮、焦山楂、黄柏等标本兼治。

2. 肝气乘脾证

症状：肠鸣攻痛，腹痛即泻，泻后痛缓，每因抑郁恼怒或情绪紧张而诱发，平素多有胸胁胀闷，嗳气食少，矢气频作，舌苔薄白或薄腻，脉细弦。

证机概要：肝失条达，横逆侮脾，脾运无权。

治法：抑肝扶脾。

代表方：痛泻要方加减。本方调和肝脾，适用于肝郁脾虚之痛泻。

常用药：白芍养阴柔肝以治肝体；防风胜湿，且可散肝以助肝用；白术化湿健脾；陈皮理气和中。

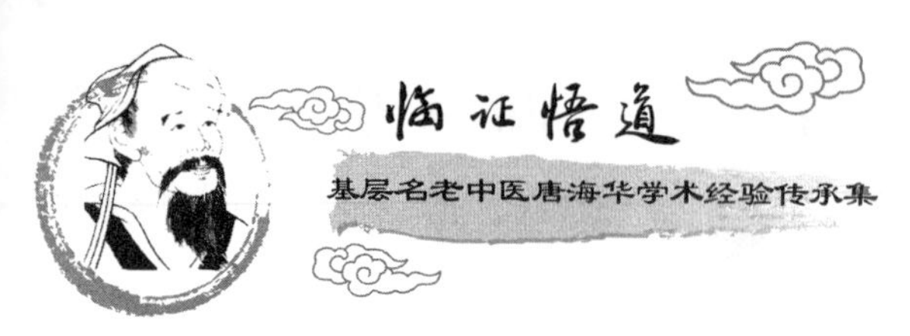

若肝体过虚，可加用当归、枸杞子等柔肝之品；若肝用不足，可加柴胡、青蒿等疏肝之味；脾虚明显时，可加用茯苓、扁豆、山药等化湿健脾之药；胃纳不和，可加半夏、木香之品以和中。若肝泻日久，气郁不解，转入血络，脾土不疏，泄泻缠绵难遇，可从化瘀入手，用血府逐瘀汤。在化瘀法下，还可根据其寒热不同，选用少腹逐瘀汤或膈下逐瘀汤化裁治之，其效更显。若夹有湿热，大便夹有黏液，可加黄连、黄芩等清肠化湿；反复发作不已者，可适当加入酸涩收敛之品，如乌梅、木瓜、诃子等；若脾气虚弱者，可加服参苓白术丸。病情平稳后，可服逍遥丸以善后。

3．肾阳虚衰证

症状：每于黎明之前，脐腹作痛，继则肠鸣而泻，完谷不化，泻后则安，形寒肢冷，腹部喜暖，腰膝酸软，舌质淡、苔白，脉沉细。

证机概要：命门火衰，脾失温养，水谷不化。

治法：温肾健脾，涩肠止泻。

代表方：四神丸加减。本方温补脾肾、涩肠止泻，适用于脾肾虚寒、五更泄泻。

常用药：补骨脂温肾助阳，肉豆蔻温中暖脾，吴茱萸辛热散寒，五味子酸收止泻。

若肾阳虚衰明显，可加附子、肉桂等温肾之品；脾阳不足为著，可加干姜、莲子、芡实等暖脾止泻之味；内寒腹痛，可加川椒、茴香等散寒之药；泻次频多，加乌梅、石榴皮、五倍子等酸收之品；若年老体衰，久泻不止，中气下陷，宜加黄芪、党参、白术之类，或配合补中益气汤益气升阳，健脾止泻；若滑脱不禁者，合桃花汤或真人养脏汤以固涩止泻；若虽为五更泻，但脾肾阳虚不显，反见心烦嘈杂，而有寒热错杂之症者，治当寒温并用，温脾止泻，可改用乌梅丸加减。慢性泄泻，虚证居多，治用温补固涩，但亦有虚中夹实者，固涩后泄泻次数虽然减少，而腹胀或痛，纳减不适，而有血瘀者，可用桂枝汤加当归、川芎、赤芍等，以养血和血。

〔预后转归〕

泄泻是临床常见病证，其转归依急性暴泻和慢性久泻的不同而有别。一般而言，急性暴泻病情较轻者，多能治愈，部分患者不经治疗，仅予饮食调养，亦可自愈；若病情较重，大便清稀如水而直下无度者，极易发生亡阴亡阳之险症，甚至导致死亡；有少数患者暴泄不止，损气伤津耗液，可成痉、厥、脱等危症，特别是伴有高热、呕吐、热毒甚者尤然。少数急性暴泻患者，治不及时或未进行彻底治疗，迁延日久，易由实转虚，变为慢性久泻。慢性久泻脏气亏虚，病情缠绵，难取速效，疗程较长，部分患者经过治疗可获愈，少数患者反复泄泻，导致脾虚中气下陷，可见纳呆、小腹坠胀、消瘦，甚至脱肛等症；若久泻脾虚及肾，脾肾阳虚，则泄泻无度，病情趋向重笃。

〔预防调护〕

加强锻炼，增强体质，使脾气旺盛，则不易受邪。加强食品卫生及饮用水的管理，防止污染。饮食应有节制，不暴饮暴食，不吃腐败变质的食物，不喝生水，生吃瓜果要洗净，养成饭前便后洗手的习惯。生活起居应有规律，防止外邪侵袭，夏季切勿因热贪凉，尤应注意腹部保暖，避免感邪。

泄泻患者应给予流质或半流质饮食，饮食宜新鲜、清淡、易于消化而富有营养，

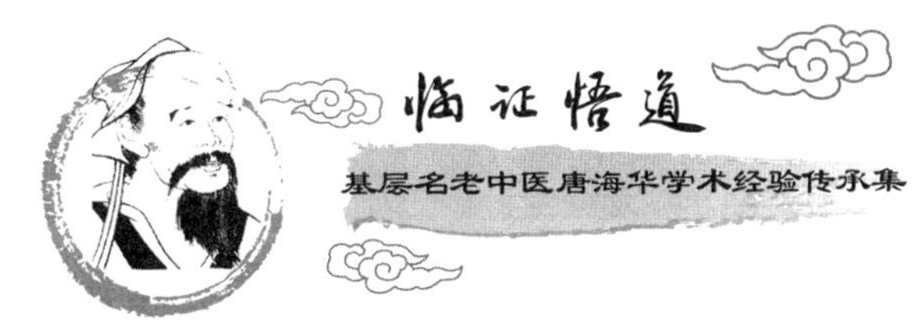

忌食辛辣炙煿、肥甘厚味。急性暴泻易伤津耗气，可予淡盐汤、米粥等以养胃生津。肝气乘脾之泄泻患者，应注意调畅情志，尽量消除紧张情绪，尤忌怒时进食。

〔临证备要〕

1. 注意“风药”的临床运用　脾气不升是慢性泄泻的主要病机之一。风药轻扬升散，同气相召，脾气上升，运化乃健，泄泻可止。湿是形成泄泻的病理因素之一，湿见风则干，风药具有燥湿之性。湿邪已祛，脾运得复，清气上升，泄泻自止。风药尚具有促进肝之阳气升发的作用，肝气升发条达，疏泄乃治。从现代医学观点来看，风药尚有抗过敏作用，而慢性泄泻者多与结肠过敏有关，故而有效。临床常用药有藿香、葛根、荆芥、防风、桔梗、白芷、藁本、升麻、柴胡、蝉蜕、羌活等。方剂可选藿香正气散、荆防败毒散、羌活胜湿汤等，如运用得当，效果明显。

2. 虚实夹杂者，寒热并用　慢性泄泻纯虚纯实者少，虚实夹杂者多。脾虚与湿盛是本病的两个主要方面。脾气虚弱，清阳不升，运化失常则生飧泄，治疗可用参苓白术散、理中汤等；若脾虚生湿，或外邪内侵，引动内湿，则虚中夹实，治当辨其湿邪夹热与夹寒之不同，临床一般以肠腑湿热最为常见，治疗当理中清肠，寒热并用，加用败酱草、红藤、黄柏、猪苓、茯苓等；寒湿偏重者则用苍术、厚朴、肉桂、陈皮、白术等。

3. 掌握通法在慢性泄泻中的运用时机　泄泻一证，其病位在肠腑。大肠为“传导之官”，小肠为“受盛之官”，前者司“变化”，后者主“化物”，一旦肠腑发生病变，必然“变化”无权，“化物”不能，于是曲肠盘旋之处易形成积滞痰饮浊毒。久之中焦脾胃渐亏，难以运化，积饮痰浊愈甚，或陈积未去，新积又生。故此，治疗诸多方法无效者，必有痰饮浊毒积滞肠腑。倡导攻邪已病的张从正提倡以攻为补，“损有余即是补不足”，而且“下中自有补”“不补之中有真补存焉”。当代名家韦献贵认为：“久泻亦肠间病，肠为腑为阳，腑病多滞多实，故久泻多有滞，滞不除则泻不止。”因此，攻除积滞痰饮浊毒，攻补兼施，掌握好攻补的孰多孰少，乃为治疗难治性泄泻的出奇制胜之法。

4. 久泻使用化瘀之法，值得重视　辨证上应注意血瘀征象的有无。王清任的诸逐瘀汤，结合临床，变通使用得当，往往可以获效。

第九节　便　秘

便秘是指由于大肠传导失常，导致大便秘结，排便周期延长，或周期不长，但粪质干结，排出艰难，或粪质不硬，虽频有便意，但排便不畅的病证。

《内经》认为便秘与脾、肾关系密切，如《灵枢·杂病》曰：“腹满，大便不利……取足少阴；腹满，食不化，腹响响然，不能大便，取足太阴。”《金匮要略·五脏风寒积聚病脉证并治》曰：“趺阳脉浮而涩，浮则胃气强，涩则小便数，浮涩相搏，大便则坚，其脾为约，麻仁丸主之。”阐明胃热过盛，脾阴不足所致便秘的病机与证治。《伤寒论·辨阳明病脉证并治》提出用蜜制药挺“内谷道中”及用猪胆汁和醋“以灌谷道内”治疗便秘的方法，是最早应用外导法和灌肠疗法的记载。宋代《圣济总录·大便秘涩》曰：“大便秘涩，盖非一证，皆荣卫不调，阴阳之气相持也。若风气壅滞，肠胃干涩，是谓风秘；胃蕴客热，口糜体黄，是谓热秘；下焦虚冷，窘迫后重，是谓冷秘。或肾虚小水过多，大肠枯竭，渴而多秘者，亡津液也。或胃燥结，时作寒热者，中有宿食也。”从病因病机的角度，将便秘分为风、热、冷、虚、宿食等证候类型。金元时期，刘完素首倡实秘、虚秘之别，《素问病机气宜保命集·泻痢论》曰：“凡脏腑之秘，不可一例治疗，有虚秘，有实秘，胃实而秘者，能饮食小便赤……胃虚而秘者，不能饮食，小便清利。”这种虚实分类法，经后世医家不断充实归纳，成为便秘临床辨证的纲领，有效地指导着临床实践。

西医学的功能性便秘属本病范畴，同时肠道激惹综合征、肠炎恢复期肠蠕动减弱引起的便秘、直肠及肛门疾患引起的便秘、药物性便秘、内分泌及代谢性疾病的便秘以及肌力减退所致的排便困难等，可参照本节内容辨证论治。

〔病因病机〕

便秘发病的原因归纳起来有饮食不节、情志失调、年老体虚、感受外邪，病机主要是热结、气滞、寒凝、气血阴阳亏虚引起肠道传导失常。

一、病因

1. 饮食不节　饮酒过多，过食辛辣肥甘厚味，导致肠胃积热，大便干结；或恣食生冷，致阴寒凝滞，肠胃传导失司，造成便秘。

2. 情志失调　忧愁思虑过度，或久坐少动，每致气机郁滞，不能宣达，于是通降失常，传导失职，糟粕内停，不得下行，而致大便不畅。

3. 年老体虚　素体虚弱，或病后、产后及年老体虚之人，阴阳气血亏虚，阳气虚则温煦传送无力，阴血虚则润泽荣养不足，皆可导致大便不通。

4. 感受外邪　外感寒邪可导致阴寒内盛，凝滞胃肠，失于传导；或热病之后，余热留恋，肠胃燥热，耗伤津液，大肠失润，都可致大便秘结。

二、病机

便秘的基本病机为大肠传导失常，病位主要在大肠，同时与肺、脾、胃、肝、肾等脏腑的功能失调有关。如胃热过盛，津伤液耗，肠失濡润；脾肺气虚，大肠传送无力；肝气郁结，气机壅滞，或气郁化火伤津，腑失通利；肾阴不足，肠道失润，或肾阳不足，阴寒凝滞，津液不通，皆可影响大肠的传导，发为本病。

便秘的病性可概括为虚、实两方面。热秘、气秘、冷秘属实，燥热内结于肠胃者为热秘，气机郁滞者为气秘，阴寒积滞者为冷秘；气血阴阳亏虚所致者属虚。而虚实之间，又常相互兼夹或相互转化。如热秘久延不愈，津液渐耗，损及肾阴，致阴津亏虚，肠失濡润，病情由实转虚。气血不足者，多易受饮食所伤或情志刺激，而虚实相兼。另外实秘、虚秘各证型之间，也可兼夹出现或相互转化。如气秘日久，久而化火，则可转化为热秘。阳虚秘者，如温燥太过，津液被耗，或病久阳损及阴，则可见阴阳俱虚之证。

〔诊查要点〕

一、诊断依据

1. 排便次数每周少于3次，或周期不长，但粪质干结，排出艰难，或粪质不硬，虽频有便意，但排便不畅。

2. 常伴腹胀、腹痛、口臭、纳差及神疲乏力、头眩心悸等症。

3. 常有饮食不节、情志内伤、年老体虚等病史。

二、病证鉴别

便秘与肠结：两者皆有大便秘结。但肠结多为急病，因大肠通降受阻所致，表现为腹部疼痛拒按，大便完全不通，且无矢气和肠鸣音，严重者可吐出粪便。便秘多为慢性久病，因大肠传导失常所致，表现为大便干结难行，偶伴腹胀，饮食减少，恶心欲吐，有矢气和肠鸣音。

〔辨证论治〕

一、辨证要点

便秘分虚实论治，实者当辨热秘、气秘和冷秘，虚者当辨气虚、血虚、阴虚和阳虚的不同。

二、治疗原则

便秘的治疗以恢复大肠传导功能，保持大便通畅为原则，应力避单纯应用泻下药，而应针对不同的病因病机采取相应的治法。实秘为邪滞肠胃、壅塞不通所致，故以祛邪为主，给予泻热、温散、通导之法，使邪去便通；虚秘为肠失温润、推动无力而致，故以扶正为先，给予益气温阳、滋阴养血之法，使正盛便通。如《景岳全书·秘结》曰："阳结者邪有余，宜攻宜泻者也；阴结者正不足，宜补宜滋者也。知斯二者即知秘结之纲领矣。"

三、证治分类

(一)实秘

1. 热秘

症状：大便干结，腹胀或痛，口干口臭，面红心烦，或有身热，小便短赤，舌红、苔黄燥，脉滑数。

证机概要：肠腑燥热，津伤便结。

治法：泻热导滞，润肠通便。

代表方：麻子仁丸加减。本方有润肠泻热、行气通便的作用，适用于肠腑燥热，津液不足之便秘。

常用药：大黄、枳实、厚朴通腑泄热；麻子仁、杏仁、白蜜润肠通便；芍药养阴和营。

若大便干结而坚硬者，加芒硝以软坚通便；若口干舌燥，津伤较甚者，可加生地黄、玄参、麦冬以滋阴生津，增水行舟；若肺热气逆以致大肠热结便秘者，可加瓜蒌仁、黄芩、紫苏子清肺降气以通便；若兼郁怒伤肝，目赤易怒者，加服更衣丸或当归龙荟丸以清肝通便。

2. 气秘

症状：大便干结，或不甚干结，欲便不得出，或便而不爽，肠鸣矢气，嗳气频作，胁腹痞满胀痛，舌苔薄腻，脉弦。

证机概要：肝脾气滞，腑气不通。

治法：顺气导滞，降逆通便。

代表方：六磨汤加减。本方有调肝理脾、通便导滞的作用，适用于气机郁滞，大肠传导失职之便秘。

常用药：木香调气；乌药顺气；沉香降气；大黄、槟榔、枳实破气行滞通便。

若七情郁结，腹部胀痛甚，加白芍、柴胡、厚朴等和肝理气；若气郁化火，舌红苔黄，便秘腹痛者，加栀子、芦荟清肝泻火；若兼痰湿，肠鸣粪软，黏腻不畅者，可加皂角子、葶苈子、泽泻等祛痰湿以通便；若跌仆损伤，腹部术后，便秘不通，属气滞血瘀者，可加红花、赤芍、桃仁等以活血化瘀。

3. 冷秘

症状：大便艰涩，腹痛拘急，胀满拒按，胁下偏痛，手足不温，呃逆呕吐，舌苔白腻，脉弦紧。

证机概要：阴寒内盛，凝滞胃肠。

治法：温里散寒，通便止痛。

代表方：大黄附子汤加减。本方有温散寒凝、泻下冷积的作用，适用于寒积里实所致便秘。

常用药：附子温里散寒，大黄荡涤积滞，细辛散寒止痛。

若胀痛明显，可加枳实、厚朴、木香加强理气导滞之力；若腹部冷痛，手足不温，加高良姜、花椒、小茴香增散寒止痛之功；若心腹绞痛，口噤暴厥，属大寒积聚者，可用三物备急丸攻逐寒积。

(二)虚秘

1. 气虚秘

症状：大便干或不干，虽有便意，但排出困难，用力努挣则汗出短气，便后乏力，面白神疲，肢倦懒言，舌淡苔白，脉弱。

证机概要：脾肺气虚，传送无力。

治法：补脾益肺，润肠通便。

代表方：黄芪汤加减。本方有补益脾肺、润肠通便的作用，适用于脾肺气虚、大肠传导无力、糟粕内停所致便秘。

常用药：黄芪补脾肺之气；麻仁、白蜜润肠通便；陈皮理气。

若排便困难，腹部坠胀者，可合用补中益气汤益气举陷；若气短懒言，多汗少动者，可加用生脉散补肺益气；若脘腹痞满，纳呆便溏，舌苔白腻者，可加扁豆、生薏苡仁、砂仁，或重用生白术以健脾祛湿通便；若肢倦腰酸，二便不利者，可用大补元煎兼补肾气。

2. 血虚秘

症状：大便干结，面色无华，皮肤干燥，头晕目眩，心悸气短，健忘少寐，口唇色淡，舌淡苔少，脉细。

证机概要：血液亏虚，肠道失荣。

治法：养血滋阴，润燥通便。

代表方：润肠丸加减。本方有养血滋阴、润肠通便的作用，适用于阴血不足、大肠失于濡润之便秘。

常用药：当归、生地黄滋阴养血；麻仁、桃仁润肠通便；枳壳引气下行。

若大便干结如羊屎，加蜂蜜、柏子仁、黑芝麻加强润燥通便之力；面白眩晕甚，加制何首乌、熟地黄、阿胶养血润肠；若兼气虚，气短乏力，排便无力者，可加黄芪、人参益气通便；若兼阴虚，手足心热，午后潮热者，可加知母、玄参等以养阴清热。

3. 阴虚秘

症状：大便干结，形体消瘦，头晕耳鸣，两颧红赤，心烦少眠，潮热盗汗，腰膝酸软，舌红少苔，脉细数。

证机概要：阴津不足，肠失濡润。

治法：滋阴增液，润肠通便。

代表方：增液汤加减。本方有滋阴增液、润肠通便的作用，适用于阴津亏虚、肠道失濡之便秘。

常用药：玄参、麦冬、生地黄滋阴生津；当归、玉竹、沙参滋阴养血，润肠通便。

若口干面红，心烦盗汗者，加芍药、知母助养阴清热之力。若胃阴不足，口渴纳减者，可用益胃汤；若肾阴不足，腰膝酸软者，可用六味地黄丸；若阴亏燥结，热盛伤津者，可用增液承气汤滋阴增液，泄热通便。

4. 阳虚秘

症状：大便干或不干，排出困难，小便清长，面色皖白，四肢不温，腹中冷痛，腰膝酸冷，舌淡苔白，脉沉迟。

证机概要：阳气虚衰，阴寒凝结。

治法：补肾温阳，润肠通便。

代表方：济川煎加减。本方有温补肾阳、润肠通便的作用，适用于阳气虚衰，阴寒内盛，积滞不行之便秘。

常用药：肉苁蓉、牛膝温补肾阳，润肠通便；当归养血润肠；升麻、泽泻升清降浊；枳壳宽肠下气。

若神疲纳差，加黄芪、党参、白术温补脾胃；若腹中冷痛，便意频频，排出困难，加肉桂、白芍温中散寒，缓急止痛；如老人虚冷便秘，可合用半硫丸。

〔预后转归〕

便秘日久，肠胃气机阻滞，可致脘腹满闷，食欲减退，嗳气泛恶，甚则腹痛呕吐。浊阴不降，清阳不升，往往引起头昏头痛，烦躁易怒，失眠多梦等。大便燥结日久不愈，过度用力努挣，可引起肛裂、痔疮、疝气，甚则诱发胸痹、中风等危症。本病预后一般良好，调摄得法，辨证得当，大多可以痊愈。

〔预防调护〕

1. 注意饮食调理，避免过食辛辣厚味或饮酒无度，亦不可过食寒凉生冷，多吃粗粮果蔬，多饮水。

2. 避免久坐少动，养成定时排便习惯。避免过度精神刺激，保持心情舒畅。加强身体锻炼。

3. 对于年老体弱患者，及便秘日久的患者，为防止过度用力努挣而诱发痔疮、便血，甚至真心痛等病证，可配合灌肠等外治法治疗。

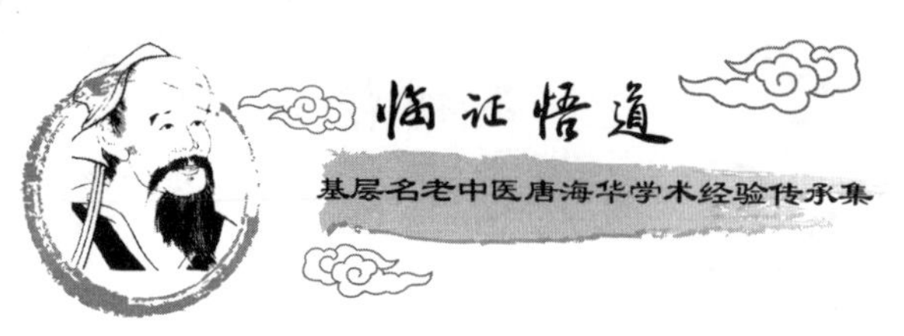

〔临证备要〕

1. 关于通下法的应用　通下法虽然是治疗便秘的常法，但绝不是简单地应用泻下药。首先，应在辨证论治原则的指导下选用寒下、温下等法。寒下指针对热秘等证型中的肠胃燥热病机，选用大黄、芒硝等寒凉药物进行通下；温下指针对寒秘等证型中的阴寒凝滞肠胃病机，选用皂角、硫黄等热性通便药通下，或寒凉通便药配伍温药进行通下。其次，长期滥用通下不仅可产生不良反应，也可使患者产生赖药性。正确的方法是从最大有效剂量开始，治疗一定疗程后递减至维持量，后逐渐停药。在此过程中同时进行生活调摄，消除饮食不节、情志所伤、劳逸过度、体虚等致病因素，方有望彻底治愈便秘。

2. 关于外治法的应用　对于年老体虚，便结较甚，服药不应之患者，不可单纯依赖药物，可配合应用外治法。《伤寒论·辨阳明病脉证并治》曰："此为津液内竭，便虽硬不可攻之，当须自欲大便，宜蜜煎导而通之。"开创了便秘外导法的先河。目前临床上，多采用中药灌肠的方法，常用生大黄10 g或番泻叶30 g加沸水150～200 mL，浸泡10分钟后，去渣，药液温度控制在37℃左右，取左侧卧位，用导管蘸液状石蜡，插入肛门内约15cm，缓慢推注或滴注药液，保留20分钟后，排出大便。

第四卷　肝系病证

第七章　肝系病证医案

第一节　头痛病证医案

一、风寒夹瘀证头痛

刘×妹，女，22岁，2019年8月8日初诊。自诉间歇性右侧头痛4年，发作1周，痛如针刺、电掣，约5分钟痛一次，每次痛约3秒。头皮按之疼痛，常因受寒、劳累、睡眠不佳发作，舌淡红、苔薄白，脉弦。查头部皮肤未见异常，头颅磁共振未见异常。病属气滞血瘀证之头痛，治宜祛风散寒、活血化瘀、通窍止痛为法。方用川芎茶调散加减。

处方：羌活 20 g，荆芥 30 g，北防风 15 g，细辛 3 g，
薄荷 30 g，威灵仙 10 g，延胡索 15 g，当归 15 g，
川芎 12 g，白芷 15 g，甘草 10 g。

7剂，水煎服。

服上方3剂，头痛大减，发作时间延迟至数小时，继服余下4剂，巩固疗效，诸症消除。二诊未与处方，中病即止，随访一月未发。

按：本例头痛，曾在多地就诊。因无形症可查，辅助检查均为阴性，治疗上以氨酚待因片、扑炎痛片等止痛类仅能临时缓解症状，未予中医辨证论治。此系风寒夹瘀所致，因风者善行数变，寒者主收引主痛。痛如针刺为瘀血疼痛之症。舌质舌苔虽为常舌，但脉弦主痛。上方用羌活、荆芥、北防风、威灵仙以祛风散寒，当归，川芎、延胡索以活血化瘀，细辛、白芷以通窍止痛，使风寒得除，瘀血得化，经络得通，头痛得愈。

二、肝热阳亢证头痛

龙×英，女，48岁，2018年7月13日初诊，自诉间歇性头痛5年余。有时疼痛偏左，有时疼痛偏右侧，面部有热感，遇风吹则头痛更甚，常伴有眩晕欲吐、耳鸣如潮、口苦咽干，常因心情烦躁发作加重，在广东务工时作过头颅CT未见异常，血压140/98mmHg，舌红、苔薄白，脉弦数，此为肝热阳亢，复感风邪所致。治以祛风散热、清肝潜阳，自拟清肝潜阳汤治之。

处方：菊花 15 g，薄荷 15 g，黄芩 15 g，蝉蜕 6 g，川芎 10 g，
僵蚕 9 g，钩藤 12 g，珍珠 9 g，白芍 15 g，北防风 15 g，细辛 3 g，
白芷 9 g，甘草 9 g。

7剂，水煎服。

服上方4剂后，诸症即缓解，嘱服余下3剂，头痛完全消除。

按：本例头痛，舌红，脉弦数，偏半边头痛，面部发热，耳鸣如潮，眩晕欲吐，

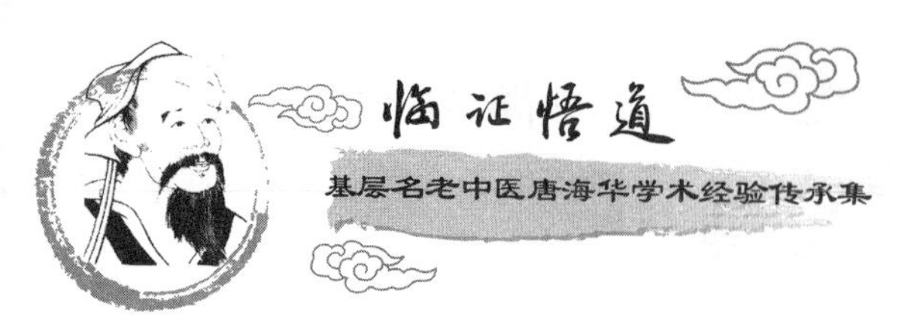

均肝热阳亢之症，肝胆互为表里，足少阳胆经循耳前后，故头痛多为头侧；肝主疏泄条达情志，故发病常因情志引起或遇风发作加剧，综合舌脉诸症，为肝热阳亢所致，上方用菊花、薄荷、黄芩清肝热；僵蚕、蝉蜕、北防风、钩藤以祛风，珍珠母、白芍平肝阳；细辛、白芷止痛，川芎活血通络，甘草调和诸药。内清外透，使火热不郁于头面，亢盛之阳热得以潜伏，则头痛自愈，根本得治故不再复发。

三、风热夹痰证头痛

陈×明，男，39岁，2018年8月16日初诊，自诉间歇性头痛6年，复发加重5日，头痛以两眉棱骨为主，伴夜间难眠，时有耳鸣，时有欲吐，舌红、苔薄微黄腻，脉浮微数，此系肝经郁热、夹风夹痰所致，治以平肝息风，化痰止痛，自拟风菊饮治之。

处方：北防风 15 g，菊花 30 g，蝉蜕 6 g，桑叶 15 g，葛根 30 g，
白芍 20 g，生地黄 30 g，钩藤 15 g，蚕沙 9 g，法半夏 9 g，山药 12 g，
甘草 9 g，陈皮 9 g。

7剂，水煎服。

服上方3剂后，头痛大减，继服余4剂，诸症亦解。

按：本例头痛为眉棱骨头痛，因足厥阴肝经连目系，络于耳，上出耳，与督脉会于顶，故眉棱骨头痛系肝经为患，舌红苔黄为热，苔腻为痰浊之症，热扰心神而不得眠。上方用北防风、菊花、蚕沙、桑叶、葛根、蝉蜕以祛风热，白芍、生地黄、山药以滋阴柔肝，钩藤息肝风，陈皮、法半夏以化痰，甘草以调和诸药，诸药合用共奏平肝息风、化痰止痛之效。肝风得除，痰浊得化，多年眉棱骨痛之顽疾得除。缘于辨证精准，理法方药得当，诸症即愈。

四、肝肾亏虚证头痛

唐×清，男，58岁，2017年11月12日初诊。自诉间歇性头痛9年余，复发加重10日。常因用脑过度复发，痛及整个头部，有空痛、隐痛之感，血压常伴疼痛升高，以舒张压明显，常在90～100mmHg之间，平素血压正常。性欲冷淡，精少色淡质稀薄，阳痿难举，夜眠少，梦多，纳呆，舌质淡、苔少而干，脉沉细弱无力，此为肝肾亏虚所致，治宜补益肝肾、壮髓止痛为法，自拟羊狗龟兔汤治之。

处方：淫羊藿 30 g，枸杞子 30 g，龟甲 15 g，菟丝子 30 g，补骨脂 15 g，
鹿角霜 15 g，党参 30 g，肉桂 12 g，茯苓 30 g，白术 30 g，甘草 9 g。

服上方7剂，头痛好转，睡眠转佳，食欲增，二诊续服7剂，头痛止，余症大有好转，以头痛求诊，视为痊愈，半年后遇之随访，头痛未发。

按：本例头痛为肝肾亏虚证，肝肾同源。性欲冷淡，精少色淡质稀，阳痿难举为肝肾阴亏、肾阳不振；肾为水脏，心为火脏，水火不济，则眠少梦多；肾气通于脑，脑为髓海，髓海空虚，脑失所养，则为隐痛空痛。舌脉为正虚里亏之象嗯。故本方以羊狗龟兔等补益肝肾，肉桂补肾之火，助阳振奋，四君子汤补脾助运，使气血生化有源，气化血生，肝肾得补，髓海得填，头痛自愈。

五、头痛治疗临证经验及体会

头痛病，从广义上可分为外伤与内伤两大类。外伤者，一为六淫外感所伤，二为跌打损伤而致狭义之内伤与外伤。六淫外感所伤有风寒暑湿燥火之别，或可单邪致

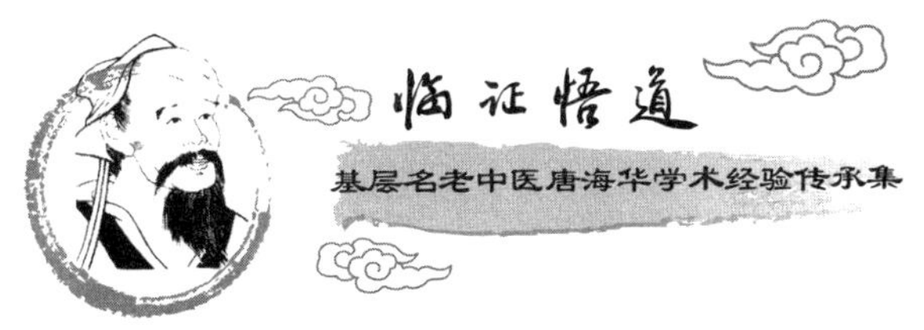

病，或可合邪致病。跌打损伤之外伤以伤及头皮、颅骨为症，跌打损伤之内伤以伤及脑组织和血管为症，但皆有头痛之症，治疗上不离活血化瘀、通窍止痛为法，以川芎茶调散通窍活血加减治疗。广义之内伤头痛者，七情六欲、饮食劳倦诸因致脏腑经络功能失调，气滞血瘀、郁热痰阻，或虚或实，或虚实夹杂，理当细辨舌脉诸症，审证求因、审因论治，方收极效。

外感头痛者，一为风寒头痛，以太阳头痛、阳明头痛、少阳头痛，厥阴头痛为多见，因四经皆上于头，其痛多发于经络循布之所。二为风热头痛，湿热火一家，火为热之极，热为火之渐，温者属疫病，有水湿夹杂、病势缠绵而易感，然其治皆不离清热，临证当据病程发展论治，在卫汗之可也，到气才可清气，入营尤可透营转气，入血当恐耗血动血，需凉血养血。

跌打损伤头痛，多致伤筋动骨，气滞血瘀，瘀久化热，治疗上首当活血化瘀、通窍止痛，有热者，佐以清热。

内伤头痛多与肝肾有关，虚则补之，实则泻之。

总结治疗头痛之经验体会，可以律诗概括便于学习理解和记忆：

头痛诸邪不离风，荆防辛芷常须用。
肝肾虚实内因辨，活血通窍显奇功。

注解：外感头痛各种六淫邪气都离不开风邪，头为清窍，居于人之上部，内有血脑屏障，六淫致病非风不入，故用药亦大多离不开祛风药。荆芥、防风、细辛、白芷常配伍相须为用，且药量偏大。五脏六腑皆令人头痛，但肝肾二脏最多见，其虚实情况为内因应仔细辨别，脑为清窍，活血通络，以通为用可显示出治疗的神奇功效，因为“痛则不通，通则不痛”。

此外，尚有真头痛一病，其痛突发，头痛如劈，剧烈难忍，连脑户尽痛，手足厥冷至肘膝关节以上，前人认为此由疫邪入脑户所致。脑为髓海，真气所聚，受邪则痛不可忍，为头痛中之危重者，其中或与颅内肿瘤、脑血管瘤破裂等有关，古人言“非药之所能治”，为医者不得不知，遇则急性头颅CT、磁共振以查究竟，立即投入抢救，或送重症医学科救治，待病情稳定后再予辨证施治。

第二节　眩晕病证医案

一、肝阳夹风证眩晕

龙×云，女，42岁，2018年9月28日初诊，自诉间歇性眩晕3年，复发加重7日，晕甚时有如坐舟车之感，常伴视物昏花，常因气候变化发作，颈部有僵硬膨胀感，恶风，曾在省医院做过颈椎CT，有“颈椎骨质增生”“颈椎间盘突出”。血压140/95 mmHg，舌淡红、苔薄少而干，脉弦。此为肝阳上亢，夹感风邪，治以平肝潜阳、祛风止眩，方用天麻钩藤汤加减。

处方：天麻 30 g，威灵仙 12 g，葛根 30 g，钩藤 30 g，
石决明 30 g，当归 15 g，制延胡索 15 g，白芷 15 g，
白芍 30 g，桑寄生 35 g，甘草 10 g。

7剂，水煎服。

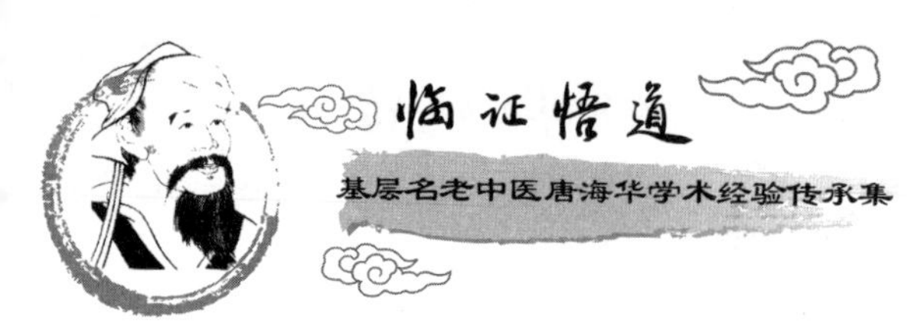

服上方7剂，10月8日二诊，症状大减，仅有轻度视物昏花，虑有肝肾阴亏康复缓慢，续服上方5剂。加服杞菊地黄丸二周，随访半年未复发。

按：本例眩晕，肝阴不足，肝阳上亢，头目失养，故见眩晕，视物昏花。风性主动，夹感风邪者，则晕如坐舟车有摇晃不稳之感。颈项僵硬膨胀之感，乃血脉不和经络阻滞所致，苔少而干主阴虚，脉弦主肝风之证。方中以天麻、威灵仙、钩藤、石决明平肝潜阳又祛风，白芍柔肝，当归活血，威灵仙、桑寄生祛风，白芷、制延胡索为血中气药，甘草调和诸药。诸药合用共收平肝潜阳祛风止眩之功，其中威灵仙能软化骨刺以治骨质增生，此为个人经验之谈，由于辨证论治加专药故收效良好。

二、气血亏虚证眩晕

张×良，男，71岁，2019年8月30日初诊。自诉头昏眼花5年，伴腰酸背痛，双下肢酸软纳差，面色苍白，唇舌眼睑色淡，苔厚腻色白，脉细弱无力，血压80/50mmHg，颈椎CT片提示：颈椎骨质增生，颈椎间盘突出。磁共振提示：椎基底动脉供血不足，此为气血亏虚、肝肾虚损所致，治以气血双补、壮腰强筋，自拟仙人葛草汤治疗。

处方：威灵仙 10 g，红参片 15 g，葛根 30 g，甘草 9 g，当归 10 g，羌活 10 g，独活 15 g，炒杜仲 30 g，续断 15 g，牛膝 15 g，钩藤 30 g，菊花 30 g，密蒙花 20 g，茯苓 30 g，炒白术 15 g。

7剂，水煎服。

服上方7剂，头昏眼花好转，腰酸背痛及双下肢酸软消除，饮食增，二诊继服7剂，加服补中益气丸，三诊血压为95/65 mmHg，忽略头颅CT、磁共振。头昏眼花消除，效不更方，继服1周以巩固疗效。

按：本例眩晕，头昏眼花，乃为眩晕之主症，其面色、舌、唇、眼睑色淡为气血亏虚失荣所致。血虚则生风，腰为肾之府，肾主骨，肾气通脑，肾亏则髓海空，脑失所养而眩晕；肝主筋，膝为筋之宗，肝亏则膝软。本方以红参片、茯苓、炒白术、甘草补脾气，使气血生化有源；炒杜仲、续断、牛膝补肝肾，强筋骨，威灵仙、羌活、独活祛风除湿消骨刺，钩藤、菊花、密蒙花平肝息风，又清肝明目。诸药合用主症兼症兼而治之，共收补益气血、壮筋壮骨之功，既治气血亏虚之眩晕，又治肝肾亏虚之腰腿痛，至于颈椎CT、头颅磁共振作为临证参考，中医以治证为主，以消除眩晕症状为治愈，而不以消除“骨质增生、椎间盘突出”为目的，因为眩晕不一定“骨质增生、椎间盘突出”，“骨质增生、椎间盘突出”也不一定有眩晕。

三、痰瘀互结证眩晕

姚×弟，女，54岁，2018年9月9日初诊。自诉间歇性眩晕20余年，复发加重半个月。眼中常冒金星，时发黑花，恶心欲吐，喉中有异物感，吐之不出，吞之不下，下肢微肿，舌淡暗红，边尖有瘀斑。苔白滑腻，脉涩滞而结，又诉患“脑梗死”及“颈椎病”10余年。中西医多方治疗无显效。此为痰瘀互结证眩晕，痰阻中脘，则恶心欲吐。痰阻气道则喉中有异物感，痰阻清窍则发为眩晕，其舌脉为久病瘀象，治当化痰祛瘀、利水消肿，方用半夏白术天麻汤。

处方：法半夏 9 g，炒白术 15 g，炒苍术 15 g，天麻 20 g，泽泻 9 g，猪苓 15 g，厚朴 15 g，桂枝 10 g，川芎 15 g，北防风 10 g，车前子 30 g，

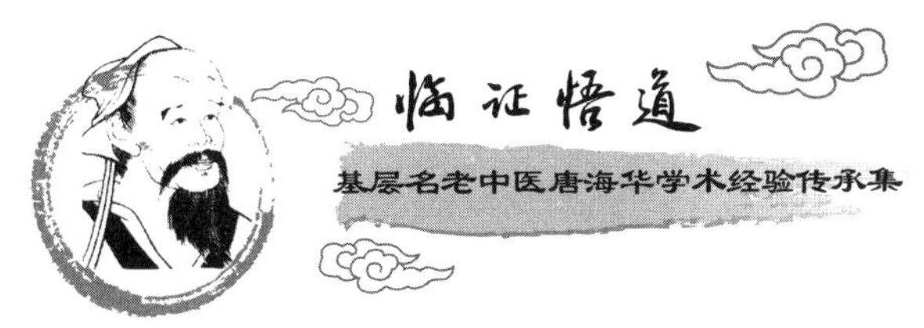

白茅根 15 g，甘草 6 g，陈皮 9 g。

7剂，水煎服。

服上方7剂后，二诊见双下肢水肿消退，恶心欲吐及喉中异物感减轻，眩晕亦缓解，效不更方，继服上方7剂以巩固疗效，随访眩晕消除，余症状除喉中有轻微异物感外无其他不适。

按：本例眩晕，喉中有异物感、恶心欲吐不安，乃为无形之痰作祟，脾为生痰之源，脾失健运，则水湿痰饮内生成为本病之因，湿注下肢则为水肿。上方苍术、白术健脾燥湿，陈皮、半夏化痰，猪苓、泽泻、车前子、白茅根利水消肿，桂枝通阳化气，川芎活血化瘀，天麻、防风平肝潜阳祛风，甘草调和诸药。全方共奏化痰祛瘀、利水消肿之功，对症下药，其效显然。

四、阴虚肝旺证眩晕

段×满，女，81岁，2019年7月29日初诊，自诉头目眩晕5日，呕吐1次，呕吐物为胃内容物，平素性情易激动，烦躁易怒，夜寐难，舌淡苔光剥而干，脉弦细。三日前曾在当地乡镇卫生院诊为“梅尼埃病”，予服“晕动片”等药未见缓解，一年前有类似病史，住院治愈。近五日复发加重。此为阴亏肝旺，复感风邪所致。治宜滋阴潜阳、息风平肝，自拟白茅女汤甚效。

处方：白芍 30 g，白茅根 15 g，女贞子 20 g，菊花 30 g，蚕沙 9 g，
当归 9 g，防风 9 g，川芎 10 g，刺蒺藜 10 g，钩藤 15 g，
天麻 15 g，生地黄 30 g，甘草 6 g。

7剂，水煎服。

服上方3剂，眩晕大减，无恶心呕吐，夜眠时间延长，嘱服完余四剂再诊，二诊时眩晕已止，视为治愈，但因年迈体衰，肝肾亏虚难免，故以杞菊地黄丸续服一个月以巩固疗效。

按：本例眩晕为平素肝气不舒，气郁化热，热伤肝阴，阴虚阳亢，故肝之病为气、火（热）、阳、风，为阴为风则发为眩晕，方中生地黄、白芍、当归、川芎以调补气血又补血。即所谓“治风先治血、血行风自灭”之理，女贞子补肝阴，菊花、蚕沙疏风而清肝明目，天麻、钩藤、刺蒺藜以平肝潜阳而息风，甘草调和诸药，可见眩晕一病平肝息风之重要。

五、眩晕治疗临证经验及体会

眩晕一病可概括为外感与内伤两大类，外感者多因风而起，内伤者与五脏六腑功能失调有关，在肝为气、火、阳、风之证，在肾为髓海空虚、脑失所养，在脾为生化乏源，或脾失健运、痰浊内生、上扰清窍，在痰浊水湿则为脾肺肾为主的脏腑失调，在心则为睡眠不足、心肾不交、神经衰弱，或血脉不能上养头目，皆可发为眩晕。

《内经》曰：“诸风掉眩，皆属于肝。”可见眩晕不离于肝，然临证体会亦不止于肝，五脏六腑皆可作眩晕。

丹溪曰：“无痰不作眩。”而痰证又分为湿痰、寒痰和火痰。脾为生痰之源，肺为储痰之器。痰之化生不离于脾，亦不止于脾，其中与脾肺肾三脏关系甚密切。

临证体会“无风不作眩”“无虚亦不作眩”。表现为肝肾亏虚，气血亏虚，大脑供血不足，神经压迫性大脑供血供氧不足，故眩晕。病位在脑，脑为奇恒之腑。病

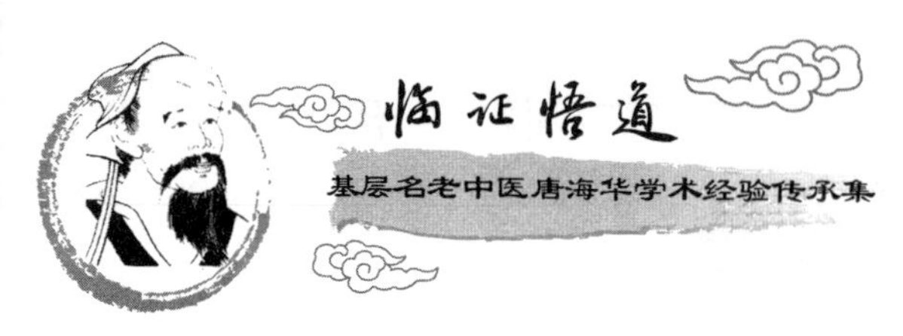

机表现为“血（气）虚生风”“髓空生风”，由于气血同源，血为气母，气为血帅，为此血虚者多有气虚，治疗重在调和气血，补虚扶弱。符合“治风先治血，血行风自灭”之思想，为便于记忆，特将临证经验总结如下。

眩晕在脑病因多，肝风虚痰血不和。
四物防花天勾刺，潜阳补血定风飘。

注解：眩晕一证，病位在脑，其病因甚多，最常见的是肝阳上亢，肝风内动，气血亏虚，痰蒙清窍，血脉瘀滞等，常用药物是当归、川芎、生地黄、防风、菊花、密蒙花、天麻、钩藤、刺蒺藜等。常用治疗方法是平肝潜阳、调和气血，息风止眩。眩晕就像飘摇在空中、舟车之上，有不定之感，甚至头昏眼花、天昏地转，把风定住了，眩晕也就好了。

第三节　胁痛病证医案

一、肝胆湿热证胁痛

杨×明，男，38岁，2017年10月16日初诊，自诉右胁疼痛10余日。经某医院检查，肝功能正常。舌苔厚腻而少津液，目赤，脉弦数。此肝经湿热郁滞之症，疏肝清热除湿，方用茵陈汤加味。

处方：茵陈 30 g，刺蒺藜 9 g，牡丹皮 6 g，枳实 9 g，青皮 6 g，黄芩 9 g，黄柏 9 g，连翘 12 g，栀子 9 g，滑石 9 g，防己 9 g，甘草 6 g。

7剂，水煎服。

10月23日二诊，服上方后，右胁疼痛减轻，脉濡数，舌苔白滑，仍本前法进治。

处方：茵陈 30 g，牡丹皮 6 g，枳壳 9 g，白芍 9 g，厚朴 9 g，连翘 9 g，栀子 9 g，黄芩 9 g，泽泻 9 g，茯神 12 g，山药 15 g，甘草 6 g。

服上方7剂后，右胁已不疼痛。停药观察一段时间，未见复发。

按：本例胁痛，舌腻脉濡，均为湿象。舌上少津液，脉数，又为热象。两者结合观察，显系湿热内聚。肝连目系，目赤为肝热。足厥阴肝经布胁肋，不通则痛。故胁痛为肝气郁结，而弦脉亦为肝郁之脉象。综合脉证分析，断为肝郁湿热。用刺蒺藜、牡丹皮、青皮以疏解肝郁，用黄芩、黄柏、连翘、栀子、茵陈以清热除湿，用茯神、泽泻、滑石、防己以利湿兼清热。肝郁则侮脾，故加白芍以敛肝止痛。加枳实、枳壳、厚朴以运脾行气。因虑其苔燥，淡渗过分伤阴，在善后方中加入山药，益胃生津，以调整之。

二、肝郁化火证胁痛

林×梅，女，33岁，2018年6月初诊，自诉胁痛1周余，以右胁作痛，伴头昏口苦，尿黄目赤，月经先期，脉象弦数。此肝郁化火之证，治宜疏肝清热和胃。

处方：牡丹皮 6 g，柴胡 6 g，刺蒺藜 9 g，白芍 9 g，青皮 9 g，枳实 9 g，黄芩 9 g，栀子 9 g，茵陈 30 g，谷芽 9 g，甘草 6 g。

7剂，水煎服。

服上方7剂后，症状消失。

按：本例胁痛，脉象弦数，口中发苦，均为肝热现症。且厥阴肝经循少腹络阴

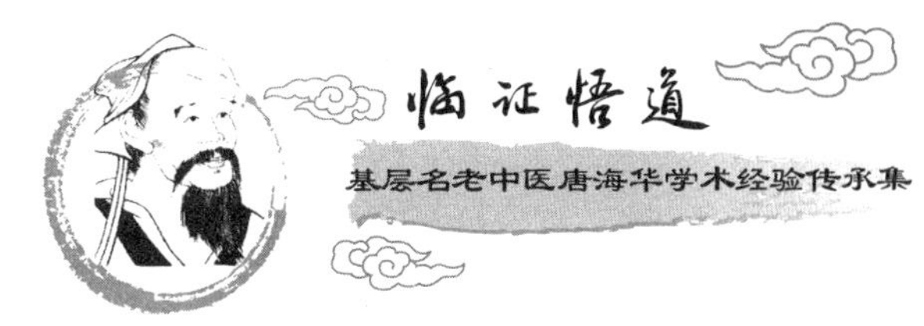

器，肝热则易导致月经先期。肝经上连巅顶，肝热上冲，则头部发昏。胁部为肝经所过，肝郁则胁痛。综合诸症分析，所出现肝热症状，系肝气郁结气滞化火所致。故用刺蒺藜、牡丹皮、柴胡、青皮以疏肝，用黄芩、栀子、茵陈以清火，用白芍以敛横逆之肝气兼止痛，用枳实、谷芽运脾和胃。因病为急性，正气未损，故疗效快。

三、阴虚阳亢证胁痛

田×芳，女，30岁，2018年6月5日初诊，自诉右胁疼痛1年余伴胃纳不佳，食后反饱，睡眠多梦，头部昏痛。舌苔黄厚，脉象弦细微数。此乃阴虚阳亢、肝郁脾滞兼夹湿热之候，治宜疏肝清利湿热兼以潜阳止痛。

处方：牡丹皮 9 g，郁金 6 g，青皮 9 g，白芍 9 g，黄连 6 g，连翘 12 g，
赤小豆 9 g，茵陈 20 g，石决明 12 g，甘草 6 g。

7剂，水煎服。

4月19日二诊，服上方后，胁痛已止，食欲增进，全身症状亦趋好转。但尚感疲乏，脉象已接近正常，舌苔白滑，前方中稍佐滋阴之品以巩固之。

处方：刺蒺藜 9 g，枳壳 9 g，青皮 9 g，白芍 9 g，黄芩 9 g，
连翘 9 g，薏苡仁 12 g，茯苓 9 g，草决明 9 g，玉竹 12 g，
甘草 3 g。

7剂，水煎服。

按：本例胁痛，脉细，头部昏痛，睡眠多梦，为肝阴亏损、肝阳上亢之象。脉弦胁痛为肝气郁结，肝郁则易克脾，故出现胃纳不佳、食后反饱等脾滞现象。脉象微数，舌苔黄厚为湿热内聚之征。综合诸症，断为阴虚肝郁脾滞湿热。用白芍、玉竹、石决明、草决明等以育阴潜阳，用刺蒺藜、牡丹皮、郁金、青皮、枳壳等以疏肝运脾，用茵陈、黄连、连翘、赤小豆、黄芩、薏苡仁、茯苓等以清利湿热。一般阴虚合并湿热证型，应以清热利湿为主，兼顾阴分，使其清利湿热而不伤阴。如滋阴药过多，则湿热有胶结难解之弊，应当慎之。

四、肝郁脾湿证胁痛

龙×春，男，41岁，2018年6月6日初诊，自诉两胁疼痛二月余，右边有痛感，胸腹胀痛，夜眠不安，大便溏薄。舌质脉象弦数。此为肝郁脾湿，治宜疏肝行气燥脾利湿。

处方：厚朴 9 g，陈皮 6 g，白芍 9 g，青皮 9 g，木香 6 g，
苍术 9 g，茯苓 9 g，法半夏 9 g，薏苡仁 15 g，生谷芽 9 g，甘草 6 g。

7剂，水煎服。

服上方7剂后，胁痛止，大便正常，诸症亦缓解。

按：本例胁痛，两胁不舒，右胁疼痛，脉象弦而动数，为肝气郁结之征。肝郁则克脾，故出现胸腹胀痛，脾滞则易生湿，湿甚则大便溏薄，脾胃不和则夜不眠不安，故本例断为肝郁脾湿。用白芍、青皮、木香、厚朴、陈皮等以疏肝运脾，用生谷芽、法半夏以和胃安神，用苍术、茯苓、薏苡仁以燥湿行水。肝不传脾，湿不内聚，诸症即缓解。

五、阴亏肝郁证胁痛

麻×兵，男，35岁，2018年1月16日初诊，自诉右肋胁疼痛2月余，常觉窒痛不

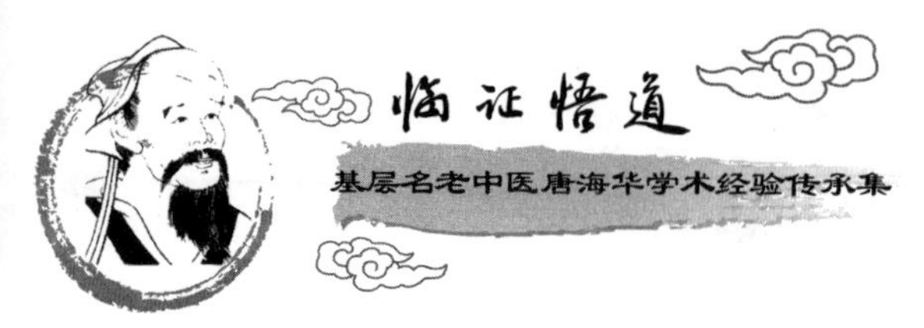

舒，胸胁胀满拒按，同时向肩背牵引作痛，心中慌乱，情绪不安，眠食均差，神倦不耐久坐。舌苔薄白微干，脉象弦细。此属木郁不舒，肝实候也。肝性喜条达而恶抑郁，郁则气无所泄，故出现结聚、痛满、苦烦等症，应先予疏肝郁、宽胸膈以观其变。

处方：川楝子9g，厚朴花9g，刺蒺藜9g，青皮9g，郁金9g，
薤白9g，瓜蒌子9g，茯神9g，沙参9g，木香5g，甘草6g。

5剂，水煎服。

二诊，服上方后，胁肋痛症状减轻，脉象已见好转，但脉之根气尚差，阴精尤当顾及。

处方：沙参15g，牡蛎15g，生谷芽15g，刺蒺藜9g，瓜蒌壳9g，
白芍9g，天花粉9g，炒川楝子6g，茵陈15g，牡丹皮6g，
川贝母6g，川黄连3g，甘草6g。

5剂，水煎服。

三诊，前症继续减轻，胸胁肩背尚牵引作痛，眠食欠佳，精神倦怠，再予疏肝中寓以益阴之法。

处方：白芍9g，青皮9g，柴胡6g，郁金6g，刺蒺藜9g，瓜蒌壳9g，
首乌藤9g，麦冬9g，鸡内金6g，甘草6g。

4剂，水煎服。

四诊，疼痛未作，病告痊愈。

按：本例胁痛，右胁窒痛不舒，胀满拒按，心中慌乱，情绪不安，脉象弦细，均为肝气郁结不舒所致，并进而影响到胸中阳气不宣，发为胸部胀满，痛引背等胸痹症状，肝郁则克脾，脾滞则食差，舌苔干白、睡眠不佳是阴精不足之故。综合诸症，断为阴亏肝郁胸痹。用刺蒺藜、青皮、炒川楝子、郁金、牡丹皮、柴胡等以疏解肝郁，用厚朴花、木香、鸡内金、生谷芽等以健脾消食，用薤白、瓜蒌子、瓜蒌壳以宽胸开痹，用沙参、茯神、牡蛎、白芍、天花粉、川贝母、首乌藤、麦冬等以育阴安神，用茵陈、川黄连者，是防其肝郁化火之弊。

六、脾郁脾滞证胁痛

陈×仁，男，36岁，2017年11月初诊，自诉右肋胁疼痛嗳气三月余，两腿有酸软疼痛感，面色萎黄，肌肉略显消瘦，食欲欠佳，饭后反饱。经某医院检查，诊断为胃下垂及早期肝硬化。脉象弦。脉症合参，此属肝气横逆，伤及脾胃，迁延日久，正气受损，阴阳并虚，郁久成结，虚实相兼，病情复杂，取效缓慢。此体气兼虚，脉症兼实，如不先予抑肝，胃气始终难以扶持，治宜疏肝益胃为主，同时加强滋养肝阴。

处方：白芍9g，木香6g，刺蒺藜15g，郁金6g，青皮9g，
玉竹15g，瓜蒌壳12g，薤白6g，枳实9g，生谷芽9g，甘草6g。

7剂，水煎服。

二诊，初服上方1剂后，有肠鸣反应，自觉气机运转，腹中较为舒适。服2剂后，反应便不明显。近日因气候转变，曾一度引起轻感，咳嗽微汗出，夜不能寐，自觉吸气不能下达丹田。次因肝郁未解，脾气不伸，久病正虚，故一触新邪，肝胃更加失调。正虚不耐发表，仍当从和脾理肝论治，使气机流畅，则诸症自解。

处方：制香附9g，南藿香6g，乌药9g，炒柴胡6g，鸡内金6g，

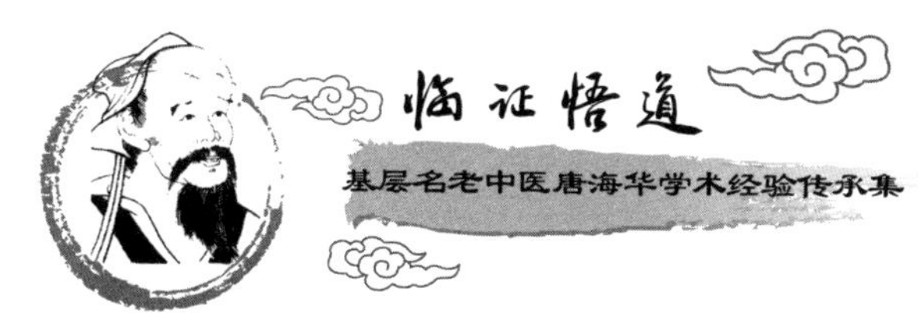

茯苓9 g，远志9 g，苍术9 g，厚朴9 g，陈皮6 g，薤白6 g，炙甘草6 g。

7剂，水煎服。

三诊，呼吸比较长，胃纳渐增，前症相应好转，但两肋胁仍痛，咳嗽，此肝脾之气尚结滞中焦，宜疏肝理脾行气。

处方：制香附9 g，藿香6 g，乌药9 g，炒柴胡6 g，鸡内金6 g，
茯苓9 g，苍术9 g，厚朴9 g，杏仁9 g，生谷芽15 g，炙甘草3 g。

3剂，水煎服。

四诊，服前方3剂后，精神好转，食欲增加。唯小便时黄，鼻孔偶尔见血，自觉干燥，胁间阵发刺痛，脉象弦细，舌红无苔，是肝郁未达、阴分尚虚，治宜疏肝益胃生津，并入咸寒软坚之品。

处方：牡蛎15 g，刺蒺藜9 g，玉竹9 g，山药12 g，石斛9 g，
枳实6 g，茯苓9 g，茵陈9 g，麦冬9 g，白芍9 g，生甘草3 g。

3剂，水煎服。

五诊，前症略有好转，唯呃气未平，再从前法论治。

处方：刺蒺藜12 g，牡蛎15 g，旋覆花6 g，赭石9 g，石斛9 g，
麦冬9 g，玉竹9 g，玄参9 g，茵陈12 g，枳实9 g，薏苡仁9 g，甘草3 g。

5剂，水煎服。

六诊，胁间刺痛减轻，诸症都有好转，但因病久正虚，抵抗力较弱，又受感冒，鼻流清涕，头晕，呼吸时牵引肋下作痛，脉象浮弦，舌苔黄，但不甚干燥，此新感风热与旧病无关，暂予辛凉平剂。

处方：枳壳9 g，薄荷6 g，淡豆豉9 g，石斛9 g，栀子9 g，
青皮9 g，连翘12 g，菊花9 g，白芍9 g，木通6 g，甘草6 g。

7剂，水煎服。

七诊，服药后，新感减退，腰脐连小腹又发现腹胀疼痛，脉象沉取微弦，此肝脾郁气又现结滞，而肾亦感虚寒，法当温养下焦与疏肝扶脾并进。

处方：吴茱萸6 g，白术9 g，菟丝子9 g，沙苑子9 g，金铃炭6 g，
厚朴9 g，木香6 g，柴胡9 g，茯苓12 g，杜仲12 g，
益智6 g，甘草6 g。

7剂，水煎服。

八诊，诸症递减，自言饮食精神与健康前无甚差别，脉象柔和。唯自觉胁间疼痛，尚未完全消失，此久病初愈常见现象，不足为虑。再以疏肝扶脾温养肝肾之药进行调治。

处方：党参12 g，炒柴胡9 g，沙苑子9 g，菟丝子9 g，白术9 g，
当归9 g，木香3 g，茯苓12 g，厚朴9 g，杜仲18 g，
益智9 g，吴茱萸6 g，砂仁6 g，炙甘草6 g。

九诊，胁间疼痛完全消失，精神食欲更佳，肝胃病变亦痊愈。

按：本例胁痛，根据脉症断为阴阳并虚，肝郁脾滞积聚，因病情复杂，故治有先后，初三诊均以疏肝理脾为主。是使肝郁得伸，脾运健旺，虽未专力补虚去积，已寓补益阴阳疏通积聚之义。四诊以后，肝郁脾滞，症状虽渐缓解，阴虚症状又显得突出，故随即以育阴软坚散结之法为主。七诊之后，阴液有来复之象而阳又偏虚，故又以扶阳为主。八诊时，以阴阳并补而收全功。其间因体虚曾两度外感，二诊时感冒较

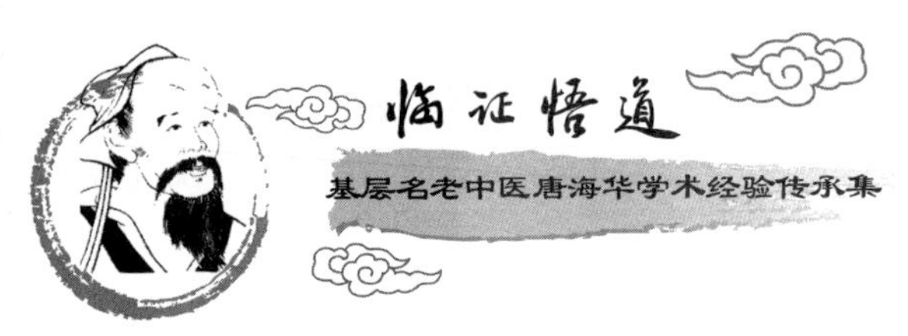

轻，故只在疏肝运脾药中，选用辛通不腻之品，使气行流畅，则感冒自解。如此则既不失疏理肝脾本义，又防发汗伤正之弊。六诊时，因感冒较重，故稍用辛凉平剂，使其微汗而解。切不可用解表重剂以重虚其阴阳。由此看来对于复杂病症，应随症分出阶段，辨清标本先后缓急，审慎用药，则疗效自显。

七、肝郁湿热证胁痛

杜×方，男，39岁，2018年2月14日初诊，自诉近5日突发右胁疼痛，手足发冷，时有寒战，口干，食少，自觉有积食停在心下，巩膜发黄。经医院B超检查，诊断为急性胆囊炎。舌苔黄腻，脉象微浮。此肝郁脾滞兼夹湿热之候，治宜疏肝行脾清热除湿。

处方：柴胡 15 g，白芍 9 g，炒川楝子 2 g，延胡索 9 g，吴茱萸 6 g，
郁金 9 g，木香 6 g，枳实 9 g，黄连 6 g，茯苓 9 g，
白术 9 g，甘草 6 g。

7剂，水煎服。

服上方3剂后，即手足转温，寒战停止，胁痛消失，诸症亦缓解。余4剂续服以巩固疗效，告愈。

按：本例胁痛，病起于肝郁，肝郁则脾滞，故出现食少饮食停滞。脾运不畅则湿停中脘，湿郁则化热，故出现巩膜发黄，舌苔黄腻等湿热征象。湿热内聚则口中干燥，热深厥亦深，致使手足发冷，战栗不止，因初病正气尚足，邪有外解之势。故脉象微浮，因势利导，以四逆散为主疏肝运脾，流畅气机，阳气一通，则厥逆胁痛等症亦解。

八、脾肾两亏证胁痛

尹×青，男，65岁，2018年2月2日初诊，自诉右胁疼痛5月余，每于饭后两胸疼痛，腹部发胀，经常头昏，头痛，眼花，心累，口干，腰痛腿麻，面色萎黄，倦怠思睡。某医院B超检查，疑诊为肝硬化。脉象细弱，右尺脉尤弱，舌红少苔。此气血不足、脾肾阳亏、肝气郁滞之候，治宜补气血、培脾土、壮肾阳、疏肝行气。

处方：党参 9 g，茯苓 9 g，当归 9 g，白芍 12 g，刺蒺藜 12 g，
五味子 6 g，菟丝子 12 g，木香 6 g，青皮 9 g，炒白术 9 g，
炮姜 6 g，甘草 6 g。

7剂，水煎服。

二诊，服上方后，头部已不昏不痛，眼不发花，放屁较多，腹已不胀，心累腰痛已大减，口干好转，精神转佳，小便晚夜清长，白天发黄，现感足跟上至膝关节、阴部直到两肋两肩发痛，有时全身发冷，足麻木，舌光剥无苔，脉浮弱，仍本扶正行气之法。

处方：补骨脂 9 g，牛膝 9 g，当归 9 g，白芍 12 g，吴茱萸 6 g，
太子参 12 g，刺蒺藜 12 g，菟丝子 12 g，茯苓 9 g，小茴香 6 g，
青皮 9 g，甘草 6 g。

7剂，水煎服。

三诊，服上方十余剂，自觉头目清快，胁痛减，腹已不胀，屁亦不多，全身亦不发痛发冷。目前，觉脐下跳动，两腿尚软，并觉微麻，睡眠不好，牙痛，尿黄，脉阳浮阴弱，舌红无苔，此因多服阳药，形成阴虚气滞浮火，改用养阴疏肝清热法。

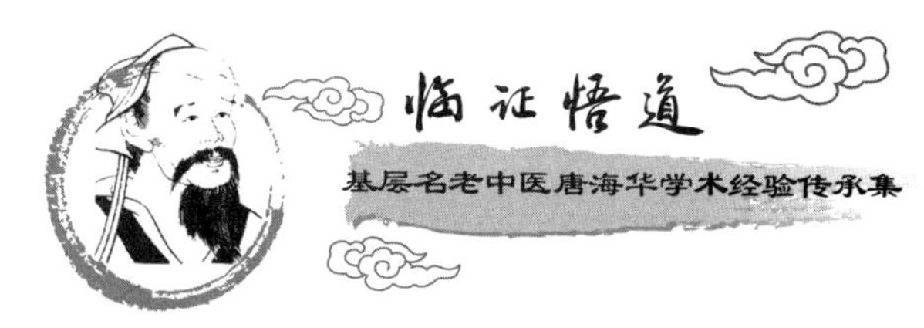

处方：生地黄 9 g，白芍 12 g，地骨皮 12 g，刺蒺藜 12 g，牡丹皮 9 g，
茵陈 12 g，知母 9 g，炒川楝子 12 g， 钩藤 12 g，郁金 9 g，
瓦楞子 9 g， 木通 6 g。

4剂，水煎服。

四诊，服上方十8剂，某医院检查，肝已变软，无肿大现象，睡眠饮食均正常。但又感全身发冷，阳痿精少，两足麻软，腹微胀，腰痛尿频，此又多服阴药使脾肾之阳不足，用还少丹加减以补脾肾。

处方：菟丝子 12 g， 山药 12 g，茯苓 9 g，熟地黄 9 g，续断 9 g， 牛膝 9 g，
肉苁蓉 9 g，小茴香 6 g，巴戟天 9 g，枸杞子 9 g，五味子 6 g，
淫羊藿 9 g，甘草 6 g。

6剂，水煎服。

五诊，服上方二十余剂，腹已不胀，牙已不痛，头亦不晕，已无阳痿现象，脐下跳动大减，眠食俱佳，已不怕冷，小便通利，脉转有力，舌红少苔。经医院化验，各项肝功能均正常，只微感腰痛足重腿软，再以平补阴阳、强腰膝而收全功。

处方： 牡丹皮 9 g，熟地黄 9 g，山药 12 g，茯苓 9 g，益智 9 g， 泽泻 9 g，
茵陈 9 g，牛膝 9 g，续断 9 g，菟丝子 12 g， 补骨脂 9 g。

6剂，水煎服。

按：本例胁痛，系由正气不足、气机不畅所形成，故始终以扶正疏导为主，使正气充足，气血流畅，则聚积自得疏通。如乱用攻坚破积之品，则正气愈伤，而聚积愈甚。

九、胁痛治疗临证经验及体会

胁痛一病，多归于足厥阴肝经。《素问•脏气法时论》曰："肝病者两胁下痛引少腹，令人善怒。" 足厥阴脉自足而上环阴口，抵少腹又上贯肝膈，布胁肋，故两胁下痛引少腹。厥阴肝经不独贯肝膈布胁肋，而肝脏亦内舍于胠胁，故胁痛多归于肝。肝胆相连，胆的病状与治法与肝亦颇相似，故并与肝病中论之。肝病胁痛大体可分为以下几种：

1. 肝郁　肝脏瘀滞不通，不通则痛。或为郁怒伤肝，发为气滞；或为死血停留发为血瘀；或为湿热之邪，内聚肝脏。运用超声检查，多有胆囊结石、胆道蛔虫诸症。均根据辨证，加入排石、驱蛔药物，使疗效更加显著。

2. 肝火　火气盛则肝气急，多发为暴痛剧痛，多因于大怒动火或五志化火，此为肝实。治宜伐肝清肝。

3. 肝虚　多为血虚、阴虚。肝脏失养，其痛绵绵。多由于久病伤阴损血，取效较缓。

胁痛症亦有不发于肝之实质脏口，而伤于肝胆经络者，如少阳半表半里之症，一般取效较速，亦有因跌仆损伤，瘀血积于胁下而致痛者，其治法亦应与在脏在经者稍有区别。此外，邻近肝胆的其他脏腑病变，亦可波及肝区而发生胁痛。如肺中停痰积水，肠胃积滞等，又应寻其发病本源而治之。张介宾曰："心肺脾胃肾与膀胱，亦皆有胁痛之病，此非诸经皆有此证，但以邪在诸经，气逆不解，必依次相传延及少阳、厥阴，乃致胁肋疼痛，故凡以焦劳忧虑而致胁痛者，此心肺之所传也，以饮食劳倦而致胁痛者，此脾胃之所传也，以色欲内伤水道壅闭而致胁痛者，此肾与膀胱之所传

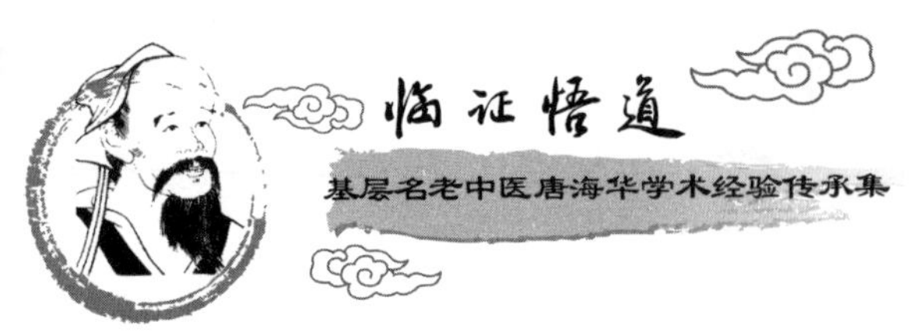

也，传至本经则无非肝胆之病也……。病在本经者直取本经，传至他经者，必拔其所病之本，辨得其真，自无不愈矣。”

第四节　乳癖病证医案

一、肝郁气滞证乳癖

彭×丽，女，37岁，2019年11月19日初诊，自诉双侧乳房胀痛，扪之结节柔软，每于经前作胀明显，经后胀痛消失，B超示双侧乳腺增生，舌淡红、苔薄白，脉弦，此属肝郁气滞证乳癖，治宜疏肝解郁、软坚散结，方用疏肝散加减：

处方：柴胡 30 g，白芍 30 g，当归 15 g，郁金 15 g，制香附 10 g，
佛手 15 g，香橼 20 g，浙贝母 15 g，木通 7 g，川芎 15 g，
赤芍 20 g，生地黄 30 g，甘草 10g，鳖甲 15 g。

7剂，水煎服。

二诊，服上方7剂，经前乳房胀痛明显好转，效不更方，继进12剂，以观疗效。

三诊，服上方12剂，症状体征消除，病愈。

按：本例乳癖，以经前乳房胀痛为特点，乳房为肝胃二经所司，肝郁气滞则乳房胀痛，肝气乘脾，脾失健运，痰湿内生阻于乳络则结而成块、成结，方中柴胡、郁金、香附、佛手、香橼均能疏肝理气，当归、川芎、赤芍、生地黄能活血调经，浙贝母能化痰软坚，鳖甲软坚散结，甘草调和诸药。全方共奏疏肝理气、化痰软坚、消癖散结之力。针对病机肝郁气滞，痰结成癖，有的放矢，故收良效。

二、乳癖治疗临证经验及体会

乳癖，相当于现代医学的乳腺增生，乳癖病因病机多责之于肝脾二经，分虚实二型，实者多见于郁怒伤肝，思虑伤脾，冲任失调，气郁血瘀痰阻所致，虚者多见于脾肾亏虚，痰瘀互结。乳癖临床表现为：月经来潮前1周乳房胀痛或加重，经后消失或减轻，乳房可扪及结节状柔软团块，B超提示乳腺增生，结节小如蚕豆，大如梅李，扪之可移，大小及胀痛程度常与情志和月经周期有关，可伴有胸胁满闷、情绪烦躁、月经失调等。中医治疗乳癖，不仅对乳癖有治疗作用，同时对调理月经及情志也有治疗作用。乳癖好发于30～50岁妇女，占乳腺疾病的75%，是临床最常见的乳房疾病，但老年男性及10岁左右儿童亦有发生，其治疗原则相同，随症加减效果好。

《疡科心得集·辨乳癖乳痰乳岩论》曰：“有乳中结核，形如丸卵，不疼痛，不发寒热，皮色不变，其核随喜怒消长，此名乳癖。”乳房包块可见于乳腺炎、乳腺增生、乳腺纤维瘤、乳腺囊肿、副乳、乳腺瘤等，其中最重要的是早期诊断和鉴别乳岩（即乳腺癌），若发现乳房无痛性包块，质地硬，活动差，无明显触痛，或皮肤有陈皮样改变，或乳头溢液溢血，都应高度怀疑排除乳岩，并早期考虑手术和放射治疗、化学治疗。中西医结合，及早治疗。

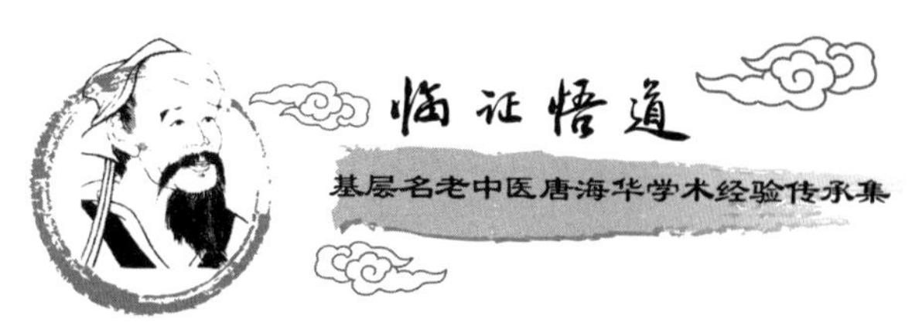

第八章 肝系病证诊疗与临证备要

肝胆互为表里，肝胆病证与肝胆特性、肝胆生理功能变化密切相关。肝主疏泄，主藏血，主筋，开窍于目。胆附于肝，内藏“精汁”。肝经属肝络胆，肝胆相为表里。肝胆的病理表现主要是气机的流畅、血液的贮藏调节和胆汁疏泄功能的异常。

肝为刚脏，喜条达而恶抑郁。若气血壅结，肝体失和，腹内结块，形成积聚；如湿邪壅滞，肝胆失泄，胆汁泛滥，则发生黄疸；肝脾肾失调，气血水互结，酿生臌胀。若疏泄失调，气机郁结，则为肝郁；郁而化火，则为肝火；气盛肝旺，则为阳亢；阳亢化风或热极生风，则为肝风。肝郁、肝火、阳亢、风动四者同源而异流，在病变过程中，每多兼夹或相互转化。

肝体属阴，阴血不足，肝失濡润，可致气郁络滞；阴血亏虚，阴阳失调，可引起阳亢风动。肝气失疏，络脉失和，则为胁痛；风阳上扰，或阴血不承，则致头痛、眩晕；风阳暴升，夹痰夹瘀，气血逆乱，上冲于脑，则为中风；肝郁气滞，痰瘀互结，颈前喉结两旁结块肿大，则为瘿病。如疟邪伏于少阳，出入营卫，邪正相争，发为疟疾。

肝体阴而用阳，肝胆病证大致可分为肝体和肝用两方面。依据肝的生理功能和病机变化特点，我们将胁痛、黄疸、积聚、臌胀、头痛、眩晕、中风、瘿病、疟疾归属为肝胆病证。但与其他脏腑亦密切相关，临证中，应注意脏腑之间的关系，随症处理。

此外，肝胆为人体重要脏腑，气血、经络、情志方面的病证多与之相关。如郁证、厥证多有肝气失调，痉证、颤证常因风阳扰动，等等，但从体系角度着眼，分别将其归属于气血津液病证、心系病证和肢体经络病证。至于肝气逆肺之喘证、肝火内扰之不寐、肝脾失调之泄泻、肝气郁滞之癃闭等病证，依据其病证整体相关性，分别属于各个脏腑系统。

第一节 胁 痛

胁痛是指由于肝络失和所致以一侧或两侧胁肋部疼痛为主要表现的病证，是临床上比较多见的一种自觉症状。胁，指侧胸部，为腋以下至第12肋的总称。如清·吴谦《医宗金鉴·卷八十九》曰：“其两侧自腋而下，至肋骨之尽处，统名曰胁。”

胁痛最早见于《内经》。如《素问·脏气法时论》曰：“肝病者，两胁下痛引少腹，令人善怒。”《素问·举痛论》曰：“寒气客于厥阴之脉，厥阴之脉者，络阴器，系于肝。寒气客于脉中，则血泣脉急，故胁肋与少腹相引痛矣。”在《素问·刺热论》中有“肝热病者，小便先黄……胁满痛，手足躁，不得安卧”的记载。《灵枢·五邪》曰：“邪在肝，则两胁中痛，恶血在内。”此外，《灵枢·经脉》曰：“胆，足少阳之脉，是动则病口苦，善太息，心胁痛，不能转侧。”说明胁痛的发生

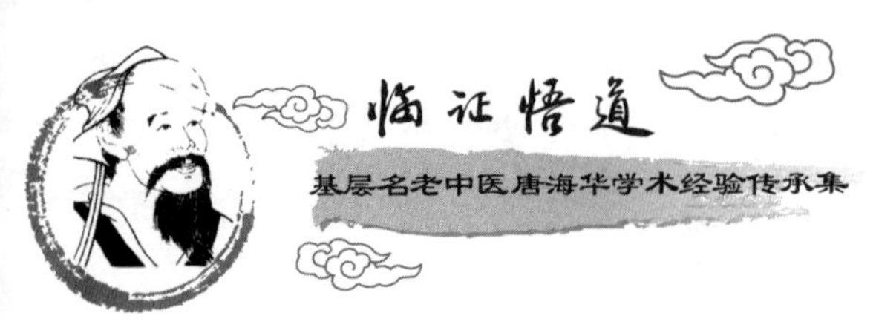

与善怒、寒邪、肝热、恶血等有关，病位主要责之肝胆。如宋·严用和《济生方·胁痛评治》中认为胁痛的病因主要是情志不遂所致，“夫胁痛之病……多因疲极嗔怒，悲哀烦恼，谋虑惊忧，致伤肝脏。肝脏既伤，积气攻注，攻于左，则左胁痛，攻于右，则右胁痛，移积两胁，则两胁俱痛”。明·张介宾《景岳全书·胁痛》曰：“胁痛有内伤外感之辨，凡寒邪在少阳经……然必有寒热表证者，方是外感，如无表证，悉属内伤。但内伤胁痛者十居八九，外感胁痛则间有之耳。”清·李用粹《证治汇补·胁痛》对胁痛的病因和治疗原则进行了较为系统的描述，曰：“因暴怒伤触，悲哀气结，饮食过度，风冷外侵，跌仆伤形……或痰积流注，或瘀血相搏，皆能为痛。至于湿热郁火，劳役房色而病者，间亦有之。”“治宜伐肝泻火为要，不可骤用补气之剂，虽因于气虚者，亦宜补泻兼施。”

胁痛是临床的常见病证，可见于西医学的多种疾病之中，如急慢性肝炎、急慢性胆囊炎、胆结石、胆道蛔虫、肋间神经痛等，凡上述疾病中以胁痛为主要表现者，均可参考本病辨证论治。

〔病因病机〕

胁痛的病因主要有情志不遂、饮食不节、跌仆损伤、久病体虚等多种因素。这些因素导致肝气郁结、肝失条达，瘀血停滞、痹阻胁络，湿热蕴结、肝失疏泄，肝阴不足、络脉失养等诸多病机变化，最终导致胁痛发生。

一、病因

1. 情志不遂　若因情志所伤，或暴怒伤肝，或抑郁忧思，皆可致肝失条达，疏泄不利，气阻络痹，而发为肝郁胁痛。正如清·尤怡《金匮翼·胁痛统论》曰：“肝郁胁痛者，悲哀恼怒，郁伤肝气。”若气郁日久，血行不畅，瘀血渐生，阻于胁络，“不通则痛”，易致瘀血胁痛。清·叶天士《临证指南医案·胁痛》曰：“久病在络，气血皆窒。”

2. 跌仆损伤　因跌仆外伤，或因强力负重，致使胁络受伤，瘀血停留，阻塞胁络，亦发胁痛，或跌仆闪挫，恶血不化，均可致瘀血阻滞胁络，“不通则痛”，而成胁痛。《金匮翼·胁痛统论》曰：“污血胁痛者，凡跌仆损伤，污血必归胁下故也。”

3. 饮食所伤　饮食不节，过食肥甘，损伤脾胃，湿热内生，郁于肝胆，肝胆失于疏泄，可发为胁痛。如《景岳全书·胁痛》曰：“以饮食劳倦而胁痛者，此脾胃之所传也。”

4. 外感湿热　湿热之邪外袭，郁结少阳，枢机不利，肝胆经气失于疏泄，而致胁痛。《素问·缪刺论》曰：“邪客于足少阳之络，令人胁痛不得息。”

5. 劳欲久病　久病耗伤，劳欲过度，使精血亏虚，血不养肝，肝阴不足，脉络失养，拘急而痛。《景岳全书·胁痛》曰：“凡房劳过度，肾虚羸弱之人，多有胸胁间隐隐作痛，此肝肾精虚。”

二、病机

胁痛的基本病机为肝络失和，其病机变化可归结为“不通则痛”和“不荣则痛”两类，其病性有虚实之分；其病理因素，不外乎气滞、血瘀、湿热三者。因肝郁气滞，瘀血停滞、湿热蕴结所致的胁痛多属实证，是为“不通则痛”；因阴血不足，肝

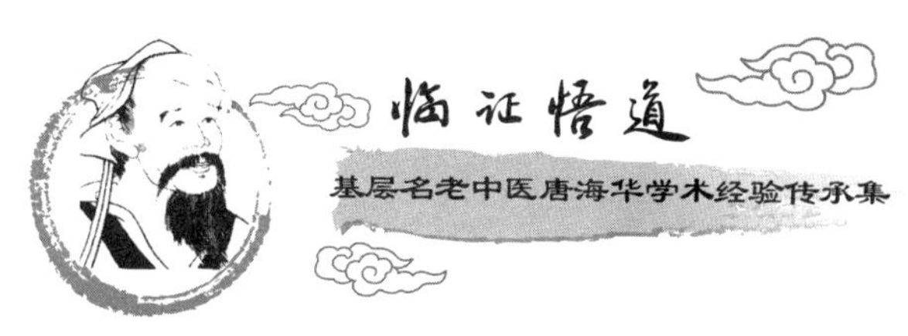

络失养所导致的胁痛则为虚证，属“不荣则痛”。

一般说来，胁痛初病在气，由肝郁气滞，气机不畅而致；气为血帅，气行则血行，故气滞日久，血行不畅，其病变由气滞转为血瘀，或气滞血瘀并见；气滞日久，易于化火伤阴；因饮食所伤，肝胆湿热所致之胁痛，日久亦可耗伤阴津，皆可致肝阴耗伤，脉络失养，而转为虚证或虚实夹杂证。

胁痛的病变脏腑主要在于肝胆，且与脾、胃、肾有关。因肝居胁下，经脉布于两胁，胆附于肝，与肝呈表里关系，其脉亦循于胁，故胁痛之病，当主要责之肝胆；胃居于中焦，主受纳水谷，运化水湿，若因饮食所伤，脾失健运，湿热内生，郁遏肝胆，疏泄不畅，亦可发为胁痛；肝肾同源，精血互生，若因肝肾阴虚，精亏血少，肝脉失于濡养，则胁肋隐隐作痛。

胁痛病证有虚有实，而以实证多见。实证中以气滞、血瘀、湿热为主，三者尤以气滞为先。虚证多属阴血亏损，肝失所养。虚实之间可以相互转化，故临床常见虚实夹杂之证。

〔诊查要点〕

一、诊断依据

1. 一侧或两侧胁肋疼痛为主要临床表现。疼痛性质可表现为刺痛、胀痛、隐痛、闷痛或窜痛等。

2. 部分患者可伴见胸闷、腹胀、嗳气呃逆、急躁易怒、口苦纳呆、厌食恶心等症。

3. 常有饮食不节、情志不遂、感受外湿、跌仆闪挫或劳欲久病等病史。

二、病证鉴别

胁痛与悬饮：胁痛发病与情志不遂、饮食不节、跌仆损伤、久病体虚等有关，其病机为肝络失和；其主要表现为一侧或两侧胁肋部疼痛。悬饮多因素体虚弱，时邪外袭，肺失宣通，饮停胸胁，而致络气不和；其表现为饮停胸胁，胸胁咳唾引痛，呼吸或转侧加重，患侧肋间饱满，叩诊呈浊音，或兼见发热。

〔辨证论治〕

一、辨证要点

1. 辨在气在血　一般说来，胁痛在气，以胀痛为主，且游走不定，痛无定处，时轻时重，症状随情绪变化而起伏；胁痛在血，以刺痛为主，且痛处固定不移，疼痛持续不已，局部拒按，入夜尤甚。

2. 辨属虚属实　实证之中以气滞、血瘀、湿热为主，多病程短，来势急，症见疼痛较重而拒按，脉实有力；虚证多属阴血不足，脉络失养，症见其痛隐隐，绵绵不休，且病程长，来势缓，并伴见全身阴血亏耗之证。

二、治疗原则

胁痛之治疗原则当根据“不通则痛，不荣则痛”的理论，以疏肝和络止痛为基本治则，结合肝胆的生理特点，灵活运用。实证之胁痛，宜用理气、活血、清利湿热之法；虚证之胁痛，宜补中寓通，采用滋阴、养血、柔肝之法。

三、证治分类

1. 肝郁气滞证

症状：胁肋胀痛，走窜不定，甚则引及胸背肩臂，疼痛每因情志变化而增减，胸闷腹胀，嗳气频作，得嗳气而胀痛稍舒，善太息，纳少口苦，舌苔薄白，脉弦。

证机概要：肝失条达，气机郁滞，络脉失和。

治法：疏肝理气，柔肝止痛。

代表方：柴胡疏肝散加减。本方具有疏肝解郁、理气止痛的作用，适用于肝郁气滞、气机不畅之胁痛。

常用药：柴胡、枳壳、香附、川楝子疏肝理气，解郁止痛；白芍、甘草养血柔肝，缓急止痛；川芎活血行气通络止痛。

若胁痛甚，可加青皮、延胡索以增强理气止痛之力，中成药可服元胡止痛片；若气郁化火，症见胁肋掣痛、口干口苦、烦躁易怒、溲黄便秘、舌红苔黄者，可去方中辛温之川芎，加山栀子、牡丹皮、黄芩、夏枯草等清肝泻火之品；若肝气横逆犯脾，症见肠鸣、腹泻、腹胀者，可酌加茯苓、白术，中成药可服逍遥丸；若肝郁化火，耗伤阴津，症见胁肋隐痛不休、眩晕少寐、舌红少津、脉细者，可去方中川芎，酌配枸杞子、菊花、何首乌、天麻、沙参滋阴清热；若兼见胃失和降、恶心呕吐者，可加法半夏、陈皮、生姜、旋覆花等和胃降逆；若气滞兼见血瘀者，可酌加牡丹皮、赤芍、当归尾、川楝子、延胡索、郁金等行气活血。

2. 肝胆湿热证

症状：胁肋胀痛，口苦口黏，胸闷纳呆，恶心呕吐，小便黄赤，大便不爽，或兼有身热恶寒，身目发黄，舌红、苔黄腻，脉弦滑数。

证机概要：湿热蕴结，肝胆失疏，络脉失和。

治法：疏肝利胆，清热利湿。

代表方：龙胆泻肝汤加减。本方具有清利肝胆湿热的功用，适用于肝胆湿热而致的胁痛。

常用药：龙胆清利肝胆湿热；山栀子、黄芩清肝泻火；川楝子、枳壳、延胡索疏肝理气止痛；生地黄、当归滋阴养血；泽泻、车前子、金钱草、虎杖、木通渗湿清热；柴胡疏肝解郁，引药归经肝胆。

若兼见发热、黄疸者，加茵陈、黄柏，以清热利湿退黄；若肠胃积热、大便不通，腹胀腹满者，加大黄、芒硝；若湿热煎熬，结成砂石，阻滞胆道，症见胸胁剧痛，连及肩背者，可加金钱草、海金沙、郁金、川楝子，中成药可服清肝利胆口服液；若胁肋剧痛，呕吐蛔虫者，先以乌梅丸安蛔，再予驱蛔。

3. 瘀血阻络证

症状：胁肋刺痛，痛有定处，痛处拒按，入夜尤甚，胁肋下或见有癥块，舌质紫暗，脉沉涩。

证机概要：瘀血内阻，肝络痹阻。

治法：活血祛瘀，通络止痛。

代表方：血府逐瘀汤或复元活血汤加减。前方功用活血化瘀、行气止痛，适用于因气滞血瘀、血行不畅所导致的胸胁刺痛，日久不愈者。后方具有祛瘀通络、消肿止痛之功用，适用于因跌打外伤所致之胁下积瘀肿痛，痛不可忍者。

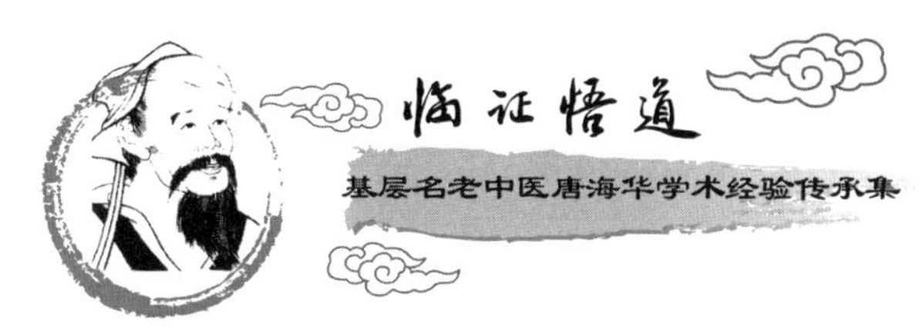

常用药：当归、川芎、桃仁、红花活血化瘀，消肿止痛；柴胡、枳壳疏肝调气，散瘀止痛；制香附、川楝子、广郁金善行血中之气，行气活血，使气行血畅；五灵脂、延胡索散瘀活血止痛；三七粉活血通络，祛瘀生新。

若因跌打损伤而致胁痛，局部积瘀肿痛者，可酌加穿山甲、熟大黄、瓜蒌根破瘀散结，通络止痛；若胁肋下有瘕块，而正气未衰者，可酌加三棱、莪术、䗪虫以增加破瘀散结消坚之力，中成药可服鳖甲煎丸。

4. 肝络失养证

症状：胁肋隐痛，悠悠不休，遇劳加重，伴见口干咽燥，心中烦热，头晕目眩，舌红少苔，脉细弦而数。

证机概要：肝肾阴亏，精血耗伤，肝络失养。

治法：养阴柔肝，理气止痛。

代表方：一贯煎加减。本方具有滋阴柔肝止痛的作用，适用于因肝肾阴虚、肝络失养而导致的胁肋隐痛，口燥咽干诸症。

常用药：生地黄、枸杞子、沙参、麦冬滋补肝肾，养阴柔肝；当归、白芍、甘草滋阴养血，柔肝缓急；川楝子、延胡索疏肝理气止痛。

若阴亏过甚，舌红而干，可酌加石斛、玄参、天冬；若心神不宁，而见心烦不寐者，可酌配酸枣仁、炒栀子、合欢皮；若肝肾阴虚，头目失养，而见头晕目眩者，可加菊花、女贞子、熟地黄等；若阴虚火旺，可酌配黄柏、知母、地骨皮等。

〔预后转归〕

胁痛若治疗及时，病邪祛除，预后多佳；若失治误治，或治未痊愈，或摄生不当，反复感邪，均可使病情反复发作，日渐加重，迁延不愈；日久可见胁下积块，甚至身目黄染，腹大坚满，预后较差。若虽初发而疼痛剧烈，为结石阻塞胆道者，需及时进行外科治疗，以免贻误病情，造成生命危险。

〔预防调护〕

胁痛的发生与肝的疏泄功能失常有关。因此，要调摄情志，保持精神愉快，情绪稳定，气机条达。应忌酒、辛辣肥甘、生冷不洁之品。不宜过量或长期香燥理气之品。

胁痛的调护应从生活起居做起，平时注意休息，劳逸结合，多食蔬菜、水果、瘦肉等清淡有营养的食物。

〔临证备要〕

1. 治疗胁痛宜疏肝柔肝并举　胁痛之病机以肝气郁结、肝失条达为先，故疏肝解郁、理气止痛是治疗胁痛的常用之法。然肝为刚脏，体阴而用阳，治疗之时宜柔肝而不宜伐肝。疏肝理气药大多辛温香燥，若久用或配伍不当，易于耗伤肝阴，甚至助热化火。故临证治疗使用疏肝理气药时，一要尽量选用轻灵平和之品，如香附、紫苏梗、佛手片、绿萼梅之类；二要注意配伍柔肝养阴药物，如白芍、当归之类，以护肝阴、利肝体，如仲景之四逆散中柴胡与白芍并用即是疏肝、柔肝并用的范例。

2. 临证治疗应辨证辨病相结合　辨病有中医病名和西医病名不同，但辨证论治应贯穿于治疗的全过程。如病毒性肝炎，可用疏肝运脾、化湿行瘀、清热解毒等治法，结合临床经验和药理研究，选择具有抗病毒、改善肝功能、调节免疫及抗纤维化

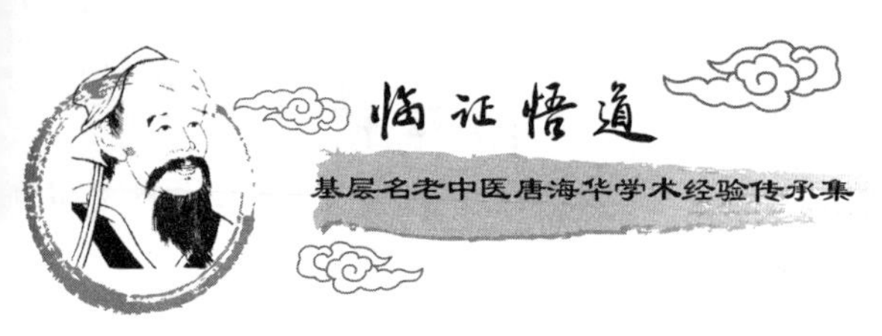

作用的药物；药物性肝炎，结合病史，应先祛除诱因，选择具有改善肝脏炎症、保护肝脏解毒功能作用的药物，同时可以选择中药，如垂盆草、水飞蓟以清热解毒，保肝利胆。

3. 胆道疾病辨证用药特点　如胁痛兼有砂石结聚者，治疗当注意通腑、化石、排石药的配伍应用。辨证属湿热阻滞证，肝胆气机失于通降，出现右胁肋部绞痛难忍，恶心呕吐，口苦纳呆，治疗当清利肝胆，通降排石，方剂常用大柴胡汤加减。通腑泻下常用大黄、芒硝；化石、排石药物可选用鸡内金、海金沙、金钱草、郁金、茵陈、枳壳、莪术、皂角刺、煅瓦楞子等。

第二节　黄　疸

黄疸是指因外感湿热疫毒，内伤饮食、劳倦或病后，导致湿邪困遏脾胃，壅塞肝胆，疏泄失常，胆汁泛溢，或血败不华于色，引发以目黄、身黄、小便黄为主症的一种病证。其中目睛黄染是本病的重要特征。

《内经》即有关于黄疸病名和主要症状的记载，如《素问·平人气象论》曰："溺黄赤，安卧者，黄疸……目黄者曰黄疸。"《灵枢·论疾诊尺》曰："身痛面色微黄，齿垢黄，爪甲上黄，黄疸也。"汉·张仲景《金匮要略·黄疸病脉证并治》把黄疸分为黄疸、谷疸、酒疸、女劳疸、黑疸五种；《伤寒论·辨阳明病脉证并治》曰："伤寒发汗已，身目为黄，所以然者，以寒湿在里不解故也。""瘀热在里，身必发黄。"强调了湿热与寒湿在发病中的重要地位，其创制的茵陈蒿汤成为历代治疗黄疸的重要方剂。《诸病源候论》根据本病发病情况和所出现的不同症状，区分为二十八候。《圣济总录》又分为九疸、三十六黄。两书都记述了黄疸的危重症候"急黄"，并提到了"阴黄"一证。宋·韩祗和《伤寒微旨论·阴黄证》除论述了黄疸的"阳证"外，并详述了阴黄的辨证施治，指出："伤寒病发黄者，古今皆为阳证治之……无治阴黄法。"元·罗天益在《卫生宝鉴》中又进一步把阳黄与阴黄的辨证施治加以系统化，对临床具有重要指导意义。程钟龄《医学心悟》创制茵陈术附汤，至今仍为治疗阴黄的代表方剂。《景岳全书·黄疸》提出了"胆黄"的病名，曰："胆伤则胆气败，而胆液泄，故为此证。"初步认识到黄疸的发生与胆液外泄有关。清·沈金鳌《沈氏尊生书·黄疸》有"天行疫疠，以致发黄者，俗称之瘟黄，杀人最急"的记载，对黄疸可有传染性及不良的预后转归有所认识。

本节讨论以身目黄染为主要表现的病证。黄疸常与胁痛、积聚、臌胀等病证并见，应与之互参。本病证与西医所述黄疸意义相同，可涉及西医学中肝细胞性黄疸、阻塞性黄疸和溶血性黄疸。临床常见的急慢性肝炎、肝硬化、胆囊炎、胆结石、钩端螺旋体病、蚕豆黄及某些消化系统肿瘤等疾病，凡出现黄疸者，均可参照本节辨证施治。

〔病因病机〕

黄疸的病因有外感和内伤两个方面，外感多属湿热疫毒所致，内伤常与饮食、劳倦、病后有关。黄疸的病机关键是湿，由于湿邪困遏脾胃，壅塞肝胆，疏泄失常，胆汁泛溢而发生黄疸。

一、病因

1. 外感湿热疫毒　夏秋季节，暑湿当令，或因湿热偏盛，由表入里，内蕴中焦，湿郁热蒸，不得泄越，而致发病。若湿热夹时邪疫毒伤人，则病势尤为暴急，具有传染性，表现热毒炽盛，内及营血的危重现象，称为急黄。如《诸病源候论 · 急黄候》曰："脾胃有热，谷气郁蒸，因为热毒所加，故猝然发黄，心满气喘，命在顷刻，故云急黄也。"

2. 内伤饮食、劳倦

(1)过食酒热甘肥或饮食不洁：长期嗜酒无度，或过食肥甘厚腻，或饮食污染不洁，脾胃损伤，运化失职，湿浊内生，郁而化热，湿热熏蒸，胆汁泛溢而发为黄疸。如《金匮要略 · 黄疸病脉证并治》曰："谷气不消，胃中苦浊，浊气下流，小便不通……身体尽黄，名曰谷疸。"《圣济总录 · 黄疸门》曰："大率多因酒食过度，水谷相并，积于脾胃，复为风湿所搏，热气郁蒸，所以发为黄疸。"

(2)饮食饥饱、生冷或劳倦病后伤脾：长期饥饱失常，或恣食生冷，或劳倦太过，或病后脾阳受损，都可导致脾虚寒湿内生，困遏中焦，壅塞肝胆，致使胆液不循常道，外溢肌肤而为黄疸。如《类证治裁 · 黄疸》曰："阴黄系脾脏寒湿不运，与胆液浸淫，外渍肌肤，则发而为黄。"

3. 病后续发　胁痛、积聚或其他疾病之后，瘀血阻滞，湿热残留，日久损肝伤脾，湿遏瘀阻，胆汁泛溢肌肤，也可产生黄疸。如《张氏医通 · 杂门》曰："有瘀血发黄，大便必黑，腹胁有块或胀，脉沉或弦。"

二、病机

黄疸的病理因素有湿邪、热邪、寒邪、疫毒、气滞、瘀血六种，但其中以湿邪为主，黄疸形成的关键是湿邪为患，如《金匮要略 · 黄疸病脉证并治》曰："黄家所得，从湿得之。"湿邪既可从外感受，亦可自内而生。如外感湿热疫毒，为湿从外受；饮食劳倦或病后瘀阻湿滞，属湿自内生。由于湿邪壅阻中焦，脾胃失健，肝气郁滞，疏泄不利，致胆汁输泄失常，胆液不循常道，外溢肌肤，下注膀胱，而发为目黄、肤黄、小便黄之病证。黄疸的病位主要在脾胃肝胆，黄疸的病理表现有湿热和寒湿两端。由于致病因素不同及个体素质的差异，湿邪可从热化或从寒化。因于湿热所伤或过食甘肥酒热，或素体胃热偏盛，则湿从热化，湿热交蒸，发为阳黄。由于湿和热的偏盛不同，阳黄有热重于湿和湿重于热的区别。如湿热蕴积化毒，疫毒炽盛，充斥三焦，深入营血，内陷心肝，可见猝然发黄，神昏谵妄，痉厥出血等危重症，称为急黄。若病因寒湿伤人，或素体脾胃虚寒，或久病脾阳受伤，则湿从寒化。寒湿瘀滞，中阳不振，脾虚失运，胆液为湿邪所阻，表现为阴黄证。如黄疸日久，脾失健运，气血亏虚，湿滞残留，面目肌肤淡黄晦暗久久不能消退，则形成阴黄的脾虚血亏证。

阳黄、急黄、阴黄在一定条件下可以相互转化。如阳黄治疗不当，病情发展，病状急剧加重，热势鸱张，侵犯营血，内蒙心窍，引动肝风，则发为急黄。如阳黄误治失治，迁延日久，脾阳损伤，湿从寒化，则可转为阴黄。如阴黄复感外邪，湿郁化热，又可呈阳黄表现，病情较为复杂。

〔诊查要点〕

一、诊断依据

1. 目黄、肤黄、小便黄，其中目睛黄染为本病的重要特征。

2. 常伴食欲减退、恶心呕吐、胁痛腹胀等症状。

3. 常有外感湿热疫毒，内伤酒食不节，或有胁痛、积聚等病史。

二、病证鉴别

1. 黄疸与萎黄　黄疸发病与感受外邪、饮食劳倦或病后有关；其病机为湿滞脾胃，肝胆失疏，胆汁外溢；其主症为身黄、目黄、小便黄。萎黄之病因与饥饱劳倦、食滞虫积或病后失血有关；其病机为脾胃虚弱，气血不足，肌肤失养；其主症为肌肤萎黄不泽，目睛及小便不黄，常伴头昏倦怠、心悸少寐、纳少便溏等症状。

2. 黄疸与黄胖病　黄疸与黄胖病同有皮肤色黄之症，亦有气血耗伤之相类病机，但黄胖病之气血耗伤源于肠中钩虫匿伏，蚕食血气，以致血虚不华于色，其表现为面部肿胀色黄，肌肤色黄带白，而目睛如故；黄疸则由气血之败，血不华色使然。《杂病源流犀烛·诸疸源流》曰：“黄胖宿病也，与黄疸暴病不同。盖黄疸眼目皆黄，无肿状；黄胖多肿，色黄中带白，眼目如故，或洋洋少神，虽病根都发于脾，然黄疸则由脾经湿热郁蒸而成，黄胖则湿热未甚，多虫与食积所致，必吐黄水，毛发皆直，或好食生米、茶叶、土粪之类。”颇具参考价值。

〔辨证论治〕

一、辨证要点

黄疸的辨证，应以阴阳为纲。阳黄以湿热疫毒为主，其中有热重于湿、湿重于热、胆腑郁热与疫毒炽盛的不同；阴黄以脾虚寒湿为主，注意有无血瘀。

1. 辨阳黄与阴黄　阳黄多由湿热之邪所致，发病急，病程短，其黄色泽鲜明如橘，伴发热，口干苦，小便短赤，大便燥结，舌红、苔黄腻，脉弦滑数。急黄为阳黄之重症，由疫毒引发，热毒炽盛，营血耗伤，病情急骤，疸色如金，兼见神昏谵语、发斑、壮热烦渴、出血等危象，舌质红绛，脉弦细数或洪大等。阴黄由脾胃虚寒、寒湿内阻，或肝郁血瘀所致，病程长，病势缓，其色虽黄，但色泽晦暗，伴脘腹痞闷，畏寒神疲，气短乏力，纳食减少，舌淡白，苔白腻，脉濡缓或沉迟，或舌质紫暗有瘀斑，脉弦涩。

2. 辨阳黄之湿热轻重　阳黄虽由湿热所致，然有偏重于热、偏重于湿之分，故于阳黄证中应再辨湿、热之孰重孰轻。热重于湿者，身目俱黄，色泽鲜明，发热口渴，大便燥结，舌苔黄腻，脉弦数；湿重于热者，色泽不如热甚者鲜明，头身困重，胸满脘痞，舌苔白腻微黄，脉弦滑。

二、治疗原则

黄疸的治疗大法，主要为化湿邪，利小便。化湿可以退黄，如属湿热，当清热化湿，必要时还应通利腑气，以使湿热下泄；如属寒湿，应予健脾温化。利小便，主要是通过淡渗利湿，达到退黄的目的。正如《金匮要略》曰：“诸病黄家，但利其小便。”

阳黄证以清热利湿为主，通利二便是驱逐体内湿邪的主要途径，无论湿热之轻重，苦寒攻下法的应用均有利于黄疸的消退，但须中病即止，以防损伤脾阳。至于急黄热毒炽盛，邪入心营者，又当以清热解毒、凉营开窍为主。阴黄脾虚湿滞者，治以健脾养血，利湿退黄。黄疸中末期的治疗应重在健脾疏肝、活血化瘀，以防黄疸转生积聚、臌胀，而先安未受邪之地。

三、证治分类

(一)阳黄

1. 热重于湿证

症状：身目俱黄，黄色鲜明，发热口渴，或见心中懊侬，腹部胀闷，胁痛，口干而苦，恶心呕吐，小便短少黄赤，大便秘结，舌质红，舌苔黄腻，脉象弦数。

证机概要：湿热熏蒸，困遏脾胃，壅滞肝胆，胆汁泛溢。

治法：清热通腑，利湿退黄。

代表方：茵陈蒿汤加减。本方有清热通腑、利湿退黄的作用，是治疗湿热黄疸的主方。

常用药：茵陈蒿为清热利湿退黄之要药；栀子苦寒以清利三焦之热，大黄通导阳明之积，使湿热从大小便而去。

若湿热较盛，可加茯苓、滑石、车前草利湿清热，使邪从小便而去；若热毒内蕴，可加黄柏、连翘、垂盆草、蒲公英、虎杖、土茯苓、田基黄等以清热解毒；如胁痛较甚，可加柴胡、郁金、川楝子、延胡索等疏肝理气止痛；如心中懊侬，可加黄连、龙胆清热除烦；如恶心呕吐，可加陈皮、竹茹、半夏等和胃止呕；若有砂石内阻者，加金钱草、鸡内金、郁金以化滞消石，使胆道通畅而黄退。

2. 湿重于热证

症状：身目俱黄，黄色不及前者鲜明，头重身困，胸脘痞满，食欲减退，恶心呕吐，腹胀或大便溏垢，舌质红，舌苔厚腻微黄，脉象濡数或濡缓。

证机概要：湿遏热伏，困阻中焦，胆汁不循常道。

治法：利湿化浊运脾，佐以清热。

代表方：茵陈五苓散合甘露消毒丹加减。二方比较，前者作用在于利湿退黄，使湿从小便中去；后者作用在于利湿化浊，清热解毒，是湿热并治的方剂。

常用药：藿香、白蔻仁、陈皮芳香化浊，行气悦脾；茵陈蒿、车前子、茯苓、薏苡仁、黄芩、连翘利湿清热退黄。

如湿阻气机，胸腹痞胀，呕恶纳差等症较著，可加入苍术、厚朴、半夏，以健脾燥湿，行气和胃。

本证湿重于热，湿为阴邪，黏腻难解，治法当以利湿化浊运脾为主，佐以清热，不可过用苦寒，以免脾阳受损。如治疗失当，迁延日久，则易转为阴黄。如邪郁肌表，寒热头痛，宜先用麻黄连翘赤小豆汤疏表清热，利湿退黄，常用药如麻黄、杏仁疏散表邪，连翘、赤小豆、生梓白皮清热利湿解毒，甘草和中。

3. 胆腑郁热证

症状：身目发黄，黄色鲜明，上腹、右胁胀闷疼痛，牵引肩背，身热不退，或寒热往来，口苦咽干，呕吐呃逆，尿黄赤，大便秘，舌红苔黄，脉弦滑数。

证机概要：湿热砂石郁滞，脾胃不和，肝胆失疏。

治法：疏肝泄热，利胆退黄。

代表方：大柴胡汤加减。本方有疏肝利胆、通腑泄热的作用，适用于肝胆失和、胃腑结热之证。

常用药：柴胡、黄芩、半夏和解少阳，和胃降逆；大黄、枳实通腑泄热；郁金、佛手、茵陈、栀子疏肝利胆退黄；白芍、甘草缓急止痛。

若砂石阻滞，可加金钱草、海金沙、玄明粉利胆化石；恶心呕逆明显，加厚朴、竹茹、陈皮和胃降逆。

4. 疫毒炽盛证(急黄)

症状：发病急骤，黄疸迅速加深，其色如金，皮肤瘙痒，高热口渴，胁痛腹满，神昏谵语，烦躁抽搐，或见衄血、便血，或肌肤瘀斑，舌质红绛，苔黄而燥，脉弦滑或数。

证机概要：湿热疫毒炽盛，深入营血，内陷心肝。

治法：清热解毒，凉血开窍。

代表方：《千金要方》犀角散加味。本方有清热退黄、凉营解毒的作用，适用于湿热疫毒所致的急黄。

常用药：犀角(用水牛角代)、黄连、栀子、板蓝根、生地黄、玄参、牡丹皮清热凉血解毒；茵陈、土茯苓利湿清热退黄。

如衄血、便血、肌肤瘀斑重者，可加黑地榆、侧柏叶、紫草、茜根炭等凉血止血；如腹大有水，小便短少不利，可加马鞭草、木通、白茅根、车前草，并另吞琥珀、蟋蟀、沉香粉，以通利小便；如大便不通，腹满而痛者，可加大黄、枳实、槟榔通腑行气导滞；如动风抽搐者，加用钩藤、石决明，另服羚羊角粉或紫雪丹，以息风止痉；如神昏谵语，加服安宫牛黄丸以凉开透窍。

(二)阴黄

1. 寒湿阻遏证

症状：身目俱黄，黄色晦暗，或如烟熏，脘腹痞胀，纳谷减少，大便不实，神疲畏寒，口淡不渴，舌体胖大，舌淡苔腻，脉濡缓或沉迟。

证机概要：中阳不振，寒湿滞留，肝胆失于疏泄。

治法：温中化湿，健脾和胃。

代表方：茵陈术附汤加减。本方温化寒湿，用于寒湿阻滞之阴黄。

常用药：茵陈利湿退黄；制附子、干姜温中散寒以化水湿，且可制茵陈寒凉之性；白术、甘草健脾胃以利湿浊。

若湿邪较重，可加猪苓、泽泻、茯苓等淡渗利小便；若脾虚较甚，可加黄芪、山药、薏苡仁健脾利湿；若脘腹胀满，胸闷、呕恶显著，可加苍术、厚朴、半夏、陈皮健脾燥湿，行气和胃；若胁腹疼痛作胀，肝脾同病者，当酌加柴胡、香附、郁金、川楝子疏肝理气；若湿浊不清，气滞血结，胁下结痛，腹部胀满，肤色苍黄或黧黑，可加服硝石矾石散，以化浊祛瘀软坚。

2. 脾虚湿滞证

症状：面目及肌肤淡黄，甚则晦暗不泽，肢软乏力，心悸气短，大便溏薄，舌质淡、苔薄，脉濡细。

证机概要：黄疸日久，脾虚血亏，湿滞残留。

治法：健脾养血，利湿退黄。

代表方：黄芪建中汤加减。本方可温中补虚、调养气血，适用于气血亏虚、脾胃虚寒之证。

常用药：黄芪、桂枝、生姜、白术益气温中；当归、白芍、甘草、大枣补养气血；茵陈、茯苓利湿退黄。

如气虚乏力明显者，应重用黄芪，并加党参，以增强补气作用；畏寒、肢冷、舌淡者，宜加附子温阳祛寒；心悸不宁、脉细而弱者，加熟地黄、何首乌、酸枣仁等补血养心。

(三)黄疸后期

黄疸消退，有时并不代表病已痊愈。如湿邪不清，肝脾气血未复，可导致病情迁延不愈，或黄疸反复发生，甚至转成积聚、臌胀。因此，黄疸消退后，仍须根据病情继续调治。

1. 湿热留恋证

症状：脘痞腹胀，胁肋隐痛，饮食减少，口中干苦，小便黄赤，舌苔腻，脉濡数。

证机概要：湿热留恋，余邪未清。

治法：利湿清热，以除余邪。

代表方：茵陈四苓散加减。

常用药：茵陈、黄芩、黄柏清热化湿；茯苓、猪苓、泽泻淡渗分利；白术、紫苏梗、陈皮化湿行气宽中。

2. 肝脾不调证

症状：脘腹痞闷，肢倦乏力，胁肋隐痛不适，饮食欠佳，大便不调，舌苔薄白，脉细弦。

证机概要：肝脾不调，疏运失职。

治法：调和肝脾，理气助运。

代表方：柴胡疏肝散或归芍六君子汤加减。前方偏重于疏肝理气，用于肝脾气滞者；后方偏重于调养肝脾，用于肝血不足、脾气亏虚者。

常用药：当归、白芍、柴胡、枳壳、香附、郁金养血疏肝；党参、白术、茯苓、山药益气健脾；陈皮、山楂、麦芽理气助运。

3. 气滞血瘀证

症状：胁下结块，隐痛、刺痛不适，胸胁胀闷，面颈部见有赤丝红纹，舌有紫斑或紫点，脉涩。

证机概要：气滞血瘀，积块留着。

治法：疏肝理气，活血化瘀。

代表方：逍遥散合鳖甲煎丸。

常用药：柴胡、枳壳、香附疏肝理气；当归、赤芍、丹参、桃仁、莪术活血化瘀。并服鳖甲煎丸，以软坚消积。

〔预后转归〕

阳黄证，身体强壮，又能获得正确的治疗，黄疸能在短期消退；而素体虚弱、失治误治者，则易转为阴黄。阳黄湿重于热者，消退较缓，应防其迁延转为阴黄。急

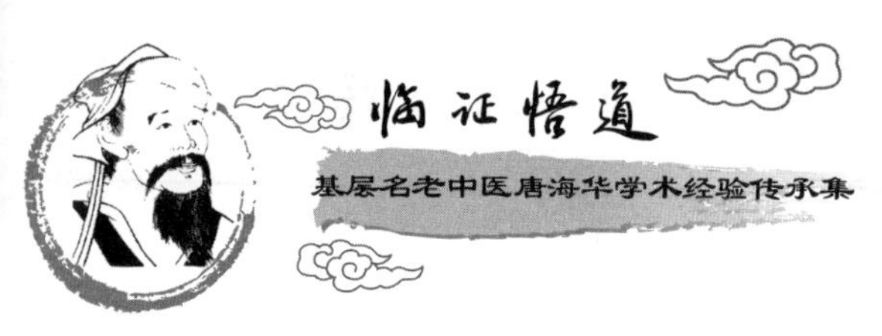

黄为阳黄的重症，常可危及生命，若年高体弱者患此病，每致邪毒内陷心营而难以再现生机。阴黄证倘若湿浊瘀阻肝胆脉络，黄疸可能数月或经年不退，易转成积聚、臌胀。

〔预防调护〕

预防方面，饮食要讲究卫生，勿过嗜辛热甘肥食物，应戒酒类饮料。避免滥用药物。避免血液制品的污染。黄疸流行或与患者密切接触者，应注射肝炎疫苗以防感染。

调护方面，发病初期，应卧床休息，恢复期和转为慢性久患者者可适当参加体育活动。保持心情愉快舒畅，使肝气条达。进食富于营养而易消化的饮食，以补益肝脾。

〔临证备要〕

1. 黄疸可出现于多种疾病之中，临证时，除根据病史及黄疸的色泽、症状，辨别其属阴属阳外，尚应进行有关理化检查，区分肝细胞性、阻塞性或溶血性黄疸等不同性质，明确病毒性肝炎、胆囊炎、胆结石、消化道肿瘤或蚕豆黄等疾病诊断，以便采取相应的治疗措施。

2. 必须注意病程的阶段性与病证的动态变化　在黄疸的治疗过程中，应区别病证偏表与偏里、湿重与热重、阳证与阴证。应及时掌握阴黄与阳黄之间的转化，以做相应的处理。

3. 关于大黄的应用　吴又可曰“退黄以大黄为专功”，茵陈与大黄协同使用，退黄效果更好。如大便干结者，加玄明粉、枳实；若大便溏，可用制大黄，一般连续后，大便非但不稀，反而会正常。大黄除有清热解毒、通下退黄作用外，还有止血、消瘀、化癥之功，不仅在急性黄疸型肝炎时可用大黄，即使慢性肝炎或肝硬化出现黄疸，亦可配伍使用大黄。

4. 关于瘀胆型肝炎的治疗　瘀胆型肝炎病机特点为痰湿瘀结，肝胆脉络阻滞。本病可出现于阳黄或阴黄之中，初期多属阳黄，系湿热与痰瘀蕴结，胆汁泛溢；后期多属阴黄，为寒湿痰瘀胶结，正气渐损。治疗在参照黄疸病辨证施治的基础上，常加入活血行瘀、化痰散结、利胆通络之品。活血行瘀药物如赤芍、桃仁、莪术、丹参、虎杖、当归等；化痰散结药物如半夏、橘红、莱菔子、胆南星、苍术、硝石矾石散等；利胆通络药物如炮穿山甲、广郁金、金钱草、路路通、鸡内金、芒硝、山楂等。

附　萎黄

萎黄一证，与黄疸有所不同，其主要症状为两目不黄，周身肌肤呈淡黄色，干萎无光泽，小便通畅而色清，倦怠乏力，眩晕耳鸣，心悸少寐，大便溏薄，舌淡苔薄，脉象濡细。

本病是由于虫积食滞、劳伤过度或饥饱失宜，导致脾土虚弱，水谷不能化精微而生气血，气血衰少，外不能滋润皮肤肌肉，内无以营养脏腑，以致肌肤萎黄，无光泽。此外，失血过多，或久病、大病之后，血亏气耗，肌肤失养而发本病，临床亦属常见。

在治疗上主要是调理脾胃，益气补血，方可选用黄芪建中汤或人参养荣汤之类。前方温中健脾，多用于脾胃虚弱、气血亏虚的轻症；后方益气养血，多用于脾胃虚

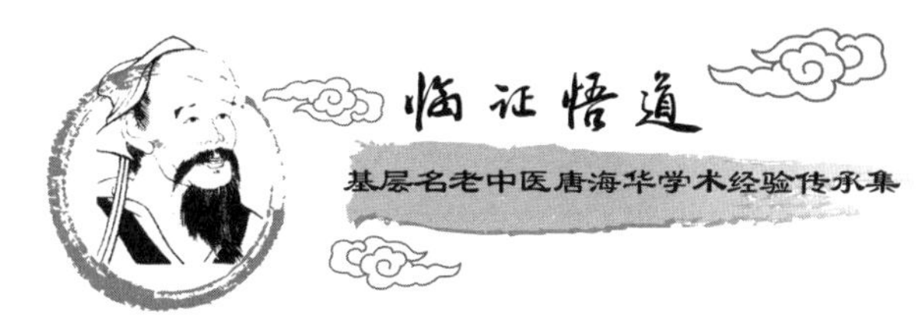

弱、气血亏虚的重症。常用药如炙黄芪、党参、白术、甘草补气健脾；当归、白芍、熟地黄、阿胶滋养阴血；桂枝、砂仁温中和胃。

若兼阳虚，可加制附子；若兼阴虚，方中桂枝、生姜等辛温之品宜酌减或不用；由钩虫病引起者，还应给予驱虫治疗，可酌情选用榧子、雷丸、槟榔、百部、鹤虱、贯众等药。

第三节　积 聚

积聚是由于体虚复感外邪、情志饮食所伤以及他病日久不愈等原因引起正气亏虚，脏腑失和，气滞、血瘀、痰浊蕴结腹内而致，以腹内结块，或胀或痛为主要临床特征的一类病证。分别言之，积，触之有形，固定不移，痛有定处，病在血分，多为脏病；聚，触之无形，聚散无常，痛无定处，病在气分，多为腑病。因积与聚关系密切，故两者往往一并论述。

积聚之名，首见于《灵枢·五变》："人之善病肠中积聚者……如此则肠胃恶，恶则邪气留止，积聚乃伤。"汉·张仲景《金匮要略·五脏风寒积聚病脉证并治》将积与聚区别开来，曰："积者，脏病也，终不移；聚者，腑病也，发作有时。"所制鳖甲煎丸、大黄䗪虫丸至今仍为治疗积聚的常用方剂。明·张介宾《景岳全书·杂证谟》认为积聚治疗"然欲总其要，不过四法，曰攻曰消曰散曰补四者而已"，并创制了化铁丹、理阴煎等方。明·李中梓《医宗必读·积聚》将攻补两法与积聚初、中、末三个阶段有机地结合起来，对临床至今仍有重要的指导意义。此外，唐·孙思邈《千金方》、唐·王焘《外台秘要》、明·李梴《医学入门》等医籍，在治疗上不但采用内服药物，而且还注意运用膏药外贴、药物外熨、针灸等综合疗法，使积聚的辨证施治内容更加丰富。

历代医籍中，积聚亦称为"癥瘕"，如《金匮要略-疟病脉证并治》将疟后形成的积块(疟母)称为"癥瘕"。清·丹波元坚《杂病广要·积聚》曰："癥即积，瘕即聚。"此外，《难经·五十六难》记载的肥气、伏梁、痞气、息贲、奔豚，宋·王怀隐等《太平圣惠方·治痃癖诸方》记载的痃癖，元·朱丹溪《丹溪心法·积聚痞块》记载的痞块等，按其性质和临床表现，亦均可归入积聚的范围。

现代医学中，凡多种原因引起的肝脾大、腹盆腔肿瘤、增生型肠结核等，多属"积"之范畴；胃肠功能紊乱、不完全性肠梗阻等原因所致的包块，则与"聚"关系密切。

〔病因病机〕

积聚的发生，多因情志失调，饮食所伤，外邪侵袭，以及病后体虚，或黄疸、疟疾等经久不愈，且常交错夹杂，混合致病，以致肝脾受损，脏腑失和，气机阻滞，瘀血内结，或兼痰湿凝滞，而成积聚。

一、病因

1. 情志失调　情志抑郁，肝气不舒，脏腑失和，气机阻滞，血行不畅，气滞血瘀，日积月累，而成积聚。如清·尤怡《金匮翼·积聚统论》曰："凡忧思郁怒，久不得解者，多成此疾。"

2. 饮食所伤　酒食不节，饥饱失宜，或嗜食肥甘厚味、辛辣生冷，脾胃受损，运化失健，水谷精微不布，湿浊凝聚成痰，或食滞、虫积与痰气交阻，气机壅结，则成聚证；病久入络，痰浊与气血相搏，结为积块，而成积证。如《景岳全书·痢疾论》曰："饮食之滞，留蓄于中，或结聚成块，或胀满硬痛，不化不行，有所阻隔者，乃为之积。"

3. 外邪侵袭　寒、湿、热等多种外邪及邪毒侵袭人体，稽留不去，均可导致受病脏腑失和，气血运行不畅，痰浊内生，气滞血瘀痰凝，日久形成积聚。如隋·巢元方《诸病源候论·积聚病诸候》曰："诸脏受邪，初未能为积聚，留滞不去，乃成积聚。"

4. 他病续发　黄疸、胁痛病后，湿浊留恋，气血蕴结；或久疟不愈，湿痰凝滞，脉络痹阻；或感染虫毒(血吸虫等)，阻滞脉道，气血不畅，脉络瘀阻；虚劳日久，或久泻、久痢之后，脾气虚弱，营血运行涩滞等，皆可导致积聚的形成。

此外，积聚的形成及演变均与人体正气的强弱密切相关。如清·沈金鳌《杂病源流犀烛·积聚癥瘕痃癖痞源流》曰："壮盛之人，必无积聚。必其人正气不足，邪气留着，而后患此。"

二、病机

本病病理因素有寒邪、湿热、痰浊、食滞、虫积等，其间又往往交错夹杂，相互并见，最终影响气血津液运行并损伤人体正气，导致气滞血瘀结成积聚，故气滞、血瘀、痰结是形成积聚的主要病理变化，气机阻滞、瘀血内结是其主要病机。两者比较，聚证以气滞为主，积证以血瘀为主，又有一定区别。

病位主要在于肝脾。肝主疏泄，司藏血；脾主运化，司统血。如肝气不畅，脾运失职，肝脾失调，气血涩滞，壅塞不通，形成腹内结块，导致积聚。

本病初起，气滞血瘀，邪气壅实，正气未虚，多属实；积聚日久，病势较深，正气耗伤，可转为虚实夹杂之证。病至后期，气血衰少，体质羸弱，则往往转以正虚为主。以上所谓虚实，仅是相对而言，因积聚的形成，总与正气不强有关，故《素问·经脉别论》曰："勇者气行则已，怯者则着而为病也。"

少数聚证日久不愈，可以由气入血转化成积证。瘕积日久，瘀阻气滞，脾运失健，生化乏源，可导致气虚、血虚，甚或气阴并亏。若正气愈亏，气虚血涩，则癥积愈加不易消散，甚则逐渐增大，病势进一步发展，还可出现一些严重变证。如积久肝脾两伤，藏血与统血失职，或瘀热灼伤血络，而导致出血；湿热瘀结，肝脾失调，胆汁泛溢，可出现黄疸；气血瘀阻，水湿泛滥，亦可出现腹满肢肿等症。故积聚的病理演变，与血证、黄疸、臌胀等病证有较密切的联系。

〔诊查要点〕

一、诊断依据

1. 腹内结块，或胀或痛为本病的主要症状。

2. 聚证以腹中气聚，聚散无常，聚时结块，散则无形，攻窜胀痛，以胀为主，痛无定处，时作时止为临床特征。

3. 积证以腹内积块，触之有形，固定不移，以痛为主，痛有定处为临床特征。

4. 常有情志抑郁，饮食不节，外邪侵袭，或黄疸、胁痛、虫毒、久疟、久泻、久痢、虚劳等病史。

二、病证鉴别

积聚与痞满：积聚与痞满均可因情志失调而致气滞痰阻，出现胀满之症，但痞满是指自觉脘腹部痞塞胀满，而外无形可见，更无包块可及，其病变部位主要在胃；而积聚除腹部胀满外，更有聚证发时有形可见，积证可扪及腹内积块，其病变部位重在肝脾。

〔辨证论治〕

一、辨证要点

1. 辨积与聚　积聚虽常相兼为患，然病机、主症皆有不同。聚证病在气分，多属于腑，病机以气机逆乱为主，腹内结块望之有形，但按之无块，聚散无常，痛无定处，病程较短，病情一般较轻，治疗较易；积证则病在血分，多属于脏，病机以痰凝血瘀为主，腹内结块望之可无形，但触之有积块，固定不移，痛有定处，病程较长，病情一般较重，治疗较难。

2. 辨虚实　根据病史长短、邪正盛衰以及伴随症状，辨其虚实之主次。聚证多实。积证初起，正气未虚，以邪实为主；中期，积块增大，质地较硬，正气渐伤，邪实正虚；后期，日久瘀结不去，正气大伤，则以正虚为主。

3. 辨部位　积块的部位不同，标志着所病的脏腑不同，临床症状、治疗方药也不尽相同，故有必要加以鉴别。如右胁腹内积块，伴见胁肋刺痛、黄疸、纳差、腹胀等症状者，病在肝；左胁腹积块，伴见患处胀痛、疲乏无力、出血者，病在肝脾；胃脘部积块伴见反胃、呕吐、呕血、黑便等症状者，病在胃；腹部积块伴便秘或腹泻、消瘦乏力或便下脓血者，病在肠。

4. 辨标本缓急　在积聚的病程中，由于病情的发展，常可出现一些危重急症。如出现血热妄行、气不摄血或瘀血内积而吐血、便血；因胃失和降，胃气上逆而剧烈呕吐；因肝胆郁滞，胆汁外溢而出现黄疸等。这些证候对积聚本病而言，属于标，应按照急则治其标或标本兼顾的原则及时处理。

二、治疗原则

聚证病在气分，重在调气，以疏肝理气、行气消聚为基本治则；积证病在血分，重在活血，以活血化瘀、软坚散结为基本治则。要注意依据病情发展、病机演变，区分不同阶段，适度调整攻补的策略。积证初期属邪实，应予消散；中期邪实正虚，予攻补兼施；后期以正虚为主，应予扶正消积。明·李中梓《医宗必读·积聚》曰：“初者，病邪初起，正气尚强，邪气尚浅，则任受攻；中者，受病渐久，邪气较深，正气较弱，任受且攻且补；末者，病魔经久，邪气侵凌，正气消残，则任受补。”

三、证治分类

(一)聚证

1. 肝气郁结证

症状：腹中结块柔软，攻窜胀痛，时聚时散，脘胁胀闷不适，常随情绪波动而起伏，舌淡苔薄，脉弦。

证机概要：肝失疏泄，气聚腹中。

治法：疏肝解郁，行气消聚。

代表方：逍遥散加减。本方具有疏肝解郁、健脾养血之功效，适用于肝气郁结、脾弱血虚之证。

常用药：柴胡、当归、白芍、薄荷疏肝解郁；香附、青皮、枳壳、郁金行气散结；白术、茯苓、生姜、甘草调理脾胃。

兼瘀象者，加延胡索、莪术活血化瘀；兼有热象者，加左金丸泻肝清热；寒湿中阻，脘腹痞满、舌苔白腻者，可用木香顺气散以疏肝行气，温中化湿。

2. 食滞痰阻证

症状：腹胀或痛，腹部时有条索状物聚起，按之胀痛更甚，便秘，纳呆，脘闷不舒，舌苔腻，脉弦滑。

证机概要：虫积、食滞、痰浊交阻，气聚成结。

治法：理气化痰，导滞通腑。

代表方：六磨汤加减。本方具有行气化痰、导滞通便之功效，适用于痰食交阻，脘腹胀痛，饱闷气逆，大便秘结之证。

常用药：大黄、枳实通腑导滞；沉香、木香、乌药疏利气机；半夏、陈皮燥湿化痰；山楂、神曲健胃消食。

痰浊中阻，呕恶苔腻者，加半夏、陈皮、生姜等化痰降逆；痰湿较重，兼有食滞，腑气虽通，苔腻不化者，加苍术、厚朴等燥湿运脾；兼脾虚，便溏纳差者，加党参、白术、炒麦芽等益气健脾；因于蛔虫结聚，阻于肠道而引起者，酌情配服乌梅丸。

聚证虽以实证多见，但反复发作，脾气损伤，可常服香砂六君子汤健运脾胃，调理气机。

(二)积证

1. 气滞血阻证

症状：腹部积块质软不坚，固定不移，胀痛并见，舌暗、苔薄，脉弦。

证机概要：气滞血瘀，痹阻脉络，积而成块。

治法：理气活血，消积散瘀。

代表方：柴胡疏肝散合失笑散加减。前方疏肝行气，适用于肝郁气滞证；后方偏于活血止痛，适用于气滞血阻，疼痛不适者。

常用药：柴胡、陈皮、川芎、香附行气疏肝；丹参、延胡索、蒲黄、五灵脂活血散瘀。

兼烦热口干、舌红、脉细弦者，加牡丹皮、栀子、黄芩等凉血清热；气滞血阻较甚，兼有寒象者，可用大七气汤，或加肉桂、吴茱萸、当归等温经祛寒散结。

2. 瘀血内结证

症状：腹部积块渐大，质地较硬，固定不移，隐痛或刺痛，纳谷减少，体倦乏力，面黯消瘦，时有寒热，女子或见月事不下，舌质紫暗或有瘀点瘀斑，脉细涩。

证机概要：瘀结不消，正气渐损，脾运不健。

治法：祛瘀软坚，兼调脾胃。

代表方：膈下逐瘀汤加减。本方具有活血祛瘀、行气止痛之功效，适用于膈下瘀血积块者。可与六君子汤间服，共同组成攻补兼施之法。或服鳖甲煎丸化瘀软坚，兼顾正气。

常用药：香附、乌药、枳壳、陈皮疏肝理气宽中；当归、川芎、桃仁、红花活血祛瘀止痛；三棱、莪术活血软坚消积；人参、白术、甘草健脾扶正。

积块疼痛甚者，加五灵脂、延胡索、佛手等活血行气止痛；痰瘀互结者，加白芥子、半夏、苍术等化痰散结。

3. 正虚瘀结证

症状：久病体弱，积块坚硬，隐痛或剧痛，饮食大减，消瘦形脱，神倦乏力，面色萎黄或黧黑，甚则面肢浮肿，或有出血，舌质淡紫，舌光无苔，脉细数或弦细。

证机概要：癥积日久，中虚失运，气血衰少。

治法：补益气血，化瘀消积。

代表方：八珍汤合化积丸加减。八珍汤益气补血，适用于气血衰少之证；化积丸活血化瘀，软坚消积，适用于瘀血内结之积块。

常用药：人参、白术、茯苓、甘草健脾益气；当归、白芍、地黄、川芎养阴补血；三棱、莪术、阿魏、瓦楞子、五灵脂活血化瘀消癥；香附、槟榔行气以活血。

阴伤较甚，头晕目眩，舌光无苔，脉象细数者，加生地黄、玄参、枸杞子、石斛等养阴生津；牙龈出血、鼻衄者，加牡丹皮、白茅根、茜草、三七等凉血化瘀止血；畏寒肢肿，舌淡苔白，脉沉细者，加黄芪、附子、肉桂、泽泻等以温阳益气，利水消肿。

〔预后转归〕

聚证病程较短，一般预后良好。少数聚证失治、误治或反复发作，日久血瘀成积者，治疗大多比较困难。积证初期，正气未伤，病邪尚浅，预后一般尚好。但腹内积块渐大，疼痛日益加重，形体逐渐消瘦，治疗多难奏效。如病势进一步发展，还可出现严重变证，如出血、黄疸、臌胀等，均为病情重笃，预后不良之象，当积极救治。

〔预防调护〕

重视患者的心理调护，饮食有节，劳逸适度，情志舒畅，保持正气充沛、气血流畅，是预防积聚的重要措施。在血吸虫流行区域，要杀灭钉螺，整治疫水，做好防护工作，避免感受虫毒。此外，黄疸、胁痛、疟疾、久泻、久痢等应及时治疗，病情缓解后，要继续清理余邪，疏畅气血，调肝运脾，防止邪气残留，气血瘀结成积。

〔临证备要〕

1. 积聚临证应抓住主症，审查病机，确定治则，应遵循《素问·至真要大论》所谓“坚者削之”“结者散之”“留者攻之”“逸者行之”“衰者补之”法则，贯穿调气理血的基本大法。积聚各个证型往往兼有郁热、湿热、寒湿、痰浊等病理表现，其中，兼郁热、湿热者尤为多见。至于正气亏虚者，亦有气血阴阳之偏盛不同，临证应根据邪气兼夹与阴阳气血亏虚的差异，相应地调整治法方药。

2. 积聚除按气血虚实辨证外，尚须根据结块部位、脏腑所属综合考虑，结合现代医学检查手段明确积聚的性质，对治疗和估计预后有重要意义。如聚证系肠梗阻，经内科积极合理治疗无效或加重者，则需考虑外科手术治疗；如癥积系病毒性肝炎所致肝脾大者，在辨证论治的基础上可选加具有抗病毒、护肝降酶、调节免疫、抗纤维化等作用的药物；如恶性肿瘤宜加入扶正固本、调节免疫以及实验筛选和临床证实有一定抗肿瘤作用的药物。

3. 积聚治疗上始终要注意顾护正气，攻伐药物不可过用。如《素问·六元正纪大论》曰："大积大聚，其可犯也，衰其大半而止。"聚证以实证居多，但如反复发作，脾气易损，此时需用香砂六君子汤加减，以培脾运中。积证系日积月累而成，其消亦缓，切不可急功近利。如过用、久用攻伐之品，易于损正伤胃；过用破血、逐瘀之品，易于损络出血；过用香燥理气之品，则易耗气伤阴，加重病情。要把握好攻与补的关系及主次轻重，注意"治实当顾虚""补虚勿忘实"，可根据具体情况，或先攻后补，或先补后攻，或寓补于攻，或寓攻于补。《医宗必读·积聚》提出"屡攻屡补，以平为期"的原则深受医家重视。

4. 在对积证的治疗中，可适时选用软坚之药和虫类药以破瘀消积。不论初起或久积，均可配合外治法，如敷贴阿魏膏、水红花膏等，有助于活血散结、软坚消积。此外，尚可配合针灸、气功等疗法。

第四节　臌 胀

臌胀又称鼓胀，系指肝病日久，肝脾肾功能失调，气滞、血瘀、水停于腹中所导致的腹部胀大如鼓的一类病证，临床以腹大胀满，绷急如鼓，皮色苍黄，脉络显露为特征。

臌胀病名最早见于《内经》，如《灵枢·水胀》曰："臌胀何如?岐伯曰：腹胀，身皆大，大与肤胀等也，色苍黄，腹筋起，此其候也。"《素问·腹中论》曰："有病心腹满，旦食则不能暮食……名为臌胀……治之以鸡矢醴。"隋·巢元方《诸病源候论·水蛊候》认为本病发病与感受"水毒"有关，将"水毒气结聚于内，令腹渐大，动摇有声"者，称为"水蛊"。《诸病源候论·水癥候》提出臌胀的病机是"经络痞涩，水气停聚，在于腹内"。明·李中梓《医宗必读·水肿胀满》曰："在病名有臌胀与蛊胀之殊。臌胀者，中空无物，腹皮绷急，多属于气也。蛊胀者，中实有物，腹形充大，非虫即血也。"如明·戴思恭《证治要诀·蛊胀》曰："盖蛊与臌同，以言其急实如鼓……俗称之为膨脝，又谓之蜘蛛病。"明·张介宾将臌胀又称为"单腹胀"，《景岳全书·气分诸胀论治》曰："单腹胀者名为臌胀，以外虽坚满而中空无物，其像如鼓，故名臌胀。又或以血气结聚，不可解散，其毒如蛊，亦名蛊胀，且肢体无恙，胀惟在腹，故又名为单腹胀。"明·李梴《医学入门·臌胀》曰："凡胀初起是气，久则成水……治胀必补中行湿，兼以消积，更断盐酱。"清·喻昌《医门法律·胀病论》认识到癥积日久可致臌胀，"凡有癥瘕积块痞块，即是胀病之根"。清·唐容川《血证论》认为"血臌"的发病与接触河中疫水，感染"水毒"有关。各家针对不同病理因素提出其分类有气、血，水、虫多端。

根据本病的临床表现，类似西医学所指的肝硬化腹水，包括病毒性肝炎、血吸虫病及胆汁性、营养不良性等多种原因导致的肝硬化腹水。至于其他疾病出现的腹水，如结核性腹膜炎腹水、丝虫病乳糜腹水、腹腔内晚期恶性肿瘤、肾病综合征等，符合臌胀特征者，亦可参照本节内容辨证论治，同时结合辨病处理。

〔病因病机〕

臌胀病因比较复杂，概言之，有酒食不节、情志刺激、虫毒感染、病后续发4个方面。形成本病的机制，主要在于肝脾肾受损，气滞血结，水停腹中。

一、病因

1. 酒食不节　如嗜酒过度，或恣食甘肥厚味，酿湿生热，蕴聚中焦，清浊相混，壅阻气机，水谷精微失于输布，湿浊内聚，遂成臌胀。

2. 情志刺激　忧思郁怒，伤及肝脾。肝失疏泄，气机滞涩，日久由气及血，络脉瘀阻。肝气横逆，克伐脾胃，脾运失健，则水湿内停，气、血、水壅结而成臌胀。

3. 虫毒感染　多因血吸虫感染，虫毒阻塞经隧，脉道不通，久延失治，肝脾两伤，形成癥积；气滞络瘀，清浊相混，水液停聚，乃成臌胀。此即《诸病源候论》所称的“水毒”“水蛊”之类。

4. 病后续发　凡因他病损伤肝脾，导致肝失疏泄，脾失健运者，均有续发臌胀的可能。如黄疸日久，湿邪(湿热或寒湿)蕴阻，肝脾受损，气滞血瘀；或癥积不愈，气滞血结，脉络壅塞，正气耗伤，痰瘀留着，水湿不化；或久泻久痢，气阴耗伤，肝脾受损，生化乏源，气血滞涩，水湿停留等，均可形成臌胀。

二、病机

臌胀虽致病之因诸多，但其基本病理变化总属肝、脾、肾受损，气滞、血瘀、水停腹中。病变脏器主要在于肝脾，久则及肾。因肝主疏泄，司藏血，肝病则疏泄不行，气滞血瘀，进而横逆乘脾，脾主运化，脾病则运化失健，水湿内聚，土壅则木郁，以致肝脾俱病。病延日久，累及于肾，肾关开阖不利，水湿不化，则胀满愈甚。病理因素不外乎气滞、血瘀、水湿，致使水液停蓄不去，腹部日益胀大成臌。故喻昌曾概括为“胀病亦不外水裹、气结、血凝”。气、血、水三者既各有侧重，又常相互为因，错杂同病。

病理性质总属本虚标实。初起，肝脾先伤，肝失疏泄，脾失健运，两者互为相因，乃致气滞湿阻，清浊相混，此时以实为主；进而湿浊内蕴中焦，阻滞气机，既可郁而化热，而致水热互结，亦可因湿从寒化，出现水湿困脾之候；久则气血凝滞，脉道壅塞，瘀结水留更甚。肝脾日虚，病延及肾，肾火虚衰，不但无力温助脾阳，蒸化水湿，且开阖失司，气化不利，而致阳虚水盛；若阳伤及阴，或湿热内盛，湿聚热郁，热耗阴津，则肝肾之阴亏虚，肾阴既损，阳无以化，则水津失布，阴虚水停，故后期以虚为主。至此因肝、脾、肾三脏俱虚，运行蒸化水湿的功能更差，气滞、水停、血瘀三者错杂为患，壅结更甚，其胀日重。由于邪愈盛而正愈虚，故本虚标实，更为错综复杂，病势日益深重。

由于臌胀病情易于反复，预后一般较差，故属于中医风、痨、臌、膈四大难症之一，因气、血、水互结，邪盛而正衰，治疗较为棘手。若病在早期，正虚不著，经适当调治，腹水可以消失，病情可趋缓解。如延至晚期，邪实正虚，则预后较差，腹水反复发生，病情不易稳定。如阴虚血热，络脉瘀损，可致鼻衄、齿衄，甚或大量呕血、便血；或肝肾阴虚，邪从热化，蒸液生痰，内蒙心窍，引动肝风，则见神昏谵语、痉厥等严重征象；如脾肾阳虚，湿浊内蒙，蒙蔽心窍，亦可导致神糊昏厥之变，终至邪陷正虚，气阴耗竭，由闭转脱，病情极为险恶。

〔诊查要点〕

一、诊断依据

1. 初起脘腹作胀，食后尤甚，继而腹部胀大如鼓，重者腹壁青筋显露，脐孔突起。

2. 常伴乏力、纳差、尿少及齿衄、鼻衄、皮肤紫斑等出血现象，可见面色萎黄、黄疸、手掌殷红、面颈胸部红丝赤缕、血痣及蟹爪纹。

3. 本病常有酒食不节、情志内伤、虫毒感染或黄疸、胁痛、癥积等病史。

二、病证鉴别

1. 臌胀与水肿　臌胀主要为肝、脾、肾受损，气、血、水互结于腹中，以腹部胀大为主，四肢肿不甚明显。晚期可出现肢体浮肿，每兼见面色青晦，面颈部有血痣赤缕，胁下癥积坚硬，腹皮青筋显露等。水肿主要为肺、脾、肾功能失调，水湿泛溢肌肤。其浮肿多从眼睑开始，继则延及头面及肢体，或下肢先肿，后及全身，每见面色㿠白、腰酸倦怠等，水肿较甚者亦可伴见腹水。

2. 气臌、水臌与血臌　腹部膨隆，嗳气或矢气则舒，腹部按之空空然，叩之如鼓，是为“气臌”，多属肝郁气滞；腹部胀满膨大，或状如蛙腹，按之如囊裹水，常伴下肢浮肿，是为“水臌”，多属阳气不振，水湿内停；脘腹坚满，青筋显露，腹内积块痛如针刺，面颈部赤丝血缕，是为“血臌”，多属肝脾血瘀水停。临床上气、血、水三者常相兼为患，但各有侧重，掌握上述特点，有助于辨证。

〔辨证论治〕

一、辨证要点

本病多属本虚标实之证。临床首先应辨其虚实标本的主次，标实者当辨气滞、血瘀、水湿的偏盛，本虚者当辨阴虚与阳虚的不同。

二、治疗原则

标实为主者，当根据气、血、水的偏盛，分别采用行气、活血、祛湿利水或暂用攻逐之法，同时配以疏肝健脾；本虚为主者，当根据阴阳的不同，分别采取温补脾肾或滋养肝肾法，同时配合行气活血利水。由于本病总属本虚标实错杂，故治当攻补兼施，补虚不忘实，泻实不忘虚。

三、证治分类

1. 气滞湿阻证

症状：腹胀按之不坚，胁下胀满或疼痛，饮食减少，食后胀甚，得嗳气、矢气稍减，小便短少，舌苔薄白腻，脉弦。

证机概要：肝郁气滞，脾运不健，湿浊中阻。

治法：疏肝理气，运脾利湿。

代表方：柴胡疏肝散合胃苓汤加减。前方以疏肝理气为主，适用于胸胁闷胀疼痛较著者；后方以运脾利湿消胀为主，适用于腹胀、尿少、苔腻较著者。

常用药：柴胡、香附、郁金、青皮疏肝理气；川芎、白芍养血和血；苍术、厚朴、陈皮运脾化湿消胀；茯苓、猪苓利水渗湿。

胸脘痞闷，腹胀，嗳气为快，气滞偏甚者，可酌加佛手、沉香、木香调畅气机；如尿少，腹胀，苔腻者，加砂仁、大腹皮、泽泻、车前子以加强淡渗利湿作用；若神倦，便溏，舌质淡者，宜酌加党参、附片、干姜、川椒以温阳益气，健脾化湿；如兼胁下刺痛，舌紫，脉涩者，可加延胡索、莪术、丹参等活血化瘀药物。

2. 寒水困脾证

症状：腹大胀满，按之如囊裹水，甚则颜面微浮，下肢浮肿，脘腹痞胀，得热则舒，周身困倦，怯寒懒动，小便短少，大便溏薄，舌苔白腻，脉弦迟。

证机概要：湿邪困遏，脾阳不振，寒水内停。

治法：温中健脾，行气利水。

代表方：实脾饮加减。本方有振奋脾阳、温运水湿的作用，适用于脾阳不振，寒湿内盛之肿胀。

常用药：白术、苍术、附子、干姜振奋脾阳，温化水湿；厚朴、木香、草果、陈皮行气健脾除湿；茯苓、泽泻利水渗湿。

浮肿较甚，小便短少，可加肉桂、猪苓、车前子温阳化气，利水消肿；如兼胸闷咳喘，可加葶苈子、紫苏子、半夏等泻肺行水，止咳平喘；如胁腹痛胀，可加郁金、香附、青皮、砂仁等理气和络；如脘闷纳呆，神疲，便溏，下肢浮肿，可加党参、黄芪、山药、泽泻等健脾益气利水。

3. 水热蕴结证

症状：腹大坚满，脘腹胀急，烦热口苦，渴不欲饮，或有面目、皮肤发黄，小便赤涩，大便秘结或溏垢，舌边尖红，苔黄腻或兼灰黑，脉象弦数。

证机概要：湿热壅盛，蕴结中焦，浊水内停。

治法：清热利湿，攻下逐水。

代表方：中满分消丸合茵陈蒿汤加减。中满分消丸有清热化湿、行气利水作用，适用于湿热蕴结，脾气阻滞所致胀满；茵陈蒿汤清泻湿热，通便退黄，用于湿热黄疸。

常用药：茵陈、金钱草、栀子、黄柏清化湿热；苍术、厚朴、砂仁行气健脾化湿；大黄、猪苓、泽泻、车前子、滑石分利二便。

热势较重，常加连翘、龙胆、半边莲清热解毒；小便赤涩不利者，加葫芦、蟋蟀粉(另吞服)通利小便；如腹部胀急殊甚，大便干结，可用舟车丸行气逐水，但其作用峻烈，不可过用。

4. 瘀结水留证

症状：脘腹坚满，青筋显露，胁下癥结，痛如针刺，面色晦暗黧黑，或见赤丝血缕，面、颈、胸、臂出现血痣或蟹爪纹，口干不欲饮水，或见大便色黑，舌质紫黯或有紫斑，脉细涩。

证机概要：肝脾瘀结，络脉滞涩，水气停留。

治法：活血化瘀，行气利水。

代表方：调营饮加减。本方活血化瘀、行气利水，适用于瘀血阻滞、水湿内停之肿胀。

常用药：当归、赤芍、桃仁、三棱、莪术、鳖甲化瘀散结；大腹皮行气消胀；马鞭草、益母草、泽兰、泽泻、赤茯苓化瘀利水。

胁下癥积肿大明显，可选加穿山甲、䗪虫、牡蛎，或配合鳖甲煎丸内服，以化瘀消癥；如瘀血内停，腹部肿块，肌肤甲错，目眶黯黑，潮热羸瘦，经闭不行，中成药可服大黄䗪虫丸以活血破瘀、通经消痞；如病久体虚，气血不足，或攻逐之后，正气受损，宜用八珍汤或人参养荣丸等补养气血；如大便色黑，可加三七、茜草、侧柏叶等化瘀止血；如病势恶化，大量吐血、下血，或出现神志昏迷等危象，当辨阴阳之衰脱而急救之。

5. 阳虚水盛证

症状：腹大胀满，形似蛙腹，朝宽暮急，面色苍黄，或呈㿠白，脘闷纳呆，神倦怯寒，肢冷浮肿，小便短少不利，舌体胖，边有齿痕，质紫，苔白滑，脉沉细无力。

证机概要：脾肾阳虚，不能温运，水湿内聚。

治法：温补脾肾，化气利水。

代表方：附子理苓汤或济生肾气丸加减。前方由附子理中汤合五苓散组成，有温阳健脾、化气利水作用，适用于脾阳虚弱、水湿内停者；济生肾气丸即金匮肾气丸加牛膝、车前子，有温肾化气、利水消肿作用，适用于肾阳虚衰、水气不化者。

常用药：附子、干姜、人参、白术、鹿角片、胡芦巴温补脾肾；茯苓、泽泻、葫芦、车前子利水消胀。

偏于脾阳虚弱，神疲乏力，少气懒言，纳少，便溏者，可加黄芪、山药、薏苡仁、扁豆益气健脾；偏于肾阳虚衰，面色苍白，怯寒肢冷，腰膝酸冷疼痛者，酌加肉桂、仙茅、淫羊藿等，以温补肾阳。

6. 阴虚水停证

症状：腹大胀满，形体消瘦，或见青筋暴露，面色晦滞，唇紫，口干而躁烦失眠，时或鼻衄，牙龈出血，小便短少，舌质红绛少津，苔少或光剥，脉弦细数。

证机概要：肝肾阴虚，津液失布，水湿内停。

治法：滋肾柔肝，养阴利水。

代表方：六味地黄丸合一贯煎加减。前方重在滋养肾阴，用于肾阴亏虚，腰酸，低热，口干等症；后方养阴柔肝，用于阴虚肝郁，胁肋隐痛，内热烦躁，舌红苔少之症。

常用药：沙参、麦冬、生地黄、山茱萸、枸杞子、楮实子滋养肾阴；猪苓、茯苓、泽泻、玉米须淡渗利湿。

津伤口干明显，可酌加石斛、玄参、芦根等养阴生津；如青筋显露，唇舌紫暗，小便短少，可加丹参、益母草、泽兰、马鞭草等化瘀利水；如腹胀甚，加枳壳、大腹皮以行气消胀；兼有潮热、烦躁，酌加地骨皮、白薇、栀子以清虚热；齿鼻衄血，加鲜茅根、藕节、仙鹤草之类以凉血止血；如阴虚阳浮，症见耳鸣、面赤、颧红，宜加龟甲、鳖甲、牡蛎等滋阴潜阳；湿热留恋不清，溲赤涩少，酌加知母、黄柏、六一散、金钱草等清热利湿。

附　变证

臌胀病后期，肝、脾、肾受损，水湿瘀热互结，正虚邪盛，危机四伏。若药食不当，或复感外邪，病情可迅速恶化，导致大量出血、昏迷、虚脱等多种危重症候。

1. 大出血　骤然大量呕血，血色鲜红，大便下血，暗红或油黑。多属瘀热互结，热追血溢，治宜清热凉血、活血止血，方用犀角地黄汤加三七、仙鹤草、地榆炭、血余炭、大黄炭等；若大出血之后，气随血脱，阳气衰微，汗出如油，四肢厥冷，呼吸微弱，脉细微欲绝，治宜回阳固脱、益气摄血，方用大剂独参汤加山茱萸，并可与“血证”节互参。

2. 昏迷　痰热内扰，蒙蔽心窍，症见神识昏迷，烦躁不安，甚则怒目狂叫，四肢抽搐颤动，口臭便秘，溲赤尿少，舌红苔黄，脉弦滑数，治当清热豁痰、开窍息风，方用安宫牛黄丸合龙胆泻肝汤加减，亦可用醒脑静注射液静脉滴注。若痰浊壅盛，蒙蔽心窍，症见静卧嗜睡、语无伦次、神情淡漠、舌苔厚腻，治当化痰泄浊开窍，方用苏合香丸合菖蒲郁金汤。煎剂中酌选石菖蒲、郁金、远志、茯神、天竺黄、陈胆南星、竹沥半夏等豁痰开窍。热甚加黄芩、黄连、龙胆、栀子；动风抽搐加石决明、钩藤；腑实便闭加大黄、芒硝；津伤，舌质干红，加麦冬、石斛、生地黄。病情继续恶化，昏迷加深，汗出肤冷，气促，撮空理线，两手抖动，脉细微弱者，为气阴耗竭，正气衰败，急予生脉散、参附龙牡汤以敛阴回阳固脱。

〔预后转归〕

本病初期，虽腹胀大，正气渐虚，但经合理治疗，尚可带病延年；若病至晚期，腹大如瓮，青筋暴露，脐心突起，大便如鸭溏，四肢消瘦，邪实正虚，则预后较差，腹水反复发生，病情不易稳定。若饮食不节，或服药不当，或劳倦过度，或正虚感邪，皆可致病情恶化。

〔预防调护〕

平时应饮食有节，低盐饮食，禁生冷、油腻、辛辣、油炸、粗糙、坚硬类食物。忌饮酒，少吸烟，避免与血吸虫、疫水、肝毒性物质接触。

如感受外邪，应及时治疗。加强护理，防止正虚邪袭。注意饮食营养，多食用蔬菜、水果等富含维生素的食物。注意休息，病重者以卧床休息为主。保持情绪稳定，避免精神刺激，消除恐惧心理，增强治疗信心。

〔临证备要〕

1. 逐水法的应用及注意事项　臌胀患者病程较短，正气尚未过度消耗，而腹胀殊甚，腹水不退，尿少便秘，脉实有力者，可遵照《素问·阴阳应象大论》“中满者，泻之于内”的原则，酌情使用逐水之法，以缓其苦急，主要适用于水热蕴结和水湿困脾证。常用逐水方药如牵牛子粉(每次吞服1.5～3 g，每日1～2次)，舟车丸(每服3~6 g，每日1次，清晨空腹温开水送下)，控涎丹(3～5 g，清晨空腹顿服)，十枣汤(可改为药末，芫花、甘遂、大戟各等份，装胶囊，每服1.5～3g，用大枣煎汤调服，每日1次，清晨空腹服)。以上攻逐药物，一般以2～3日为一个疗程，必要时停3～5日后再用。临床使用注意事项：①中病即止。遵循“衰其大半而止”的原则，以免损伤脾胃，引发变证。②严密观察病情，注意药后反应。一旦发现严重呕吐、腹痛、腹泻者，应立即停药并做处理。③明确禁忌证。臌胀日久，正虚体弱，或发热，黄疸日渐加深，或有消化道溃疡，曾并发消化道出血，或见出血倾向者，均不宜使用。

2. 祛邪与扶正药物的配合　本患者者治疗每用祛邪消胀诸法。若邪实而正虚，在使用行气、活血、利水、攻逐时，需配合扶正药物，如党参、黄芪等。临证应根据病情采用攻补兼施之法，注重扶助正气，调理脾胃，减少副作用，增强疗效。

3. 臌胀“阳虚易治，阴虚难调”　水为阴邪，得阳则化，故阳虚患者使用温阳

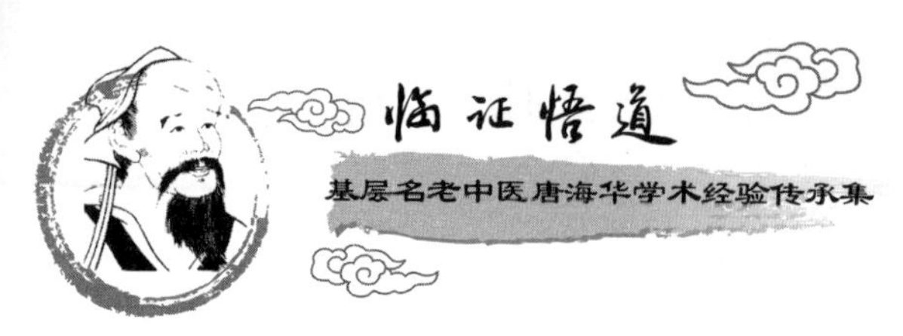

利水药物，腹水较易消退。若是阴虚型臌胀，温阳易伤阴，滋阴又助湿，治疗颇为棘手。临证可选用甘寒淡渗之品，如沙参、麦冬、楮实子、干地黄、芦根、茅根、猪苓、茯苓、泽泻、车前草等，以达到滋阴生津而不黏腻助湿的效果。此外，在滋阴药中少佐温化之品(如小量桂枝或附子)，既有助于通阳化气，又可防止滋腻太过。

第五节　眩晕

眩是指眼花或眼前发黑，晕是指头晕甚或感觉自身或外界景物旋转。二者常同时并见，故称为“眩晕”。轻者闭目即止，重者如坐车船，旋转不定，不能站立，或伴有恶心、呕吐、汗出，甚则仆倒等症状。

《内经》对本病的病因病机做了较多的论述，认为眩晕属肝所主，与髓海不足、血虚、邪中等多种因素有关。如《素问·至真要大论》曰：“诸风掉眩，皆属于肝。”《灵枢·海论》曰：“髓海不足，则脑转耳鸣，胫酸眩冒。”《灵枢·卫气》曰：“上虚则眩。”《灵枢·大惑论》曰：“故邪中于项，因逢其身之虚……入于脑则脑转，脑转则引目系急，目系急则目眩以转矣。”《素问·六元正纪大论》曰：“木郁之发……甚则耳鸣眩转。”汉代张仲景认为，痰饮是眩晕的重要致病因素之一，《金匮要略·痰饮咳嗽病脉证并治》曰：“心下有支饮，其人苦冒眩，泽泻汤主之。”至金元时期，对眩晕的概念、病因病机及治法方药均有了进一步的认识。《素问玄机原病式·五运主病》曰：“风火皆属阳，多为兼化，阳主乎动，两动相搏，则为之旋转。”主张眩晕的病机应从风火立论。而《丹溪心法·头眩》则强调“无痰则不作眩”，提出了痰水致眩学说。明清时期对于眩晕发病又有了新的认识。《景岳全书·眩运》曰：“眩运一证，虚者居其八九，而兼火兼痰者，不过十中一二耳。”强调指出：“无虚不能作眩。”《重订严氏济生方·眩晕门》曰：“所谓眩晕者，眼花屋转，起则眩倒是也，由此观之，六淫外感，七情内伤，皆能导致。”首提六淫七情所伤致眩说。《医学正传·眩运》曰：“大抵人肥白而作眩者，治宜清痰降火为先，而兼补气之药；人黑瘦而作眩者，治宜滋阴降火为要，而带抑肝之剂。”指出眩晕的治疗亦当分别针对不同体质及证候，辨证治之。此外《医学正传·眩运》还记载了“眩运者，中风之渐也”，认识到眩晕与中风之间有一定的内在联系。

眩晕是临床常见病证，可见于梅尼埃病、良性位置性眩晕、低血糖症、高血压病、低血压病、脑动脉硬化症、椎-基底动脉供血不足、贫血等。

〔病因病机〕

眩晕的病因主要有外邪、情志、饮食、体质、年龄、作息、外伤等方面。如《类证治裁·眩晕》曰：“良由肝胆乃风木之脏，相火内寄，其性主动主升。或由身心过动，或由情志郁勃，或由地气上腾，或由冬藏不密，或由高年肾液已衰，水不涵木，以致目昏耳鸣，震眩不定。”其病性有虚实两端，属虚者居多，如阴虚易肝风内动，血虚则脑失所养，精亏则髓海不足，均可导致眩晕。属实者多由于痰浊壅遏，化火上蒙，或瘀血凝滞，经脉痹阻而形成眩晕。

一、病因

1. 情志不遂　忧郁恼怒太过，肝失条达，肝气郁结，气郁化火，肝阴耗伤，风阳

易动，上扰头目，发为眩晕。

2. 年高体弱　肾为先天之本，主藏精生髓，脑为髓之海。若年高肾精亏虚，髓海不足，无以充盈于脑，或体虚多病，损伤肾精肾气，或房劳过度，阴精亏虚，均可导致髓海空虚，发为眩晕。如肾阴素亏，水不涵木，肝阳上亢，肝风内动，亦可发为眩晕。

3. 久病劳倦　若久病体虚，脾胃虚弱，或失血之后，耗伤气血，或忧思劳倦，均可导致气血两虚，气虚则清阳不升，血虚则清窍失养，故而发为眩晕。

4. 饮食不节　嗜酒无度，过食肥甘，损伤脾胃，以致健运失司，水湿内停，积聚生痰，痰阻中焦，清阳不升，头窍失养，故发为眩晕；或饮食衰少，气血不足，致脑失所养，发为眩晕。

5. 外感六淫　寒则收引，热则弛张，巅顶之上唯风可到，湿性黏滞，燥性干涩，均致经脉运行失度，挛急异常，而致脑失所养，发为眩晕。

此外，跌仆坠损，头脑外伤，瘀血停留，阻滞经脉，而致气血不能上荣于头目，故眩晕时作。

二、病机

眩晕之基本病理变化，不外虚实两端。虚者为气、血、精不足，髓海失养；实者为风、火、痰、瘀扰乱，清窍失宁。本病的病位在于脑窍，其病变脏腑与肝、脾、肾三脏相关。肝乃风木之脏，其性主动主升，若肝肾阴亏，水不涵木，阴不维阳，阳亢于上，或气火暴升，上扰头目，则发为眩晕。脾为后天之本，气血生化之源，若脾胃虚弱，气血亏虚，清窍失养，或脾失健运，痰浊中阻，或风阳夹痰，上扰清空，均可发为眩晕。肾主骨生髓，脑为髓海，肾精亏虚，髓海失充，亦可发为眩晕。

在眩晕的病变过程中，各种病因彼此影响，病机相互兼夹或转化。如脾胃虚弱，气血亏虚而生眩晕，而脾虚又可聚湿生痰，二者相互影响，临床上可以表现为气血亏虚兼有痰湿中阻的证候。如痰湿中阻，郁久化热，形成痰火为患，甚至火盛伤阴，形成阴亏于下、痰火上蒙的复杂局面。再如肾精不足，本属阴虚，若阴损及阳，或精不化气，可以转为肾阳不足或阴阳两虚之证。此外，风阳每夹有痰火，肾虚可以导致肝旺，久病入络形成瘀血，故临床常形成虚实夹杂之证候。若中年以上，阴虚阳亢，风阳上扰，眩晕常作者往往有中风暴厥的可能。

〔诊查要点〕

一、诊断依据

1. 头晕目眩，视物旋转，轻者闭目即止，重者如坐车船，甚则仆倒。

2. 可伴有恶心呕吐、眼球震颤、耳鸣耳聋、汗出、心悸心慌、面色苍白等。

二、病证鉴别

1. 眩晕与中风　中风以猝然昏仆，不省人事，口舌㖞斜，半身不遂，失语，或不经昏仆，仅以㖞僻不遂为特征。眩晕之甚者晕倒与中风昏仆相似，但晕倒者记忆空白，瞬间即清，且无半身不遂、口舌㖞斜诸症。也有部分中风患者，以眩晕、头痛为其先兆表现，故临证当注意中风与眩晕的区别与联系。

2. 眩晕与厥证　厥证以突然昏仆，不省人事，四肢厥冷为特征，发作后可在短时间内苏醒，严重者可一厥不复而死亡。眩晕严重者也有欲仆或晕旋仆倒的表现，但眩晕患者记忆空白，意识并不丧失。

〔辨证论治〕

一、辨证要点

1. 辨相关脏腑　眩晕病在脑窍，但与肝、脾、肾三脏功能失调密切相关。肝阳上亢之眩晕兼见头胀痛、面色潮红、急躁易怒、口苦脉弦等症状。脾胃虚弱，气血不足之眩晕，兼有纳呆、乏力、面色㿠白等症状。脾失健运，痰湿中阻之眩晕，兼见纳呆呕恶、头痛、苔腻诸症。肾精不足之眩晕，多兼有腰酸腿软、耳鸣如蝉等症。

2. 辨标本虚实　凡眩晕轻，反复发作，遇劳即发，伴两目干涩，腰膝酸软，或面色㿠白，神疲乏力，脉细或弱者，多属虚证，由精血不足或气血亏虚所致。凡眩晕重，或突然发作，视物旋转，伴呕恶痰涎，头痛，面赤，形体壮实者，多属痰湿所致；瘀血所致者，眩晕日久，伴头痛，痛点固定，唇舌紫暗，舌有瘀斑；肝阳风火所致者，眩晕，面赤，烦躁，口苦，肢麻震颤，甚则昏仆，脉弦有力。

二、治疗原则

眩晕的治疗原则是补虚泻实，调整阴阳。虚者当补益气血，滋养肝肾，填精生髓；实者当潜阳息风，清肝泻火，化痰行瘀。

三、证治分类

1. 肝阳上亢证

症状：眩晕，耳鸣，头目胀痛，口苦，失眠多梦，遇烦劳郁怒而加重，甚则仆倒，颜面潮红，急躁易怒，肢麻震颤，舌红苔黄，脉弦或数。

证机概要：肝阳风火，上扰清窍。

治法：平肝潜阳，清火息风。

代表方：天麻钩藤饮加减。本方平肝潜阳、清火息风，可用于肝阳偏亢、风火上扰而导致的眩晕。

常用药：天麻、石决明、钩藤平肝潜阳息风；牛膝、杜仲、桑寄生补益肝肾；黄芩、栀子、菊花清肝泻火；白芍柔肝滋阴。

若肝火上炎较甚，口苦目赤，烦躁易怒者，酌加龙胆、川楝子、夏枯草；若肝肾阴虚较甚，目涩耳鸣，腰酸膝软，可酌加何首乌、生地黄、玄参；若见目赤便秘，可选加当归龙荟丸；若眩晕剧烈，兼见手足麻木或震颤者，加羚羊角、石决明、蜈蚣等。

2. 痰湿中阻证

症状：眩晕，头重昏蒙，或伴视物旋转，胸闷恶心，呕吐痰涎，食少多寐，舌苔白腻，脉濡滑。

证机概要：痰浊中阻，上蒙清窍，清阳不升。

治法：化痰祛湿，健脾和胃。

代表方：半夏白术天麻汤加减。本方燥湿化痰、平肝息风，可用于治疗脾虚湿盛、风痰上扰之眩晕。

常用药：半夏、陈皮健脾燥湿化痰；白术、薏苡仁、茯苓健脾化湿；天麻化痰息风，止头眩。

若眩晕较甚，呕吐频作，视物旋转，可酌加赭石、竹茹、生姜、旋覆花；若脘闷纳呆，加砂仁、豆蔻；若兼见耳鸣重听，可酌加郁金、菖蒲、葱白；若痰郁化火，头痛头胀，心烦口苦，渴不欲饮，舌红苔黄腻，脉弦滑者，宜用黄连温胆汤。

3. 瘀血阻窍证

症状：眩晕，头痛，兼见健忘，失眠，心悸，精神不振，耳鸣耳聋，面唇紫暗，舌暗有瘀斑，脉涩或细涩。

证机概要：瘀血阻络，气血不畅，脑失所养。

治法：祛瘀生新，活血通窍。

代表方：通窍活血汤加减。本方活血化瘀、通窍止痛，可用于治疗跌仆外伤、瘀阻头窍而导致的眩晕、头痛诸症。

常用药：川芎、赤芍、桃仁、红花活血化瘀，通窍止痛；白芷、菖蒲、老葱通窍理气，温经止痛；当归养血活血；地龙、全蝎善入经络，镇痉祛风。

若兼见神疲乏力，少气自汗等症，加入黄芪、党参；若兼心烦面赤，舌红苔黄者，加栀子、连翘、薄荷、桑叶、菊花；若兼畏寒肢冷，感寒加重，可加附子、桂枝；头颈部不能转动者，加威灵仙、鬼箭羽、王不留行。

4. 气血亏虚证

症状：眩晕动加剧，劳累即发，面色皖白，神疲乏力，倦怠懒言，唇甲不华，发色不泽，心悸少寐，纳少腹胀，舌淡苔薄白，脉细弱。

证机概要：气血亏虚，清阳不展，脑失所养。

治法：补益气血，调养心脾。

代表方：归脾汤加减。本方补益气血、健脾养心，主治因心脾两虚、气血不足而导致的眩晕等。

常用药：党参、白术、黄芪益气健脾；当归、熟地黄、大枣补血生血养心；茯苓、炒扁豆、生姜补中健脾；远志、茯神、龙眼养血安神。

若中气不足，清阳不升，兼见气短乏力，纳少神疲，便溏下坠，脉象无力者，可合用补中益气汤；若自汗时出，易于感冒，当重用黄芪，加防风、浮小麦；若脾虚湿盛，腹泻或便溏，腹胀纳呆，舌淡舌胖，边有齿痕，可酌加薏苡仁、炒扁豆、泽泻等，当归宜炒用；若兼见形寒肢冷，腹中隐痛，脉沉者，可酌加桂枝、干姜；若血虚较甚，面色皖白，唇舌色淡者，可加阿胶、紫河车粉(冲服)；兼见心悸怔忡，少寐健忘者，可加柏子仁、合欢皮、首乌藤。

5. 肾精不足证

症状：眩晕日久不愈，精神萎靡，腰酸膝软，少寐多梦，健忘，两目干涩，视力减退；或遗精滑泄，耳鸣齿摇；或颧红咽干，五心烦热，舌红少苔，脉细数；或面色皖白，形寒肢冷，舌淡嫩，苔白，脉弱尺甚。

证机概要：肾精不足，髓海空虚，脑失所养。

治法：滋养肝肾，益精填髓。

代表方：左归丸加减。本方滋阴补肾、填精补髓，主治因肾精不足、髓海失养而导致的眩晕。

常用药：熟地黄、山茱萸、山药滋阴补肾；龟甲、鹿角胶、紫河车滋肾助阳，益精填髓；杜仲、枸杞子、菟丝子补益肝肾；牛膝强肾益精。

若阴虚火旺，症见五心烦热，潮热颧红，舌红少苔，脉细数者，可加鳖甲、知母、黄柏、牡丹皮、地骨皮等；若肾失封藏固摄，遗精滑泄者，可酌加芡实、莲须、桑螵蛸、紫石英等；若兼失眠，多梦，健忘者，加阿胶、鸡子黄、酸枣仁、柏子仁等。

若阴损及阳，肾阳虚明显，表现为四肢不温，形寒怕冷，精神萎靡，舌淡脉沉者，或予右归丸，或酌配巴戟天、淫羊藿、肉桂。若兼见下肢浮肿，尿少等症，可加桂枝、茯苓、泽泻等；若兼见便溏，腹胀少食，可加白术、茯苓。

〔预后转归〕

眩晕多虚实互见，迁延反复，时作时止。眩晕发作时，积极治疗每可中止眩晕或减轻眩晕程度；迁延日久者，要积极寻找病因并治疗原发疾病，才能达到治疗目的。极少数患者治疗不当或不及时，有发为中风之虞。

〔预防调护〕

预防眩晕之发生，应避免和消除能导致眩晕发生的各种内外致病因素。要坚持适当的体育锻炼，增强体质；保持心情舒畅，情绪稳定，防止七情内伤；注意劳逸结合，避免体力和脑力的过度劳累；饮食有节，防止暴饮暴食，少食肥甘醇厚及过咸伤肾之品，尽量戒烟戒酒。

〔临证备要〕

1．“诸风掉眩，皆属于肝”　肝木旺，风气甚，则头目眩晕，故眩晕之病与肝关系最为密切。其病位虽主要在肝，但由于患者体质因素及病机演变的不同，可表现肝阳上亢、内风上旋，水不涵木、虚阳上扰，阴血不足、血虚生风，肝郁化火、火性炎上等不同的证候，因此，临证之时，当根据病机的异同择用平肝、柔肝、养肝、疏肝、清肝诸法。

2．警惕“眩晕乃中风之渐”　眩晕一证在临床较为多见，其病变以虚实夹杂为主，其中因肝肾阴亏，肝阳上亢而导致的眩晕最为常见，此型眩晕若肝阳暴亢，阳亢化风，可夹痰夹火，窜走经隧，患者可以出现眩晕头胀，面赤头痛，肢麻震颤，甚则昏倒等症状，当警惕有发生中风的可能。必须严密监测血压、神志、肢体肌力、感觉等方面的变化，以防病情突变。还应嘱咐患者忌恼怒急躁，忌肥甘厚味和醇酒，按时服药，控制血压，定期就诊，监测病情变化。

3．部分患者可配合手法治疗　部分眩晕患者西医诊断属椎-基底动脉供血不足，检查多发现有颈椎病的表现，临证除给予药物治疗外，还可以适当配合手法治疗，以缓解颈椎病的症状。还应嘱患者注意锻炼颈肩部肌肉，避免突然、剧烈地改变头部体位。避免高空作业。

第六节　头　痛

头痛是指由于外感六淫或内伤杂病致使头部脉络拘急或失养，清窍不利所引起的，以自觉头痛为临床特征的一种常见病证。既可单独出现，亦可见于多种疾病的过程中。

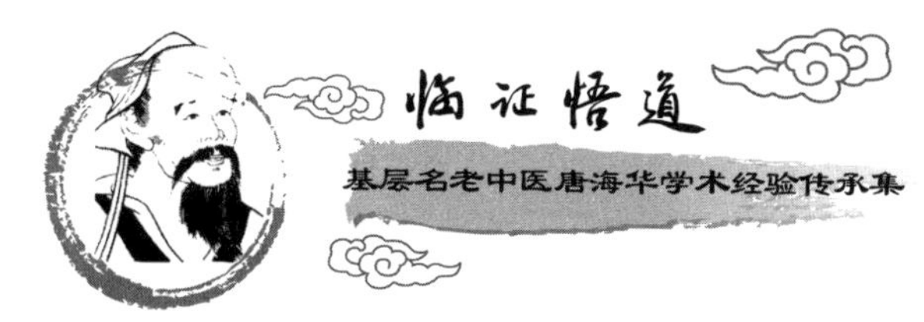

我国对头痛病认识很早，在殷商甲骨文就有“疾首”的记载。《内经》称本病为“脑风”“首风”，并认为其病因不外外感与内伤两端。如《素问·奇病论》曰：“帝曰：人有病头痛以数岁不已，此安得之，名曰何病?岐伯曰：当有所犯大寒，内至骨髓，髓者以脑为主，脑逆故令头痛，齿亦痛，病名曰厥逆。”《素问·风论》曰：“风气循风府而上，则为脑风。”“新沐中风，则为首风。”《内经》的这些论述，奠定了头痛证治的理论基础。汉·张仲景《伤寒论》中论及太阳、阳明、少阳、厥阴病头痛的见症，并列举了治疗头痛的不同方药，如“干呕，吐涎沫，头痛者，吴茱萸汤主之”。金元时期李东垣将头痛分为外感头痛和内伤头痛，补充了太阴头痛和少阴头痛，并主张分经用药，从而为头痛分经用药奠定了基础。金元时期朱丹溪强调痰与火在头痛发病中的地位，如《丹溪心法·头痛》曰：“头痛多主于痰，痛甚者火多，有可吐者，可下者。”并提出头痛“如不愈各加引经药，太阳川芎，阳明白芷，少阳柴胡，太阴苍术，少阴细辛，厥阴吴茱萸”。至今对临床仍有指导意义。部分医著中还记载有“头风”一名，明·王肯堂《证治准绳·杂病》曰：“医书多分头痛、头风为二门，然一病也，但有新久去留之分耳。浅而近者名头痛，其痛猝然而至，易于解散速安也；深而远者为头风，其痛作止不常，愈后遇触复发也。皆当验其邪所从来而治之。”清·王清任大倡瘀血之说，《医林改错·血府逐瘀汤所治之症目》曰：“查患头痛者，无表证，无里证，无气虚、痰饮等证，忽犯忽好，百方不效，用此方1剂而愈。”至此，对头痛的认识也日趋丰富。

本节主要讨论内科常见的头痛。西医学中的偏头痛、紧张性头痛、丛集性头痛、三叉神经性头痛以及其他原发性头痛，可参考本节内容辨证施治。一些继发性头痛，如脑神经痛、中枢和原发性颜面痛及其他头痛，也可参考本节内容辨证施治。

〔病因病机〕

头为“诸阳之会”“清阳之府”，又为髓海之所在，居于人体之最高位，五脏之精血、六腑之清气皆上注于头，手足三阳经亦上会于头。若六淫之邪上犯清窍，阻遏清阳；或痰浊、瘀血痹阻经络，壅遏经气；或肝阴不足，肝阳偏亢，上扰清窍；或气虚清阳不升；或血虚头窍失养；或肾精不足，髓海空虚，均可导致头痛的发生。

一、病因

1. 感受外邪　起居不慎，感受风、寒、湿、热之邪，邪气上犯头部，清阳之气受阻，气血不畅，而发为头痛。因风为六淫之首，“伤于风者，上先受之”，故导致头痛的六淫之中，以风邪为主要病因，多夹寒、热、湿邪而发病。

2. 情志失调　忧郁恼怒，情志不遂，肝气郁结，郁而化火，上扰清窍，可发为头痛。若肝火郁久，耗伤阴血，肝肾亏虚，阴虚阳亢，亦可引发头痛。

3. 饮食劳倦及体虚久病　饮食不节，或劳逸失度，或病后正气受损，脾失健运，气血化源不足，营血亏虚，或清阳不升，脑失所养，可致头痛的发生。若因饮食不节，嗜酒太过，或过食辛辣肥甘，脾失健运，痰湿内生，阻遏清阳，上蒙清窍而为痰浊头痛。

4. 先天不足或房事不节　禀赋不足，或房劳过度，使肾精久亏。肾主骨生髓，髓上通于脑，脑髓有赖于肾精的不断化生。若肾精久亏，脑髓空虚，不荣则痛，发为头痛；若阴损及阳，肾阳虚弱，清阳不展，亦可发为头痛。

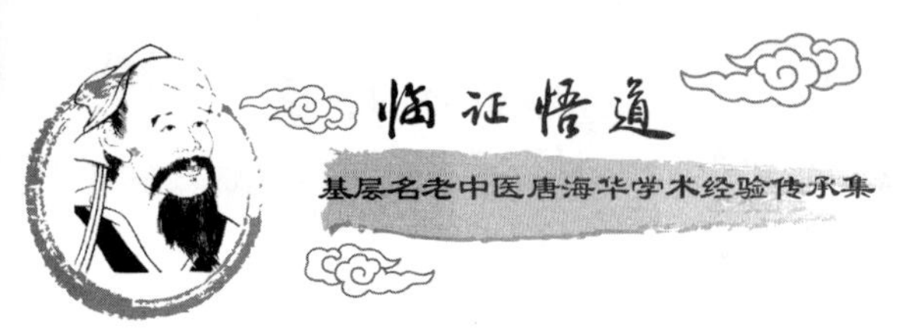

5. 头部外伤或久病入络　跌仆坠损，头脑外伤，或久病入络，气血滞涩，瘀血阻于脑络，不通则痛，发为头痛。

二、病机

头痛的基本病机可以归纳为不通则痛和不荣则痛。外感头痛为外邪上扰清空，壅滞经络，络脉不通。内伤头痛与肝、脾、肾三脏的功能失调有关。因脑为髓之海，依赖于肝肾精血充养及脾胃运化水谷精微，输布气血上充于脑。

外感头痛属表属实；内伤头痛中气血亏虚、肾精不足之头痛属虚证，肝阳、痰浊、瘀血所致之头痛多以实为主。

外感头痛一般病程较短，预后较好；内伤头痛大多起病较缓，病程较长，病机较为复杂。虚实在一定条件下可以相互转化，例如痰浊中阻日久，脾胃受损，气血生化不足，头窍失荣，可转为气血亏虚之头痛。肝阳上亢、肝火炽盛日久，阳热伤阴，肾虚阴亏，可转为肾精亏虚的头痛，或阴虚阳亢，虚实夹杂之头痛。各种头痛迁延不愈，病久入络，又可转变为瘀血头痛。

〔诊查要点〕

一、诊断依据

1. 以头部疼痛为主要临床表现。头痛可发生在前额、两颞、巅顶、枕项或全头部。疼痛性质可为跳痛、刺痛、胀痛、灼痛、重痛、空痛、昏痛、隐痛等。头痛发作形式可为突然发作，或缓慢起病，或反复发作，时痛时止。疼痛的持续时间可长可短，可数分钟、数小时或数日、数周，甚则长期疼痛不已。

2. 外感头痛者多有起居不慎，感受外邪的病史。内伤头痛者常有情绪波动、失眠、饮食、劳倦、房事不节、病后体虚等病史。有的有头部外伤史。

二、病证鉴别

真头痛与一般头痛：真头痛为头痛的一种特殊重症，呈突发性剧烈头痛，持续不解，阵发加重，常伴有喷射性呕吐，肢厥，抽搐，本病凶险，应与一般头痛区别。

〔辨证论治〕

一、辨证要点

1. 辨外感头痛与内伤头痛　外感头痛因外邪致病，起病较急，一般疼痛较剧，多表现为掣痛、跳痛、灼痛、胀痛、重痛，痛无休止。内伤头痛起病缓慢，疼痛多较轻，表现为隐痛、空痛、昏痛，痛势悠悠，遇劳加重，时作时止，多属虚证；如因肝阳、痰浊、瘀血所致者属实，表现为头昏胀痛，或昏蒙重痛，或痛处固定的刺痛，常伴有肝阳、痰浊、瘀血的相应证候。

2. 辨头痛之相关经络　太阳头痛，在头后部，下连于项；阳明头痛，在前额部及眉棱骨等处；少阳头痛，在头之两侧，并连及于耳；厥阴头痛则在巅顶部位，或连目系。

3. 辨头痛的性质　因于风寒者，头痛剧烈而连项背；因于风热者，头胀而痛；因于风湿者，头痛如裹；因于痰湿者，头痛而沉重；因于肝火者，头痛呈跳痛；因于肝阳者，头痛而胀；因于瘀血者，头痛部位固定，呈刺痛；因于虚者，头部隐痛，或空痛。

二、治疗原则

外感头痛属实证，以风邪为主，治疗当以祛风为主，兼以散寒、清热、祛湿。内伤头痛多属虚证或虚实夹杂证，虚者以补养气血或益肾填精为主，实证当平肝、化痰、行瘀，虚实夹杂者，酌情兼顾并治。

治疗头痛应重视循经用药。如太阳头痛选用羌活、蔓荆子、川芎；阳明头痛选用葛根、白芷、知母；少阳头痛选用柴胡、黄芩、川芎；厥阴头痛选用吴茱萸、藁本；少阴头痛选用细辛；太阴头痛选用苍术。

三、证治分类

(一)外感头痛

1. 风寒头痛

症状：头痛连及项背，常有拘急收紧感，或伴恶风畏寒，遇风尤剧，常喜裹头，口不渴，苔薄白，脉浮紧。

证机概要：风寒外袭，上犯头部，凝滞经脉。

治法：疏风散寒止痛。

代表方：川芎茶调散加减。本方有疏风散寒止痛作用，主要用于风寒上犯清窍所导致的头痛。

常用药：川芎善行头目，活血通窍，祛风止痛，为治头痛之要药；白芷、藁本、羌活、细辛、荆芥、防风疏风解表，散寒止痛。

若头痛，恶寒明显者，酌加麻黄、桂枝、制川乌等温经散寒。若寒邪侵于厥阴经脉，症见巅顶头痛，干呕，吐涎沫，甚则四肢厥冷，苔白，脉弦者，方用吴茱萸汤去人参，加藁本、川芎、细辛、半夏，以温散寒邪，降逆止痛。若寒邪客于少阴经脉，症见头痛、足寒、气逆、背冷、脉沉细，方用麻黄附子细辛汤加白芷、川芎，以温经散寒止痛。

2. 风热头痛

症状：头痛而胀，甚则头胀如裂，发热或恶风，面红目赤，口渴喜饮，大便不畅，或便秘，尿赤，舌尖红，苔薄黄，脉浮数。

证机概要：风热外袭，上扰清窍，窍络失和。

治法：疏风清热和络。

代表方：芎芷石膏汤加减。本方清热散风止痛，可用于风热上扰头窍而致的头痛。

常用药：菊花、桑叶、薄荷、蔓荆子辛凉微寒，轻清上浮，疏散风热，通窍止痛；川芎活血通窍，祛风止痛；白芷、羌活散风通窍而止头痛；生石膏、黄芩清热和络。

若烦热口渴，舌红少津者，可重用石膏，配知母、天花粉、芦根清热生津，栀子清热泻火。若头痛伴有大便秘结，腑气不通，口舌生疮者，可用黄连上清丸泄热通腑。若头痛伴有鼻流浊涕如脓，鼻根及鼻旁亦痛者，加苍耳子、辛夷、桑白皮、鱼腥草、藿香以清热散风除湿，通利鼻窍。

3. 风湿头痛

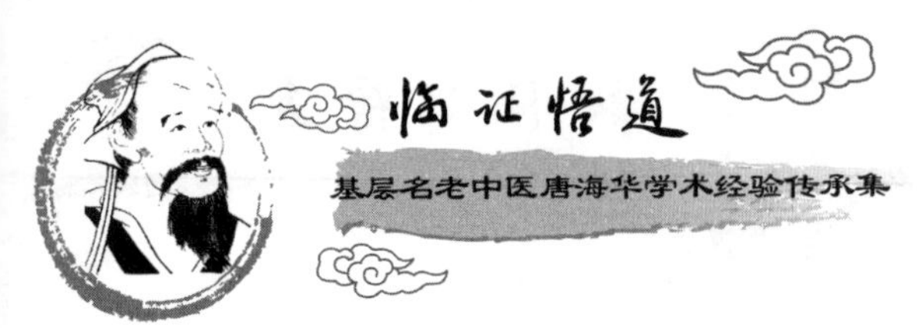

症状：头痛如裹，肢体困重，胸闷纳呆，大便或溏，舌苔白腻，脉濡。

证机概要：风湿之邪，上蒙头窍，困遏清阳。

治法：祛风胜湿通窍。

代表方：羌活胜湿汤加减。本方有祛风胜湿功效，用于风湿困遏所致之头痛。

常用药：羌活、独活、防风、藁本、白芷、细辛、蔓荆子祛风除湿散寒而止头痛；川芎辛温通窍，活血止痛。

若胸闷脘痞、腹胀便溏显著者，可加苍术、厚朴、陈皮、藿梗以燥湿宽中，理气消胀；若恶心、呕吐者，可加半夏、生姜、竹茹以降逆止呕；若纳呆食少者，加麦芽、神曲健胃助运；若小便短少者，加薏苡仁、淡竹叶以淡渗利湿。

病发于夏季，感受暑湿，症见头痛而胀，身热汗出，心烦口渴，胸闷欲呕者，方选黄连香薷饮加藿香、佩兰、蔓荆子、荷叶以清暑化湿。

(二)内伤头痛

1. 肝阳头痛

症状：头胀痛而眩，两侧为重，心烦易怒，夜寐不宁，口苦面红，或兼胁痛，舌红苔黄，脉弦数。

证机概要：肝失条达，气郁化火，阳亢风动。

治法：平肝潜阳息风。

代表方：天麻钩藤饮加减。本方平肝潜阳、补益肝肾，可用于肝阳偏亢、风阳上扰而引起的头痛、眩晕等。

常用药：天麻、钩藤、石决明平肝潜阳息风；栀子、黄芩、牡丹皮苦寒清泻肝热；桑寄生、杜仲补益肝肾；牛膝、益母草、白芍活血调血，引血下行；首乌藤、茯神养心安神。

若因肝郁化火，肝火炎上，而症见头痛剧烈，目赤口苦，急躁，便秘尿黄者，加夏枯草、龙胆、大黄、僵蚕；若兼肝肾亏虚，水不涵木，症见头晕目涩，视物不明，遇劳加重，腰膝酸软者，可选加生地黄、何首乌、女贞子、枸杞子、白芍、石斛以滋养肝肾之阴。

2. 血虚头痛

症状：头痛隐隐，时时昏晕，遇劳加重，心悸失眠，面色少华，神疲乏力，舌质淡、苔薄白，脉细弱。

证机概要：营血不足，不能上荣，窍络失养。

治法：养血滋阴，和络止痛。

代表方：加味四物汤加减。本方有养血调血、柔肝止痛之功效，用于治疗因血虚头窍失养而引起的头痛。

常用药：当归、生地黄、白芍、何首乌养血滋阴；川芎、菊花、蔓荆子清利头目止痛；五味子、远志、炒酸枣仁养心安神。

若因血虚气弱者，兼见乏力气短，神疲懒言，汗出恶风等，可选加党参、黄芪、白术；若肝血不足，症见心烦不寐、多梦者，宜加酸枣仁、珍珠母；若阴血亏虚，阴不敛阳，肝阳上扰者，可加天麻、钩藤、石决明、菊花等。

3. 气虚头痛

症状：头痛隐隐，时发时止，遇劳加重，纳食减少，神疲乏力，气短懒言，舌质

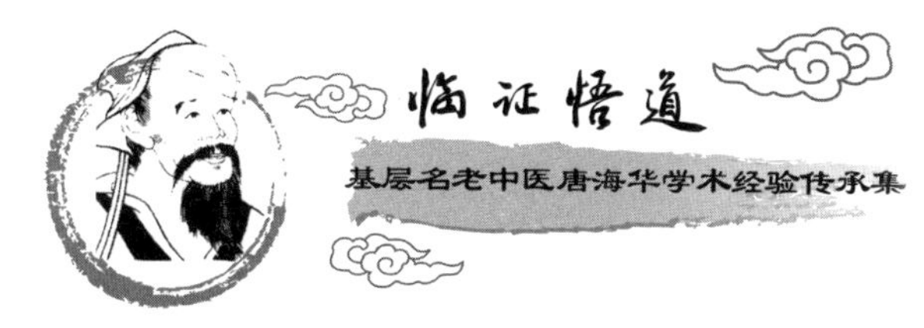

淡、苔薄白，脉细弱。

证机概要：脾胃虚弱，中气不足，清阳不升，脑失所养。

治法：健脾益气升清。

代表方：益气聪明汤加减。本方有健脾益气升清功效，用于治疗因中气不足、清阳不升、脑失所养而引起的头痛。

常用药：黄芪、甘草、人参健脾益气；升麻、葛根引清气上升；蔓荆子、芍药养血祛风止痛。

若气血两虚，头痛绵绵不休，心悸怔忡，失眠者，加当归、熟地黄、何首乌补血，或用人参养荣汤加减；若头痛畏寒，加炮附子、益智、葱白温阳通络。

4. 痰浊头痛

症状：头痛昏蒙，胸脘满闷，纳呆呕恶，舌苔白腻，脉滑或弦滑。

证机概要：脾失健运，痰湿中阻，上蒙清窍。

治法：健脾燥湿，化痰息风。

代表方：半夏白术天麻汤加减。本方燥湿化痰，平肝息风，用于治疗脾虚生痰，风痰上扰清窍所导致的头痛、眩晕、耳鸣耳聋等症。

常用药：半夏、陈皮、甘草化痰和中；白术、茯苓健脾化湿；天麻、白蒺藜、蔓荆子平肝息风止痛。

若痰湿阻滞，胸脘满闷，纳呆，加厚朴、枳壳以降逆和中；若痰湿久郁化热，出现口苦，大便不畅，舌苔黄腻，宜去白术，加黄连、枳实、竹茹、胆南星以清化痰热，或用黄连温胆汤。

5. 肾虚头痛

症状：头痛且空，眩晕耳鸣，腰膝酸软，神疲乏力，滑精带下，舌红少苔，脉细无力。

证机概要：肾精亏虚，髓海不足，脑窍失荣。

治法：养阴补肾，填精生髓。

代表方：大补元煎加减。本方能滋补肾阴，用于肾精亏虚、肾阴不足证。

常用药：熟地黄、枸杞子、女贞子滋肾填精；杜仲、续断补益肝肾；龟甲滋阴益肾潜阳；山茱萸养肝涩精；山药、人参、当归、白芍补益气血。

若头痛而晕，头面潮热，面颊红赤，时伴汗出，证属肾阴亏虚，虚火上炎者，去人参，加墨旱莲、何首乌、知母、黄柏，以滋阴泻火，或选用知柏地黄丸。

若头痛畏寒，四肢不温，腰膝无力，舌淡，脉细无力，证属肾阳不足者，当温补肾阳，选用右归丸或金匮肾气丸加减。

6. 瘀血头痛

症状：头痛经久不愈，痛处固定不移，痛如锥刺，日轻夜重，或有头部外伤史，舌紫暗，或有瘀斑、瘀点，苔薄白，脉细或细涩。

证机概要：瘀血阻窍，络脉滞涩，不通则痛。

治法：活血化瘀，通窍止痛。

代表方：通窍活血汤加减。本方活血化瘀、通窍止痛，用于瘀血内阻脑脉所导致的头痛。

常用药：川芎、赤芍、桃仁、益母草、凌霄花活血化瘀止痛；当归活血养血；白

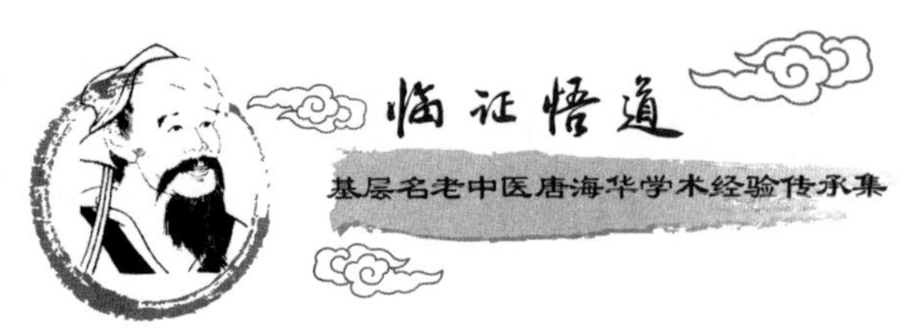

芷、细辛、葱白辛散通窍止痛。

若头痛较剧，久痛不已，可加全蝎、蜈蚣、土鳖虫、地龙、乳香、没药、五灵脂以搜风剔络，祛瘀止痛；若头痛、头部畏寒明显，酌加桂枝、细辛、制附子等温经散寒；若兼见神疲乏力，少气懒言，脉细弱无力，为气虚血瘀，可酌加黄芪、党参补气以助血运。

〔预后转归〕

外感头痛一般起病较急，病程较短，经祛邪治疗后头痛多快速好转、消失；若头痛进行性加重，伴颈项强，呕吐频频，甚至神昏、抽搐者，为病情危重。内伤头痛一般起病缓慢，病程较长，常反复发作，大多经治疗后，病情可逐渐好转，乃至痊愈；若头痛呈进行性加重，或伴颈项强直，或伴视力障碍，或口舌㖞斜，一侧肢体不遂者，为病情危重；若头痛伴眩晕，肢体麻痹者，当预防中风发生。

〔预防调护〕

头痛可由多种因素诱发，针对诱因采取相应的措施可预防头痛的复发。例如，若与饮食有关，避免酪氨酸含量高的食物，如巧克力、奶酪、高脂食物等。此外，还应避免精神刺激，合理安排作息时间，保证充足的睡眠，禁烟戒酒。

头痛患者宜注意休息，保持环境安静，光线不宜过强。此外，尚可选择合适的头部保健按摩法。

〔临证备要〕

1. 临证首当排除真头痛　真头痛多呈突发性剧烈头痛，持续不解，阵发加重，常伴有喷射性呕吐，或颈项强直，或偏瘫偏盲，或抽搐。常见于西医学中高血压危象、蛛网膜下腔出血、硬膜下出血等危重病证。一旦出现上述表现，应行头颅CT或MRI检查或脑脊液检查，以免延误诊断治疗。

2. 偏头风(痛)的特点与治疗　以一侧头部疼痛暴作，或左或右，或连及眼齿，呈胀痛、刺痛或跳痛，痛止如常人，反复发作，经久不愈为特点。多因情绪波动、睡眠不足、劳累过度而引发。偏头风(痛)的病因虽多，但与肝阳上亢、肝经风火上扰关系最为密切。治疗多以平肝清热、息风通络为法，常用天麻钩藤饮或羚角钩藤汤加减，药用川芎、菊花、天麻、钩藤、珍珠母、白芍、白芷、生石膏、藁本、蔓荆子、白僵蚕、茺蔚子、地龙、全蝎等。若肝火偏盛者，加龙胆、夏枯草、牡丹皮、栀子；若痰多，可加陈皮、半夏、胆南星、石菖蒲化痰开窍，通络止痛；若久痛入络，可合用通窍活血汤，并酌加全蝎、蜈蚣以散瘀通络息风。

3. 雷头风　以头痛如雷鸣，头面起核为特点，多为湿热夹痰上冲，可用清震汤加味治疗。如头面起核，肿痛红赤，可合普济消毒饮以清热解毒。

4. 注意配伍风药　风药轻扬，易达头部病所，故临床治疗头痛，不唯外感，即使内伤头痛，亦当配伍风药，方能达到最好疗效，如防风、白芷、羌活、蔓荆子、白蒺藜等。但风药辛散，久服易耗气伤阴，气血不足、阴津亏虚之人当慎用。

5. 久痛应重视活血化瘀药的运用　中医有“久痛入络”的理论，凡头痛日久者，无论有否其他瘀血证，均宜加用活血化瘀之品以获较好疗效，入川芎、桃仁、红花、丹参、赤芍等。再者，需分清气滞血瘀、气虚血瘀、血虚血瘀、血热血瘀、阳虚血瘀的不同，分别配以理气、补气、养血、凉血、温阳之品。

6. 久痛应重视虫类药的应用　部分慢性头痛，反复发作，经年难愈，治疗可在辨证论治的基础上，选加全蝎、蜈蚣、僵蚕、地龙等虫类药以提高疗效。僵蚕、地龙多入煎剂。全蝎、蜈蚣可入汤剂煎服，亦可研细末冲服，因其有毒，故应合理掌握用量，不可过用。

第七节　中　风

中风是以猝然昏仆，不省人事，半身不遂，口舌㖞斜，言语不利为主症的一类疾病，病轻者可无昏仆而仅见口舌㖞斜或伴半身不遂等症状。

由于本病发生突然，起病急骤，古人形容“如矢石之中的，若暴风之急速”。临床见症不一，变化多端而速疾，有昏仆、抽搐，与自然界“风性善行而数变”的特征相似，故古代医家取类比象而名之为“中风”；又因其发病突然，亦称之为“猝中”。东汉·张仲景《伤寒论》有“中风”病名，如《伤寒论·辨太阳病脉证并治》曰：“太阳病，发热汗出，恶风，脉缓者，名为中风。”乃伤寒表虚之证，与本节所述不可混淆。

《内经》中没有中风的病名，但有关中风的论述较详。在病名方面，依据症状表现和发病阶段不同而有不同名称，如在猝中昏迷期间称为“仆击”“大厥”“薄厥”；半身不遂者则有“偏枯”“偏风”“身偏不用”“风痱”等病名。在病因方面，认识到感受外邪、烦劳暴怒可以诱发本病。如《灵枢·刺节真邪》曰：“虚邪偏客于身半，其入深，内居营卫，营卫稍衰，则真气去，邪气独留，发为偏枯。”此外，还认识到本病的发生与体质、饮食有密切的关系。如《素问·通评虚实论》曰：“仆击偏枯，肥贵人则膏粱之疾也。”历代医家对中风的病因和治法也做了诸多的探讨和发挥。大体可划分为两个阶段。在唐宋以前，主要以“外风”学说为主，多从“内虚邪中”立论，如《金匮要略·中风历节病脉证并治》曰：“脉络空虚，贼邪不泻。”并将中风根据病情轻重而分为中络、中经、中腑、中脏。其中脏腑内容被明代医家李中梓分为闭证和脱证，并沿用至今。治疗主要以疏风散邪，扶助正气为法，如唐·孙思邈《备急千金要方》的小续命汤和金·刘完素《素问病机气宜保命集》的大秦艽汤，均为代表方。唐宋以后的医家，对病因的认识有了较大的突破。特别是金元时期，如刘完素认为病因是热，曰：“风本生于热，以热为本，以风为标。”李东垣认为属“正气自虚”：“凡人年逾四旬，气衰之际，或因忧喜愤怒伤其气者，多有此疾。”朱丹溪主张“湿痰生热”，说是“痰生热，热生风也”。元代王履提出“真中风”“类中风”病名：“因于风者，真中风也；因于火、因于气、因于湿者，类中风而非中风也。”其后，明代张介宾认为本病与外风无关，而提倡“非风”之说，并提出“内伤积损”的论点。至清代叶天士始明确以“中风”立论，进一步阐明了“精血衰耗，水不涵木……肝阳偏亢，内风时起”的发病机制，提出滋阴息风、滋阴潜阳以及开闭、固脱等法，这一时期治疗分别以治火、治痰、治虚等，各有偏重。清代王清任以气虚血瘀立论，创立补阳还五汤治疗偏瘫，至今仍为临床常用的方剂。

本节着重讨论风自内生而致的中风，即类中风，包括西医学中的脑出血、脑血栓形成、脑栓塞、蛛网膜下腔出血、脑血管痉挛等脑血管疾病，以及周围性面神经麻痹等。

〔病因病机〕

本病多因气血亏虚，心、肝、肾三脏失调，复因劳逸失度、内伤积损、情志不遂、饮酒饱食或外邪侵袭等触发，导致机体阴阳失调，气血运行受阻，肌肤筋脉失于濡养；或阴亏于下，肝阳偏亢，阳化风动，血随气逆，肝阳暴涨，夹痰夹火，横窜经遂，蒙蔽清窍，而成上实下虚，阴阳互不维系的危重症候。

一、病因

1. 积损正衰　素体阴亏血虚，虚火内扰，或中年以后精气渐虚，肝肾阴虚于下，肝阳偏亢于上，肝风易动，化火生痰；或因素体禀赋不足，或久病体虚，气血亏虚，脉络空虚，风邪入中；或素体形盛气衰，外风引动，痰瘀阻络，气血涩滞，亦发为偏枯猝中。

2. 情志失调　平素忧郁恼怒，情志不畅，肝气不舒，郁而化火，或长期精神紧张，阴精暗耗，志火内燔，或火盛灼津炼液为痰，复因将息失宜，肝风内扰，风火痰热内盛，阻滞经络或蒙蔽神窍而发病。此外，素体阳盛或心肝火旺之青壮年，亦有骤遇怫郁而阳亢化风，以致猝然发病者。

3. 劳倦过度　包括房劳、烦劳等。《素问·生气通天论》曰："阳气者，烦劳则张。"烦劳过度，耗气伤阴，易使阳气暴涨，引动风阳上旋，气血上逆，壅阻清窍；纵欲过度，房事不节，亦能引动心火，耗伤肾水，水不制火，则肝风内动，扰乱清窍而发病。

4. 饮食不节　平素嗜食甘肥醇酒，脾失健运，聚湿生痰；或逸多劳少，形体肥胖，气虚而多湿多痰，痰湿内盛，痰郁化热，阻滞经络，或痰热生风，横窜经络而成病。

一般来说，中风的发病都有明显的诱因。因此，对于诱发因素，必须引起足够的重视，尽量避免。

二、病机

中风病机主要为阴阳失调，气血逆乱。病位于脑，与心、肝、脾、肾关系密切。气血不足或肝肾阴虚是致病之本，风、火、痰、瘀是发病之标，一旦遇到烦劳、恼怒、房事不节或醉酒饱食等诱因，阴阳严重失调，气血发生逆乱而致猝中。

由于病位浅深、病情轻重的不同，又有中经络和中脏腑之别。

中经络之证，病位较浅，每因风痰瘀阻滞经脉，或肝风夹痰，横窜经络，气血不能濡养机体，则见半身不遂，口舌㖞斜，言语不利，或仅见口舌㖞斜，或伴见半身不遂等症状。若风阳痰火蒙蔽清窍，气血逆乱，上冲于脑，则见中脏腑之证，病位较深，或因络损血溢，瘀阻脑络，而致猝然昏厥仆倒，不省人事。

中脏腑因邪正虚实的不同，又有闭、脱之分，及出现由闭转脱的演变。若风阳痰火蒙蔽清窍，则见昏仆、不省人事、面赤、息粗、肢体拘急等闭症。如风阳痰火炽盛，进一步耗灼阴精，阴虚及阳，阴竭阳亡，阴阳离决，则出现脱证。此时精气去而神气脱，表现为口开目合、手撒、汗出肢冷、气息微弱等虚脱之危重症候。

在恢复期，中经络之证因风、火、痰、瘀之邪留滞经络，气血运行不畅，而仍留有半身不遂，口歪或不语等后遗症，一般恢复较慢。而中脏腑病情虽然危重，如经积

极抢救治疗，往往可使患者脱离危险，神智渐趋清醒，转危为安，然恢复期往往因气血失调、血脉不畅而后遗经络病证。

综上所述，中风之发生，病机虽较复杂，但归纳起来不外虚(阴虚、气虚)、火(肝火、心火)、风(肝风、外风)、痰(风痰、湿痰)、气(气逆)、血(血瘀)六端，其中以肝肾阴虚或气血亏虚为其根本。此六端在一定条件下，相互影响，相互作用，而突然发病。有外邪侵袭而引发者称为外风，又称真中风或真中；无外邪侵袭而发病者称为内风，又称类中风或类中。从临床看来，本病以内因引发者居多。

〔诊查要点〕

一、诊断依据

1. 猝然昏仆，不省人事，半身不遂，口舌㖞斜是其主症，病轻者可无昏仆而仅见口舌㖞斜及半身不遂等症状。

2. 平素即有心烦易怒、眩晕、头痛、心悸，或有长期烦劳过度、精神紧张、嗜食甘肥醇酒、形体肥胖等病史。每因暴怒、暴喜、过劳、排便用力、暴饮暴食、不慎跌仆等诱发。

3. 发病前多有头晕、头痛、肢体一侧麻木等先兆症状。

4. 多急性起病，好发于40岁以上人群。

二、病证鉴别

1. 中风与痫证　中风与痫证均可突然昏仆，但痫证呈反复发作，发作时口中有叫吼声，口吐涎沫，四肢抽搐，鼻鼾，无口舌㖞斜及半身不遂。昏迷时间不长，一般几分钟至一两小时，不经服药可自行苏醒，苏醒后无任何后遗症。病多起自幼年。

2. 中风与厥证　厥证亦可突然昏仆，重者神志不清，但为时较短，一般半日至一日，昏迷或醒后无半身不遂和口舌㖞斜等症。但血厥之实证亦有发展成中风的可能。

3. 中风与口僻　口僻俗称吊线风，主要症状是口眼㖞斜，常伴口角流涎，耳后疼痛，而无半身不遂或神志障碍等表现，多因正气不足，风邪入于脉络，气血痹阻所致，不同年龄均可罹患。中风(中经络)的病机大多由于气血逆乱，使风、火、痰、瘀痹阻脑脉或血溢脑脉之外，临床特征是口舌㖞斜，但同时出现半身不遂、语言不利、偏身麻木等。

4. 中风与痉证　痉证以四肢抽搐、项背强直甚至角弓反张为主症，发病时也可伴有神昏，但痉证患者之神昏多出现在抽搐之后，而中风患者多在起病时即有神昏，而后可以出现抽搐。痉证患者抽搐时间长，中风患者抽搐时间短。痉证患者无半身不遂、口舌㖞斜等症状。

〔辨证论治〕

一、辨证要点

1. 辨病期　中风的病期可以分为急性期、恢复期、后遗症期3个阶段。急性期是指发病后两周内，中脏腑可至1个月；恢复期是指发病两周后或1个月至半年以内；后遗症期指发病半年以上。

2. 辨中经络与中脏腑　根据临床表现，凡半身不遂，口舌㖞斜，舌强语謇而神志清醒者，则为中经络。若有神志昏蒙者，则属中脏腑。鉴别要点是有无神志障碍。

3. 中脏腑辨闭证与脱证　闭证乃邪闭于内，表现为突然昏仆，不省人事，牙关紧闭，口噤不开，两手握固或拘急，肢体强痉，大小便秘等；脱证乃阳气外脱，可表现为目合口开，面色苍白，气息低微，鼻鼾息微，手撒肢软，大小便自遗，汗出肢冷，脉细微欲绝等。闭证常见于中风骤起，病性以实为主；脱证则多由闭证恶化转变而成，病性以虚为主，病势危急，预后凶险。

4. 闭证辨阳闭与阴闭　闭证根据热象的有无分为阳闭与阴闭。阳闭者症见面赤身热，气粗口臭，躁扰不宁，舌苔黄腻，脉弦滑而数；阴闭者症见面白唇暗，静卧不烦，四肢不温，痰涎壅盛，舌苔白腻，脉沉滑缓。

5. 辨病势顺逆　若先中脏腑，神志逐渐转清，半身不遂未再加重或有恢复者，病由中脏腑向中经络转化，病势为顺，预后多好。若属中脏腑的重病，如神昏偏瘫症状在急性期，仍属顺境。如见呃逆频频，或突然神昏，四肢抽搐不已，或背腹骤然灼热而四肢发凉甚至手足厥逆，或见戴阳证及呕血证，均属病势逆转。

二、治疗原则

1. 分清病期，兼顾标本缓急　本病需根据不同病期而兼顾标本缓急分别论治。

急性期以平肝息风、化痰祛瘀通络为主。闭证治当息风清火，豁痰开窍，通腑泄热；脱证急宜救阴回阳固脱；内闭外脱之证，则须醒神开窍与扶正固脱兼用。

恢复期及后遗症期，多为虚实兼夹，治当扶正祛邪，标本兼顾，平肝息风、化痰祛瘀与滋养肝肾、益气养血并用。本病病机为本虚标实，气血不足或肝肾阴虚，痰、火、气、血逆行，阻络闭窍，因此，补益气血、滋补肝肾、潜阳息风、豁痰祛瘀为主要原则。

2. 正确使用通下之法　中风之中腑者，有因瘀热内阻，腑气不通，邪热上扰，神机失灵者，应及时使用通腑泄热之法，有助于邪从下泄。中脏阳闭证，风阳痰火炽盛，内闭神机，有时因邪热搏结，亦可出现腹满，便秘，小溲不通，苔黄腻，脉弦实有力，亦应配合通下之法，使大便畅通，痰热下泄，则神识可清，危象可解。但正虚明显，元气欲脱者忌用。

三、证治分类

急性期

(一)中经络

1. 风痰瘀阻证

症状：头晕，头痛，手足麻木，突然发生口舌㖞斜，口角流涎，舌强言謇，半身不遂，或手足拘挛，舌苔薄白或紫暗，或有瘀斑，脉弦涩或小滑。

证机概要：风痰上扰，肝阳化风，痹阻经脉。

治法：息风化痰，活血通络。

代表方：半夏白术天麻汤合桃仁红花煎加减。前方化痰息风，补脾燥湿，温凉并济，补泻兼施，用于风痰上扰、眩晕头痛、胸闷呕恶、舌苔白腻、脉弦滑者。后方活血化瘀、行气散结。

常用药：半夏、茯苓、陈皮、甘草补脾益气；白术燥湿化痰；桃仁、红花逐瘀行血；香附、青皮、穿山甲、延胡索理气行血；天麻平息内风；生姜、大枣调和营卫。湿痰偏盛，舌苔白滑者，加泽泻、桂枝利湿化饮；肝阳偏亢者，加钩藤、赭石潜阳息风。中成药可服血塞通片以活血化瘀。

2. 风阳上扰证

症状：常感眩晕头痛，耳鸣面赤，腰腿酸软，突然发生口舌㖞斜，语言謇涩，半身不遂，苔薄黄，舌质红，脉弦细数或弦滑。

证机概要：肝肾阴虚，痰热内蕴，风阳上扰，经脉痹阻。

治法：镇肝息风，育阴潜阳。

代表方：镇肝息风汤或天麻钩藤汤加减。前方镇肝息风，善治阴虚阳亢、肝风内动而致头晕目眩，面赤，肢体活动不利，口舌㖞斜，甚则跌仆，不省人事，脉弦长有力者。后方平肝、息风、镇潜，用于阳亢风动，眩晕肢麻者。

常用药：龙骨、牡蛎、赭石、珍珠母、石决明、龟甲镇肝潜阳；天麻、钩藤、菊花平肝息风；白芍、玄参养阴柔肝；牛膝引血下行；桑叶、菊花清肝泄热等。

阳亢火盛，头痛剧烈，面红目赤者，加夏枯草清肝息风潜阳；肝风内动，肢搐手抖者，加僵蚕、地龙息风镇痉；痰热较甚，苔黄腻，加胆南星、竹沥、川贝母以清热化痰；心烦躁热者，加黄芩、栀子、茯神清热除烦宁神；痰蒙心神，语言不清，神情呆滞者，加菖蒲、远志化痰开窍；若伴肾阴不足，气血亏虚，腰膝酸软无力，加当归、何首乌、枸杞子、桑寄生、熟地黄等补益肝肾。

(二)中脏腑

1. 闭证　突然昏仆，不省人事，牙关紧闭，口噤不开，两手握固，肢体偏瘫，拘急，抽搐。由于有痰火和痰浊内闭之不同，故有阳闭、阴闭之分。

(1)阳闭

症状：除闭证主要症状外，兼见面红气粗，躁动不安，舌红苔黄，脉弦滑有力。

证机概要：肝阳暴涨，气血上逆，痰火壅盛，清窍被扰。

治法：清肝息风，豁痰开窍。

代表方：先服(或用鼻饲法)至宝丹或安宫牛黄丸以清心开窍，并用羚角钩藤汤加减。羚角钩藤汤清肝息风、清热化痰、养阴舒筋，用于风阳上扰、窜犯清窍而见眩晕、痉厥和抽搐等症者。

常用药：羚羊角(或山羊角)、钩藤、珍珠母、石决明以平肝息风；胆南星、竹沥、半夏、天竺黄、黄连清热化痰；菖蒲、郁金化痰开窍。

痰热阻于气道，喉间痰鸣辘辘者，可服竹沥水、猴枣散以豁痰镇惊；肝火旺盛，面红目赤，脉弦劲有力，宜酌加龙胆、栀子、夏枯草、赭石、磁石等清肝镇摄之品；腑实热结，腹胀便秘，苔黄厚，宜加生大黄、玄明粉、枳实以清热通腑导滞，或用礞石滚痰丸清热涤痰通腑；痰热伤津，舌质干红，苔黄糙者，宜加沙参、麦冬、石斛、生地黄等滋阴清热。

(2)阴闭

症状：除闭证主要症状外，兼见面白唇紫或黯，四肢不温，静而不烦，舌质暗淡，苔白腻滑，脉沉滑。

证机概要：痰浊偏盛，风痰上扰，内闭心神。

治法：豁痰息风，辛温开窍。

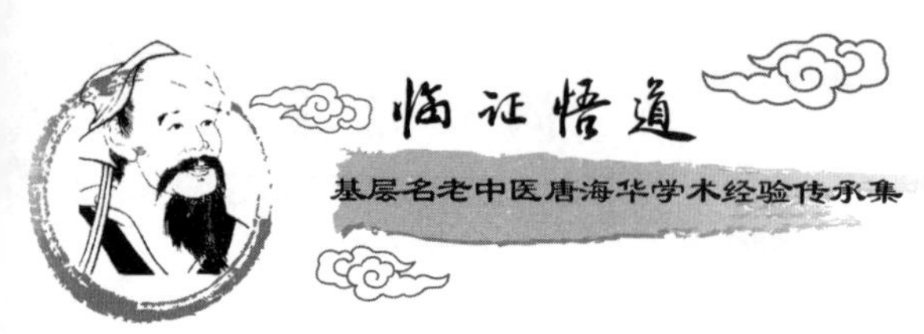

代表方：急用苏合香丸温开水化开灌服(或用鼻饲法)，以芳香开窍，并用涤痰汤加减。涤痰汤化痰开窍，用于痰蒙心窍，神志呆滞不清者。苏合香丸宣郁开窍。

常用药：法半夏、茯苓、橘红、竹茹化痰；郁金、菖蒲、胆南星豁痰开窍；天麻、钩藤、僵蚕息风化痰。

2. 脱证

症状：突然昏仆，不省人事，面色苍白，目合口开，鼻鼾息微，手撒遗尿，汗出肢冷，舌萎缩，脉沉细微欲绝或浮大无根。

证机概要：元气衰微，精去神脱，阴竭阳亡。

治法：回阳救阴，益气固脱。

代表方：立即用大剂参附汤合生脉散加味。参附汤补气回阳，用于阳气衰微，汗出肢冷欲脱；生脉散用于津气耗竭。两方同用，益气回阳，救阴固脱，主治阴竭阳亡之证。

常用药：人参、附子补气回阳；麦冬、五味子、山茱萸滋阴敛阳。

阴不敛阳，阳浮于外，津液不能内守，汗泄过多者，可加煅龙骨、煅牡蛎敛汗回阳；阴精耗伤，舌干，脉微者，加玉竹、黄精以救阴护津。

恢复期和后遗症期

中风病急性阶段经抢救治疗，神志渐清，痰火渐平，风退瘀除，饮食稍进，渐入恢复期，但恢复期和后遗症期有半身不遂、口㖞、语言謇涩或失音等症状，此时仍须积极治疗并加强护理。

针灸与药物治疗并进，可以提高疗效。药物治疗根据病情可采用标本兼顾或先标后本等治法。

1. 痰瘀阻络证

症状：口舌㖞斜，舌强语謇或失语，半身不遂，肢体麻木，舌紫暗或有瘀斑，苔滑腻，脉弦滑或涩。

证机概要：痰瘀互结，脉络痹阻。

治法：化痰祛瘀，活血通络。

代表方：温胆汤合四物汤加减。前方理气化痰，用于气郁生痰、痰浊内扰之证；后方补血活血，用于营血虚滞之证。

常用药：熟地黄、当归、川芎滋阴补血活血；枳实、半夏、竹茹化痰和胃；茯苓、陈皮益气健脾。

若兼气虚者，加黄芪、党参、白术；心烦甚者，加栀子、豆豉以清热除烦；眩晕者，可加天麻、钩藤以平肝息风；四肢不用明显者，加杜仲、续断、牛膝、桑枝以强筋健骨。

2. 气虚血瘀证

症状：偏枯不用，肢软无力，面色萎黄，舌质淡紫或有瘀斑，苔薄白，脉细涩或细弱。

证机概要：气虚血滞，脉络瘀阻。

治法：益气养血，化瘀通络。

代表方：补阳还五汤加减。本方益气养血、化瘀通络，适用于中风恢复阶段气虚血滞而无风阳痰热表现之半身不遂，口舌㖞斜，或语言謇涩之证。

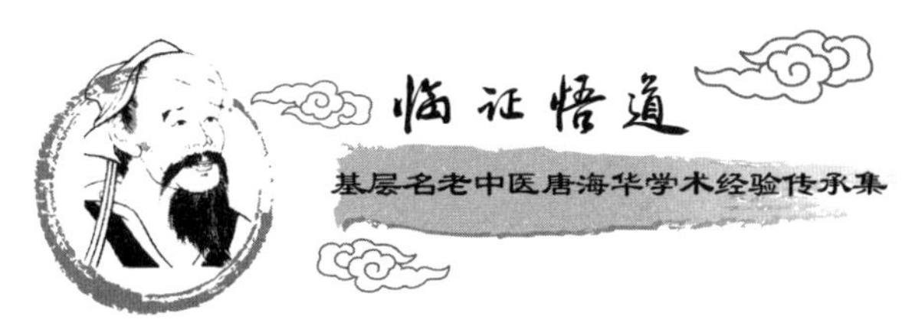

常用药：黄芪以补气养血；桃仁、红花、赤芍、当归、以养血活血、化瘀通经；地龙、牛膝引血下行兼以通络。

血虚甚者，加枸杞子、首乌藤以补血；肢冷，阳失温煦，加桂枝温经通脉；腰膝酸软，加续断、桑寄生、杜仲以壮筋骨、强腰膝。

3. 肝肾亏虚证

症状：半身不遂，患肢僵硬拘挛变形，舌强不语，或偏瘫，肢体肌肉萎缩，舌红脉细，或舌淡红，脉沉细。

证机概要：肝肾亏虚，阴血不足，筋脉失养。

治法：滋养肝肾。

代表方：左归丸合地黄饮子加减。左归丸功专填补肝肾真阴，用于精血不足，不能荣养筋脉，腰膝酸软，肢体不用等症；地黄饮子滋肾阴，补肾阳，开窍化痰，用于下元虚衰，虚火上炎，痰浊上泛所致之舌强不语、足废不用等症。

常用药：干地黄、何首乌、枸杞子、山茱萸补肾益精；麦冬、石斛养阴生津；当归、鸡血藤养血和络。

若腰酸腿软较甚，加杜仲、桑寄生、牛膝补肾壮腰；若肾阳虚，加巴戟天、肉苁蓉补肾益精；附子、肉桂引火归元；夹有痰浊，加菖蒲、远志、茯苓化痰开窍。

〔预后转归〕

中风病的转归预后与体质强弱、正气盛衰、邪气浅深、中风轻重及治疗正确与否、调养是否得当等相关。中经络一般病情较轻，预后较好。中脏腑者，神志由昏迷逐渐转清，半身不遂趋于恢复，病势为顺，预后多好。若出现顽固性呃逆、呕血、厥脱者，此为中风变证，多致正气散脱。若邪盛正伤，虽经救治，终因正气已伤，致病程迁延，可成为中风后遗症。

〔预防调护〕

高度重视中风的先兆症状，如中老年人，经常出现一过性头晕，肢麻肉瞤者，乃中风先兆，应及早治疗，以防中风的发生。密切观察病情变化，掌握疾病动态，重点观察神志、瞳神、气息、脉象等变化，并采取相应的救治措施。加强护理，防治褥疮、肺部感染、口腔感染、窒息及尿路感染等并发症。

中老年人应做适当的体育锻炼，使气机调畅，血脉畅通。此外，饮食宜清淡，保持大便通畅，戒烟酒，避免精神刺激，保持心情舒畅和情绪的稳定。

〔临证备要〕

1. 中风的应急处理　对于中风昏迷患者，必须进行紧急处理。首先要使患者安静卧床，勿随意变动体位。如为闭证，头部应稍枕高，并偏向一侧，以利痰涎流出，避免痰涎壅塞气道而致窒息；若属脱证，头部应放平，下肢稍抬高15°～20°。另外，应注意清洁患者口腔。牙关紧闭者，可用冰片、南星、乌梅等擦牙，或用开口器启齿，防止舌被咬伤以及便于吸痰、清洁口腔和喂食物或药物。吞咽困难者，可用鼻饲，但一般应于病情稳定3日后进行。

2. 出血性中风，酌用凉血化瘀法　其出血的机制多有瘀热搏结，络伤血溢，临床有时可见面唇青紫，舌绛紫黯，但在急性期，不宜活血通络，一般建议急性期过后，可以酌情使用凉血、化瘀、止血法，例如以犀角地黄汤为基础方以散瘀热，有助

于止血，再配合活血而止血之法。

3. 中风后遗口舌㖞斜的治法　此症状多由风痰阻于经络所致，治宜祛风、逐痰、通络，方用牵正散。口眼动者加天麻、钩藤、石决明以平肝息风；枸杞子、山茱萸补肾益精；麦冬、石斛养阴生津；当归、鸡血藤养血和络。

第八节　瘿　病

瘿病是由于情志内伤、饮食及水土失宜，以致气滞、痰凝、血瘀壅结颈前所引起的以颈前喉结两旁结块肿大为主要临床特征的一类疾病。古籍中有瘿、瘿气、瘿瘤、瘿囊、影袋等名者。

关于瘿病的记载，我国最早出现在公元前3世纪。战国时期的《庄子·德充符》即有“瘿”的病名。而《吕氏春秋·季春纪》所曰“轻水所，多秃与瘿人”，不仅记载了瘿病的存在，而且观察到瘿的发病与地理环境密切相关。《诸病源候论·瘿候》指出瘿病的病因主要是情志内伤及水土因素，认为：“诸山水黑土中，出泉流者，不可久居，常食令人作瘿病，动气增患。”《千金要方》及《外台秘要》对含碘药物及用甲状腺作脏器疗法已有相当认识，记载了数十个治疗瘿病的方剂，其中常用的药物有海藻、昆布、羊靥、鹿靥等药。《圣济总录·瘿瘤门》曰：“石瘿、泥瘿、劳瘿、忧瘿、气瘿是为五瘿。石与泥则因山水饮食而得之，忧、劳、气则本于七情。”是从病因角度对瘿病进行了分类。《三因极一病证方论·瘿瘤证治》提出瘿病可分为石瘿、肉瘿、筋瘿、血瘿、气瘿。《本草纲目》明确指出黄药子有“凉血降火，消瘿解毒”的功效。《外科正宗·瘿瘤论》指出瘿瘤主要由气、痰、瘀壅结而成，采用的主要治法是“行散气血”“行痰顺气”“活血散坚”，该书所载的海藻玉壶汤等方，至今仍为临床所习用。《杂病源流犀烛·颈项病源流》指出，瘿又称为瘿气、影袋，多因气血凝滞，日久渐结而成。根据瘿病的临床表现，西医学中的单纯性甲状腺肿、甲状腺功能亢进症、甲状腺炎、甲状腺瘤、甲状腺癌等均属于本病范围，可参考本节内容进行辨证治疗。

〔病因病机〕

情志内伤使肝气失于条达，气机郁滞，则津液输布失常，易于凝聚成痰，气滞痰凝，壅结颈前；饮食及水土失宜影响脾胃的功能，使脾失健运，不能运化水湿，聚而生痰，还可影响气血的正常运行，致气滞、痰凝、血瘀壅结颈前则发为瘿病。妇女的经、孕、产、乳等生理特点与肝经气血有密切关系，素体阴虚之人与瘿病有密切关系。

一、病因

1. 情志内伤　郁恼怒或忧愁思虑日久，肝气失于条达，气机郁滞，则津液不得正常输布，易于凝聚成痰，气滞痰凝，壅结颈前，则形成瘿病。如《诸病源候论·瘿候》曰“瘿者，由忧恚气结所生”“动气增患。”《重订严氏济生方·瘿瘤论治》曰：“夫瘿瘤者，多由喜怒不节，忧思过度，而成斯疾焉。大抵人之气血，循环一身，常欲无滞留之患，调摄失宜，气凝血滞，为瘿为瘤。”

2. 饮食及水土失宜　饮食失调，或居住在高山地区，水土失宜，一是影响脾胃的功能，使脾失健运，不能运化水湿，聚而生痰；二是影响气血的正常运行，致气滞、痰凝、血瘀壅结颈前则发为瘿病。《圣济总录》所谓的“泥瘿”即由此所致。《诸病源候论·瘿候》曰：“饮沙水”“诸山水黑土中出泉流”容易发生瘿病。《杂病源流犀烛·颈项病源流》曰：“西北方依山聚涧之民，食溪谷之水，受冷毒之气，其间妇女，往往生结囊如瘿。”均说明瘿病的发生与水土因素有密切关系。

3. 体质因素　妇女以肝为先天，妇女的经、孕、产、乳等生理特点与肝经气血有密切关系，遇有情志、饮食等致病因素，常引起气郁痰结、气滞血瘀及肝郁化火等病理变化，故女性易患瘿病。另外，素体阴虚之人，痰气郁滞之后易于化火，更加伤阴，常使病机复杂，病程缠绵难愈。

二、病机

气滞、痰凝、血瘀壅结颈前是瘿病的基本病机。本病初期多为气机郁滞，津凝痰聚，痰气搏结颈前，日久则可引起血脉瘀阻，进而气、痰、瘀三者合而为患。

本病的病变部位主要在肝脾，与心有关。肝郁则气滞，脾伤则气结，气滞则津停，脾虚则酿生痰湿，痰气交阻，血行不畅，则气、血、痰壅结而成瘿病。瘿病日久，在损伤肝阴的同时，也会伤及心阴，出现心悸、烦躁、脉数等症。

本病的病理性质以实证居多，久病由实致虚，可见气虚、阴虚等虚候或虚实夹杂之候。在本病的病变过程中，常发生病机转化。如痰气郁结久可化火，形成肝火亢盛证；火热内盛，耗伤阴津，导致阴虚火旺之候，其中以心肝阴虚最为常见；气滞或痰气郁结日久，则深入血分，血液运行不畅，形成痰结血瘀之候。重症患者则阴虚火旺的各种症状常随病程的延长而加重，当出现烦躁不安、谵妄神昏、高热、大汗、脉疾等症状时，为病情危重的表现。若肿块在短期内迅速增大，质地坚硬，结节高低不平者，可能恶变，预后不佳。

〔诊查要点〕

一、诊断依据

1. 以颈前喉结两旁结块肿大为临床特征，可随吞咽动作而上下移动。初作可如樱桃或指头大小，一般生长缓慢。大小不一，大者可如囊如袋，触之多柔软、光滑，病程日久则质地较硬，或可扪及结节。

2. 多发于女性，常有饮食不节、情志不舒的病史，或发病有一定的地域性。

3. 早期多无明显的伴随症状，发生阴虚火旺的病机转化时，可见低热、多汗、心悸、眼突、手抖、多食易饥、面赤、脉数等表现。

二、病证鉴别

1. 瘿病与瘰疬　瘿病与瘰疬均可在颈项部出现肿块，但二者的具体部位及肿块的性状不同。瘿病肿块在颈部正前方，肿块一般较大。瘰疬的病变部位在颈项的两侧或颌下，肿块一般较小，每个约黄豆大，数目多少不等。

2. 瘿病与消渴　瘿病中的阴虚火旺证型，应注意与消渴病鉴别。消渴病以多饮、多食、多尿为主要临床表现，三消的症状常同时并见，尿中常有甜味，而颈部无瘿肿。瘿病中的阴虚火旺证虽有多食易饥，但无多饮、多尿等症，而以颈前有瘿肿为主要特征，并伴有烦热心悸、急躁易怒、眼突、脉数等症。

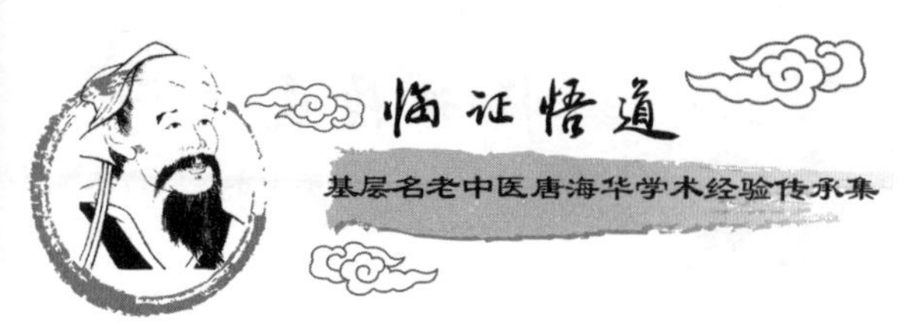

3. 瘿囊与瘿瘤　瘿囊颈前肿块较大，两侧比较对称，肿块光滑，柔软，主要病机为气郁痰阻，若日久兼瘀血内停者，局部可出现结节。瘿瘤表现为颈前肿块偏于一侧，或一侧较大，或两侧均大，瘿肿大小如桃核，质较硬。病情严重者，肿块迅速增大，质地坚硬，表面高低不平。主要病机为气滞、痰结、血瘀。

〔辨证论治〕

一、辨证要点

1. 辨在气与在血　颈前肿块光滑、柔软，属气郁痰阻，病在气分；病久肿块质地较硬，甚则质地坚硬，表面高低不平，属痰结血瘀，病在血分。

2. 辨火旺与阴伤　本病常表现为肝火旺盛及阴虚火旺之证。如兼见烦热，易汗，性情急躁易怒，眼球突出，手指颤抖，面部烘热，口苦，舌红苔黄，脉数者，为火旺；如见心悸不宁，心烦少寐，易出汗，手指颤动，两目干涩，头晕目眩，倦怠乏力，舌红，脉弦细数者，为阴虚。

二、治疗原则

瘿病以气滞、痰凝、血瘀壅结颈前为基本病机，其治疗应以理气化痰、消瘿散结为基本治则。瘿肿质地较硬及有结节者，配合活血化瘀；火郁阴伤而表现阴虚火旺者，以滋阴降火为主。

三、证治分类

1. 气郁痰阻证

症状：颈前喉结两旁结块肿大，质软不痛，颈部觉胀，胸闷，喜太息，或兼胸胁窜痛，病情常随情志波动，苔薄白，脉弦。

证机概要：气机郁滞，痰浊壅阻，凝结颈前。

治法：理气舒郁，化痰消瘿。

代表方：四海舒郁丸。本方能理气解郁、化痰软坚、消瘿散结，适用于瘿病早期由痰气郁结所致者。

常用药：昆布、海带、海藻、海螵蛸、海蛤壳、浙贝母化痰软坚，消瘿散结；郁金、青木香、陈皮疏肝理气；桔梗载诸药上行，兼以利咽。

肝气不疏明显而见胸闷、胁痛者，加柴胡、枳壳、香附、延胡索、川楝子；咽部不适，声音嘶哑者，加牛蒡子、木蝴蝶、射干利咽消肿。中成药可选用五海瘿瘤丸、消瘿气瘰丸。

2. 痰结血瘀证

症状：颈前喉结两旁结块肿大，按之较硬或有结节，肿块经久未消，胸闷，纳差，舌质暗或紫，苔薄白或白腻，脉弦或涩。

证机概要：痰气交阻，血脉瘀滞，搏结成瘿。

治法：理气活血，化痰消瘿。

代表方：海藻玉壶汤。本方既能理气化痰消瘿，又能养血活血，适用于气滞、痰阻、血瘀壅结颈前所致的瘿病。

常用药：海藻、昆布、海带化痰软坚，消瘿散结；青皮、陈皮、半夏、胆南星、浙贝母、连翘、甘草理气化痰散结；当归、赤芍、川芎、丹参养血活血。

胸闷不舒加郁金、香附、枳壳理气开郁；郁久化火而见烦热、舌红苔黄、脉数者，加夏枯草、牡丹皮、玄参、栀子；纳差、便溏者，加白术、茯苓、山药健脾益气；结块较硬或有结节者，可酌加黄药子、三棱、莪术、露蜂房、僵蚕、穿山甲等，以增强活血软坚、消瘿散结的作用；若结块坚硬且不可移者，可酌加土贝母、莪术、山慈菇、天葵子、半枝莲、犀黄丸等以散瘀通络，解毒消肿。中成药可选用消瘿片、小金片。本型多由气郁痰阻证发展而来，一般需较长时间服药，方可取效。

3. 肝火旺盛证

症状：颈前喉结两旁轻度或中度肿大，一般柔软光滑，烦热，容易出汗，性情急躁易怒，眼球突出，手指颤抖，面部烘热，口苦，舌质红、苔薄黄，脉弦数。

证机概要：痰气交阻，气郁化火，壅结颈前。

治法：清肝泻火，消瘿散结。

代表方：栀子清肝汤合消瘰丸加减。栀子清肝汤清肝泻火，适用于肝郁化火之瘿病；消瘰丸清热化痰、软坚散结，适用于痰结化热之瘿病。

常用药：柴胡疏肝解郁；栀子、牡丹皮清泻肝火；当归养血活血；白芍柔肝；牛蒡子散热利咽消肿；生牡蛎、浙贝母化痰软坚散结；玄参滋阴降火。

肝火旺盛，烦躁易怒，脉弦数者，可加龙胆、黄芩、青黛、夏枯草清泻肝火；手指颤抖者，加石决明、钩藤、白蒺藜、天麻平肝息风；兼见胃热内盛而见多食易饥者，加生石膏、知母养阴清热；火郁伤阴，阴虚火旺而见烦热，多汗，消瘦乏力，舌红少苔，脉细数等症者，可用二冬汤合消瘰丸加减。

4. 心肝阴虚证

症状：颈前喉结两旁结块或大或小，质软，病起较缓，心悸不宁，心烦少寐，易出汗，手指颤动，眼干，目眩，倦怠乏力，舌质红、苔少或无苔，舌体颤动，脉弦细数。

证机概要：气火内结日久，心肝之阴耗伤。

治法：滋阴降火，宁心柔肝。

代表方：天王补心丹或一贯煎加减。天王补心丹滋阴清热、宁心安神，适用于心阴亏虚为主者；一贯煎养阴疏肝，适用于肝阴亏虚兼肝气郁结者。

常用药：生地黄、沙参、玄参、麦冬、天冬养阴清热；人参、茯苓益气宁心；当归、枸杞子养肝补血；丹参、酸枣仁、柏子仁、五味子、远志养心安神；川楝子疏肝理气；桔梗载诸药上行，兼以利咽。

虚风内动，手指及舌体颤抖者，加钩藤、白蒺藜、鳖甲、白芍平肝息风；脾胃运化失调致大便稀溏、便次增加者，加白术、薏苡仁、山药、麦芽健脾和胃；肾阴亏虚而见耳鸣、腰酸膝软者，酌加龟甲、桑寄生、牛膝、女贞子滋补肾阴；病久正气伤耗，精血不足，而见消瘦乏力，妇女月经量少或经闭，男子阳痿者，可酌加黄芪、太子参、山茱萸、熟地黄、枸杞子、制何首乌等补肾填精。

〔预后转归〕

若治疗及时，瘿病的预后大多较好。瘿肿小、质软、治疗及时者，多可治愈。但瘿肿较大者，不容易完全消散。若肿块坚硬、移动性差而增长又迅速者，则预后不良。肝火旺盛及心肝阴虚的轻、中症患者，疗效较好；重症患者则阴虚火旺的各种症状常随病程的延长而加重和增多，在出现烦躁不安、高热、脉疾等症状时，为病情危

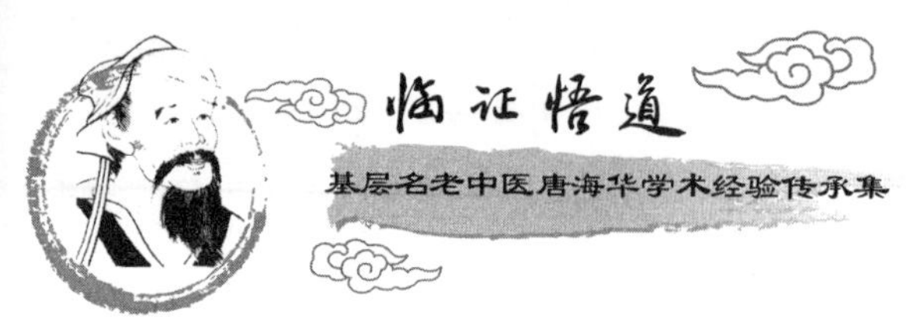

重的表现。

〔预防调护〕

保持精神愉快，防止情志内伤，以及针对水土因素调节饮食，是预防瘿病的重要方面。在容易发生瘿病的地区，可经常食用海带，及采用碘化食盐(食盐中加入一定量的碘化钠或碘化钾)预防。

〔临证备要〕

1. 根据不同的病机施以相应的治法及用药　如火盛，宜清热泻火，药用牡丹皮、栀子、生石膏、黄连、黄芩、青黛、夏枯草、玄参等；如痰凝，宜化痰散结，药用海藻、昆布、浙贝母、海蛤壳、陈皮、半夏、茯苓、制南星、瓜蒌、生牡蛎等；如血瘀，宜活血软坚，药用当归、赤芍、川芎、桃仁、三棱、莪术、丹参、炮穿山甲等。本病后期，多出现由实转虚，如阴伤，宜养阴生津，药用生地黄、玄参、麦冬、天冬、沙参、白芍、五味子、石斛等；如气虚，宜益气健脾，药用黄芪、党参、白术、茯苓、山药、黄精等；气阴两虚者，药用黄芪、太子参、麦冬、五味子、黄精、玉竹、女贞子等。

2. 不同疾病阶段用药有所不同　瘿病早期出现眼突者，证属肝火痰气凝结，应治以化痰散结、清肝明目，药用夏枯草、生牡蛎、菊花、青葙子、蒲公英、石决明等。后期出现眼突者，为脉络涩滞、瘀血内阻所致，应治以活血散瘀，益气养阴，药用丹参、赤芍、泽兰、生牡蛎、山慈菇、黄芪、枸杞子、谷精草等。

3. 谨慎应用含碘药物　许多消瘿散结的药物，如四海舒郁丸中的海带、海藻、海螵蛸、海蛤壳等含碘量都较高，临证时须注意，若患者确系碘缺乏引起的单纯性甲状腺肿大，此类药物可以大量使用，若属甲状腺功能亢进症，则使用时需慎重。

4. 谨慎应用有毒药物　黄药子具有消瘿散结、凉血降火之功效，治疗痰结血瘀证和肝火旺盛证时可配合应用。但黄药子有小毒，长期对肝脏损害较大，必须慎用，用量一般不宜超过10 g。

第九节　疟　疾

疟疾是感受疟邪，邪伏半表半里，出入营卫之间，邪正交争，引起的以寒战、壮热、头痛、汗出、休作有时为临床特征的一类疾病。本病常发生于夏秋季节，但其他季节亦可发生，发病以南方地区多见，但全国各地均有。瘴疟主要在南方地区发病。

我国人民对疟疾的认识甚早，远在殷墟甲骨文中就有“疟”字。而疟疾之名，则首见于《内经》，《内经》对其病因、证候、治法进行了详细的讨论。《素问·疟论》曰，疟疾的病因是“疟气”，“夫疟气者，并于阳则阳胜，并于阴则阴胜，阴胜则寒，阳胜则热”。该篇还描述了疟疾发作的典型症状：“疟之始发也，先起于毫毛，伸欠乃作，寒栗鼓颔，腰脊俱痛，寒去则内外皆热，头痛如破，渴欲冷饮。”在治疗时机选择上，《素问·刺疟》曰：“凡治疟，先发如食顷，乃可以治，过之则失时也。”早在《神农本草经》就明确记载常山及蜀漆有治疟的功效。《金匮要略·疟病脉证并治》阐述了瘅疟、温疟、牝疟等各种不同类型疟疾的辨证论治，并指出疟久不愈，可以形成痞块，称为“疟母”，其所列之鳖甲煎丸至今仍为临床所习用。

晋·葛洪《肘后备急方·治寒热诸疟》认为其病因是感受山岚瘴毒之气，并明确提出青蒿为治疟要药。隋·巢元方《诸病源候论》提出间日疟和劳疟病名。该书“劳疟候”曰：“凡疟积久不瘥者，则表里俱虚，客邪未散，真气不复，故疾虽暂间，小劳便发。”唐·孙思邈《备急千金要方》除制定以常山、蜀漆为主药的截疟诸方外，还用马鞭草治疟。宋·陈言《三因极一病证方论·疟病不内外因证治》指明“疫疟”的特点：“一岁之间，长幼相若，或染时行，变成寒热，名曰疫疟。”

明·张介宾进一步肯定疟疾因感受疟邪所致，而非痰食引起。《质疑录·论无痰作疟》曰：“疟邪随人身之卫气出入，故有迟早、一日、间日之发，而非痰之可以为疟也。”其治疗多用柴胡等和解法。明·吴有性在所著《瘟疫论》中制定“达原饮”，用槟榔、厚朴、草果等“使邪气溃散，速离募原”。近年来，对与疟疾有关的理、法、方、药进行了系统的发掘整理和临床研究，从而使中医关于疟疾的理论更为充实和丰富。在疟疾的防治工作中，开展了关于青蒿素治疗疟疾的研究，证实其作用效果优于氯喹，这一科研成果，显示和发扬了中医治疗疟疾的优势。

本节讨论内容主要是西医学中的疟疾。至于非感受“疟邪”而表现为寒热往来，似疟非疟的类疟疾患，如亚败血症、回归热、黑热病、病毒性感染以及部分血液系统疾病等，亦可参照本节辨治，但在辨病诊断上应加以鉴别。

〔病因病机〕

一、病因

本病的发生，主要是感受“疟邪”(主要指疟原虫)，但其发病与正虚抗邪能力下降有关，诱发因素则与外感风寒、暑湿，饮食劳倦有关，其中尤以暑湿季节——气温在20 ℃~30 ℃、湿度在60%以上时最易诱发。夏秋暑湿当令之际，正是蚊毒疟邪肆虐之时，若人体被疟蚊叮吮，则疟邪入侵致病。因饮食所伤，脾胃受损，痰湿内生，或起居失宜，劳倦太过，元气耗伤，营卫空虚，疟邪乘袭，即可发病。

二、病机

疟疾的病位总属少阳，故历来有“疟不离少阳”之说。感邪之后，邪伏半表半里，出入营卫之间，邪正交争，则疟病发作；疟邪伏藏，则发作休止。发作时，邪入与营阴相争，卫阳一时不能外达，则毛孔收缩，肌肤粟起而恶寒；其后，邪出与卫阳相搏，热盛于肌表，故又转为高热；待正胜邪却，则疟邪伏藏，汗出热退，症状解除。至于休作时间的长短，与疟邪伏藏的深浅有一定关系，如每日发、间日发者，邪留尚浅；三日发者，则邪留较深。

由于感受时邪性质的不同，或体质有所差异，其病理变化和临床表现也可不同。一般以寒热休作有时的正疟临床最为多见。如素体阳虚寒盛，或感受寒湿诱发，则表现为寒多热少的寒疟或但寒不热之牝疟；素体阳热偏盛，或感受暑热诱发，多表现为热多寒少之温疟；若因感受山岚瘴毒之气而发者为瘴疟，可以出现神昏谵语、痉厥等危重症状，甚至发生内闭外脱的严重后果；若疫毒热邪深重，内陷心肝，则为热瘴；因湿浊蒙蔽心神者，则为冷瘴。

本病总因感受疟邪所致，故病理性质以邪实为主。但疟邪久留，屡发不已，气血耗伤，不时寒热，可成为遇劳即发的劳疟。或久疟不愈，气血瘀滞，痰浊凝结，壅阻于左胁下而形成疟母，且常兼有气血亏虚之象，表现为邪实正虚。

〔诊查要点〕

一、诊断依据

1. 发作时寒战，高热，汗出热退，每日或隔日或三日发作一次，伴有头痛身楚、恶心呕吐等症。

2. 多发于夏秋季节和流行地区，或输入过疟疾患者的血液，反复发作后可出现脾大、面色苍白、乏力等症。

二、病证鉴别

1. 疟疾与风温发热　风温初起，邪在卫分时，可见寒战发热，多伴有咳嗽气急、胸痛等肺系症状；疟疾则以寒热往来，汗出热退，休作有时为特征，无肺系症状。在发病季节上，风温多见于冬春，疟疾常发于夏秋。

2. 疟疾与淋证发热　淋证初起，湿热蕴蒸少阳，邪正相搏，亦常见寒战发热，但多兼小便频急，滴沥刺痛，腰部酸胀疼痛等症，可与疟疾作鉴别。

3. 寒疟、温疟与瘴疟　疟发寒重热轻，或但寒不热者，为偏于寒盛，属于寒疟；热重寒轻，或但热不寒者，为偏于热盛，属于温疟；如高热不退，头痛，甚则出现惊厥，抽搐，颈项强直，昏迷等症，为邪入心肝的危重症，多属疫疟(瘴疟)。

〔辨证论治〕

一、辨证要点

疟疾的辨证应根据病情的轻重、寒热的偏盛、正气的盛衰及病程的长短，区分正疟、温疟、寒疟、瘴疟、劳疟的不同。

二、治疗原则

疟疾的治疗以祛邪截疟为基本治则，区别寒与热的偏盛进行处理。如温疟宜清，寒疟宜温，瘴疟宜解毒除瘴，劳疟则以扶正为主、佐以截疟。如属疟母，又当祛瘀化痰软坚。

三、证治分类

1. 正疟

症状：发作时症状比较典型，常先有呵欠乏力，继则寒战鼓颔约30分钟，寒罢则内外皆热，常表现为高热，可持续2～6小时，头痛面赤，口渴引饮，终则遍身汗出，2~3小时后，热退身凉，每日或间一两日发作一次，寒热休作有时，舌红、苔薄白或黄腻，脉弦。

证机概要：疟邪伏于少阳，与营卫相搏，正邪交争。

治法：祛邪截疟，和解表里。

代表方：柴胡截疟饮或截疟七宝饮加减。两方均有祛邪截疟作用，但前方兼能和解表里，导邪外出，主治疟疾寒热往来，休作有时；后方偏重化痰散结，理气和中，用于疟疾痰湿困中，恶心较著，舌苔浊腻者。

常用药：柴胡、黄芩和解少阳；常山、草果、槟榔、半夏化痰截疟；生姜、大枣调和营卫，兼顾胃气。

若痰湿偏重，胸闷腹胀，舌苔白腻，去滞气碍湿之参、枣，酌加厚朴、苍术、陈皮；烦渴，苔黄，脉弦数者，去生姜、大枣，加石膏、天花粉清热生津。也可酌情选用各种剂型的青蒿素成药，如口服的有片剂，肌注的有油剂、混悬剂等。青蒿素对各种疟原虫的无性体均有显著作用，故可有效控制疟疾的临床症状。

2. 温疟

症状：发作时热多寒少，汗出不畅，头痛，骨节酸痛，口渴引饮，便秘尿赤，舌红苔黄，或舌红干而无苔，脉弦数。

证机概要：阳热素盛，疟邪与营卫相搏，热炽于里。

治法：清热解表，和解祛邪。

代表方：白虎加桂枝汤或白虎加人参汤加减。两方均系白虎汤加味而成，具有清热祛邪作用，但前方兼有疏表散寒作用，适用于温疟而有外邪束表，骨节酸痛者，后方加人参益气生津，适用于温疟热势较盛，津气两伤，热多寒少，或但热不寒者。

常用药：生石膏、知母、黄芩清泻邪热；柴胡、青蒿、桂枝和解疏表；常山截疟祛邪。

若表邪已解，里热较盛，发热，汗多，无骨节酸痛者，去桂枝；热势较盛而气津两伤者，去桂枝，加人参、北沙参；津伤较著，口渴引饮者，酌加生地黄、麦冬、石斛、玉竹。

3. 寒疟

症状：发作时热少寒多，口不渴，胸闷脘痞，神疲体倦，舌苔白腻，脉弦。

证机概要：素体阳虚，疟邪入侵，寒湿内盛。

治法：和解表里，温阳达邪。

代表方：柴胡桂枝干姜汤合截疟七宝饮加减。前方功能和解表里，温阳达邪，用于寒多热少或但寒不热之寒疟。后方具有截疟化痰、运脾和胃作用，用于痰湿偏盛之疟疾。

常用药：柴胡、黄芩和解少阳；桂枝、干姜、甘草温阳达邪；常山、草果、槟榔、厚朴、青皮、陈皮散寒燥湿，化痰截疟。

但寒不热者，去黄芩苦寒之品；寒郁日久化热，心烦口干，去桂枝、草果，加石膏、知母。

4. 瘴疟

(1)热瘴

症状：热甚寒微，或壮热不寒，头痛剧烈，抽搐，肢体烦痛，面红目赤，胸闷呕吐，烦渴饮冷，大便秘结，小便热赤，甚至神昏谵语，舌质红绛，苔黄腻或垢黑，脉洪数或弦数。

证机概要：瘴毒内盛，热陷心包。

治法：解毒除瘴，清热保津。

代表方：清瘴汤加减。本方清热解毒、除瘴截疟，用于热瘴热甚寒微或壮热不寒者。

常用药：黄芩、黄连、知母、金银花、柴胡清热解毒除瘴；常山、青蒿截疟祛邪；半夏、竹茹和胃化痰；碧玉散清利湿热。

壮热烦渴者，去半夏，加生石膏清热泻火；热盛津伤，口渴心烦，舌干红少津者，酌加生地黄、玄参、石斛、玉竹；神昏痉厥，高热不退者，急用紫雪丹清心开窍。本证预后凶险，宜及早中西医结合共同抢救。

(2)冷瘴

症状：寒甚热微，或但寒不热，或呕吐，腹痛腹泻，甚则形寒肢冷，经脉拘急，嗜睡不语，神志昏蒙，舌苔厚腻色白，脉弦。

证机概要：瘴毒内盛，湿浊蒙蔽心窍。

治法：解毒除瘴，芳化湿浊。

代表方：加味不换金正气散。本方燥湿化浊、除瘴截疟，用于冷瘴见有寒甚热微或但寒不热、呕吐腹泻者。

常用药：苍术、厚朴、陈皮、藿香、半夏、佩兰、荷叶燥湿化浊，健脾理气；槟榔、草果截疟除湿；菖蒲豁痰宣窍。

嗜睡昏蒙者，可加服苏合香丸芳香开窍；若呕吐较甚，可吞服玉枢丹以辟秽和中止呕。

5. 劳疟

症状：疟疾迁延日久，每遇劳累辄易发作，发时寒热较轻，面色苍白或萎黄，倦怠乏力，短气懒言，纳少自汗，舌质淡，脉细弱。

证机概要：疟邪久留，气血耗伤。

治法：益气养血，扶正祛邪。

代表方：何人饮加减。本方能补气养血，用于气血亏虚、久疟不已、面色萎黄、倦怠之证。

常用药：何首乌、人参、白术、当归、白芍补益气血；陈皮理气和中；生姜、大枣调和营卫；青蒿、常山祛邪截疟。

气虚较著，倦怠自汗者，可加黄芪、浮小麦；偏于阴虚，下午或夜晚见低热，舌质红绛者，加生地黄、鳖甲、白薇；如胸闷脘痞，大便稀溏，舌苔浊腻者，去何首乌，加半夏、草果芳化湿浊。

此外，久疟不愈，痰浊瘀血互结，左胁下形成痞块，此即《金匮要略》所称之疟母。治宜软坚散结，祛瘀化痰，方用鳖甲煎丸。兼有气血亏虚者，配合八珍汤或十全大补汤，以扶正祛邪。

〔预后转归〕

正疟经及时治疗，预后较好。若重复感染或不同疟原虫混合感染，或发病的初期及后期，发病常不规则，临床表现复杂，辨证较为困难。疟疾重症，出现神志症状或过高热者，一般预后较差。

〔预防调护〕

本病为蚊虫传播，故应加强灭蚊、防蚊措施。

疟疾发作期应卧床休息。寒战时加盖衣被，注意保暖，多饮热开水；发热时减去衣被。如高热不退，可予冷敷，或针刺合谷、曲池等穴。瘴疟神志昏迷者，应加强护理，注意观察患者体温、脉搏、呼吸、血压和神志变化，予以适当处理。汗出后用温水擦身，换去湿衣，避免吹风。服药宜在疟发前2小时。饮食以易于消化、富有营养之流质或半流质食物为宜。久疟须注意休息，加强饮食调补。有疟母者，可食用甲鱼滋阴软坚，有助于痞块的消散。

〔临证备要〕

1. 疟邪伏藏于半表半里，属少阳经脉部位，故历来有“疟不离少阳”之说。在治疗上，一般多使用柴胡之剂，但必须辨证，不能见到疟疾一概使用之，临床应掌握寒热往来的症状特点使用为宜。

2. 疟疾的治疗可在辨证的基础上选加截疟药物，常用的如常山、青蒿、槟榔、马鞭草、稀莶草、乌梅等。此外，服药时间一般以疟发前2小时为宜。若在疟发之际服药，容易发生呕吐不适，且难以控制发作。

3. 瘴疟来势凶猛，病情险恶，治疗应重视解毒除瘴。若出现神昏谵语、痉厥抽搐等严重症状时，宜早投清心开窍药物，必要时进行中西医结合治疗。

第五卷　肾系病证

第九章　肾系病证医案

第一节　腰痛病证医案

一、肝肾亏虚夹寒证腰腿痛

易×云，男，70岁，2019年8月21日初诊，自诉间歇性腰腿疼痛二十余年，复发加重一周，疼痛向左下肢放射至小腿，舌质淡紫暗，苔厚白腻，脉沉迟而弱。查双肾区无叩击痛，弯腰试验（+），直腿抬高试验（+）。腰椎CT平扫："腰椎骨质增生""腰椎间盘突出"。泌尿系B超：双肾、输尿管未见异常。补诉1周前因天气转凉，睡眠未盖被而诱发。伴有腰膝酸软，无性欲及功能，此为肝肾亏虚、复感寒湿，治当补益肝肾、祛风除湿、散寒止痛。自拟狗菟牛杜仙人汤治疗之。

处方：烫狗脊 30 g，制菟丝子 30 g，牛膝 30 g，炒杜仲 30 g，
威灵仙 10 g，人参片（另煎兑服）10 g，独活 15 g，桑寄生 30 g，
制川乌（先煎）6 g，桂枝 15 g，肉桂 10 g，续断 15 g，
制延胡索 15 g，甘草 10 g。

7剂，水煎服。

服上方7剂，二诊腰痛大减，继拟上方7剂进治，遇其孙女回告，腰痛已止，病告愈。

按：本例腰痛，患者70岁，年迈体衰，肝肾多虚，复感风寒湿邪，阻气机伤阳气，气血不通，经络阻滞，不通则痛。腰膝酸软，无性欲及性功能，舌脉均为肝肾亏虚之象。本方烫狗脊、炒杜仲、续断、菟丝子均可补益肝肾，人参片大补元气，威灵仙、独活、制川乌、桑寄生祛风除湿、散寒止痛，桂枝、肉桂温肾散寒，威灵仙善消骨刺，制延胡索为止痛要药，甘草调和诸药。全方共奏补益肝肾、祛风除湿、散寒止痛之效。大凡颈肩腰腿为骨质增生、椎间盘突出而致痛者，酌情加减更佳。

二、气滞血瘀证腰痛

周×林，男，56岁，2017年11月23日初诊，自诉腰部胀痛3月余，疼痛无放射，无间歇，舌淡红、苔薄白，脉弦。3个月前因不慎滑倒，即感腰部胀痛，CT片腰椎体、椎间盘未见异常，泌尿系B超双肾、膀胱、输尿管均未见异常。查腰部脊柱居中，左腰部压痛，无红肿包块，双肾区无叩击痛。此因跌仆闪挫致腰部损伤，气滞血瘀，不通则痛。治以活血化瘀、通络止痛为法，方用身痛逐瘀汤治之。

处方：桃仁 10 g，当归 15 g，红花 10 g，甘草 10 g，秦艽 10 g，
羌活 10 g，香附 15 g，五灵脂 10 g，地龙 10 g，制没药 6 g，
牛膝 15 g，川芎 15 g。

7剂，水煎服。

服上方3剂，诸症大减，嘱服完首诊之7剂，二诊回报腰痛消失，病告愈。

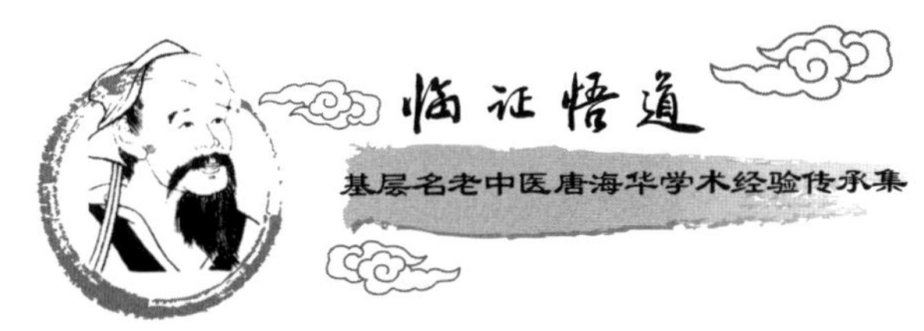

按：本例腰痛，诱因明显闪挫外伤所致，大凡外伤者，无论疼痛性质皆因气滞血瘀，CT排除腰椎骨折及骨病，B超排除泌尿系结石之腰痛，故气滞血瘀诊断明确，只需活血化瘀即可，方中桃仁、当归、川芎活血祛瘀，红花、没药、五灵脂、香附理气化瘀而止痛，羌活、秦艽祛风除湿而止痛，地龙通络利关节，牛膝活血祛瘀、补肝肾强筋骨，甘草调和诸药。全方共奏活血化瘀、通络止痛之奇功。

本例亦为经方传承，古方今用的代表，仅药量比原方大而已。本方主治瘀血痹阻经脉，肢节或周身疼痛，可用于急慢性腰扭伤、肌筋膜炎、腰椎间盘突出症、骨关节炎、坐骨神经痛等，治宜加减化裁其效更佳。故皆经方用途更广泛，为便于记忆原方，编方歌一首：身痛桃红草归芎，五牛秦羌香没龙，伤筋动骨周身痛，兼除诸痹有奇功。

三、肝郁湿热证腰痛

石×仙，女，54岁，2019年8月20日初诊。自诉腰痛五日，以胀痛为主，放射至上腹，小便深黄色，口苦、咽干，舌淡红、苔黄滑，脉弦数。查双肾区叩痛，腹平软无压痛，B超提示：双肾小结石，并右肾轻度积水，此为肝郁气滞、湿热下注之证。治宜疏肝解郁、利湿清热、自拟五金猪牛两通汤治疗获良效。

处方：金钱草 30 g，金铃子 10 g，石韦 15 g，乌药 15 g，海金沙 15g
金银花 30 g，猪苓 30 g，鸡内金 10 g，川牛膝 15 g，川木通 9 g，
路路通 15 g，车前子 30 g，滑石 30 g，制延胡索 15 g，甘草 10 g。

7剂，水煎服。

服上方3剂腰痛大减，7剂疼痛止，小便清，口苦口干消失，舌脉如常，二诊继进7剂以巩固疗效，半个月后复查B超，双肾、输尿管、膀胱未见异常。诸症告愈。

按：肾结石多因下焦湿热引起，本例则与肝肾有关，因腰为肾之府，肾与膀胱互为表里，膀胱湿热，表病及里，故发为腰痛。又足厥阴肝经循少腹布胁肋，肝郁气滞则挚痛及少腹，本方以金铃子、制延胡索疏肝解郁、理气止痛，以金钱草、石韦、海金沙、鸡内金、车前子利湿排石，金银花清热，猪苓利水，川牛膝引邪下行，川木通、路路通畅通出口。诸药合参，肝郁得解，湿热得清，出路畅达，湿热结石病理产物自出，药证相符，数剂可解，泌尿结石或为腰痛，或为腹痛，只要症因病机相同，就可以同方法论治，此为“异病同治”之妙。

四、脾虚湿困证腰痛

冉×华，女，81岁，2019年8月16日初诊。自诉腰痛8日，伴纳呆神疲，四肢乏力，双下肢微肿，按之凹陷，舌淡红、苔薄黑而滑，脉濡细，此为脾肾阳虚、湿困腰间，发为腰痛，治宜温运脾阳、除湿止痛，方用苓桂术甘汤。

处方：茯苓 30 g，桂枝 15 g，泽泻 20 g，白术 20 g，
猪苓 30 g，黄芪 30 g，炒杜仲 20 g，续断 15 g，
石韦 30 g，车前草 30 g，甘草 6 g。

7剂，水煎服。

服上方4剂，腰痛减，余症亦趋缓解，服7剂后二诊，腰痛消除，双下肢水肿减轻，续服上方7剂，症状、体征消除，病愈停药。

按：本例病因脾虚湿盛，湿阻气机伤阳气，脾虚失运则纳呆，气血生化乏源则神疲乏力，水湿困于腰间则致腰痛，脾主肌肉四肢，困于双下肢则为水肿，因湿性重浊

下注所致。舌脉为虚为湿之象。本方以黄芪补气利水，白术、茯苓健脾运化水湿，泽泻、猪苓利尿除湿，石韦、车前草清热利湿，桂枝通阳化气以通利下焦水道，杜仲、续断补肾强筋壮腰膝，甘草调和诸药，使脾气得补，水湿得运得化得利得通，故收良效。

五、腰痛治疗临证经验及体会

腰痛一病以主症取名，概况可分外伤与内伤两大类。

外伤者分外感与跌打损伤。外感以风、寒、湿三气杂至，合而为痹痛，治疗不外乎祛风、除湿、散寒、止痛为法，代表方为独活寄生汤；跌打损伤者则为气滞血瘀所致，以活血化瘀为法治疗，代表方为身通逐瘀汤。

内伤腰痛，主要与肝肾亏虚，肝郁气滞，气血亏虚，下焦湿热等有关，因腰为肾之府，膝为筋之宗，肾主骨节，腰为身之大关节，肝主筋，肝肾又同源，肝肾阴虚常相伴，肾阳不足，肝气郁滞亦可见腰痛。

无论外感或内伤腰痛，均不离祛风、除湿、散寒止痛，因寒主痛，无论寒与湿，致腰痛不离风引，风、寒、湿三气杂至，合而为痹，痹者通闭，壅塞阻滞，气血运行不畅，不通则痛。故治痹理法方药可使用于许多痛证，有较丰富的理论依据，许多痛症皆可参照痹病治疗，为此提出“引痹入痛”学术思想。为方便理解记忆，编作律诗一首如下： 腰痛总分内外伤，“引痹入痛”新主张，风寒湿滞瘀虚病，攻补兼施配妙方。

注：腰痛病因虽多，总的来说不外乎外伤与内伤，无论内伤与外伤，可以用“痹证”理法方药指导临床治疗，这是一个新的思想和主张。痹证的理论是：风、寒、湿三气杂至，合而为痹，其风气盛者为行痹，湿气盛者为着痹，寒气盛者为痛痹，三气郁久化热化燥则为热痹，中医有“正气存内，邪不可干，邪之所奏，其气必虚”之说，故无论外感内伤，都应临证考虑攻补兼施，才能配出奇方妙药，收到独特疗效。

第二节　水肿病证医案

一、脾肾阳虚证水肿

张×畅，男，48岁，2018年4月17日初诊，自诉间歇性面目浮肿5个月，时肿时消，睡眠、饮食不佳，大便或闭或泻，精神欠佳，有时腰部作痛，面色晦暗，口舌干燥，脉象缓弱无力。病由脾肾阳虚、不能制水、水气上泛所致，宜湿补脾肾利水消肿治之。

处方：白术 12 g，茯苓 15 g，山药 15 g，法半夏 9 g，厚朴 9 g，陈皮 9 g，
生姜皮 9 g，陈艾 6 g，菟丝子 15 g，淫羊藿 20 g。

服上方7剂后，面目浮肿大消，精神好转，腰痛亦减轻。

按：本例水肿，患者饮食不多，大便或闭或泻，精神欠佳，面色晦暗，为脾阳不振所致。脾胃不和，则睡眠不好。腰为肾之府，肾阳不足发为腰痛，阳虚不能化水生津，故口舌反觉干燥。脉象缓弱无力，亦符合脾肾阳虚现症。《内经》曰：“诸湿肿满皆属于脾。”“肾者，胃之关也，关门不利，故聚水而从其类也。”故本例断为脾肾阳虚不能制水，水气上泛发为面目浮肿，治法以白术、茯苓、山药、法半夏、厚

朴、陈皮等补脾运脾，以生姜皮、陈艾、菟丝子、淫羊藿等温中强肾。使阳行水化，则浮肿自消矣。

二、肝郁湿热证水肿

林×勇，男，49岁，2018年1月14日初诊，自诉间歇性面目及左下肢浮肿3年余，左侧躯体感觉退减，活动欠佳，近一个月来大便稀黄，食欲亢进，脉来盛去急，弦滑较甚，舌上白苔，此虽久病正气不足，但近来肝郁脾滞，湿热之邪内蕴中焦，客热犯胃，消谷善饥，宜先从标治，用疏肝运脾、清热利水法。

处方：牡丹皮 15 g，白芍 15 g，青皮 9 g，黄连 6 g，黄芩 15 g，
茯苓皮 20 g，泽泻 12 g，防己 9 g，大腹皮 12 g，甘草 6 g，

7剂，水煎服。

二诊，客邪已解，虚象显露，脉象转为虚滑无力，舌苔淡白，食少便溏疲乏，此乃肾阳虚之候，用补脾扶肾、温中行气法。

处方：炒白术 15 g，菟丝子 15 g，党参 15 g，茯苓 12 g，
益智 9 g，干姜 6 g，法半夏 9 g，厚朴 9 g，陈皮 9 g，木香 6 g。

7剂，水煎服。

三诊，服上方7剂，小便增多，水肿大减，饮食渐趋正常，但大便有时结燥，脉来细数，根气有余，此因连服阳药，肾阳虽复而肾阴反亏，再从培养肾阴考虑。

处方：熟地黄 12 g，枣皮 9 g，山药 15 g，牡丹皮 6 g，茯苓 9 g，
泽泻 9 g，知母 9 g，炒黄柏 6 g，菟丝子 9 g，枸杞子 9 g。

7剂，水煎服。

四诊，服上方7剂后，面目和左下肢已无浮肿征象，饮食和大小便均正常，但特别畏冷，动辄多汗，脉象虚数，再从温养加补阴药以善其后。

处方：制附片 18 g，熟地黄 12 g，桂枝 9 g，茯苓 12 g，枣皮 9 g，
山药 15 g，菟丝子 9 g，枸杞子 12 g，炮姜 6 g，陈皮 6 g，
白芍 12 g，厚朴 9 g。

3剂，水煎服。

按：本例水肿，阴阳并虚是其本，肝郁湿热是其标。故初诊时，先本急则治其标的原则，解决肝郁湿热问题。邪去正衰，二诊时又出现脾肾阳虚之候，补阳则碍阴。三诊时，肾阴亏损情况又显得突出，补阴则碍阳。四诊时，又出现阳虚症状，最后在补阳药中加入养阴之品，以善其后。这说明对较复杂的病证，当分别先后缓急，根据所出现的病状，进行灵活的辨证论治，方能取得良好的效果。

三、阳虚脾湿证水肿

宋×政，男，38岁，2017年12月21日初诊，自诉间歇性双下肢水肿2月余，初发即肿，时愈时发，胸闷胀，胃脘饱胀，夜间小便次数较多。脉象细弱，舌苔白滑，此脾肾阳虚，湿聚中焦，先予通阳化气运脾燥湿为法治之。

处方：薤白 9 g，法半夏 9 g，桂枝 6 g，茯苓 30 g，陈皮 6 皮 苍术 15 g，
炮姜 6 g，吴茱萸 5 g，厚朴 15 g，生姜皮（自加）6 g，甘草 6 g。

7剂，水煎服。

二诊，服上方后，饱胀与水肿俱减，但四肢无力，倦怠思睡，仍从前方立意，加入培养气血强肾之品。

处方：党参 15 g，炒杜仲 9 g，吴茱萸 5 g，桂枝 6 g，苍术 9 g，
炮姜 6 g，砂仁 5 g，炒白芍 9 g，当归 9 g，黄芪 20 g，甘草 6 g。

5剂，水煎服。

三诊，服上方4剂后，情况良好。但因停药，又有微肿，小便减少，大便失禁，此肾气不固，用四神丸加减。

处方：益智 10 g，五味子 10 g，补骨脂 10 g，吴茱萸 6 g，茯苓 30 g，
炒白芍 15 g，甘草 6 g。

5剂，水煎服。

四诊，大小便恢复正常，午后尚有轻微水肿，脉来尚缓，舌苔白滑，再用温脾除湿法。

处方：党参 9 g，藿香 6 g，薤白 9 g，桂枝 3 g，白术 9 g，莲子 9 g，
山药 9 g，海螵蛸 9 g，当归 9 g，陈皮 3 g，吴茱萸 3 g，炙甘草 6 g。

3剂，水煎服。

五诊，一切症状基本消失，睡眠欠佳，脉象涩，舌苔淡白，正气尚嫌不足，用归脾汤加味以收全功。

处方：党参 15 g，当归 9 g，黄芪 15 g，白术 15 g，酸枣仁 6 g，
远志 6 g，莲子 9 g，山药 9 g，薏苡仁 9 g，海螵蛸 6 g，
杜仲 15 g，炙甘草 6 g。

5剂，水煎服。

按：本例水肿，腹部胀，四肢无力，倦怠思睡，脉象细弱，舌苔淡白等，为气血不足、脾阳不振之象。脾阳不振，则水湿不得运化，故出现带下、脉缓、苔滑等脾湿现象。肾司二便，肾阳不足，或为阳不化水，夜多小便；或为下焦不约，大便失禁，本例水肿断为气血不足、脾肾阳虚兼夹湿气。由于病机复杂，治法当分先后，诸方中用党参、茯苓、黄芪、白术、莲子、山药、炙甘草等以补气扶脾，用当归、白芍以养血和营，用薤白、桂枝、法半夏、吴茱萸、炮姜、生姜皮等以温阳行水，用苍术、薏苡仁、陈皮、藿香等以除湿运脾，用杜仲、益智、五味子、补骨脂等以强肾阳，加远志、酸枣仁以安神。随其现症而辨证施治，有的放矢，则箭不虚发矣！

四、肾虚湿热证水肿

徐×平，男，13岁，2017年8月3日初诊，其母代诉其子7岁时即患肾炎，经常头面部及下肢水肿，腰疼头昏，最近小便次数增多，尿色仍黄，胃纳不佳，脉象细数，两尺脉尤弱，舌质淡红，此系先天不足，加之久病正气亏损，肾阳不足兼夹湿热之候，用济生肾气丸加减治之。

处方：生地黄 9 g，牡丹皮 9 g，牛膝 9 g，车前仁 9 g，菟丝子 12 g，茯苓 9 g，
桑寄生 15 g，巴戟天 9 g，山药 12 g，石韦 9 g，茵陈 12 g，甘草 3 g。

7剂，水煎服。

二诊，服上方7剂，浮肿消退，腰不疼头不昏，胃纳转佳，小便次数减少，色仍黄。经西医检查，尿中尚有微量蛋白。脉弱舌淡，再本前方加重强肾药，以巩固之。

处方：生地黄 9 g，牡丹皮 9 g，牛膝 9 g，车前子 9 g，菟丝子 12 g，茯苓 9 g，
补骨脂 9 g，巴戟天 9 g，山药 12 g，泽泻 9 g，萆薢 9 g，茵陈 12 g。

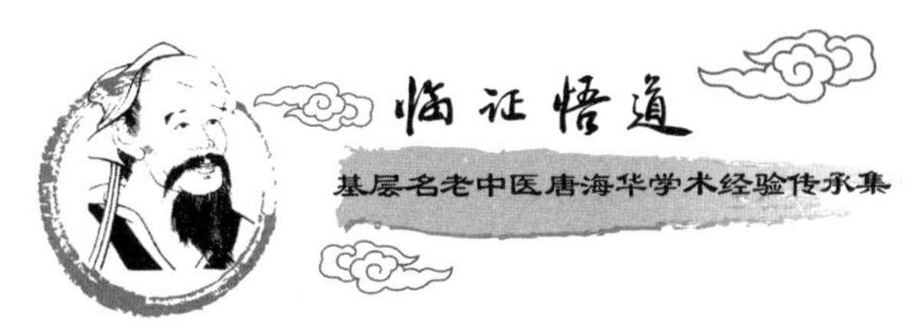

按：本例水肿，先天不足，肾气素亏，故出现腰疼头昏，尺脉弱等肾阳不足现症，阳不化水即出现水肿，小便次数增多。尿色黄，胃纳不佳等，为湿热内聚之象。脉细数亦为虚热在里，故断为肾阳不足兼夹湿热。用济生肾气丸，一方面强肾利水，一方面清热利湿。不用桂附，而用巴戟天、补骨脂者，因其年龄尚小，不堪刚燥，防其助热之弊。加萆薢、茵陈、石韦是增强清利湿热之功。

第三节　中风病证医案

一、气虚血瘀兼肝肾亏虚症中风

吴×珍，女，72岁，2017年10月11日初诊，患者自诉右半身乏力3月余，言语不利，时流口涎，舌淡边有瘀斑，苔薄白脉细涩，头部磁共振提示“脑梗死”，病属中风，气虚血瘀兼肝肾亏虚证，治宜益气养血、补肝益肾为法，自拟验方马狗菟肉汤加味治之良效。

处方：海马 10 g，狗脊 12 g，枸杞子 15 g，菟丝子 15 g，肉苁蓉 15 g，
黄芪 20 g，桃仁 9 g，红花 12 g，当归 10 g，川芎 10 g，
赤芍 12 g，地龙 10 g，细辛 4 g，白芷 10 g，牡丹皮 10 g，
丹参 8 g，鸡血藤 12 g，土鳖虫 9 g，木瓜 12 g，杜仲 12 g，
姜黄 8 g，三棱 6 g，莪术 8 g，全蝎 7 g，桂枝 15 g，
秦艽 12 g，延胡索 10 g。

7剂，水煎服。

二诊，服上方7剂，自觉症状好转明显，继服上方7剂以巩固疗效。

三诊、四诊效不更方，直至症状体征基本消失。

按：本例中风，为风中经络，相当于“脑梗死”，为老年人常见之脑血管疾病，病情较为顽固，中老年人多肝肾亏虚，治疗宜攻中有补，中风之发病在脑，肾气通于脑，故归属肾系病证。此为经验之方，患者反馈疗效好，故书此医案以益众多需求者。

方中黄芪补气，当归、川芎、赤芍补血，桃仁、鸡血藤、红花、延胡索、地龙、丹参、三棱、莪术行血活血，细辛、白芷、秦艽祛风，狗脊、枸杞子、肉苁蓉、菟丝子、海马补益肝肾，功补兼施，固收良效。

二、中风治疗临证经验及体会

中风是急性脑血管病的中医病名，包括大脑出血性和缺血性疾病两大类，出血性疾病视出血情况可选择手术治疗，但在后期因为出血导致瘀血，血管阻塞，大脑缺血与脑梗死或梗死治疗同理。

中医对于脑出血后期或脑缺血的治疗，主要是补气活血，行血化瘀，祛风活络，兼以补益肝肾，临证每收良效，当然亦应辨证论治，灵活应用加经验治疗效果更佳。

第十章 肾系病证诊疗与临证备要

肾藏精，寓元阴元阳，为人体生长、发育、生殖之源，生命活动之根，故称先天之本。肾的藏精功能减退，不仅可因精关不固而致遗精、早泄，还可由于精气不足、命门火衰而影响机体的生殖能力，导致阳痿、不育。

肾主水液，在调节人体水液平衡方面起着极为重要的作用。若肾中精气的蒸腾气化失司，可导致水液的运化障碍，出现水肿；肾与膀胱相表里，若肾与膀胱的气化失司，水道不利，可出现淋证、癃闭、尿浊。此外，水肿、淋证、癃闭等病证日久不愈，可致脾肾衰惫，气化不利，浊毒壅塞，形成关格。

根据肾的生理功能和病机变化特点，可将水肿、癃闭、关格、淋证、尿浊、阳痿、遗精、早泄等归属于肾系病证。

肾与其他脏腑的关系非常密切。肾阴亏虚，水不涵木，肝阳上亢，可致眩晕；肾水不足，阴不济阳，虚火上越，心肾不交，可致心悸、不寐；肾不纳气，气不归元，可致哮喘；肾阳虚衰，火不暖土，可致五更泄泻；肾精亏损，脑髓失充，可致健忘、痴呆。依据其病证整体相关性，分别隶属于各个脏腑系统。此外，其他脏腑病证迁延不愈，久必及肾，亦可导致肾系病证的出现。因此，临证时应注意脏腑之间的关联，随证处理。

第一节 水 肿

水肿是由于多种原因导致体内水液潴留，泛滥肌肤，引起以眼睑、头面、四肢、腹背甚至全身浮肿为主要临床特征的一类病证。

《内经》将水肿称为“水”。对其症状，《灵枢·水胀》曰：“水始起也，目窠上微肿，如新卧起之状。”并根据症状不同分为风水、石水、涌水。对其病因病机，《素问·水热穴论》曰：“勇而劳甚，则肾汗出，肾汗出逢于风，内不得入于脏腑，外不得越于皮肤，客于玄府，行于皮里，传为跗肿。”“故其本在肾，其末在肺。”《素问·至真要大论》又曰：“诸湿肿满，皆属于脾。”对其治疗，《素问·汤液醪醴论》提出了“平治于权衡，去菀陈莝……开鬼门，洁净府”的治疗原则。汉·张仲景《金匮要略·水气病脉证并治》将水肿称为“水气病”，并以表里上下为纲将水肿分为风水、皮水、正水、石水、黄汗五型，根据五脏发病的机制及证候不同将水肿分为心水、肝水、肺水、脾水、肾水，并提出了“诸有水者，腰以下肿，当利小便，腰以上肿，当发汗乃愈”的治疗原则。唐·孙思邈《备急千金要方·水肿》则首次提出了水肿需忌盐的观点。宋·严用和《济生方·水肿门》提出了“疮毒内归”的病因理论，并将水肿分为阴水、阳水两大类，为水肿病的辨证论治奠定了基础。明·张介宾发展了《内经》理论，进一步阐明水肿的病机，其在《景岳全书·肿胀》曰：“凡水肿等证，乃肺、脾、肾三脏相干之病，盖水为至阴，故其本在肾；水化于气，故其标

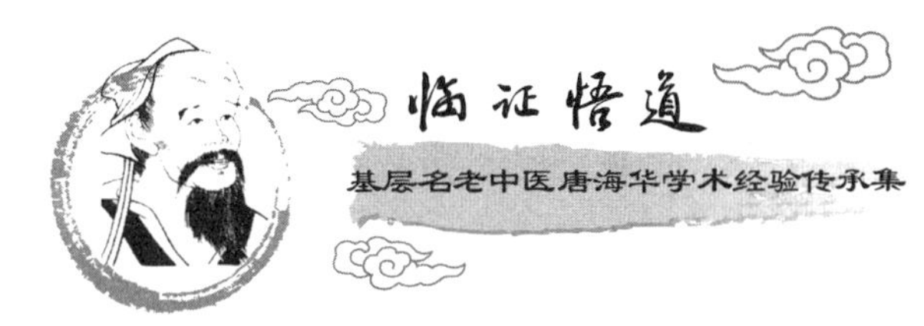

在肺；水惟畏土，故其制在脾。今肺虚则气不化精而化水，脾虚则土不制水而反克，肾虚则水无所主而妄行。”明·杨仁斋在《仁斋直指方·虚肿方论》创用活血利水法治疗瘀血水肿。清·唐容川在《血证论·阴阳水火气血论》中提出“瘀血化水亦发水肿，是血病而兼水也”的病机理论，为临床采用活血化瘀法治疗水肿提供了依据。

在西医学中，水肿是多种疾病的一个症状或体征，包括肾性水肿、心性水肿、肝性水肿、营养不良性水肿、功能性水肿、内分泌失调引起的水肿等。本节讨论的水肿以“肾性水肿”为主，包括急慢性肾小球肾炎、肾病综合征、继发性肾小球疾病等。其他水肿的辨治，如“肝性水肿”一般参照“臌胀”一节进行论治，而“心性水肿”一般多参照“心悸”“喘证”等章节进行论治。

〔病因病机〕

本病病因有风邪、疮毒、水湿之邪外袭，饮食不节，禀赋不足，久病劳倦；发病机理为肺失通调、脾失转输、肾失开阖，水液代谢障碍，潴留体内，泛滥肌肤。

一、病因

1. 风邪袭表　风为六淫之首，风邪伤人，易夹寒夹热，侵袭人体。或由口鼻入侵，壅结咽喉，内蕴于肺，或由皮毛肌腠而犯肺导致水肿。明·张介宾《景岳全书·肿胀》曰：“凡外感毒风，邪留肌肤，则亦能忽然浮肿。”

2. 疮毒内犯　痈疽疮疡、丹毒未能及时清解消散，内归脾肺，形成本病。如宋·严用和《严氏济生方·水肿门》曰：“又有年少，血热生疮，变为肿满。”即明确指出疮毒可导致水肿。

3. 外感水湿　久居湿地，冒雨涉水，水湿内侵，困遏脾阳，土不制水，或既感水湿，又受风邪，更易形成水肿。正如清·吴谦《医宗金鉴·水气病脉证》曰：“皮水，外无表证，内有水湿也。”

4. 饮食不节　过食肥甘，嗜食海鲜，饮酒无度，损伤脾胃；或饮食摄入不足，脾气失养；或过量摄入寒凉、温燥药物，伤及脾肾，均是水肿形成的重要原因。如明·张介宾《景岳全书·水肿》曰：“大人小儿素无脾虚泄泻等证，而忽而通身浮肿，或小便不利者，多以饮食失节，或湿热所致。”

5. 久病劳倦　劳倦过度，损伤脾肾，蒸化失司，发为水肿。如宋·严用和《济生方·水肿门》曰：“水肿为病，皆由真阳怯少，劳伤脾胃，脾胃既寒，积寒化水。”或因消渴、淋证日久，伤及脾肾，变生水肿。如唐·王焘《外台秘要·消中消渴肾消方》曰：“三渴饮水不能多，但腿肿，脚先瘦小，阴痿弱。数小便者，此是肾消病也，特忌房劳。”

6. 禀赋不足　先天禀赋薄弱，精气不足是水肿发病的体质基础，如感外邪，易发为病。《重订严氏济生方·水肿门》曰：“水肿为病，皆由真阳怯少……肾水不流……下为足膝肤肿，面浮腹胀，小便不利。”

二、病机

人体水液的正常输布与排泄，主要依靠肺、脾、肾的相互作用，并与三焦、膀胱的气化功能密切相关。因肺主一身之气，有主治节、通调水道、下输膀胱的作用。脾主运化，有转输、布散水精的功能。肾主开阖，有蒸化水液、通利小便的职责。三焦为决渎之官，是水液运行的通道。膀胱为储尿之府，赖肾气而司排泄。

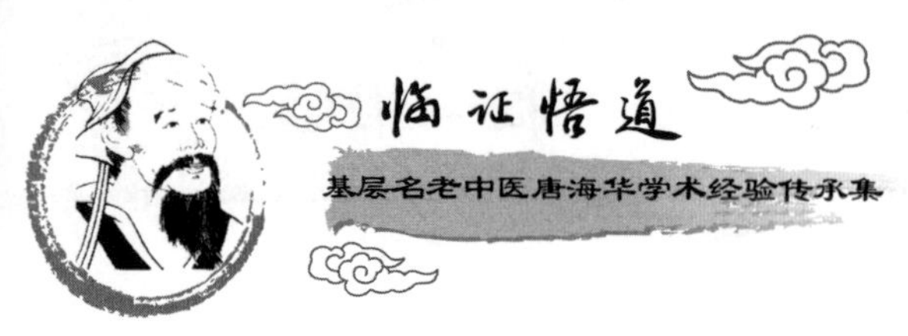

水肿的基本病机为肺失通调、脾失转输、肾失开阖、三焦气化不利，水液潴留。风邪袭表，肺失宣肃，水道不利，则风水相搏；疮毒内侵，归于脾肺，水湿不运，则湿毒相合；外感水湿，困遏脾阳，水湿内生，则外湿与内湿相合；久病劳倦，或饮食不节，损伤脾肾，气化开阖不利，则水液内停；先天禀赋薄弱，精气不足，易受外邪，致肺、脾、肾功能失职，亦发水肿。若水肿不愈，水湿停积日久，阻滞气机，血行不畅，则形成瘀血。

水肿的病理因素有风邪、水湿、疮毒、瘀血。病位在肺、脾、肾，其中以肾为根本，因肾主水，水为至阴，肾气从阳则开，从阴则阖。若肾阳不足，气化失司，关门不利，阖多开少，水液潴留，而形成水肿。病理性质有阴阳之别，当区分虚实、寒热。阳水多由外感风邪、疮毒、水湿而成，多兼表证，属实证、热证，病在肺、脾；阴水多由饮食劳倦、禀赋不足、久病体虚所致，多属虚证、寒证，或本虚标实之证，病在脾、肾。

阳水和阴水、实证和虚证之间可发生相互转化或兼夹。一方面，阳水迁延不愈，反复发作，或失治误治，损伤脾肾，可转化为阴水。另一方面，阴水复感外邪，可兼夹阳水之候，形成本虚标实之证。

若水肿迁延日久，病情进展，阳损及阴，阴不制阳，肝阳上亢，则见眩晕之证。若肺、脾、肾功能衰退，水湿之邪凌心犯肺，可变生心悸、喘脱之重症。若肾阳虚衰，真阴耗竭，可见小便点滴或闭塞不通，则可转化成癃闭。病至后期，正气衰微，水湿浊毒内闭，弥漫三焦，可转变为关格。

〔诊查要点〕

一、诊断依据

1. 水肿先从眼睑或下肢开始，继及四肢全身。

2. 轻者仅眼睑或足胫浮肿；重者可全身皆肿，甚则腹大胀满，气喘不能平卧；更严重者可见尿闭或尿少、恶心呕吐、口有秽味、鼻衄牙宣、头痛、抽搐、神昏谵语等危象。

3. 发病前可有外感风邪、疮毒、水湿，内伤饮食、劳倦及久病体虚病史。

二、病证鉴别

水肿与支饮、溢饮：三者均可见气喘、水肿。支饮为肺、脾、肾三脏阳气不足，水饮上凌心肺，支撑胸胁，症见气喘息粗，胸胁支满，甚则面目、四肢浮肿。溢饮为风寒闭塞玄府，肺失输布，饮溢四肢，症见喘咳痰多，胸闷身痛，恶风无汗，甚则肢体浮肿。而水肿为肺、脾、肾三脏功能失调，水液停聚，症见肢体浮肿，小便不利，甚则胸水、腹水、喘息。鉴别要点在于水肿病为先肿而后喘，支饮、溢饮则先喘后肿。

〔辨证论治〕

一、辨证要点

1. 辨阳水、阴水　阳水多由风邪、疮毒、水湿引起。发病较急，每成于数日之间，肿多由面目开始，自上而下，继及全身，肿处皮肤绷急光亮，按之凹陷，旋即复起，兼有风寒、风热等表证，病在肺、脾，属表证、实证，一般病程较短。阴水多为

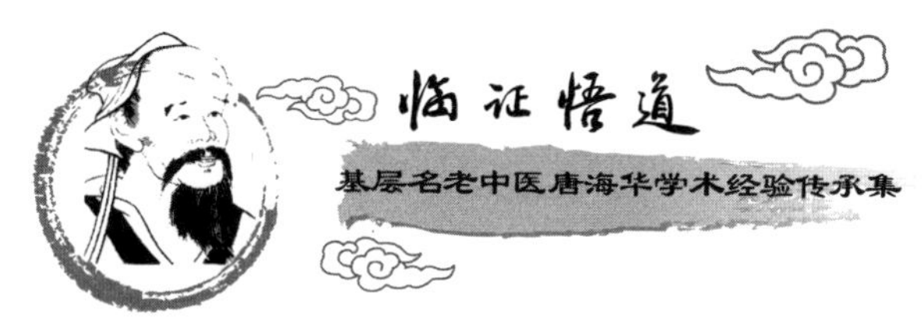

饮食劳倦、先天或后天因素导致的脏腑亏损引起。起病缓慢，肿多由足踝开始，自下而上，继及全身，肿处皮肤松弛，按之凹陷不易恢复，甚则按之如泥，属里证、虚证或虚实夹杂证，病在脾、肾，一般病程较长。

2. 辨脏腑病位　水肿应辨病变脏腑在肺、在脾、在肾、在心之不同。在肺多并见咳嗽气喘；在脾多见脘腹满闷；在肾多见腰膝酸软；在心多见心悸怔忡。对于虚实夹杂，多脏共病者，应辨本虚标实之主次。

二、治疗原则

发汗、利尿、泻下逐水是水肿治疗的三条基本原则。具体而言，应视阳水、阴水之不同而异。阳水以祛邪为主，可采用发汗、利水或攻逐，同时配合解毒祛湿、理气化湿等法；阴水当以扶正为主，健脾温肾、益气养阴，同时配以行气、活血、利水等法。对于虚实夹杂者，则当兼顾，须视患者的体质、病邪情况、水肿程度，采取先攻后补或攻补兼施。

三、证治分类

(一)阳水

1. 风水相搏证

症状：眼睑浮肿，继则四肢及全身皆肿，来势迅速，多有恶寒，发热，肢节酸楚，小便不利等症。偏于风热者，伴咽喉红肿疼痛，舌质红，脉浮滑数。偏于风寒者，兼恶寒，咳喘，舌苔薄白，脉浮滑或浮紧。

证机概要：风邪袭表，肺气闭塞，通调失职，风遏水阻。

治法：疏风解表，宣肺行水。

代表方：越婢加术汤加减。本方具有宣降肺气、祛风利水之功效，主治风水之证。

常用药：麻黄、杏仁、防风、浮萍疏风宣肺；白术、茯苓、泽泻、车前子淡渗利水；石膏、桑白皮、黄芩清热宣肺。

风寒偏盛，减石膏，加紫苏叶、桂枝、防风祛风散寒；若风热偏盛，减麻黄，加连翘、桔梗、板蓝根、鲜芦根，以清热利咽，解毒散结；若咳喘较甚，可加杏仁、前胡，以降气定喘；如见汗出恶风，卫阳已虚，则用防己黄芪汤加减，以益气行水。

2. 湿毒浸淫证

症状：眼睑浮肿，延及全身，皮肤光亮，尿少色赤，身发疮痍，甚则溃烂，恶风发热，舌质红、苔薄黄，脉浮数或滑数。

证机概要：疮毒内归脾肺，肺失通调，脾失转输，水湿内停。

治法：宣肺解毒，利湿消肿。

代表方：麻黄连翘赤小豆汤合五味消毒饮加减。前方宣肺利尿，治风水在表之水肿；后方清解热毒，治疮毒内归之水肿。二方合用，共奏宣肺利水、清热解毒之功，主治痈疡疮毒或乳蛾红肿而诱发的水肿。

常用药：麻黄、杏仁、桑白皮、赤小豆宣肺利水；金银花、野菊花、蒲公英、紫花地丁、紫背天葵清热解毒。

脓毒甚者，当重用蒲公英、紫花地丁清热解毒；湿盛糜烂者，加苦参、土茯苓；风盛瘙痒者，加白鲜皮、地肤子；血热而红肿，加牡丹皮、赤芍；大便不通，加大

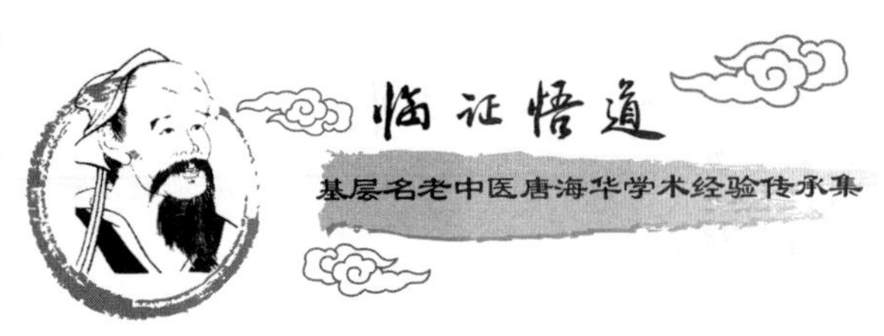

黄、芒硝；症见尿痛、尿血，乃湿热之邪下注膀胱，伤及血络，可酌加凉血止血之品，如石韦、大蓟、荠菜花等。

3. 水湿浸渍证

症状：起病缓慢，病程较长，全身水肿，下肢为甚，按之没指，小便短少，身体困重，胸闷，纳呆，泛恶，苔白腻，脉沉缓。

证机概要：水湿内侵，困阻脾阳，脾失转输，水泛肌肤。

治法：运脾化湿，通阳利水。

代表方：五皮饮合胃苓汤加减。前方理气化湿利水；后方通阳利水，燥湿运脾。两方合用，共奏运脾化湿、通阳利水之功，主治水湿困遏脾阳、阳气尚未虚损、阳不化湿所致之水肿。

常用药：桑白皮、陈皮、大腹皮、茯苓皮、生姜皮化湿行水；苍术、厚朴、陈皮、草果燥湿健脾；桂枝、白术、茯苓、猪苓、泽泻温阳化气行水。

外感风邪，肿甚而喘者，可加麻黄、杏仁宣肺平喘；面肿，胸满，不得卧，加紫苏子、葶苈子降气行水；若湿困中焦，脘腹胀满者，可加椒目、大腹皮、干姜温脾化湿。

4. 湿热壅盛证

症状：遍体浮肿，皮肤绷急光亮，胸脘痞闷，烦热口渴，小便短赤，或大便干结，舌红、苔黄腻，脉沉数或濡数。

证机概要：湿热内盛，三焦壅滞，气滞水停。

治法：分利湿热。

代表方：疏凿饮子加减。本方功在泻下逐水、疏风发表，主治水湿壅盛、表里俱病的阳水实证。

常用药：羌活、秦艽、防风、大腹皮、茯苓皮、生姜皮疏风解表，发汗消肿，使在表之水从汗而疏解；猪苓、茯苓、泽泻、木通、椒目、赤小豆、黄柏清热利尿消肿；商陆、槟榔、生大黄通便逐水消肿。

腹满不减，大便不通者，可合己椒苈黄丸，以助攻泻之力，使水从大便而泄；若肿势严重，兼见喘促不得平卧者，加葶苈子、桑白皮泻肺利水；若湿热久羁，亦可化燥伤阴，症见口燥咽干，可加白茅根、芦根，不宜过用苦寒燥湿、攻逐伤阴之品。

(二)阴水

1. 脾阳虚衰证

症状：身肿日久，腰以下为甚，按之凹陷不易恢复，脘腹胀闷，纳减便溏，面色不华，神疲乏力，四肢倦怠，小便短少，舌质淡或胖，苔白腻或白滑，脉沉缓或沉弱。

证机概要：脾阳不振，运化无权，土不制水。

治法：健脾温阳利水。

代表方：实脾饮加减。本方功效健运脾阳，以利水湿，适用于脾阳不足伴有湿困脾胃的水肿。

常用药：干姜、附子、草果仁、桂枝温阳散寒利水；白术、茯苓、甘草、生姜、大枣健脾补气；茯苓、泽泻、车前子、木瓜利水消肿；木香、厚朴、大腹皮理气行水。

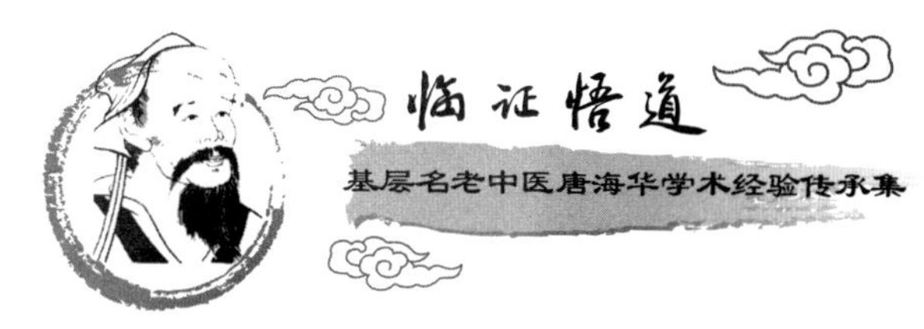

气虚甚，症见气短声弱者，可加人参、黄芪以健脾益气；便溏者，去大腹皮；若小便短少，可加桂枝，以助膀胱气化而行水。若水肿系长期饮食失调，脾胃虚弱，精微不化所致，症见遍体浮肿，面色萎黄，晨起头面较甚，动则下肢肿胀，疲倦乏力，大便如常或溏，小便反多，舌苔薄腻，脉软弱，治宜益气健脾，行气化湿，不宜分利伤气，可用参苓白术散加减。

2. 肾阳衰微证

症状：水肿反复消长不已，面浮身肿，腰以下甚，按之凹陷不起，尿量减少或反多，腰酸冷痛，四肢厥冷，怯寒神疲，面色㿠白，甚者心悸胸闷，喘促难卧，腹大胀满，舌质淡胖，苔白，脉沉细或沉迟无力。

证机概要：脾肾阳虚，水寒内聚。

治法：温肾助阳，化气行水。

代表方：济生肾气丸合真武汤加减。济生肾气丸温补肾阳，真武汤温阳利水，二方合用，适用于肾阳虚损，水气不化导致的水肿。

常用药：附子、肉桂、巴戟天、淫羊藿温补肾阳；白术、茯苓、泽泻、车前子通利小便；牛膝引药下行。

小便清长量多，去泽泻、车前子，加菟丝子、补骨脂以温固下元。若症见面部浮肿为主，表情淡漠，动作迟缓，形寒肢冷，治以温补肾阳为主，方用右归丸加减。病至后期，肾阳久衰，阳损及阴，出现肾阴亏虚，症见水肿反复发作，精神疲惫，腰酸遗精，口渴干燥，五心烦热，舌质红，脉细弱，治当滋补肾阴，兼利水湿，方用左归丸加泽泻、茯苓、冬葵子等。肾虚肝旺，头昏头痛，心慌腿软者，加鳖甲、牡蛎、杜仲、桑寄生、菊花、夏枯草。若病程缠绵，反复不愈，正气日衰，复感外邪，症见发热恶寒，肿势剧增，小便短少，治当急则治标，按风水论治，但应顾及正气虚衰一面，不可过用解表药，以越婢汤为主，酌加党参、菟丝子等补气温肾之药，扶正祛邪并用。

3. 瘀水互结证

症状：水肿延久不退，肿势轻重不一，四肢或全身浮肿，以下肢为主，皮肤瘀斑，腰部刺痛，或伴血尿，舌紫暗，苔白，脉沉细涩。

证机概要：水停湿阻，气滞血瘀，三焦气化不利。

治法：活血祛瘀，化气行水。

代表方：桃红四物汤合五苓散加减。前方活血化瘀，后方通阳行水，适用于水肿兼夹瘀血者或水肿久病者。

常用药：当归、赤芍、川芎、丹参养血活血；益母草、红花、凌霄花、路路通、桃仁活血通络；桂枝、附子通阳化气；茯苓、泽泻、车前子利水消肿。

全身肿甚，气喘烦闷，小便不利，此为血瘀水盛，肺气上逆，可加葶苈子、椒目、泽兰以逐瘀泻肺；如见腰膝酸软，神疲乏力，乃为脾肾亏虚之象，可合用济生肾气丸以温补脾肾，利水肿；气阳虚者，可配黄芪、附子益气温阳以助化瘀行水之功。久病水肿者，虽无明显瘀阻之象，临床上亦常合用益母草、泽兰、桃仁、红花等药，以加强利尿消肿的效果。

〔预后转归〕

水肿的转归，一般而言，阳水易消，阴水难治。阳水患者如属初发年少，体质尚好，脏气未损，积极祛除病因，则病可向愈。阴水多为脏腑亏虚，病情缠绵难愈；后期还可影响到心、肝，出现癃闭、关格、头痛、眩晕及水邪凌心犯肺之重症，临床治疗较为棘手，预后不良。

〔预防调护〕

水肿病的预防，应注意避免各种诱因。流行性感冒季节，少去公共场所；居处宜通风；避免淋雨、受凉。

水肿患者饮食宜清淡，水肿严重者应限盐，卧床休息；若因营养障碍所致水肿，饮食应富含蛋白质，清淡易消化；避免使用肾毒性药物。水肿病应注意记录每日出入量。高度水肿患者，要保持皮肤干燥，勤翻身，以免褥疮的发生。

〔临证备要〕

1. 攻下逐水法的应用　攻下逐水法是治疗阳水的一种方法，即《内经》"去菀陈莝"之意，只宜用于病初体实肿甚，正气尚旺，用发汗、利水法无效，症见全身高度浮肿、气喘、心悸、腹水、小便不利、脉沉而有力者。使用该法，宜抓住时机，以逐水为急，使水邪从大小便而去，可用十枣汤治疗，但应中病即止，以免过用伤正。待水肿消退后，即行调补脾胃，以善其后。病至后期，脾肾两亏而水肿甚者，峻下逐水药应慎用。

2. 活血化瘀利水法的应用　水与血生理上皆属于阴，相互倚行，互宅互生。病理状态下，水病可致血瘀，瘀血可致水肿。水肿日久，水湿停积，一则久病入络，气机不利，血流不畅，成为瘀血；二则脏腑阳气受损，血失温运而滞留。对于此类水肿，单纯采用发汗、利水、行气、温阳之法，往往水肿难除，如化瘀得当，则水肿自消。因此对于瘀血之水肿，应用活血化瘀利水法，往往是提高临床疗效的重要环节。临证选方，对湿热瘀积之水肿，可选用三妙丸合血府逐瘀汤，以清热利湿、祛瘀利水。对寒湿瘀结之水肿，可用麻黄附子细辛汤合桃红四物汤，以散寒除湿、逐瘀消肿。气虚阳微，瘀血交阻之水肿，用附桂八味丸合桃红四物汤加黄芪，以温阳益气、通瘀利水。肝肾阴虚之水肿，方用六味地黄丸合桃红四物汤加鸡血藤、桑寄生，以滋阴养血、化瘀行水。

3. 水肿各种严重变证的治疗　水肿诸型，久治不愈，或误治失治，都可发展成脾肾衰败，或湿浊蕴结不泄，气机逆乱的各种严重变证，若不及时救治，均可危及生命。临证应不失时机，力挽危局。水肿的严重变证主要有：①水毒内阻，胃失和降。本证多由湿热壅塞及通降受阻发展而来。症见神昏嗜睡，泛恶呕吐，口有尿味，不思纳食，小便短少，甚或二便不通，舌苔浊腻，脉细数。治宜通腑泄浊、和胃降逆，方用黄连温胆汤加大黄、石菖蒲。②水凌心肺，阳气衰微。本证多由阳虚水泛发展而来。症见心悸胸闷，喘促难卧，咳吐清涎，手足肿甚，舌淡胖，脉沉细而数。治宜通阳泄浊、温振心阳，方用真武汤合黑锡丹。③虚风扰动，神明不守。本证是由肾精内竭、肝风内动发展而来。症见头晕头痛，步履飘浮，肢体微颤，舌质红，少苔，脉细数。治宜息风潜阳、补元固本，方用大补元煎合羚角钩藤汤。④邪毒内闭，元神涣散。本证多由各型阴水迁延不愈发展而来。症见神昏肢冷，面色晦滞，泛恶口臭，二便不通，肌衄牙宣，舌红绛，苔焦黄，脉细数。治宜清热解毒、通窍泄浊，方用安宫牛黄丸或紫雪丹口服，大黄煎液保留灌肠。

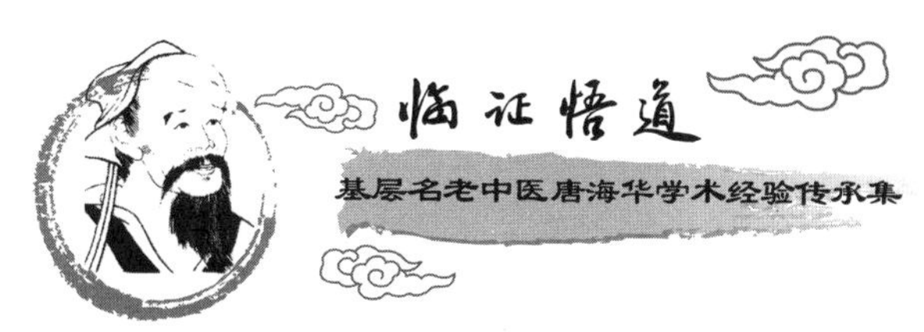

第二节　淋 证

淋证是指以小便频数短涩，淋沥刺痛，小腹拘急引痛为主症的病证。

淋之名称，始见于《内经》，《素问·六元正纪大论》称本病为“淋”“淋闷”。淋者，淋沥不尽，如雨淋而下；闷，通“秘”，不通之意也。指出了淋证为小便淋沥不畅，甚或闭阻不通之病证。汉·张仲景在《金匮要略·五脏风寒积聚病脉证并治》中称其为“淋秘”，将其病机归为“热在下焦”，并在《金匮要略·消渴小便不利淋病脉证并治》中对本病的症状作了描述：“淋之为病，小便如粟状，小腹弦急，痛引脐中。”东汉·华佗《中藏经·论诸淋及小便不利》根据淋证临床表现不同，提出了淋有冷、热、气、劳、膏、砂、虚、实八种，乃为淋证临床分类的雏形。隋唐时期，许多医家对淋证的分类及病机又有了进一步的认识。隋·巢元方在《诸病源候论·诸淋病候》中对淋证的病机进行了高度概括：“诸淋者，由肾虚而膀胱热故也。”这种以肾虚为本、膀胱热为标的淋证病机分析，成为多数医家临床诊治淋证的主要依据。唐·孙思邈《千金要方·消渴淋闭方》《外台秘要·五淋方三首》将淋证归纳为石、气、膏、劳、热五淋，宋·严用和《济生方·小便门》又分为气、石、血、膏、劳淋5种。明·张介宾在《景岳全书·淋浊》中提出，淋证初起，虽多因于热，但由于治疗及病情变化各异，又可转为寒、热、虚等不同证型，从而倡导“凡热者宜清，涩者宜利，下陷者宜升提，虚者宜补，阳气不固者宜温补命门”的治疗原则。

根据本病的临床表现，类似于西医学所指的急慢性尿路感染、泌尿道结核、尿路结石、急慢性前列腺炎、乳糜尿以及尿道综合征等病，凡是具有淋证特征者，均可参照本节内容辨证论治。

〔病因病机〕

淋证的病因可归结为外感湿热、饮食不节、情志失调、禀赋不足或劳伤久病4个方面。其主要病机为湿热蕴结下焦，肾与膀胱气化不利。

一、病因

1. 外感湿热　因下阴不洁，湿热秽浊之邪从下入侵，热蕴膀胱，发为淋证。

2. 饮食不节　多食辛热肥甘之品，或嗜酒太过，脾胃运化失常，积湿生热，下注膀胱，乃成淋证。

3. 情志失调　郁怒伤肝，肝失疏泄，膀胱气滞，或气郁化火，气火郁于膀胱，导致淋证。

4. 劳伤、体虚　劳伤过度，房事不节，多产多育，年老体虚，久病缠身，或久淋不愈，耗伤正气，或妊娠、产后脾肾气虚，而致膀胱气化不利。

二、病机

淋证的基本病理变化为湿热蕴结下焦，肾与膀胱气化不利，其病位在膀胱与肾。肾者主水，维持机体水液代谢。膀胱者州都之官，有储尿与排尿功能。两者脏腑表里相关，经脉相互络属，共主水道、司决渎。湿热等邪蕴结膀胱，或久病脏腑功能失

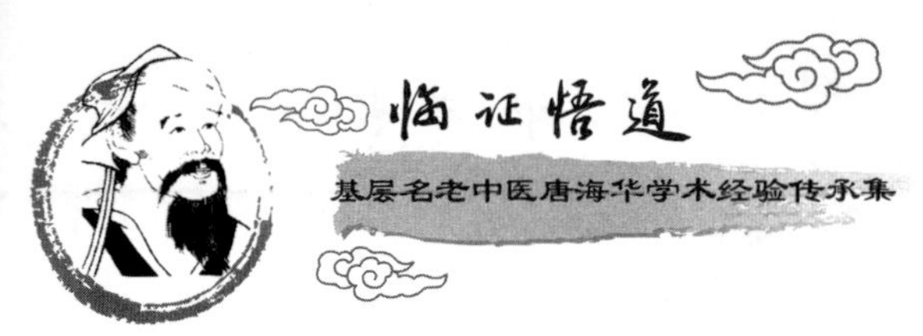

调，均可引起肾与膀胱气化不利，而致淋证。由于湿热导致病理变化的不同，及累及脏腑器官之差异，临床上乃有六淋之分。若湿热客于下焦，膀胱气化不利，小便灼热刺痛，则为热淋；若膀胱湿热，灼伤血络，迫血妄行，血随尿出，乃成血淋；若湿热久蕴，熬尿成石，遂致石淋；若湿热蕴久，阻滞经脉，脂液不循常道，小便混浊，而为膏淋；若肝气失于疏泄，气火郁于膀胱，则为气淋；若久淋不愈，湿热留恋膀胱，由腑及脏，继则由肾及脾，脾肾受损，正虚邪恋，遂成劳淋。若肾阴不足，虚火扰动阴血，亦为血淋；若肾虚下元不固，不能摄纳精微脂液，亦为膏淋；若中气不足，气虚下陷，膀胱气化无权，亦成气淋。可见淋证的发生除膀胱与肾外，还与肝脾相关联。其病理因素主要为湿热之邪。

淋证的病理性质有实、有虚，且多见虚实夹杂之证。初起多因湿热为患，正气尚未虚损，故多属实证。但淋久湿热伤正，由肾及脾，每致脾肾两虚，而由实转虚。如邪气未尽，正气渐伤，或虚体受邪，则成虚实夹杂之证，常见阴虚夹湿热、气虚夹水湿等。因此淋证多以肾虚为本，膀胱湿热为标。

淋证虽有六淋之分，但各种淋证间存在着一定的联系。表现在转归上，首先是虚实之间的转化。如实证的热淋、血淋、气淋可转化为虚证的劳淋；反之虚证的劳淋，亦可能兼夹实证的热淋、血淋、气淋。而当湿热未尽，正气已伤，处于实证向虚证的移行阶段，则表现为虚实夹杂的证候。此外，在气淋、血淋、膏淋等淋证本身，也存在虚实的互相转化。而石淋由实转虚时，由于砂石未去，则表现为正虚邪实之证。其次是某些淋证间的相互转化或同时并见。前者如热淋转为血淋，热淋也可诱发石淋。后者如在石淋的基础上，再发生热淋、血淋，或膏淋并发热淋、血淋等。在虚证淋证的各种证型之间，则可表现为彼此参差互见，损及多脏的现象。

〔诊查要点〕

一、诊断依据

1. 小便频数，淋沥涩痛，小腹拘急引痛，为各种淋证的主症，是诊断淋证的主要依据。但还需根据各种淋证的不同临床特征，确定不同的淋证类型。

2. 病久或反复发作后，常伴有低热、腰痛、小腹坠胀、疲劳等。

3. 多见于已婚女性，每因疲劳、情志变化、不洁房事而诱发。

二、病证鉴别

1. 淋证与癃闭　二者都有小便量少，排尿困难之症状，但淋证尿频、尿痛，且每日排尿总量多为正常，癃闭则无尿痛，每日排尿量少于正常，严重时甚至无尿。如《医学心悟·小便不通》曰："癃闭与淋证不同，淋则便数而茎痛，癃闭则小便点滴而难出。"但癃闭复感湿热，常可并发淋证，而淋证日久不愈，亦可发展成癃闭。

2. 血淋与尿血　血淋与尿血都有小便出血，尿色红赤，甚至溺出纯血等症状。其鉴别的要点是有无尿痛。如《丹溪心法·淋》曰："痛者为血淋，不痛者为尿血。"

3. 膏淋与尿浊　膏淋与尿浊在小便混浊症状上相似，但后者在排尿时无疼痛滞涩感，可资鉴别。如《临证指南医案·淋浊》曰："大凡痛则为淋，不痛为浊。"

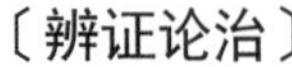
〔辨证论治〕

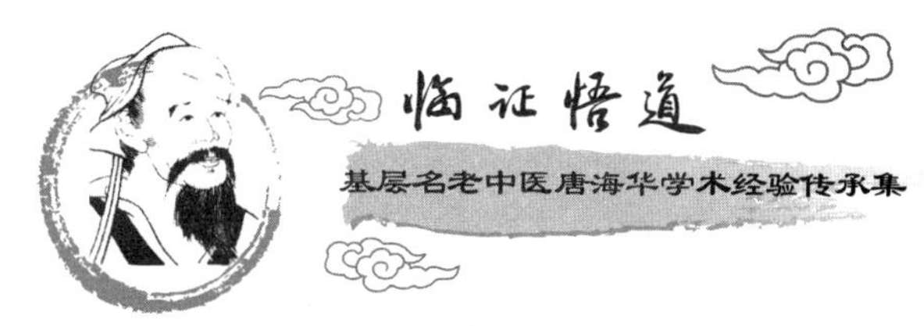

一、辨证要点

1. 辨六淋主症　六种淋证均有小便频涩，滴沥刺痛，小腹拘急引痛，而各种淋证又有各自的特殊表现。热淋起病多急骤，小便赤热，溲时灼痛，或伴有发热，腰痛拒按。石淋以小便排出砂石为主症，或排尿时突然中断，尿道窘迫疼痛，或腰腹绞痛难忍。气淋小腹胀满较明显，小便艰涩疼痛，尿后余沥不尽。血淋为溺血而痛。膏淋证见小便混浊如米泔水或滑腻如膏脂。劳淋小便不甚赤涩，溺痛不甚，但淋沥不已，时作时止，遇劳即发。

2. 辨淋证虚实　根据病程、症状、脉象等辨别淋证的虚实。实证病程较短，主要表现为小便涩痛不利，舌红苔黄，脉实数，由于湿热蕴结，膀胱气化不利所致；虚证病程较长，表现为小便频急，痛涩不甚，舌淡苔薄，脉细软，由于脾肾亏虚，膀胱气化无权所致。但在淋证虚实转化中，每多虚实夹杂，故必须分清标本虚实的主次和证情之缓急。

二、治疗原则

实则清利，虚则补益，为淋证的基本治则。具体而言，实证以膀胱湿热为主者，治宜清热利湿；以热灼血络为主者，治以凉血止血；以砂石结聚为主者，治以通淋排石；以气滞不利为主者，治以利气疏导。虚证以脾虚为主者，治以健脾益气；以肾虚为主者，治宜补虚益肾。同时正确掌握标本缓急，在淋证治疗中尤为重要。对虚实夹杂者，又当通补兼施，审其主次缓急，兼顾治疗。

三、证治分类

1. 热淋

症状：小便频数短涩，灼热刺痛，溺色黄赤，少腹拘急胀痛，或有寒热，口苦，呕恶，或有腰痛拒按，或有大便秘结，苔黄腻，脉滑数。

证机概要：湿热蕴结下焦，膀胱气化失司。

治法：清热利湿通淋。

代表方：八正散加减。本方有清热解毒、利湿通淋功能，适用于湿热熏蒸下焦之热淋。

常用药：瞿麦、萹蓄、车前子、滑石、萆薢利湿通淋；大黄、黄柏、蒲公英、紫花地丁清热解毒。

伴寒热、口苦、呕恶等邪郁少阳者，可加黄芩、柴胡；若大便秘结、腹胀者，可重用生大黄、枳实；若阳明热盛证，加知母、石膏；若热毒弥漫三焦，用黄连解毒汤合五味消毒饮以清热泻火解毒；若气滞者，加青皮、乌药；若湿热伤阴，舌红口干者，去大黄，加生地黄、知母、白茅根。

2. 石淋

症状：排尿涩痛，尿中夹砂石，或排尿时突然中断，尿道窘迫疼痛，少腹拘急，往往突发，一侧腰腹绞痛难忍，甚则牵及外阴，尿中带血，舌红、苔薄黄，脉弦或带数。

证机概要：湿热煎液成石，膀胱气化失司。

治法：清热利湿，排石通淋。

代表方：石韦散加减。本方清热利湿，排石通淋，适用于各种石淋。

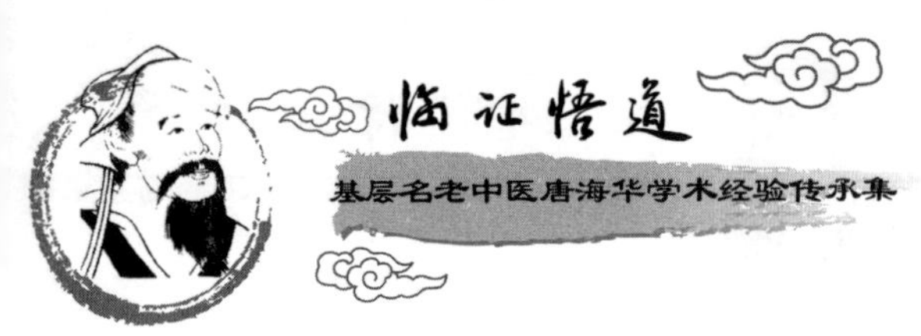

常用药：瞿麦、萹蓄、通草、滑石清热利湿通淋；金钱草、海金沙、鸡内金、石韦排石化石；穿山甲、虎杖、王不留行、牛膝活血软坚；青皮、乌药、沉香理气导滞。

腰腹绞痛者，加芍药、甘草以缓急止痛；若尿中带血，可加小蓟、生地黄、藕节以凉血止血，去穿山甲、王不留行；小腹胀痛者，加木香、乌药行气通淋；伴有瘀滞，舌质紫者，加桃仁、红花、皂角刺，加强破气活血、化瘀散结作用。石淋日久，症见神疲乏力、少腹坠胀者，为虚实夹杂，当标本兼顾，补中益气汤加金钱草、海金沙、冬葵子益气通淋；腰膝酸软，腰部隐痛者，加杜仲、续断、补骨脂补肾益气；肾阳亏虚见形寒肢冷，夜尿清长者，加巴戟天、肉苁蓉、肉桂；肾阴亏耗，见舌红口干者，配生熟地黄、麦冬、鳖甲。

伴有湿热见症时，参照热淋治疗。绞痛缓解，多无明显自觉症状，可常用金钱草煎汤代茶。若结石过大，阻塞尿路，肾盂严重积水者，宜手术治疗。

3. 血淋

症状：小便频急，热涩刺痛，尿色紫红，或夹有血块，小腹胀满疼痛，舌尖红，苔黄，脉滑数。

证机概要：热灼络脉，迫血妄行。

治法：清热通淋，凉血止血。

代表方：小蓟饮子加减。本方清热通淋，凉血止血，用于湿热炽盛，损伤血络而致的血淋。

常用药：小蓟、生地黄、白茅根、墨旱莲凉血止血；木通、生甘草梢、栀子、滑石清热泻火通淋；当归、蒲黄、土大黄、马鞭草通络止血。

有瘀血征象，加三七、牛膝、桃仁；若出血不止，可加仙鹤草、琥珀粉以收敛止血。若久病肾阴不足，虚火扰动阴血，症见尿色淡红、尿痛涩滞不显著、腰膝酸软、神疲乏力者，宜滋阴清热、补虚止血，用知柏地黄丸加减。肾阴亏耗严重者，加熟地黄、麦冬、鳖甲、墨旱莲。若久病脾虚气不摄血者，用归脾汤加仙鹤草、泽泻、滑石益气养血通淋。

4. 气淋

症状：郁怒之后，小便涩滞，淋沥不畅，少腹胀满疼痛，苔薄白，脉弦。

证机概要：气结膀胱，气化不利。

治法：理气疏导，通淋利尿。

代表方：沉香散加减。本方疏利气机、柔肝养血，用于肝气郁滞、膀胱气化不利之气淋。

常用药：沉香、青皮、乌药、香附疏肝理气；石韦、滑石、冬葵子、车前子利水通淋。少腹胀满，上及于胁者，加川楝子、小茴香、郁金以疏肝理气；兼有瘀滞者，加红花、赤芍、益母草。病久中气亏虚，欲便而不得出者，用补中益气汤，兼有肾虚者加杜仲、续断、牛膝。

5. 膏淋

症状：小便混浊，乳白或如米泔水，上有浮油，置之沉淀，或伴有絮状凝块物，或混有血液、血块，尿道热涩疼痛，尿道阻塞不畅，口干，苔黄腻，舌质红，脉濡数。

证机概要：湿热下注，脂汁外溢。

治法：清热利湿，分清泻浊。

代表方：程氏萆薢分清饮加减。本方清利湿热、分清泻浊，用于湿热下注的膏淋。

常用药：萆薢、石韦、黄柏、车前子清热利湿泄浊；茯苓、白术健脾渗湿；莲子心、连翘心、牡丹皮、灯心草清心泄热。

小腹胀，尿涩不畅，加乌药、青皮疏利肝气；伴有血尿，加小蓟、侧柏叶、藕节、白茅根凉血止血；小便黄赤，热痛明显，加甘草梢、淡竹叶、通草清心导火；兼肝火者，配龙胆、栀子；病久湿热伤阴者，加生地黄、麦冬、知母。

膏淋病久不已，反复发作，淋出如脂，涩痛不甚，形体日见消瘦，头昏无力，腰膝酸软，舌淡，苔腻，脉细无力，此为脾肾两虚、气不固摄，用膏淋汤补脾益肾固涩。偏于脾虚中气下陷者，配用补中益气汤。偏于肾阴虚者，配用七味都气丸。偏于肾阳虚者，用金匮肾气丸加减。伴有血尿者，加仙鹤草、阿胶补气摄血；夹瘀者，加三七、当归活血通络。

6. 劳淋

症状：小便涩痛不甚，但淋沥不已，时作时止，遇劳即发，腰膝酸软，神疲乏力，舌质淡，脉细弱。

证机概要：湿热留恋，脾肾亏虚，气化无权。

治法：补脾益肾。

代表方：无比山药丸加减。本方健脾益肾，用于久淋造成脾肾两虚的劳淋。

常用药：党参、黄芪、山药、莲子补气健脾；茯苓、薏苡仁、泽泻、扁豆衣化湿利水；山茱萸、菟丝子、芡实、金樱子、煅牡蛎益肾固摄。

中气下陷，症见少腹坠胀，尿频涩滞，余沥难尽，不耐劳累，面色无华，少气懒言，舌淡，脉细无力，可用补中益气汤加减。若肾阴虚，舌红苔少，加生熟地黄、龟甲；阴虚火旺，面红烦热，尿黄赤伴有灼热不适者，可用知柏地黄丸滋阴降火；低热者，加青蒿、鳖甲清虚热养肾阴；肾阳虚者，加附子、肉桂、鹿角片、巴戟天等。

〔预后转归〕

淋证的预后往往与其类型及病情轻重有关。淋证之实证如热淋、血淋、石淋初起，病情轻者一般预后良好，若处理不当可致热毒入营血；若久淋不愈，脾肾两虚，发为劳淋；甚者脾肾衰败，成为水肿、癃闭、关格；或石阻水道，出现水气上凌心肺等重症。

〔预防调护〕

注意外阴清洁，不憋尿，多饮水，每2～3小时排尿一次。房事后即行排尿，防止秽浊之邪从下阴入侵。妇女在月经期、妊娠期、产后更应注意外阴卫生，以免虚体受邪。避免纵欲过劳，保持心情舒畅。

发病后注意休息，饮食宜清淡，忌肥腻辛辣酒醇之品。

〔临证备要〕

1. 辨轻重缓急，重标本虚实　淋证有轻重不同，轻者尿急、尿频、尿痛，但无恶寒、发热、腰痛等，治疗上清热利湿通淋，用药1周即可，若见发热、恶寒者，当加以清热解毒之品，且需服药2周以上，以免湿热留恋。体虚者感受湿热之邪，先去其邪，之后扶正。年老体虚甚者或淋证日久，须兼顾祛邪与扶正，不可一味苦寒清热，避免邪虽去而正亦伤，正伤而邪易侵，反复发作。老年人尤其要注意补益脾肾，遵循肾虚而膀胱热的病机，攻补兼施，温清并用。

2. 淋证急发须通淋凉血，迁延日久重补肾化浊　淋证急性期多因湿热蕴结膀胱，治疗上以清热通淋为主，但热结血分，动血伤络，多见尿血，应加入凉血之品，凉血有助于泄热，生地黄榆、生槐角、大青叶为常用药物。其中地榆生用凉血清热力专，直入下焦凉血泄热而除疾，生槐角能入肝经血分，泄热为其特长，两药配伍治淋，有明显的解毒、抗菌、消炎作用，能迅速改善尿频、尿急、尿痛等尿路刺激征。淋证迁延日久，可致肾气虚弱，腰酸，小便淋沥不已，时作时止，补虚时须配合泄浊化瘀，病久阴阳俱虚，可用淫羊藿、肉苁蓉、菟丝子、生地黄、山药、山茱萸益肾固本，加萆薢、生薏苡仁、茯苓、丹参、败酱草、赤芍等泄浊化瘀。

附　尿浊

尿浊是以小便混浊，白如泔浆，尿时无涩痛不利感为主症的疾患。西医学中的乳糜尿，多属本病范围。

本病的病机为湿热下注，脾肾亏虚。多由过食肥甘油腻食物，脾失健运，酿湿生热，或某些疾病(如血丝虫病)病后，湿热余邪未清，蕴结下焦，清浊相混，而成尿浊。如热盛灼络，络损血溢，则尿浊伴血。如久延不愈，或屡经反复，湿热邪势虽衰，但精微下泄过多，导致脾肾两伤，脾虚中气下陷，肾虚固摄无权，封藏失职，病情更为缠绵。此外，脾肾气虚阳衰，气不摄血，或阴虚火旺，伤络血溢，还可引起尿浊夹血。多食肥腻食物，或劳累过度，可使本病加重或复发。

本病初起以湿热为多，属实证，治宜清热利湿。病久则脾肾亏虚，治宜培补脾肾，固摄下元。虚实夹杂者，应标本兼顾。

1. 湿热下注证

症状：小便混浊，色白或黄或红，或夹凝块，上有浮油，或伴血块，或尿道有灼热感，口苦，口干，舌质红、苔黄腻，脉濡数。

证机概要：湿热内阻，清浊不分。

治法：清热利湿，分清泻浊。

代表方：程氏萆薢分清饮加减。本方清利湿热，分清泻浊，用于脾胃湿热下注膀胱的尿浊。

常用药：萆薢、石菖蒲、黄柏、茵陈、滑石、车前子清热利湿泄浊；莲子心、连翘心、牡丹皮、灯心草健脾清心。

小腹胀，尿涩不畅，加乌药、青皮、郁金疏利肝气；伴有血尿，加小蓟、侧柏叶、藕节、白茅根凉血止血。

2. 脾虚气陷证

症状：尿浊反复发作，日久不愈，状如白浆，小腹坠胀，神倦无力，面色无华，劳累后发作或加重，舌淡苔白，脉虚软。

证机概要：脾虚气陷，精微下泄。

治法：健脾益气，升清固摄。

代表方：补中益气汤加减。本方补中益气，升清降浊，用于中气下陷，精微下泄之尿浊。

常用药：党参、黄芪、白术补益中气；山药、益智、金樱子、莲子、芡实健脾固摄；升麻、柴胡升清降浊。

尿浊夹血，加藕节、阿胶、墨旱莲补气摄血；若见肢冷便溏，可加附子、炮姜温补脾阳。

3. 肾虚不固证

症状：尿浊日久不愈，小便乳白如脂膏，精神萎靡，消瘦无力，腰膝酸软，头晕耳鸣。偏于阴虚者，烦热，口干，舌质红，脉细数；偏于阳虚者，面色㿠白，形寒肢冷，舌质淡红，脉沉细。

证机概要：肾失固摄，脂液下漏。

治法：偏肾阴虚者，宜滋阴益肾；偏于肾阳虚者，宜温肾固摄。

代表方：偏肾阴虚者，用知柏地黄丸加减；偏肾阳虚者，鹿茸补涩丸加减。前方滋养肾阴，用于肾阴不足之尿浊；后方温肾固摄，用于肾阳虚衰的尿浊。

常用药：熟地黄、山药、山茱萸、枸杞子滋养肾阴；鹿茸、附子、菟丝子、肉桂、补骨脂温补肾阳；桑螵蛸、龙骨、益智、芡实收敛固摄；茯苓、泽泻利湿健脾。

尿浊夹血者，加阿胶、生地黄、墨旱莲养血止血；兼夹湿热者，加知母、黄柏清化湿热；兼有脾气不足者，加黄芪、党参、白术健脾益气。

上述诸证型的治疗，不论虚实，均可加用玉米须、马鞭草、飞廉、葵花心以增强疗效。

第三节　癃 闭

癃闭是以小便量少，排尿困难，甚则小便闭塞不通为主症的一种病证。其中小便不畅，点滴而短少，病势较缓者称为癃；小便闭塞，点滴不通，病势较急者称为闭。由于两者均属排尿困难，小便不通的病证，故多合称为癃闭。

癃闭之名，首见于《内经》，该书称其为“癃闭”或“闭癃”，对其病因、病机、病位作了较为详细的论述。如《素问·五常政大论》曰：“其病癃闭，邪伤肾也。”《素问·宣明五气》曰：“膀胱不利为癃，不约为遗溺。”自汉代起，为避讳起见，将癃改为淋，故《伤寒论》与《金匮要略》无癃闭之名，但其有关淋病和小便不利的记载中包含癃闭的内容。在小便不利的论述中，张仲景提出其病因病机主要有膀胱气化不利、水湿互结、瘀血夹热、脾肾两虚等，并分别采用五苓散、猪苓汤、蒲灰散或滑石白鱼散、茯苓戎盐汤等治疗。隋唐至宋元时期，对癃闭的认识有了进一步的提高，特别在治疗方法上得到了极大的丰富。隋·巢元方《诸病源候论·小便病诸候》曰：“小便不通，由于膀胱与肾俱有热故也。”唐·孙思邈《千金要方·卷二十一》记载治小便不通方剂十三首，并创用导尿术治小便不通，这是世界上最早有关导尿术的记载。唐·王焘《外台秘要·卷第二十七》用盐及艾灸等外治法治疗癃闭。直至明代，始将淋、癃分开论述。明·张介宾在《景岳全书》中设癃闭专篇，对气虚不能化水、阴虚不能化阳所致癃闭有独到见解。清·李用粹《证治汇补·癃闭》详细阐述了治癃闭三法，即滋肾涤热、清金润燥、燥脾健胃，曰：“一身之气关于

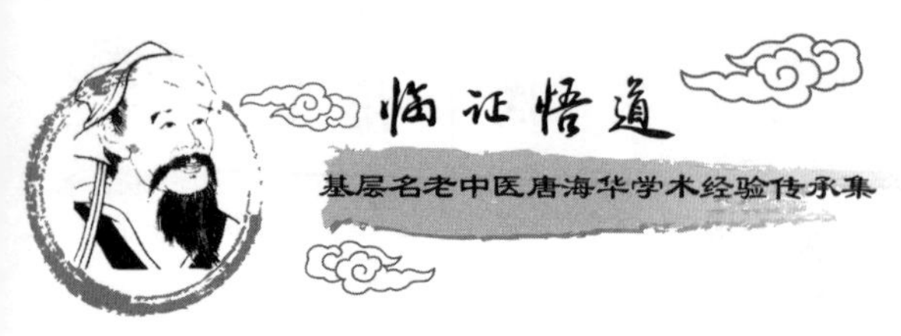

肺，肺清则气行，肺浊则气壅，故小便不通，由肺气不能宣布者居多，宜清金降气为主，并参他症治之。若肺燥不能生水，当滋肾涤热。夫滋肾涤热，名为正治；清金润燥，名为隔二之治；燥脾健胃，名为隔三之治。”理法精当，可作借鉴。

根据癃闭的临床表现，西医学中各种原因引起的尿潴留及无尿症，如神经性尿闭、膀胱括约肌痉挛、尿道结石、尿路肿瘤、尿道损伤、尿道狭窄、前列腺增生、脊髓病变及急慢性肾衰竭等均属于本病范围。

〔病因病机〕

癃闭主要是由于感受湿热或温热毒邪、饮食不节、情志失调、尿路阻塞及体虚久病导致肾与膀胱气化功能失调所致。

一、病因

1. 外感湿热　下阴不洁，湿热秽浊之邪上犯膀胱，或湿热素盛，热结下焦，肾移热于膀胱，形成癃闭。故隋·巢元方《诸病源候论·小便不通候》曰：“热入于胞，热气大盛，故结涩，令小便不通，小腹胀满气急。”

2. 感受热毒之邪　温热毒邪犯肺，肺燥津伤，水源枯竭，形成癃闭。清·李用粹《证治汇补·癃闭》曰：癃闭“有热结下焦，壅塞胞内，而气道涩滞者，有肺中伏热，不能生水而气化不施者”。

3. 饮食不节　久嗜醇酒、肥甘、辛辣之品，脾失运化，酿湿生热，下注膀胱；或饮食不足，饥饱失调，脾胃气虚，中气下陷，清阳不升，浊阴不降，癃闭得生。《灵枢·口问》曰：“中气不足，溲便为之变。”

4. 情志失调　惊恐、忧思、郁怒、紧张太过，肝气郁结，疏泄失司，三焦气化失常，导致水道通调受阻，形成癃闭。如《灵枢·经脉》曰：“肝足厥阴之脉……是主肝所生病者……遗溺，闭癃。”

5. 尿路阻塞　因积块、砂石、瘀血、败精阻塞尿道，小便难以排出，即成癃闭。如明·张介宾《景岳全书·癃闭》曰：“或以败精，或以槁血，阻塞水道而不通也。”

6. 体虚久病　因劳倦太过，或久病体虚，或年老体弱，或水肿等病日久，致脾肾阳衰，所谓“无阳则阴无以生”，或因消渴、热病日久，致肾阴耗竭，所谓“无阴则阳无以化”，最终形成癃闭。

7. 药毒所伤　因误用、误食或过用、过食药物、毒物，损伤脾肾，形成癃闭。

二、病机

正常人体小便的形成与排泄，主要依靠肺的通调、脾的转输、肝的疏泄、肾与膀胱的气化功能来调节。肺居上焦，为水之上源；脾居中焦，为水液升降之枢纽；肾居下焦，与膀胱相表里，主气化，共司小便；肝主疏泄，协调三焦气机之通畅。若某一脏腑失职，尿液的生成或排泄障碍，则形成癃闭。

癃闭的基本病机为肾与膀胱气化功能失调，尿液的生成或排泄障碍。外感或内生湿热之邪侵犯膀胱，阻滞气机，导致膀胱气化不利；温热毒邪犯肺，肺燥津伤，通调失职，上源枯竭，则尿液生成不足；若饮食不节，损伤脾胃，气虚下陷，清阳不升，浊阴不降，致膀胱气化无力；若肝郁气滞，疏泄失职，致膀胱气化不利；若积块、砂石、瘀血、败精阻塞尿道，则膀胱气化受阻；若劳倦太过，或久病体虚，或年老体弱，或水肿等病日久，致脾肾阳气虚衰，膀胱气化无力；或因消渴、热病日久，致肾阴耗竭，尿液生成无源，均可发生癃闭。

癃闭的病理因素有湿热、热毒、气滞、瘀血。病位在肾与膀胱，与肺、脾、肝密切相关。病理性质有虚实之分。膀胱湿热、肺热壅盛、肝郁气滞、浊瘀阻塞，膀胱气化不利者为实证。脾气不升、肾阳衰惫，膀胱气化无力者为虚证。但虚实之间，常互相关联，或彼此兼夹。如肝郁气滞可化火伤阴；湿热久恋不愈，易灼伤肾阴；肺热壅盛损津耗液严重，病性由实转虚；脾肾虚衰无力推动气血运行而兼夹气滞血瘀，而见虚实夹杂之证。

若癃闭迁延日久，病情进展，正气衰惫，邪气壅盛，则变证丛生。尿闭不通，水气内停，上凌心肺，并发喘证、心悸之重症；脾肾衰败，气化不利，湿浊内壅，闭阻三焦，则可导致关格之危症；尿闭不通，尿毒壅盛，内陷心包，则见神识昏厥之险症。如明·张介宾《景岳全书·癃闭》曰："小水不通是为癃闭，此最危最急症也。水道不通，则上侵脾胃而为胀，外侵肌肉而为肿，泛及中焦则为呕，再及上焦则为喘。数日不通，则奔迫难堪，必致危殆。"

〔诊查要点〕

一、诊断依据

1. 临床表现为小便量少，排尿困难，甚或小便闭塞不通。其中小便不畅，点滴而短少为癃；小便闭塞，点滴不通为闭。

2. 可伴有少腹胀急疼痛，但无尿道疼痛感。

3. 多见于老年男性、产后妇女及腹部手术后患者。

4. 有外感病史，或既往有水肿、淋证、消渴等病史。

二、病证鉴别

1. 癃闭与淋证　癃闭与淋证均属膀胱气化不利，故皆有排尿困难，点滴不畅的证候。但癃闭无尿道刺痛，每日尿量少于正常，甚或无尿排出。而淋证则小便频数短涩，滴沥刺痛，欲出未尽，而每日排尿量正常。正如清·程钟龄《医学心悟·小便不通》曰："癃闭与淋证不同，淋则便数而茎痛，癃闭则小便点滴而难通。"但淋证日久不愈，可发展成癃闭，而癃闭易于感受外邪，常可并发淋证。

2. 癃闭与水肿　癃闭与水肿均可出现小便不利，小便量少。水肿是体内水液潴留，泛溢于肌肤，引起头面、眼睑、四肢浮肿，甚者伴有胸、腹水，并无水蓄膀胱之证候。癃闭是由于肾与膀胱气化功能失调导致小便量少，排尿困难，伴或不伴有浮肿，部分患者还兼有小腹胀满膨隆，小便欲解不能，或点滴而出的水蓄膀胱之证，可资鉴别。

〔辨证论治〕

一、辨证要点

1. 辨病之虚实　实证当辨湿热、肺热、肝郁、浊瘀之偏盛；虚证当辨脾、肾虚衰之不同，阴阳亏虚之差别。

2. 辨病之缓急轻重　水蓄膀胱，小便闭塞不通者病急；小便量少，但点滴能出，无水蓄膀胱者病缓。由"癃"转"闭"，为病情加重；由"闭"转"癃"，为病

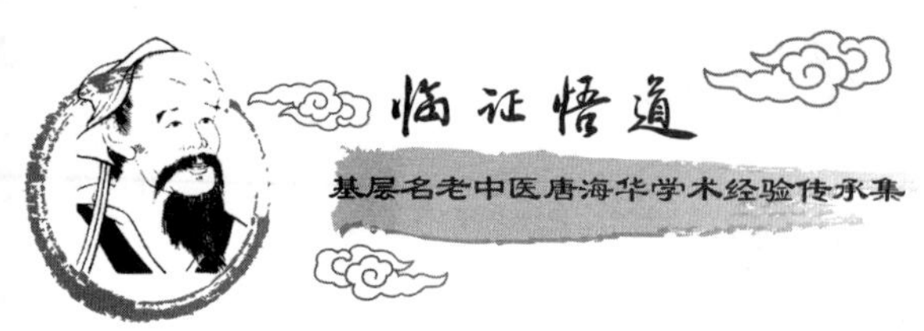

情减轻。

二、治疗原则

癃闭的治疗，遵循“腑病以通为用”的原则，但通利之法，又因证候虚实之不同而异。实证者宜清邪热、利气机、散瘀结，虚证者宜补脾肾、助气化，不可不经辨证，滥用通利小便之法。对水蓄膀胱之急症，应同时配合针灸、导尿、热敷、取嚏等法急通小便。

三、证治分类

1. 膀胱湿热证

症状：小便点滴不通，或量极少而短赤灼热，小腹胀满，口苦口黏，或口渴不欲饮，或大便不畅，舌质红、苔黄腻，脉数。

证机概要：湿热下注，壅结膀胱，气化不利。

治法：清利湿热，通利小便。

代表方：八正散加减。本方有清热利湿、通利小便之功，适用于湿热蕴结膀胱之排尿不畅，小便黄赤灼热等症。

常用药：黄柏、栀子、大黄、滑石清热利湿；瞿麦、萹蓄、茯苓、泽泻、车前子通利小便。

若兼心烦、口舌生疮糜烂者，可合导赤散以清心火，利湿热；若湿热久恋下焦，肾阴灼伤，出现口干咽燥，潮热盗汗，手足心热，舌光红，可改用滋肾通关丸加生地黄、车前子、牛膝等，以滋肾阴、清湿热而助气化；若因湿热蕴结三焦，气化不利，浊毒内陷，而致小便量极少或无，面色晦滞，胸闷烦躁，恶心呕吐，口中有尿臭，甚则神昏谵语，宜用黄连温胆汤加车前子、通草、制大黄等，以降浊和胃，清热利湿。

2. 肺热壅盛证

症状：小便不畅或点滴不通，咽干，烦渴欲饮，呼吸急促，或有咳嗽，舌红、苔薄黄，脉数。

证机概要：肺热壅盛，失于肃降，水道不利。

治法：清泻肺热，通利水道。

代表方：清肺饮加减。本方清肺泄热利水，适用于热壅肺气，气不布津之癃闭。

常用药：黄芩、桑白皮、鱼腥草清泻肺热；麦冬、芦根、天花粉、地骨皮清肺生津养阴，车前子、茯苓、泽泻、猪苓通利小便。

有鼻塞、头痛、脉浮等表证者，加薄荷、桔梗宣肺解表；肺阴不足者加沙参、黄精、石斛滋养肺阴；大便不通者，加大黄、杏仁以通腑泄热；心烦、舌尖红者，加黄连、竹叶清心火；兼尿赤灼热、小腹胀满者，合八正散上下并治。

3. 肝郁气滞证

症状：小便不通或通而不爽，情志抑郁，或多烦善怒，胁腹胀满，舌红、苔薄黄，脉弦。

证机概要：肝失疏泄，气滞膀胱，水道不利。

治法：疏利气机，通利小便。

代表方：沉香散加减。本方理气行水，适用于气机郁滞所致的癃闭。

常用药：沉香、陈皮、柴胡、郁金、青皮、乌药、香附疏肝理气；当归、王不留

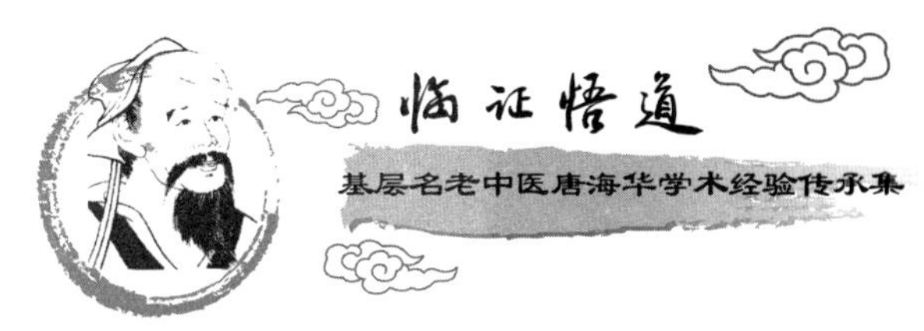

行行下焦气血；石韦、车前子、冬葵子、茯苓通利小便。

若肝郁气滞症状严重，可合六磨汤以增强其疏肝理气的作用；若气郁化火，见舌红、苔薄黄，可加牡丹皮、栀子以清肝泻火。

4. 浊瘀阻塞证

症状：小便点滴而下，或尿如细线，甚则阻塞不通，小腹胀满疼痛，舌紫暗，或有瘀点，脉涩。

证机概要：瘀血败精，阻塞尿道，水道不通。

治法：行瘀散结，通利水道。

代表方：代抵当丸加减。本方活血化瘀散结，适用于瘀血阻塞尿道所致的癃闭。

常用药：当归尾、穿山甲片、桃仁、莪术活血化瘀；大黄、芒硝、郁金通瘀散结；肉桂、桂枝助膀胱气化。

若瘀血现象较重，可加红花、川牛膝以增强其活血化瘀作用；若病久气血两虚，面色无华，宜益气养血行瘀，可加黄芪、丹参、当归之类；若尿路结石，可加金钱草、海金沙、冬葵子、瞿麦、石韦以通淋排石利尿；若兼见尿血，可吞服三七粉、琥珀粉化瘀止血。

5. 脾气不升证

症状：小腹坠胀，时欲小便而不得出，或量少而不畅，神疲乏力，食欲不振，气短声低，舌质淡、苔薄，脉细弱。

证机概要：脾虚失运，清气不升，浊阴不降，气化无权。

治法：升清降浊，化气行水。

代表方：补中益气汤合春泽汤加减。前方益气升清，用于中气下陷所致诸症；后方益气通阳利水，用于气阳虚损，不能化水，口渴而小便不利之证。二方合用，益气升清，通阳利水，适用于中气下陷之癃闭。

常用药：人参、党参、黄芪、白术益气健脾；桂枝、肉桂通阳以助膀胱气化；升麻、柴胡升提中气；茯苓、猪苓、泽泻、车前子利水渗湿。

若血虚者，加熟地黄、当归、鸡血藤以养血；心悸多汗者，加麦冬、五味子、酸枣仁养心安神；若气虚及阴，气阴两虚，可改用参苓白术散；若脾虚及肾，可合济生肾气丸以温补脾肾，化气利水。

6. 肾阳衰惫证

症状：小便不通或点滴不爽，排出无力，面色㿠白，神气怯弱，畏寒肢冷，腰膝酸软无力，舌淡胖、苔薄白，脉沉细或弱。

证机概要：肾阳虚衰，气化无权。

治法：温补肾阳，化气利水。

代表方：济生肾气丸加减。本方温肾通阳、化气行水，适用于肾阳不足、气化无权之癃闭。

常用药：附子、肉桂、桂枝温肾通阳；地黄、山药、山茱萸补肾滋阴；车前子、茯苓、泽泻利尿。

若形神委顿，腰脊酸痛，为精血俱亏，病及督脉，多见于老人，治宜香茸丸补养精血，助阳通窍。若因肾阳衰惫，命门火衰，三焦气化无权，浊阴内蕴，小便量少，甚至无尿、呕吐、烦躁、神昏者，治宜《千金要方》温脾汤合吴茱萸汤，以温补脾

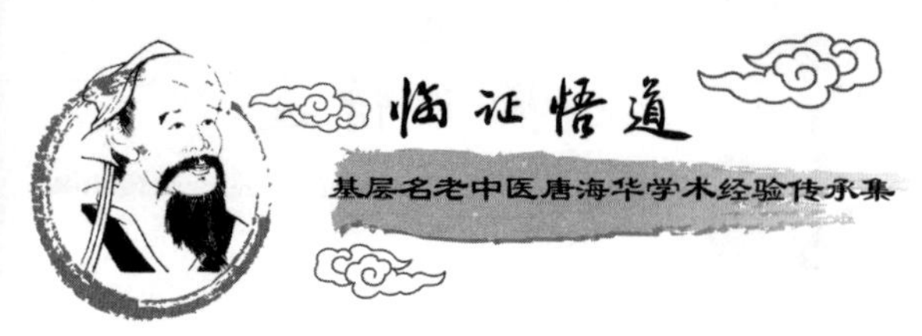

肾，和胃降逆。

7. 肾阴亏耗证

症状：小便量少或全无，口咽干燥，腰膝酸软，烦躁不安，潮热盗汗，头昏耳鸣，舌绛红，少苔，脉细数。

证机概要：肾阴亏耗，气化无源。

治法：滋补肾阴，育阴利水。

代表方：六味地黄丸合猪苓汤加减。前方补肾滋阴，治肝肾阴虚之腰膝酸软，头晕眼花，盗汗潮热等症。后方养阴清热利水，治水热互结伤阴之渴欲饮水，小便不利症。二方合用，滋阴补肾利水，适用于肾阴亏耗之癃闭。

常用药：熟地黄、山药、山茱萸滋补肾阴；茯苓、猪苓、泽泻、滑石祛湿利水，寓泻于补。

若下焦有热，可加知母、黄柏，以清热坚阴；若阴虚及气，可用滋肾通关丸滋阴化气，以利小便。

〔预后转归〕

癃闭的预后，取决于邪正斗争的结果及治疗是否及时。若病情轻浅，病邪不盛，正气无大伤者，且救治及时、有效，可见尿量逐渐增多，可能获得痊愈。若病情深重，正气衰惫，邪气壅盛者，则可由“癃”至“闭”，甚至产生喘证、心悸、关格、神识昏厥等各种变证，预后多差。

〔预防调护〕

癃闭患者应消除外邪入侵和湿热内生的各种因素，如过食肥甘、辛辣、醇酒，或憋尿、纵欲过度及劳累等。

癃闭患者应避免紧张、焦虑情绪，切忌忧思恼怒。积极治疗淋证、水肿等疾患。对于水蓄膀胱证需导尿者，必须严格执行操作规范，避免外邪入侵，当患者能自动解出小便时，尽快拔除导尿管，还应保持会阴部卫生，鼓励患者多饮水。

〔临证备要〕

1. 急则治标，缓则治本　癃闭为临床最为急重的病证之一。水蓄膀胱，欲排不能，小腹胀痛难忍，甚是急迫；小便不通，水毒蓄于内，喘证、心悸、关格、神识昏厥等危重变证相继而生。因此，癃闭的治疗，必须急则治标，缓则治本。

对水蓄膀胱之证，内服药缓不济急，可急用导尿、针灸、少腹及会阴部热敷等法，急通小便。

(1)取嚏法：打喷嚏能开肺气，通下焦之气。其方法是用消毒棉签，向鼻中取嚏；也有用皂角末0.3～0.6 g，吹鼻取嚏。

(2)外敷法：独头蒜头1个，栀子3枚，盐少许，捣烂，摊纸贴脐部。也可用食盐250g，炒热，布包熨脐腹，冷后再炒热敷之。

(3)流水诱导法：使患者听到水声，即可有尿意，而随之排出小便。此法适用于情志失调所引起的尿闭。

(4)针灸：实证泻秩边、阴陵泉、三阴交、中极、膀胱俞等穴；虚证补秩边、关元、脾俞、三焦俞、肾俞等穴。

(5)导尿法：小腹胀满特甚者，当用导尿法，以缓其急。

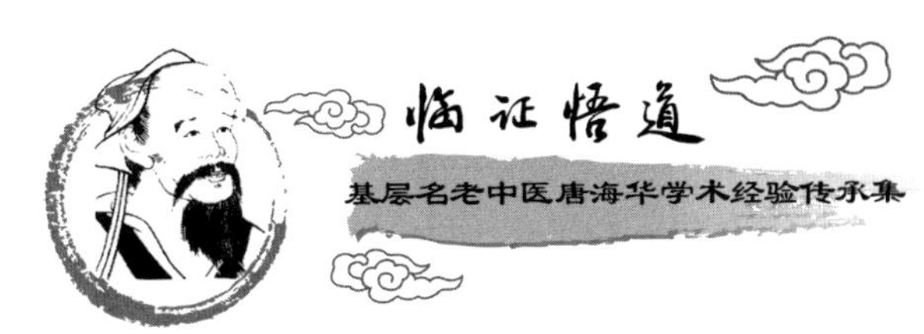

对膀胱无尿之证，可用中药灌肠方[生大黄(后下)30 g，生牡蛎(先煎)30 g，六月雪30 g，丹参30 g，浓煎约120 mL，高位保留灌肠，约2小时后，用300～500 mL清水，清洁灌肠，每日1次，10日为1个疗程。本法只能治其标证，病情缓解后，应立即针对不同病因，或排石，或祛瘀，或疏肝，或温补脾肾，缓图其本，防止其旧病复发。

2. 下病上治，欲降先升　中医认为小便的排泄，除与肾的气化有关外，尚与肺的通调、脾的转输有关。当急性尿潴留，小便涓滴不下时，常可在原方基础上稍加开宣肺气、升提中气之桔梗、杏仁、紫菀、升麻、柴胡等，此为下病上治，提壶揭盖，升清降浊之法。除了内服药外，应用取嚏法也是取其旨意。

第四节　关 格

关格是由于脾、肾虚衰，气化不利，浊邪壅塞三焦，导致小便不通与呕吐并见为主要临床特征的一种危重病证。分而言之，小便不通谓之关，呕吐时作谓之格。多见于水肿、淋证、癃闭等病证的晚期。

关格之名，始见于《内经》。《灵枢 · 脉度》曰：“阴气太盛，则阳气不能荣也，故曰关。阳气太盛，则阴气弗能荣也，故曰格。阴阳俱盛，不得相荣，故曰关格。关格者，不得尽期而死也。”即指关格为阴阳失衡，不能互根互用的严重病理状态。汉 · 张仲景《伤寒论》正式提出了关格的病名，并指出关格为正气虚弱、邪气闭阻三焦的一种危重症候。《伤寒论 · 平脉法第二》曰：“关则不得小便，格则吐逆。”隋 · 巢元方《诸病源候论 · 关格大小便不通候》认为，关格是指大小便不通，其发生机制是“阴气大盛，阳气不得荣之，曰内关。阳气大盛，阴气不得荣之，曰外格。阴阳俱盛，不得相荣，曰关格。”由巢氏提出的“二便俱不通为关格”的概念，一直沿用到北宋。唐 · 孙思邈《备急千金要方 · 卷十五》提出了通便利窍开关的方法，倡导应用大黄、芒硝、乌梅、桑白皮、芍药、杏仁、麻仁等药治疗关格。宋 · 王怀隐《太平圣惠方 · 卷四十二》提出温补与泻下同用，创立了吴茱萸散。金 · 李杲《兰室秘藏 · 小便淋闭门》指出关格的病机为邪热所致，并以渴与不渴来辨识病之在气、在血。明 · 王肯堂《证治准绳 · 关格》提出了著名的“治主当缓，治客当急”的治疗原则，具有现实指导意义。明 · 徐彦纯《玉机微义 · 淋门》提出关格“但治下焦可愈”，并用滋肾通关丸进行治疗。明 · 李梴在《医学入门 · 关格证治》中则提出了关格的一些具体治法，其曰：“中虚者，补中益气汤加槟榔以升降之。中虚痰盛者，六君子汤去术，加柏子仁及麝少许。虚甚吐利不得者，既济丸。”此外，清 · 喻昌《医门法律 · 关格门》提出了治中焦为主的原则。清 · 何廉臣《重订广温热论 · 验方妙用》提出“急宜通窍开闭，利溺逐毒”的原则，对关格的治疗均具有指导意义。

根据关格的临床表现，西医学中各种原因引起的急慢性肾衰竭终末期均属于本病范围。

〔病因病机〕

关格多是水肿、淋证、癃闭等病证在感受外邪、饮食不节、劳倦太过等因素作用下，或失治误治，使其反复发作，迁延不愈，导致脾肾衰惫，气化不利，湿浊毒邪弥

漫三焦而产生。

一、病因

1. 久病伤肾　因水肿、淋证、癃闭等病证久治不愈，逐渐发展，导致脾肾衰败，气化不利，水湿内停，日久化浊、化瘀、化毒，成为关格发病的主因。

2. 外邪侵袭　在脾肾衰败、湿浊毒邪内盛的基础上，又感受风、寒、湿、热等外邪，进一步加重内盛之邪，产生关格。如金·李东垣《兰室秘藏·小便淋闭门》曰："关无出之谓，皆邪热为病也。"

3. 饮食所伤　因饮食不节，饥饱失调，过食咸味及油腻厚味，进一步损伤脾气，导致关格。如清·李用粹《证治汇补·癃闭附关格》曰："有脾经湿热，清气郁滞，而浊气不降者……有脾气虚弱，通调失宜者。"

4. 劳欲过度　因劳倦、纵欲太过，进一步耗伤脾肾之气，形成关格。正如明·张介宾《景岳全书·杂证谟》曰："总由酒色伤肾，情欲伤精，以致阳不守舍，故脉浮气露，亢极如此，此则真阳败竭，元海无根，是诚亢龙有悔之象，最危之候也。"

二、病机

关格的基本病机为脾肾衰惫，气化不利，湿浊毒邪内蕴三焦。多因水肿、淋证、癃闭等病证久治不愈，或失治误治，脾肾虚衰，气化不利，水湿内停，日久化浊、化瘀、化毒。在此基础上，或感受风、寒、湿、热之邪，或饮食不节、劳欲过度进一步损伤正气，嚣张病邪。脾肾之气衰败，湿浊瘀毒弥漫三焦，极易犯胃、阻肾，导致小便不通与呕吐并见，形成关格。

关格的病理因素为湿浊、瘀毒。病理性质为本虚标实，以脾肾阴阳衰惫为本，湿浊毒邪内盛为标。病位在脾(胃)、肾(膀胱)，尤以肾为关键，涉及肺、肝、心多脏。因脾主运化水湿，升清降浊，肾主气化开阖，二者在气血津液的化生、运行和代谢中起着十分重要的作用。倘若脾肾衰惫，气血不生，日久气血阴阳俱损。水湿不化，水湿内停，日久化浊、化瘀、化毒，壅滞三焦，上下阻隔不通。闭阻上焦，凌心射肺则心悸、喘脱；闭阻中焦，犯胃则呕吐；闭阻下焦，动肝则见眩晕、抽搐、中风，肾关不开，则小便全无。

本证若救治不及时，或救治不当，正衰邪实，阳衰阴竭，极易产生喘脱、昏仆、中风等险恶之证，甚至阴阳离决，危及生命。

〔诊查要点〕

一、诊断依据

1. 呕吐及小便不通为关格的主症，但须先有小便不通，而后出现呕吐，方可诊断为关格。

2. 病程中可出现神疲乏力，腰膝酸痛，头晕，头痛，严重者伴喘促、抽搐甚至谵语、昏迷。

3. 一般起病较缓慢，多有水肿、淋证、癃闭等病史。

二、病证鉴别

1. 关格与癃闭　二者都有小便量少或闭塞不通，但关格常由水肿、淋证、癃闭等经久不愈发展而来，是小便不通与呕吐并见的病证，常伴有皮肤瘙痒，口中尿味，四肢搐搦，甚或昏迷等症状。而癃闭不伴有呕吐，部分患者有水蓄膀胱之证候，以此可鉴别。但癃闭进一步恶化，可转变为关格。

2. 关格与走哺　走哺是以呕吐伴有大小便不通利为主症的一类疾病。往往先有大便不通，而后出现呕吐，呕吐物可以是胃内的饮食痰涎，也可带有胆汁，常伴有腹痛，最后出现小便不通，由于大小便不通，浊气上冲，而饮食不得入，属于实热证，其病位在肠。关格属于脾肾衰败，湿浊毒邪壅塞三焦，是虚中夹实的病证，故与走哺有本质的区别。从预后来看，一般关格属危重疾病，预后较差；走哺只要治疗得当，预后一般较好。

〔辨证论治〕

一、辨证要点

1. 分清本虚标实　本虚主要是脾肾阴阳衰惫，标实主要是湿浊毒邪。以本虚为主者，应分清是脾肾阳虚还是肝肾阴虚；以标实为主者，应区分寒湿与湿热的不同。

2. 辨明病位　浊毒之邪犯脾以神疲乏力、身重、水肿为主；浊毒之邪犯胃以恶心频作、呕吐不止为主；浊毒之邪凌心射肺，可见心悸、喘脱或昏迷、谵语；浊毒之邪犯肝，则头晕头痛，手足搐搦；浊毒之邪犯肾，则腰膝酸软，下肢肿甚。

二、治疗原则

关格的治疗应遵循明 · 王肯堂《证治准绳 · 关格》提出的“治主当缓，治客当急”的原则。所谓主，是指关格的本，即脾肾阴阳衰惫，治主当缓，即是指治疗脾肾不足不能应用大剂量峻补药物，而应长期调理，用药刚柔相兼，配用血肉有情之品，缓缓补之，使脾、肾之气逐渐恢复。临床上脾肾阳虚者多见，在应用温阳药物时，应注意补阴以配阳，使阳从阴复，常常配合应用滋肾药物。所谓客，是指关格之标，即浊邪，浊是阴邪，易伤阳，浊不去，则阳不复，浊邪瘀久成毒，所以应尽快祛除。祛浊又有降浊、化浊等法。降浊者，使浊从大便出，即泻浊之法；化浊之法，即化痰利湿。

关格是补泻两难的疾病，治宜攻补兼施，标本兼顾。早期以补为先，兼以化浊利水，晚期阶段，应补中有泻，补泻并重，泻后即补，或长期补泻同用，灵活掌握。

三、证治分类

1. 脾肾阳虚，湿浊内蕴证

症状：小便短少，色清，甚则尿闭，面色晦滞，形寒肢冷，神疲乏力，浮肿腰以下为主，纳差，腹胀，泛恶呕吐，大便溏薄，舌淡，舌体胖大，边有齿印，苔白腻，脉沉细。

证机概要：脾肾阳虚，湿浊内蕴，弥漫三焦。

治法：温补脾肾，化湿降浊。

代表方：温脾汤合吴茱萸汤加减。前方温补脾阳，后方温中补虚，降逆止呕，两方合用，共奏温补脾肾、降浊止呕之功效，主治脾肾阳虚，浊毒内盛之小便短少与泛恶并见之证。

常用药：附子、干姜、淫羊藿温补肾阳；人参、白术、茯苓益气健脾；姜半夏、

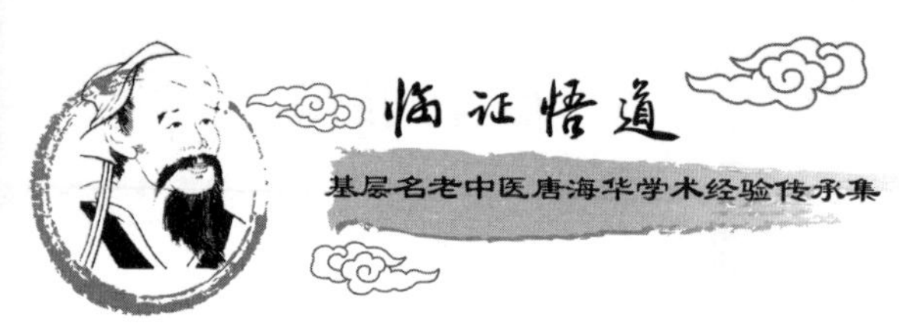

陈皮、制大黄、六月雪化湿降浊；吴茱萸、生姜降逆止呕。

若痰湿壅肺者，可合用小青龙汤；若水气凌心者，加用己椒苈黄丸；尿少或小便不通者，可合用滋肾通关丸，以滋肾阴，助气化；皮肤瘙痒者，加土茯苓、地肤子、白鲜皮燥湿止痒。

2. 肝肾阴虚，肝风内动证

症状：小便短少，呕恶频作，头晕头痛，面部烘热，腰膝酸软，手足搐搦，舌红、苔少，脉弦细。

证机概要：肾阴亏虚，阴不制阳，肝风内动。

治法：滋补肝肾，平肝息风。

代表方：杞菊地黄丸合羚角钩藤汤加减。前方滋肾养肝，后方凉肝息风，两方合用，共奏滋阴补。肾、平肝息风之功效，主治肝肾阴虚，阴虚阳亢，肝风内动之关格。常用药：熟地黄、山药、山茱萸、枸杞子滋补肝肾；泽泻、茯苓利湿泄浊；牡丹皮清肝泄火；羚羊角、钩藤、石决明平肝息风；贝母、竹茹、胆南星、竹沥化痰止呕；制大黄、败酱草、六月雪降浊解毒。若大便秘结，可加用生大黄以通腑降浊。若出现舌干光红，抽搐不止者，宜用大定风珠滋阴息风。若浊邪入营动血者，可选用犀角地黄汤、清营汤等，同时配合至宝丹或紫雪丹。若风阳内动，导致中风者，按中风论治。

3. 肾阳衰微，毒扰心神证

症状：无尿或少尿，全身浮肿，恶心呕吐，面白唇暗，四肢厥冷，口中尿臭，神识昏蒙，循衣摸床，舌卷缩，淡胖，苔白腻或灰黑，脉沉细欲绝。

证机概要：肾阳虚衰，湿毒内盛，扰动心神。

治法：温阳固脱，豁痰开窍。

代表方：急用参附汤合苏合香丸，继用涤痰汤。参附汤大补元气、温补肾阳，苏合香丸芳香开窍、行气温中，两方合用温阳固脱、芳香开窍，用于关格见识昏蒙者；涤痰汤豁痰开窍，用于痰蒙心神之关格。

常用药：人参、附子回阳固脱；苏合香丸开窍醒神；胆南星、石菖蒲、半夏、竹茹豁痰开窍。

若心阳欲脱，用参附龙牡汤。若见气阴耗竭征象者，宜用生脉散益气敛阴。

〔预后转归〕

关格预后较差。若能及时有效救治，病情可获一定程度的缓解。若湿浊毒邪凌心犯肺动肝，出现昏迷、喘促、惊厥、中风者，预后极差。

〔预防调护〕

注意冷热，预防感冒。饮食调理对于关格本病有重要意义。

关格患者应绝对卧床休息，以减轻体力的消耗；注意口腔卫生，勤漱口；保持皮肤清洁；注意饮食调摄，忌冷食、牛羊肉及海鲜等发物；消除紧张情绪，树立战胜疾病的信心。

〔临证备要〕

1. 合理运用中药保留灌肠法　中药保留灌肠是中医治疗关格的重要方法，临床常用的灌肠中药归纳起来有以下几类。①通腑泄浊类:大黄、芒硝。②重镇安神类:

牡蛎、龙骨。③温阳类:肉桂、附子。④清热解毒、燥湿化浊类:蒲公英、栀子、土茯苓、六月雪、槐米、白花蛇舌草、石韦等。⑤活血化瘀类:丹参、桃仁、红花、益母草、川芎、赤芍等。此外，还可配以益气药人参、黄芪，行气药莱菔子等。如临床常用的降浊灌肠方即由生大黄、生牡蛎、六月雪各30 g，浓煎120 mL，高位保留灌肠，2～3小时后，用300~500 mL清水清洁灌肠，每日1次，连续10日为一个疗程。休息5日后，可继续下一个疗程。

2. 大黄在关格治疗中的应用　早在唐代就有应用以大黄为主的方剂治疗关格的记载。中医认为大黄为苦寒泻下之品，其荡涤肠胃，峻下力猛，走而不守，有斩关夺门之力，号为“将军”。关格由于脾肾衰败，气化无权，两便失司，临床上不仅可见尿闭，亦可出现大便秘结，应用大黄通腑泄浊，使邪有出路，对于缓解病情十分必要。大黄为寒下之品，适宜于里热实证。但关格多系正虚邪实之证，因此常扶正与攻下并用，扶正的目的是为了顾护正气，如果一意攻下，往往正虚不支，正随邪脱。正虚有气虚、阳虚、阴虚之分，所以扶正攻下可以益气、养血、温阳、养阴诸法与攻下并用。凡阳虚便秘者，常配温阳益气之药，常用方有温脾汤、大黄附子汤等。凡阴血亏虚便秘者，宜采用增水行舟、滋阴养血攻下法，常用方为增液承气汤、四物汤、麦味地黄汤等。另外，在运用大黄导泻时，当中病即止，大便宜每日2～3次软便为佳，不可令腹泻无度，否则会更伤胃气，使病情恶化。大黄的用量因人而异，可由3 g增至15 g。大黄生用、后下，制大黄同煎，也有讲究。一般而言，老人、小儿、体质极弱者，应选制大黄同煎，作用缓和而持久；如大便燥结较甚，则应选生大黄后下方能达到通腑泄浊的作用。

第五节　阳　痿

阳痿是指成年男子性交时，由于阴茎痿软不举，或举而不坚，或坚而不久，无法进行正常性生活的病证。

长沙马王堆出土的古籍中有十分丰富的古代房中学内容，已有对阳痿初步认识的内容记载，其中竹简《十问》认为阳器与身俱生而先身死。《灵枢·邪气脏腑病形》称阳痿为“阴痿”。《素问·五常政大论》曰：“气大衰而不起不用。”隋·巢元方《诸病源候论·虚劳阴痿候》曰:“劳伤于肾，肾虚不能荣于阴器，故痿弱也。”在治疗上亦以温肾壮阳为主。《神农本草经》记载了治疗阳痿的药物15种，如白石英、巴戟天、石斛、肉苁蓉、五味子、蛇床子、桑螵蛸、阳起石、淫羊藿等，这些药物多为后世医家治疗阳痿所沿用。明清时期对阳痿成因的认识更加深入，提出郁火、湿热、情志所伤亦可致阳痿。如明·王纶《明医杂著·卷三》曰：“男子阳痿不起，古方多云命门火衰，精气虚冷，固有之矣，然亦有郁火甚而致痿者。”清·沈金鳌《杂病源流犀烛·前阴后阴源流》曰：“有失志之人，抑郁伤肝，肝木不能疏达，亦致阴痿不起。”自隋代巢元方《诸病源候论》至清末韩善征《阳痿论》专著，对阳痿的认识逐渐完善，治法除补肾之外，尚有从心(心包)、脾胃、肝(胆)等脏腑经络论治。《阳痿论》强调辨证，以虚实论阳痿，反对滥用燥烈温补。

西医学中各种功能性及器质性疾病造成的男子阴茎勃起功能障碍，可参照本病辨证论治。

〔病因病机〕

本病的病因主要有劳伤久病、饮食不节、七情所伤、外邪侵袭等；发病机制为肾、肝、心、脾受损，经脉空虚，或经络阻滞，导致宗筋失养而发为阳痿。

一、病因

1. 禀赋不足，劳伤久病　先天不足，或沉湎情色，恣情纵欲，房事不节，及早婚多育，手淫频繁等，均可以造成肾精亏损，命门火衰，而导致阳事不举。久病劳伤，损伤脾胃，气血生化不足，或年老体衰，气血不充，宗筋失于温养，则痿软不兴。《素问·痿论》曰："人房太甚，宗筋弛纵，发为筋萎。"再如《类证治裁·阳痿》曰："阳之痿多由色欲竭精，或思虑劳神，或惊恐伤肾，或先天禀弱，或后天食少……而致阳痿者。"

2. 情志失调　情志不遂，忧思郁怒，致肝失条达，疏泄不利，气机不畅，脉络不张，血液不充，宗筋弛纵，则病阳痿。思虑太过，劳伤心脾，气血不足，宗筋失荣，故阳痿难举。或大惊猝恐，伤于心肾，气机逆乱，气血不达宗筋，不能作强，则阳事不举。《景岳全书·阳痿》曰："凡惊恐不释者，亦致阳痿。经日恐伤肾，即此谓也……又或于阳旺之时，忽有惊恐，则阳道立痿，亦其验也。"

3. 饮食不节　长期饮食不节，或大病久病损伤脾胃，失却调养，气血生化不足，不能输布精微以养宗筋，则宗筋不举而痿软。或过食肥甘厚腻，致使脾虚失运，酿生湿热，下注宗筋，气机受阻，痿而不举。

4. 外邪侵袭　久居湿地或外感湿热，蕴结肝经，下注宗筋，气机受阻，发为阳痿。或寒湿伤阳，阳为阴遏，也可发为阳痿。

二、病机

阳痿的原因虽然众多，其基本病机为肾、肝、心、脾受损，气血阴阳亏虚，阴络失荣，或肝郁湿阻，经络失畅，气血失充，导致宗筋不用而成。肾藏精，寓元阴元阳，主生殖，开窍于阴器，为作强之官，技巧出焉；肝藏血，主疏泄，调畅气机，司宗筋。宗筋者，一指一身之筋，二特指男子前阴。肾精、肝血是性器官生理活动的物质基础，肾气为其动力，肝气疏泄则使其气机通畅，血液充盈，当举则举。情欲平复之后，血液归藏于肝，当痿则痿。心乃君主之官，情欲萌动，阳事之举，必赖心火之先动，如若忧虑伤心，心血暗耗，心火不动，则心难行君主之令，而阴茎软而不举。肾虚精亏，真阳衰微，精亏失润，阳衰失温，则宗筋不振，无以作强。肝失疏泄，气机阻滞，气血不达宗筋，则宗筋不聚，阳事难举。脾之经筋皆聚于阴器，脾失运化，气血生化乏源，宗筋失养，乃阳事不举。故阳痿之病位在宗筋，与脏腑经络、气血阴阳失调皆相关，主要病在肾、肝、心、脾。

阳痿的病理性质有虚实之分，且多虚实相兼。肝郁不疏，湿热下注属实，多责之于肝；命门火衰，心脾两虚，惊恐伤肾属虚，多与心、脾、肾有关。若久病不愈，常可因实致虚，或因病致郁，加重病情。如湿热下注，湿阻阳气，可致脾肾阳虚之证；湿热灼伤阴精，或肝郁化火伤及肝肾，而成肝肾阴虚之证。虚损之脏腑因功能失调形成各种病理产物，又可因虚致实。如脾虚痰湿内生，或久病入络夹瘀，可致脾虚夹湿夹痰、肾虚夹痰夹瘀之证。此外，心脾肾虚损之阳痿，常因欲求不遂，抑郁不欢，久之大多兼夹肝郁不疏之实证，以致病情更加错综复杂。

〔诊查要点〕

一、诊断依据

1. 成年男子性交时，阴茎痿而不举，或举而不坚，或坚而不久，无法进行正常性生活。

2. 常有性欲下降，神疲乏力，腰酸膝软，畏寒肢冷，夜寐不安，精神苦闷，胆怯多疑，或小便不畅，滴沥不尽等症。

3. 常有操劳过度、手淫频繁、房事不节、久病体弱、情志失调及消渴、郁证、惊悸等病史。

二、病证鉴别

阳痿与早泄：阳痿是指欲性交时阴茎不能有效勃起，包括痿而不举，或举而不坚，或坚而不久，不能进行正常性生活的病证。早泄是指性交时阴茎能勃起，但因过早达到高潮射精，导致性交过早结束的病证。二者在临床表现上有明显差别，若早泄日久不愈，可导致阳痿，或二者并存。

〔辨证论治〕

一、辨证要点

1. 辨虚实　虚则乏力气短、腰酸腿软、尿频清长、舌淡脉细，实则胸闷胁胀、烦躁易怒、便结溲黄、舌红苔黄(腻)。若有虚实夹杂者，需辨虚损之脏腑、夹杂之病邪。

2. 审寒热　寒则面白、肢寒、舌淡苔白、脉沉细，热则面红、溲赤、便结、舌红苔黄、脉滑数。

3. 明脏腑　情志所伤，郁怒所致，病在肝或心；外受湿热，邪客肝经；气血不足或湿热内蕴，则脾胃先病，后入肝经；恣情纵欲，肾精先亏，精损及阳；胆怯多疑，病在心、胆、肾。

二、治疗原则

总的治疗原则为补肾疏肝，健脾益气，行气活血，恢复前阴宗筋气血正常运行。年轻而体壮者，病多在心肝，实证者为多，治以调和心肝为主；年老而体弱者，病多在脾肾，虚证或虚实夹杂证者为多，治以调补脾肾为先。本病往往因郁致痿或因痿致郁，在辨证基础上适当加入解郁安神、行气活血之品，常可提高疗效。同时正确运用心理疏导方法。

三、证治分类

1. 命门火衰证

症状：阳事不举，或举而不坚，性欲减退，腰膝酸软，畏寒膝冷，精神萎靡，头晕耳鸣，尿频清长，甚至五更泄泻，阴器冷缩，舌质淡胖，舌苔白，脉沉迟或沉细。

病机概要：命门火衰，宗筋失温。

治法：温肾壮阳。

代表方：赞育丹加减。本方温肾补阳，兼以滋养肾阴，适用于真火不足、阳虚精衰之证。

常用药：肉苁蓉、巴戟天、蛇床子、韭菜子、淫羊藿、仙茅、肉桂、杜仲温肾壮阳补火；枸杞子、山茱萸、熟地黄、当归滋阴养血，从阴求阳；白术健脾以补后天。

滑精频繁，精薄精冷，加覆盆子、金樱子、益智补肾固精。阴阳两虚者，可选用还少丹加减。火衰不甚，精血薄弱，或真阴不足，可用左归丸治疗。

本证多见于年高体衰者，用药注意阴阳相济，所谓"阳得阴助而泉源不竭"，尤肾精不足为主而阳虚不甚者，更应以填精为主，少佐温阳之品，若滥用燥烈之品则更耗真精。

2. 心脾亏虚证

症状：阳举困难，心悸，失眠多梦，力不从心，神疲乏力，面色萎黄，遇劳加重，纳少腹胀，大便溏薄，舌质淡，舌边有齿痕，苔薄白，脉细弱。

病机概要：心脾两虚，气血乏源，宗筋失养。

治法：补益心脾。

代表方：归脾汤加减。本方可益气健脾、养心补血，适用于心脾不足、气血虚弱之证。

常用药：党参、黄芪、白术、茯苓、甘草健脾益气；酸枣仁、远志养心安神；熟地黄、当归、龙眼养血生血；木香、香附理气解郁。

临床应用时可加巴戟天、淫羊藿、九香虫、露蜂房等以助兴阳起痿，重者另配人参炖服。本证多见于劳心劳脑、操劳过度者，治疗同时应注意劳逸结合，配合药膳调补更好。

3. 肝郁气滞证

症状：临房不举，举而不坚，或寐中或其他时候却有阳事自举，心情抑郁烦闷，胸胁胀满或窜痛，喜太息，脘闷不适，食少便溏，舌质淡、苔薄白，脉弦。

证机概要：所愿不遂，肝郁气滞，血行不畅，宗筋不用。

治法：疏肝解郁。

代表方：柴胡疏肝散加减。本方具有疏肝解郁、行气养血柔肝作用，用于情怀不畅，抑郁烦闷，气机阻滞证。

常用药：柴胡、香附疏肝解郁，调理气机；芍药助柴胡和肝解郁，养血柔肝；陈皮、枳壳、川芎行气活血。

若气郁化火，出现口干口苦，急躁易怒，目赤尿黄，可加牡丹皮、栀子、龙胆；兼有瘀血，可加丹参、赤芍、鸡血藤以活血化瘀。兼见纳呆便溏者，为肝郁脾虚，可选逍遥散加减。

本证多见于年轻者及新婚者，须重视心理调理，辅以药物治疗，方能取得良好效果。

4. 惊恐伤肾证

症状：临房不举或乍举乍泄，心悸惊惕，胆怯多疑，夜寐噩梦，言迟声低，常有被惊吓史，舌质淡、苔白，脉弦细。

病机概要：惊恐伤肾，肾精破散，心气逆乱，气血不畅，宗筋失养。

治法：益肾宁神。

代表方：启阳娱心丹加减。本方具有益肾壮阳、疏郁宁神作用，适用于惊恐伤肾，心肾亏虚证。

常用药：人参、菟丝子、当归、白芍补益肝肾；远志、茯神、石菖蒲、生酸枣仁宁心安神，交通心肾；柴胡、香附、郁金理气疏郁。

惊悸不安，夜寐噩梦者，加磁石、龙齿重镇安神；脉络瘀阻者，加蜈蚣、露蜂房、丹参、川芎通络化瘀。

5. 湿热下注证

症状：阳痿不举，阴茎痿软弛长，阴囊坠胀作痛，潮湿多汗，瘙痒腥臭，胁胀腹闷，倦怠体困，泛恶口苦，尿黄灼痛，大便不爽，舌质红、苔黄腻，脉滑数。

病机概要：湿热下注，蕴结肝经，宗筋不利。

治法：清热利湿。

代表方：龙胆泻肝汤加减。本方泻肝胆实火，清下焦湿热，适用于湿热下注肝经之证。

常用药：龙胆、黄芩、栀子清肝泻火；木通、车前子、泽泻、土茯苓清利湿热；柴胡、香附疏肝理气；当归、生地黄活血凉血坚阴。

阴部潮湿瘙痒者，可加地肤子、苦参、蛇床子以燥湿止痒。若湿盛困遏脾肾之阳，可用右归丸合平胃散。若湿热伤肾、阴虚火旺者，可合用知柏地黄丸。

临床应用本方须注意中病即止，以防过于苦寒，伤阳损脾。

〔预后转归〕

本病之预后，因不同病机与病情轻重而异，大多数患者预后良好。恣情纵欲或思虑过度而致命门火衰、气血亏损者，予适当治疗与调养，精血自能恢复。对肝郁、惊恐、湿热而致气机不畅，气机逆乱，经络阻遏者，当各种病理因素去除，病情亦可向愈。但对先天不足，天癸缺失，或久病痰瘀闭阻经络者，则预后大多不良。

〔预防调护〕

畅情怀，正确对待性的自然生理功能，减轻对房事的焦虑心理；调饮食，不过食酒醇及肥甘厚腻；勤锻炼，增强体质，提高整体功能，积极治疗全身性疾病；适劳逸，在感到情绪不快、身体不适、过度疲劳时，应暂时避免房事；早诊断，早治疗，切忌讳疾忌医，隐瞒病情，贻误治疗时机。

〔临证备要〕

1. 男子阳痿不是孤立的问题　非独肾虚或肝郁可以致痿，五脏皆可致痿，尤其情志因素是影响性功能的重要原因。性者，心生也(左“心”右“生”，即为“性”)，故无“心”则无“性”。心藏神，为五脏六腑之大主。在心神统帅之下，脏腑功能协调，气血畅顺，性功能才能正常发挥。不良情绪可以诱发和加重性功能障碍，性功能障碍亦可诱发和加重不良情绪。所以，治疗阳痿等性功能障碍应注重心神调理，根据不同情况采用养心安神、解郁安神或交通心肾、温通心阳等法治疗。

2. 男子之阳，以通为用　今时之人，往往以车代步，多坐少动，多食少劳，情怀自扰，多瘀多郁，或痰瘀交阻，气机不畅，邪实者十之八九。此类阳痿患者，临床所见甚多，乃宗筋气机不通而然。阳器阳气，通则为用，不通乃病。治疗男子阳痿，重在恢复宗筋正常气机，以使阳道通畅。通阳之法，又当谨守病机，随证而施，或疏肝，或宣肺，或散寒，或涤痰，或活血，或化湿，或清热，或娱心以通阳。确有脏腑

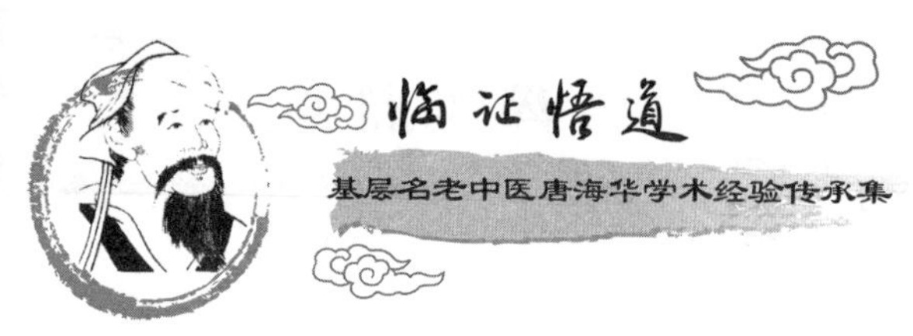

亏损、气血虚弱者，补虚与通阳相结合。

第六节　遗　精

遗精是指不因性生活而精液遗泄的病证。其中因梦而遗精的称“梦遗”，无梦而遗精，甚至清醒时精液流出的谓“滑精”。必须指出，凡成年未婚男子，或婚后夫妻分居，长期无性生活者，每月遗精1～2次属生理现象。如遗精次数过多，每周2次以上，或清醒时流精，并有头昏、精神萎靡、腰腿酸软、失眠等症，则属病态。

本病记载首见于《内经》，称遗精病为“精自下”。《灵枢·本神》曰：“心怵惕思虑则伤神，神伤则恐惧，流淫而不止。恐惧而不解则伤精，精伤骨酸痿厥，精时自下。”明确指出遗精与情志内伤有密切关系。汉·张仲景称本病为“失精”。《金匮要略·血痹虚劳病脉证并治》曰：“夫失精家，少腹弦急，阴头寒，目眩，发落”，“梦失精，四肢酸痛，手足烦热，咽干口燥”。认为此病为虚劳所致，治疗上以桂枝加龙骨牡蛎汤调和阴阳，固涩精液。隋唐时期，巢元方和孙思邈分别称遗精为“尿精”“梦泄精”“梦泄”，并进一步认识到本病的病机由肾虚而致。如《诸病源候论·虚劳失精候》曰：“肾气虚损，不能藏精，故精漏失。”宋代以后，遗精从虚劳、肾虚门类分离，作为独立的病证。《普济本事方·膀胱疝气小肠精漏》正式提出遗精和梦遗的名称。在病机上除将梦遗归为下元虚惫外，还提出经络壅滞，欲动心邪，并分立补肾、清心、利湿诸治法。《济生方·小便门》认为“心肾不交”在本病病机上占绝大多数。金元时期，朱丹溪除了将遗精分为梦遗与滑精外，还倡“相火”导致遗精理论，曰：“肝与肾皆有相火，每因心火动则相火亦动。”明·方隅继相火之说后，其《医林绳墨·梦遗精滑》曰：“梦遗精滑，湿热之乘。”进一步充实了遗精的病机理论。在此基础上，后世医家在治疗上提出了滋阴降火、补脾化湿、清利湿热、益气升提治则，并认识到不同脏器病损所致的遗精需分而治之。

根据本病临床表现，西医学中的神经衰弱、前列腺炎、精囊炎、包茎等疾患造成以遗精为主要症状者，均可参阅本节内容辨证治疗。

〔病因病机〕

本病的发生，多由劳心太过、恣情纵欲、饮食不节、欲念不遂诸多因素而致。其基本病机为肾失封藏，精关不固。

一、病因

1. 劳心太过　烦劳伤神，心阴耗损，心阳独亢，肾水亏虚，心肾不交，虚火妄动，扰动精室而遗精。如《折肱漫录·遗精》曰：“梦遗之证……大半起于心肾不交。”

2. 恣情纵欲　青年早婚，房事过度，或少年无知，频犯手淫，或醉而入房，纵欲无度，日久肾虚精脱，或相火扰动精室，或肾不固精，乃成遗精。如《证治要诀·遗精》曰：“有色欲过度，而滑泄不禁者。”

3. 饮食不节　嗜食醇酒厚味，脾胃运化失常，酿生湿热，扰动精室，精液外泄。如《张氏医通·遗精》曰：“脾胃湿热之人，及饮酒厚味太过，与酒客辈，痰火为殃，多致不梦而遗泄。”

4．欲念不遂　少年气盛，情动于中，或心有恋慕，所欲不遂，皆令心动神摇，君相火旺，扰动精室而遗精。如《金匮翼·梦遗滑精》曰："动于心者，神摇于上，则精遗于下也。"

二、病机

遗精的基本病理变化总属肾失封藏，精关不固。其病位在肾，与心、肝、脾三脏密切相关。肾为封藏之本，受五脏六腑之精而藏之，正常情况下肾精不会外泄。如肾脏自病，或其他因素影响肾之封藏功能，则精关不固，精液外泄，发生遗精。精之藏制虽在肾，但精之主宰则在心，心为君主之官，主神明，性欲之萌动，精液之蓄泄，无不听命于心，神安才可精固。若劳心太过，心有欲念，以致君火摇于上，心失主宰，则精自遗。肝肾内寄相火，相火因肾精的涵育而守位听命，其系上属于心。若君火妄动，相火随而应之，势必影响肾之封藏。故君相火旺，或心、肝、肾阴虚火旺，皆可扰动精室而成遗泄。脾主运化，为气血生化之源，水谷入胃，脾气散精，下归于肾，则为肾中所藏精髓。若久嗜醇酒厚味，脾胃湿热内生，下扰精室，则迫精外泄；抑或劳倦思虑，脾气下陷，气不摄精而成遗精。由上可知，遗精一病虽为肾病，但与心、肝、脾相关，其病理因素不外乎湿与火。

遗精的病理性质有虚实之别，且多虚实夹杂。因君相火旺、湿热下注，扰动精室而遗者多属实；肾脏亏损，封藏失职，精关不固而泄者多属虚。初起多因于火旺、湿热，以实证为主；久病则相火、湿热灼伤肾阴，而致肾阴亏虚，甚或阴损及阳而成阴阳两虚，肾阳衰惫等各种虚证。且在病理演变过程中往往出现阴虚火旺、阴虚湿热等虚实夹杂之证。

〔诊查要点〕

一、诊断依据

1．男子梦中遗精，每周超过2次以上；或清醒时，不因性生活而排泄精液者。

2．常伴有头昏、精神萎靡、腰腿酸软、失眠等症。

3．本病常有恣情纵欲、情志内伤、久嗜醇酒厚味等病史。

二、病证鉴别

1．遗精与早泄　遗精是指未进行性交的情况下，精液流出，而早泄是性交时精液过早泄出，诚如《沈氏尊生书·卷十八》所描述的"未交即泄，或乍交即泄"，明确指出了早泄的特征。

2．遗精与走阳　走阳是指性交时，精泄不止。如《医宗必读·遗精》曰："有久旷之人，或纵欲之人，与女交合，泄而不止，谓之走阳。"遗精是未同房而精液流出，两者不难区别。

3．遗精与精浊　遗精与精浊都是尿道有白色分泌物流出，流出物均来自精室。但精浊常在大便时或排尿终了时发生，尿道口有米泔样或糊状分泌物溢出，并伴有茎中作痒作痛，而遗精多发生于梦中或情欲萌动时，不伴有疼痛。

〔辨证论治〕

一、辨证要点

1. 明辨疾病虚实　可从病之新久、浅深判别。新病梦遗有虚有实，多虚实参见；久病精滑虚多实少；湿热下注则为实证。

2. 细审脏腑病位　劳心过度，邪念妄想梦遗者，多责于心；精关不固，无梦滑泄者，多责于肾。对肾虚不藏者还应辨别阴阳。

二、治疗原则

实证应以清泻为主，依据君火、相火、湿热的不同，或清或泄；虚证宜用补涩为要，针对脏腑阴阳不同，分别治以滋阴温肾、调补心脾、固涩精关为宜；虚实夹杂者，应虚实兼顾。久病入络夹瘀者，可佐以活血通络。

三、证治分类

1. 君相火旺证

症状：少寐多梦，梦则遗精，阳事易举，心中烦热，头晕目眩，口苦胁痛，小溲短赤，舌红、苔薄黄，脉弦数。

证机概要：君相火动，迫精妄泄。

治法：清心泄肝。

代表方：黄连清心饮加减。本方清心宁神，治心火偏亢、扰动精室之梦遗。

常用药：黄连、栀子清心火；知母、黄柏泄相火；生地黄、远志、酸枣仁养心安神。肝火偏旺者，加龙胆；阴虚者，加天冬、玄参；心中烦热者，加淡豆豉；遗精日久者，加桑螵蛸、益智、山茱萸。

2. 湿热下注证

症状：遗精时作，小溲黄赤，热涩不畅，口苦而黏，舌质红、苔黄腻，脉濡数。

证机概要：湿热内蕴，下扰精室。

治法：清热利湿。

代表方：程氏萆薢分清饮加减。本方清化湿热，通利湿浊，适用于脾胃湿热下扰精室而成的遗精。

常用药：萆薢、黄柏、茯苓、车前子清热利湿；莲子心、石菖蒲、丹参清心安神；白术、薏苡仁健脾化湿。

口苦口黏，加茵陈、佩兰、草果。湿热下注肝经，症见阴囊湿痒、小溲短赤、口苦胁痛，可用龙胆泻肝汤。

3. 劳伤心脾证

症状：劳则遗精，失眠健忘，心悸不宁，面色萎黄，神疲乏力，纳差便溏，舌淡苔薄，脉弱。

证机概要：心脾两虚，气不摄精。

治法：调补心脾，益气摄精。

代表方：妙香散加减。本方益气生精、养心安肾，适用于心脾气虚、气不摄精的遗精。

常用药：人参、黄芪、山药益气生精；茯神、远志清心调神；木香、桔梗、升麻理气升清。

若中气下陷明显者，可用补中益气汤加减。若心脾血虚显著者，可改用归脾汤治疗。若脾虚日久损及肾阳虚损者，宜脾肾双补。

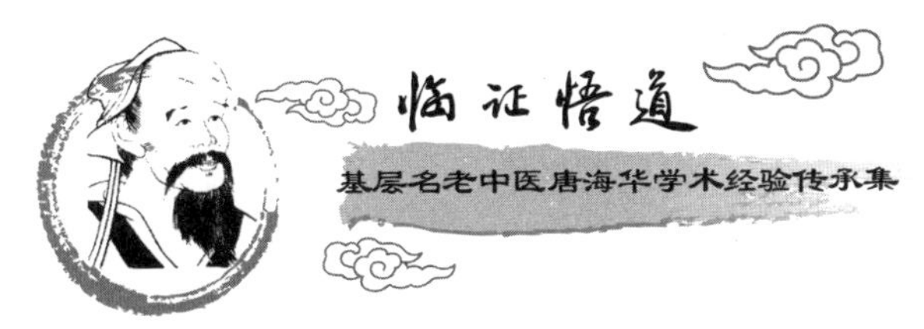

4. 肾气不固证

症状：多为无梦而遗，甚则滑泄不禁，精液清稀而冷，形寒肢冷，头昏目眩，腰膝酸软，阳痿早泄，夜尿频多，舌淡胖，苔白滑，脉沉细。

证机概要：肾元虚衰，封藏失职。

治法：补肾固精。

代表方：金锁固精丸加减。本方有固肾摄精之功效，适用于肾虚不固之遗精、滑精。

常用药：沙苑子、杜仲、菟丝子、山药补肾益精；莲须、龙骨、牡蛎涩精止遗；金樱子、芡实、莲子、山茱萸补肾涩精。

肾阳虚为主，症见滑泄久遗、阳痿早泄、阴部有冷感，可加鹿角霜、肉桂、锁阳等；若以肾阴虚为主，症见眩晕、耳鸣、五心烦热、形瘦盗汗、舌红少苔、脉细数者，酌加熟地黄、枸杞子、龟甲、阿胶；当阴损及阳，或阳损及阴，肾中阴阳两虚者，可合用右归丸以温润固本。

〔预后转归〕

遗精实证者易治，清利、理气、降火以调阴阳气血，多可痊愈；体虚者获效较缓，调补肾脏阴阳最为紧要。若纵情恣欲，调治不当，或讳疾忌医，久病不治，日久肾精耗伤，阴阳俱虚，则会转变成早泄、阳痿、不育或虚劳等证。

〔预防调护〕

注意精神调养，排除杂念，清心寡欲。避免过度脑力劳动，做到劳逸结合，丰富文体活动，适当参加体力劳动。衬裤不宜过紧，养成侧卧习惯。

注意生活起居，节制性欲，戒除手淫，少食醇酒厚味及辛辣刺激性食品。

〔临证备要〕

1. 君相火动，心肾不交之遗精，临床较为多见，病由心而起，在治疗的同时应特别注意调摄心神，排除妄念。用药不宜过于苦泄，以免伤及阴液，可在清泻中酌加养阴之剂。

2. 湿热下注之遗精，不宜过早固涩，以免恋邪。若精滑致虚，需视虚实、先后酌情施治，不宜专事涩摄。其次，用药勿太寒凉和滋腻，以防苦寒败胃，不利脾胃亏弱之体，且火湿互因，早施滋腻，恐碍湿的泄化。

3. 久遗不愈者，常有痰瘀滞留精道，瘀阻精窍的病理改变，可酌情用化痰祛瘀通络之变法治疗，往往可收到奇效。对于这种患者，临证辨证时不一定囿于舌紫脉涩，应抓住有遗精史，手淫过频，少腹、会阴部及睾丸坠胀疼痛，射精不畅，射精痛，精液黏稠或有硬颗粒状物夹杂其中等特点综合分析。

附　早泄

早泄是指性交时过早射精，甚至未交即泄的病证。早泄多由情志内伤，湿热侵袭，纵欲过度，久病体虚所致。其基本病机为肾失封藏，精关不固。病位在肾，并与心、脾相关。病理性质虚多实少，虚实夹杂证候亦在临床常见。辨证应分清虚实，辨别病位。治疗原则，虚证者宜补脾肾为主，或滋阴降火，或温肾填精，或补益心脾，佐以固涩。实证者宜清热利湿，清心降火。慎用补涩，忌苦寒太过，以防恋邪或伤及脾胃。

1. 阴虚火旺证

症状：过早泄精，性欲亢进，头晕目眩，五心烦热，腰膝酸软，时有遗精，舌红、少苔，脉细数。

证机概要：肾阴不足，虚火妄动。

治法：滋阴降火。

代表方：知柏地黄丸加减。

常用药：知母、黄柏、牡丹皮清降相火；生地黄、山茱萸、枸杞子、龟甲滋水养阴；金樱子、芡实、龙骨益肾固精。

五心烦热者，加鳖甲、地骨皮；肾虚腰酸者，加续断、狗脊、杜仲。

2. 肾虚不固证

症状：早泄，性欲减退，遗精或阳痿，腰膝酸软，夜尿多，小便清长，舌淡苔薄，脉沉弱。

证机概要：肾气亏虚，精液不固。

治法：益肾固精。

代表方：金匮肾气丸加减。

常用药：熟地黄、山药、山茱萸补肾阴；附子、肉桂助阳；龙骨、金樱子、芡实涩精。

夜尿频多者，加益智益肾缩泉；畏寒肢冷者，加肉苁蓉、菟丝子温阳。

3. 心脾亏损证

症状：早泄，神疲乏力，形体消瘦，面色少华，心悸怔忡，食少便溏，舌淡，脉细。

证机概要：气血亏虚，心脾失养。

治法：补益心脾。

代表方：归脾汤加减。

常用药：党参、黄芪、白术、甘草益气健脾；当归、生地黄、龙眼养血；酸枣仁、茯神、远志宁神；木香理气；山茱萸、金樱子益肾固精。

食少便溏者，加山药、陈皮健脾益气；惊悸怔忡者，加龙骨、牡蛎安神。

4. 肝经湿热证

症状：泄精过早，阴茎易举，阴囊潮湿，瘙痒坠胀，口苦咽干，胸胁胀痛，小便赤涩，舌红、苔黄腻，脉弦滑。

证机概要：湿热下注，扰动精室。

治法：清泄肝经湿热。

代表方：龙胆泻肝汤加减。

常用药：龙胆、栀子、黄芩清泻肝火；泽泻、木通、黄柏、车前子清利湿热；柴胡、乌药疏肝理气；当归、生地黄柔肝坚阴。

阴囊潮湿者，加土茯苓泄浊渗湿；瘙痒者，加地肤子祛风燥湿。

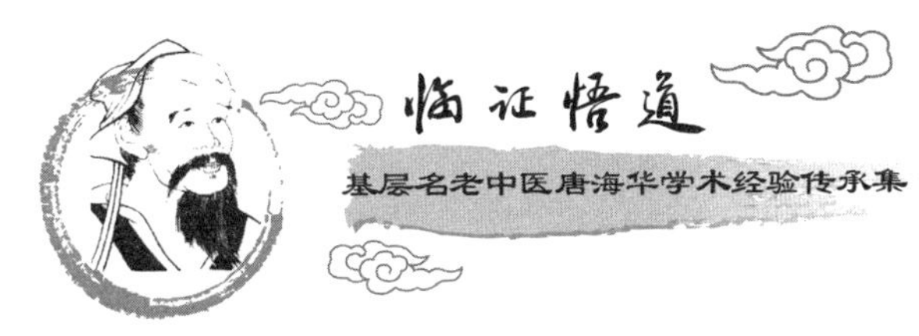

第六卷　气血津液病证

第十一章　气血津液病证医案

气、血、津、液是构成人体的基本物质。气和血既是人体生命活动的动力源泉，又是脏腑功能活动的产物。气、血为脏腑的生理现象、病理变化重要的物质基础。津、液是人体正常水液的总称，也是维持人体生理活动的重要物质。津液代谢失常多继发于脏腑病变，而由津液代谢失常所形成的病理产物又可加重脏腑病变，使病情进一步发展。气、血、津、液的运行失常或生成不足，是气血津液病证的基本病机。

气血津液病证是指在外感或内伤等致病因素的影响下，气、血、津、液运行失常、输布失度、生成不足或亏损过度而导致的一类病证。内科的多种病证均不同程度地与气血津液有关，本章着重讨论病机与气、血、津、液密切关联的病证，包括气机郁滞引起的郁证，血溢脉外引起的血证，水液停聚引起的痰饮，阴津亏耗引起的消渴，津液外泄过度引起的汗证，气血阴阳亏虚或气血水湿郁遏引起的内伤发热，气血阴阳亏损、日久不复引起的虚劳，气虚痰湿偏盛引起的肥胖，以及正虚邪结，气、血、痰、湿、毒蕴结引起的癌症等。

此外，积聚、瘿病亦与气滞、血瘀、痰凝密切相关，但本书按脏腑分类归入肝系病证一章；水肿虽系水液停聚体内所致，但因其病位主要在肾，故本书按脏腑分类归入肾系病证一章。临证应联系互参。

由于气、血、津、液病证已经体现在五脏病症中，为此本章不再例举医案。

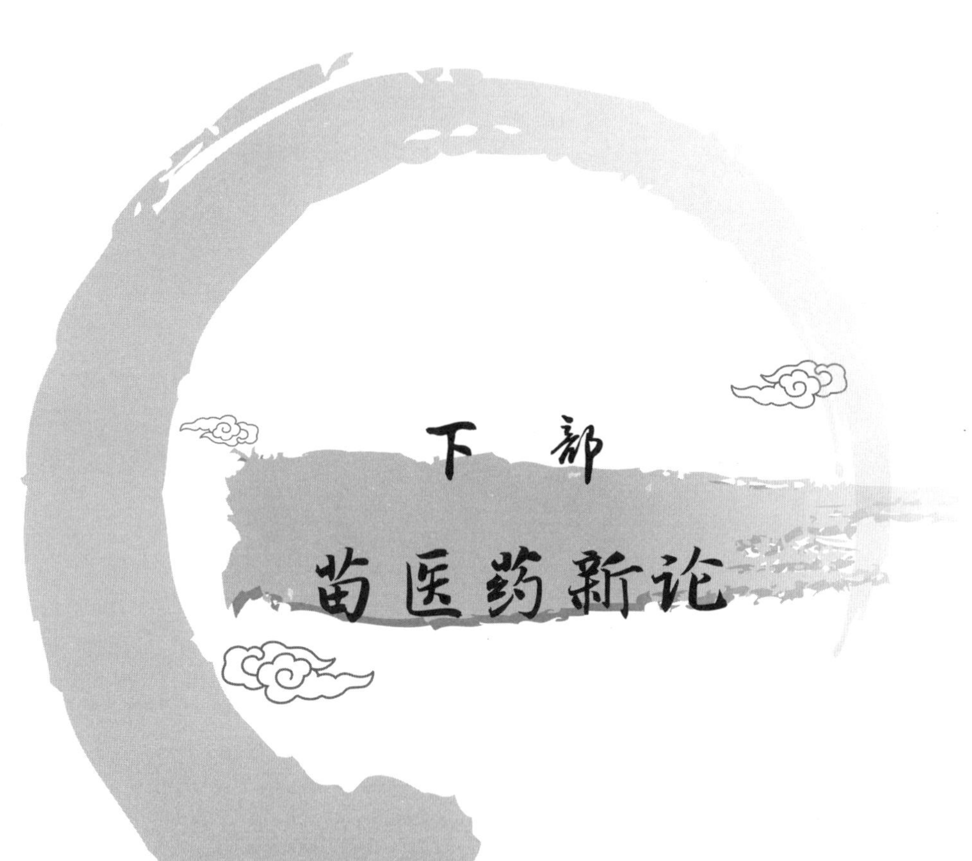

下部

苗医药新论

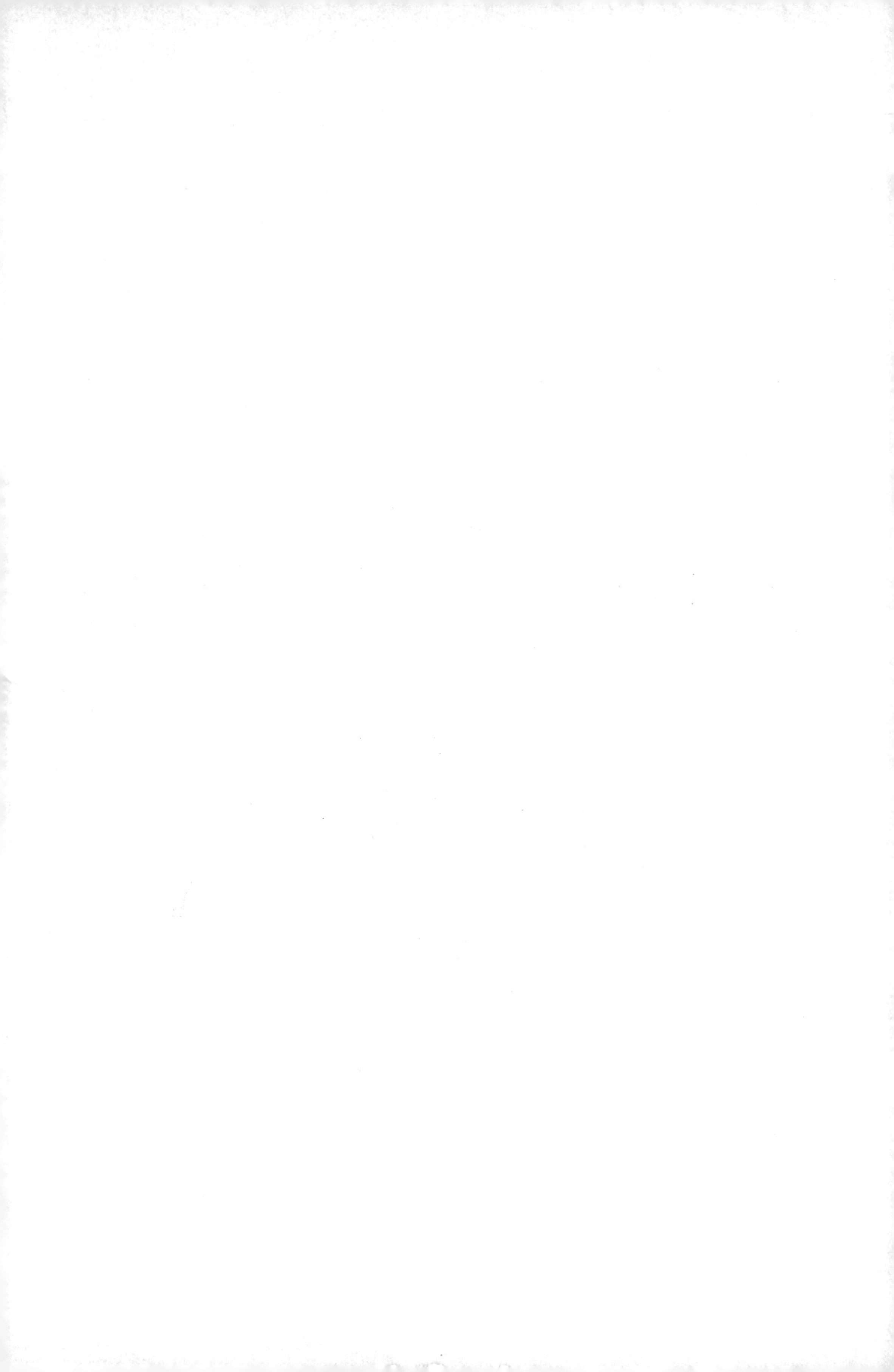

第七卷　苗族药物

第十二章　绪论

苗族药物简称苗药，苗药是在苗医药理论指导下，用于疾病诊疗和预防养生保健的植物、动物、土石、金属以及复制品，是苗族人民祖祖辈辈长期与疾病和自然作斗争的经验积累。苗药生于大自然，源于民间经验，有较大的地域性、经验性，同一种药物，各地的命名、用法、功效都有差异性，而且同一种药物，由于用药的时间、地区、部位、生长环境、位置、方法不同，其功用、主治、疗效也有一定差别。

苗族药物学，是研究自然植物、动物、土石、金属为主的名称、识别形态、采制、性味归经、功用、主治症、用法用量、有毒无毒、用药禁忌等的一门自然科学，属于中国传统医药学范畴，是祖国传统医药的重要组成部分。

中华人民共和国成立前，苗族药物分散于民间，虽然为苗族人民的生存繁衍作出了不可磨灭的贡献，但因苗族过去没有自己的文字，无人重视调研整理，许多宝贵经验只靠祖辈口传心授，难以发扬光大，有的因无人继承而自生自灭，是苗族医药文化遗产的巨大损失，也是祖国医药宝库的巨大损失。中华人民共和国成立后，党和政府对继承、发展苗族医药高度重视，多次组织人力、物力、财力对黔东北苗族医药进行调查。据《松桃厅志》载：草本和木本植物药共56种。据松桃邻县红苗区《凤凰厅志》载："苗地多产药耳，其药名诡异，非方书所载，或吞，或敷，或服，奏效甚捷。"1984年后，据松桃卫生局调查统计，发现各类药材有557种，其中植物药410种，动物药135种，矿石药12种，并将动物药、矿石药谱载入《卫生志》中。2013—2017年中药普查有地道药材1876种，实际调查，标本制作并上交国家589种。本书收编400种，就是从中精选研究而来。

第十三章　苗药起源

苗族在远古时期曾聚居于长江中下游及黄河流域的广大地区，以农业为生。《贵州通志·土民志》曰："夫苗族之在中国，论者谓尚在汉族之先，彼族君长如蚩尤者，明乎天道……实始造兵为剑铠矛戟，以威天下，其才实横绝于世。"《淮南子》曰："种农播五谷也，因苗以为教。"囚者，俘虏关押之意。苗者，田上长草也，苗族，即以其耕作稻田而著称。由于苗族先民蚩尤与黄帝、炎帝的涿鹿大战，炎帝三战败北，黄帝九战九不胜，后因"天谴神女下授兵符"，炎黄合力，五十五战，蚩尤被俘杀。《论衡》曰"三苗之亡，五谷变种，鬼哭于效"，说明传播五谷技术的三苗战败后的惨景。又曰"蚩尤役后，黄帝画蚩尤形象，以殄服八方万邦"，说明蚩尤部落当时的强大声威。蚩尤三苗九黎部落战败后，四处迁徙，逃往边远山区生存，部分

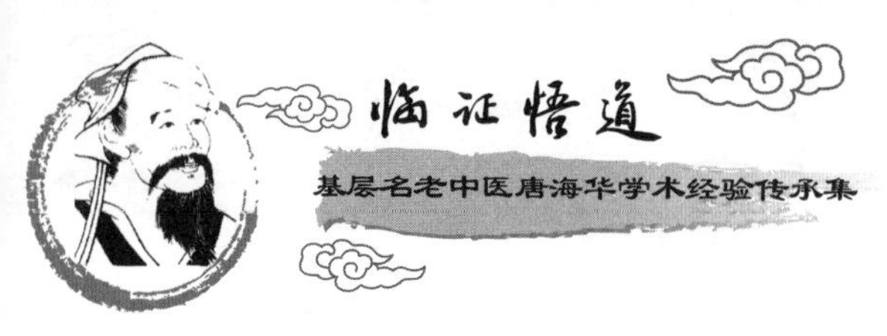

苗民沿江西、湖南、贵州到黔东北松桃湘西一带繁衍生息。《皇朝经世文编 · 青螺文集》曰："考红苗蟠居楚、蜀、黔三省之界，而古三苗遗种也。"由此可证，黔东北红苗，就是红、花、黑三苗的后裔。在黔东北、湘西一带红苗祭祀时，须杀猪、宰羊供奉蚩尤公公，可见红苗对先祖的敬仰之习俗。

松桃苗族民间有古歌"开天辟地歌"，这首苗族古歌的意思是：苗族人视野里开天辟地是从"苗母、苗父"起的，从此人间才有人类社会，因此苗族至今沿袭的傩戏里以稻草扎的"苗母、苗父"，正是敬仰苗族的祖先，苗父蚩尤通晓巫术化水禁咒，能治好人间的各种疾病，蚩尤聪明伶俐，勇猛无比，通晓药物，打造梭镖等各种兵器，勇猛作战守卫苗疆，养育子孙绵延不绝，种田种地庄稼遍地。

苗族，过去由于没有形成自己的文字体系，又不识汉文，许多历史和文化只靠民谣、民歌、民间故事世代相传，在苗族傩师（巴狄雄）传说的故事和祭祀活动中，有"奶奴（苗母、傩母）、巴棍（苗父、傩父）"其人其事。

西汉著名史学家、目录学家刘向《说苑 · 辨物》曰："吾闻古之为医者曰苗父，苗父之为医也，以菅为席，以刍为狗，北面而祝，发十言耳。诸扶之而来者，举而来者，皆平复如故。"著名史学家范文澜《中国通史》曰："这个苗父就是苗黎族的巫师。巫师治病主要是用祈祷禁咒术，但也逐渐用些酒、草等药物。""医学从巫术开始。"《山海经 · 大荒山西经》曰："有灵山，巫咸、巫即、巫盼、巫姑、巫真、巫礼、巫抵、巫谢、巫罗、巫彭十巫从此升降，百药爰在。"赵朴初解释道："这座灵山，各种各样的药材都生长在这里，十个巫师从此上天下地来往灵山采药。"传说十个巫师都是苗父所生。巫彭为《山海经 · 海内西经》所列十巫之首，《说文解字》释"医"曰："古者巫彭初作医"。《世本》曰："巫彭始作治病工"。十巫采百药，即是十个巫（医）师采药，为苗医药结合时期。

苗医药起源后，不少精华由汉医药书所总结，如据湘西欧志安研究统计，《神农本草经》共计260多味药中，有100余种以苗语记音，与苗药同名同义的达三分之一左右。李时珍《本草纲目》载有42种苗族药物，有的还直接记述了苗族用药经验，如："菖蒲色微赤，嚼之辛香，黔蜀蛮人常将随行，以治卒患心痛。"黔蜀蛮人指的正是湘黔川边区的苗族人，属黔东北红苗区域。卒患心痛则相当于现冠心病、心绞痛，至今治疗此类疾病仍以菖蒲一类芳香开窍药，可见明代黔东北红苗医药已相当进步。

第十四章　苗药发展

苗药发展与队伍发展密不可分，仅从松桃卫生史料记载，1955年全县有苗族民间医生（相当于苗医药人员）68人，1960年为355人，到2000年度有3000余人。这支苗医药队伍，多数活跃在民间或流动不定，少数在医疗卫生单位，既有专职的，也有兼职的。

苗族把通晓以药治病者称为"阿江嘎"，即苗药大师。其实，并无医师称谓，所以苗族药师即是医师，医师以懂药治病为第一重要。药师治病，在民间不索钱财，只

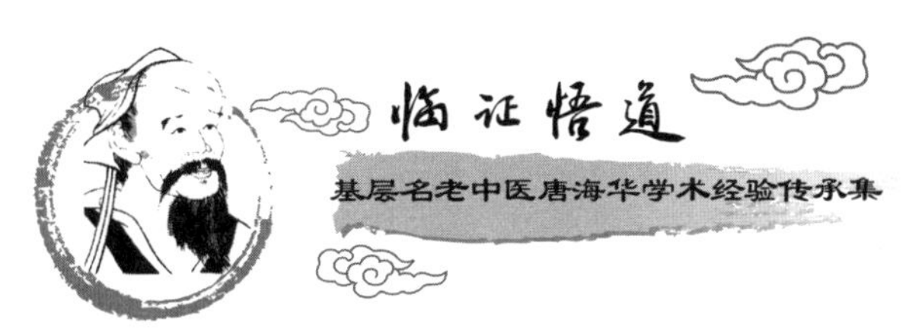

需以礼相待，招待生活，当病治好后，需送药归山时，需举行一定祭祀，才需酒礼、钱币、公鸡、衣鞋等物，患者家庭可根据自身经济情况和心意，多少不论。祀毕，钱币归药师，药师一般要返回一部分给主人，并美言几句，医患关系十分融洽，体现了苗药师的崇高医德和品格。

从机构设置看，据调查统计，松桃红苗地区在清末至民国年间，兼以苗药治疾的中草药堂（店）18家，分布在县城的如李洪庆的“保和堂”、谢大满的“和生堂”、姚玉丰的“寿康堂”等9家，分布在乡镇的有张嗣善的“春生堂”、吴玉春的“济玉堂”、杨香庭的“回生堂”等9家。1953年，县医院建立中医科，结合采用苗药治病。1956年，结合苗药治病的诊所发展到14所，1958年达20所，社办达15所，1959年36所，县办1所，1961年成立县中医科学研究院，以地方苗药资源开办土制药厂一家（所），1976年达56所，1977年达119所，三病（浮肿病、干瘦病、闭经及阴挺）治愈后，这些土制药厂因种种原因自行停办。

在药物疗效方面，据《贵州通志》载：“松桃苗族医师龙老二能给孕妇剥腹取出死胎，经治疗一月产妇恢复健康，轰动一时。”在明末清初西医外科没有传入松桃之时，苗医龙老二就能为孕妇剖腹，传说运用的就是“封刀断血水”和苗药施治的。1958 —1961年，在松桃红苗地区普遍以民间苗药防治“三病”，其中浮肿6058例，治愈5027人，治愈率82.98%，闭经9189人，阴挺（子宫脱垂）8309人，均全部治愈，治愈率均达到100%。由于苗药贡献突出，疗效确切，有11名苗医药人员被推选为县人大代表。1986年，全县推选了两名苗医专业人员到贵阳中医学院民族医药班培训后，直接分配到县中医医院从事苗医药临床工作，苗族民间流传有这样的歌谣：“苗医苗药就是好，一根银针一把草；小伤小病不出寨，常见疾病也能疗，方便省钱又见效，能防能治功不小。”

从苗药著作看，黔东北红苗由于受历史、文化诸多原因制约，中华人民共和国成立前未见专著流传。据调查了解，松桃徐庭辉于1958年，自写有《草药妙方》一部，1960年松桃汇编有《中草药验方》（药方260个），1972年编有《松桃中草药秘验方》（药方3558个），但因均为手迹或铅印，没有正规出版发行，加之保存利用不当，已相继失传。1992年10月，由贵州省民族事务委员会、贵州省中医药管理局牵头，由贵州省中医药研究所陈德媛等专家主编出版了《苗族医药学》。该书收录药物340种，其中以松桃红苗苗语为第一定音，并有松桃红苗用药经验的有335种，占98.5%。该书是以苗药为主的一部苗医药专著，获贵州省卫生厅科技成果一等奖。该书药物部分，列举俗名（别名）较少，没有注明药用部位及采集时间、性味归经、功用、主治、常规用量、用法、禁忌、有毒无毒等，仅记载了部分“苗族药用经验”，并把这种经验列入单一的配伍中，红苗语定音漏误较多。虽有较多遗憾，但黔东北红苗大量药物可从该专著体现。

黔东北红苗药物专著的另一范本是1990年11月由欧志安编撰的《湘西苗药汇编》，该书载药478种，但有多种药物均为同一科属，仅用药部位不同。该书药物苗语定音为湘西方言，属黔东北红苗语系，其特点是从药物的别名、来源、性味、功用主治、用法用量、有毒无毒、配方、禁忌及部分药物的现代研究等进行编著，但该书大量药名并非红苗对药物的命名，没有注明药物归经和基本理论。2006年作者的《苗族药物学》专著的出版，是黔东北红苗药物学走向学科发展的又一里程碑，为黔东北

苗族药物的发扬光大奠定了基础。

第十五章　苗药基本理论

苗药，是苗族人民千百年来长期同疾病作斗争的经验总结，是对自然资源药物不断认知、总结、归纳，形成一整套的用药规律和基本理论，苗医辨药用药，基本方法是眼看、手摸、鼻闻、口嚼，以仔细辨别药物的真伪、气味、口感等，这种方法可以归纳为：一看二摸，三闻四品。苗药基本理论包括取名论、气味论、归经论、形象论、灵性论、暗示论、鲜用论、采集论、加工论、单方论、组方论、送药论、剂型论、剂量论、用法论、药源论、禁忌论、意念论等。这些基本理论，是苗医处方用药的指导原则，并在临床中不断丰富和发展。

苗药，是苗族药物的简称，是在苗医药理论指导下，用于疾病诊疗和预防养生保健的植物、动物、土石、金属以及衍生物和复制品，包括用药经验和规范。苗药以天然生态绿色环保为基础，具体分为生态苗药、半成品苗药、成品苗药三门。其中生态苗药包括生鲜苗药、干品苗药两类。生鲜苗药又分原鲜苗药和保鲜苗药两种，干品苗药又分原干苗药和饮片苗药两种。苗医喜用且善用生鲜，因其有效活性成分较高，有“急则用鲜，缓则用干”之说；干品药便于贮藏，但疗效降低，其性稍缓。半成品苗药指已加工成膏、丹、丸、散汤、液、贴、酒等传统剂型，或有简要说明，便于使用，分为经典苗药和经验苗药两类。成品苗药则除制成一定剂型外，并有规范完整的包装和说明，可分为专利苗药、非遗苗药、内制苗药、字号苗药四类，字号苗药又分为插边字号药准字号苗药种，插边字号苗药有消、食、械、健、妆五品，国准字号苗药是苗药追求的最高境界。苗药以安全有效便廉为根本，以人的亲身验证经验为依据，以效果为硬道理，产品化是苗药推广使用和产业化传承创新发展的必然之路，随着各地方中医药和民族医药条例相继出台，苗药做大做强更加容易，但由于苗药仍按中西药路径获取药准字十分艰难，以非遗传承和专利保护发展苗药，不失为苗医药传承的两条创新捷径。

第一节　苗药取名论

黔东北苗族称为Nggab（近音：嘎），主药称Ab ned nggab（阿奶嘎）。药物取名以药在前而名在后的规律取名，如：Nggab reib“嘎税”即草本药，Nggab jiongx“嘎仲”即根茎药，Nggab hmiux“嘎奴”即叶类药，Nggab benx“嘎盆”即花类药，Nggab leb“嘎奈”和Nggab bid“嘎鼻”都是指“果类”或“个类”（即块茎）药，Nggab jingb“嘎敬”即虫类药，Nggab jingd“嘎精”即茎类药，Nggab roub“嘎柔”即矿石类药，Nggab jib ub“嘎地务”即水产药，Nggab jib pul“嘎地补”即陆地产药，Nggab yangs send“嘎养牲”即家畜类药，Nggab yeas ux“嘎野物”即野兽类药，Nggab nus“嘎努”即飞禽类药，Nggab bib“嘎被”即毛属类药等。

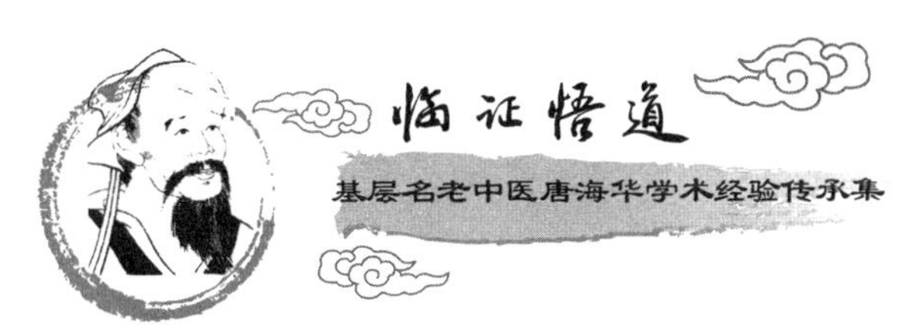

苗药多以形象、功效、色彩、性味、生长季节来命名，如金鸡尾、一把抓、四块瓦以形象命名，三月泡、八月瓜等以季节命名，红克膝、天青地白等以颜色命名，苦胆、酸味咪等以性味命名，散血莲、赶血王等以功效命名。应当指出，在松桃苗地，居住的主要民族和富有语言文化特色的是苗族和汉族，所以在松桃流行的语言是苗语和汉语，不少中小学校实行了苗汉“双语教学”。千百年来，由于苗汉人民的密切往来和相互交融感化，如通婚后和环境条件变化等，不少苗族人有了文化知识，苗族人为了记载方便，部分医药知识和用药经验都使用了汉字，并对治疗经验高度概括，如苗药方歌载：“脾寒摆子（相当于疟疾）：摆子原来无正方，这个方子用得上，独蒜冲滥调鸡蛋，火酒冲服即安康。”“生寸耳寒（相当于腮腺肿）：寸耳寒来何用焦，大蒜贴上陈皮烧，烧得几次病即退，管叫肿处立即消。”“痘子落眼（相当于角膜溃疡）：有人痘子落眼睛，罗布花是一平身，白牛身上虱子血，点了自然得光明。”“膀胱疝气（相当于多种疝气）：疝气发来也非常，八月瓜根加茴香，通花根与土升麻，橘核熬服自收藏。”“虚淋下白（相当于乳糜尿）：小便来白是虚淋，野花椒根大浮萍，岩白合同共鸡尾，甜酒熬吃病除根。”这种记载通俗顺口，朴素易记。

第二节　苗药气味论

气味包括气和味，气以鼻闻，又名气味。味以舌尝，又名口味。苗药气味主要有香、臭、腥、辛、淡五种，味则有苦、酸、涩、辣、麻、甜、咸、腻、糯、淡等十种，这些气味，主要通过对气味有高度分辨力的药师总结而来，部分气味是根据药物作用特点推断而来。

一般说来，辛香之气闻之舒适，令人兴奋，有补益提神、醒脑开窍作用；臭气闻之难受，恶心，闷头闷脑，有催吐、驱毒、避秽作用，腥气闻之有如鱼腥、血腥、肉腥之感，多为动物类药，多有补益作用，淡味则属无特殊气味，如水之气则属淡气，多属平补平泻之品。

就味道而论，苗族歌谣有“香甜多补虚，酸涩止泻痢；麻辣可生津，苦寒退火气；咸能消痞结，芬芳可避邪；淡能消水气，油腻防干裂”流传。甜即甘味，甘甜有如吃糖之味，能补虚扶弱、生津止渴，主治体虚乏力、头晕目眩、口渴口苦等症；酸味有如吃酸菜、酸汤之味，酸味多涩口，但涩味亦不一定酸，涩味有锁口锁喉之感，酸涩多能收敛、止泻、止汗、止血、固精、缩尿，主治腹泻、多汗、口渴、遗精、滑精、尿多等症，酸味偏于生津止渴，涩味偏于收敛固涩。苦味有如吃黄连、苦瓜之味，多能退火解毒、消肿止痛，为苗药常见味道，苦味药用途较广，有“良药苦口利于病”之称，因诸多疾病与火、与热、与炎有关，苗医尚有“无热不成火，无火不成炎，无炎则不痛”之说。麻味则有如吃花椒，细辛之味，口舌有蚁走感、麻木感，功能生津健胃、止痛通络，主治跌打损伤、瘀肿疼痛、口干而渴、胃口不佳等症。麻味偏于通络止痛，并有麻醉作用。辣味有如吃辣椒之味，口中有燥热火辣之感，功似麻味，常麻辣并称，但辣味偏于生津、提火、发汗、解表，主治风寒感冒、胃口不开、冻疮、畏寒肢冷等症。咸味药有如吃盐巴之味，功能润肠通便、软坚散结、消肿解

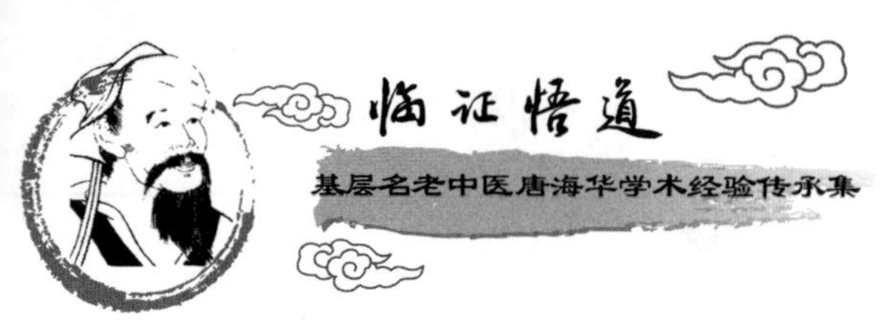

毒、止痒燥湿，主治便秘难解、疮痈、皮肤潮红、湿痒等症。淡味药无特殊味道，有如清水一般，功能利水消肿，补虚止渴，主治水肿、小便不利及热病伤津口渴等症。腻味则有油润滑利之味，有如油脂之感，功能滑利通窍、润滑通便、润肤防裂，主治大便秘结、皮肤干燥、皲裂、身体虚弱等症。糯味则胶粘连丝，难分难解，有黏附聚合之感，功能收涩滋补、止血、健胃，主治溃疡伤口不收、出血、体虚等症。

临床上，药物的气味不一定是单一的，更多地表现为复合型气味，以致一种药物可以治疗多种疾病。苗药的五气十味理论，是苗药基本理论的重要组成部分，也是苗药理论的特色之一。

第三节　苗药形象论

形即药物的外形，象即药物的征象，对于原生自然苗药，都有其形象，如藤类像人经络筋脉，汁类像人乳汁、血液等，一般来说，像人的什么形，像人的什么物质，或像病的什么形，就治什么形的疾病。根据这一理论，故苗语有“药不离母”之说，如芭蕉心像人心，可治心脏疾患。治疗心脏疾患药物，多如猪心子之类；治疗大肠肛门疾病药物，多如猪脏尾（猪大肠肛门段）炖；荔枝像人阴囊，其子可以治睾丸肿痛；桑螵蛸像人前列腺，烧吃可治小便不尽和小儿尿床；梦花树极软，可治关节肌肉僵硬；锁阴形如龟头，能治性功能低下，龟头使男性阴茎萎缩，性欲抑制；喝骨头汤补骨头，白浆药补精补乳，红浆药补血活血，黄色皮、茎、花类药能退黄消炎利湿，红色皮、茎、花类药能补血活血散血，治血分疾病，紫色花、茎类药与红色相似，但作用强，兼能解毒消炎退火。黔东北、湘西一带苗族有这样的歌谣：“藤本中空能消风，对枝对叶洗涤红，多毛多刺能消肿，亮面多浆散毒凶。”并总结有“以红治红，以白治白，以通治闭，以行解形”的用药经验。这是药物形象的一般规律，但不能一概而论。

第四节　苗药归经论

苗药根据感觉、气味、功用和主治症，可以分为寒、凉、温、热、平五种性质，寒凉同性，温热同性，平为中性，犹如一条线段，以平为中点，一头向温到热，温为热渐，热为温极，另一头则向寒凉方向，由凉到寒，凉为寒渐，寒为凉极。

苗医认为，疾病的发生，与冷热失调有关，“热病冷治，冷病热治”两大纲领指出了热病用凉药，冷病用热药，不冷不热为平，可以平补平泻。实际上，没有绝对的平性。所以，苗药归经，不外乎归冷经、热经。

苗药归经，主要分为冷经、热经两大类。一般说来，凡味甘甜、麻、辣、香的药物多属热药，归冷经，治冷病；凡味苦酸涩、咸、淡、臭的药物多属冷药，归热经，治热病。故苗医有“热病冷治，冷病热治”之说，即以冷药治热病，以热药治冷病。

第五节　苗药感觉论

凡用药对错，当凭患者感觉，用药后患者感觉良好，多是对药或正药，感觉不佳，要注意反药或错药热病及红肿热痛跌打损伤，用药后有清凉舒适感是对药或正药，若有烦躁、热痛、火燎感是错药或反药，寒病或冷性风等用药后全身或局部舒适或温热感是正药或对药，反之有不适感或更觉寒冷加重，病痛加重，甚至口舌青紫，四肢发绀则是反药或错药。正药或对药可以续治直到痊愈，反药或错药应予及时调整或停药或换药。

第六节　苗药试服论

苗医给患者用药时，对口服药尤其注意安全暗示，一是首次服药要亲自在患者身边观察和护理；二是在给患者服药前要先喝几口给患者看，表明这些药物是能口服，且没有毒性。对于危重患者服药特别注意，有时还要把药汤给在场人都品尝，暗示药物的安全性，消除患者或其家属疑虑，鼓励患者积极配合治疗，促进患者早日康复。

第七节　苗药新鲜论

主张鲜用是苗药用药的又一大特点，需要治病，多是现采现用，因为鲜药中的有效成分未经过干燥过程而未被蒸发、灭活、散失、破坏，而干燥后的药物，部分有效成分会挥发或失散，疗效就差，所以悟出“肉是新鲜美、药是鲜品强”的用药经验。

第八节　苗药配方论

苗药治病，善以单独一味药治病，但对复杂疾病也常用多味药组方，即配方。方中对主病或主症起主治作用的称“主干药”，起辅助治疗作用或治疗兼症的药称“枝节药”，引药直达病所的药叫“母药”。诸多配方，都讲究“母药”，没有“母药”的引路作用，药物治疗就失去目标方向，故有“药不离母”之说。如跌打损伤加酒为引，治肛肠疾患用猪大肠（即猪肛门直肠段）为引，治心脏疾病用芭蕉心或猪心为引等。苗医给患者治病配方时喜用单方，即奇数味药，如一、三、五、七、九均为奇数，临床用药观察发现，奇数药治病比偶数药治病效果好。

第九节　苗药五性论

苗药来源主要以自然资源为主，根据来源不同，主要分为五性：石性、水性、动性、土性、植性。植性是植物的总称，指药物为草本、木本、藤本质本等生于土上的有生命的植物；土性指生于土中的根类、块茎类、菌类等有生命的植物或泥土；动性是指各种虫类、兽类、蛇类、鸟类等飞禽走兽各种有生命活动的动物；水性指产于水田、河沟、海水中的各种药物；石性指金属矿石类药物。

第十节　苗药加工论

苗药加工，先要采集回家，苗药采集注重季节性，就植物药而言，春夏用花用草用叶用秆，秋冬用茎用根用果，是因春夏秆壮叶茂花开，药性在花在叶在秆，秋冬花谢叶落枝枯，药性在下在里在根在果，故用根用果用茎。

苗药加工，包括炮制，少数药物在配方前需要炮制，达到减毒增效或改变其性味功能的目的，炮制方法如酒炒、醋炒、火煅、醋浸、酒泡、姜汁炒、蒸晒等，一般有毒性药如三步跳（半夏）、大苏（蜈蚣）、乌兜（乌鸟）等要炮制再入药，但若外用则多不炮制，以毒攻毒，药效更强。三步跳多用石灰或姜汁浸泡后制用，大苏用酒浸法炮制，乌兜用火灰烫或水蒸煮法炮制，对不易晒干的药如"鬼贵洋"（黄精）"鼻拘"（白及）等用蒸晒法炮制。

苗药，一般药物多为鲜用，对那些因受季节影响而不易随时采用的药物，或为了出行携带方便，才先采集、洗净、切碎或成节成片，晒干或阴干或焙干，有的可研成粉末，有的可成丸或块，以便保存使用。现代制剂还可以把苗药制成膏、丹、丸、酊、针、气雾等多种现代剂型并采用现代包装，标志着苗药发展进入了新的时代。

第十一节　苗药用量论

苗药剂量，过去多凭经验，一般不用戥秤称，大人用量五指抓，小孩用量三指抓，所以民间又称"抓抓药"。具体地，不是千篇一律，主要药物用量偏多，次要药物用量宜少，毒性猛烈、异味药物用量宜少。这些用量，一是根据药师用药经验，二是结合季节气候地区，三是结合患者年龄、性别、体质，四是根据药物性能毒性。所以没有一定临床经验者不敢乱配，药师的地位和价值也很高，很受人尊重。民间有"得药不得方，哪怕用船装""好药不在多，病好药师到"的民谣，说明了用药剂量的讲究。

第十二节　苗药用法论

苗药用法，要根据病情和剂型而来，苗药剂型多种多样，常用剂型有水煎剂、水酒共煎剂、水醋共煎剂、散剂、烫剂、膏剂、油浸剂、醋浸剂、丸剂、吹剂、塞剂、熏洗剂、熏蒸剂、履剂、贴剂、吊剂、捆剂等，现代还制成了注射剂、气雾剂以及其他剂型。

苗药用法也多种多样，常见用法如：煎服法、捣烂内服法、甜酒兑服法、淘米水兑服法、灯火法、外灸法、烘烤法、熏蒸法、悬吊法、捆绑法、佩戴法、口吹法、抹擦法、敷贴法、烫煲法、渗透法、烟熏法、拍击法等，现代还有注射法、静滴法、雾化吸入法、挥发吸入法等。

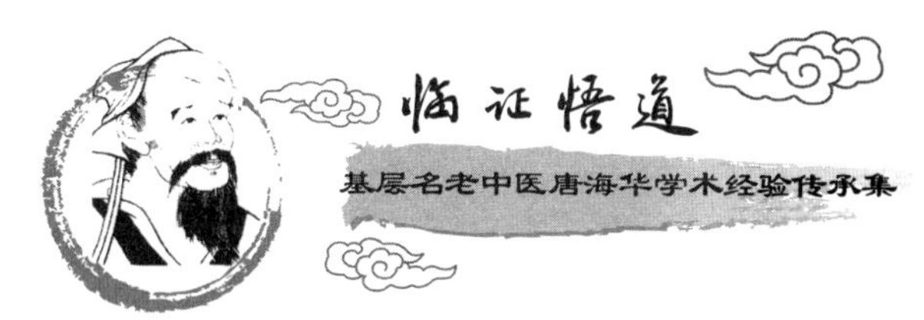

第十三节　苗药禁忌论

禁者绝对禁止，忌者力求避免。包括服药后的禁口、注意事项。要保证用药安全有效，必须注意服药禁忌，如有的忌吃酸汤，有的禁吃酒类，有的禁吃鱼、虾、公鸡，有的禁吃魔芋豆腐，有的禁吃海带，有的则是禁房事等。一般来说，魔芋、洋藿、老母猪肉最易翻病，对于慢性疾病则多需忌食。否则，吃药无禁忌，常易使病情反复或加重。俗话说“吃药无禁忌，前功会尽弃；吃药不忌嘴，医生跑断腿”。

第十四节　苗药毒性论

毒性，涉及用药安全的重大问题。俗话说“是药三分毒”，此话并不对，药分有毒、无毒、大毒、小毒和偏性，小毒和大毒都是有毒之品，用时宜慎或禁。大毒亦剧毒，如斑蝥、砒霜之类，一般不内服，只作外用，且剂量大时毒性极强；小毒则毒副作用小，一般可内服，如木通之类，但不宜长期大量，否则易中毒；无毒药一般多为补品或普通药物，其性多平，如麦冬、鸡巴腿之类。一般来说，治病逐邪多取毒药，有“以毒攻毒”之说，补虚扶弱多为无毒药。有毒之药用之得当，其效明显超过平淡之无毒药，但其技术要求高，风险大，为了保障用药安全有效，本书对有毒之药作了注明，一般没有注明的，是属平淡之品或毒副作用极小的药物。但是，由于人的个体差异和对药物敏感性不一样，有的人即使使用无毒之品也会产生不适或副作用，所以用药宜从小剂量开始，逐渐加大剂量，并严密观察，做好救治准备，患者用药必遵医嘱，即使无毒或毒性不显，亦不得随意擅自加大剂量，发现问题，及时向医药大师反馈，以防意外发生。

所谓偏性，是指药物的寒凉温热特性，一般来说，热药治冷病，冷药治热病，有的热药虽无毒性，但火重之人久服热药则火更重，会出现烦热、皮肤瘙痒、出鼻血等副作用，而冷药则相反，火气不足之人久服冷药会更伤火气，出现怕冷、手脚冰冷、口鼻气冷、易于受凉感冒等副作用，这虽然不是药物毒性所致，但与用药不当有关。所以，药不能滥用，需要在医药大师指导下用药，病好即停药。

有毒之药性猛力强，取效甚捷，古往今来，善用有毒之药者比比皆是，如以毒药治疗恶性肿瘤、艾滋病等疑难病已显示出卓越疗效，毒药用之得当，即为良药，然而，毒剧之品，害利仅毫厘之差，掌握药物的有毒、无毒对于指导临床用药有其特殊意义。

所谓药之无毒，是在一般治疗剂量时没有发现明显副作用，这是相对而言的。苗医认为，即使是饮食五谷，过量也会生病，何况药物呢！所以用药即使是无毒性的，也要根据具体情况，因人、因时、因地制宜，病好为原则，倘若认为无毒药就可无限饮用，就像饮食五谷一样，也会导致疾病的发生。

苗医认为，“以毒攻毒”是治病大法之一，但“水能载舟，亦能覆舟”“药能治病，亦能致病”。所以，有毒药物往往是好药，用之得当，确能解决问题，疗效明显超过平淡之品，特别是现代医学无特效疗法的某些疾病往往能收到奇特疗效。但是，由于毒药的副作用大，用之不当或过量使用，不仅对人体有危害，甚至可危及生命，当慎之又慎。

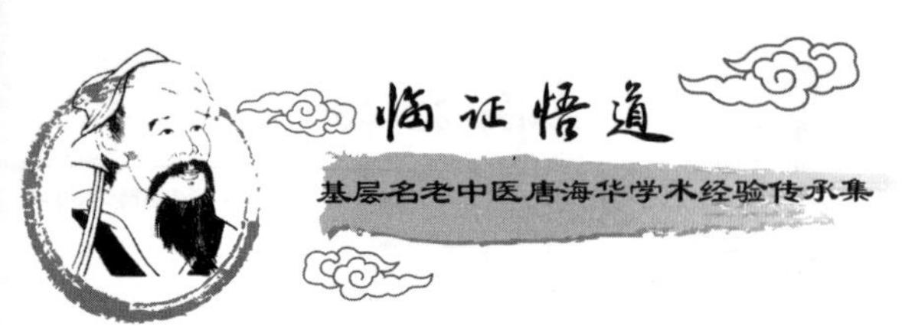

临床用药引起毒副反应的主要原因有以下几个方面：① 有毒药物未经炮制或炮制不合要求的。② 超量或多服、久服造成蓄积性中毒的。③ 配伍不当，造成药物相反的。④ 煎药用具或煎法不合要求的（如煎药忌铁器，乌头久煎方能减毒，而山豆根久煎会增毒）。⑤ 药病不符的（如冷病误用冷药，热病误用热药，都会加病）。⑥ 误服误用的（如药源产地不同、同名异药等其毒性也许会相差很多倍）。

一旦发生药物内服中毒，应及早按以下方法处理解救。

1. 清除毒物，服毒1～3小时内，毒物仍在胃中，速以手指、筷子、鸡鸭毛羽等刺激咽喉诱吐，或以瓜蒂散3～4.5 g内服催吐。催吐无效可用盐巴水或清水200～400 mL灌服再探吐，反复3～6次。若服毒4～6小时，毒物入肠，宜用导泻药导泻。

2. 保护胃肠：吐泻使胃肠受伤，以蛋清、牛奶、人乳、白蜜、藕粉、绿豆粥等保护胃肠。

3. 排解毒性：煎服药物以排解体内毒物毒性，常用药物有金银花、绿豆、赤小豆、甘草、防己、芦根、茅根、大蒜、生姜、酸汤、米醋、白蜜等。必要时，根据中毒表现，热病冷治，冷病热治，中西医药结合，积极抢救。

4. 穴位掐刺：昏迷掐鼻沟（人中）、脑顶（百会）、虎口（合谷）、指尖（十宣）、四大筋脉以回苏醒脑。

由于药物中毒临床多见，故应引起高度重视，一般可采取以下措施预防：

⑴ 加强宣传教育，避免药物滥用，无病不要乱吃药，用药要在“江嘎”（医药大师）指导下进行。

⑵ 认真学习药物学有关知识，辨别药物产地、同名异药或药物真伪，严格毒药剂量及用法。

⑶ 对孕妇、老弱者、儿童、体弱多病及过敏体质者慎用或禁用有毒药物。

⑷ 加强医患合作，严密观察用药反应，药物中毒有渐进性过程，发现不适应早查找原因，若有中毒表现应及早处理和抢救。

第十六章　苗药歌赋

黔东北红苗的苗歌十分盛行，无论何事何物都可以放歌欢唱，其中苗药有很多药歌，是苗医药文化的又一特色。这些药歌，反映了苗药的用药规律，也是药物理论之一。根据搜集整理现举例翻译如下：

一、四言律

药公药王，心眼明亮，穿山越谷，行走如常。
披星戴月，寻药配方，为民治病，步过千乡。
身怀绝技，不怕病狂，看听问拿，仔细端详。
银针随身，救命疗伤，摸掐捏按，确保安康。

千年苗医，万个药方，百草良药，一味单方。
春用尖叶，夏用花果，秋采根茎，冬挖兜娘。
补用香甜，住红酸涩，消炎苦寒，开窍辛香。
多毛消肿，以形补形，色红走血，败毒多浆。
以白住白，以黄退黄，紫解诸毒，青多退凉。
红入血分，炒炭止血，用醋止痛，加酒疗伤。
童便救急，接筋蚂蝗，半边小莲，与蛇同堂。
毒药慎用，防毒先尝，药如用兵，将强兵壮。

二、二言律

爬不起坡，用矮陀陀。
上不得坎，有倒竹伞。
腰酸背痛，不离杜仲。
一身轻松，要服木通。
周身发麻，阴水乱发。
腐内不清，新肉难生。
医患不合，有病无药。
心病难医，开心自愈。
杨柳抽芽，百病易发。
锻炼锻炼，身强体健。
运动运动，疾病难碰。

三、七言律

苗医苗药就是好，农民农村不可少。
草根树皮治大病，满山遍野都是宝。
莫道一针一把草，不花钱财又好找。
苗药送进万千户，救死扶伤立功劳。

手提药篮为治病，天黑路滑山里行。
狂风暴雨挡不住，救人似火显真情。
喂药进口观变化，转危为安始放心。
药师恩情深似海，德高望重大救星。

四、谚语类

得药不得方，哪怕动船装。
有方没有药，急死莫奈何。
不怕是好汉，病来也悲叹。
身体无价宝，有钱买不了。
患者不忌嘴，药师跑断腿。
患者不配合，药师摆脑壳。
学药先学德，无德不教药。
有病不瞒师，瞒师悔也迟。
药难医假病，酒不解真愁。
心病无药医，开心病自愈。
好药不在多，病好药师到。
救命如救火，争分又抢秒。
治病是功德，金银换不来。
英雄难过美人关，好汉就怕病来缠。

五、名趣类

1. 四季红（植物季节化）
春根皮、夏枯球、秋海棠、冬桑叶。
2. 生肖名（植物生肖化）
鼠苗草、牛克膝、虎耳草、兔耳风。
龙舌条、蛇疙瘩、马齿苋、羊奶奶。
猴弥桃、鸡冠花、狗尾巴、猪殃殃。
3. 味道名（植物气味化）
酸咪咪、甜酒娘、苦蒿菜、辣蓼草。
咸秋石、淡竹叶、臭牡丹、香附子。
腻构子、糯稻灰、腥鱼胆、五味子。
麻子仁、涩五倍、辛夷花。
4. 颜色名（植物颜色化）
红鸡冠、白鲜皮、绿绿子、黄瓜香。
紫苏叶、青叶胆、监布正、黑骨藤。
朱砂莲、橙子壳、乌泡刺、天青地白。
5. 数码名（植物数字化）
一支箭、二郎戟、三步跳、四块瓦。
五爪风、六月雪、七灯台、八月瓜。

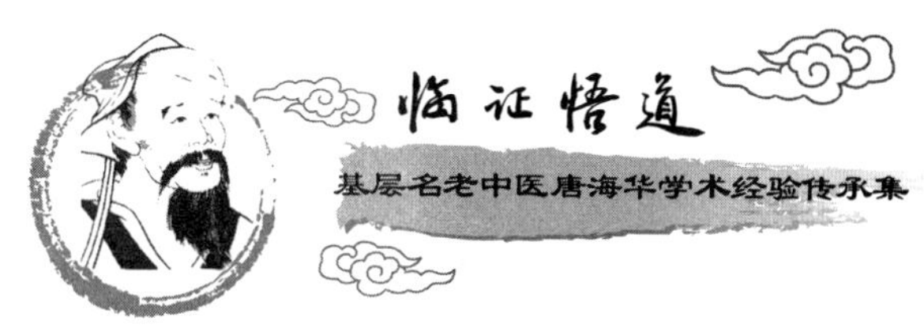

九里香、十样错、百味莲、千斤拔。
万年青、亿山红。

6. 自然名（植物自然化）

水踏皮、天南星、地枇杷、山乌龟。
田棒头、土大黄、石岩姜、雪里见。
冰球草、云木香、雷公梏、雹竹叶。
露水草、雾水葛、风香根、雨点草。

7. 动作名（植物动作化）

仰天钟、伏牛花、过路黄、走马风。
穿破石、洗手果、望江南、散血莲。
收山虎、巴岩姜、钻地风、滚天龙。
牵手花、追风伞、飞刀剑、打不死。

8. 动物名（植物动物化）

蛇泡草、蚂蝗判、山乌龟、老鼠刺。
吊鱼杆、鸡屎藤、鱼香菜、金毛狗。
金鸡尾、夜牵牛、美人蕉、耗子屎。

9. 形象名（植物形象化）

算盘子、四块瓦、一包针、一柱香。
一朵云、牛舌条、猫耳朵、鸡脚杆。
地蜂子、岩飞蛾、铧口菜、白头翁。
野鸡泡、矮地茶、千年矮、锯子草。
仙人球、一把抓、响铃草、害羞草。

第十七章　苗药与中药的区别

第一节　相同点

苗药与中药相同点是：

1. 两者都是天然药材为主，都可以加工及制成复制品。
2. 两者都有俗名，鉴别要点相同。
3. 两者都有性味归经、功能、主治、用法用量、配伍宜忌及使用注意事项、有毒无毒。
4. 两者都是劳动人民长期同疾病作斗争的经验总结。
5. 两者都是祖国传统医药范畴，并都是来源于民间。

第二节　不同点

1. 指导理论不同　用药规律、特点和理论体系不同；一是苗医药理论，一是中医药理论。

2. 来源不同　苗药来自苗族民间为主，而中药来源于以汉族为主，是中华民族智慧的结晶。但中药成书历史悠久，而苗药成书是现代才形成和发展，而且富有系统性理论的专著还不多，现有苗药专书多是药物集或者部分经验汇编。

3. 规范不同　中药作用和用法用量等早有汉书记载，比较系统，用法全国较为统一，而苗药有很强的地域性，由于过去很少上书，各地用药经验或名称都有差别，开发苗药是一个新的领域。

4. 气味的不同　中药气味有四气五味，四气是指寒、热、温、凉四种不同药性，又称四性；五味指辛、苦、甘、酸、咸五种味道。实际上，还有平性和淡味，因无绝对的平性，淡味又附于甘，所以仍号称四气五味。而苗药有五气十味，五气指香、臭、腥、辛、淡五种，十味指苦、酸、涩、辣、麻、甜、咸、腻、糯、淡等十种味道。可见中医的四气是指药物的冷热属性，而苗医的五气是指五种嗅觉。而且就味道而言，苗医比中医多出五种，苗医也有甘味，甘即属于甜，而腻、糯、麻、辣、涩五种味道，是苗药理论中独有的。

5. 归经不同　中药归经，是指药物作用对五脏六腑的选择性，如归心经、肝经、胃经等，而苗药归经是指药物治疗疾病的性质属冷病、热病。所以，苗药归经有冷经、热经两大类，而药物的属性有寒、凉、平、温、热五性。根据药物属性，一般来说，温热药归冷经，治冷性病，寒凉药归热经，治热性病。平性药可以归冷、热二经，功能平补平泻。临床上，也有热病用热药，冷病用冷药者，但要么病情为假象，要么要配伍运用，方才使药不反于病。

6. 用法不同　中药用法大多为干品，加工炮制得多，而苗药用法多为鲜用，只

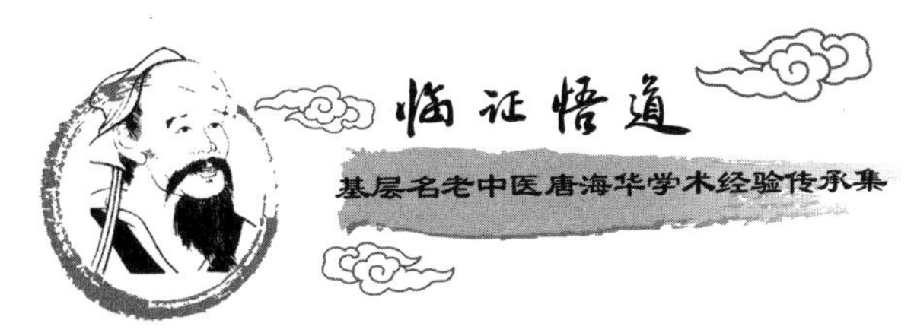

有在找不到鲜药或不方便时才选用干品。在内服方面，中药大多以水煎服或打粉吞服，而苗药大多可以捣烂冲服或嚼服，主张生用鲜用，认为药物通过煎煮后，不少有效成分因高温而被破坏，势必影响临床疗效，所以少有煎服者。在外用方面，中药大多以干品或炮制品打粉调敷患处；而苗药喜以生鲜之品直接捣敷，认为生鲜药物许多有效成分未被蒸发和灭活，其活性药物比干品、陈品强，这是苗医临床观察的结果。

7. 禁忌不同　苗药时，尤其强调禁嘴，如某种病不能吃某些蔬菜或食物，否则，容易加重病情或愈后复发。苗药最常见的禁嘴是：吃药多忌酸，热病禁麻辣，冷病禁苦寒。魔芋、阳藿、老母猪肉等都易复发，懂得禁咒用药者，不吃如狗肉类五爪动物。

8. 配伍规律不同　中医配伍，讲究主、辅、佐、使，一般组方七八味的多，而苗药配方，讲究单独使用，功专力宏，作用专一而强大，即使需配复方，也喜用单味药，如1、3、5、7等奇数，认为单味药配伍疗效较好，药物也不易产生拮抗作用。

9. 药物情感不同　中医对药物没有特殊情感，而苗医则视药物如珍宝，把药物拟人化，把药分为公药、母药，学药认药时，不准随意踩踏或用脚指点，以示对药的敬重，采挖时一般要留根保种，不让药物“断子绝孙”，治病时，药渣存放在清洁干燥处，不乱丢乱扔。把病治好后，常把药当成有情之物，送药归山，把药渣存藏于干燥的山洞之中，对于大病重病尤其讲究，如果把药渣乱丢乱扔，就是对药公、药母的不敬重，以后需用此类药物，就不那么灵验。这是一种民族习俗，也是一种心理暗示，临床发现，心理因素对于医药大师或患者双方都有一定影响。苗药的情感意念，还表现在药师的手上，“医如统帅，药如兵马，用药如用兵”。中药一般都是市场销售采购，而苗药一般是由大师亲手采集使用得多。

10. 医患关系不同　中医以药为商，中药一般都有价格，已成为一种特殊商品，医患之间一般都是平等关系，用药时把许多可能治不好或无效的因素交代患者。而苗药则不同，苗药由于采集方便，为野生植物多，一般随手可采。治病时，不讨价还价，以治好为原则，即使患者要酬谢，也是自愿和量体裁衣，药师以行善积德，为患者消灾免难为本，在苗族享有极高的社会地位，特别受人敬重。因为药物可是治病延年、保护健康，健康是无价的，所以苗族民间都说：“黄金有价药无价，健康要比钱财大。”苗药大师施药后，还常常对患者说“不要紧，一吃就好了”之类的话，让患者心里特别轻松愉快，并积极配合治疗。这样效果确实好得多，这叫讨“口顺”。口顺是苗药用药时的一个特点，现代可以用“精神疗法”“暗示疗法”加以理解。即使疗效不佳，患者及其家属也一般能够理解，因为苗族民间都懂得“用人不疑，疑人不用”“请师师为主”的道理，就算效果不佳，也不是医药大师的本意，哪个医药大师都想把病治好，都想多修阴功，德高望重。再说，患者本身也要讲运气，用通俗话说就是机遇。假若患者在一生中的某段时间机遇差，会发生很多不幸，所谓“福无双至，祸不单行”。机遇差时，用药效果也差，甚至在危急之时没有救星，容易死亡。这种机遇论，还包括苗药大师本身的机遇。苗族民间比较信仰机遇，逢急逢凶都要掐一掐、算一算，以预测结果，简单的预测是用六轮掌法，较复杂的就要算患者出生年、月、日、时，即八字，还要看生病、加病的时间、倒禄、倒马、倒身情况。有诗曰：“横身留连命不亡，身倒定入黄泉乡，此是先师真妙诀，身正无药也无妨。”苗医认为，药物是可以防治疾病、延年益寿的，但是当某人在某个时间段运气特别差

时，是很容易降命（丧命之意）的。患者及其家属，如果把医药的不良后果都责怪医药大师，那是对医药大师的不公道，也是极不道德的，为苗族民间所唾弃。因此，苗族民间医患纠纷少之又少。

11. 择徒传法不同　苗药与中药的区别，还表现在择徒传教上，中药是任何人都可以教、可以学的，而传统的苗药大师对选择承师弟子特别苛刻，尤其是含有禁咒的学问，有“学医（药）先学德，无德不传艺”之说，苗族人把以巫治病当作“艺”，艺是一门技术技巧，是一门学科的意思。在黔东北松桃苗族民间，学药有九传九不传的礼规，其九不教不传是：见利忘义者不教不传；目无老少者不教不传；贪色淫荡者不教不传；心胸狭窄者不教不传；浮躁易怒者不教不传；有仇必报者不教不传；怕脏怕苦者不教不传；麻木不仁者不教不传；用心不专者不教不传。

由此可见，苗药的传统传教，方式是择徒师承而不是大规模培训，择徒重点不是文化素质，而是重视人品德行。即职业道德修养，大师严把收徒关，学药者的第一次教育不是直接学药，而是道德教育。大师一旦发现徒弟违规，传教即终止。

第十八章　苗药识别

苗药识别，即辨别、辨认，主要是针对野生植物而言，每种药物都有其来源、形态特征描述。在描述形态特征时，需要引用很多植物学的专用术语，为了对书中涉及的专用术语学懂弄通，为此本章对植物学的常用专用术语进行扼要解释，并附图以求一目了然。

第一节　一般名称

乔木——高大的树木，有明显的主干。如香樟、丛树等。

灌木——比较矮小的树木，分枝较多，主干不明显。如接骨木等。

木质藤本——茎长，木质较硬，本身不能直立，多匍匐地面或攀援、缠绕他物上升的植物。如鸡血藤、八月瓜藤。

草质藤本——茎长而细小，草质，较柔软，不能直立，攀援或缠绕他物生长。如蛇倒退等。

草本—— 一般草类，木质较小，含水分多，茎叶柔软。如元宝草、苦蒿菜等。

一年生——当年开花，结果后即干枯死亡的植物。如红紫苏等。

二年生——当年只生根、茎、叶等营养器官，第二年开花结果，以后干枯死亡的植物。如青蒿等。

多年生——生活两年以上的草本植物或木本植物。有的其上部分可死去，但其地下部分仍能生活多年的植物。如巴茅草等。

第二节　根类

常见的有下列数种。

木根——含木质较硬的根。如各种乔木、灌　木的根。

肉根——肥嫩而多肉质的根。如绿绿子、百部等。

块根——肥大成块状的根。如何首乌等。

球根——椭圆球形。如大头菜等。

须根——细长而少肉质的根。如白龙须等。

宿根——根不随地上茎枯萎，次年又生出茎叶。如阴地蕨等。

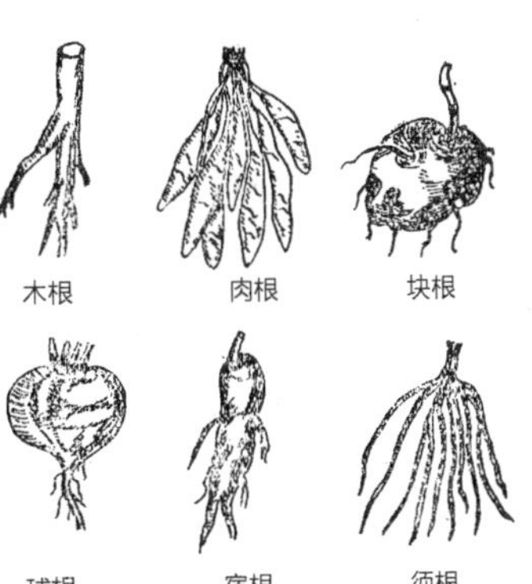

第三节 茎类

茎，是植物下接根部，上承枝叶的部分。常见茎的形状有下列数种。

匍匐茎 缠绕茎 攀援茎

平卧茎 根状茎

块茎 球茎 鳞茎

匍匐茎——沿地面生长的茎，茎的每节上有芽和不定根。如雪点草、连钱草等。

缠绕茎——不能直立而须缠绕他物才能上升的茎。如无娘藤、千金藤等。

攀援茎——不能直立而须攀援他物才能上升的茎。攀援茎上生有卷须或吸盘等攀援器官。如蛇倒退、丝瓜藤等。

平卧茎——沿地面横卧的茎，茎上不生芽和不定根。如马齿苋等。

根状茎——有明显的节和节间，节上生出地上枝和芽，向下形成不定根。如大四块瓦、柔软石韦等。

块茎——短而肥大的地下茎，外部一般有明显的节和节间之分，顶端有芽，节上有干膜状小鳞叶。如白及、黄精等。

球茎——球形，短而肥大、肉质的地下茎，下部有无数的根，外被干膜质的鳞片，芽即藏于鳞片内。如半夏等。

鳞茎——由肥厚多汁的鳞叶包围的短缩的地下茎。如百合等。

第四节 叶类

叶，是植物制造养料（光合作用）和蒸发水分的主要器官。

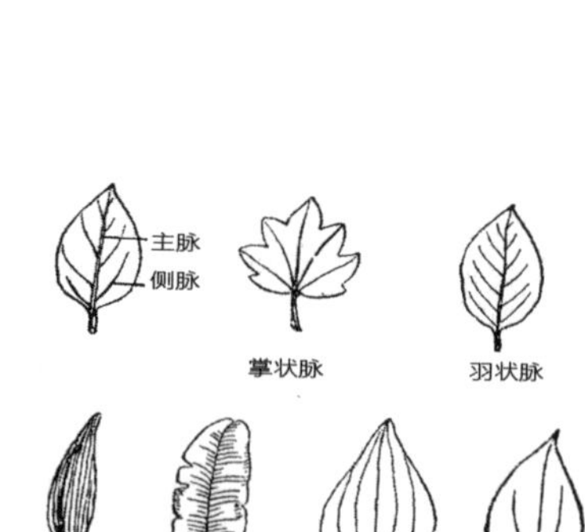

叶脉——叶片上见到的脉纹叫作叶脉。

主脉——从叶柄发出，直到叶尖的称主脉或中脉。

侧脉——主脉的分枝称侧脉。

叶脉按排列方式不同构成不同形式。

叶片各部分名称：

叶柄——连接茎和叶片的部分叫叶柄。

托叶——生在叶柄基部的小叶或其他形状的附属体叫托叶。

叶腋——叶柄与茎枝连接上方的叉窝。

叶鞘——叶的基部扩大，包围着茎的部分。

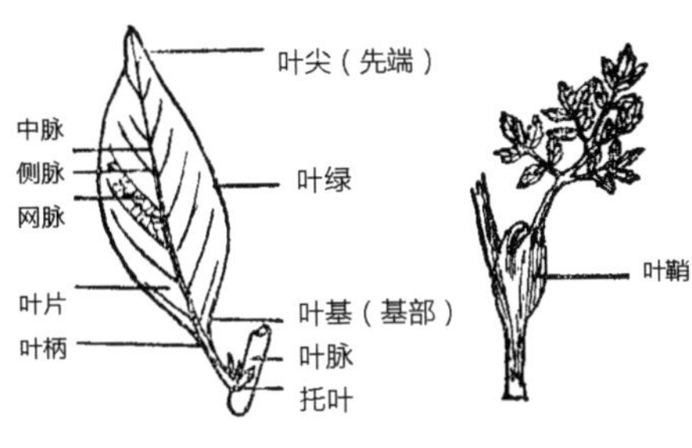

叶尖——指叶的先端，它有各种不同的形状：

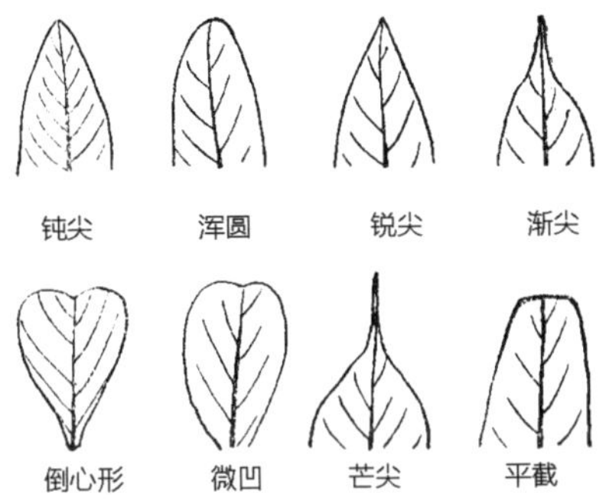

叶茎——叶片下缘靠叶柄部位：

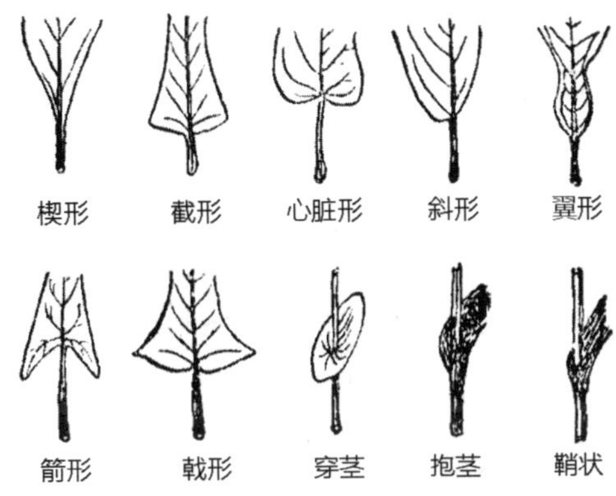

叶缘——叶的边缘，有各种不同的形状：

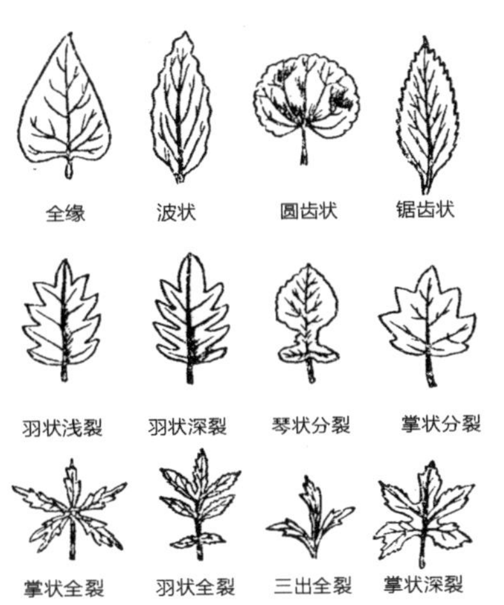

叶形——叶片的全形，常见如下：

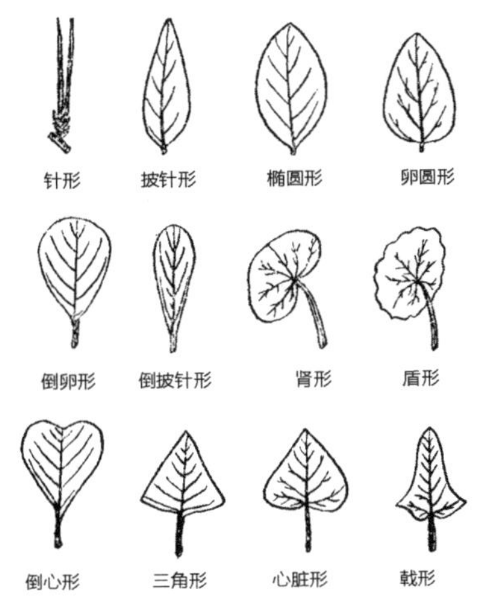

常见叶的着生形状有下列几种：

革质叶——叶片厚韧像皮革。如光清香藤的叶。

纸质叶——叶片薄嫩像纸。如乳毛紫金牛的叶。

肉质叶——叶片厚嫩多汁。如狗牙瓣的叶。

互生叶——每节生叶一片，交互着生。如小野烟的叶。

对生叶——每节生叶两片，相对排列。如山金银花的叶。

轮生叶——每节上围茎生出三片以上的叶。如重楼。

簇生叶——每节上从一点生出两片以上的叶。如马尾松。

互生叶　对生叶　轮生叶

簇生叶　轮生叶

复叶—— 一个总叶柄上生两片以上的叶称复叶。按排列不同有各种形状：

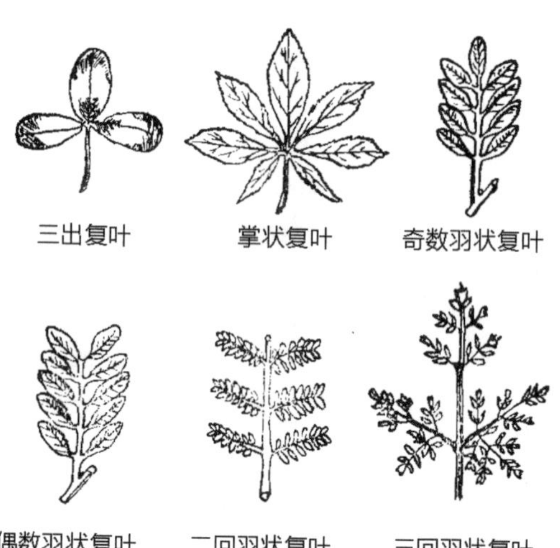

三出复叶　掌状复叶　奇数羽状复叶

偶数羽状复叶　二回羽状复叶　三回羽状复叶

第五节　花类

花，是种子植物的生殖器官。

完全的一朵花由花托、花被（花萼、花冠）、雄蕊群、雌蕊群等组成。雌、雄蕊群在同一花内并存的，称为“两性花”；仅有一种的称为“单性花”。

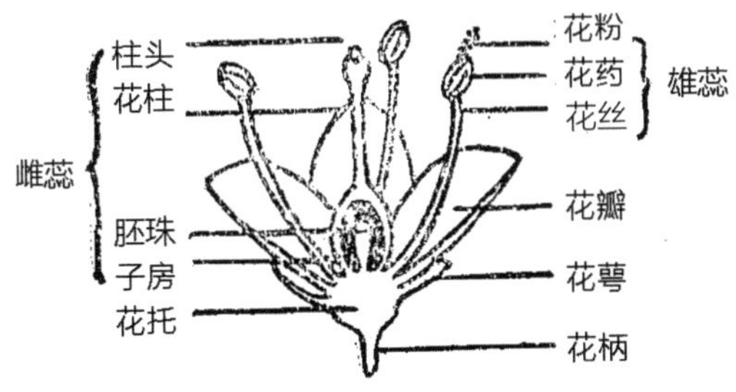

花冠的各种形状：

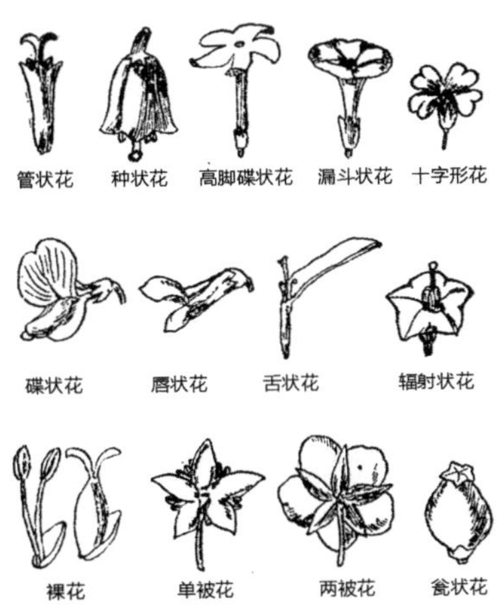

花序——花在花茎上排列的次序。常见的花序有下列数种：

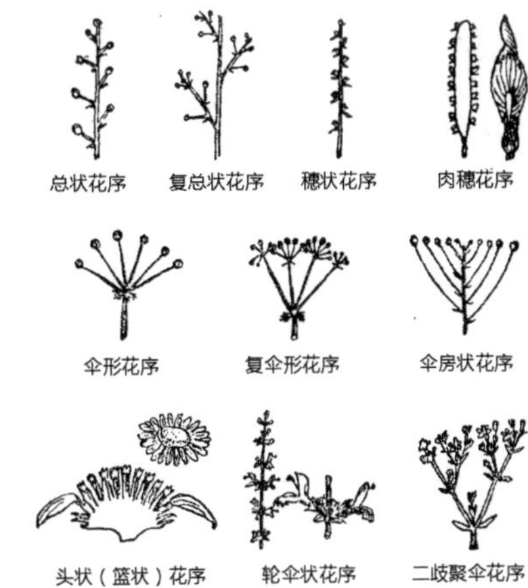

第六节　果类

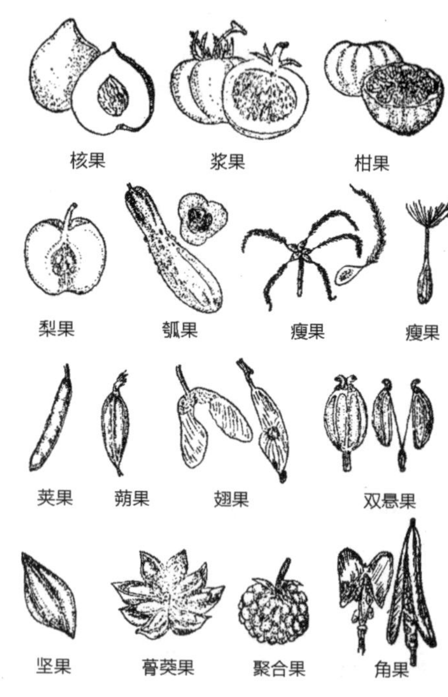

果，是由受精后的雌蕊发育而成的。胚珠发育为种子，子房形成果实。

核果——外果皮薄，中果皮肉质，内果皮坚硬木质化，形成一核。如桃子和水红木的果。

浆果——外果皮柔薄，中果皮和内果皮多肉多汁，难以分离，内含一至数粒种子。如水茄、葡萄等。

柑果（橘果）——浆果的一种。外果皮和中果皮愈合而构成外皮，外果皮较厚，能剥离开，革质，有油腺；内果皮成薄囊状，分成若干瓣，瓣中的内侧附生种子。如橘、柚等。

梨果——假梨的一种。由子房膨大的花托、花被等合生而成的果实。如苹果、梨等。

瓠果——浆果的一种，通常硕大，由合生心皮的下位子房和花托合生而成。如茅瓜等。

瘦果——果皮坚硬，干燥不开裂，内含种子一粒。如一点红、兔耳风等。

荚果——果皮成荚，含种子一至数粒。如扁豆和紫云英等。

蒴果——果形多样，具多数种子，成熟后开裂方式不一。如金丝桃、蓖麻等。

翅果——具有一个或数个翅状附属物的果实。如虎杖等。

离果（双悬果）——两室相连合，每室一个种子，成熟时在联合面分开成两个分果，分果不裂开。如药芹菜、胡萝卜的果等。

坚果——果皮厚硬，木质，一般含一粒或二粒种子，与果皮分离。如茶子等。

蓇葖果——果形多样，皮较厚，内含种子一至多粒，成熟后，沿腹缝开裂。如桐子等。

聚合果——由一花内数个离生雌蕊共同形成的果实。如枞树果等。

角果——形成荚果，由二心皮组成，子房为假壳膜隔为二室，成熟后由下而上开裂成两果壳。角果长形的称为“长角果”，如油菜；角果短而扁阔的称为“短角果”，如荠菜。

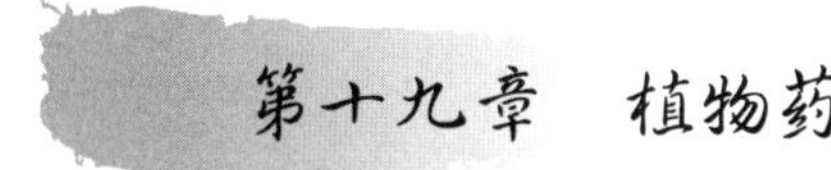

第十九章　植物药

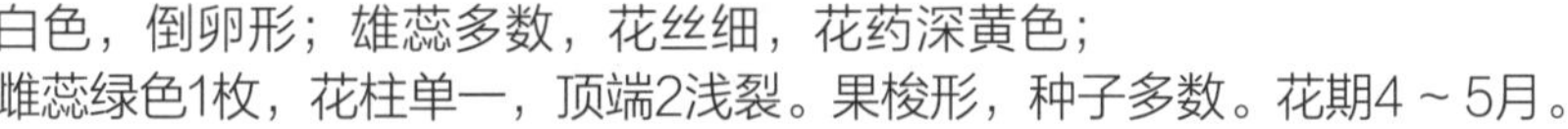

第一节　草类药

岩丸子

〔俗名〕石鼓子、一口血、独牛、血水草、水黄连、水八角。

〔来源〕为为秋海棠科植物柔毛秋海棠*Begonia henryi* Hemsl.的块茎。

多年生草本，全体无毛，含红黄色汁液。根状茎横生。叶基生，有长柄；叶片卵状心形，长3 ~ 9 cm，宽5 ~ 10 cm；先端突尖，叶缘波状；叶面青绿色，背面灰绿色，基出脉5 ~ 7条，细脉网状。叶柄长10 ~ 30 cm，基部心脏形，花茎抽自叶间，花少数，具3 ~ 5朵；直径4 cm，成稀疏聚伞花序；花萼全包花蕾，先端渐尖，开花时破裂脱落；花瓣4，白色，倒卵形；雄蕊多数，花丝细，花药深黄色；雌蕊绿色1枚，花柱单一，顶端2浅裂。果梭形，种子多数。花期4 ~ 5月。

常群生于沟边或低湿平地，亦有栽培。药用根，夏秋季采集。

〔性味归经〕辛，苦，酸，平，归冷、热经。

〔毒性〕不显。

〔功用〕止血化瘀，消炎止痛，排脓去毒，去腐生肌。

〔主治〕吐血，衄血，跌打损伤，肠炎痢疾，脓毒久留，新肉不生，婴儿胎毒等。本品以善吐血而得名。

〔用法用量〕内服：煎汤，6 ~ 15 g。外用：研末调敷。

卷柏

〔俗名〕还魂草、一把抓。

〔来源〕为卷柏科植物卷柏*Selaginella tamariscina*（P. Beauv.）Spring的全草。

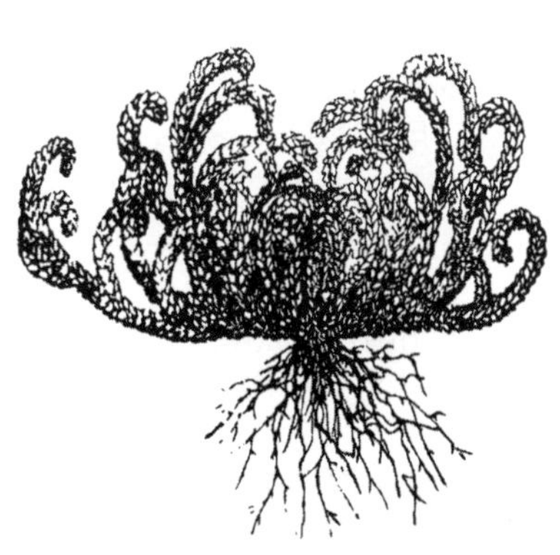

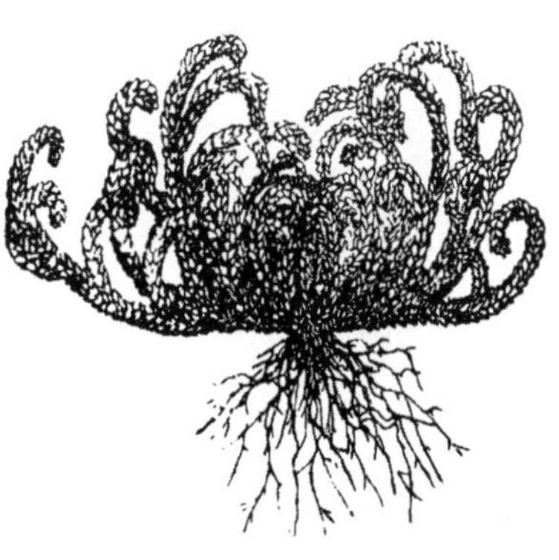

多年生草本，高5 ~ 15 cm。主茎短或稍长，直立，下着生须根。各枝丛生，直立，干后拳卷，密被覆瓦状叶，各枝扇状分枝至2 ~ 3回羽状分枝。叶小，异型，交互排列；侧叶披针状钻形，长约3 mm，先端有长芒，叶背龙骨状，远轴的一边全缘。宽膜质，近轴的一边膜缘极狭，有微锯齿；中叶两行，卵圆披针形，长2 mm，先端有长芒，斜向左右两侧不等。边缘微有锯齿，中脉在叶上下陷。孢子囊穗生于枝顶，四棱形，孢子叶三角形，先端有长芒，边缘有宽的膜质；孢子囊肾形，大小孢子的排列不规则。

生于岩石、石壁上。药用全草，四季可采。

〔性味归经〕淡，微涩，平，归冷、热经。

〔毒性〕不显。

〔功用〕破瘀通经，凉血止血，强心利尿，顺气平喘。

〔主治〕跌打重伤，瘀血闭经，血热出血，心衰心喘，水肿，吐血、尿血、便血、烫伤，亦治小便不畅，淋病。本品以治跌打损伤著称，苗医有“认得一把抓，不怕全身打得烂稀粑”之说。

〔用法用量〕内服：煎汤，15～30 g，浸酒或为散。外用：捣敷或研末敷患处。

地黄连

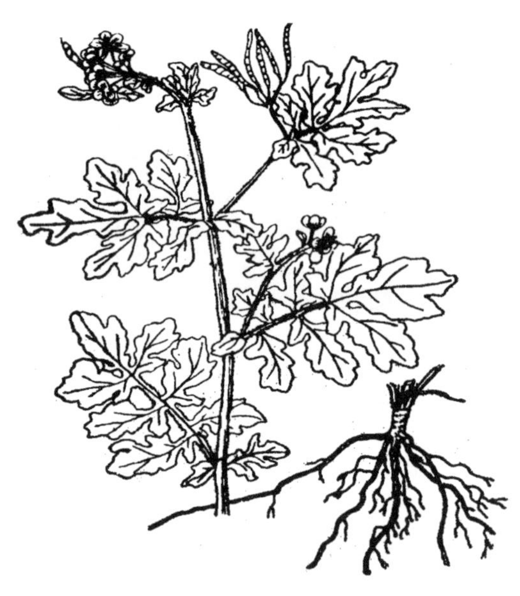

〔俗名〕白屈草、鸡血散、小罗伞、矮秃秃、假苦楝、一把果。

〔来源〕为楝科植物*Ardisia punctata* Lindl.的全株。

多年生草本，根土黄色。茎直立高30～100 cm，疏生白色柔毛，被白粉。多分枝，断之有黄色乳汁。叶互生，1～2回单数羽状复叶全裂。基生叶长10～15 cm，全裂片3～6对，深裂不规则叶缘具不规则缺刻，顶端裂片广倒卵形，基部楔形而下延上面近无毛，下面疏生短柔毛，有白粉；茎生叶与基生叶相同。数朵伞状排列，腋生或顶生，小花，苞片小，卵状，萼片2。早落；花瓣5，黄色，雄蕊多数，花丝黄色；雄蕊1，无毛，花柱短。蒴果条状圆柱形，长达3.5 cm。种子多数，细小，卵状，黑褐色。花期5～7月，果期6～8月。

生于山坡、林边、草地。5～7月采集，药用全草，晒干或鲜用。

〔性味归经〕苦，辛，寒，有小毒，归热经。

〔毒性〕不显。

〔功用〕清热泻火，解毒，止痛。

〔主治〕热毒肿痛，肠炎痢疾，稻田性皮炎，蛇虫咬伤，疥癣疮肿，瘙痒肿痛等。

〔用法用量〕内服：煎汤5～10 g。外用取鲜品适量捣敷患处。

一支箭

〔俗名〕一矛一盾、矛盾草、瓶尔小草。

〔来源〕瓶尔小草科植物瓶尔小草*Ophioglossum pedunculosum* Desv. 的全草。

草本，高达25 cm。根茎短，具一簇肉质粗根。叶通常单生，具总柄，长达20 cm，营养叶从总柄基部8～10 cm处生出，无柄，微肉质，卵形或椭圆形，长4～6 cm，宽2～3 cm，先端钝，基部长楔形，全缘，网状脉。孢子囊穗自总柄顶端生出，穗长达4 cm，狭条形，孢子苍白色，近于平滑。

生于草地、林缘。药用全草，夏季采集。

〔性味归经〕辛，苦，温，无毒，归冷经。

〔毒性〕不显。

〔功用〕祛风除湿，行气止痛，解毒治箭，止呕安蛔。

〔主治〕风湿疼痛，毒蛇咬伤，箭痛呕吐，胆道蛔虫等症。本品以治箭痛和蛇伤著称，故名一支箭，苗医又有“身背一支箭，老蛇都不见”之说。

〔用法用量〕内服：3～10 g。外用：捣敷或煎水洗。

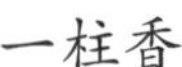

一柱香

〔俗名〕一枝黄花。

〔来源〕为菊科植物一枝黄花*Hedyotis capituligera* Hance的全草。

多年生草本，高15～60 cm。茎直立，地下茎须状，黄白色，下面不分枝。叶互生，长卵形，两面近光滑无毛，长1～3 cm，宽0.5～2 cm，先端渐尖，其部楔状形，或下延成翅，近于全缘叶面绿色，叶背灰绿色，叶缘具细疏锯齿，为长柄。圆锥状花序，生于茎顶或腋间，褐黄色，头状花序排列成总状；苞片通常三层，外层苞片披针形。瘦果近圆柱形，秃净或有柔毛。花期9～10月，果期10～11月。

生于山野、林缘向阳处。药用全草，冬季采挖。

〔性味归经〕辛，苦，微凉，无毒，归热经。

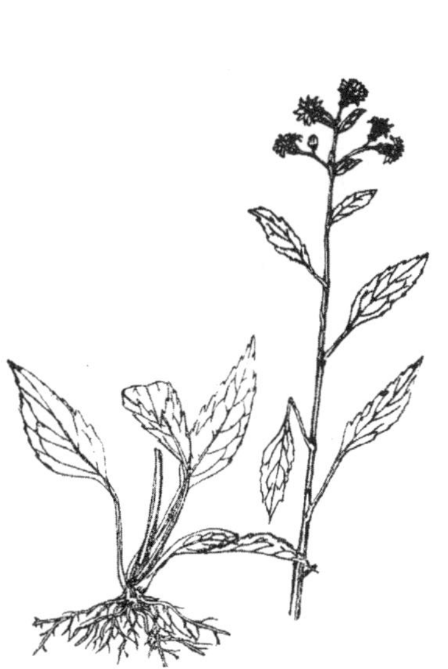

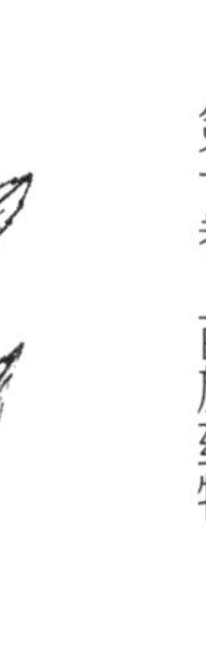

〔毒性〕不显。

〔功用〕疏风透疹，清热解毒，消积止呕。

〔主治〕风热感冒，头身疼痛，消化不良，腹胀呕吐，疔疮肿毒，麻疹不出，刀伤出血等。

〔用法用量〕内服：煎汤，10～15 g。外用取鲜品适量捣敷患处。

阴地蕨

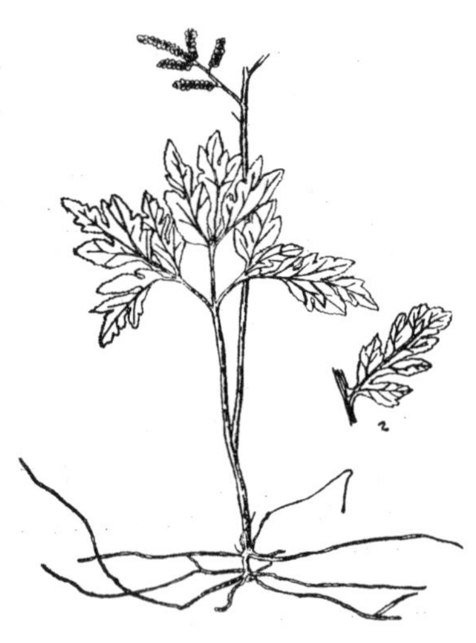

〔俗名〕独脚金鸡、蛇不见、摆咕楚、锐打。

〔来源〕为阴地蕨科植物阴地蕨*Botrychium Ternatum*（Thunb.）Sw. 的全草。

多年生草本，高20 cm左右。根茎粗壮；肉质，有多数纤维状肉质根。营养叶的柄长3～8 cm，叶片三角形，长8～10 cm；宽10～12 cm，3回羽状复叶，最下羽片最大，有长柄，呈长三角形，其上各羽片渐次无柄，呈披针形，裂片长卵形至卵形，宽0.3～0.5 cm。有细锯齿，叶面无毛，质厚。孢子叶有长柄，长12～22 cm，孢子囊穗集成圆锥状，长5～10 cm，3～4回羽状分枝，孢子囊无柄，黄色，沿小穗内侧排成两列，不陷入，横裂。

生于山区海拔400～1000 m的草坡灌丛阴湿处。药用全草，春、冬季采挖，鲜用或晒干。

〔性味归经〕苦，凉，归热经。

〔毒性〕不显。

〔功用〕清热解毒，止咳除痰。

〔主治〕风热咳嗽，痰黄难咯，肺痈脓痰，风热感冒，疔疮肿痛，小儿惊风等。

〔用法用量〕煎服：50～100 g。

老鹳草

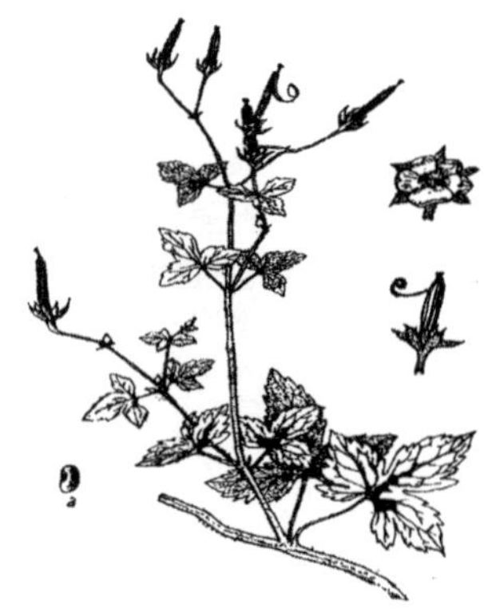

〔俗名〕牻牛儿苗草。

〔来源〕为牻牛儿苗科植物老鹳草*Geranium wilfordii* Maxim. 的全草。

多年生草本。根细长。茎下部横卧，上部直，高35～80 cm，多分枝，节明显，密被细毛。茎生叶三角形，通常三深裂，先端渐尖，基部略呈心形，叶片倒卵形，边缘有粗糙齿或浅裂，上面绿色，具伏毛，下面淡绿色，沿叶脉被柔毛。叶柄长1.5～4 cm，密被白色毛茸。花小，径约1 cm，每一花梗2朵，生于枝梢叶腋，花梗细长；花萼5，卵形或卵状披针形，疏生长柔毛，先端有芒；花瓣5，倒卵形白色或淡红色，具深红色纵脉；雄蕊10，全具花药；花柱5裂，延长并与果柄连合成喙。蒴果先端长喙状，成熟时开裂，喙部由下而卷曲。种子长圆形，黑褐色。花期5～6月，果期6～7月。

生于山坡、荒野、路旁草丛中。药用全草，5～6月采集，除去泥土杂质，晒干或临时采鲜用。

〔性味归经〕甘，淡，微温，归冷经。

〔毒性〕不显。

〔功用〕消炎止痛，调中健胃，清热解毒。

〔主治〕痢疾肠炎，痈疽疮肿，水火烫伤，跌打伤痛，风湿痹痛。

〔用法用量〕内服：煎汤5～15g或为末。外用：捣敷或捣汁涂搽。

一点血

〔俗名〕南木香、咯三七。

〔来源〕为马蔸铃科植物花管马蔸铃*Begonia wilsonii* Gagnep.的根。

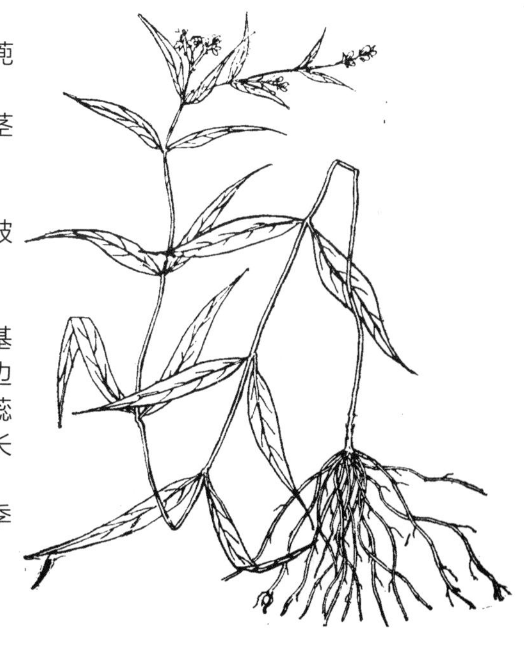

多年生攀援草本。根皮橙黄色。茎光滑无毛。单叶互生，叶片卵状心形，长5～11 cm，宽4～8 cm，先端尖锐，基部心形，叶面暗绿色，叶背灰缘，被短柔毛；叶柄长2～5 cm；夏季开花，喇叭状，紫红色小花。花单生于叶腋，花柄长1～2 cm，花瓣长3～4 cm，基部膨大呈球状，上端逐渐扩大成向一边偏的侧片，侧片先端截平或微缺；雄蕊6，子房下位，蒴果矩圆形，有6棱，长2～3 cm，6瓣裂开。

生于山坡阴湿处，亦有栽培。冬季采挖根。

〔性味归经〕微苦，寒，归热经。

〔毒性〕不显。

〔功用〕清热解毒，止泻止痢。

〔主治〕急性肠炎，下痢红白，毒蛇咬伤。

〔用法用量〕外用：捣敷。内服：泡酒或煎服6～15 g。

一枝蒿

〔俗名〕一子幅、蜈蚣草。

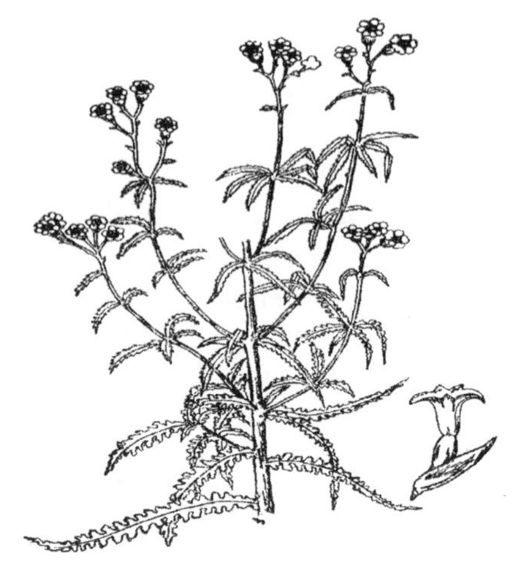

〔来源〕为菊科植物蓍*Artemisia rupestris* L.的全草。因叶边全锐锯齿状，苗语锐苗速。

多年生草本，高50～100 cm。茎直立，有棱条，光滑或有长毛。叶羽状互生，长5～10 cm，宽0.6～1.5 cm，无柄，2回羽状深裂，裂片线形，排列稀疏，光滑或被细毛，边缘锐齿。白色头状花序，径5～6 mm，长0.6～0.7 mm。密集成复伞房花序；总苞针状，苞片长椭圆形，覆盖瓦状排列；周边舌状花，花白色，两性，雌、雄5～10朵，花冠矩圆状，先端3浅裂；中心管状花，花药黄色，伸出花冠外面，有翼，无冠毛，长约3 mm，宽1 mm。花期7～9月，果期9～10月。

生于林边、路旁、屋边及向阳草地。药用全草及根，夏秋季采，有栽培。

〔性味归经〕苦，辛，酸，温，归冷、热经。

〔毒性〕有毒，外用为主，磨服以3转为妥，多磨极易中毒，解毒以涌吐后，煎服金银花、甘草、生姜各半，或绿豆汤代茶饮，或生白蜜加凉开水徐徐咽下。

〔功用〕疏风除湿，活血祛瘀，通经活络。

〔主治〕跌打损伤，瘀血肿痛，外伤出血，风湿疼痛，腹中痞块，经闭腹痛，毒蛇咬伤等。本品具有毒麻作用，以治跌打伤痛著称，苗医有“认得一枝蒿，不怕棒棒敲”之说。

〔用法用量〕内服：煎汤1次30 mg或兑酒服。外用：捣烂或泡酒擦或敷。

〔禁忌〕孕妇、小儿、心脏患者者、溃疡患者忌服，服药期忌食生冷、豆类、牛羊肉。

泽漆

〔俗名〕一滴白，奶浆草。

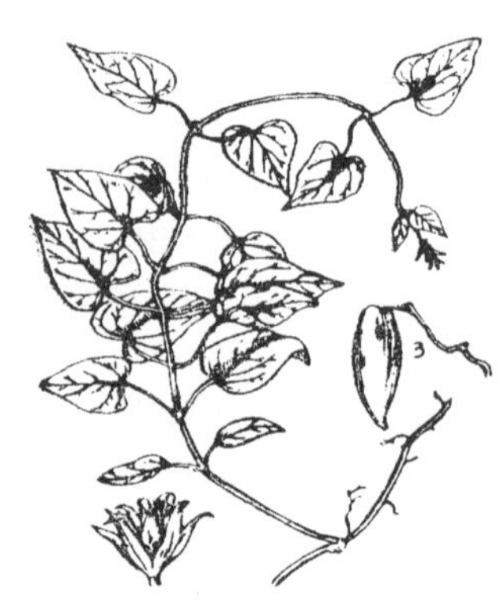

〔来源〕为萝摩科植物萝摩*Euphorbia helioscopia* L.的全草。

多年生蔓性草本，长达2 m，茎叶折断后有白色乳液，全株被柔毛。藤茎缠绕他物上升。叶对生，卵状心形，长5～10 cm，宽3～8 cm，先端尖，基部心形，全缘，柄长1～6 cm。总状花序腋生，花梗长达8 cm，被灰白色细毛；花密聚于花梗的顶端多数，各枚花具小梗；萼绿色，5深裂，裂片披针形，先端锐尖，花冠绿白色，内微紫色，5裂，披针形，反卷；雄蕊

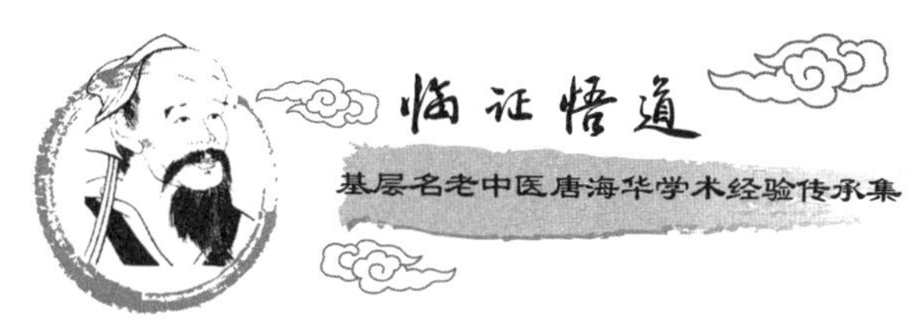

5，花药箭形；雌蕊1，子房上位，花柱长，伸出药外，柱头2裂。蓇葖果角状，麦面平滑，没有小疣突出细毛，成熟时呈淡褐色。种子扁卵形，多数，边缘呈翅羽状，顶端具毛。花期7～8月，果期9～10月。

生于山坡路旁。药用全草，秋季采集，晒干或鲜用。

〔性味归经〕甘辛，微温，归冷经。

〔毒性〕无毒。

〔功用〕助阳补肾，解毒消肿，通乳补乳。

〔主治〕肾阳虚弱，精少乳少，乳闭不通，带下色白，虫蛇咬伤，冷毒木肿等。

〔用法用量〕内服：煎汤，15～60 g，或捣汁服。外用：捣敷患处。

黑藜芦

〔俗名〕人头发、乱头发、岩棕、小棕根、一蔸棕。

〔来源〕为百合科植物黑藜芦 *Veratrum nigrum* L.的根及根茎。

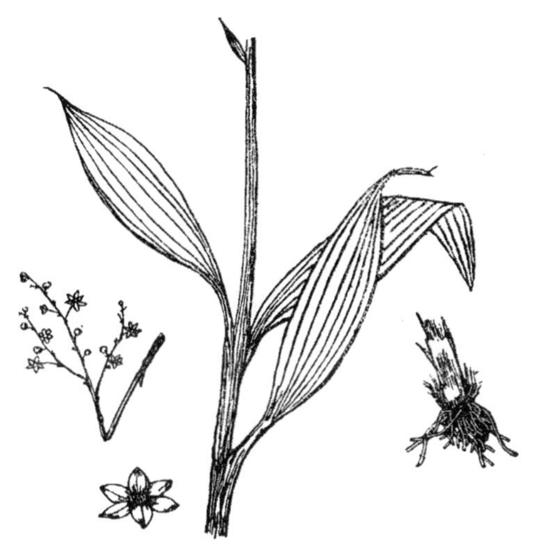

多年生草本，高6～100 cm(连同花序)。鳞茎不明显，根多数，细长，稍肉质。茎直立，基部有叶鞘腐烂后的叶脉所形成的棕毛状纤维网。叶通常儿片，近长椭圆，下面的长达80 cm，宽13 cm，向上渐小，先端渐尖，基部鞘状抱茎，全缘，两面无毛，纵脉明显。顶生圆锥状花序，花多数；杂性，两性花生于下部，雄性花生上部，花被绿褐色或淡紫色，6片，椭圆形或矩圆形，先端钝，雄蕊6，花丝细；子房3室。蒴果卵状三角，成熟时3裂。种子多数。花期7～8月，果期8～9月。

生于山野林下、溪边灌木中。药用根，四季可采，晒干或鲜用。

〔性味归经〕苦，辛，寒，归热经。

〔毒性〕有大毒，过量可致死，解救宜洗胃催吐，久吐不止时取肉桂3g嚼服，或金银花、黑豆、绿豆、赤小豆、蜂蜜、甘草水煎服，或葱白三根捣汁兑淘米水服，或雄黄、葱头、猪油同浓茶冷服适量。

〔功用〕涌吐风痰，活血消肿，降压安神，杀虫止痛，清热祛风。

〔主治〕风痰闭窍，癫狂不安，喉痹久疟，黄疸，头痛，肺癌，毒蛇咬伤，虱虫，疥癣，斑秃，跌打损伤，高血压头痛，感冒鼻塞，中风多痰，胆囊炎，头癣恶疮等。

［用法用量］内服：研末入散剂0.03～0.05 g，每日1～3次，入煎剂0.3～0.6 g，每日1次。外用：研末适量加生油调敷患处。

［禁忌］孕妇、幼儿、心胃疾患者者、体虚者禁服。酒浸剂毒性成倍增加，与广木香同用毒性更增加数倍。

鬼针草

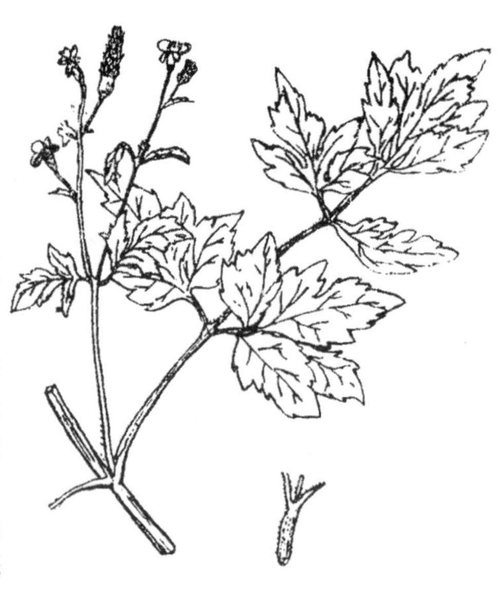

［俗名］一包针、婆婆针。

［来源］为菊科植物鬼针草*Bidens picosa* L. 的全草。

一年生草本，高40～85 cm。茎直立，具四棱，黄绿色，无毛或上部的分枝略有细毛，基部略带淡紫色，主根黄白色，多生有须根。叶在中、下部对生，长11～19 cm，2回羽状深裂，裂片披针形或卵状披针形，先端渐尖，边缘不规则的细尖齿。两面略有短毛，有长柄；上部叶互生，较小，具短柄，羽状分裂。头状花序直径6～10 mm，有梗，长1.8～8.5 cm；总苞杯状，苞片线状椭圆形，先端尖或钝，有细短毛；花托托片椭圆形，先端钝；长4～12 mm，花杂性；边缘舌状，花黄色，通常有1～3朵不育；中央管状花黄色，两性，全育，长约4.5 mm，裂片5枚；雄蕊5，聚药；雌蕊1，柱头2裂。瘦果长线形，体长12～18 mm，宽2～5 mm。扁四棱形，先端有羽状冠毛3～4枚，花期8～9月，果期9～11月。

生于路边、荒野、向阳处杂草中。药用全草，夏季采集。

［性味归经］苦，温，归冷经。

［毒性］无毒。

［功用］散瘀，清热，活血，解毒。

［主治］肝炎，跌打损伤，疟疾，痢疾，肾炎，蛇虫伤，刀伤出血。

［用法用量］内服：煎汤，15～30 g（鲜品加倍）。外用：捣敷或煎水洗。

［禁忌］孕妇忌服。

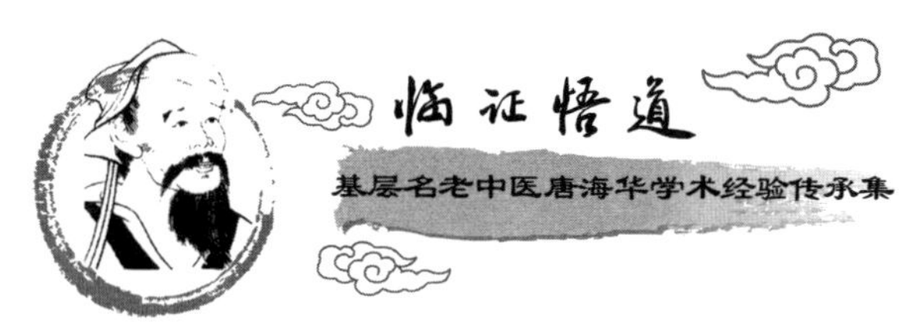

罐子草

〔俗名〕九盏灯。

〔来源〕为野牡丹科植物朝天罐*Osbeckia chinensis* L. 的全草。

多年生直立草本。高30～70 cm，茎四棱，被黄色，平伏钢毛。叶对生，披针形至线状矩圆形，先端渐尖，基部圆钝，全缘被短毛，长3～7 cm，宽5～8 mm，柄短。花数朵，顶生，呈头状花序，无柄；叶状苞片2～5枚，边缘有睫毛，萼筒长5～6 mm，秃净，裂片4，三角状披针形，具缘毛；花瓣4，淡紫色，稀有白色，卵形，边缘有毛，苞片卵形，萼下部呈椭圆形筒状，子房下位，4室，顶有刚毛16条，蒴果顶端4孔开裂，宿萼杯状，长约6 mm，近顶部略收缩，截头形。花期8月，果期10月。

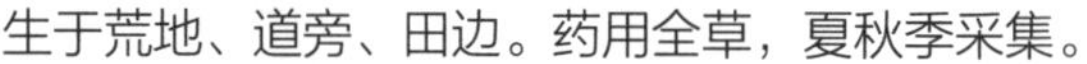

生于荒地、道旁、田边。药用全草，夏秋季采集。

〔性味归经〕微苦，糯温，归冷经。

〔毒性〕无毒。

〔功用〕祛风散寒，化痰止咳，利水通淋，消肿止痛。

〔主治〕胃气痛，白淋（淋病蛋白尿），经闭，便尿，跌打外伤，风寒咳嗽，痰多稀，吐血，衄血，产后腹痛，暑天受凉等。

〔用法用量〕内服：煎汤，5～30 g。

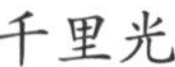

千里光

〔俗名〕九灵光、千里光。

〔来源〕为菊科植物千里光*Senecio scandens* Buch.-Ham. ex D. Don的全草。

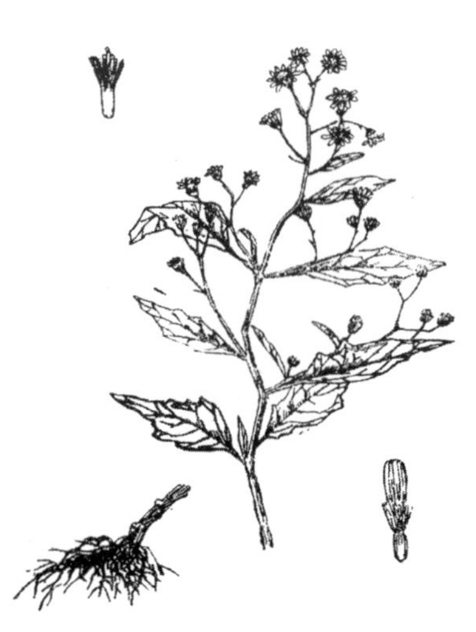

多年生草本。木质茎细长，弯曲，呈攀援状，上部多分枝有脱落性的毛。叶互生纸质，卵形或椭圆状披针形，边缘有不规则锯齿或微波状，长7～10 cm，宽3.5～4.5 cm，先端渐尖，基部戟形或背面淡绿色。头状花序顶生，排列成伞房花序状，头状花序径约1 cm；苞片10～12片，总苞呈圆筒形。苞片长5～6 mm，宽2 mm，先端尖，无毛或少有细毛，周围舌状花黄色，雌性，约8朵，长约9 mm，宽2 mm；中央管状花，黄色两性，长6.5 mm，先端五裂。瘦果圆筒形，长约7 mm，白色，成黄褐

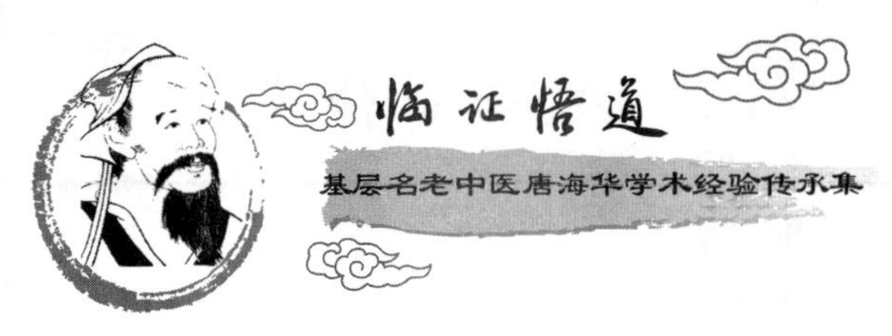

色。花期10月至翌年3月，果期2～5月。

生于山野、路旁潮湿地。药用全草，夏秋季采集。

〔性味归经〕苦，微凉，归热经。

〔毒性〕无毒。

〔功用〕清热明目，解毒止痛，消疮止痢。

〔主治〕各种炎症，流感，肺炎，痔疮，火眼，伤寒，扁桃炎，败血症，肠炎，菌痢，疮癣，烫伤，疮痒等症。本品以善消疮解毒著称，有“认得千里光，一家大小不生疮”之说。

〔用法用量〕内服：煎汤，10～15 g（鲜品30 g）。外用：捣敷，煎水洗。

九头狮子草

〔俗名〕九头狮子七、兰田七。

〔来源〕为爵床科植物九头狮子草*Peristr ophe Japonica*（Thunb.）Brem. 的全草。

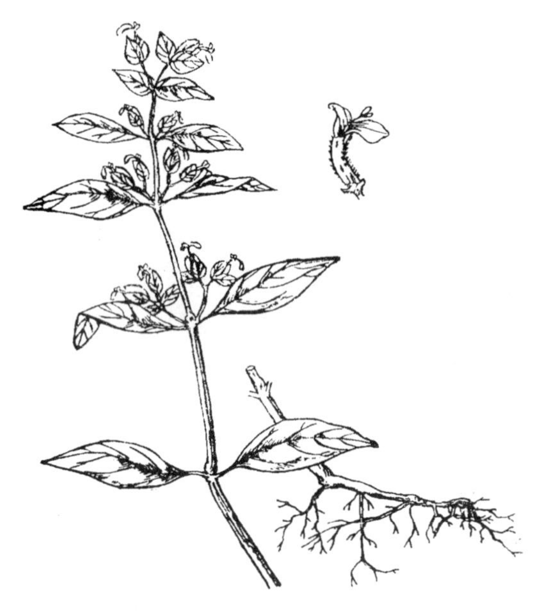

多年生草本，根细长，须状。茎四棱，深绿色，节膨大，上部有分枝。叶对生，披针形，全绿，有柄，先端尖。花开于枝梢的叶腋，两性，多数聚集成聚伞花序；每一花下有大小2片叶状苞相托，较花萼大，萼5裂，等大；花冠2.5 cm长，呈淡红紫色，下部细长筒状，上部分裂为2唇，超出苞外；雄蕊2，花药2室，花丝被有扁毛，藏于花冠之内；雄蕊1，子房上位，2室，胚珠多数，花柱白色，柱头2裂。蒴果，熟时室裂为2瓣片，将种子弹出。种子扁圆，硬，褐色。花期夏秋间果期冬腊月。

生于林下、沟边、荒野、山坡、道旁。药用全草及根，夏秋季采集。

〔性味归经〕辛，凉，归热经。

〔毒性〕无毒。

〔功用〕清热解表，消肿解毒。

〔主治〕乳蛾喉痛，肺热咳嗽，疔疮肿毒，跌打损伤等。

〔用法用量〕内服：煎汤，10～20 g。外用：捣敷患处。

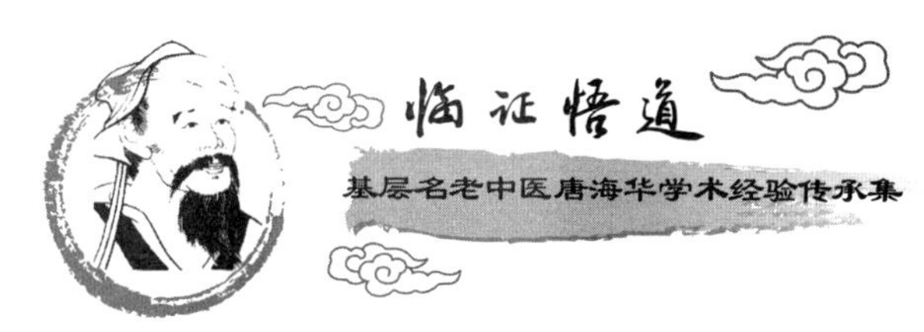

菊三七

〔俗名〕三七草、费菜、土三七。

〔来源〕为景天科植物费菜*Gynura japonica* (Thunb.) Juel.的全草或根。

多年生草本，高7～30 cm，根状茎木质化。茎直立，圆柱，无毛，绿色。叶肉质，互生，倒卵形或长椭圆形，长2.5～5 cm，宽5～12 mm，中部以上最广，先端稍圆，基部楔形，边缘近先端有齿牙，叶近无柄，绿色。聚伞花序顶生，疏松；萼片5，披针形，钝头；花瓣5，橙黄色披针形；雄蕊10，与花瓣等长；雄蕊5，离生，较雄蕊稍长。蓇葖果星芒状开展，带红色或棕色。种子倒卵形，褐色。花期夏季，果期冬季。药用全草或根，夏秋或冬季采集。

〔性味归经〕酸，平，归冷、热二经。

〔毒性〕无毒。

〔功用〕止血，活血，消肿，解毒。

〔主治〕跌打损伤，呕伤吐血，痈肿疼痛，水火烫伤，斑蝥刺伤，痈肿疔疮等。本品归冷、热二经，对冷病、热病均适应，以对血症独特疗效著称，其苗语名意即血立止草，为治血症之要药、母药。

〔用法用量〕内服：煎汤5～10 g（鲜品30～60 g）。外用：捣敷。

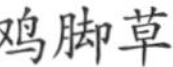

鸡脚草

〔俗名〕鸡脚金星草、鸡脚草、三角风。

〔来源〕为水骨龙科植物金鸡脚*Phymatopsis hastata*（Thunb.）kitag.的全草或带根全草。

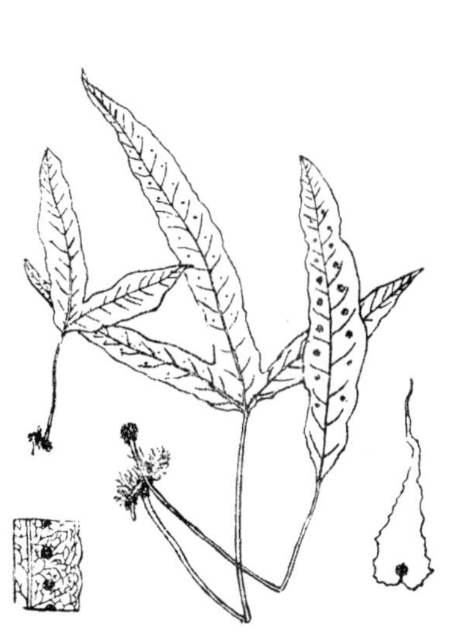

多年生常绿草本，高25 cm。根茎横走，细弱，密被棕色鳞片，鳞片披针形，基盾形，淡棕色膜质；根群发达，须根短而密。叶疏生，柄长6～10 cm，通常3深裂，极少5裂或2裂；中央裂片较长，披针形，长5～10 cm，宽1.5～1.8 cm，两侧裂片稍小，长5 cm，宽1.1～1.3 cm，先端渐尖，边缘波状，全缘，叶面绿色，背面灰绿色；每裂片有主脉1条，侧脉对生，形成棱状网眼，每对侧脉间有1小缺刻。

孢子囊群圆形，单生于网眼中部，稍近主脉。

生于阴湿山沟或树林下。药用根，四季可采。

〔性味归经〕苦，寒，归热经。

〔毒性〕无毒。

〔功用〕清热，解毒，利尿，凉血。

〔主治〕小便淋痛，五淋白浊，无名大毒，菌痢血便，惊风烦渴，呕吐，虫蛇咬伤，疔疮肿毒等。

〔用法用量〕内服：煎汤，5～15 g（鲜品30～60 g）。外用：捣敷患处。

血当归

〔俗名〕土大黄根、土大黄。

〔来源〕为蓼科植物土大黄 *Rumex chalepensis Mill.*的根。

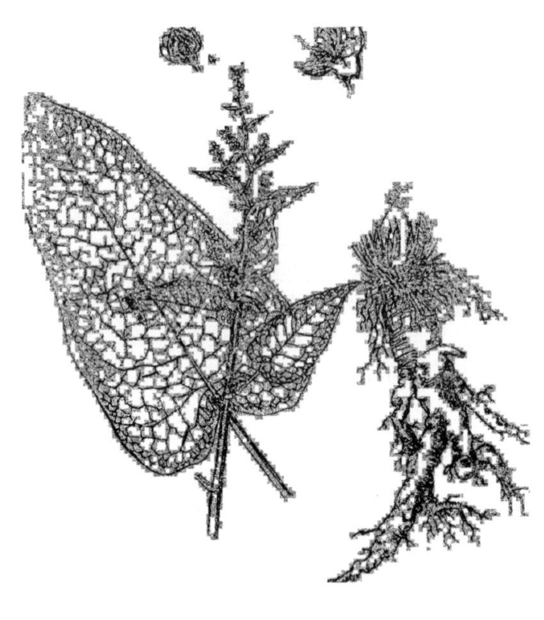

多年生草本，根肥厚粗大，黄色，故名土大黄。茎高1 m，直立。绿紫色，有深沟，节处红色明显。基生叶丛生，卵状或椭圆形，长15～30 cm，宽9～18 cm，先端圆钝，基部椭圆或心形，全缘。柄长15～20 cm左右，绿色或带红色；茎叶互生，卵状披针形，向上渐小，背面叶脉显著突出，叶柄长1～7 cm。夏季，叶腋生花轴，小花绿色有短花梗，轮生于花轴，每轮稍隔离；花萼6。雄蕊6，雄蕊子房1室。瘦果，萼宿存。种子三棱形，褐色。

多生于原野荒地，亦有庭院栽培。药用根，冬季采集。

〔性味归经〕甘寒，归热经。

〔毒性〕无毒。

〔功用〕清热解毒，凉血润肠，止咳顺气。

〔主治〕便结秘寒，肺热咳嗽，水火烫伤，热毒肿痛。

〔用法用量〕内服：煎汤，15～20 g（鲜品）。外用：研末调搽（敷）。

土田七

［俗名］打不死、晒不干。

［来源］为景天科植物景天三七*Sedum aizoon* L.的全草。

多年生肉质草本，光滑，高达80 cm。根状茎粗大，近木质化；茎直立，不分枝。叶互生，或近乎对生；广卵形或倒披针形，长5～7.5 cm，先端钝或稍尖，边缘具细齿或近全缘，光滑肥厚略带乳头状粗糙。伞房状聚伞花序顶生，无柄或极短柄，萼片5，长短不一，长约花瓣的1/2，线形至披针形，先端钝；花瓣5，黄色，长圆状披针形；雄蕊10，较花瓣短；心皮5，略开展，基部稍相连。蓇葖果5枚，呈星芒状排列。种子平滑，边缘具窄翼，顶端较宽。花期6～8月，果期7～9月。

生于山野草地岩石上，多为栽培。药用全草，四季可采，鲜叶为用。

［性味归经］酸，涩，微寒，归热经。

［毒性］无毒。

［功用］破瘀行血，续气救急，凉血止血，清热解毒。

［主治］多种血症，吐血，衄血，便血，尿血，崩漏，跌打损伤，水火烫伤，虫蛇咬伤。本品尤以治跌打损伤著名。

［用法用量］内服：煎汤，10～20 g（鲜品60～100 g），或捣烂兑童便服，或兑火酒少许服。外用：捣敷患处。

水菖蒲

［俗名］菖蒲、水剑草、苦菖蒲、石蜈蚣、水蜈蚣、石草蒲。

［来源］为天南星科植物石菖蒲*Acorus gramineus* Soland的根茎或全草。

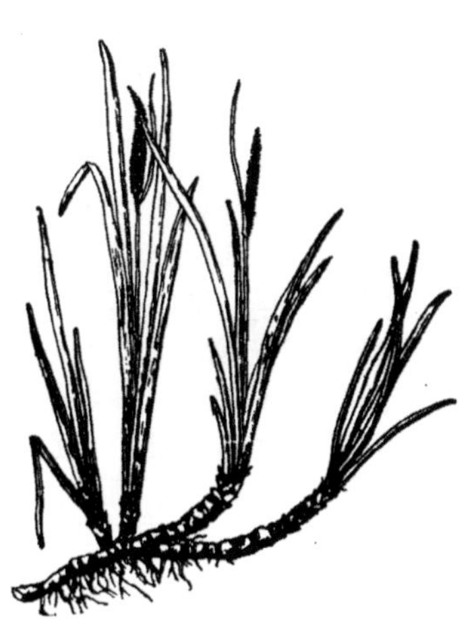

多年生草本。根茎横卧，直径5～8 mm，外皮黄褐色。叶根生，剑状线形，长30～50 cm，宽2～6 cm，罕达1cm，先端渐尖暗绿色，有光泽，叶脉平行，无中脉。花茎高10～30 cm，扁三棱形；佛焰苞叶状，长7～20 cm，宽2～4 mm。肉穗花序自佛焰苞中部旁侧裸露而生，无梗，斜上或稍直立，呈狭圆柱形，柔弱，长5～12 cm；花两性，淡黄绿色，密生；花被6，倒卵形，先端钝；雄蕊6，稍长于花被，花药黄色，花丝扁线形；子房长椭圆形。浆果肉质，倒卵形，长宽均约2 mm。花期6～7月，果期8月。

生于边泽、河旁溪畔。药用根，四季可采。

［性味归经］辛，苦，温，归冷经。

［毒性］有小毒，常量无妨。中毒宜催吐洗胃，内服乳汁、蛋清，或以生石膏30 g、五味子10 g、麦冬10 g、甘草30 g水煎服。加绿豆汤服。

［功用］辛香开窍，活血止痛，祛风除湿，镇静安神。

［主治］癫痫，神昏，胃痛，跌打伤，风寒湿痹，冠心病，消化不良。

［用法用量］内服：煎汤，3～6 g（鲜品10～25 g），或为散。外用：煎洗或研末调敷。

［禁忌］火体、多汗、滑精者慎用。

露蕊乌头

［俗名］大泽、泽兰、苗伤药。

［来源］为菊科植物三七草*Aconitum gymnandrum* Maxim.的叶或全草。

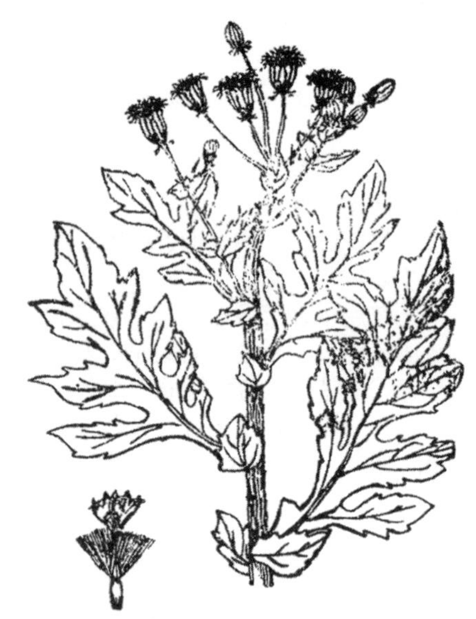

多年生直立草本，高达1 m以上，茎带肉质。宿根肥大肉质，黄白色。茎直立，嫩时紫红色，成长后多分枝，表面光滑，具细线棱，无毛。基生叶簇生，边缘有锯齿或作羽状分裂，叶面深绿色，背面紫绿色，两面脉上被短毛；茎生叶互生，形大，长8～24 cm，宽5～10 cm，羽状分裂，裂片卵形至披针形，边缘浅裂或具疏锯齿，先端短尖或渐尖，叶片两边均平滑无毛，叶柄长1～3 cm；托叶1对，3～5浅裂。头状花序，排列成伞房形，疏生于茎梢，长1.5～2 cm；总苞绿色，筒状或钟状，苞片线状披针形，边缘膜质，半透明，10～12枚排成一列，基部外面附有数枚小苞片；花冠筒状，黄色；雄蕊5，药连合；雄蕊1，子房下位，柱头分叉，呈钻状，有短毛。瘦果线形，细小，表面有棱，褐色，冠毛多数，白色。花期9～10月。

生于肥沃、阴湿砂质土。药用全草，夏秋季采。

［性味归经］辛，平，微酸，归冷、热二经。

［毒性］无毒。

［功用］破血行血，散瘀止血，消炎消肿。

［主治］跌打损伤，咳血吐血，无名肿毒，乳痈疼痛，毒虫蛰伤。本品以善治跌打损伤著称，故又名苗伤药。

［用法用量］内服：煎汤，15～30 g，或捣汁。外用：鲜用捣敷。

［禁忌］孕妇忌服。

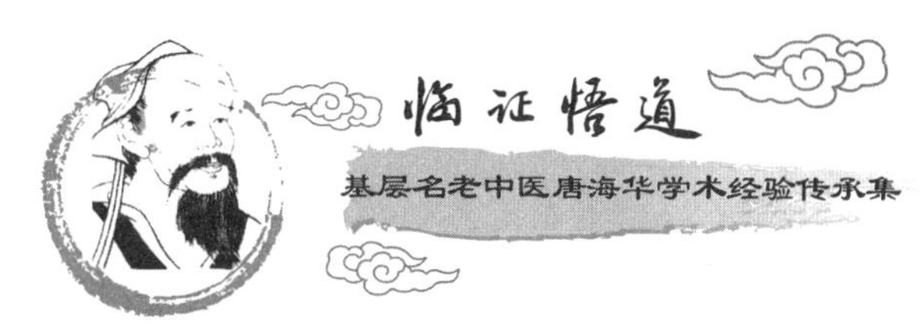

万年青

［俗名］万年长、包谷七、开喉箭。

［来源］为百合科植物万年青*Rohdea japonica* Roth的全草。

多年生常绿草本。根茎直立，肥厚而短，圆柱形，须根多数细长。叶自根茎丛生，带状披针形，长10～30 cm，宽2.5～7.5 cm，先端尖，基部狭面带叶柄状，全缘，革质而光滑，具平行脉，中脉叶背隆起。花多数，呈椭圆形穗状花序，长约3 cm；花披淡绿色，裂片6；雄蕊6，柄长约6 cm，粗壮。浆果球形，肉质，熟时橘红或赤黄色，内含种子1枚。花期6～7月，果期8～10月。

生于阴湿的林下、山谷，栽培于庭园。药用草根，全年可采。

［性味归经］甘，苦寒，归热经。

［毒性］不显。

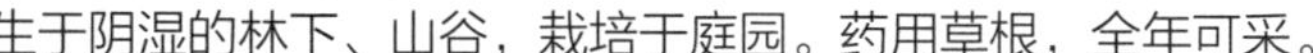

［功用］清热解毒，活血止血，举陷催吐，利尿消肿。

［主治］无名肿毒，暑热腹痛，毒蛇咬伤，跌打损伤，咳血吐血，脑膜炎，尿少水肿，老幼脱肛等。过量令人呕吐。

［用法用量］内服：煎水，5～10 g（鲜品20～30 g），捣汁或研末。外用：捣汁，频频涂搽。

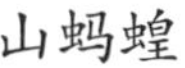

山蚂蝗

［俗名］山蚂王、草鞋板、蛆草、粘衣草、粘衣刺、路边鸡、旱蚂蝗。

［来源］为豆科植物水槐花*Desmodium caudatum*（Thunb.）DC的全草。

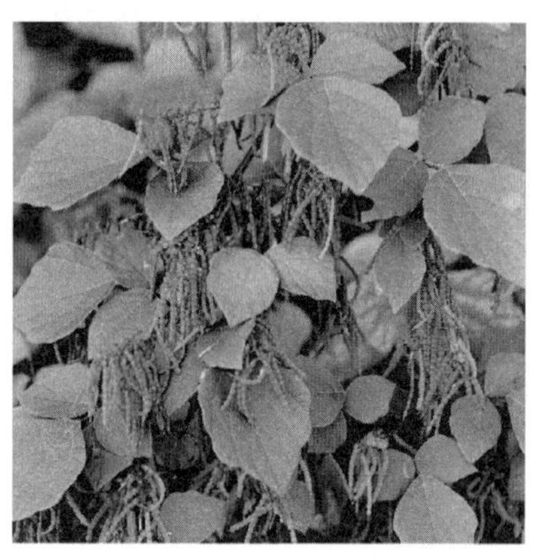

草本状灌木，高30～40 cm。茎直立、分枝。叶三出，每叶互生，柄长2～4 cm。顶生小叶披针形或阔披针形，长4.5～9.7 cm，阔1.8～4 cm，侧生叶较小；先端渐狭成急尖，基部楔形，上面疏披短小毛，下面疏披紧贴短柔毛，中脉上毛较密；托叶披针形。总状花序腋生；花缘白色，长约7 mm；花萼钟状，萼齿二唇形；花冠蝶形，其瓣椭圆形，龙骨瓣有爪；雄蕊10，2体；雄蕊1，子房在缝线处密披绢绒毛。荚果长5～7 cm，稍弯，披伸展面具钩的短毛，腹背缝线缢缩，荚节4～6，矩形，长9～12 mm，阔约3 mm。花期7～9月，果期8～10月。

生于山坡草地或林边。药用全草，10月采集。

〔性味归经〕苦涩，微寒，归热经。

〔毒性〕不显。

〔功用〕消积，利湿，清热杀虫。

〔主治〕溃疡不收，小儿疳积，明虫，疔疮肿毒，血崩咯血，水火烫伤，婴幼儿湿疹等。

〔用法用量〕内服：煎汤，10～15 g（鲜品15～30 g）。外用：煎洗或捣敷或研末敷。

萝藦

〔俗名〕小人参、土羊乳、野党参、土人参、奶浆藤、枇尖略。

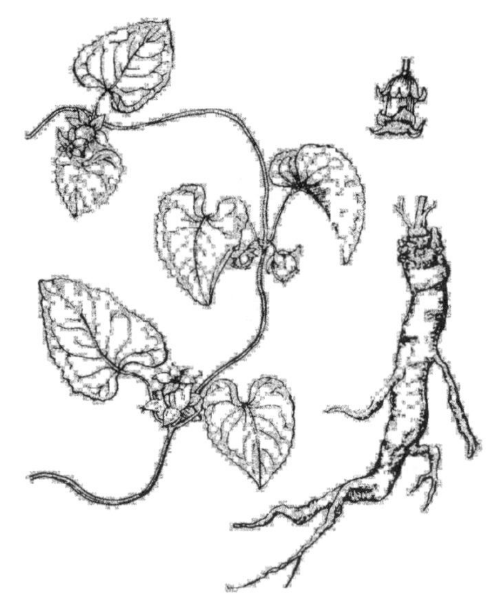

〔来源〕为桔梗科植物金钱豹 *Metaplexis japonica* (Thunb.) Makino的根。

多年生缠绕藤本。主根肥大。肉质，米黄色，须根少。茎细弱，光滑无毛。单叶对生，卵圆状心形，长2～7 cm，宽1～5 cm，先端尖，边沿有钝锯齿，基部深脏形，两面无毛；叶柄几乎与叶片等长。花钟状，单生于叶腋，两性；萼片5，披针形或卵状披针形，长1.5 cm，基部稍联合；花冠淡黄绿色，有紫色条纹，直径2～3 cm，裂片5，向外反卷；雄蕊5，花丝分离；雄蕊1，子房上位，4～5室，罕有3室。浆果呈球形，径约12 mm。种子多数，花期8～9月，果期9～10月。

生于山区向阳坡地。药用根或全草，秋、冬季采挖，蒸后晒干。

〔性味归经〕甘，温，归冷经。

〔毒性〕无毒。

〔功用〕健脾补气，通乳补乳。

〔主治〕气血两虚，脾虚泄泻，肺虚咳嗽，乳汁闭少。

〔用法用量〕内服：煎汤10～30 g。乳汁少而不畅者，煎水兑甜酒服食。

猪殃殃

〔俗名〕小锯草、锯子草。

〔来源〕为茜草科植物拉拉藤*Galium aparine* L.的全草。

一年生草本，蔓状或攀援状。茎绿色，四棱，分枝，棱上有倒生小刺，长20～40 cm。叶轮生6～8枚。膜质无柄，线状披针形或至椭圆形，长2～4 cm，宽2～6 cm，先端尖，基部渐窄，上面绿色，被倒白细刺毛，下面淡绿色，除边缘及中脉被毛外，余净秃。腋生聚伞形花序，细小，直径约1 mm，有毛；花瓣4，淡绿白色，有时染以紫色，短卵形；雄蕊4，与花瓣互生；子房下位，2室，花柱2裂。果带肉质，孪生，表面密被白色钩毛。花期4～5月。

生于荒地、田边、园地。药用全草，夏秋季采集，鲜用晾干。

〔性味归经〕辛苦，微寒，归热经。

〔毒性〕不显。

〔功用〕清热解毒，消肿止痛，利尿止血，活血通经。

〔主治〕肿疖、耳炎，闭经，便秘，疥疮，跌打肿痛，筋骨疼痛，热淋血尿，阑尾炎，近用于治癌。

〔用法用量〕内服：煎汤，10～15 g，或捣汁服。外用：捣敷或捣汁用。

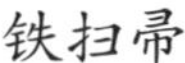

铁扫帚

〔俗名〕小夜关门、夜合草、锐铺彪、茫扣朱。

〔来源〕为豆科植物截叶铁扫帚*Clematis hexapetala Pall. var. tchefouensis* (Debeaux) S. Y. Hu的全草。

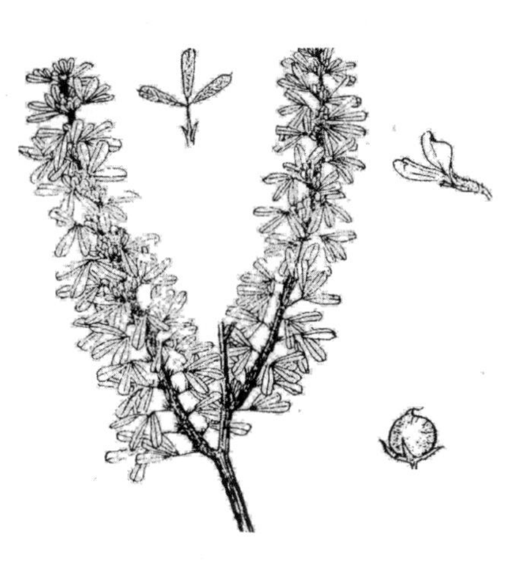

直立亚灌木，高1 m左右。枝细长，薄被微柔毛。稠密的3出复叶，互生，柄极短；长不足2 mm，小叶极小，线状楔形，先端钝或截形或微凹，中央有突出针锋，基部渐狭，叶面深绿色，近无毛，背面密被银白色短柔毛，主脉叶背明显。花1～4朵生于叶腋，具极短的柄；小苞片卵形；萼长3～4 mm，深5裂，裂片线状锥尖形，被柔毛；

花冠蝶形，黄白色，有紫斑，生于下部花束的通常无花瓣；旗瓣椭圆形；有爪，龙骨瓣不甚弯曲；雄蕊10，2体；雌蕊1，子房上位，花柱内曲，柱头小，顶生。荚果细小，无柄，长约3 mm，薄被丝毛。花期6～9月，果期10月。

生于山坡、荒地、路边。药用根，四季可采，初冬为宜。

〔性味归经〕苦，涩，凉，归热经。

〔毒性〕无毒。

〔功用〕清热，收敛，杀虫，祛风。

〔主治〕痢疾，溏泻，遗尿，遗精，白带，白浊，夜盲目赤。

〔用法用量〕内服：煎汤15～20 g，或为散剂冲服。

马蹄金

〔俗名〕小金钱草、铜钱草、小马蹄金。

〔来源〕为旋花科植物马蹄金*Dichondra micrantha* Urban的全草。

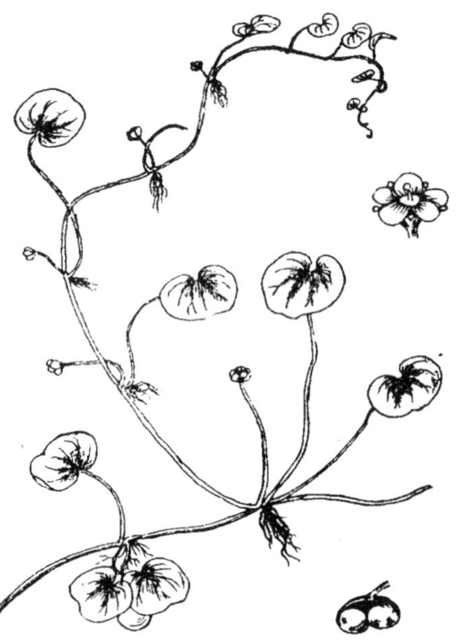

多年生草本，纤细匍匐，长至30 cm，节上生不定根。单叶互生，圆形或肾形，直径0.6～1.5 cm，先端钝圆形或微凹，基部心形，全缘，叶面绿色光滑，背面浅绿色，秃净或疏被柔毛，基出脉7～9条；叶柄长1.2～4 cm，被疏柔毛。小花单生于叶腋，花梗长1～2 cm；花萼5裂，裂片卵状，长不及1 mm，绿色，宿存；花冠钟状，白色；雄蕊5，子房上位，2室，为两个分裂的心皮组成。蒴果近球形，径约2 mm，短于花萼。种子两粒。花期4月，果期7～8月。

生于路边、草丛或墙下半阴处，喜群生于肥沃酸性土中。药用全草，夏季采集。

〔性味归经〕淡酸，微寒，归热经。

〔毒性〕无毒。

〔功用〕消炎解毒，活血接骨。

〔主治〕黄疸，石淋，痢疾，疔疮，跌打损伤，蛇虫咬伤。

〔用法用量〕：煎汤，6～20 g（鲜品30～60 g）。外用：捣敷。

马齿苋

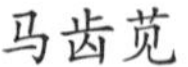

〔俗名〕马齿菜、马齿草。

〔来源〕为马齿苋科植物马齿苋*Portulaca oleracea* L.的全草。

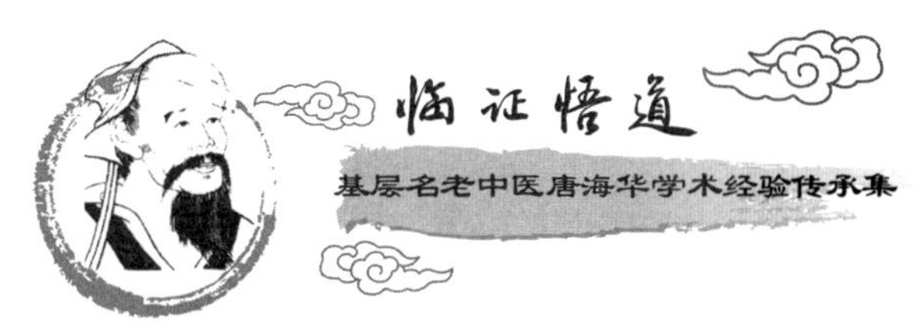

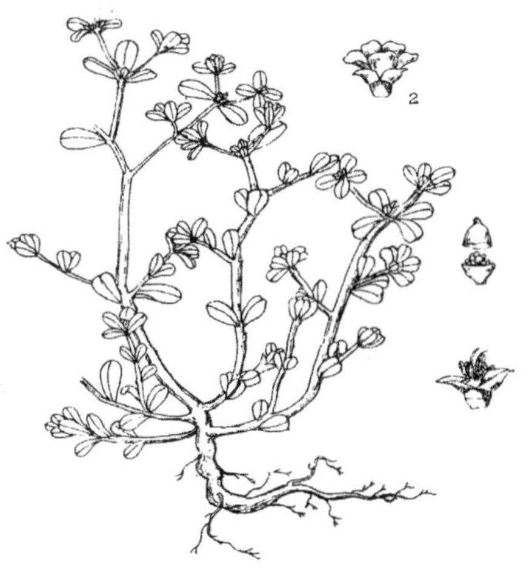

一年生肉质草本，全株光滑无毛。地下茎，主根带肉质，旁生数须，淡黄白色。茎圆柱形，高20～30 cm，多分枝，下部多匍匐地面，上端直立，绿色，略带紫色。单叶互生，或对生，顶端钝圆，基部楔状，叶片肉质肥厚，倒卵形或匙形，长1～3 cm，宽5～14 cm，全绿，上面深绿色，下面淡绿色或暗红色。花两性，较小，通常5～6朵，丛生枝顶叶腋；总苞片4～5枚，三角状卵形；萼片2，对生，卵形，基部与子房连合；花瓣5，倒心形，先端微凹；雄蕊8～12，药黄色，雌蕊1，子房下半位，1室，花柱顶端4～6裂，形成线状柱头。蒴果短圆锥形，棕色，盖裂；种子多数，黑褐色，表面具细点。花期5～9月，果期6～10月。

生于田野、荒地、路旁肥湿地。药用全草，夏季采集。

［性味归经］酸，寒，归热经。

［毒性］无毒。

［功用］清热解毒，活血消肿，消瘀化积。

［主治］热痢脓血，热淋带下，痈肿恶疮，跌打损伤，水火烫伤，虫蛇咬伤，黄蜂刺伤，阑尾炎，包皮炎，九子羊。

［用法用量］内服：煎汤，10～35 g（鲜品60～120 g），或捣烂取汁服。外用：捣敷，烧灰研末调敷或煎水洗。

马蹄草

［俗名］丁头七、活血连、大马蹄。

［来源］为菊科植物马蹄草*Hydrocotyle nepaiensis* Hook的全草。

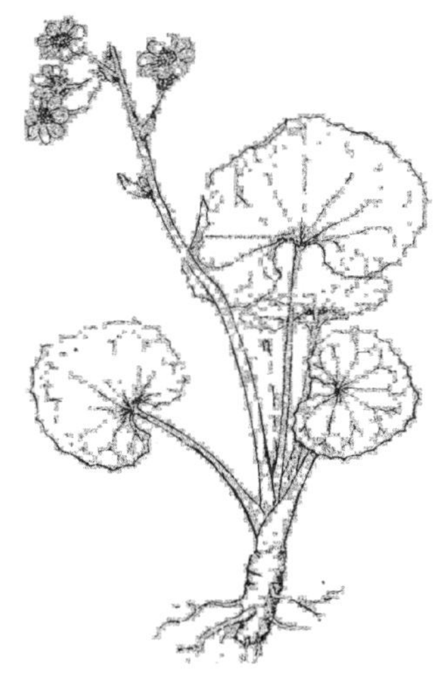

常绿多年生草本。根茎短，粗壮。根生叶丛生，质厚，大型，肾圆形，深绿色，有光泽，基部心脏形，长4～15 cm，宽6～30 cm，或更大，边缘波状，具凸细齿；叶柄长。叶丛抽花梗，长30～70 cm，头状花序，排列成伞房状，通常3～5朵，总苞淡绿色，花黄色，舌状花冠。倒披针状线形。瘦果，褐色被冠毛。花期8～9月，果期9～10月。

生于阴湿山地，多为栽培。药用草根，秋季采集。

［性味归经］苦，寒，归热经。

〔毒性〕无毒。

〔功用〕行气活血，破瘀消肿，解毒，生肌。

〔主治〕痈疮肿毒，小儿疱疮，湿疹疔疽，水火烫伤，深部脓肿，腹痛痢疾，咳喘吐血，妇女经闭等。

〔用法用量〕内服：煎汤，30～60 g，或捣烂取汁冲酒服。

马鞭草

〔俗名〕铁马线、狗牙草、马边烧。

〔来源〕为马鞭草科植物马鞭草 *Verbena officinalis* L.的全草或带根全草。

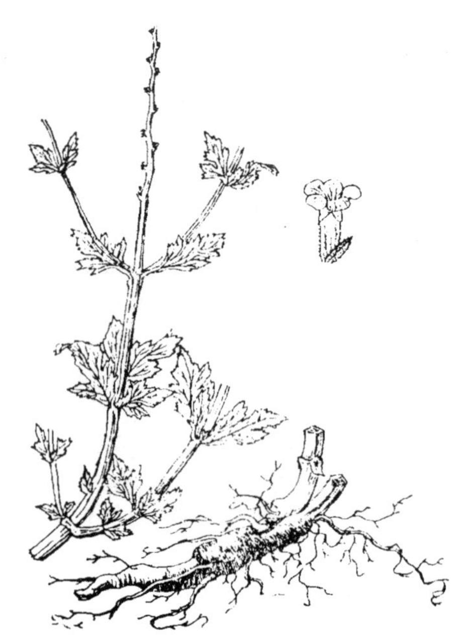

多年生草本，高可达1 m左右。茎直立，基部木质化。旁生多数须根，黄白色。茎四棱形，绿色，棱及节上有刚毛。叶对生，下部的叶卵形或长卵形，先端尖，基部楔形，边缘有粗锯齿或深裂，叶片长3～5 cm，宽2～3 cm；叶面深绿色，具粗毛，背面淡绿色，具短柄或近无柄。穗状花序，顶生或腋生，长16～30 cm；花小，紫蓝色，花萼管状，长约2 mm，先端5浅裂，外面及顶端具硬毛；花冠唇形，下唇较上唇大，上唇2裂，下唇3裂，喉部有白色长毛；雄蕊4，着生花冠筒内，不外露；雌蕊1，子房上位，4室，花柱顶生，柱头2裂。蒴果长方形，成熟时分裂为4个小坚果。花期6～8月，果期7～9月。

生于荒地、田边、路旁。药用全草，夏季采集。

〔性味归经〕苦，微寒，归热经。

〔毒性〕无毒。

〔功用〕破血通经，清热止痢，退火强心，催乳止血。

〔主治〕跌打损伤，痢疾，闭经，外感发热，出血症，乳少症，心搏无力等。本品以解热退火消炎著称，又名“马鞭烧”。

〔用法用量〕内服：煎汤15～30 g。外用：捣烂敷患处。

跌当端

〔俗名〕田边菊、马兰丹、马兰草。

〔来源〕为菊科植物马兰*Kalimeris indica*（L.）Sch. Bip的全草及根。

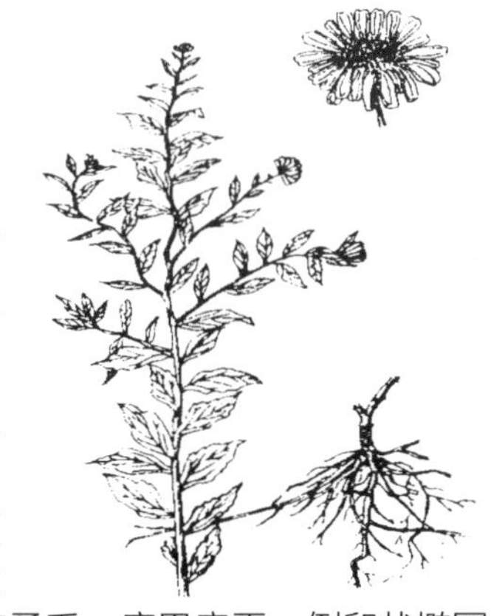

多年生草本，高30～50 cm，地下茎根白色。茎叶互生，倒卵状椭圆形，长7～9 cm，宽10～20 mm，先端尖，渐尖或钝，基部狭窄，下延成短柄，中部以上的边缘具不规则粗大的锯齿，两面净秃或有少量短毛，茎上部的叶椭圆披针形，全绿。头状花序直径约2.5 cm；总苞半球形，苞片先端尖或钝，具2～3列，长圆状线形或倒披针状线形，边缘具纤毛，略带紫色；花托突出，呈圆锥状；具细凹点；周缘舌状，花1列，蛇形，淡蓝紫色，舌片长8～10 mm，宽1.5～2 mm；中央管状花，两性，黄色，长约3.5 mm，先端裂片5枚，管上有柔毛。瘦果扁平，倒卵状椭圆形，长1.5～2 mm，有毛。冠毛较少，长约1/4 mm。花期8～9月。

生于路边、田野、山坡上，药用草、根，夏秋季采收。

〔性味归经〕辛苦，平，归热经。

〔毒性〕无毒。

〔功用〕清热解毒，散瘀消肿。

〔主治〕跌打伤，出血，痧症腹痛，气喘，痔疮出血，乳腺炎，带疮疹。

〔用法用量〕内服：煎汤，10～20 g（鲜品30～60 g）。外用，捣敷或煎水洗。

岩白菜

〔俗名〕叶下白、岩壁菜。

〔来源〕为虎耳草科植物厚叶岩白菜*Bergenia purpurascens*（Hook. f. et Thoms.）Engl.的全草。

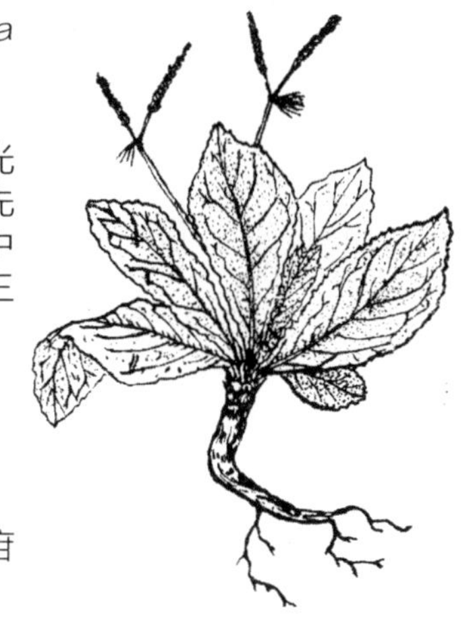

多年生常绿草本。无茎。叶近无柄互生；厚纸质，矩状匙形，长达10 cm左右，边缘微锯齿，上面绿色光滑，下面有白色茸毛，主脉明显，叶片线状披针形，先端钝或有尖头，基部渐狭。花茎被有微毛，柔软，中空；聚伞状花序，顶生，稀疏；萼片5，卵形，苞片三层，紫褐色，内层苞片长，椭圆形，子房无柄，线形，蒴果线形，果瓣2。花期5～6月，果期7月。

生于山野岩石边。药用全草，全年可采。

〔性味归经〕甘平，归热经。

〔毒性〕无毒。

〔功用〕祛风逐湿，清热利尿，消炎止咳，消疳退翳。

〔主治〕劳伤，感冒咳嗽，吐血，白带，淋浊，目翳口疮，小儿疳积，惊风，跌打伤，狗咬伤。

〔用法用量〕内服：煎汤，60～200 g。外用以鲜品捣烂敷患处。

无根藤

〔俗名〕黄丝草、无根草、无娘藤、菟丝子。

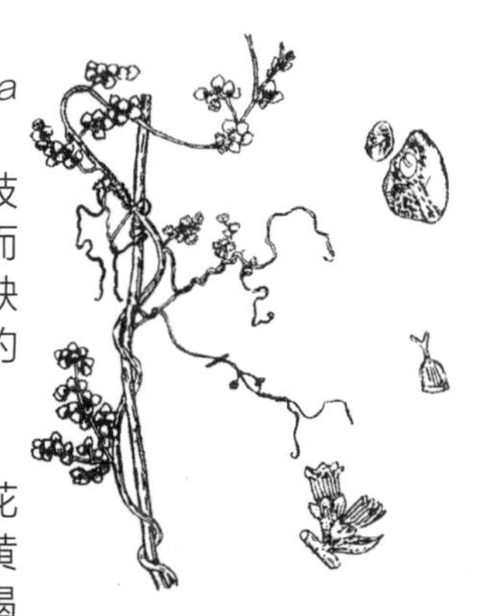

〔来源〕为樟科无根藤属植物菟丝子*Cassytha filiformis* L.的全草。

一年生寄生草本。茎细丝状缠绕他物，左旋，分枝多，棕黄色细软，随处生吸器，侵入寄生组织内。叶小而呈鳞片状，疏生，无绿色叶。花白色，簇生；小花梗如缺或极短；苞片极小，苞片鳞状，卵圆形，花萼杯状，长约2 mm，先端5裂，椭圆形；花冠短钟形，长2～3 mm，5浅裂，裂片三角形；雄蕊5，花药长卵圆形，花丝几无，每雄蕊下生一鳞片；雌蕊短，子房2室，每室有2胚珠，花柱1，外伸，柱头2裂。蒴果扁球形，长约3 mm，呈棕黄色。有宿存花柱，种子2～4粒，卵圆形或扁球形，黄褐色。花期7～9月，果期8～10月。

生于田边、荒地及灌木丛间。寄生于草本植物，尤以豆科、菊科、藜科为多。药用全草，9～10月采收。

〔性味归经〕甘，苦，平，归热经。

〔毒性〕不显。但民间有“人吃人退凉，狗吃狗断肠”之说，苗语名意即为“猪断肠草”。

〔功用〕子：滋养性强壮药。藤：凉血，清热利水。

〔主治〕以子治阳痿、遗精，以藤治发热所致吐血、衄血、便血、血崩、痢疾以及雀斑、白癜风。

〔用法用量〕内服：煎汤，10～15 g。外用：煎洗或捣敷。

五爪风

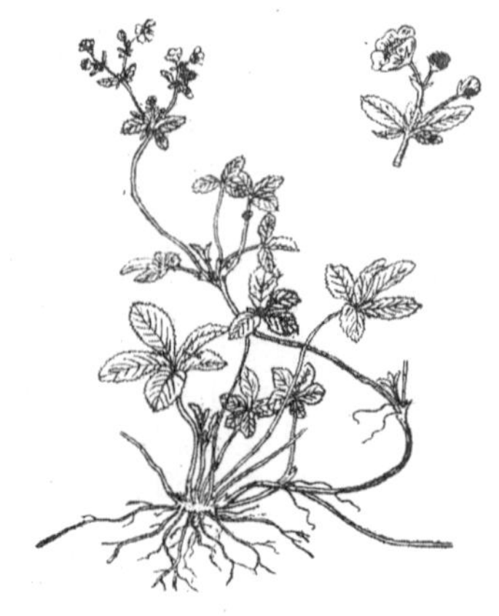

〔俗名〕五皮风、蛇包五披风、蛇含草、蛇泡草、五叶风。

〔来源〕为蔷薇科植物蛇含*Rubus quinquefoliolatus* Yü et Lu的全草或带根全草。

多年生草本。主根短，侧根须状，丛生。茎细长，枝梢匍匐，疏被绢状毛。基生叶具长柄，茎叶较小，柄短；掌状复叶，小叶3～5 cm，椭圆形或狭倒卵形，长2～4 cm，宽0.5～1.7 cm，先端浑圆或钝尖，基部楔形，边缘上部有粗锯齿，下部全缘，上面

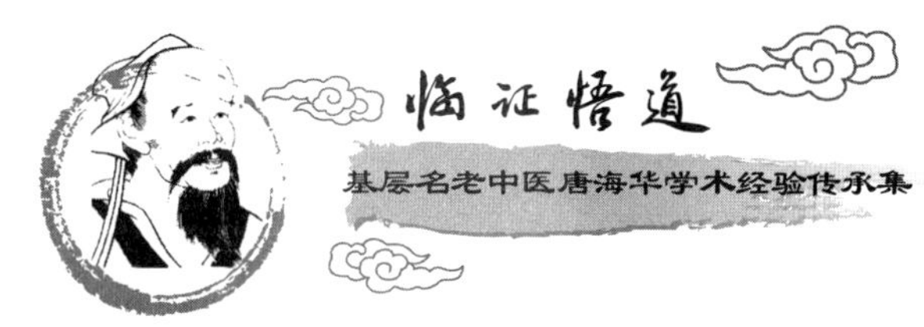

近无毛，下面脉间具绢状毛；托叶阔披针形，花小，聚伞花序顶生；萼片5，外萼线形，内萼卵状披针形；花瓣5，黄色，倒心形；雄蕊多数，着生于花托上。瘦果有纵皱，无毛。花期4～5月。

生于原野、溪边、路旁。药用全草，夏季采收。

〔性味归经〕苦，寒，归热经。

〔毒性〕无毒。

〔功用〕清热，解毒，祛风除湿。

〔主治〕小儿寒热，喉痛，惊风，金疮，角膜溃疡，痈肿，偏头痛，伤风咳嗽等。

〔用法用量〕内服：煎服，5～10 g，鲜者30～60 g。外用：捣敷。

平车前

〔俗名〕马蹄草、马脚草、虫客麻叶。

〔来源〕为车前草科植物车前*Plantago depressa* Willd.的全草。

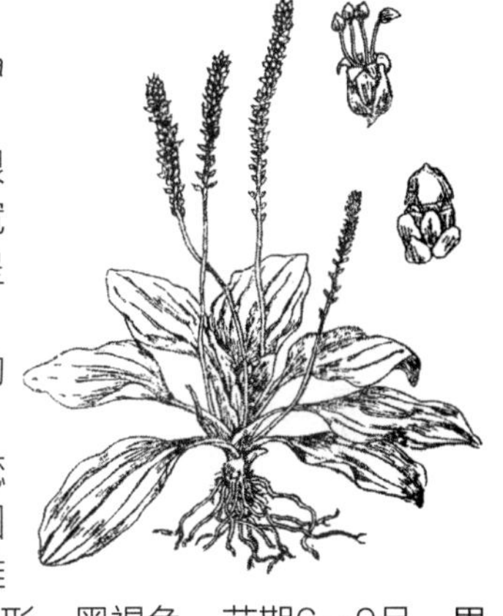

多年生草本，连花茎高达50 cm，具须根。叶根生，具长柄，叶片卵形或椭圆形，长4～12 cm，宽2～7 cm，先端尖或钝。基部狭窄成长柄，全缘或呈不规则波状浅齿，通常有5～7条弧形脉。花茎数个，高12～50 cm，具棱角，有疏毛，穗状花序为花茎的2/5～1/2；花淡绿色，每花为宿存苞片1枚，三角形，花萼4，基部稍合生，椭圆形或卵圆形；宿存；雄蕊4，着生花冠基部与花冠相连。雌蕊1，子房上位，卵圆形，2室（假4室），花柱1，线状，有毛。蒴果卵圆锥形，成熟后约在下方2/5处周裂。种子4～8枚，近椭圆形，黑褐色。花期6～9月，果期7～10月。

生于山野、路旁、花圃、河边等地。药用全草，四季可采。

〔性味归经〕寒，淡，归热经。

〔毒性〕无毒。

〔功用〕利水湿，通淋闭，清热，止泻，明目。

〔主治〕小便不通，带下，血尿，黄疸，热痢，喉蛾，中暑，发痧，火眼。本品以善治尿血、小便不利而著称。

〔用法用量〕内服：煎汤，10～15 g；或捣汁服。外用：捣敷。

牛膝草

〔俗名〕牛膝、怀牛膝、白牛夕。

〔来源〕为苋科植物牛膝*Achyranthes bidentata* Bl.的全草及根。

多年生草本，高30～100 cm。根外表土黄色，细长。茎四棱形，直立，疏披

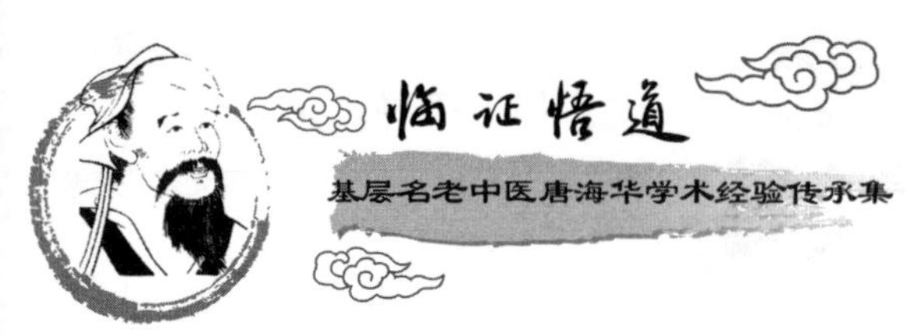

柔毛，节略膨大，节上对生分枝。叶对生，柄长5～20 cm；叶片椭圆状披针形，长2～10 cm，宽1～5 cm，先端长尖，基部楔形或广楔形，全缘，两面披柔毛。穗状花序腋生兼顶生，初时花序短，花紧密，其后伸长，连下部总梗在内长15～20 cm；花皆下折贴近花梗；苞片1，膜质，宽卵形，上部突尖成粗刺状，另有2枚小苞片针状，先端略向外卷曲，基部两侧各具1卵状膜质小裂片；花被绿色，5片，直立，披针形，有光泽，长3～5 mm，具1脉，边缘膜质；雄蕊5，花丝细，基部合生，花药卵形，2室；子房长圆形，花柱线状，柱头头状。胞果长圆形光滑。种子1枚，黄褐色。花期7～9月，果期9～10月。

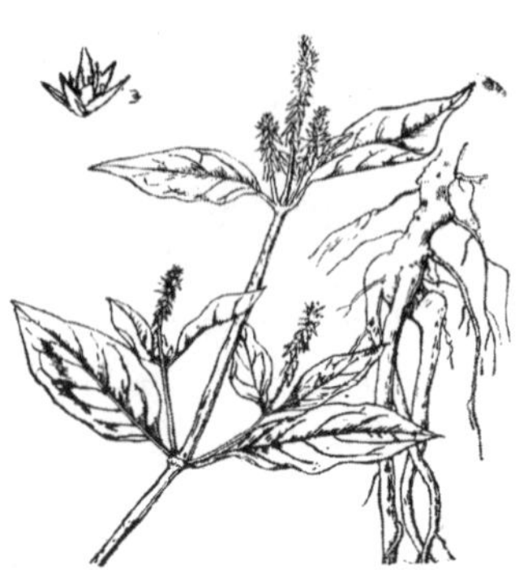

生于山野路旁。叶茎夏采，根冬季采挖，鲜用或晒干（根）用。

［性味归经］苦酸，性平，归热经。

［毒性］不显。

［功用］生用破瘀血，消肿胀；酒制（酒闷后炒微干）补腰肾、强筋骨。

［主治］跌打损伤，刀伤，经闭难产，痈肿，堕胎，尿淋；熟用治腰膝酸痛，风湿痹痛，体虚痿软。

［用法用量］内服：煎汤，10～15 g，或酒浸，研散用。外用：捣敷，或煎洗。

［禁忌］孕妇忌服，月经过多者慎用。

牛蒡草

［俗名］牛蒡子、鼠粘子、草金铃。

［来源］为菊科植物牛蒡*Arctium lappa* L.的果实。

两年生草本，高1～1.5 m，上部多分枝。根生叶丛生，茎生叶互生，叶大，有长柄，表面有纵沟，叶片广卵形或心脏形，下部叶长40～50 cm，宽30～40 cm，在茎上部的叶逐渐变小，先端钝圆而具有一小尖，基部心脏形，边缘稍带波状，或呈齿牙状，上面绿色光滑，下面密生灰白色短绒毛。头状花序丛生，着生于枝端，排列成伞房状，直径2～4 cm，花梗长3～7 cm，密生细柔毛，总苞球形，由多数复瓦状排列之苞片组成，苞片披针形或线形，紫色，基部密接，先端延长而呈针形，末端钩曲，着生多数筒状，两性花；花冠先端5浅裂，下部连合成筒状；雄蕊5，子房椭圆形，下位，1室，顶端圆盘状，盘上着生分裂的白色冠毛，花柱细长；柱头2裂叉。瘦果略呈弯曲之长倒卵形，灰褐色。花期6～7月，果期7～8月。

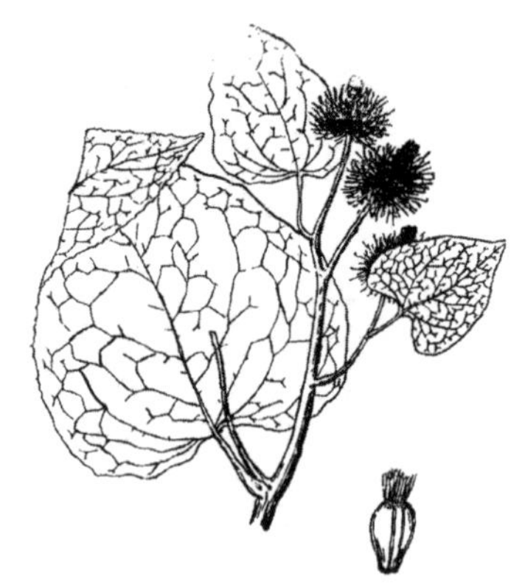

生于田野、河畔阳光充足的地方或栽培。药用果实，8～9月采收。

［性味归经］苦辛，寒，归热经。

［毒性］不显。

［功用］宣肺透疹，消肿解毒，疏风散热。

［主治］风热表证，麻疹，喉痛，风疹，疮毒，疔毒，百日咳。

［用法用量］内服：煎汤，5～10 g。外用:水煎外洗或捣烂敷患处。

杏香兔儿风

［俗名］毛马蹄香草、肺形草、杏香兔耳风。

［来源］为菊科植物杏香兔耳风*Ainsliaea fragrans* Champ的全草。

多年生草本，高30～60 cm，根茎短，匍匐，须根细长；茎直立，不分枝，有棕色茸毛。叶基生5～6枚，卵状长椭圆形，长10 cm，宽2～5 cm，先端钝，基部心形，全缘或波状，稍有疏生短锯齿，叶面绿色，背面具棕色茸毛，有时背面紫红色。头状花序白色，细长，有短柄或近无柄，总状花序，两性，总苞细小，花冠五裂管状，稍有杏仁香味，故名“杏香兔儿风”，瘦果椭圆倒披针形，扁平，冠毛棕黄色。花期秋季。

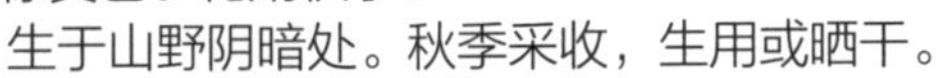

生于山野阴暗处。秋季采收，生用或晒干。

［性味归经］甘，微苦，平，归热经。

［毒性］不显。

［功用］消炎解毒，止血，生肌。

［主治］咳血，刀伤，跌伤，蛇咬伤。

［用法用量］内服：煎汤，10～15 g。外用:取鲜品捣烂敷患处。

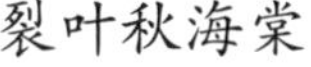

裂叶秋海棠

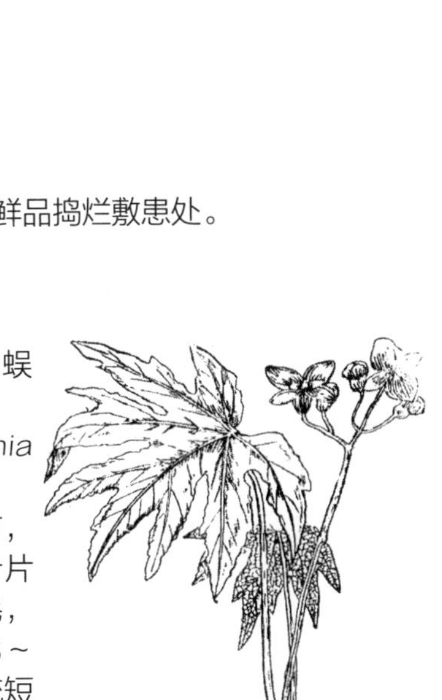

［俗名］乌莲泡、水黄莲、水蜈蚣、血蜈蚣、蜈蚣七、水蜈蚣。

［来源］为秋海棠科植物掌裂叶秋海棠*Begonia palmata* D. Don.的根茎或全草。

多年生草本。高20～30 cm。茎、根肥大多节，具红色，附有纤维状根，叶根出，通常2～3片，叶片近圆形，基部心形，具深刻缺，上下皆披短疏刺毛，先端长渐尖，边缘具有粗细不等的锯齿，全长13～15 cm，宽16～18 cm，叶柄长12～20 cm，被疏短毛；托叶膜质，卵圆形，先端钝尖。花红色，5～6朵，呈聚伞花序，雌雄同株。花轴长18～20 cm，光滑无毛，花梗长1.5～2.5 cm；雄花常先开，花被4，内外各2片，雄蕊多数，雌花花被5，花柱两分叉，柱头肥厚多皱曲，有毛，长3～4 cm，子房光滑，具3翅，大小不等，最大翅呈三角形，小翅狭长，2室。蒴果，胞背裂开，种子多数。花期6～7月，果期8～9月。

生于山谷低湿阴处或沟边。药用根，秋季采收。

［性味归经］酸，寒，归热经。

［毒性］无毒。

［功用］利水消肿，活血祛瘀，解毒止痢。

［主治］吐血，闭经，泻痢，腰痛，跌打伤，蛇伤，痔疮，贫血，烧烫伤。

［用法用量］内服：煎汤，10～15 g（鲜品30～50 g）。外用：捣敷或煎水外洗患处。

水薄荷

［俗名］薄荷、赶山鞭。

［来源］为唇形科植物薄荷或家薄荷*Mentha canadensis* Linnaeus的全草和叶。

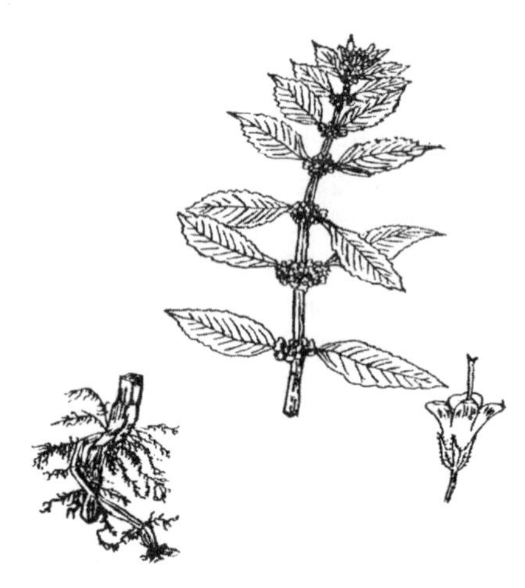

多年生草本，高10～80 cm。茎方形，披逆生的长毛及腺点。单叶对生；叶柄长2～15 mm，先端尖锐，基部阔楔形，边缘细尖锯齿，密被缘毛。上面被白色短柔毛，下面被柔毛及腺点。轮伞花序腋生；苞片1，线状披针形，边缘具细锯齿及微柔毛；花萼钟状，5裂，裂片近三角形，具明显的5条纵脉，花冠二唇形，紫色或浅红色，有时为白色。长3～5 mm，上唇1片长圆形，先端微凹，下唇3裂片较小，全缘，花冠外部光滑或上已裂片被毛，内侧喉部被一圈细柔毛。雄蕊4，花药黄色，花丝丝状，着生于花冠筒中部，伸出花冠筒外；子房4深裂，花柱伸出花冠筒外，柱头2歧。小坚果长1 mm，藏于宿萼内。花期8～10月，果期9～11月。

生于溪边、路旁或山野湿地处，亦可栽培。药用全草，秋季采收，晾干或鲜用。

［性味归经］辛，凉，辣，归热经。

［毒性］不显。

［功用］发汗，疏风，解毒，开窍。

［主治］治外感风热，头痛，目赤，咽喉肿痛，口牙痛，耳痛，食滞气胀，关节不利，漆疮，风疹瘙痒。

［用法用量］内服：水煎服。10～30 g，亦可取鲜品捣汁服适量。外用：适量鲜品捣烂外敷，或搓之外贴患处。

红筷子

〔俗名〕水产子、遍山红、红水竹叶草。

〔来源〕为柳叶菜科植物柳兰*Chamaenerion angustifolium*(L.)Scop.的全草。

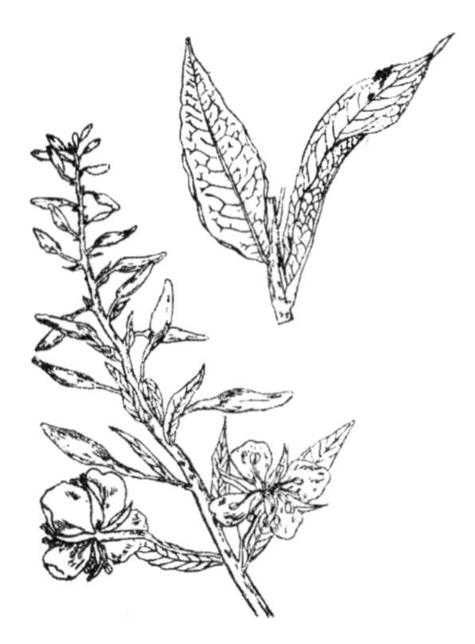

多年生直立草本，高1 m左右，通常不分枝。根茎横走，红褐色。茎圆柱，中茎，无毛，或疏披柔毛，叶互生，披针形，长4~15 cm，宽1~3 cm，先端渐尖，边缘有细齿，或近于全缘，两面被微毛，具短柄。总状花序顶生或单生于叶腋；苞片1枚，线状；花萼基部稍连合，先端4裂，裂片披针形；花瓣4，紫红色；长椭圆形或倒卵形，先端圆，长2 cm，宽7.8 cm，雄蕊8，长短不等；子房4室，柱头4裂。蒴果圆柱形，长5~7.5 cm；种子多数。花期7~8月。

生于河岸、山谷沼泽、溪边。药用全草，秋季采收，晒干或鲜用。

〔性味归经〕淡，甘，平，归冷、热经。

〔毒性〕无毒。

〔功用〕利水消胀，化积通乳。

〔主治〕肝火腹水，湿疹疮痒，耳道流脓，产后乳闭，水肿尿少。乳闭者，炖猪脚服。耳脓者，根为末吹耳内少许。

〔用法用量〕内服：煎服，15~30 g。外用：捣敷或为干末撒。

玉簪

〔俗名〕白萼、小芭蕉、白鹤花。

〔来源〕为百合科植物玉簪*Hosta plantaginea*(Lam.)Aschers.的花。

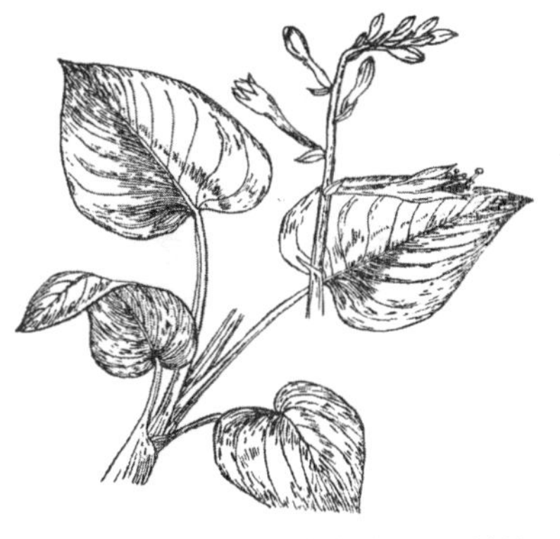

多年生草本，具粗壮根茎，丛生叶，根生，叶片心脏卵形，长15~25 cm，宽10~15 cm，先端急尖，基部心形，绿色，光滑，主脉明显；叶柄长20~30 cm。花茎从叶丛中抽出，长40~60 cm，较叶长，顶端常有叶状的苞片一枚；花白色，夜间开花，芳香，向上生长；花柄基部常有膜质卵状苞片；花被漏斗形，上部6裂，下部呈长筒状，喉部扩大；雄蕊6，与花被等长；雄蕊1，子房无柄，花柱线形，柱头小，蒴果窄长，长4~5 cm。种子黑色，光泽边缘有翼。花期7~8月，果期8~9月。

生于湿地阴处，有栽培。药用根、花，全年可采。

［性味归经］甘，辛、微苦、凉，归热经。

［毒性］小毒，常量不致中毒。

［功用］清凉解毒，退火敛疡。

［主治］痈疽疔毒，水火烫伤，顽癣溃疡，咽喉肿痛，虫蛇咬伤，耳道流脓。本品善解毒消炎，有“解诸毒”之功，善治烫火伤及解斑蝥毒。

［用法用量］内服：水煎服，3～5 g。外用：适量捣敷或调香油浸敷。

［禁忌］孕妇禁服。

龙胆

［俗名］龙胆草、紫花草。

［来源］为龙胆科植物龙胆*Gentiana scabra* Bunge的全草。

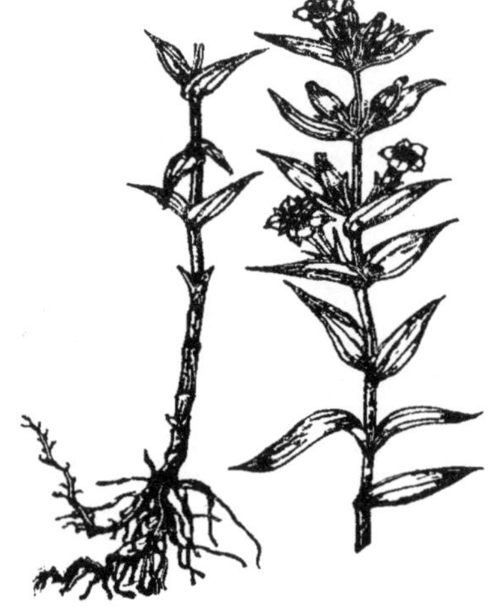

多年生草本。根簇生，细长，肉质，外呈淡黄色。茎直立，无分枝，粗糙，节间常较叶为短。叶对生，无柄。基部叶2～3对，较小，中、上部叶卵状披针形或长卵形，长3～8 cm，宽0.5～4 cm，先端渐尖或急尖，基部浑圆而连合抱茎，主脉3条基出。花无梗，簇生于茎顶端及上部叶腋；苞片披针形；花萼绿色；钟形膜质，长约25 cm；花冠深蓝色至蓝色，长约5 cm，先端5裂，裂片卵形，先端锐尖，裂片间有5褶状三角形副冠片全缘或偶有2台着生于花冠管中部的下方；子房长圆形，1室，花柱短，柱头2裂。蒴果长圆形，有短柄，熟时2瓣裂。种子细小，线形而扁，褐色，四周有翅。花期9～10月，果期10月。

生于山坡草地林边。药用全草，秋采收集。

［性味归经］苦，寒，归热经。

［毒性］无毒。

［功用］泻火燥湿，健胃止痢。

［主治］肝炎，火眼，小儿惊痫，乙型脑炎，热痢疮疡，虫蛇咬伤，阴囊肿痛，胆囊炎。本品善泻肝胆之火，为治肝胆热病之要药。

［用法用量］内服：煎汤，5～10 g。外用：为末敷患处或煎水洗患处。

龙舌草

［俗名］龙舌草、金边莲、龙舌兰。

［来源］为龙舌兰科植物金边龙舌兰*Agape americana* L. 的叶。

多年生常绿草本。茎短，稍木质。叶多丛生，长椭圆形长舌形，大小不等，小者长15～25 cm、宽5～7 cm，大者可长达1 m、宽20 cm左右，质厚，平滑，绿色，边缘有黄白色条带镶边，有紫褐色刺状锯齿。花茎有多数横纹，花黄绿色，肉质，花被部分合生，裂片6枚；雄蕊6，着生于花管上，伸出，花药丁字形着生；子房3室，花柱钻形，柱头头状，3裂。蒴果长椭圆形，胞间开裂。种子多数，扁平，黑色，花期夏季，一般10年左右才开花，结实后即枯死。

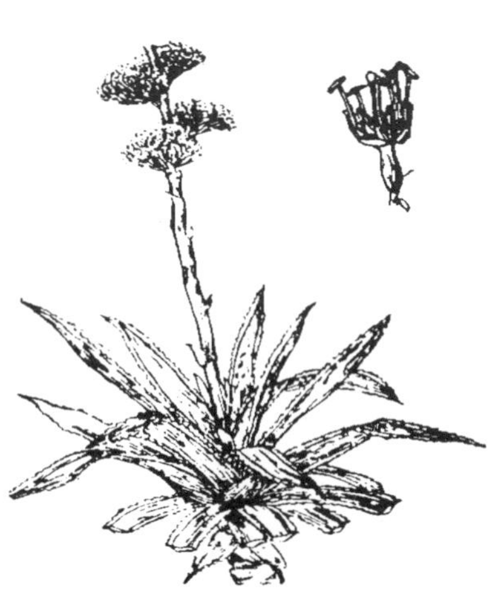

多栽培于庭园。药用全草，随采随用。

〔性味归经〕甘，微辛，平，归热经。

〔毒性〕无毒。

〔功用〕清热解毒，活血止痛，润肺止血。

〔主治〕跌打瘀血，疮毒肿痛，肺热咳血。

〔用法用量〕内服：煎汤，鲜品30～60 g。外用：捣敷。

田七草

〔俗名〕田三七、三七。

〔来源〕为五加科植物人参三七*Panaxnotoginseng*(Burk.)F.H.chen的根。

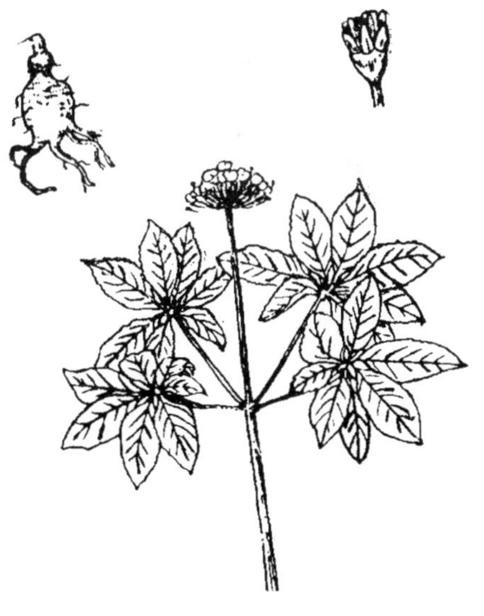

多年生草本，高50 cm左右。根茎短，具有老茎残留痕迹；根粗状肉质，倒圆锥状或圆柱形，长2～5 cm，直径1～3 cm，有数条支根，外皮黄绿色至棕黄色。茎直立，近于圆柱形；光滑无毛，绿色或多数紫色细纵条纹。掌状复叶，3～4枚轮生于茎端；叶柄细长，表面无毛；小叶3～7枚；叶片椭圆形至长圆状倒卵形，长5～14 cm，宽2～5 cm，中央叶片较大，先端尖，基部近圆形或两侧不相称，边缘有细锯齿，齿端偶有刺毛，总状花梗从茎端叶柄中央抽出，直立，长20～30 cm，伞形花序独生顶端，直径约3 cm；花两性，多数，有时单性花和两性花共存，小花梗细短；花瓣5，长椭圆形；黄绿色；雄蕊5，雌蕊1，子房下位，2室，花柱2枚，核果浆果状，近肾形，嫩时绿色，熟时红色。种子1～3颗，球形，种皮白色。花期6～8月，果期8～10月。

主要为栽培。药用根，秋季采挖，晒干。

〔性味归经〕甘，微苦，平，归冷、热经。

〔毒性〕无毒。

〔功用〕活血散瘀，消肿止痛。

〔主治〕跌打损伤，瘀血肿痛，外伤出血，咯血，吐血，火眼目赤，无名肿毒。

〔用法用量〕内服：煎汤，5~10 g，或研末吞服，每次1~2 g。外用：磨汁涂抹或为散调敷。

白英

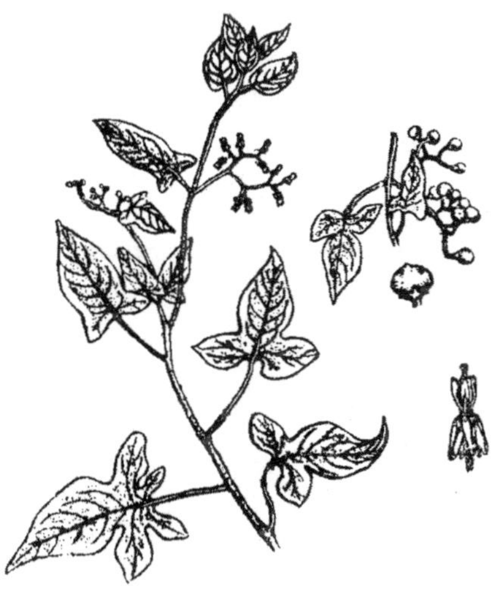

〔俗名〕白毛藤、白毛草、白毛珠、天灯笼、猫耳朵。

〔来源〕为茄科植物白英*Solanum lyratum* Thunb.的全草。

多年生蔓性半灌木。长达4 m余，基部木质化，上部草质，具细毛。叶互生，上总裁叶多为戟形3裂或羽状多裂，基部心脏形，先端尖，全缘，长4~9 cm，阔2~5 cm，上面鲜绿色，下面较淡，两面具有散生细柔毛，沿叶脉较密。聚伞花序顶生或侧生，与叶对生，花、柄、枝均密被长柔毛；花柄细长，花萼漏斗状，萼片5，卵形，花冠白色，裂片5，自基部向下反折，长5~8 mm，卵状或长方披针形，顶端尖；雄蕊5，着生于花冠筒口，花丝短而扁，基部合生；雌蕊1，子房卵形，花柱细长，柱头半球状。浆果球形，初绿色，熟时渐变红色至黑色，直径6~10 mm。种子白色，扁圆。花期8~10月，果期11月。

生于路边、园缘、山野或浅灌丛中。药用全草，夏秋季采割，鲜用或晒干用。

〔性味归经〕苦，涩，寒，归热经。

〔毒性〕有小毒，常量无妨，内服中毒即催吐或导泻，甘草、绿豆各60 g煎汤饮之。

〔功用〕清热解毒，祛风止痛，止泻利湿，抗癌平胬。

〔主治〕霍乱转筋，火眼目赤，虫牙，风湿性关节炎，皮肤瘙痒，疔疮，疥癣，小儿惊风，破伤风，小儿抽搐，肿瘤，息肉。

〔用法用量〕内服：煎汤，15~20 g（干品）或30~60 g（鲜品）。外用：煎洗或为细末调敷或浸酒外搽。

九龙盘

〔俗名〕小九龙盘，赶山鞭。

〔来源〕百合科植物九龙盘*Aspidistra lurida Ker-Gawl.*的根茎。

多年生常绿草本。根状茎横走，具密的节和鳞片。叶单生，具柄，长10~25 cm，纤细，坚硬；叶片狭矩圆形至矩圆状披针形，长17~26 cm，顶端渐尖，基部楔形。

总花梗2.5～5 cm，具2～3枚褐紫色鳞片；花基部有苞片1～3枚，褐紫色；花被杯状，褐紫色，底部淡黄白色，6～8浅裂，裂片近三角形，先端钝，向外弯曲；雄蕊6～8枚，几无柄，生于花被筒基部，低于柱头，雌蕊高9 mm，子房基部膨大，花柱粗，无关节，柱头盾状膨大，圆形，中部微凸，边缘波状。

生于阴湿坡地、路旁沙质土壤中。药用根茎，夏秋季采挖。

〔性味归经〕辛，苦，微温，归冷经。

〔毒性〕不显。

〔功用〕祛风除湿，活血化瘀，通经止痛。

〔主治〕跌打损伤，瘀血肿痛，风湿疼痛，腰腿疼痛等。

〔用法用量〕内服：10～15 g水煎或泡酒内服，外用：30～50 g捣烂外敷患处。

朱砂根

〔俗名〕开喉剑，山豆根。

〔来源〕紫金牛科植物朱砂根*Ardisia crenata* Sims的根。

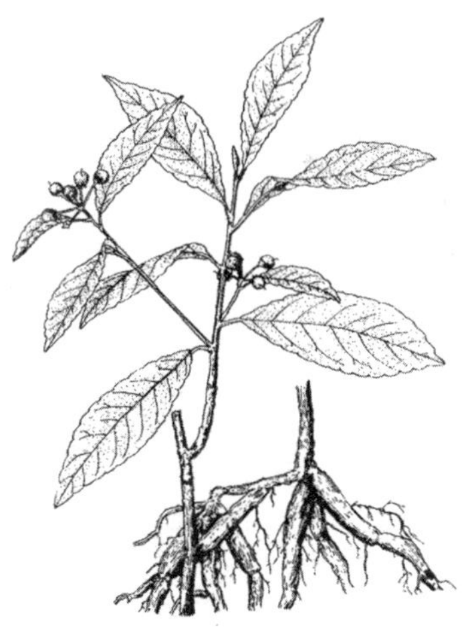

小灌木，高达1 m，茎单一，有匍匐的根状茎。叶坚纸质，狭椭圆形或披针形，急尖或渐尖，边缘皱波状，两面有突起腺点。花序伞形，顶生；萼片卵形，钝，有黑腺点；花冠裂片披针形，有黑腺点；雄蕊短于花冠裂片，花药背面有黑腺点；雌蕊与花冠裂片等长，果圆球形，有稀疏黑腺点。

生于丘陵山地常绿阔叶林下或荫蔽灌丛中。药用根，夏秋季采挖。

〔性味归经〕辛、微苦、凉，归热经。

〔毒性〕不显。

〔功用〕活血止痛，祛风除湿，解毒消肿。

〔主治〕跌打损伤，风湿疼痛，咽喉肿痛，无名肿毒等。

〔用法用量〕内服：含咽3～4 g，煎服5～15 g。外用：取鲜品30～50 g，捣烂外敷。

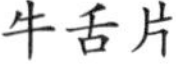

牛舌片

〔俗名〕红筋大黄、土大黄、牛耳大黄、牛舌片。

〔来源〕蓼科植物尼泊尔酸模*Rumex obtusifolius* L.的根。

多年生草本，高达1 m。茎直立，有沟槽。基生叶有长柄；叶片矩圆状卵形或三角状卵形，长10～15 cm，宽4～8 cm，顶端急尖，基部心形，边缘有波状皱折，两面无毛；上部叶较小，有短柄或近无柄；托叶鞘膜质。花序圆锥状，顶生；花两性，轮生；花被6片，2轮，在果时内轮花被增大，宽卵形，一部或全部有瘤状突起，边缘有针刺状齿，齿顶端为钩状；雄蕊6；柱头3。瘦果卵形，有3锐棱，褐色，光亮。

生于山谷湿地。药用全草，夏季采挖。

〔性味归经〕酸，苦，凉，归热经。

〔毒性〕不显。

〔功能〕清火消炎，除湿消肿，健脾开胃。

〔主治〕急性肝炎黄疸，消化不良，便秘腹胀，痔疮疼痛，水火烫伤，无名肿毒，皮炎，湿疹等。

〔用法用量〕内服：10～15 g水煎服。外服：30～50 g水煎洗浴或捣鲜品湿敷患处。

土荆芥

〔俗名〕臭草、杀虫芥、虱子草、鹅脚草、钩虫草、臭藜藿。

〔来源〕藜科植物土荆芥*Chenopodium ambrosioides* L.的全草。

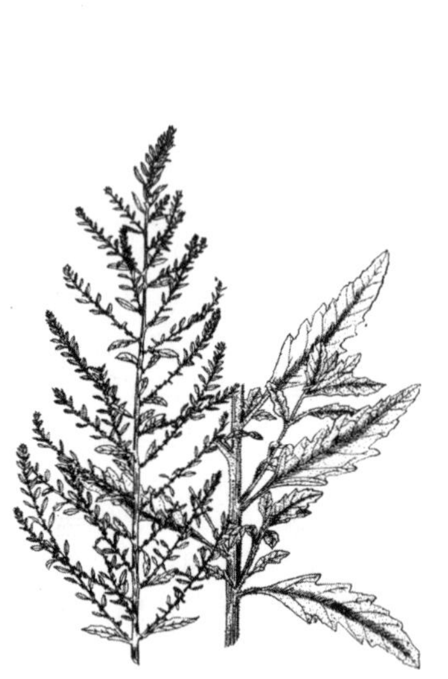

一年生草本，高达80 cm，芳香。茎有棱，多分枝；枝有腺毛或无毛。叶披针形，先端尖，基部渐狭成短柄，边缘具不整齐的锯齿，下面有黄色腺点，脉上披柔毛。穗状花序，腋生；花两性，通常3～5朵成簇生于苞腋，花被5；雄蕊5。胞果扁球形；种子横生，红褐色。

生于村边、路旁、河岸、溪边。药用全草，夏秋季采挖。

〔性味归经〕辛，苦，香，归冷经。

〔毒性〕有小毒，常量无妨。

〔功用〕除湿解毒，杀虫止痒，祛风解表，理气辟秽。

〔主治〕皮肤瘙痒，湿疹烂疱，烂脚丫，脚癣，钩虫症，风寒感冒，咳嗽咽痛，声音嘶哑等。

〔用法用量〕内服：10～20 g煨水。治钩虫症成人以0.5～1 g干粉内服，早晚各1次，连服3～6日。外用：30～50 g水煎外洗患脚或患处。

〔禁忌〕孕妇忌用。

土栾儿

［俗名］野豆子、野豆根。

［来源］豆科植物土栾儿*Apios fortunei* *Maxim.*的块根或全草。

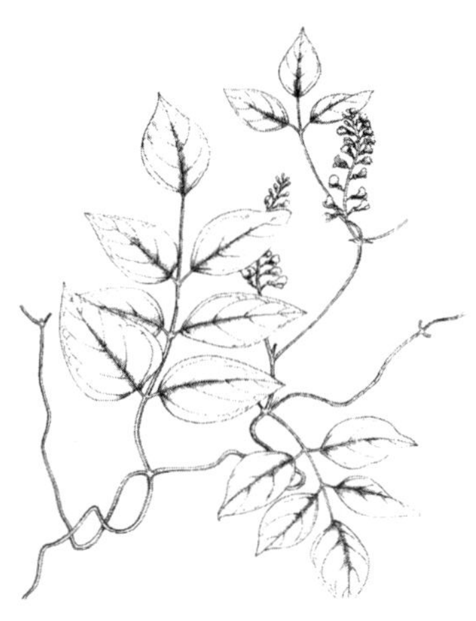

缠绕草本，有球状块根。茎有稀疏白色短柔毛。羽状复叶；小叶3～7，卵形或宽披针形，长3～7 cm，宽1.5～4 cm，先端急尖，有短尖头，基部圆形，全缘；托叶及小托叶早落。总状花序腋生，长6～26 cm，苞片及小苞片条形，有白色短毛；萼为二唇形，无毛；花冠绿白色，旗瓣圆形；翼瓣矩形；龙骨瓣长，狭矩形，卷曲成半圆形；雄蕊（9+1）二组；子高无子房柄，有白色疏短毛，花柱长而卷曲成半圆圈。荚果条形，长约8 cm，有短毛。

生于较潮湿的山坡或林缘。药用全草或块根，夏秋季采挖。

［性味归经］苦，寒，归热经。

［毒性］不显。

［功用］泻热通便，清火解毒。

［主治］大便秘结，无名肿毒。

［用法用量］内服：10～15 g,水煎内服治便秘。外用：无名肿毒以野豆子根搽患处。

大蓟

［俗名］恶鸡婆、雷公菜、鸡顶草、马刺草、大青菜。

［来源］菊科植物大蓟*Cirsium japonicum* *Fisch.ex DC.* 的全草或根。

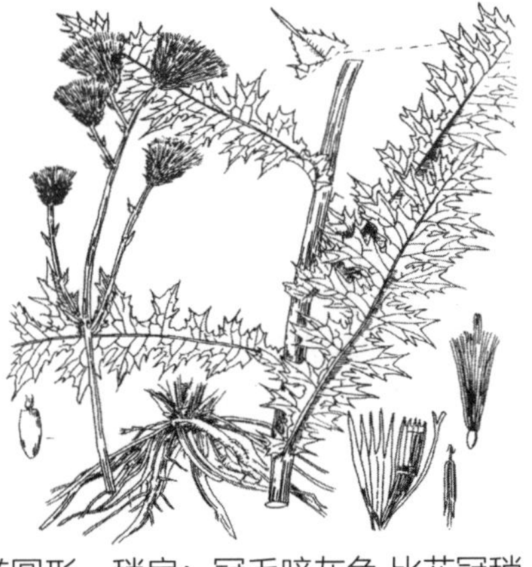

多年生草本，有纺锤状宿根。茎直立，高达100 cm，有分枝，被灰黄色膜质长毛。基生叶有柄，矩圆形或披针状长椭圆形，长15～30 cm，宽5～8 cm，中上部叶无柄，基部抱茎，羽状深裂，边缘具刺，上面脉绿色，被疏膜质长毛；下面脉具刺和被长毛，上部叶渐小。头状花序单生，苞下常有退化的叶1～2枚；总苞片多层，条状披针形，外层较小，被蛛丝状毛，顶端有短刺，最内层的较长，无刺；花紫红色。瘦果长椭圆形，稍扁；冠毛暗灰色,比花冠稍短，羽毛状，顶端扩展。

生于旷野草丛、路旁。药用全草或根，夏秋季采集。

〔性味归经〕辛，苦，凉，归热经。

〔毒性〕不显。

〔功用〕凉血止血，散瘀消肿，滋补化痰。

〔主治〕七窍出血，创伤出血，跌打瘀肿，疮痈肿毒，急性肝炎，病后体虚等。

〔用法用量〕内服：20～50 g干品水煎服。外用：适量鲜品捣烂外敷。

小蓟

〔俗名〕小青青菜、小马刺草、小恶鸡婆。

〔来源〕菊科植物小蓟的全草或根。

为多年生草本，无纺锤状块根，而有细长的匍匐根。茎直立，高20～60 cm，被白色绵毛，近顶梢分枝，叶互生，裂远比大蓟浅，每齿具金黄色小针刺，不如大蓟长，叶面均被绵毛，老时渐脱。头状花序，较大蓟为小。生于旷野、草丛、路旁。

药用全草或根，夏秋季采集。

〔性味归经〕苦，凉，归热经。

〔毒性〕不显。

〔功用〕清热凉血，散瘀止血，消肿定痛，化湿解毒。

〔主治〕各种出血症，跌打瘀血，疮痈肿毒，急性肝炎。本品功能主治与大蓟相似，但一般治疮多用大蓟，治肝炎及止血多用小蓟。

〔用法用量〕内服：10～15 g水煎服。外用：取鲜品30～100 g捣烂外敷患处。

木防己

〔俗名〕小青藤、青风藤、白山蕃薯、大风藤。

〔来源〕防己科植物木防己 *Cocculus orbiculatus* (L.) DC.的根。

缠绕藤本，长达4 m。根圆柱形。茎基木质化，小枝密生灰白色柔毛。叶互生，叶片广卵形，有时3浅裂，长5～12 cm，宽3～9 cm，先端锐尖或钝，有短尖头，基部略为心形，全缘；叶柄长达3 cm。聚伞花序生于叶腋；花单性，雌雄异株；雄花淡黄色，萼片6，成2轮排列；花瓣6，卵状披针形；雄蕊6；雌花序较短，萼片和花瓣与雄花相似；有退化雄蕊6；心皮6，分离。核果近球形，熟时黑色，被白粉，种子马蹄形。

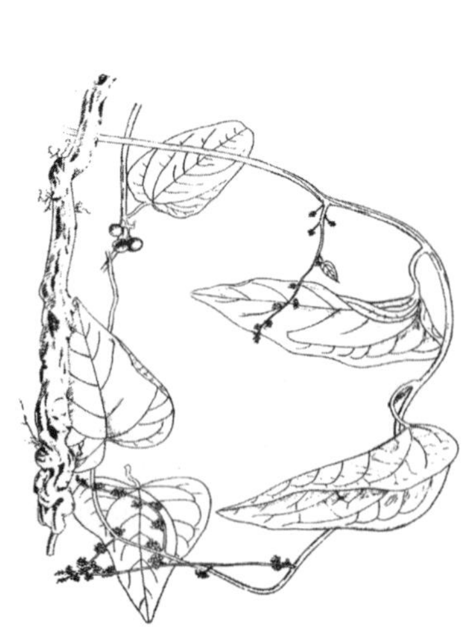

生于山坡、丘陵、灌丛、路旁。药用根，夏秋季采挖。

〔性味归经〕苦，寒，归热经。

〔毒性〕不显。

〔功用〕祛风通络，消肿止痛，行水利湿。

〔主治〕风湿疼痛，风湿性关节炎，神经痛，肾炎水肿，尿路感染等，为治疗风湿之要药。

〔用法用量〕内服：10～15 g水煎服，或泡酒服适量。外用：取鲜品捣烂搽敷患处。

万寿竹

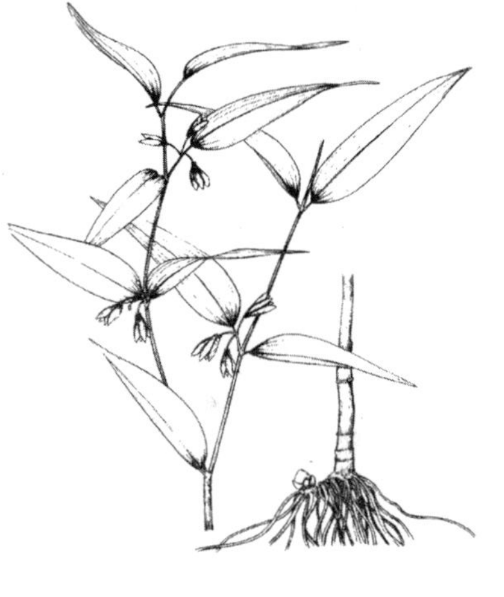

〔俗名〕倒牵牛、百味参、铁竹子、百尾笋、竹节参、竹根七。

〔来源〕百合科植物万寿竹*Disporum cantoniense*（Lour.）Merr. 的根及根茎。

根状茎横走，质硬，呈结节状，下生一束肉白色的根。茎高50～150 cm，直径约1 cm，上部有较多呈二叉状的分枝，叶纸质，披针形，卵状或椭圆状披针形，长5～12 cm，顶端渐尖至长渐尖，基部近圆形，有明显的3～7条主脉。伞形花序有花3～10朵，生叶腋而与上部叶对生，总花梗与叶柄贴生；花梗长1～4 cm；花紫色，钟状；花被片6，倒披针形，顶端尖，基部有长2～3 mm的短矩；花药长3～4 mm，黄色，花丝长8～11 mm，内藏；子房长约3 mm，花柱及柱头为子房的3～4倍。浆果，含2～3枚暗棕色种子。

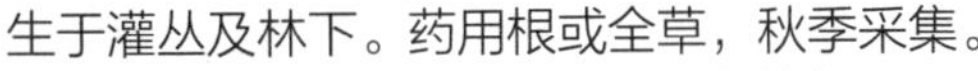

生于灌丛及林下。药用根或全草，秋季采集。

〔性味归经〕甜，微辛，微凉，归热经。

〔毒性〕无毒。

〔功用〕清热润肺，补虚扶弱，止咳通痹，生新接骨。

〔主治〕肺痨咳嗽，虚弱干瘦，手足麻痹，跌打骨折。

〔用法用量〕内服：25～50 g水煎服或泡酒。外用：接骨以鲜品捣烂加白酒敷患处，先正骨再敷药。

山乌龟

〔俗名〕隔山消、金钱吊葫芦、地不容、地乌龟、蟾酥薯、倒地栱。

〔来源〕防己科植物金线吊乌龟*Stephanis cepharantha* Hayata的块根。

多年生缠绕性落叶藤本，全株无毛。叶互生，纸质，三角状圆形，长5～9 cm，宽4～8 cm，先端圆钝，具小突尖，基部楔形，边缘微波状，下面具白粉，掌状脉

5~9；叶柄盾状着生。花单性，雌雄异株；花序腋生；雄花序为头状聚伞花序，18~20朵；萼片4~6片；花瓣黄绿色，3~5片，雄蕊6片；花丝合成柱头状体，花药合成圆盘状；子房上位，柱头3~5裂。核果球形，成熟后紫红色。

生于阴湿山坡、石缝、灌丛中。药用块根，秋季采挖。

〔性味归经〕苦，辛寒，归热经。

〔毒性〕有小毒，常量无妨。

〔功用〕清热解毒，止痛消肿，祛风除湿，利水通淋，消食导滞。

〔主治〕水肿，脚气，痛风，风湿性关节炎，毒蛇咬伤，痛疮肿毒，无名肿毒，对口疮，疥疮，胃痛呕酸，食积腹胀，腹痛，水火烫伤，跌打红肿等。本品以善消胀除满而名之“隔山消”。

〔用法用量〕内服：10~15 g水煎服。外用：鲜品适量，捣烂外敷或干品研粉调涂。

〔禁忌〕孕妇忌用。

千金子

〔俗名〕看园老、续随子。

〔来源〕大戟科植物续随子*Euphorbia lathyris* L.的全草。

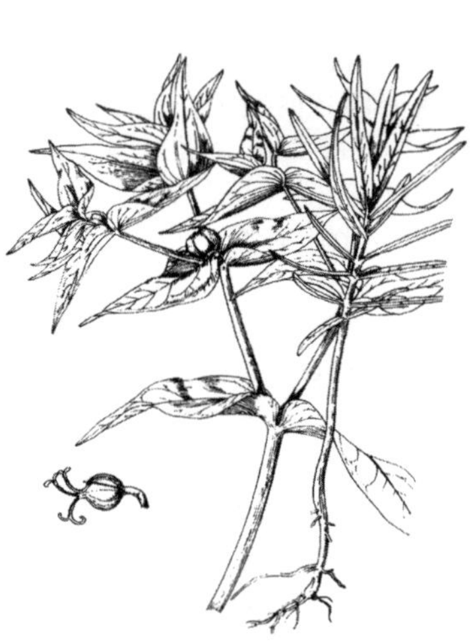

二年生草本，高达1 m。茎直立，粗壮，无毛，多分枝。茎下部的叶密生，条状披针形，无柄，全缘，上部的叶交互对生，卵状披针形，顶端锐尖，基部心形而多少抱茎，长6~12 cm，宽1~1.3 cm。总状花序顶生，2~4伞梗，呈伞状，基部有2~4叶轮生，每伞梗再叉状分枝，有2枚三角状卵形苞片；花序总苞杯状，顶端4~5裂；腺体新月形，两端具短而钝的角。蒴果近球形，无毛；种子矩圆状球形，表面有黑褐相间的斑纹。

生于向阳的山坡田边，栽培或野生。药用全草，夏秋季采。

〔性味归经〕淡，凉，归热经。

〔毒性〕有小毒，常量无妨。

〔功用〕利水消肿，祛骇还魂。

〔主治〕水肿病，小儿惊骇，走胎。

〔用法用量〕内服：5~10 g水煎服。外用：儿科外用适量，布包佩戴于胸前，为苗医治骇之要药。

〔禁忌〕孕妇慎用。

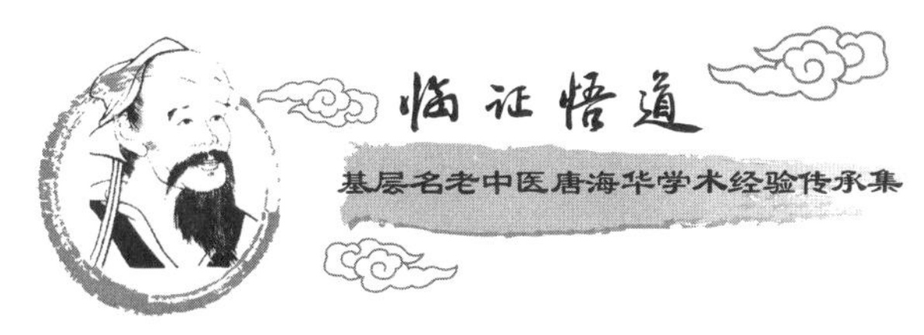

天葵

〔俗名〕夏天无、紫背天葵、千年耗子屎、野前胡。

〔来源〕毛茛科植物天葵*Semiaquilegia adoxoides*（DC.）Makino的块茎。

多年生草本，高达15～40 cm，地下根茎纺锤形或椭圆形，外皮棕黑色，根生叶丛生，有长柄；一回三出复叶；小叶扇形、菱形，3深裂，裂片具粗齿，上面绿色，下面紫色。花序有2至数朵花，中部有2枚细苞片；花小，萼片5，花瓣状，白色或淡紫色；花瓣5，匙形，基部囊状；雄蕊8～14，退化雄蕊2；心皮3～5，花柱短。蓇葖果3～4枚，熟时开裂。种子倒卵形。

生于林下、石隙、草丛等阴湿处。药用全草，秋后采集。

〔性味归经〕甘，咸，微凉，入热经。

〔毒性〕不显。

〔功用〕消肿散结，除湿敛疮，活血化瘀，生肌拔毒，定惊镇痛，平喘解毒。

〔主治〕九子疡，甲沟炎，跌打扭伤，骨折，毒蛇咬伤，黄水疮久不收口，小儿哮喘，惊风，外痔肛瘘。

〔用法用量〕外用：一般外用鲜品捣烂敷患处，外伤加酒，烂疮加甜酒，黄水疮加茶油，痔瘘加桐油。内服：盐水泡一液，研末，每次5分，姜开水吞服。

风轮菜

〔俗名〕蜂窝草、九层塔、香草、千层塔、光明子。

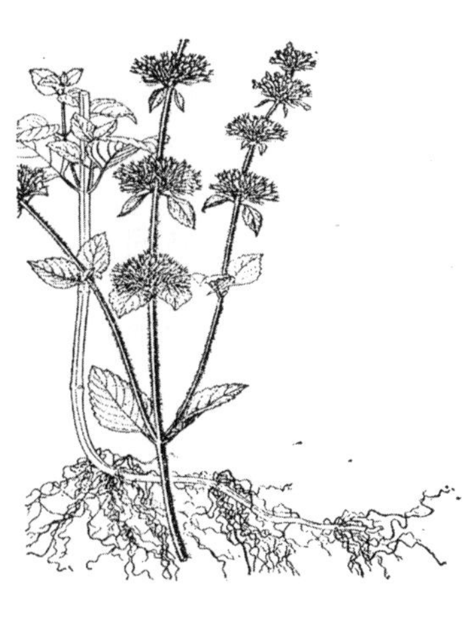

〔来源〕唇形科植物风轮草*Clinopodium chinense*(Benth.)O.Ktze.的全草。

多年生草本，高20～60 cm。根基部匍匐，上部斜升。茎四方形，密被短柔毛及腺毛。叶片对生，卵形，长1～5 cm，宽1～2.5 cm，先端尖，基部楔形，边缘锯齿，两面被毛。轮伞花序，半球形；苞片叶状，线形；花萼筒状，外被柔毛及腺毛；花冠淡红色或紫色，基部筒状，上唇2，半圆形，下唇3裂；雄蕊4；花柱着生子房底，伸出花冠外，2裂。小坚果，棕黄色。

生于草地、山坡、路旁。药用全草或种子，夏秋季采集。

〔性味归经〕辛，香，温，归冷经。

〔毒性〕不显。

〔功用〕祛风消肿，散瘀止血，解表散寒，芳香理气。

〔主治〕风寒感冒，跌打瘀肿，风湿痹痛，心胃气痛，湿疹皮炎，牙龈溃烂，肾炎血尿，虫蛇咬伤。

〔用法用量〕内服：10～15 g水煎服。外用：30～50 g鲜品捣烂外敷或煎水外洗。

凤仙花

〔俗名〕指甲花、灯盏花、急性子、破碗花、防蛇花、旱珍珠、指甲草。

〔来源〕凤仙花科植物凤仙花*Impatiens balsamina* L.的全草和种子。

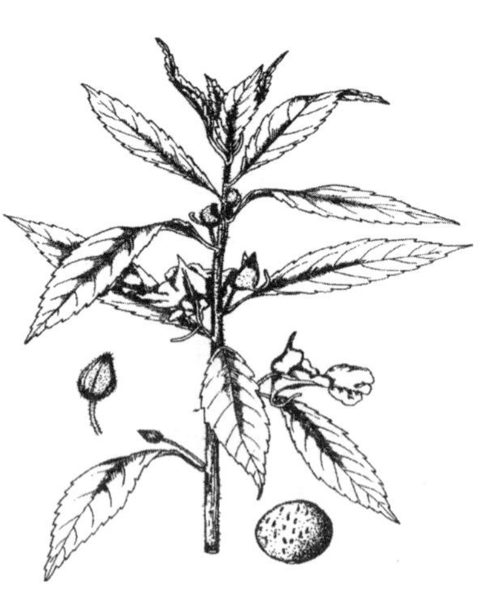

一年生草本，高达80 cm。茎粗壮，肉质，叶互生，披针形，长4～6 cm，宽3～4 cm，先端长尖，基部渐狭，边缘有锐锯齿；叶柄两侧有数个腺体。花单生或簇生叶腋，密生短柔毛；花大，粉红色、白色，单或重瓣；萼片2，卵形；旗瓣圆，先端凹，有小尖头，背面中肋有龙骨突；翼瓣宽大，有短柄，二裂，基部裂片近圆形，上部裂片宽斧形；唇瓣舟形，基部突然延长成细而内弯的距；花药钝。蒴果纺锤形，密生茸毛。种子球形，黑色。

生于旷野、山坡、土边。药用根茎、花或种子，夏季可采。

〔性味归经〕苦，甜，辛温，归冷经。

〔毒性〕有小毒，常量无妨。

〔功用〕活血散瘀，软坚散结，祛风除湿，通利堕胎，防蛇解毒。本品善防蛇解毒，苗家栽本品于房前屋后，据说百蛇不近，故又名防蛇花。

〔主治〕毒蛇咬伤，痈疮肿毒，风湿疼痛，跌打瘀肿，闭经难产，胞衣不下，骨折等。

〔用法用量〕内服：花、子5～10 g，全草15～20 g，水煎服。外用：鲜品适量捣敷患处。

〔禁忌〕孕妇禁用。

牛泷草

〔俗名〕夜麻光、夜抹光。

〔来源〕柳叶菜科植物牛泷草*Circaea cordata Royle*[*C. cordiophylla* Makino]的

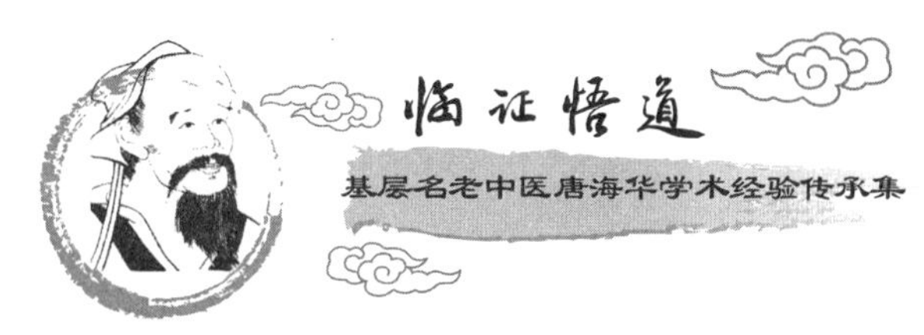

全草。

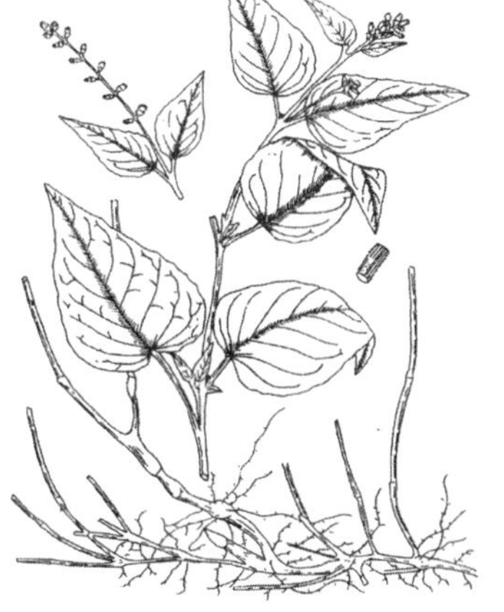

多年生草本，高达70 cm；茎绿色，密被短柔毛。叶对生，卵形，基部浅心形，长5～9 cm，宽4～8 cm，边缘疏生锯齿，两面都被短柔毛；叶柄长4～8 cm，被毛。总状花序顶生，花序轴密被短柔毛；苞片小；花两性，白色；萼筒卵形，裂片2，长1.5～2 mm；花瓣2，宽倒卵形，短于萼裂片，顶端凹缺；雄蕊2；子房下位，2室。果实坚果状，倒卵状球形，长2.5～3 mm。外被浅棕色钩状毛；果柄被毛，稍短于果实或近等长。

生于林下阴湿处。药用全草，夏秋季采集。

［性味归经］辛，凉，归热经。

［毒性］有小毒，常量无妨。

［功用］清热解毒，生肌收口，杀虫止痒。

［主治］刀伤裂伤，疥疮，脓疱疮。

［用法用量］内服：10～15 g水煎服。外用：15～30 g鲜品捣烂外敷。

满坡香

［俗名］满坡香、土香薷、小田草、防风草、排风草、落马衣、秽草、野苏麻。

［来源］唇形科植物香薷*Elsholtziaciliata*（Thunb.）Hyland.的全草。

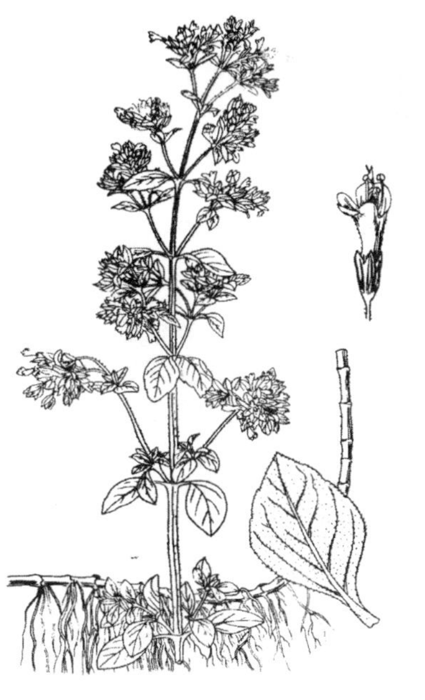

多年生草本。茎高25～60 cm，被倒向或微卷曲的微柔毛。叶片卵形或矩圆状卵形，长1～4 cm，被柔毛及腺点；叶柄短，被毛。花序为伞房状圆锥花序，开张，由多数圆柱形，在果时多少伸长的小假穗状花序所组成；苞片矩圆状倒卵形至倒卵形或倒披针形，绿色或带红晕；花萼针状，长3 mm，外面被小硬毛或近于无毛，内面在喉部有白色柔毛环，13脉，齿5，三角形，等大；花冠紫红色至白色，内面在喉部下疏被微柔毛，上唇直立，顶端2浅裂，下唇3裂，中裂片较大，小坚果卵圆形。

生于路旁、干坡、林下。药用全草，夏秋季采。

［性味归经］辛，香，苦，温，归冷经。

［毒性］无毒。

［功用］排风解毒，理气止痛，化湿消肿，芳香避秽。

［主治］风寒感冒，胃气疼痛，不思饮食，呕吐腹泻，风湿骨痛，白喉，皮肤湿

疹瘙痒湿烂。本品功似藿香，故又名土藿香。

［用法用量］内服：15～20 g水煎服。外用：水煎外洗患处。

六月雪

［俗名］白马骨。

［来源］茜草科植物六月雪*Serissa serissoides*（DC.）Druce的全草。

多枝灌木，通常高1～1.5 m。叶对生，有短柄，常聚生于小枝上部，形状变异很大，通常狭椭圆形或椭圆状倒披针形，长1～2 cm，宽0.3～1 cm，顶端急尖至稍钝，两面无毛或下面被疏毛；托叶膜质，顶端有几条刺状毛，花白色，近无梗，多朵簇生于枝顶；花萼裂片5，三角形，有睫毛；花冠长约7 mm。核果近球形，有2个分核。

生于溪边、林缘或灌丛中。药用全株，四季可采。

［性味归经］辛，淡，凉，归热经。

［毒性］无毒。

［功用］消肿拔毒，疏肝止痛。

［主治］头疮，偏头痛，急性肝炎，风湿腰痛，痈肿恶疮，毒蛇咬伤等。

［用法用量］内服：取25～50 g鲜品水煎服。

外用：捣烂外敷患处。

元宝草

［俗名］对叶草、蛇喳口、香排草、穿心草、红元宝。

［来源］藤黄科植物元宝草*Hypericum sampsonii* Hance的全草。

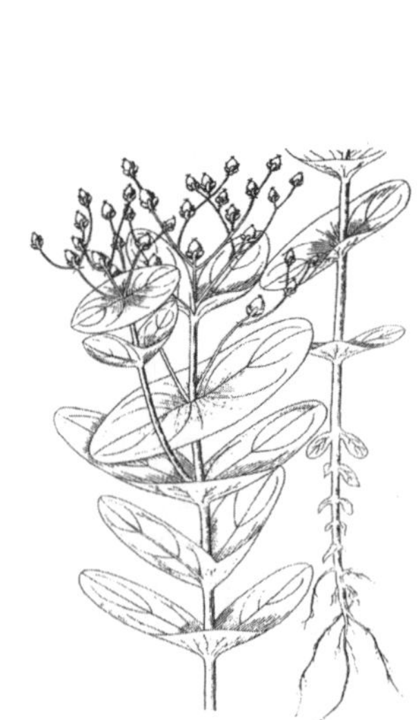

多年生草本，高约6.5 cm，光滑无毛；茎直立，圆柱形。叶对生，其基部完全合生为一体，而茎贯穿其中心，长椭圆状披针形，两叶长7～13 cm，宽约2.5 cm。花小；黄色；萼片、花瓣各5片；雄蕊3束；花柱3个。蒴果卵圆形，3室，具黄褐色腺体。

生于山坡或路边阴湿处。药用全草，秋季采。

［性味归经］辛，苦，寒，归热经。

［毒性］无毒。

［功用］通经活络，凉血止痛，消痈解毒，赎魂止惊。

［主治］月经不调，血热吐衄，跌打损伤，痈疮疖毒，毒蛇咬伤，小儿走胎。

［用法用量］内服：10～15 g水煎服。外用：适量鲜品捣烂外敷，小儿走胎以种子布包吊于胸前。

火麻

［俗名］大麻仁、黄麻子、火麻仁。

［来源］桑科植物火麻*Cannabis sativa* L.的种仁。

一年生草本，高达3 m。茎直立，有纵沟，密生柔毛，皮层富纤维。叶对生或互生，掌状全裂，裂片3～11，披针形，长8～12 cm，宽5～8 cm，上面有糙毛，下面密被灰白色毡毛，边缘具粗锯齿。花单性，雌雄异株；雄花排列成长而疏散的圆锥花序，黄绿色，花被片和雄蕊各5；雌花丛生叶腋，每朵花外具一卵形苞片，花被退化，紫包子房。瘦果扁卵形，为宿存黄褐色苞片所包裹。

全国各地有栽培，药用根、花、果实，秋季采集。

［性味归经］甘，微凉，归热经。

［毒性］不显。

［功用］清热润肠，止咳润肺，利尿除湿。

［主治］老年性便秘，燥热咳嗽，小便不利，下肢溃疡。

［用法用量］内服：5～15 g水煎服。外用：焙干研细末调茶油外撒患处。

水黄连

［俗名］马尾黄连、岩扫把、软杆子、小水八角。

［来源］毛茛科植物盾叶唐松草*Thalictrum foliolosum* DC.的根。

多年生草本，高达1 m，根茎短，根须状。茎红色，无毛。基生叶为1～3回三出复叶，具长梗；托叶褐色，膜质，茎生叶通常3小叶；小叶盾形，长2～4 cm，宽1～4 cm，先端钝，基部圆形，边缘波状。圆锥花序顶生；花小，白色；萼片4，卵形；无花瓣；雄蕊多数，花丝上部倒披针形，下部丝形；雌蕊5～12。瘦果扁纺锤形，黄褐色，具纵纹8条。

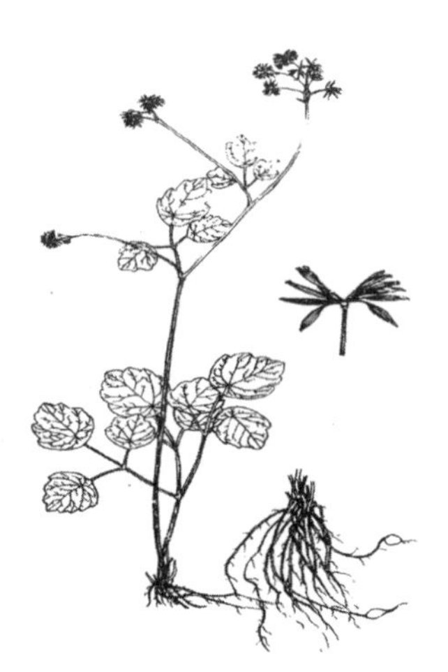

生于林中、溪沟旁、路旁或阴湿处。药用全草，秋季采。

［性味归经］微苦，寒，归热经。

［毒性］不显。

〔功用〕清热解毒，利湿退黄，利水消肿，凉肝明目。因长于湿地，功似黄连，故而名之。

〔主治〕黄疸肝炎，脱水，水肿病，红眼病，痢疾，痈疽肿毒，肾虚腰痛。

〔用法用量〕内服：10～15 g水煎服。外用：鲜品捣烂外敷。

水黄花

〔俗名〕括金板、水杨柳、草闾茹。

〔来源〕大戟科植物草闾茹 *Euphorbia chrysocoma* Levl.et Van.的根。

多年生草本，高达60 cm。根茎肥厚，茎直立，基部木质化，有分枝，秋天转红色。叶互生，叶片披针形，长4～7 cm，宽6～12 mm；先端钝，基部狭，全缘，无毛。花序为多聚伞状，有伞梗5；总苞叶状，5枚轮生，淡黄色；苞叶3，小伞梗再抽第三回小伞梗，杯状花序，苞片4，花瓣状，黄色；花单性，无花被。蒴果3，棱圆球形，表面有疣状突起。

生于沟边、河旁或潮湿的灌丛下。药用根、皮、叶，秋季采集。

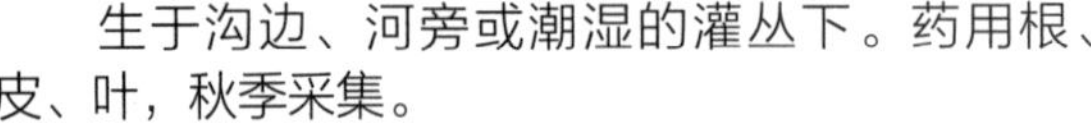

〔性味归经〕苦，寒，归热经。

〔毒性〕有毒，绿豆汤调蜂蜜服可解。

〔功用〕峻泻逐水，通便清热，解毒消疮。

〔主治〕热结便秘，腹水，水臌，无名毒疮。

〔用法用量〕内服：生用3 g研末调蜂蜜分三次开水冲服，治腹水便秘者5 g水煎内服。外用：鲜品适量捣绒敷患处。

〔禁忌〕孕妇忌用，老弱者、幼儿慎用。

水蜈蚣

〔俗名〕连根草、草含珠、球头草、顶棍草、三荚草、寒气草、水香附、地杨梅、一粒珠、三角草。

〔来源〕沙草科植物水蜈蚣*Kyllinga brevifolia* Rottb.的全草。

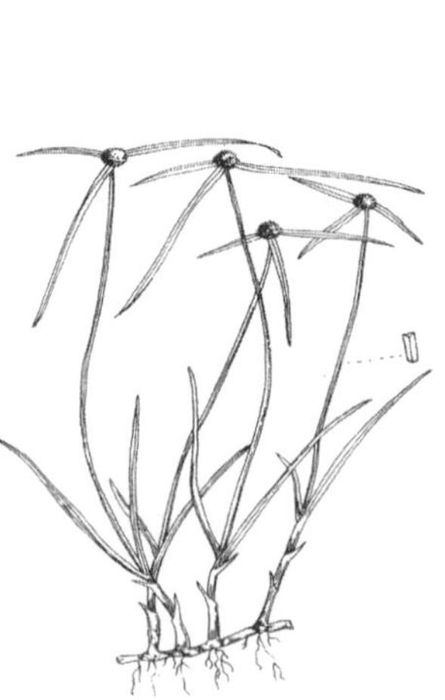

多年生草本。根状茎匍匐，被褐色鳞片，有节，每节上生一秆。秆成列生，细弱，高约20 cm，扁三棱形，基部具4～5叶鞘，上部2～3叶鞘顶端具叶片，叶片线形；叶状苞片3，后期反折；穗状花序近球形；小穗极多，扁，有1朵花；鳞片白色具锈斑，龙骨突起绿色，具刺，顶端具外弯的短尖；雄蕊1～3；柱头2。小坚果倒卵状矩圆形，扁双凸状。

生于水边、路旁，药用全草，全年可采。

［性味归经］辛，平，归冷、热二经。

［毒性］不显。

［功用］散风解毒，消肿止痛，补虚止晕，活血解毒。

［主治］风寒或风热感冒，闭塞无汗，咽喉肿痛，疟疾，蛇咬伤，疮疖瘙痒，跌打损伤，体虚眩晕，小儿百日咳等。

［用法用量］内服：干品30～50 g水煎服。外用：取鲜品捣烂外敷或煎水洗浴。

深裂竹根七

［俗名］黄脚鸡、十样错。

［来源］百合科植物根假万寿竹*Disporopsis pernyi*（Hua）Diels的根茎。

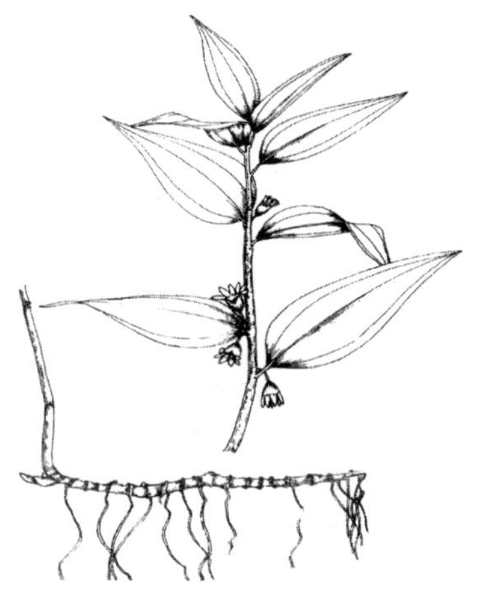

根状茎圆柱形，粗5～10 mm，茎高20～40 cm，具紫色斑点。叶互生，披针形，矩圆状披针形或近卵形，长5～13 cm，顶端渐尖或近尾状，基部圆形或钝，具柄。花1～2（3）朵生于叶腋，白色，花被钟形，花被筒长约为花被的1/3或略长，裂片6，近矩圆形；副花冠裂片膜质，与花被裂片对生，披针形或条状披针形，顶端2深裂；花药长1.5～2 mm，花丝极短，着生于副花冠裂片顶端凹缺处，雌蕊长6～8 mm，花柱稍短于子房。浆果熟时暗紫色，具1～3颗种子。

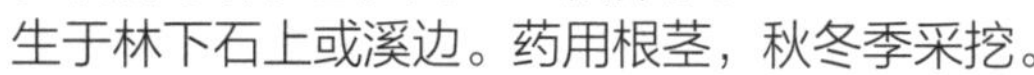

生于林下石上或溪边。药用根茎，秋冬季采挖。

［性味归经］甜，微凉，归热经。

［毒性］无毒。

［功用］生津止渴，补虚润肺。

［主治］多汗口渴，虚咳无痰，产后虚弱，劳损腰痛。

［用法用量］10～30 g水煎内服，或炖鸡吃，亦可泡酒。

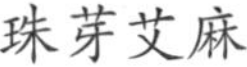

珠芽艾麻

［俗名］红禾麻，禾麻草，艾麻。

［来源］荨麻科植物珠芽艾麻*Laportea bulbifera*（Sieb. et Zucc.）Wedd.的全草或根。

多年生草本。根纺锤形。茎达80 cm，生短毛和少数螫毛；珠芽近球形，直径达5 mm，叶互生；叶片卵形或椭圆形，长8～13 cm，宽3～6 cm，先端短渐尖，基部宽楔形或圆形，边缘密生小锯齿，下面疏生短毛和螫毛；叶柄长达6 cm，生螫毛。雌雄同株；雄花序腋生，长达4 cm；雄花花被片4～5；雌花序顶生，长达15 cm；雌花花

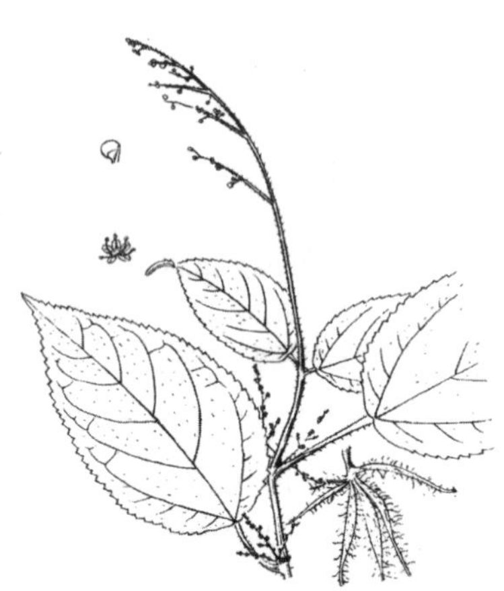

被片4，不等大，子房最初直立，以后斜生，柱头丝状。

生于山地林下或林边。药用根，秋季采挖。

〔性味归经〕辛，温，归冷经。

〔毒性〕小毒，常量无妨，但其鲜叶触人皮肤，即致痛痒红疹。

〔功用〕祛风除湿，止痛活血。

〔主治〕风湿麻木，风湿关节痛。

〔用法用量〕内服：10～30 g水煎服或泡酒。外用：适量水煎外洗。

注意：本品叶有螫毛，触之刺痛奇痒难忍；采挖时应谨慎。

号筒草

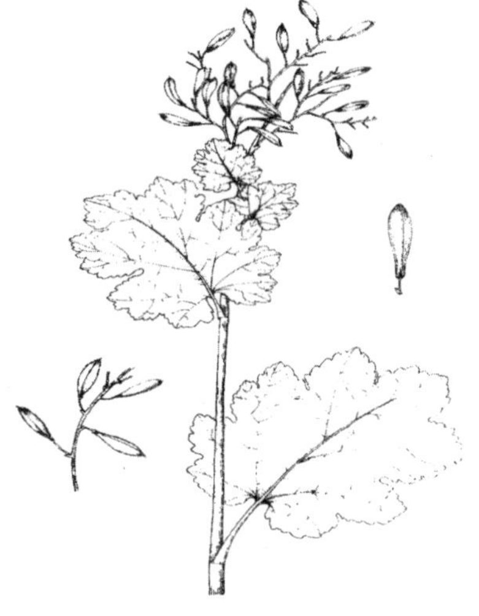

〔俗名〕号筒杆、山号筒、博落回、三钱三、通天窍、黄薄荷。

〔来源〕罂粟科植物博落迴 *Macleaya cordata*（Willd.）R.Br.的带根全草。

多年生草本，高达2.5 m，全体被白粉，折断后有黄汁流出。茎粗壮，圆柱形，中空，有时紫红色。单叶互生，阔卵形，长15～30 cm，宽12～25 cm，边缘5～9浅裂，裂片有波状齿，上面绿色，下面白色；柄长达12 cm，基部常抱茎。圆锥花序顶生或腋生；萼片2，白色；无花瓣；雄蕊多数，花丝扁；雌蕊1，子房倒卵形，花柱短，柱头2裂。蒴果，下垂，倒卵状长椭圆形，扁平，红色，表面带白粉，花柱宿存。种子4～6粒。

生于山坡、路边。药用全草，夏秋季采集。

〔性味归经〕酸，平，归热经。

〔毒性〕有大毒，中毒先催吐，后以生白蜜130 g加凉开水慢咽下，并用甘草、绿豆、生姜、金银花等量煎服。

〔功用〕收涩敛疮，升举固脱，杀虫解毒，散瘀止痛。

〔主治〕脱肛，子宫脱垂，疮肿，黄水疮，疥癣，跌打损伤，关节疼痛。

〔用法用量〕外用：10～20 g水煎洗患处或泡酒外搽，或鲜品捣烂外敷，或以秆烧灰存性，研末兑茶油外涂。因有毒，内服以1～3 g水煎服。切忌多用。

〔禁忌〕内服慎用，孕妇、小儿、体虚者禁用。

瓜子金

〔俗名〕小远志、通性草、黄瓜仁草。

〔来源〕远志科植物瓜子金*Polygala japonica* Houtt.的全草。

多年生草本，高约15 cm。茎被灰褐色细柔毛。叶互生，卵形至卵状披针形，长10～20 mm，宽5～10 mm，先端短尖，全缘；叶柄短；叶柄、叶脉、叶缘均具细柔毛。总状花序腋生，最上一花序低于茎的顶端；萼片5，前面1萼片卵状披针形，呈囊状，两侧2萼片大形，花瓣状，广卵形或椭圆形，后面2萼片呈线状披针形；花瓣3，紫白色，下部愈合，背面近顶端处有流苏状附属物；雄蕊8；雌蕊1，子房倒卵形而扁。蒴果广卵形而扁，先端凹。种子卵形而扁。

生于山坡草地或荒野。药用全草，夏秋季采集。

〔性味归经〕辛，平，归热经。

〔毒性〕不显。

〔功用〕活血消瘀，化痰止咳，解毒消肿。

〔主治〕跌打伤痛，咽喉肿痛，咳嗽痰多，毒蛇咬伤。

〔用法用量〕内服：10～15 g水煎内服或研粉。外用：粉末调水涂患处或捣烂外敷。

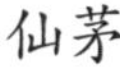

仙茅

〔俗名〕地棕根、婆罗门参、小棕根。

〔来源〕石蒜科植物仙茅*Curculigo orchioides* Gaertn.的根茎。

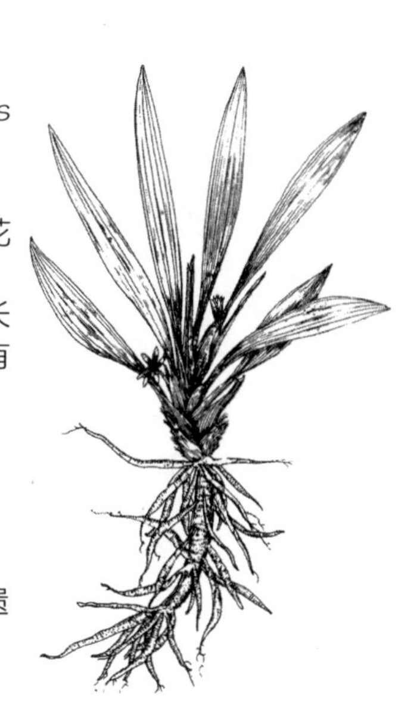

多年生草本，高达40 cm。根状茎粗壮，圆柱形，向下直生。叶基生，3～6枚，披针形，散生长柔毛。花葶极短，隐藏于叶鞘内；苞片披针形，膜质；花黄色；花被筒状，线形，被疏毛，裂片6；雄蕊6；子房有长毛，花柱细长，柱头棒状。浆果长矩圆形，顶端宿存有细长的花被筒，呈喙状。

生于山坡草地。药用根，秋冬季采。

〔性味归经〕辛，甜，温，归冷经。

〔毒性〕无毒。

〔功用〕温肾起痿，固精止遗。

〔主治〕肾虚阳痿筋骨萎软，腰膝冷痛，老年遗尿，滑精耳鸣。

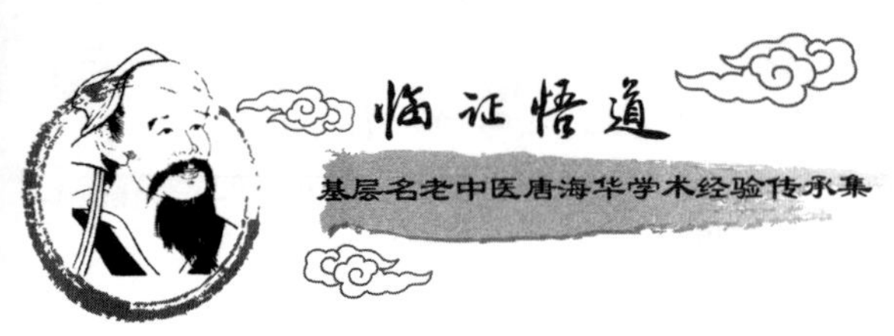

〔用法用量〕10～50 g水煎服或泡酒服，亦可研细末兑酒吞服1～2 g，或炖肉吃。

水杨柳

〔俗名〕水柳、水竹叶草、白前、柳叶白前。

〔来源〕萝藦科植物柳叶白前*Cynanchum stauntonii*（Deone.）Schlr.et Levl.的根。

多年生草本，高达60 cm。根茎匍匐状，有成束根。茎直立，单一，下部木质化。单叶对生，叶片披针形，先端渐尖，基部狭，边缘反卷。聚伞花序腋生，总花梗上着生小苞片；花萼绿色，5深裂；花冠紫色，5深裂，线形；副花冠5，上部围绕于蕊柱顶端；雄蕊5；5雌蕊合成蕊柱，花药2室；雌蕊1，花柱2，在顶端连合成一平盘状的柱头。蓇葖果角状。种子顶端具白色细绒毛。

多生于水沟、溪边或阴湿处。药用全草，秋季采集。

〔性味归经〕辛、苦、微寒，归热经。

〔毒性〕无毒。

〔功用〕清肺止咳，降气化痰，利水通淋，活血调经。

〔主治〕肺热咳嗽，久咳带血，干咳痰黏，气急咳喘，小便不利，水肿淋症，月经不调，经闭带下，跌打损伤，疳积腹泻等。

〔用法用量〕10～15 g水煎服，亦可蒸鸡或泡酒吃。

仙鹤草

〔俗名〕黄龙牙、龙牙草、路边黄。

〔来源〕蔷薇科植物龙牙草*Agrimonia pilosa* Ledeb.的全草。

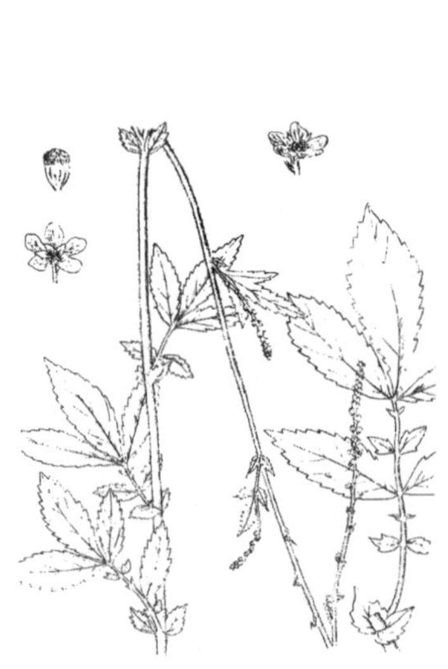

多年生草本，全株密生长柔毛，单灵敏羽状复叶，小叶5～7，椭圆状卵形，边缘有锯齿，两面均被疏柔毛，下面有多数腺点；叶轴与叶柄均有疏柔毛，托叶卵形。总状花序顶生；苞片3裂；花黄色；萼筒外面有槽和毛，顶端生一圈钩状刺毛，裂片5；花瓣5；雄蕊10；心皮2。瘦果倒圆锥形，萼片宿存。

生于山坡、路旁、草地。全国各地均有分布，药用全草，夏秋季采。

〔性味归经〕苦，微湿，微凉，归热经。

〔毒性〕无毒。

〔功用〕收敛止渴，止血解热，安神定志。

〔主治〕各种出血，肠风下血，刀伤出血，腹泻，母猪疯，失眠夜惊，风火牙痛。

〔用法用量〕内服：10～30 g水煎服或炖鸡吃。外用：治牙痛以根少许塞牙痛处，刀伤出血者以叶嚼烂敷伤口。

龙葵

〔俗名〕山海椒、野海椒、苦葵、天茄子、老鸦睛睛草。

〔来源〕茄科植物龙葵*Solanum nigrum* L.的全草。

一年生草本，高达1 m。茎直立，多分枝。叶卵形，长4～7 cm，宽3～5 cm，先端尖，基部渐狭至柄，全缘或有不规则的波状齿，两面光滑或有疏毛。花序短蝎状，腋外生，有4～10朵花；花萼杯状；花冠白色，辐状，裂片卵状三角形；雄蕊5；着生冠筒口；雌蕊1，子房2室，花柱中部以下有白色绒毛。浆果熟时黑色。种子卵形，压扁状。

生于路旁、田野。药用全草，夏秋季采。

〔性味归经〕酸、微寒，归热经。

〔毒性〕有小毒，常量无妨。

〔功用〕清热解毒，散结清痈，利水消肿。

〔主治〕痈疮肿毒，咽喉肿痛，胰腺炎，恶疮痈肿，淋浊白带，皮肤湿疹。

〔用法用量〕内服：10～20 g水煎服。外用：取鲜品50～100 g两捣烂外敷或煎水洗患处。

半边莲

〔俗名〕细米草、急解索、蛇利草。

〔来源〕桔梗科植物半边莲*Lobelia chinensis* Lour.的全草。

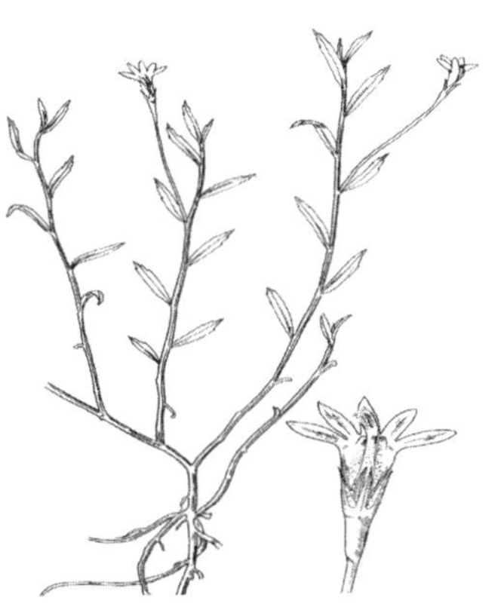

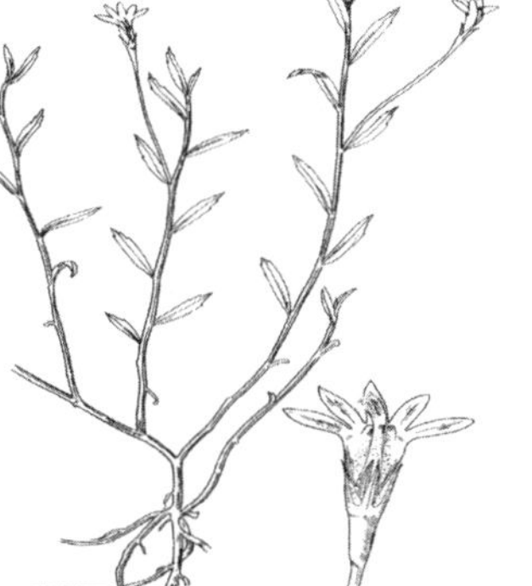

多年生草本，有白色乳汁。茎平卧，在节上生根，分枝直立，高6～15 cm，无毛。叶无柄或近无柄，狭披针形或条形，长8～25 mm，宽2～5 mm，顶端急尖，全缘或有波状小齿，无毛。花通常1朵生分枝上部叶腋，花梗长1.2～1.8 cm，无小苞片；花萼无毛，裂片5，狭三角形，长3～6 mm；花冠粉红色，近一唇形，长约12 mm，裂片5，无毛；雄蕊5，长约

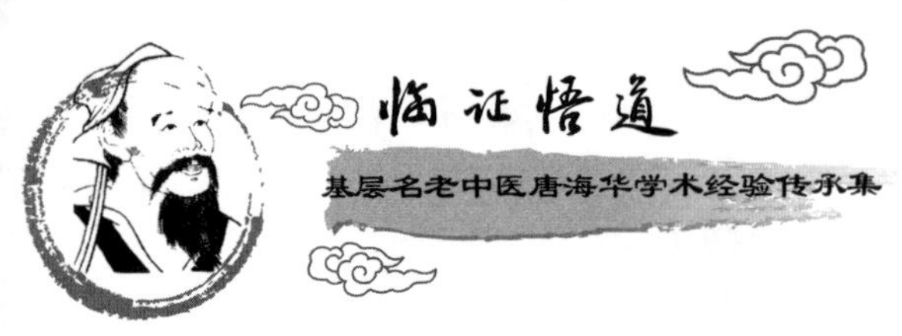

8 mm，花丝上部，花药合生，下面2花药顶端有鬓毛；子房下位，2室。

生于水田边、沟边或潮湿草地。药用全草，春夏季采集。

〔性味归经〕甜、辛、淡、微寒，归热经。

〔毒性〕有小毒，常量无妨，过量致头痛、吐泻，终因呼吸困难而死，解救早期催吐洗胃，桔梗、甘草各30 g煎汤当茶饮。

〔功用〕解毒消炎，利水消肿。

〔主治〕毒蛇咬伤，肝硬化腹水，肾炎水肿，疮毒痈肿，肠炎腹泻等。

〔用法用量〕内服：15～30 g水煎服。外用：鲜品50～100 g捣烂敷患处。

〔禁忌〕孕妇、体虚者慎用。

天胡荽

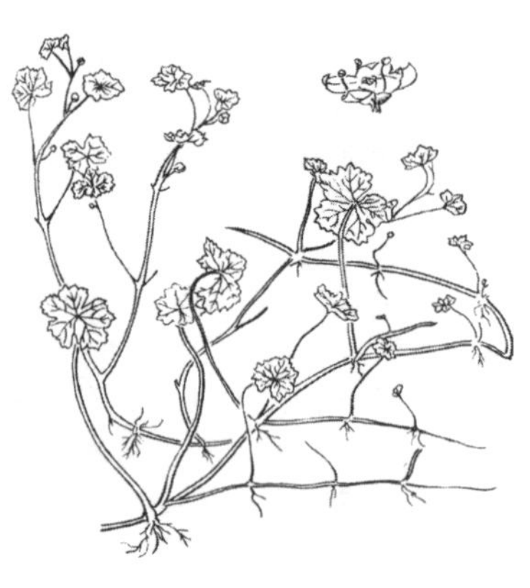

〔俗名〕星宿草、雨点草、满天星、明镜草。

〔来源〕伞形科植物天胡荽*Hydrocotyle sibthorpioides* Lam.的全草。

多年生草本，茎匍匐。单叶互生，圆形或肾形，直径5～25 mm，不裂或掌状5～7浅裂，裂片宽倒卵形，边缘具钝齿，上面无毛或两面有疏柔毛；叶柄长0.5～8 cm。单伞形花序腋生，有花10～15朵；总花梗长1～2.5 cm；总苞片4～10枚；花瓣绿白色，长约1.2 mm。双悬果近圆形，长1～1.5 mm，光滑或有多数小斑点。

生于潮湿的草地、林下或家宅附近。药用全草，四季可采。

〔性味归经〕甜，凉，归热经。

〔毒性〕无毒。

〔功用〕退翳明目，清热除疳，解毒消炎，利湿退黄，消肿止痛。

〔主治〕目赤肝热，咽喉肿痛，翳子落眼，小儿疳积，红白痢疾，热淋血尿，黄疸肝炎，毒蛇咬伤。

〔用法用量〕内服：10～50 g水煎服。或炖肉吃，治疳积、翳子，加猪（鸡）肝适量蒸熟吃，治吐血、咽痛，鲜品捣汁加白糖水服。外用：取鲜品捣烂外敷伤口周围；治赤眼痛，以鲜品捣烂塞鼻，左眼痛塞右鼻，右眼痛塞左鼻。

田基黄

〔俗名〕对叶草、细瓜米叶、香排草、崔舌草、痧子草、合掌草、降龙草、红孩儿、女儿红。

〔来源〕为藤黄科植物地耳草*Hypericum japonicum* Thunb.ex Murray的全草。

一年生小草本，披散或直立，高30～40 cm。根多须状。茎纤细，具四棱。基部近节处生细根。叶小，对生，卵形，抱茎，长3～15 mm，宽1.5～8 mm，全缘。聚伞

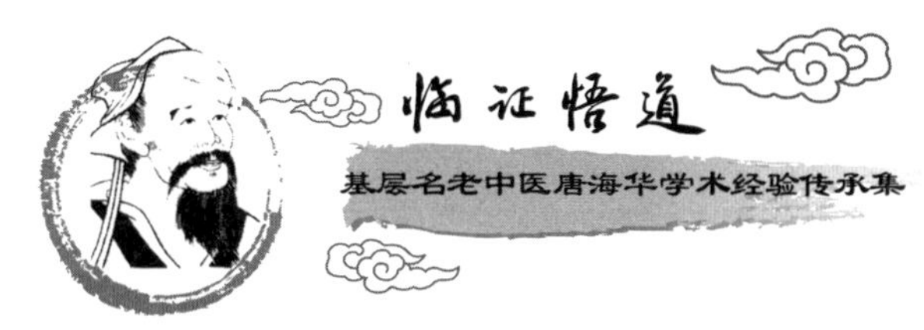

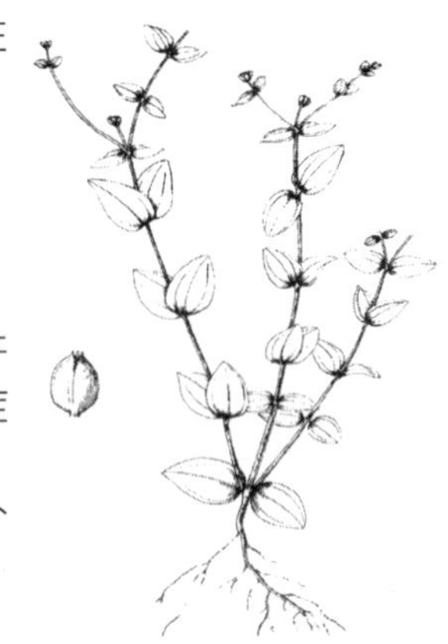

花序顶生；花小，黄色；萼片，花瓣各5，几等长；花柱3，分离。蒴果矩圆形，长4 mm。

生于田野较潮湿处。药用全草，夏秋季采集。

［性味归经］甜，淡，凉，归热经。

［毒性］无毒。

［功用］清热解毒，渗湿利水，明目退黄。

［主治］痈疽肿毒，毒蛇咬伤，跌打损伤，急慢性肝炎，黄疸肝炎，肝硬化，肝区痛，胆囊炎，阑尾炎，痧症吐泻，中暑咳嗽。

［用法用量］内服：15～30 g水煎服。外用：水煎外洗或取鲜品50～100 g捣烂敷患处。

地锦

［俗名］斑鸠窝、倒欠草、地瓣草、红砂草、地马桑、小马齿苋。

［来源］大戟科植物地锦*Euphorbia humifusa* Wille.的全草。

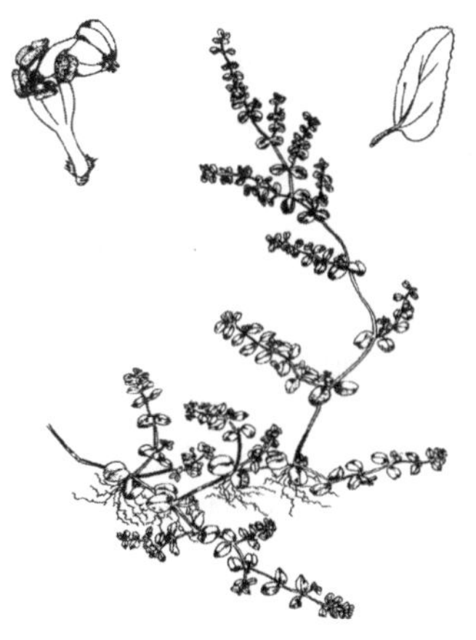

一年生草本，含白色乳汁。茎通常从根际成二歧分生为数枝，平卧地面，呈红色，通常无毛。叶对生；椭圆形，长5～10 mm，宽4～6 mm，先端圆，基部不等形，边缘有细锯齿，上面绿色，下面绿白色；叶柄极短；托叶线形，通常3深裂。杯状聚伞花序，单生于枝腋或叶腋；总苞倒圆锥形，淡红色，边缘4裂；腺体4枚，椭圆形；雄花数朵和雌花1朵同生于总苞内。蒴果扁卵形而小，有3棱，无毛，种子卵形。

生于田野旁或道院间。药用全草，夏秋季采集。

［性味归经］苦，辛，平，入热经。

［毒性］无毒。

［功用］清热利湿，健脾止泻，消食导滞，杀虫除疳，止血止痢。

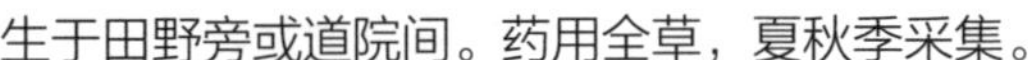

［主治］水火烫伤，疮癣湿疹，食积腹泻，痢疾便血，崩漏下血，产褥热，刀砍伤。

［用法用量］内服：10～25 g水煎服，妇科兑甜酒，红痢兑红糖服，疳积蒸鸡（猪）肝吃。外用：适量捣鲜品外敷患处或研细末调桐油或茶油、菜油敷患处。

观音草

［俗名］地蜈蚣、小九龙盘、千里马。

［来源］百合科植物吉祥草*Reineckia carnea* (Andr.)Kunth的全草。

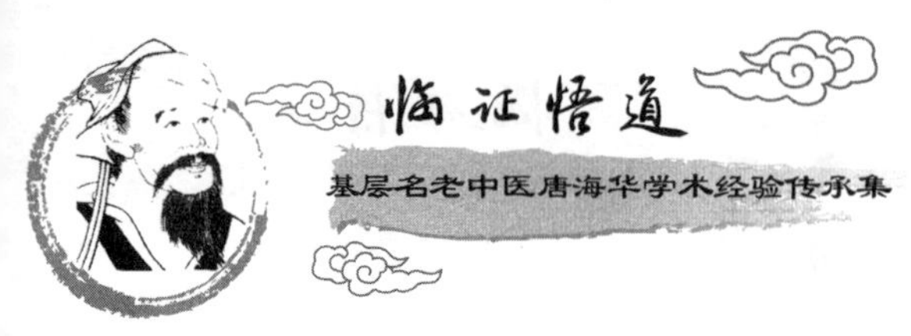

多年生草本，根状茎匍匐，具节。叶3～8枚，簇生于根状茎顶端，条形或披针形，长10～38 cm，宽0.5～3.5 cm，先端渐尖，向下渐狭，深绿色。花葶短于叶，长5～15 cm，穗状花序长2～6.5 cm，多花；苞片卵状三角形，膜质，淡褐色或带紫色；花芳香，粉红色，花被片合生成短管状，上部6裂；裂片开花时反卷，矩圆形；雄蕊6；花丝丝状，花药近矩圆形，背部着生；子房瓶状。浆果球形，鲜红色。

生于阴湿山坡、山谷或密林下。药用全草，四季可采。

〔性味归经〕甜，微凉，归热经。

〔毒性〕无毒。

〔功用〕清热活血，润肺止咳，消肿止痛，消积除疳。

〔主治〕跌打损伤，骨折肿痛，肝炎黄疸，肺燥咳嗽，小儿疳积。

〔用法用量〕内服：10～20 g水煎服，小儿疳积蒸猪（鸡）肝吃。外用：捣烂加酒炒热包伤处。

百部

〔俗名〕八百崽、多儿母。

〔来源〕百部科植物大百部*Stemona sessilifolia* (Miq.)Miq.的块根。

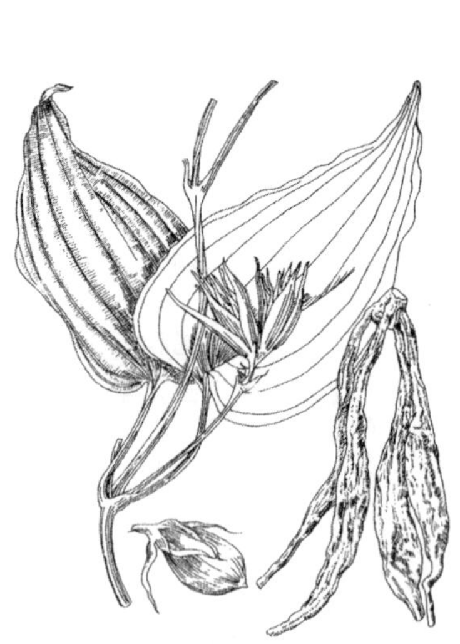

多年生攀援性草本。块根肉质，纺锤形，成束。叶对生或轮生，偶兼有互生，卵状披针形或宽卵形，长6～30 cm，宽2～17 cm，顶端渐尖至短尖，基部心形，主脉7～13条，横脉细密而平行；叶柄长3～10 cm。花单生或2～3朵排成总状花序，生于叶腋；花被片4，黄绿色，披针形；雄蕊4，紫色，花丝粗短，花药条形，直立，顶端具附属物；蒴果倒卵形，熟时2瓣裂，种子多数。

生于山坡、林下、路旁或溪边。药用根，秋季采。

〔性味归经〕苦，甜，微温，归冷经。

〔毒性〕无毒。

〔功用〕温肺润肺，杀虫止咳，灭虱止痒。

〔主治〕肺痨咳嗽，燥咳少痰或痰中带血，头虱瘙痒。

〔用法用量〕内服：10～30 g水煎服。外用：灭头虱，煨水洗头。

笔筒草

［俗名］木贼、节节草、接骨草、笔杆草。

［来源］木贼科植物问荆*Equisetum ramosissimum* Desf.的全草。

草本，地上茎直立，二型。茎中实，营养茎在孢子茎枯萎后生出，茎上有棱脊6～15条。叶退化，下部合成鞘，鞘齿披针形，黑色，边缘灰白色；分枝轮生，有棱脊3～4条，单一或再分枝。孢子茎早春发出，紫褐色，肉质，不分枝，鞘长而大。孢子囊穗顶生，钝头；孢子叶六角形，盾状着生，边缘着生长形孢子囊。

分布于北半球温带等地区。喜生于阴湿地或疏林下。药用全草，夏季采。

［性味归经］苦，微甜，微凉，归热经。

［毒性］无毒。

［功用］清热明目，散痞消石，消积除疳，利湿退黄，接骨续筋。

［主治］风热头痛，目赤火眼，小儿疳积，黄疸肝炎，尿石热淋，胸腹痞块，跌打骨折。

［用法用量］10～25 g水煎服，治疳积用其蒸瘦肉吃。

灯心草

［俗名］水灯心、灯草、铁灯草。

［来源］灯心草科植物灯心草*Jumcus effuses* L.的全草。

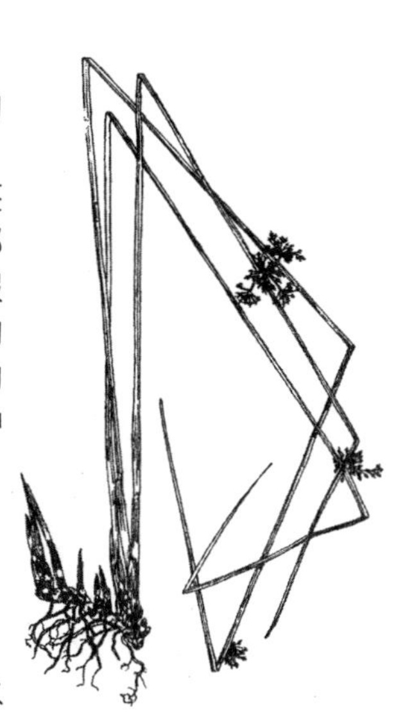

多年生草本，高达1 m。根状茎横走，密生须根。茎簇生，圆筒状，直径1～2 mm，内充满乳白色髓。基部具叶鞘状，红褐色或淡红色，叶片退化呈刺芒状。花序假侧生，聚伞状，花多，密集成簇，淡绿色；总苞片似茎的延伸；花被片6，条形，边缘膜质；雄蕊3，长为花被的2/3；子房3室，柱头3枚。蒴果矩圆状，顶端钝或凹，种子褐色。

生于湿地或沼泽边缘。药用全草，夏秋季采。

［性味归经］甜，寒，归热经。

［毒性］无毒。

［功用］清热利尿，祛风除湿，消肿顺气。

［主治］小儿高热不退，吃奶呛咳，风湿，浮肿，水肿，小便不利。

［用法用量］10～15 g水煎服或当茶饮。

灯盏细辛

〔俗名〕短蒿飞蓬。

〔来源〕菊科植物短葶飞蓬*Erigeron breviscapus*（vant.）Hand.-mazz.的全草。

多年生草本。根状茎粗短，密生多数须根，茎直立，高5～50 cm，中部有少数分枝，全株被多细胞硬短毛或杂有腺毛。叶全缘。两面有粗毛，基生叶密集成莲座状。匙形或倒卵状披针形，长1～11 cm，宽0.5～2.5 cm，基部下延成叶柄；茎生叶通常2～4个，长圆形，长1～4 cm，宽0.5～1 cm，小部叶常缩小成条形的小苞片，无叶柄。头状花序顶生，通常单个；总苞半球形，总苞片3层，舌状花2～3层，舌片紫色；两性花筒状，黄色。瘦果狭长圆形，扁；冠毛白色，2层，外层极短。

生于山坡草地、林缘。药用全草，夏秋季采集。

〔性味归经〕甘凉，归热经。

〔毒性〕无毒。

〔功用〕清热镇痛，补虚止咳。

〔主治〕肺虚咳嗽，风热头痛。

〔用法用量〕10～20 g水煎服。

红姨妈菜

〔俗名〕白花前胡、红前胡、罗家菜。

〔来源〕伞形科植物白花前胡 *Peucedanum praeruptorum* Dunn的全草。

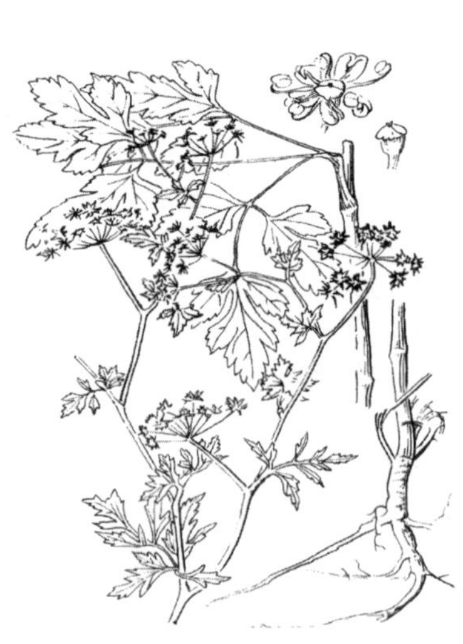

多年生草本，高60～90 cm；根圆锥形；茎粗大，基部有多数褐色叶鞘纤维；基生叶和下部叶圆形至宽卵形，长5～9 cm，二至三回三出式羽状分裂，最终裂片菱状倒卵形，长3～4 cm，宽约3 cm，不规则羽状分裂，有圆锯齿；叶柄长6～20 cm，基部有宽鞘；茎生叶二回羽状分裂，裂片较小。复伞形花序；总花梗长2～10 cm；无总苞；伞幅12～18个；小总苞片7枚，条状披针形，有缘毛，花梗约20根；花白色。双悬果椭圆形或卵形，长4～5 mm，宽约3 mm，侧棱有狭翅。

生于向阳山坡、草丛中。药用全草，春、夏、秋采集。

〔性味归经〕辛，平，归冷经。

〔毒性〕无毒。

〔功用〕补虚扶弱，祛风止痛，敛汗止咳。

〔主治〕风湿疼痛，感冒头痛，虚汗干咳，病后体弱，眩晕，变应形鼻炎（小儿疳积），痔疮出血。

〔用法用量〕10～30 g水煎服或炖肉吃，治变性性鼻炎炖小母鸡一只吃，治头晕蒸鸡蛋吃。

四块瓦

〔俗名〕四块瓦、四大天王、及己。

〔来源〕报春花科植物落地梅*Lysimachia paridiformis* Fr. 的全草。

多年生草本，全株无毛。茎直立，高15～45 cm；茎端叶4枚轮生，少有6枚。叶椭圆至狭长椭圆形，长7～15 cm，宽4～7.5 cm，顶端渐尖，基部渐狭，无柄；下部叶对生，鳞片状。花多数，集生茎端；苞片条状钻形；花萼深5裂，裂片披针形；花冠黄色，深5裂，裂片卵状长圆形，长11～14 mm；雄蕊不等长，花丝基部连合成筒。蒴果球形，5瓣裂。

生于林缘、沟谷、灌丛阴湿处。药用全草，夏秋季采。

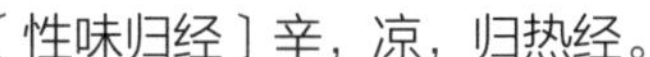

〔性味归经〕辛，凉，归热经。

〔毒性〕无毒。

〔功用〕清热解毒，舒筋活血，解毒疥疮，抗痨止咳。

〔主治〕风热感冒，跌打伤痛，疮痈肿毒，肺痨咳嗽。

〔用法用量〕内服：15～30 g水煎服或泡酒服。外用：取鲜品适量捣烂外敷患处。

红苋菜

〔俗名〕苋菜、反枝苋。

〔来源〕苋科植物苋*Amaranthus tricolor* L.的全草。

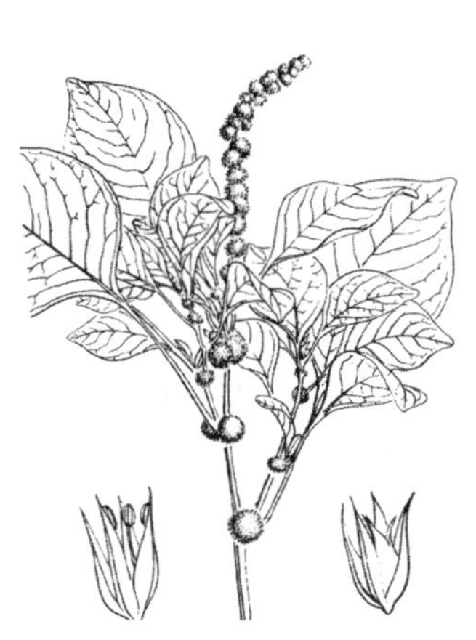

一年生草本，高80～150 cm；茎通常分枝。叶卵状椭圆形至披针形，长4～10 cm，宽2～7 cm，除绿色外，常呈红色、紫色、黄色或绿紫杂色，无毛；叶柄长2～6 cm。花单性或杂性，密集成簇，花簇球形，腋生或密生成顶生下垂的穗状花序；苞片和小苞片干膜质，卵状披针形；花被片3，矩圆形，具芒尖；雄花的雄蕊3；雌花的花柱2～3。胞果矩果形，盖裂。

全国各地均有栽培。药用全草，夏秋季采集。

〔性味归经〕甜，凉，归热经。

〔毒性〕无毒。

〔功用〕清热解毒，凉血止痢。

〔主治〕红痢疾，猪牛瘟。

〔用法用量〕20～30 g煨水服。

阴行草

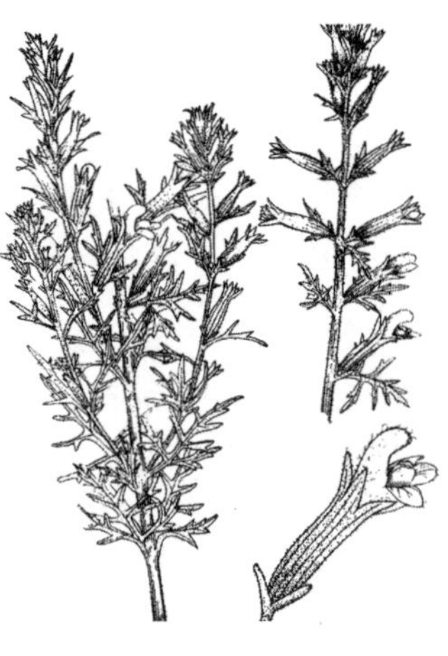

〔俗名〕黄花茵陈、黔茵陈、土茵陈、油罐草、油蒿菜、山芝麻。

〔来源〕玄参科植物阴行草*Siphonostegia chinensis* Benth.的全草。

一年生草本，高达80 cm，全体被锈色短毛。茎上部多分枝，稍具棱角。叶对生，几无柄；叶片二回羽状全裂，裂片3对，条状披针形。花对生于茎枝上部，成总状花序；花梗有1对小苞片；萼筒有10条显著的主脉，齿5，长为筒部的1/4～1/3；花冠上唇红色，镰状弓曲，背部被毛，下唇黄色，3裂；雄蕊2，花丝基部被毛。蒴果包于宿存萼内，矩圆形。种子为黑色。

生于山坡、草地。药用全草，夏秋季采集。

〔性味归经〕辛，苦，凉，归热经。

〔毒性〕无毒。

〔功用〕解表散热，祛风利湿，解毒消疮，散寒止痢。

〔主治〕风寒、风热感冒，咳嗽，漆疮，白痢寒泻，黄疸肝炎，乙型肝炎，肝硬化。为苗医治肝炎要药。

〔用法用量〕内服：15～30 g水煎服。外用：鲜品捣烂调茶油搽患处。

活血丹

〔俗名〕透骨消、金钱艾、金钱薄荷。

〔来源〕唇形科植物活血丹*Glechoma longituba*（*Nakai*）*Kupr*.的全草。

多年生草本，具匍匐茎。茎长达 20 cm，幼嫩部分被疏长柔毛。茎下部叶较小，心形或近肾形，上部者较大，心形，长 1.8 ～ 2.6 cm，上面被疏粗伏毛，下面常带紫色，被疏柔毛；叶柄长为叶片的 1 ～ 2 倍。轮伞花序少花；苞片刺芒状；花萼筒状，长 0.9 ～ 1.1 cm，齿 5，长披针形，顶端芒状，呈 3/2 式二唇形，上唇 3 齿较长；花冠淡蓝色至紫色，下唇具深色斑点，筒有长短两型，长者长 1.7 ～ 2.2 cm，短者长 1 ～ 1.4 cm，檐部二唇形，下唇中裂片肾形。小坚果矩圆状卵形。

生于疏林下、路旁、溪边。药用全草，全年可采。

［性味归经］辛，香，温，归冷、热经。

［毒性］不显。

［功用］活血通络，调经止痛，祛风消肿。

［主治］跌打损伤，骨折肿痛，闭经痛经，风湿骨痛，尿路结石，疳积，黄疸，肺痈，胃痛等。

［用法用量］内服：10～30 g水煎服。外用：取鲜品捣烂外敷患处。

八角莲

［俗名］八角盘、独角莲、独叶一枝花。

［来源］小檗科植物八角莲*Dysosma versipellis*（Hance）M. Cheng的根茎。

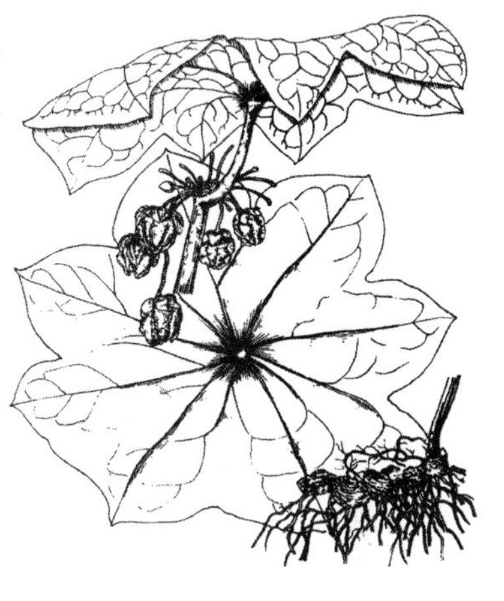

多年生草本，高达1 m。根状茎粗壮，横生，结节状。茎不分枝，光滑无毛；茎生叶2，在近茎顶端处相接；叶片盾状，圆形，直径达30 cm，4～9浅裂；裂片宽三角状卵圆形或矩圆形，边缘有针刺状细齿；花5～8朵簇生于近叶柄顶部离叶基约8～10 cm处，下垂，深红色；萼片6，外面被疏长毛；花瓣6；雄蕊6；子房上位，1室，柱头盾状。浆果圆形。

生于阔叶林或竹林下阴湿处。药用块根，全年可采。

［性味归经］甘，微苦，凉，归热经。

［毒性］无毒。

［功用］清热解毒，消肿疖痈，祛痰散结。

［主治］痈疮肿毒，毒蛇咬伤，腮腺炎，气管炎，跌打损伤，治蛇毒以神经毒尤佳，俗言“认得八角莲，可以同蛇眠”。

［用法用量］内服：10～15 g水煎服。外用：鲜品捣敷或干根磨酒、醋涂敷患处。

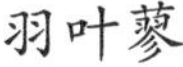

羽叶蓼

［俗名］花脸七、缺腰叶蓼、花蝴蝶、鸡脚七、九龙盘、拐枣七、荞子莲、血结连。

［来源］蓼科植物赤胫散*Polygonum runcinatum* Buch. - Ham.Ex D.Don的根茎。

多年生草本，高达50 cm。根状茎细弱；茎斜向上，被柔毛或无。叶片卵形或三角状卵形，长5～8 cm，宽3～5 cm，先端渐尖，基部向内凹形成1～3对圆形裂片，叶面上有三角形暗紫色斑纹，两面及叶缘有粗毛；叶柄基部有革质耳状片，托叶鞘膜质，筒状。花序顶生，由多个头状花序组成；花小型，花被5裂，白色或粉红色；雄蕊8枚；花柱3枚。瘦果卵圆形，先端3棱，黑色。

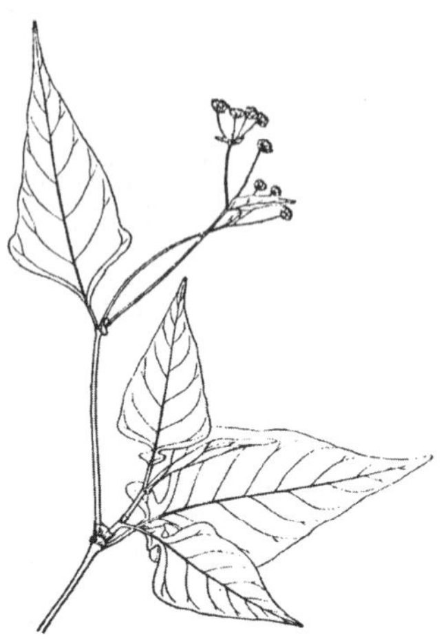

生于山坡草丛、水沟边。药用根，夏秋季采集。

［性味归经］苦，微涩，寒，归热经。

［毒性］不显。

［功用］清热解毒，明目退翳，活血止血，祛风除湿，接骨续筋，软坚消结，退火愈疡。

［主治］无名肿毒，九子疡，跌打伤痛，骨折，水火烫伤，腰痛，月经不调，目赤生翳，风湿疼痛，痔疮出血，痨咳，阳痿。

［用法用量］内服：20～30 g水煎服或炖肉吃或泡酒服，痔疮出血，煮甜酒服。外用：无名肿毒者，醋搽患处；水火烫伤者，研粉调麻油搽。

谷精草

［俗名］佛顶珠、珍珠草、谷精珠、鼓槌草。

［来源］谷精草科植物谷精草*Eriocaulon buergerianum* Koern.的全草。

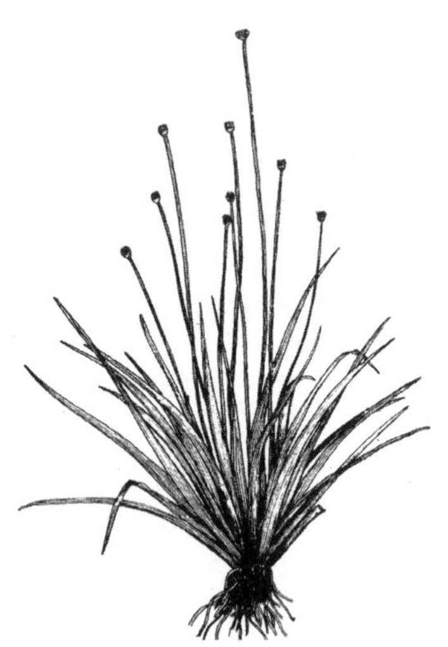

一年生草本，高达15 cm，叶簇生，线形，先端钝，花茎多数，生于叶；总状花序半球形，花苞片数枚，倒卵形，苞片背面上部及边缘密生白色棍状短毛；花单性，生于苞片腋内，雌雄花生于同一花序上，雄花生于花序中央，萼片佛焰苞状；花瓣合成管，先端3裂，上方有黑色腺1枚；雄蕊6，黑色；雌花多数生于花序周围，花瓣3，匙形，上方有黑色腺体1枚；子房3室，柱头3裂。蒴果3裂。

生于水稻田或池沼边潮湿处。药用全草或单用花头（谷精子），秋季采收。

［性味归经］辛，甘，微凉，归热经。

［毒性］无毒。

［功用］清肝明目，祛风解热，舒筋止痛。

［主治］目赤眼翳，风热感冒，咽喉肿痛，脚转筋。

［用法用量］内服：15～20 g水煎服。外用：煎水洗眼。

冷水花

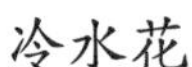

［俗名］冷水花。

［来源］荨麻科植物粗齿冷水花*Pilea fasciata* Franch. 的全草。

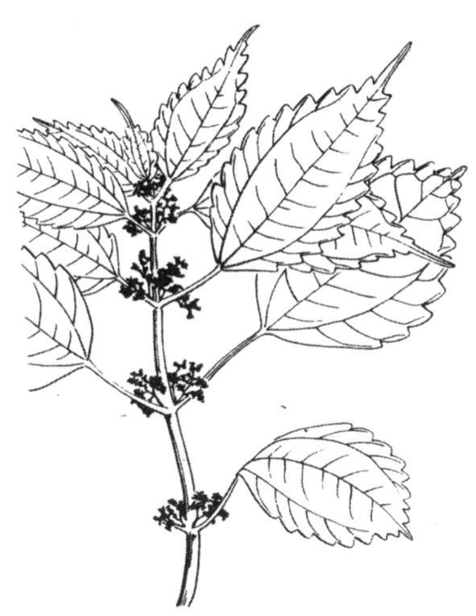

草本，无毛；茎肉质，高25～60 cm，叶对生，两枚近于等长；叶片卵形，宽卵形或椭圆形，长6～14 cm，宽2～7 cm，先端长渐尖，基部宽楔形或近圆形，边缘在基部之上密生粗锯齿，钟乳体疏生，狭条形，基生脉3条；叶柄长1～7 cm。通常雌雄异株；花序长达3 cm，分枝多；雄花直径约1.5 mm，花被片4，长约1.3 mm，雄花4；雌花花被片3，近等大，卵形，柱头画笔头状。瘦果卵形，扁，光滑。

生于山谷林下阴处。药用全草，夏秋季采。

［性味归经］辛，微温，归冷经。

［毒性］无毒。

［功用］理气止痛，健脾开胃。

［主治］心胃气痛，腹胀纳呆。

［用法用量］10～15 g水煎服。

青鱼胆草

［俗名］鱼胆草。

［来源］龙胆科植物红花龙胆*Gentiana rhodantha* Franch.的根。

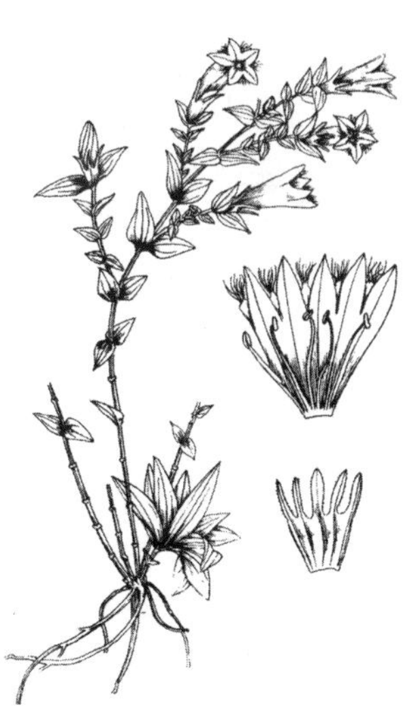

多年生草本，高30～60 cm，单生或簇生，根数条，丛生，稍肉质。茎直立，四棱形，具狭翅，节稍膨大，紫色或绿色。基生叶呈旋叠状，茎生叶互生，几无柄，卵状披针形，长1.5～3 cm，宽1～2 cm，先端锐尖，基部浑圆，边缘具细锯齿，主脉3，明显，背面带紫红色。花单生枝顶，淡蓝紫色；萼钟形，5裂；花冠漏斗状，先端5裂；褶紫红色，流苏状；雄蕊5；子房长椭圆形，具柄，花柱与子房等长，柱头2裂。蒴果细长，花萼宿存。种子细小。

生于山坡、草地。药用全草，夏秋季采。

［性味归经］苦，淡，微寒，归热经。

［毒性］无毒。

［功用］清热解毒，利湿健胃，消疮散结。

［主治］黄疸肝炎，痈疥疮疡，胃纳不佳。

［用法用量］内服：10～15 g，水煎服。外用：鲜品捣敷。

抱石莲

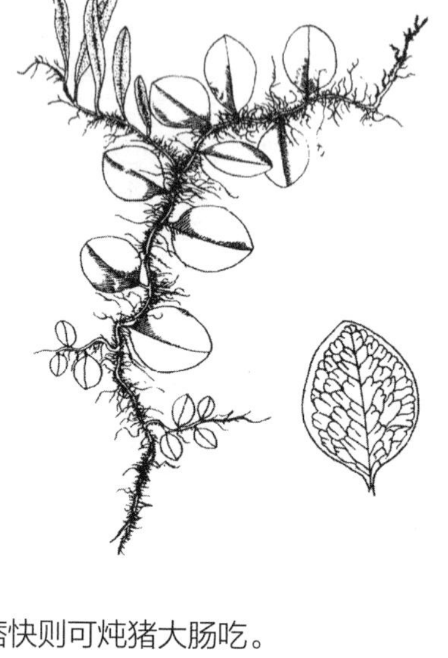

［俗名］抱树莲、瓜子莲、痞子草、石耳坠、鱼鳖金星、锐保腿。

［来源］水龙骨科植物伏石蕨*Lemmaphyllum microphyllum* Presl.的全草。

小型草本植物，高5 cm，根状茎纤细，长而横走，淡绿色，疏生棕色鳞片，鳞片顶端钻形，下部近圆形呈星芒状。叶远生，二型，肉质，不育叶短小；能育叶有短柄或无柄。孢子囊群生主脉两侧，通常分离，幼时有盾状隔丝覆盖。

附生于阴湿树干或岩石上。药用全草，四季可采。

［性味归经］辛、微苦、温，归冷经。

［毒性］无毒。

［功用］祛风除湿，软坚消痞，消炎止咳。

［主治］风湿疼痛，腹部痞块，痨伤咳嗽。

［用法用量］15～50 g水煎内服，酒为引，消痞快则可炖猪大肠吃。

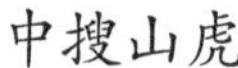

中搜山虎

［俗名］鸭屁股、土知母。

［来源］鸢尾科植物鸢尾*Iris tectorum* Maxim.的根茎。

多年生草本。根状茎短而粗壮，坚硬，浅黄色。叶剑形，薄纸质，淡绿色，长30～60 cm，宽2～3.5 cm。花葶与叶几等长，单一或2分枝，每枝具1～3朵花，苞片倒卵状椭圆形，花蓝紫色，直径约10 cm，外轮3花被裂片近圆形或倒卵形，外折，具深色网纹，中部有鸡冠状突起及白色鬓毛，内轮3花被裂片较小，倒卵形，呈拱形直立；花柱分枝3，花瓣状，覆盖着雄蕊，蓝色，顶端2裂。蒴果狭矩圆形，具6棱，外皮坚韧，有网纹；种子多数，球形或圆锥状，深褐色，具假种皮。

生于灌木林缘，并在庭园中栽培已久。药用根茎，秋季采挖。

［性味归经］甜，淡，凉，归热经。

［毒性］无毒。

［功用］泻热通便，利水消肿，解毒消痈。

［主治］热结便闭，小便不利，水肿，痈疮。

〔用法用量〕内服：10～15 g水煎服。外用：捣烂加白酒外敷。

虎耳草

〔俗名〕石荷叶、丝绵吊梅、金线吊芙蓉。

〔来源〕虎耳草科植物虎耳草*Saxifraga stolonifera* Meerb.的全草。

多年生草本，高达 45 cm，有细长的匍匐茎。叶片基生，或有 1 ～ 2 片生茎下部；叶片肾形，长 1.7 ～ 7.5 cm，宽 2.4 ～ 12 cm，不明显地 9 ～ 11 浅裂，边缘有锯齿，两面有长伏毛，下面常红紫色或有斑点；叶柄长 3 ～ 21 cm，与茎部有伸展的柔毛。圆锥花序稀疏；花梗有短腺毛；花不整齐；萼片 5，稍不等大，卵形，长 1.8 ～ 3.5 mm；花瓣 5，白色，3 个小，卵形，长 2.8 ～ 4 cm；雄蕊 10；心皮 2，合生。

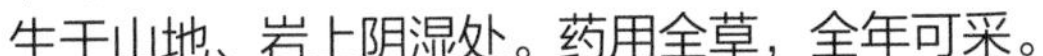

生于山地、岩上阴湿处。药用全草，全年可采。

〔性味归经〕苦，辛，寒，入热经。

〔毒性〕有小毒，常量无妨。

〔功用〕清热解毒，凉血止血，祛湿消肿，消炎止痒。

〔主治〕风热感冒，高烧烦躁，外伤出血，下肢溃疡，皮肤湿疹，化脓性中耳炎，痈疮疖肿。

〔用法用量〕内服：5～15 g水煎服。外用：适量鲜品捣敷患处或捣烂榨汁滴耳，或晒干研细末调茶油外敷治慢性下肢溃疡。

岩豇豆

〔俗名〕石吊兰、石豇豆、岩泽兰、岩茶、石火炮。

〔来源〕苦苣苔科植物吊石苣苔*Lysionotus pauciflorus* Maxim.的全草。

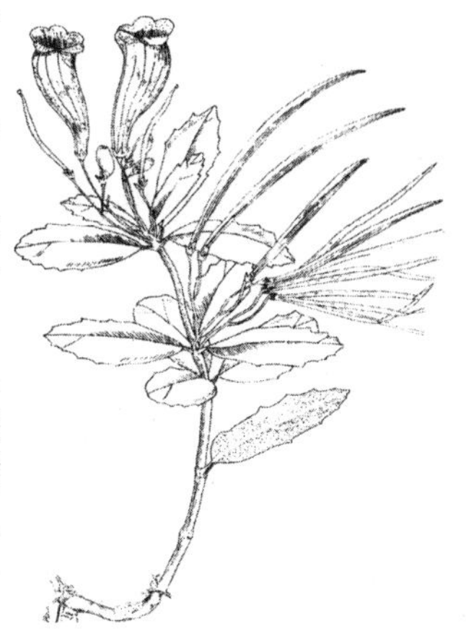

半灌木；茎长 7 ～ 30 cm，不分枝或分枝，幼枝常有短毛。叶对生或 3 ～ 5 叶轮生，有短柄或近无柄；叶片革质，楔形，楔状条形，有时狭钜圆形、狭卵形或倒卵形，长 1.2 ～ 5.5 cm，宽 3 ～ 16 mm，边缘在中部以上有锯齿，无毛，侧脉不明显。花序腋生，有 1 ～ 2 花，苞片小，披针形；花萼 5 裂，裂片三角状条形；花冠白色，常带紫色，无毛，上唇 2 裂，下唇 3 裂；能育雄蕊 2，花药连着，退化雄蕊 2；花盘杯状，4 裂，雌蕊无毛。蒴果长 7.5 ～ 9 cm；种子小，有长珠柄，顶端有 1 长毛。

生于丘陵或山地沟谷石崖下或树干上。药用全草，四季可采。

〔性味归经〕辛微甜，平，归冷、热经。

〔毒性〕无毒。

〔功用〕祛风止咳，解表软坚，补虚消疳，拔弹消炎，生肌止血。

〔主治〕风寒或风热感冒咳嗽，小儿疳积，九子疡，劳伤吐血，跌打伤痛，枪弹击伤。

〔用法用量〕内服：10～30 g煎水内服或炖酒服，补虚炖肉吃，劳伤泡酒服。外用：治枪弹伤，鲜品捣敷及煎水洗枪伤，能消炎拔弹。

狗牙瓣

〔俗名〕瓜子草、佛指甲、狗锯齿。

〔来源〕景天科植物垂盆草*Sedum sarmeniosum* Bunge.的全草。

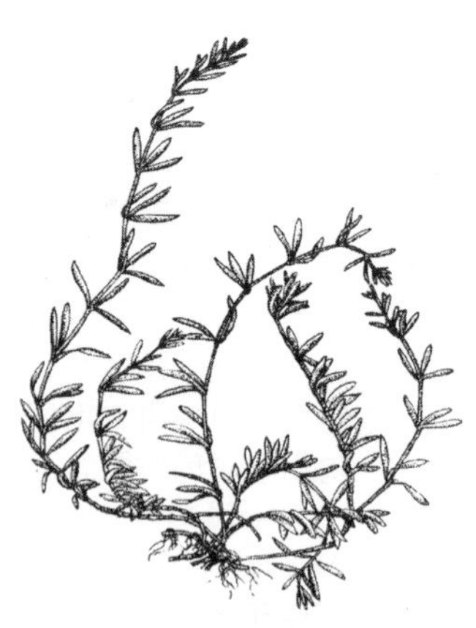

肉质草木，高达20 cm。茎淡红色，近匍匐。叶3枚轮生，倒披针形，长达3 cm，先端尖，基部下延为半圆形的耳状片，全缘。2歧聚伞花序；花萼片5，绿色；花瓣5，黄色；雄蕊10，花药狭卵形；心皮5，稍张开。蓇葖果。种子卵圆形，有细乳头状突起。

生于山坡或石岩缝上。药用全草，夏秋季采。

〔性味归经〕辛，甘，凉，归热经。

〔毒性〕无毒。

〔功用〕消热解毒，消肿止痛。

〔主治〕一切疮毒，痈肿，蚂蚱症，狗咬伤，蛇咬伤。本品形似狗牙，苗医善以之治狗咬伤，为治狗咬伤之要药。

〔用法用量〕内服：10～30 g水煎服。外用：以鲜品一把捣烂外敷患处，或研末调茶油撒于伤口上，亦可水煎外洗患处。

鱼腥草

〔俗名〕折耳根、肺形草、臭草、蕺菜。

〔来源〕三白草科植物蕺菜*Houttuynia cordata* Thunb.的全草。

多年生草本，高15～50 cm。茎下部伏地，节上生根，无毛或披疏毛。叶互生，心形或宽卵形，长3～9 cm，宽4～6 cm，先端渐尖，基部心形，全缘，有细腺点，下面常紫色，两面脉上被柔毛；叶柄长1～4 cm，被疏毛；托叶膜质，条形，长约2.5 cm，基部抱茎，下部与叶柄合生，边缘被细毛。穗状花序生于茎的上端，与叶对生，长约2 cm；总苞片4枚，长方倒卵形，大小不一，白色；花小而密，无花被，具1小的披针形苞片。蒴果卵圆形，顶端开裂。种子多数，卵形。

生于田边、阴湿地或水边。药用全草，春、夏、秋季采集。

［性味归经］辛，甘，寒，归热经。

［毒性］无毒。

［功用］清热解毒，润肺止咳，消食开胃，抗痨安胎。

［主治］无名肿毒，痈疽，盗汗咳嗽，肺痨咳嗽，经来腹痛，胎动不安，消化不良。

［用法用量］内服：15～30 g水煎服，或打鸡蛋花吃；治痛经，烧酒煨服；胎动者加苎麻根煨服。外用：鲜品捣绒敷患处。本品鲜根加食盐少许可作药膳食用。

鱼眼菊

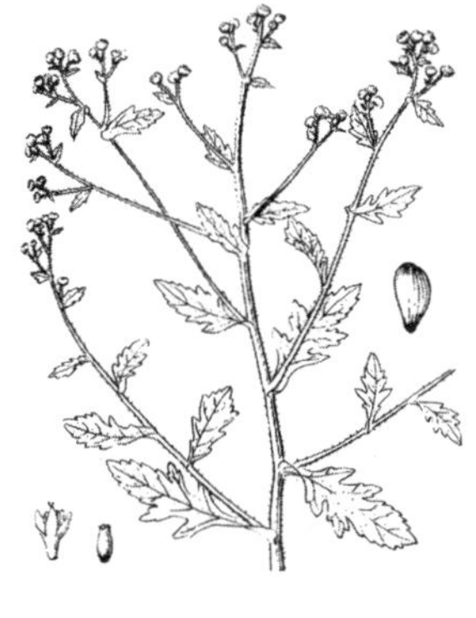

［俗名］鱼眼草、白顶菊。

［来源］菊科植物小鱼眼菊*Dichrocephala benthamii* C.B.Clarke的全草。

一年生草本，直立或铺散，全株被柔毛。叶倒卵形或匙形，上下部的叶通常羽状或木头羽状裂，上部叶通常有深圆齿，两面被疏或密短柔毛，基部扩大，耳状抱茎。头状花序半球形，宽达5 mm，在茎分枝顶端排成疏或密的伞房状或圆锥状，雌花极细，线形，顶端有2～3细齿；两性花近壶形，顶端有小齿。瘦果扁，无冠毛。

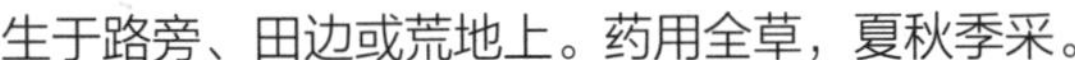

生于路旁、田边或荒地上。药用全草，夏秋季采。

［性味归经］辛，甘，凉，归热经。

［毒性］不显。

［功用］清热解毒，消食导滞。

［主治］消化不良，食积腹胀，痈疮肿毒。

［用法用量］内服：10～20 g水煎服。外用：鲜品捣烂敷患处。

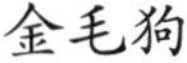

金毛狗

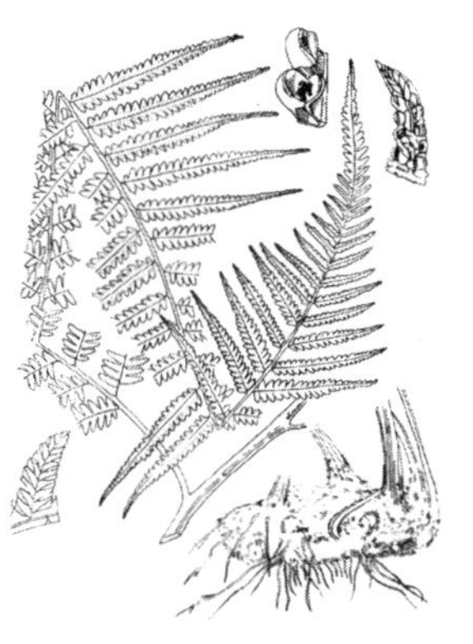

［俗名］狗脊、金毛狗脊、金毛狮子。

［来源］蚌壳蕨科植物金毛狗脊*Cibotium barometz*（L.）J.Sm.的根茎。

植株树状，高达3 m。根状茎粗大直立，密被金黄色长茸毛，形如金毛狗头，顶端有叶丛生，叶柄长120 cm；叶片革质，除小羽轴两面略有褐色短毛外，余皆无毛，阔卵状三角形，长宽几相等，三回羽裂；末回裂片镰状披针形，长1～1.4 cm，宽约3 mm，尖头，边缘有浅锯齿，侧脉单一，或在不育裂片上为二叉。孢子囊群生于小脉顶端，每裂片1～5对；囊群盖两瓣，形如蚌壳。

生于山脚沟边或林下阴处酸性土上。药用根茎，柔毛。

〔性味归经〕甘，苦，温，归冷经。

〔毒性〕无毒。

〔功用〕强筋壮骨，祛风除湿，止血止痛。

〔主治〕风湿久痛，腰膝酸软，肾虚腰痛，刀伤出血。苗医善以柔毛止血，方便快捷。

〔用法用量〕内服：10～30 g水煎服或泡酒服。外用：柔毛直接敷撒伤口既止血又防感染。

过路黄

〔俗名〕罢地黄、路边黄、金钱草。

〔来源〕报春花科植物过路黄*Lysimachia christinae* Hance的全草。

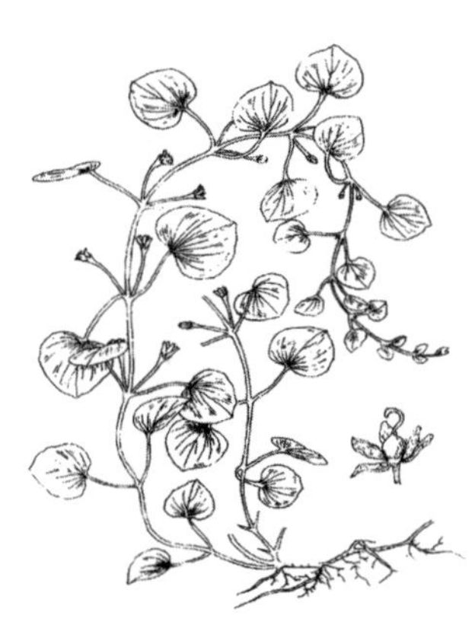

多年生草本，有短柔毛或近于无毛。茎柔弱，平卧匍匐生，长20～60 cm，节上常生根。叶对生，心形或宽卵形，长2～5 cm，宽1～4.5 cm，顶端锐尖或圆钝，全缘，两面有黑色腺条；叶柄长1～4 cm。花成对腋生；花梗长达叶端；花萼5深裂，裂片披针形，长约4 mm，外面有黑色腺条；花冠黄色，约长于花萼一倍，裂片舌形，顶端尖，有明显的黑色腺条；雄蕊5枚，不等长，花丝基部合生成筒。蒴果球形，有黑色短腺条。

生于路旁、沟边或荒地中。药用全草，夏季采集。

〔性味归经〕辛，甘，微苦，寒，归热经。

〔毒性〕无毒。

〔功用〕清热败毒，利湿退黄，利尿通淋。

〔主治〕痈疽癀毒，虫蛇伤，黄疸肝炎，胆囊炎，阑尾炎，小便不利，短赤涩痛，泌尿结石等。本品善解毒消肿，为苗医治癀和肝炎、结石之要药。

〔用法用量〕内服：10～30 g水煎服。外用：鲜品捣烂外敷患处。

铁罗汉

〔俗名〕筋骨柱子、蓬灯果、金刚刺、铁菱角、锐拉老。

〔来源〕百合科植物菝葜*Smilaxchina* L.的根状茎。

攀援灌木，高1～5 m，根状茎粗厚，坚硬，粗2～3 cm。茎与枝条经常疏生刺。叶薄革质或纸质，干后一般红褐色或近古铜色，宽卵形或圆形，长3～10 cm，宽1.5～6 cm，全缘。下面淡绿色，有时具粉霜；叶柄长5～15 mm，脱落点位于中部以上，占全长1/2～1/3，具狭鞘，几乎全部有卷须，少有例外，花单性，雌雄异株，绿黄色，多朵排成伞形花序，生于叶尚嫩的小枝上；总花梗长1～2 cm；雄花；外轮花被片3，矩圆形，内轮花被片3，稍狭；雄蕊长约为花被片的2/3；雌花与雄花大小相似，具6枚退化雄蕊。浆果球形，成熟时红色。

生于海拔2000 m以下的林下、灌丛中、路旁或山坡上。药用块根，夏秋季采。

［性味归经］甘淡凉，归冷经。

［毒性］无毒。

［功用］祛风除湿，消肿定痛。

［主治］风湿关节痛，筋骨麻木，肠炎腹泻。

［用法用量］内服：15～30 g水煎服或泡酒服。外用：研粉炒热加酒调敷关节红肿部位。

金爪儿

［俗名］路边黄。

［来源］报春花科植物金爪儿*Lysimachia grammica* Hance.的全草。

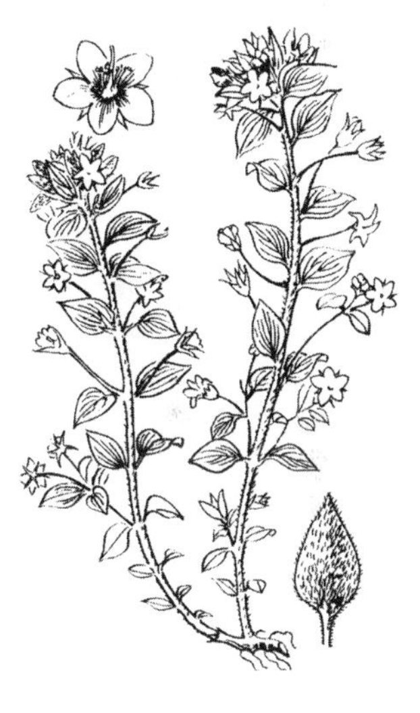

多年生草本，全株被多细胞的柔毛，并有显著的紫黑色腺条。茎丛生，柔弱倾斜，高达30 cm。茎上部叶互生，下部叶对生，三角状卵形，菱状披针形，长1.3～3 cm，宽8～20 mm；叶柄短于叶片，两边具狭翅。花单生叶腋；花梗细弱，丝状，长于叶长；花萼5深裂。裂片卵状披针形，边缘有睫毛；花冠黄色，裂片卵形，顶端钝，约与花萼等长；雄蕊长约为花冠的一半，花丝基部合生成短筒；子房被毛。

生于路边或荒地中。药用全草，夏秋季采。

［性味归经］辛苦凉，归热经。

［毒性］不显。

［功用］清热败毒，软坚散瘿。

［主治］痈疮肿痛，胰腺炎。本品善解毒消瘿，为治瘿要药。

［用法用量］外用：20～30 g捣烂外敷患处，随干随换。内服：10～15 g水煎服。

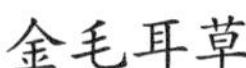

金毛耳草

［俗名］金毛耳草。

［来源］茜草科植物金毛耳草*Hedyotis chrysotricha*（Palib.）Merr.的全草。

多年生披散草本，全株被金黄色的毛。叶对生，具短柄，椭圆形或卵形，长2～2.8 cm，宽1～1.2 cm，短尖，基部宽楔形，上面被疏短毛，下面被长粗毛；托叶短而合生。花序腋生，短，有花1～3朵；花数4，近无梗；萼筒球形，长约1.3 mm，裂片披针形；花冠白色和淡紫色，漏斗状，长5～6 mm，裂片长圆形；雄蕊内藏。蒴果球形，成熟时不开裂。

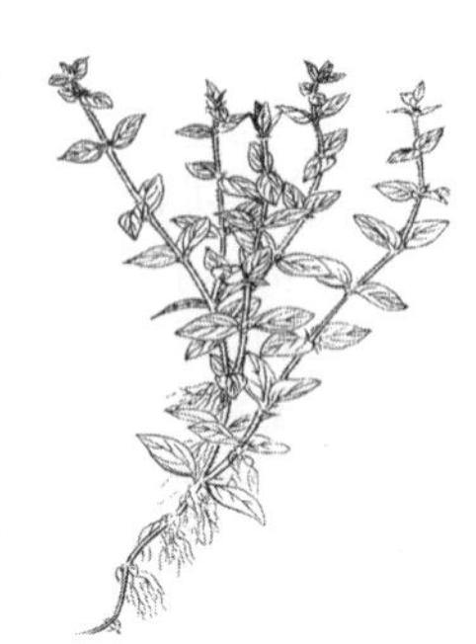

生于山谷林下、山坡、田埂或路旁。药用全草，夏秋季采集。

〔性味归经〕辛，淡凉，归热经。

〔毒性〕无毒。

〔功用〕清热除湿，活血舒筋，止血调经。

〔主治〕外感发热，跌打损伤，风湿热痹，妇女血崩，黄疸肝炎，水肿，小便不利。

〔用法用量〕内服：10～30 g水煎服。外用：鲜品捣烂敷患处。

委陵菜

〔俗名〕天青地白、白头翁、白头公、老丈人、鸡爪七、涩疙瘩、翻背白草。

〔来源〕蔷薇科植物委陵菜*Potentilla chinensis* Ser.的全草。

多年生草本，高30～60 cm；根肥大，木质化。茎丛生，直立或斜上，有白色柔毛。羽状复叶，基生叶有小叶15～31，小叶矩圆状倒卵形或矩圆形，长3～5 cm，宽约1.5 cm，羽状深裂，裂片三角状披针形，下面密生白色绵毛；叶柄长约1.5 cm；托叶和叶柄基部合生；叶轴有长柔毛；茎生叶与基生叶相似。聚伞花序顶生，总花梗和花梗有白色茸毛或柔毛；花黄色，直径约1 cm。瘦果卵形，有肋纹，多数，聚生于有绵毛的花托上。

生于山坡、路旁或沟边。药用全草，四季可采。

〔性味归经〕涩，微苦，凉，归热经。

〔毒性〕有小毒。致皮肤黏膜中毒肿痛时，可用清水、酸汤洗涤。内服过量中毒的，催吐洗胃，再服蛋清、冷面糊、绿豆汤解。

〔功用〕清热解毒，止血止痢，祛风除湿。

〔主治〕红白痢疾，疥疮肿毒，风湿骨痛。本品善治痢疾，为苗医治痢之要药，有"认得白头翁，痢疾影无踪"之说。

〔用法用量〕内服：10～30 g水煎服。红痢加红糖引，白痢加白糖引，风湿加酒引。外用：鲜品捣烂敷患处。

〔禁忌〕冷病、泻痢者忌用。

兔耳风

〔俗名〕兔耳风、兔儿风。

〔来源〕菊科植物心叶兔儿风*Ainsliaea glabra* Hemsl.的全草。

多年生草本，高35～60 cm，茎、叶及花序均被灰白色疏绵毛。叶圆形或卵状心形，长5～10 cm，宽4～9 cm，顶端圆钝或短渐尖，边缘具胼体状细齿尖；叶柄长5～12 cm，具翅。头状花序排成长穗状，有披针形苞片；花序长约1.5 cm，3～6个密集，平展或下垂；苞片长约1 cm，总苞片约5层，不等大，顶端有突尖，每个头状花序有3小花；花冠粉红色。瘦果长约3 mm，被柔毛；冠毛羽毛状，黄褐色。

生于山坡、路旁、混交林下。药用根，夏秋季采。

［性味归经］辛，苦，温，归冷经。

［毒性］不显。

［功用］行气止咳，利水活血。

［主治］气逆咳嗽，肺痨咳血，风湿麻痹，水臌腹胀。

［用法用量］15～30 g，水煎内服或泡酒服。

决明草

［俗名］假绿豆、羊角豆。

［来源］豆科植物决明*Cassia tora* Linn.的种子。

一年生半灌木状草本，高达2 m。羽状复叶；叶轴上2个小叶间有腺体；托叶线形，早落；小叶倒卵形，长2～6 cm，宽1～3 cm，先端圆，基部广楔形。花通常2朵生叶腋；萼片5；花冠黄色，花瓣倒卵形，雄蕊10，3枚退化，7枚发育完全，荚果线形，呈弓形弯曲。种子多数，菱形，灰绿色，有光泽。

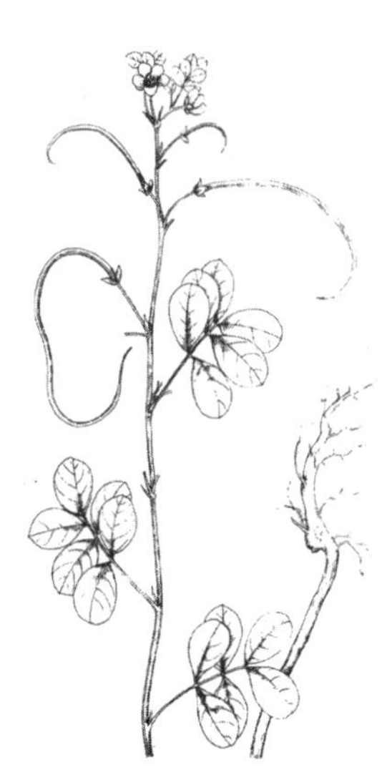

生于山野或路旁。药用子，秋季采。

［性味归经］甘酸凉，归热经。

［毒性］无毒。

［功用］清肝明目，潜阳降压。

［主治］肝热目赤，火眼疼痛，头昏眼花，视物模糊，视力减退。

［用法用量］10～30 g水煎服，或开水泡常饮。

七叶一枝花

［俗名］牛角七、重楼、蚤休、草河东、七灯台、独脚莲。

［来源］百合科植物七叶一枝花*Paris polyphylla* Sm.的根茎。

多年生草本，高达1 m。根状茎粗厚，棕褐色，有多数环节。茎通常单一，紫色，基部具1～3枚膜质鞘。叶5～10枚，轮生茎顶，矩圆形、倒卵形、披针形、全缘；有长柄；花单生顶端，外轮花被片3～6枚，绿色，内轮花被片条形，黄色，线形，通常短于外轮花被片；雄蕊8～12枚，花药与药丝近等长，药隔伸出；子房上位，4～6棱，花柱短，向后反卷。蒴果。熟时黄色，内含种子鲜红色。

生于山坡、林下或灌丛下阴湿处。药用根茎，四季可采集。

［性味归经］辛、微苦、凉，归热经。

［毒性］有小毒，内服过量可中毒，应洗胃催吐或导泻，金银花、甘草等量煎汤兑白米醋、生姜汁适量内服含咽可解。

［功用］清热败毒，消肿止痛，补虚强身，止血清炎。

［主治］无名肿毒，毒虫及毒蛇咬伤，动物咬伤，胰腺炎（猴耳包）胃气痛，咳吐血痰。本品为苗医解虫蛇毒气之要药，有“身有独脚莲，敢同蛇睡眠”之说。

［用法用量］外用：鲜品捣烂敷，或磨酒、醋外搽患处。内服：10～20 g水煎服或打粉吞服1～2 g或炖猪肺吃。

［禁忌］孕妇忌服。

牵牛子

［俗名］毛牵牛，牵牛花、牵牛。

［来源］旋花科植物圆叶牵牛*Pharbitis purpurea*（L.）Voigt的种子。

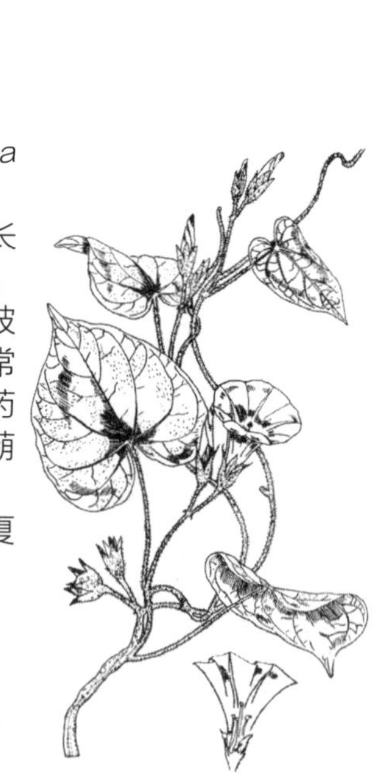

一年生攀援草本，全体具白色长毛。叶阔心脏形，长7～12 cm，宽7～13 cm，先端短尖，基部心形，全缘。花1～5朵成簇腋生，花梗多与叶柄等开；花萼裂片卵状披针形，长约1.5 cm，基部皆被伏刺毛；花冠漏斗状，通常为蓝紫色、粉红或白色；雄蕊5，生于花冠近基部，花药长圆形；子房圆形，3室，花柱长于雄蕊，柱头头状。蒴果球形，种子5～6枚，黑褐色或白色、浅黄色，无毛。

生于路旁、田间、墙脚下，或灌丛中。药用全草，夏季采集。

［性味归经］苦、淡、凉，归热经。

［毒性］无毒。

［功用］清热利水，排毒除胀。

［主治］腹水，小便不利，水肿病。

［用法用量］3～5 g煎水服。

香附子

［俗名］三棱草、香附、莎草、回头清。

［来源］沙草科植物香附*Cyperus rotundus* L.的块茎。

多年生草本。根状茎匍匐，有椭圆状块茎。秆直立，高达30 cm，秆三棱形，叶基生，线形，短于秆；叶鞘棕色，常裂成纤维状。苞片2～3，叶状，长于花序。聚伞花序，有3～6个开展的辐射枝；小穗条形，排列成伞形花序；小穗有白色透明的翅；鳞片2列，膜质，中间绿色，两侧紫红色；雄蕊3；柱头3。坚果矩圆倒卵形，三棱状，表面具细点。

生于山坡草地，路旁或水边。药用块茎，秋季采集。

［性味归经］辛、微苦、平，归冷经。

［毒性］无毒。

［功用］活血调经，理气止痛。

［主治］经来腹痛，月经不调，心胃气痛，跌打重伤。

［用法用量］10～30 g水煎服，调经治伤可泡酒服，治重伤者，可加生半夏3 g泡酒500 mL，每次服10～30 mL。

肺心草

［俗名］粉条儿菜、一包心、一窝蛆、土瞿麦、蛆儿草、九菜抽。

［来源］百合科植物粉条儿菜*Aletris spicata*（Thunb.）Fr.的全草。

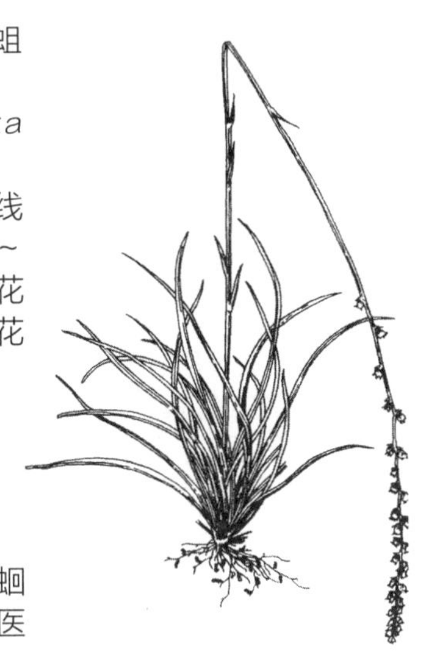

多年生草本。丛生纤维状须根，叶基生，线形，长15～20 cm，宽3～4 mm。质软，花高40～65 cm，总状花序，花茎上叶苞片状；花小，疏生，花被下部合生成短筒状，上部钟形，淡粉红色；雄蕊6，花丝短；花柱丝状。蒴果椭圆形，顶端具残存花被。

生于低山地、草坡。药用根，夏秋季挖。

［性味归经］甜、淡、平，归冷经。

［毒性］无毒。

［功用］利尿渗湿，润肺止咳，杀虫驱蛔。

［主治］哮喘咳嗽，盗汗，小便不利，水肿，肠蛔虫，变应形鼻炎（症见鼻孔瘙痒，面有虫斑）。为苗医治变应形鼻炎及蛔虫之要药，又是治肺心咳嗽之要药，故名肺心草。

［用法用量］10～30 g水煎服，变应形鼻炎者炒蛋吃。

水杨梅

〔俗名〕头晕药、蓝布正、凤凰窝、香鸡归。

〔来源〕蔷薇科植物水杨梅*Geum japonicum* Thunb.的全草。

多年生草本，高达80 cm，全株密被白色柔毛。须根多数，根生叶具长柄，叶片羽状分裂，羽片大小不一，先端钝，基部心形，边缘有圆锯齿，上面绿色，两面有柔毛，茎生叶卵形，无柄，3浅或深裂；托叶叶状。花1至数朵生枝端；萼片5，与副萼片间生，副萼片极小，花瓣5，圆形，黄色；雄蕊，雌蕊多数。瘦果，散生淡黄色粗毛，具长而先端钩曲的宿存花柱。

生于路旁或水沟边。药用全草，夏季采集。

〔性味归经〕辛、甜、微温，归冷经。

〔毒性〕无毒。

〔功用〕解表散寒，壮阳补体，调经活血。

〔主治〕感冒风寒，头痛头晕，肾虚体弱，月经不调，劳伤劳损，疽疮疖毒。因善治各种头晕，故苗医以其治头晕而得名。

〔用法用量〕内服：10～30 g水煎服，酒为引，或炖肉吃。外用：以鲜品捣烂外敷患处。

夏枯草

〔俗名〕蜂窝草。

〔来源〕唇形科植物夏枯草*Prunella vulgaris* L.的全草。

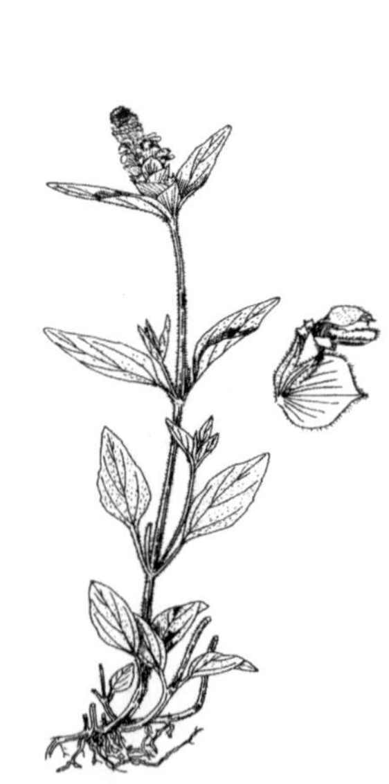

多年生草本。茎高达30 cm，被稀疏糙毛或近于无毛。叶柄长0.7～2.5 cm，叶片卵状矩圆形或卵形，长3～6 cm，轮伞花序密集排列成顶生的假穗状花序，长达4 cm；苞片心形，具骤尖头；花萼钟状，二唇形，上唇扁平，顶端几截平，有3个不明显的短齿，中齿宽大，下唇2裂，裂片披针形，果时花萼由于下唇2齿斜伸而闭合；花冠紫、蓝紫或红紫，下唇中裂片宽大，边缘具流苏状小裂片，花丝二齿，一齿具药，小坚果矩圆状卵形。

生于荒坡、草地、溪边。药用全草，夏初采集。

〔性味归经〕苦、寒，归热经。

〔毒性〕无毒。

〔功用〕清热补虚，消肿散结，活血解毒。

〔主治〕头昏目眩，虚热盗汗，高热口渴，外伤，腮腺炎，乳痈，跌打损伤。

〔用法用量〕内服：10～20 g水煎服。外用：取鲜品30～50 g捣烂外敷患处，治外伤、乳痈加酒，治胰腺炎加盐、桐油炒热外包。

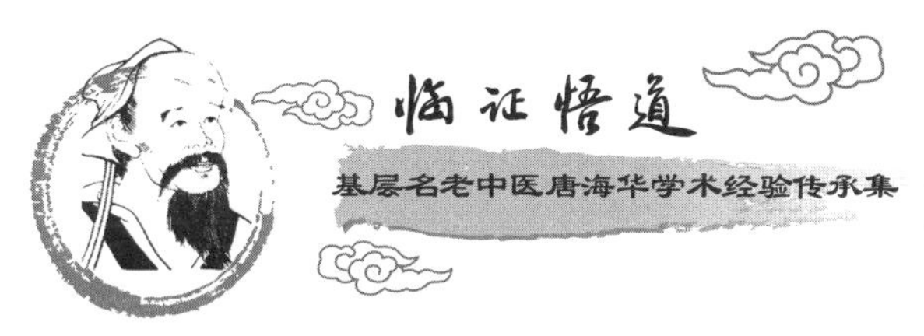

荠菜

［俗名］地菜、菱角菜、鸡翼菜。

［来源］十字花科植物荠菜*Capsella bursa-pastoris*（L.）Medic.的全草。

一年或三年生草本，高达50 cm，稍有分枝毛或单毛。茎直立，有分枝。基生叶丛生，大头羽状分裂，长达10 cm，顶生裂片较大，侧生裂片较小，狭长，先端渐尖，浅裂或有不规则粗锯齿，具长叶柄；茎生叶狭披针形，长1～2 cm，宽2 mm，基部抱茎，边缘有缺刻或锯齿，两面有细毛或无毛。总状花序顶生或腋生；花白色，直径2 mm。短角果倒三角形或倒心形，长5～8 mm，扁平，先端微凹，有极短的宿存花柱；种子2行，长椭圆形，淡褐色。

生于田边或路旁。药用全草，四月、五月采集。

［性味归经］甘淡微凉，归热经。

［毒性］无毒。

［主治］肾炎水肿，乳糜尿，肺热咳血，经血过多，血热吐衄，肝热目赤，肠炎吐泻腹痛，外感发热，麻疹不出。

［用法用量］内服：20～30 g炒蛋吃，或水煎内服。外用：治麻疹不透可取鲜品一把，水煎洗浴。

黄花蒿

［俗名］野蒿、良蒿、草蒿、臭蒿。

［来源］菊科植物黄花蒿*Artemisia annua* L.的全草。

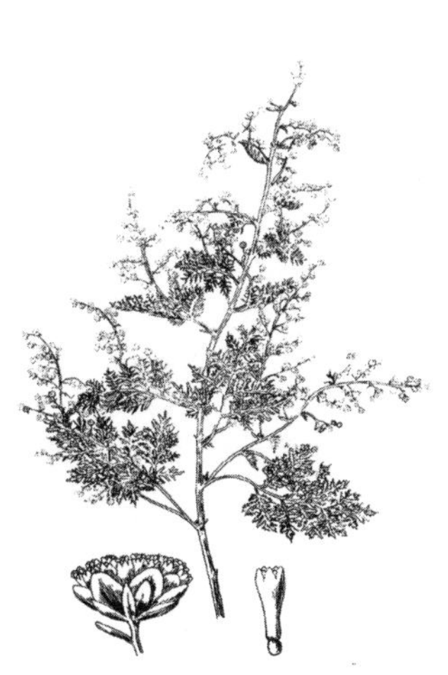

一年生草本。高达150 cm，茎直径达6 mm，无毛，多分枝。基部及下部叶在花期枯萎，中部叶卵形，长4～7 cm，宽1.5～3 cm，三次羽状深裂，裂片及小裂片矩圆形或倒卵形，开展，顶端尖，基部裂片常抱茎，下面色较浅，两面被短微毛；上部叶小，常一次羽状细裂。头状花序多数，球形，有短梗，排列成复总状或总状，常有条形苞叶；总苞绿色，无毛，内层椭圆形，除中脉外边缘宽膜质；花托长圆形；花筒状，外层雌性，内层两性。瘦果矩圆形，长0.7 mm，无毛。

生于山坡、林缘或荒地。药用嫩茎叶，夏初采集。

［性味归经］辛，臭，苦，凉，归热经。

［毒性］无毒。

［功用］解暑退热，补虚止汗，祛风燥湿，杀菌止痒。

［主治］暑热汗出，潮热盗汗，消化不良，皮肤湿痒，疥癣脚气。

［用法用量］内服：15～20 g水煎服。外用：取适量煎水外洗，苗俗还可点燃本品熏散蚊子。

荆芥

［俗名］荆芥。

［来源］唇形科植物裂叶荆芥*Schizonepeta tenuifolia*（Benth. ）Briq. 的全草。

一年生直立草本。茎高0.3～1 m，被灰白色疏短柔毛。叶指状3裂，偶有多裂，长1～3.5 cm，宽1.5～2.5 cm，裂片宽1.5～4 mm，两面被短柔毛，下面有腺点。轮伞花序多花，组成顶生长2～13 cm间断的假穗状花序；苞片叶状，小苞片条形，极小；花萼狭钟状，长约3 mm，15脉，齿5，三角状披针形，后齿较大；花冠青紫色，长约4.5 mm，筒内面无毛，下唇中裂片顶端微凹，基部爪状变狭；雄蕊4，二强，小坚果矩圆状三棱形，有小点。

生于山坡路边或山谷林缘。药用全草，夏秋季采集。

［性味归经］辛、微苦、温，归冷经。

［毒性］无毒。

［功用］散寒解表，疏风止痛。

［主治］风寒感冒，头身疼痛，风热感冒佐以石膏。本品善治受凉感冒。

［用法用量］10～30 g水煎内服，或为末，适量，泡开水服。

斑鸠窝

［俗名］海金沙、吐丝草、铁线藤。

［来源］海金沙科植物海金沙*Lygodium japonicum*（Thunb.）Sm.的全草或孢子囊。

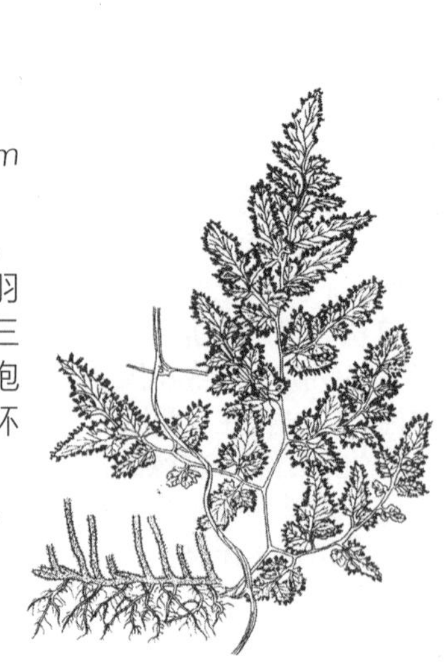

攀援性草本，长达4 m。叶对生于茎上短枝两侧，叶二型，被疏短毛；不育叶尖三角形，二回羽状，小羽片掌状或三裂，边缘有不整齐的浅钝齿。能育叶卵状三角形，小羽片边缘生流苏状的孢子囊穗，穗暗褐色；孢子囊盖鲜片状，卵形，每盖下生一横卵形的孢子囊，环带侧生，有盾状隔丝。

生于山坡、草丛或路旁。药用全草，夏秋季采集，孢子囊即中药海金沙。

［性味归经］甘、淡、寒，归热经。

［毒性］无毒。

〔功用〕清热利尿，通淋排石，渗湿止泻，补虚扶弱，续筋接骨。

〔主治〕尿路感染，尿路结石，尿血尿痛，病后体虚，肠炎痢疾，筋断骨折。

〔用法用量〕内服：30～50 g水煎服，补虚炖脚猪吃。外用：鲜品捣烂外敷。

铁苋菜

〔俗名〕猫眼菜、蚌壳草、六合草、人苋、痢疾草、铁苋菜、海蚌含珠。

〔来源〕大戟科植物铁苋菜*Acalypha australis* L.的全草。

一年生草本，高达50 cm。叶互生，薄纸质，椭圆状菱形，长3～6 cm，宽2～4 cm，先端渐尖，基部楔形，边缘有齿，两面被疏柔毛，基出3脉。花单性，雌雄同序，无花瓣；穗状花序腋生，雄花序极短，雌花序生叶状苞片内；苞片开展时呈肾形，合时如蚌，花萼4裂；雄蕊8；子房3室。蒴果小，三角形。种子卵形，灰褐色。

生于旷野、路边等。药用全草，夏季采集。

〔性味归经〕微苦、凉，归热经。

〔毒性〕无毒。

〔功用〕清热利湿，凉血止血，收敛止泻，止咳平喘。

〔主治〕肠炎痢疾，血热吐衄，咳喘气急，皮炎湿疹。

〔用法用量〕内服：15～30 g水煎服。外用：水煎外洗患处。

益母草

〔俗名〕茺蔚、四棱草、益母、坤草。

〔来源〕唇形科植物益母草*Leonurus japonicus* Houtt.的全草。

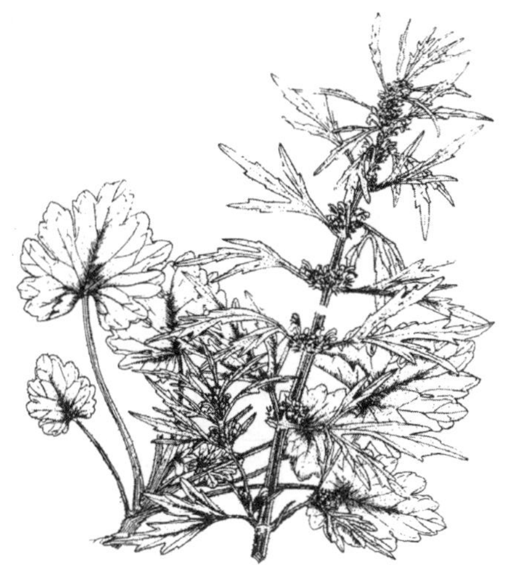

一年或二年生直立草本，高达1 m。茎四方形，有倒向糙伏毛，基部叶轮廓卵形，掌状3裂，中部以上叶三裂成矩圆形裂片，花序上的叶呈条状披针形，全缘。轮伞花序，下部有刺状苞片；花萼筒状钟形，齿5，前2齿靠合；花冠粉红色或淡紫色，花冠筒内有毛环，檐部二唇形，下唇3裂，中裂片倒心形；雄蕊4，2强；子房4，柱头2裂。坚果三棱形。

生于山野荒地。药用全草或子，夏秋季采集。

〔性味归经〕辛、苦、微寒，归热经，

种子辛苦微温，归冷经。

〔毒性〕有小毒，常量无妨。

〔功用〕全草活血调经，生新散瘀，温通止带；种子益精明目，平肝降压。

〔主治〕全草主治妇女闭经、痛经，月经不调，寒湿带下，宫冷不孕。种子主治高血压、夜盲症。

〔用法用量〕10～30 g水煎服，或制成流浸膏内服。

鬼针草

〔俗名〕锥叉菜、毛锥子草、金盏银盘、一包针、盲肠草、豨莶草、大接骨。

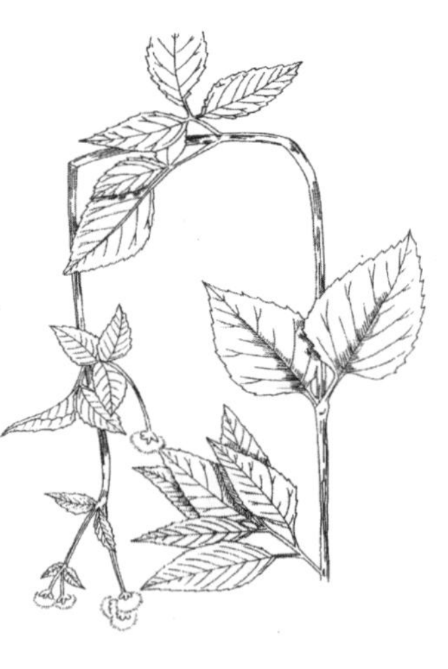

〔来源〕菊科植物三叶鬼针草*Bidens pilosa* L.的全草。

一年生草本，高30～100 cm。中部叶对生，3深裂或羽状分裂，裂片卵形或卵状椭圆形，顶端尖或渐尖，基部近圆形，边缘有锯齿或分裂；上部叶对生或互生，3裂或不裂，头状花序直径约8 mm；总苞基部被细软毛，外层总苞片7～8枚，匙形，绿色，边缘具细软毛；舌状花白色或黄色，有数个不发育；筒状花黄色，长约4.5 cm，裂片5。瘦果条形，具4棱，稍有硬毛；冠毛芒状，3～4枚。

生于路边、荒地或住宅旁。药用全草，开花前采。

〔性味归经〕辛、甘、淡，微苦寒，归热经。

〔毒性〕有小毒，常量无妨。

〔功用〕疏风解表，退热止泻，解毒消痈，活血消肿。

〔主治〕流感、感冒，咽喉肿痛，惊风发热，肠炎腹泻，痔疮肿痛，跌打损伤，虫蛇咬伤。

〔用法用量〕内服：20～30 g水煎服。外用:鲜品一把捣烂外敷或水煎洗患处。

〔禁忌〕孕妇忌用。

臭牡丹

〔俗名〕臭草、如意花、五色梅、马缨丹。

〔来源〕马鞭草科植物臭牡丹*Clerodendrum bungei* Steud.的茎叶、根。

小灌木，高1～1.5 m；嫩枝稍有柔毛，枝内白色中髓坚实。叶有强烈臭味，宽卵形或卵形，长10～20 cm，宽5～15 cm，顶端尖或渐尖，基部心形或近截形，边缘有大或小的锯齿，两面或糙毛或近无毛，下面有小腺点。聚伞花序紧密，顶生，苞片早落，花有臭味，花萼紫红色或下部绿色，外面有绒毛和腺点；花冠淡红色、红色或紫色，花柱不超出雄蕊。核果倒卵形或球形，成熟后蓝紫色。

生于山坡、林缘或沟旁。药用叶、茎、花、根，全年可采。

［性味归经］根：甘，苦，寒；茎叶：辛，凉；花：淡凉，归热经。

［毒性］不显。

［功用］根：退热补虚；茎叶：消毒止痒；花：凉血止血。

［主治］根：治久病体虚，虚热盗汗；茎叶：治皮炎湿疹瘙痒，跌打损伤；花：治肺结核咳血。

［用途用量］内服:10～20 g水煎服或泡酒。外用：适量水煎外洗或鲜品捣烂外敷患处。

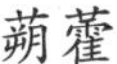

蒴藋

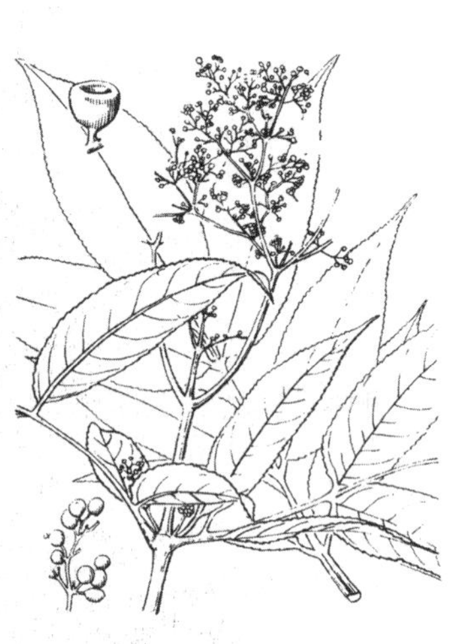

［俗名］接骨草、走马风、八棱麻、走马箭。

［来源］忍冬科植物蒴藋*Sambucus chinensis* Lindl.的全草或根。

灌木状草本，高达3 m。髓心白色，单数羽状复叶；小叶5～9，无柄至具短柄，披针形，长5～12 cm，顶端渐尖，边具锯齿，基部钝至圆形。大型复伞状花序顶生，各级总梗和花梗无毛至多少有毛，具有不孕花变成的黄色杯状腺体；花小，白色；萼筒杯状，萼齿三角形，长约0.5 mm；花冠辐状，裂片5，长约1.5 mm，稍短于裂片；柱头3裂。浆果状核果近球形，红色；核2～3颗，卵形，表面有小瘤状突起。

生于林下、沟边或山坡草丛。药用根及茎叶，全年可采。

［性味归经］辛、酸、平，归冷、热二经。

［毒性］不显。

［功用］根能利水消肿，祛风通络，止痛接骨，茎叶能发汗利尿。

［主治］肾炎水肿，脚气水肿，风湿疼痛，跌打损伤，风疹瘙痒。

［用法用量］内服：20～30 g，水煎服。外用：水煎外洗或鲜品捣烂，酒炒热外敷患处。

竹叶菜

［俗名］马儿草、鸭跖草、锐苗闹。

［来源］鸭跖草科植物鸭跖草*Commelina communis* L.的全草。

一年生披散草本，仅叶鞘及茎上部被短毛。茎下部匍匐生根，长可达1 m。叶披针形至卵状披针形，长3～8 cm，总苞片佛焰苞状，有1.5～4 cm长的柄，与叶对生，心形，稍镰刀状弯曲，顶端短尖，长近2 cm，边缘常有硬毛；聚伞花序有花数朵，略伸出佛焰苞；萼片膜质，内面2枚常靠近或合生；花瓣深蓝色，有长爪；

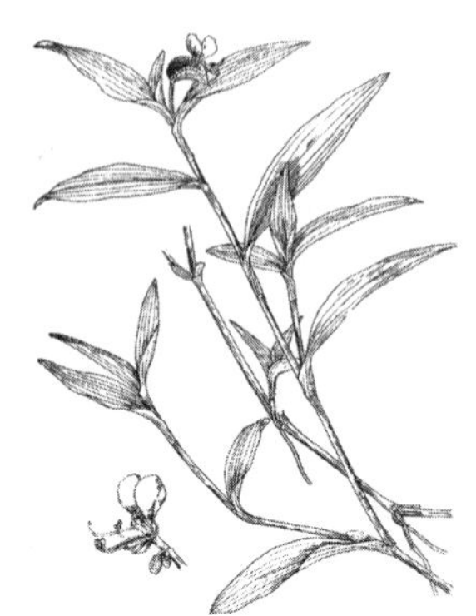

雄蕊6枚，3枚能育而长，3枚退化，顶端呈蝴蝶状，花丝无毛。蒴果椭圆形，种子4枚。

生于谷溪、路边。药用全草，夏秋季采集。

〔性味归经〕甜、淡、寒，归热经。

〔毒性〕无毒。

〔功用〕清热解毒，凉血止血，利尿消肿。

〔主治〕风丹，高热，无名肿毒，血热吐衄，淋症，米汤尿，水肿。

〔用法用量〕内服：15～30 g水煎服。外用：鲜品适量捣烂外敷患处。

淫羊藿

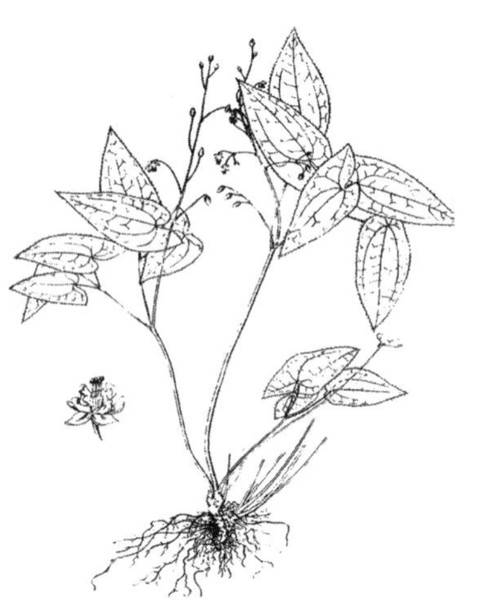

〔俗名〕铁打杵、箭叶淫羊藿。

〔来源〕小檗科植物箭叶淫羊藿*Epimedium brevicornu* Maxim.的全草。

多年生草本，根茎结节状，坚硬，有多数须根。叶丛生，有长柄；3出复叶，中间小叶片卵形，长6～12 cm，宽5～8 cm，先端渐尖，基部心形，侧生小叶基部不对称，边缘有细刺毛，上面绿色，下面被白色柔毛。总状花序，花淡黄色，内轮萼片披针形；花瓣有短矩或无，较内轮萼片稍长，蓇葖果，长椭圆形。

生于山坡、路旁、石缝或灌丛下。药用全草，四季可采。

〔性味归经〕辛、甘、温，归冷经。

〔毒性〕无毒。

〔功用〕增精壮阳，祛风除湿，补虚止咳。

〔主治〕肾虚腰痛，阳痿精少，风湿久痹，虚劳咳嗽，劳伤疼痛。

〔用法用量〕15～30 g水煎服或泡酒服适量。

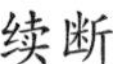

续断

〔俗名〕和尚头。

〔来源〕川续断科植物川续断*Dipsacus asper* Wall.ex Henry的根。

多年生草本，高达90 cm，主根1至数条，圆锥柱状，黄褐色。茎具6～8棱，棱有疏弱刺毛。基部叶丛生，有长柄，叶片裂，顶裂卵形，较大，中央裂片较长，椭圆形或宽披针形，长达12 cm，顶端渐尖，有疏粗齿，两侧裂片1～2对，较小，两面被短毛和刺毛；柄短或近无柄。头状花序圆形，总花梗长，总苞片窄条形，被短毛；苞片倒卵形，被短毛；花萼深盘状；花冠白色，基部有较短细筒，向上较宽，顶端4

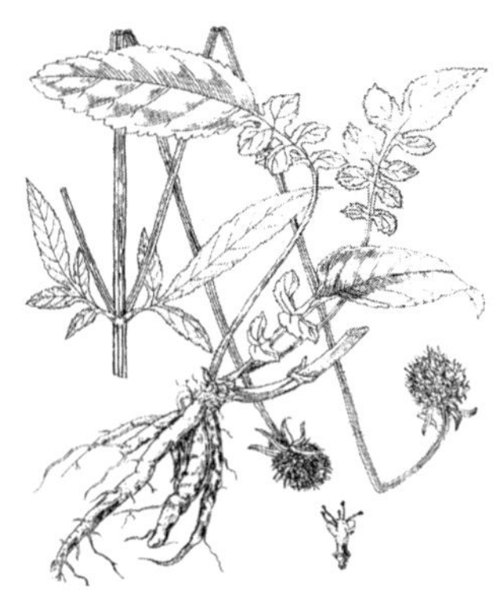

裂，裂片2大2小，外被短毛；雄蕊4，伸出。瘦果顶端外露。

生于沟边草丛或林边。药用根或全草，夏秋季采。

［性味归经］甘，凉，归热经。

［毒性］无毒。

［功用］补虚扶弱，接骨续筋，通脉止痛。

［主治］病后体虚，伤筋骨折，扭伤撞伤，跌打肿痛。

［用法用量］内服：10～30 g水煎服或泡酒。外用：以鲜品捣烂外敷伤处，可加酒、醋调敷。

淡竹叶

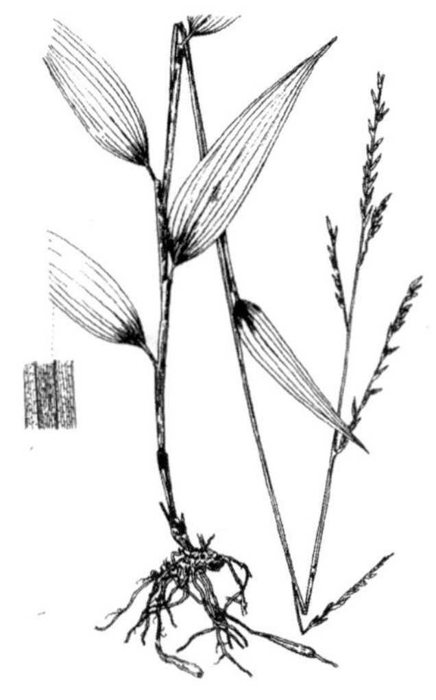

［俗名］土麦冬、淡竹 米。

［来源］禾本科植物淡竹叶*Lophatherum gracile* Brongn.的全草。

多年生草本，具木质缩短的根状茎。须根中部膨大为纺锤形，高40～100 cm。叶片被针形，基部狭呈柄状，小横脉明显，圆锥花序顶生；小穗条形，具极短柄；脱节于颖下；颖矩圆形，第一颖较第二颖短；外稃较颖长，膜质透明；不育外稃顶端具短芒，成束似羽冠。

野生于山坡林下。药用茎叶，夏秋季采集。

［性味归经］淡凉，归热经。

［毒性］无毒。

［功用］消肿利尿，退热排毒。

［主治］发热感冒，尿少浮肿。

［用法用量］10～20 g水煎服。

鹿药

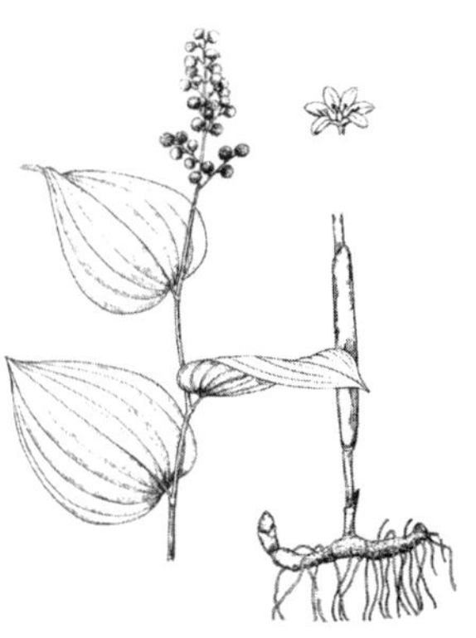

［俗名］盘龙七、九层楼。

［来源］百合科植物鹿药*Maianthemum japonicum* (A. Gray) LaFrankie的根茎。

植株高30～60 cm；根状茎圆柱形，有时具膨大结节。茎中部以上被粗伏毛。叶互生，5～7枚，卵状椭圆形或狭矩圆形，长6～13 cm，宽3～7 cm，顶端渐尖，两面被疏粗毛或近无毛，具短柄。圆锥花序，具花10～20朵，长3～6 cm，被毛；花单生，白色，花梗长2～6 mm，花被片6，离生或仅基部稍合生，矩圆形或矩圆状倒卵形；

雄蕊6，花丝基部贴生于花被片；花柱与子房近等长，柱头几不裂。浆果近球形，红色，具种子1～2颗。

生于林下阴湿处。药用根，四季可采。

［性味归经］苦、凉，归热经。

［毒性］无毒。

［功用］解毒消痈，活血镇痛。

［主治］跌打损伤，乳痈，背痈疮，劳伤，扭伤。

［用法用量］内服：10～25 g水煎服或泡酒。外用：适量鲜品捣烂外敷，或捣烂烫热熨患处。

［禁忌］忌食生冷和酸性食物。

鹿蹄草

［俗名］鹿衔草。

［来源］鹿蹄草科植物鹿蹄草*Pyrola calliantha* H. Andr.的全草。

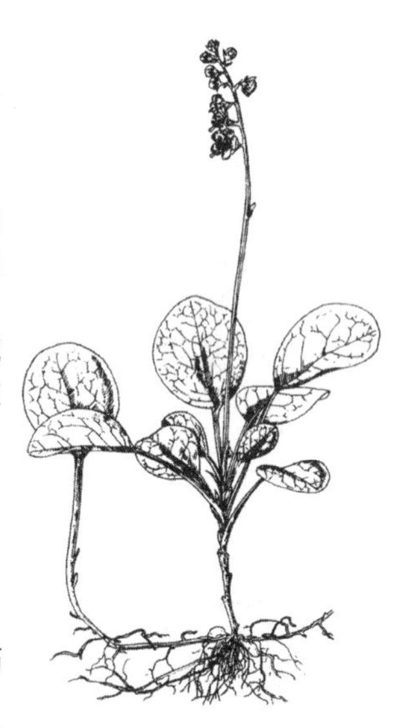

多年生常绿草本，高10～30 cm。根茎细长而横生，每节具鳞片1枚。叶基生，4～7片；叶片卵圆至圆形，长3～6 cm，宽2～5 cm，先端钝圆，基部圆形，革质，边缘强度反卷。花长达15 cm，有1～2个苞片；总状花序，多花密生；花萼5裂，裂片舌状；花瓣5，椭圆形，白色或粉红色；雄蕊10；雌蕊1，花柱肉质，柱头5裂。蒴果扁球形，具5棱，花萼宿存。

生于林下或阴湿处。药用全草，夏秋季采集。

［性味归经］甘、苦、平，归冷、热二经。

［毒性］无毒。

［功用］补虚润肺，止咳平喘，和血敛汗。

［主治］咳嗽活血，盗汗久咳，哮喘，百日咳，劳伤腰膝疼痛。

［用法用量］20～30 g煨水服，或炖肉吃，或泡酒服，或捣汁冲开水服或蒸蜂蜜吃。

大琉璃草

［俗名］绿花菜、生扯龙、粘娘娘、小生地黄、兰花草、猪尾巴。

［来源］紫草科植物大琉璃草*Cynoglossum zeylanicum*（vahl）Brand的全草。

多年生草本。根粗，直径约2 cm。茎高达50～100 cm，有贴伏的短柔毛，基生叶和下部叶矩圆形，长达25 cm，宽达5 cm，两面密生短柔毛或短糙毛；茎中部以上叶无柄，矩圆状披针形或披针形，长3～9 cm，宽0.8～3 cm，花序分枝成锐角叉状

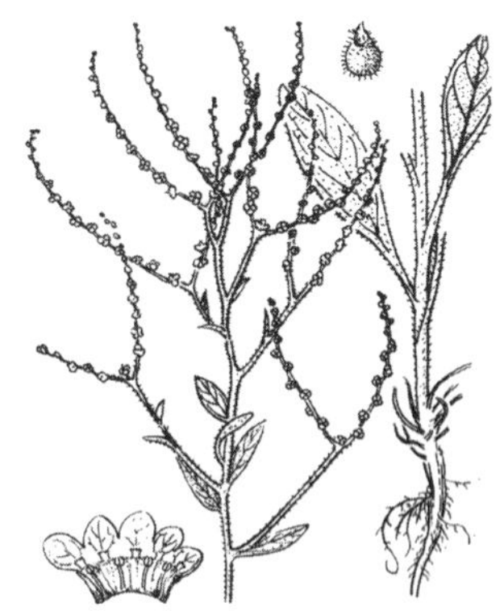

分开，无苞片；花梗长1～1.5 mm，结果时几不增长；花萼长1.5～2.2 mm，外面密生短毛，裂片卵形，花冠淡蓝色，檐部5裂，喉部有5个梯形附属物；雄蕊5，内藏；子房4裂，小坚果4，卵形，密生锚状刺。

生于山地草坡或路边。药用全草，夏秋季采集。

［性味归经］甘酸、咸、平，归冷、热经。

［毒性］无毒。

［功用］清热补虚，润肺止咳，渗湿消肿。

［主治］红崩，白带，睾丸肿痛，小儿走子（疝气），虚弱浮肿，肺痨咳嗽，黄疸，刀伤出血。

［用法用量］内服：15～50 g水煎服，虚弱浮肿加野青菜根，疝气加小茴，补虚炖肉吃。外用：外伤出血以根皮捣烂外敷伤处。

长瓣慈菇

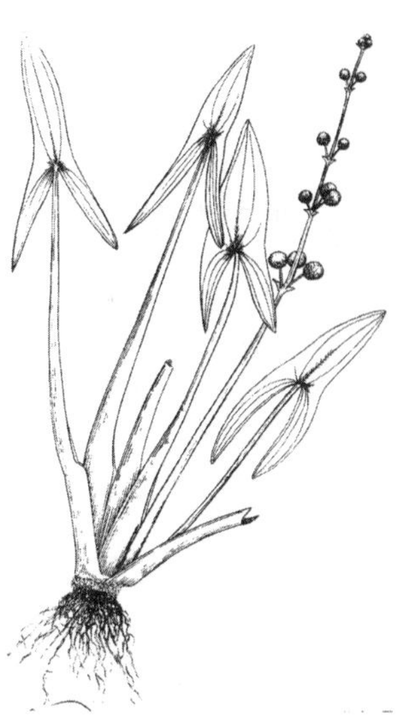

［俗名］野茨菇、燕尾草、水慈菇。

［来源］泽泻科植物长瓣慈菇*Sagittaria trifolia L.f.longlioba* (Turcz.) Mak.的全草。

多年水生草本，高达50 cm。须根状，叶片戟形，顶端裂片较耳裂片为短，长3.5～9 cm，基部裂片向两侧开展。呈剪刀形，总状花序；花一般为3朵轮生，上部为雄花，具长梗，下部为雌花，具短梗；苞片披针形，花瓣较萼片大，白色，基部间有紫色斑点；雄蕊多数，带堇色，心皮多数离生，密集成圆球状。果实斜倒卵形，背腹两面有翅。

生于稻田、沼泽、水沟地。药用全草，夏秋季采集。

［性味归经］甘、淡寒，归热经。

［毒性］无毒。

［功用］清热败毒，凉血消肿。

［主治］一切恶疮，痈疽，九子疡，毒蛇咬伤，黄疸，水肿，病毒及热毒疾病。

［用法用量］内服：10～30 g水煎服。外用：以鲜品适量捣烂敷患处。蛇伤外敷要留伤口不封，又可敷头顶处，并煎水洗伤口，九子疡调甜酒敷患处。

铁线蕨

［俗名］猪宗草、降龙草、猪宗七。

［来源］铁线蕨科植物铁线蕨*Adiantum capillus-veneris* L.的全草。

多年生草本，高30～50 cm。须根密生，淡褐色。根茎横行，黄褐色，密被淡褐色鳞片。叶近生，薄革质，无毛；叶柄栗黑色，仅基部有鳞片；叶片卵状三角形，长

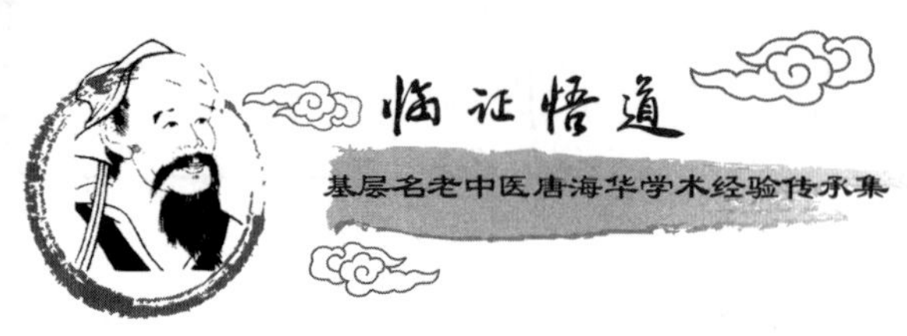

10～25 cm，宽8～16 cm，中部以下二回羽状，小羽片斜扇形或斜方形，外缘浅裂至深裂，裂片狭，不育裂片顶端钝圆并有细锯齿。叶脉扇状分叉。孢子囊群生于由变质裂片顶部反折的囊群盖下面；囊群盖圆肾形至矩圆形，全缘。

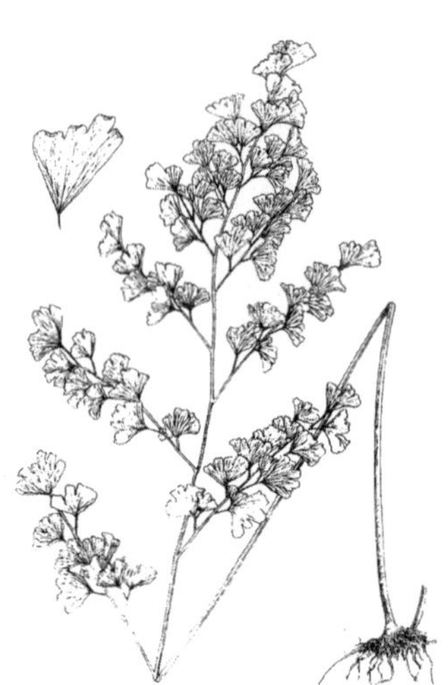

生于阴湿的溪边石上，或有松林的坡地上。药用全草，四季可采。

〔性味归经〕微苦、凉，归热经。

〔毒性〕无毒。

〔功用〕清热止咳，利尿止血，消痈散结，舒筋止痛。

〔主治〕肺热咳嗽，血淋，尿闭，遗精，劳伤疼痛，乳腺炎。

〔用法用量〕内服：10～30 g水煎服或泡酒服。外用：适量鲜品捣烂敷患处。

杠板归

〔俗名〕刺酸浆、蛇倒退、杠板归、猫舌草、廊茵。

〔来源〕蓼科植物杠板归*Polygonum perfoliatum* L.的全草。

多年生蔓性草本，全体无毛。茎有棱，棱上有倒生钩刺，多分枝，绿色，有时带红色，长1～2 m，叶互生，近于三角形，长与宽均为2～5 cm，淡绿色，下面叶脉疏生钩刺，有时叶缘亦散生钩刺；叶柄盾状着生，几与叶片等长，有倒生钩刺；托叶鞘叶状，圆形或卵形，苞茎，直径2～3 cm。短穗状花序，顶生或生于上部叶腋，花小，多数；具苞，每苞含2～4朵花；花被5裂，白色或淡红紫色，裂片卵形，随果实大而增大，变为肉质；雄蕊8，雌蕊1，子房卵圆形，花柱3叉状。瘦果球形，暗褐色，有光泽，包在蓝色花被内。

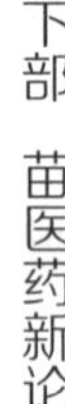

生于荒芜的沟岸、河边。药用全草，夏秋季采集。

〔性味归经〕酸、涩、微辛、平，归冷、热二经。

〔毒性〕不显。

〔功用〕清热败毒，收涩固脱，燥湿止痒，理气止痛。

〔主治〕黄水疮，皮肤湿疹，疮疹，老蛇缠腰，小儿胎毒，热口（口腔溃疡），麻风，毒蛇咬伤，胃气痛，子宫脱垂、脱肛。

〔用法用量〕内服：10～30 g水煎服或口嚼极少许，或研为末水吞服少许。外用：以鲜品适量捣绒外敷患处，或为细末调茶油外撒患处，胎毒者煨水洗浴全身。

白味莲

［俗名］盘莲、苦丁板、苦金盆、金龟莲、小蛇莲、蛇莲、雪胆。

［来源］葫芦科植物可爱雪胆*Hemsleya amabilis* Diels的块根。

根块状；茎细弱，近无毛。卷须2叉或稀不分叉；叶鸟足状7～9小叶，叶柄长1.5～3.5 cm；小叶片狭披针形或披针形。中间者较长，边缘有锯齿，雌雄异株；雄花生于疏散的总状或圆锥状花序上，雌花仅几朵生于疏散的总状花序上或单生，花萼裂片卵形；花冠淡黄色，裂片卵形；果实近球状，顶端稍平截。直径1.5～2 cm，3室，由顶端3裂缝开裂；种子周围有薄膜质翅，翅在一端深2裂。

生于路旁林中或灌丛中，亦有栽培。药用块根，四季可采。

［性味归经］苦、涩、凉，归热经。

［毒性］无毒。

［功用］解毒镇痛，清热利湿。

［主治］痔疮，无名肿毒，毒蛇咬伤，肚痛吐泻，红痢，火牙痛。

［用法用量］内服：0.1～0.5 g开水吞服，或磨水服用，或5～10 g煨水服。外用：治火牙取少许塞痛处，肿毒疥疮磨水或醋搽患处。

黄金凤

［俗名］水泽兰、岩胡椒。

［来源］凤仙花科植物黄金凤*Impatiens siculifer* Hook.f.的全草。

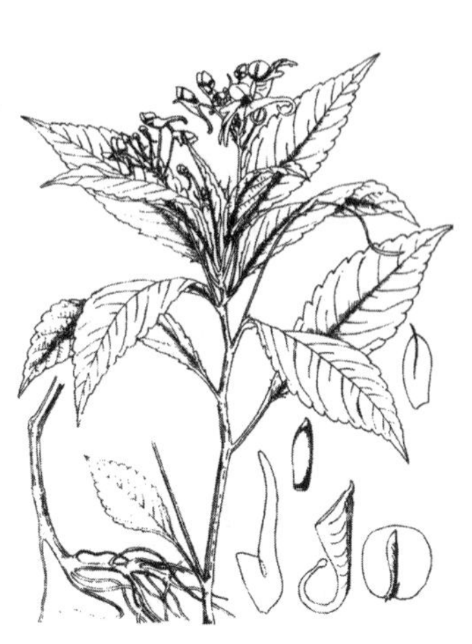

一年生草本，高达60 cm。茎细弱，节间膨大，叶互生，通常密集于茎顶，卵状披针形或椭圆状披针形，长5～8 cm，宽3～5 cm，先端尖，基部楔形，边缘有粗圆齿，齿间具小刚毛；下部叶柄长达3 cm，上部几无柄。总状花序生于上部叶腋，有花5～8朵花，黄色；萼片2，窄矩圆形，旗瓣圆形；翼瓣无柄，2裂；唇瓣狭漏斗状，先端有喙状短尖，基部延长成内弯的长矩；花药钝状。蒴果棒状。

生于河沟边的草丛中或林下阴湿处。药用全草，夏秋季采集。

［性味归经］苦、辛、平，归冷、热二经。

［毒性］不显。

［功用］祛瘀消肿，活血通络，祛风除湿。

〔主治〕跌打损伤，风湿疼痛。

〔用法用量〕内服：10～30 g水煎服。外用：鲜品一把捣绒，外包患处，或加酒调搽患处。

野烟

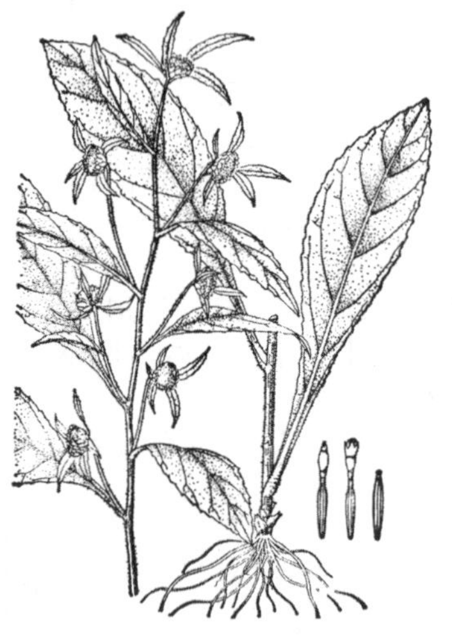

〔俗名〕野叶子烟、挖耳草、金挖耳、耳瓢草。

〔来源〕菊科植物烟管头草*Carpesium cermuum* L.的全草。

多年生草本，高达90 cm；全株被白色柔毛。单叶互生，基生叶大型，匙状矩圆形，长9～20 cm，宽4～8 cm，先端钝，基部楔形，收缩成具翅的叶柄，边缘不规则的锯齿，两面有白色长柔毛和腺点，茎向上叶渐小，几无柄。头状花序在茎和枝顶端单生，下垂；基部有数个条状披针形不等长的苞片；总苞片多层；花黄色，外围雌花筒状；中央两性花，结实，瘦果线形，无冠毛。

生于山野路边。药用叶，夏秋季采。

〔性味归经〕辛、苦、辣、温，归冷、热经。

〔毒性〕有小毒，常量无妨。

〔功用〕解毒消肿，利尿通淋，杀虫止痒。

〔主治〕无名肿毒，蛇虫咬伤，淋症，疥疮瘙痒。

〔用法用量〕内服10～15 g水煎服。外用：煎水洗患处。

野棉花

〔俗名〕打破碗花花、霸王草、清水胆、铁蒿、梓桐花。

〔来源〕毛茛科植物打破碗花花*Anemone hupehensis* Lem.的根。

多年生草本。基生叶3～5，长12～40 cm，具长柄，为三出复叶或少数为单叶；小叶卵形，长4～11 cm，宽3～10 cm，不分裂或不明显3或5浅裂，边缘具锯齿，下面疏生短毛。花高20～80 cm，疏生短柔毛；聚伞花序简单或二至三回分枝；总苞苞片3，具柄，叶状；萼片5，红紫色，长2～3 cm，外面密生柔毛；无花瓣，雄蕊多数；心皮多数。聚合果球形；瘦果长约3.5 mm，密生绵毛。

生于丘陵、低山、草坡或沟边。药用花、根、叶，七八月采集。

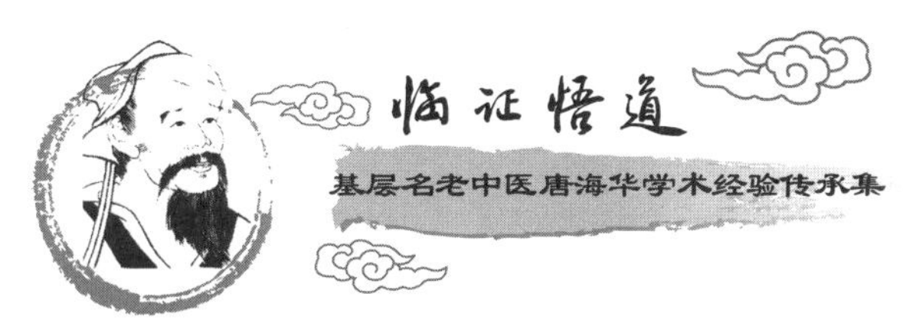

［性味归经］辛、苦、平，归冷、热二经。

［毒性］有中毒，生品擦摩皮肤易至红疹，解以酸汤反复清之。

［功用］杀虫驱蛔，消肿解毒，镇痛解疼，活血化瘀。

［主治］疥疮、乳痈、疟疾、水肿、跌打损伤、胆蛔症。

［用法用量］内服：用根5～15 g水煎服治疟疾；取花茎叶浓煎治胆蛔症，20～40 L口服，每日2次；童便泡24小时，晒干研粉，黄酒冲服2～3 g治跌打损伤；蜂蜜调服治水肿。外用：治疥疮,取鲜品捣烂外敷患处；治乳痈,以花捣烂，拌甜酒糟或烧酒炒热敷患处；全草放入厕内可杀厕内诸虫。

［禁忌］孕妇忌服。

野油菜

［俗名］野芥菜、辣米菜、蔊菜、姨妈菜。

［来源］十字花科植物蔊菜*Rorippa montana*（Wall.）Small.的全草。

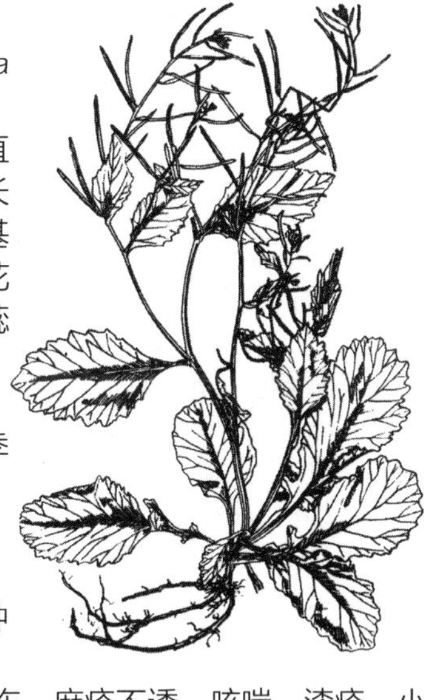

一年生草本，高达30 cm，茎柔弱，匍匐或直立上升，近基部分枝，下部叶有柄，羽状深裂，长2～10 cm，宽2～3 cm，上部叶卵形，先端渐尖，基部渐狭，边缘锯齿，无柄稍抱茎。总状花序顶生；花小，萼片4，矩圆形；花瓣4，淡黄色，倒卵形；雄蕊6，4强；心皮2，花柱1，柱头不分裂。长角果条形；果梗丝状。种子2行，卵形，褐色。

生于荒地、路旁或田园中。药用全草，夏季采集。

［性味归经］苦，辛、微寒，归热经。

［毒性］无毒。

［功用］清热解毒，利湿退黄，发表透疹，消肿止痛，止咳化痰。

［主治］无名肿毒，黄疸，腹泻，痢疾，跌打损伤，麻疹不透，咳喘，漆疮，小儿抽搐。

［用法用量］内服：10～30 g水煎服。外伤捣烂冲酒服或取药渣敷患处。

毒芹

［俗名］水芹菜、鸭脚板、红鸭脚板。

［来源］伞形科植物水芹*Oenanthe javanica*（Bl.）DC.的全草。

多年湿生或水生草本，高达80 cm。茎中空，下部节生多数白色须根。基生叶三角形，一至二回羽状分裂，最终裂片卵形或菱状披针形，边缘具大小不等的锯齿，上部叶几无柄。复伞形花序顶生，伞幅6～20片；小总苞2～8条形；花白色。双悬果椭

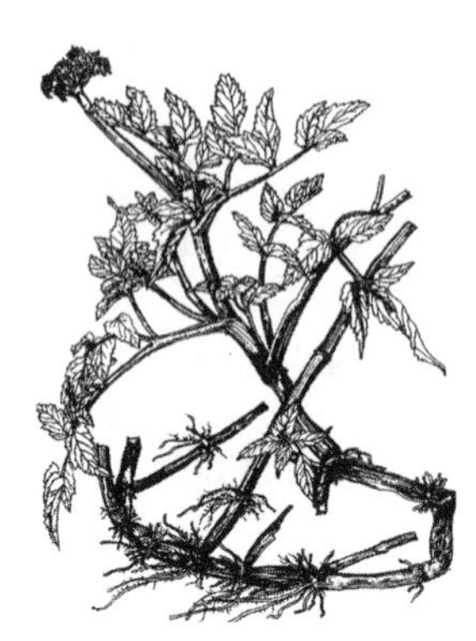

圆形，果棱显著突起。

生于水边、低洼湿地。药用根，秋季采集。

〔性味归经〕辛、甘、平，归冷、热二经。

〔毒性〕无毒。

〔功用〕散寒发表，温肺止咳，清热止渴，平肝降压。

〔主治〕风寒咳嗽，水呛咳嗽，烦热口渴，肝阳上亢，头昏目眩，高血压。

〔用法用量〕10～30 g煨水服治冷病，鲜品捣烂取汁服或开水烫后加酱油、醋等做成凉拌菜常食治热病口渴、高血压。

野菊

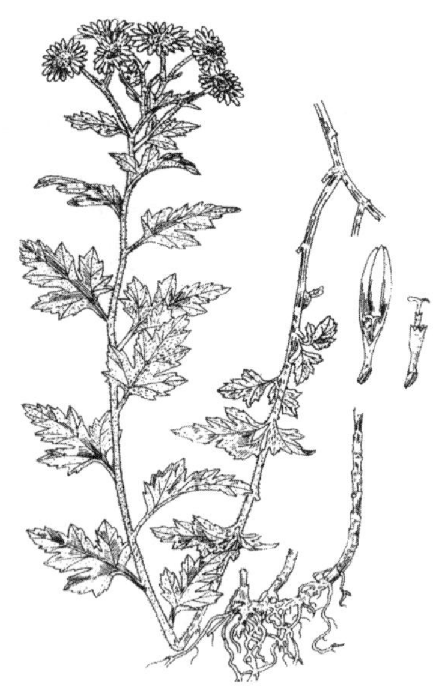

〔俗名〕野菊花、苦薏。

〔来源〕菊科植物野菊*Dendranthema indicum*（L.）Des Monl. 的全草。

多年生草本，高25～100 cm。根状茎粗厚分枝，有长或短的地下匍匐枝。茎直立或基部铺展。基生叶脱落。茎生叶卵形或矩圆状卵形，长6～7 cm，宽1～2.5 cm，羽状深裂，顶裂片大，侧裂片常2对，卵形或矩圆形，全部裂片边缘浅裂或有锯齿；上部叶渐小；全部叶上面有腺体及疏柔毛，下面灰绿色，毛较多，下部渐狭成具翅的叶柄，基部有具锯齿的托叶。头状花序，在茎枝顶端排成伞房状圆锥花序或不规则伞房花序；总苞片边缘宽膜质；舌状花黄色，雌性；盘花两性，筒状，瘦果全部同型，有5条极细且明显的纵肋，无冠毛。

生于山坡或路边，野生或栽培。药用全草，夏秋季采集。

〔性味归经〕苦、辛、凉，归热经。

〔毒性〕无毒。

〔功用〕清热解毒，消肿止痛，平肝明目。

〔主治〕肝热目赤，起火眼，疥疮肿毒，巴骨癀，跌打肿痛，高血压，痈疽久溃不收口。

〔用法用量〕10～50 g水煎服，跌打伤酒为引，外用煎水洗患处，或取鲜品一把捣烂外包患处。

白英

〔俗名〕白毛藤、毛风藤、排风、毛秀才、苦茄、排风藤。

〔来源〕茄科植物白英*Solanum lyratum* Thunb.的全草。

多年生蔓性草本；茎长达4 m，基部木质化。全株被覆长柔毛。叶多为琴形，顶端渐尖，基部常3～5深裂，中裂片较大，两面均被长柔毛。聚伞花序，顶生或腋外生；花萼杯状，萼片5，卵形；花冠5深裂，蓝紫色或白色，自基部向下反折；雄蕊5，着生花冠筒口，花丝基部合生；雌蕊1，子房卵形，柱头半球形。浆果球形，成熟时黑色。

生于山野、路旁、灌丛中。药用全草，夏、秋季采集。

〔性味归经〕苦、辛、寒，归热经。

〔毒性〕不显。

〔功用〕祛风除湿，解毒退黄，息风止痉。

〔主治〕风湿疼痛，膝关节疼痛，劳伤痛，丹毒，疥疮，无名肿毒，黄疸，半边风，小儿惊风，破伤风，灌耳心（中耳炎）。

〔用法用量〕10～30 g煨水服，劳伤用根泡酒服。外用藤叶一把捣烂外敷；半边风以叶煎水洗患处或全身，并以叶为末，每次用酒吞服3 g，日服2～3次；中耳炎以叶捣汁滴耳。

黄花菜

〔俗名〕金针菜、金针花、萱草、黄花。

〔来源〕百合科植物黄花*Hemerocallis citrina* Baroni的花和块根。

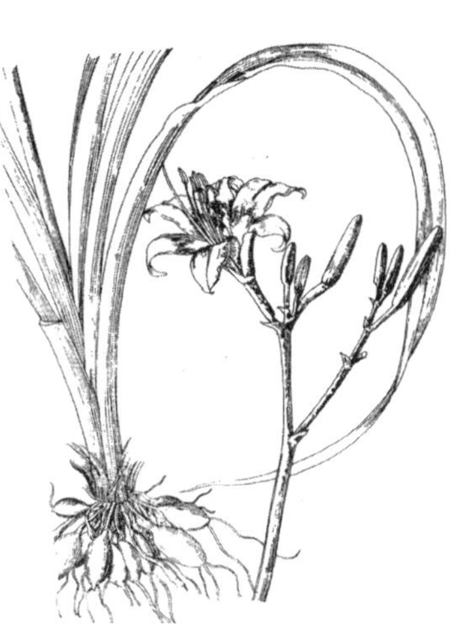

草本，具短的根状茎和肉质、肥大的纺锤状块根。叶基生，排成两列，条形，长70～90 cm，宽1.5～2.5 cm，背面呈龙骨状突起。花高85～110 cm，蜗壳状聚伞花序复组成圆锥形，多花，有时可多达30朵；花序下部的苞片狭三角形，长渐尖，长达4 cm；花棕檬黄色，花梗短；花被长13～16 cm，下部3～5 cm合生成花被筒；裂片6，具平行脉，外轮的倒披针形，内轮的长矩圆形，盛开时裂片略外弯；雄蕊伸出，上弯，比花被裂片约短3 cm；花柱伸出，上弯，略比雄蕊长。

生于山坡、草地。药用全根，秋季采集。

〔性味归经〕甘、香、平，归冷、热二经。

〔毒性〕不显。

〔功用〕清热解毒，消痈散结，催乳安神，调经活血。

〔主治〕风热咳嗽，乳痈红肿，九子疡，乳少，失眠烦躁，月经不调。

〔用法用量〕内服：妇科病10～50 g蒸鸡吃或煮蛋吃，感冒水煎服加红糖。外用：疮疡以花根捣绒敷患处。

散血莲

〔俗名〕铁板金、铁蕨鸡。

〔来源〕金星蕨科植物披针新月蕨*Abacopteris penangiana*（Hook.）Ching的根茎及全草。

多年生草本。根状茎长而横走，粗壮，坚硬，黑褐色，有纵槽沟。羽状复叶，远生，叶柄粗状，长15～25 cm，稻秆色；叶片披针形或矩圆状披针形，长40～80 cm，宽18～30 cm；羽片6～9对，互生，长线形至狭线状披针形；长15～30 cm，先端渐尖，边缘有浅锯齿，基部广楔形，有短柄，侧脉羽状。孢子囊群圆形，近侧脉着生成两行；无囊群盖；孢子两面行。

生于山沟中阴湿地或山林下。药用根茎，秋季采集。

〔性味归经〕苦、涩、寒，归热经。

〔毒性〕不显。

〔功用〕活血散血，调经理气，清热明目。

〔主治〕跌打损伤，劳伤肿痛，胃气痛，月经痛，月经不调，火眼目赤。

〔用法用量〕内服：10～30 g煨水服。外用：劳伤、跌打伤痛泡酒外搽。

石胡荽

〔俗名〕地胡椒、二郎箭、球子草、鹅不食草、小拳头。

〔来源〕菊科植物石胡荽*Centipeda munima*（L.）A.Braun et Aschers.的全草。

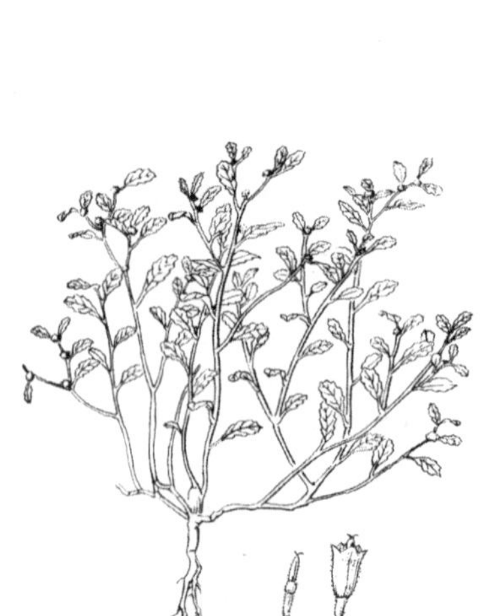

一年生小草本；茎铺散，多分枝。叶互生，长0.7～1.8 cm，楔状倒披针形，顶端钝，边缘有不规则的疏齿，无毛，或仅背面有微毛。头状花序小，扁球形，直径约3 mm，单生于叶腋，近于无总花梗；总苞半球形，总苞片2层，椭圆状披针形，绿色，边缘膜质；花托平，无托片；花杂性；淡黄色或黄绿色，全部筒状，外围的雌花多层，花冠细，有不明显裂片；中央的两性花，花冠有明显

4裂。瘦果椭圆形，长约1 mm，具4棱，边缘有长毛；无冠毛。

生于稻田中、荒地、路旁阴湿处。药用全草，春夏季采集。

［性味归经］辛、温、归冷经。

［毒性］无毒。

［功用］祛风通窍，散寒除湿，消食导滞，解毒消肿。

［主治］风寒鼻塞，鼻炎，跌打肿痛，风湿疼痛，咳嗽疟疾，小儿疳积，虫蛇咬伤。

［用法用量］内服：10～30 g煨水服。外用：鲜品一把捣烂外敷。

落新妇

［俗名］金尾蟮。

［来源］虎耳草科植物落新妇*Astilbe chinensis*（Maxim.）Franch的全草。

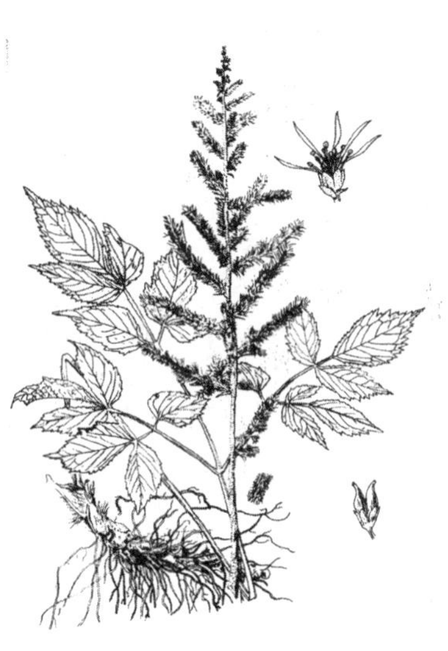

多年生草本。高达70 cm。根茎长块状，坚硬，深褐色，有细须根。茎直立，疏被褐色鳞片状的长柔毛。根生叶二枚，茎上叶互生，柄上有鳞片状褐色长毛；叶为三回三出复叶，小叶片卵形或长椭圆形，长2～8 cm，宽1～4 cm，先端短锐尖，基部圆形或楔形，边缘有重锯齿，两面均散生短刺毛，以脉上最多。圆锥花序顶生，长15～30 cm，直立，花轴分枝斜上，密生褐色长毛；花密集，具短梗，红紫色；花萼筒状，5裂；花瓣5，线形；雄蕊10；心皮2，离生。蓇果，腹面开裂。

生于高山林水沟边。药用全草，秋初采集。

［性味归经］甘、平、归冷、热经。

［毒性］无毒。

［功用］补虚润肺，敛汗止咳，清热止血。

［主治］肺痨盗汗，潮热咯血，胃热吐血。

［用法用量］10～30 g水煎服，吐血者可加血余炭煨甜酒吃。

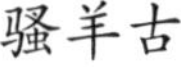

骚羊古

［俗名］杏叶防风、羊山臭、羊山草、九牛躁、洋芹菜。

［来源］伞形科植物杏叶防风*Pimpinella candolleans* Wight et Am. 的全草。

多年生草本。高30～50 cm；根单生，细锥形，茎分枝，具短柔毛或近无毛。基生叶为单叶，心形或卵状心形，长2.5～4 cm，宽2～3.5 cm，边缘具圆齿，下面沿脉有短柔毛；叶柄长3～7 cm；茎生叶为一至二回三出复叶或3～5深裂，小叶卵形，愈向上愈小。侧生小叶偏斜，最上部者只有叶鞘，复伞形花序数个，顶生和侧生，有柔毛；无总苞或有1～2片；伞幅10多个；小总苞片2～3，条形；花梗10～16个，花

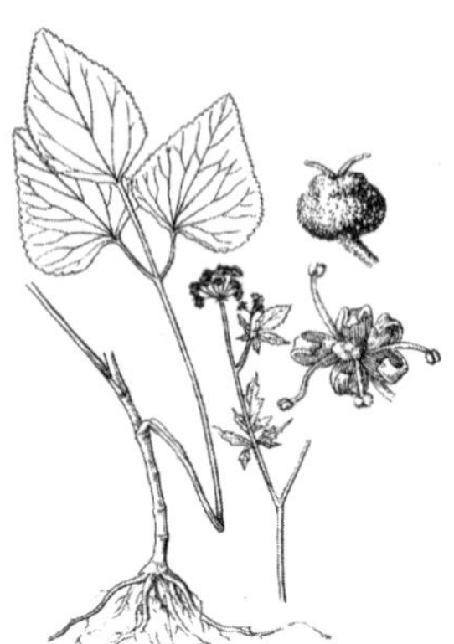

白色，双悬果扁圆锥形，长约1.5 mm，密生瘤状突起。

生于山坡、田埂或路旁。药用全草、根，四季可采。

〔性味归经〕甘、臭、温，归冷经。

〔毒性〕无毒。

〔功用〕滋补壮阳，镇痛息风，化瘀解毒。

〔主治〕阳痿不举，跌打伤痛，母猪疯，阴寒腹痛，胃气痛，毒蛇咬伤，为苗医壮阳之佳品。

〔用法用量〕内服：30～50 g煨水服，或炖肉吃，或泡酒吃，或磨粉酒吞服。外用：鲜品捣烂外敷。本品善壮阳事。

紫草

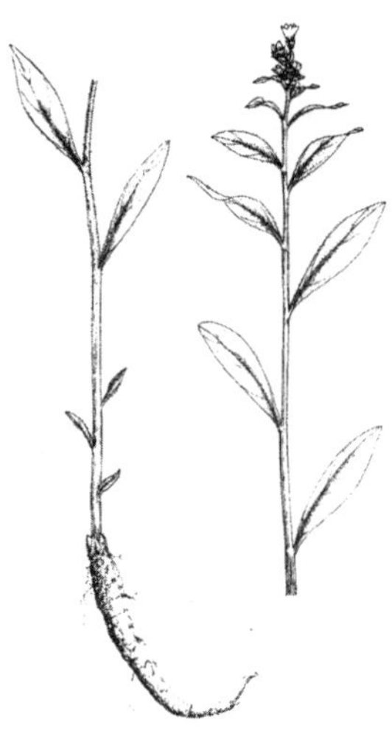

〔俗名〕紫丹、紫草茸。

〔来源〕紫草科植物紫草*Lithospermum erythrorhizon* Sieb.et Zucc.的根。

多年生草本，高达90 cm，全体有糙伏毛。根含紫色物质。叶无柄，披针形，先端钝，全缘，两面均有短糙毛。聚伞花序，总状，顶生，花两性，苞片叶状，披针形；花萼短筒状，5深裂；花冠管短，白色，喉部具有5个鳞片状附肢；雄蕊5，着生于花冠管中部；子房4裂，柱头2。小坚果直立，卵圆形，淡褐色。

生于草坡。药用全草，夏、秋季采集。

〔性味归经〕辛、凉，归热经。

〔毒性〕不显。

〔功用〕清热解毒，退热透疹。

〔主治〕风热感冒，麻疹不透，发热咽痛。

〔用法用量〕内服：10～20 g水煎服。外用：水煎洗浴以解毒透疹。

紫花茄

〔俗名〕刺天茄、天针对地针、恨天雷、灯笼泡。

〔来源〕茄科植物紫花茄*Solanum indicum* L.的果。

灌木，通常高1～1.5 m，全株密生分枝具柄的星状茸毛，并生有基部宽扁的淡黄色弯形皮刺，刺长4～7 mm。叶卵形，长5～11 cm，宽2.5～8.5 cm，顶端钝，基部心形，5～7深裂或波状圆裂，两面有星状茸毛，脉上有皮刺；叶柄长2～4 cm。花序蝎尾状，腋外生，长3.5～6 cm；花梗长约1.5 cm；花萼杯状，5裂；花冠辐状，紫蓝色，深5裂。浆果球形，成熟时橙黄色，直径约1 cm，宿萼向外反折，有针刺。

生于山坡路旁。药用全草，夏秋季采集。

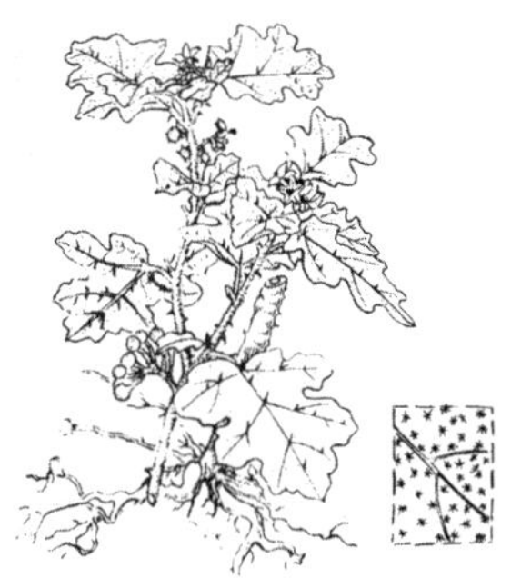

〔性味归经〕甘、凉，归热经。

〔毒性〕不显。

〔功用〕清热止咳，和胃止痛，活血解毒，敛疮燥湿。

〔主治〕风热咳嗽，胃气痛，黄水疮，黄疸，跌打损伤，疥疮肿毒。

〔用法用量〕内服：15～30 g水煎服。外用：适量鲜品捣绒敷患处，黄水疮以果实焙干研末调茶油搽患处。

紫苏叶

〔俗名〕紫苏、苏叶。

〔来源〕唇形科植物紫苏*Perilla frutescens*（L.）Britt.的果实、根、叶。

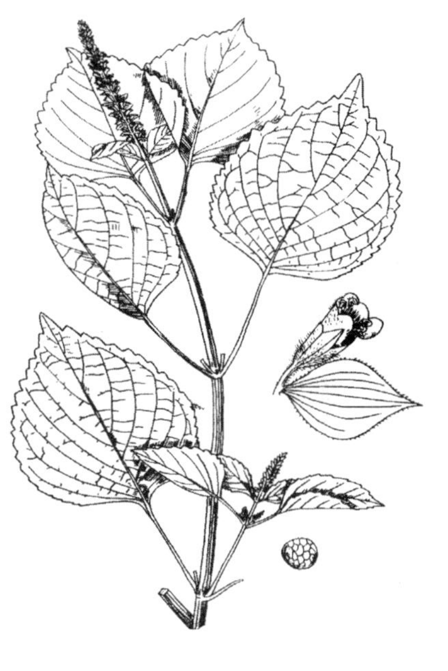

一年生草本。茎高0.3～2 m，被长柔毛。叶片宽卵形或圆卵形，长7～13 cm，上面被疏柔毛，下面脉上被贴生柔毛；叶柄长3～5 cm，密被长柔毛。轮伞花序2花，组成顶生和腋生，偏向一侧，密被长柔毛的假总状花序，每花有1苞片；花萼钟状，下部被长柔毛，有黄色腺点，果时增大，基部一边肿胀，上唇宽大，3片，下唇2片，披针形，内面具疏柔毛；花冠紫红色或粉红色至白色，上唇微缺，下唇3片，小坚果近球形。

生长于路边、山坡，各地亦栽培，药用全草，夏秋季采集。

〔性味归经〕辛、香、温，归冷经。

〔毒性〕无毒。

〔功用〕解毒散寒，行气调经，安胎壮腰。

〔主治〕风寒感冒，月经不调，胎动不安，腰痛。

〔用法用量〕15～30 g煨水服，感冒加生姜，调经加红糖引，壮腰加蛋煮。

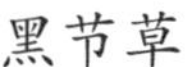

黑节草

〔俗名〕黑及草、椭圆叶花锚。

〔来源〕龙胆科植物椭圆叶花锚*Halenia dlliptica* D.Don的全草。

一年生草本，高20～60 cm；茎直立，分枝，四棱形。叶对生，茎下部叶匙形，具柄，茎上部叶卵形至长椭圆形，长1.5～6 cm，宽0.3～3 cm，无柄，具3出脉。顶生伞形或腋生聚伞花序；花蓝紫色或淡黄白色，径达2～3 cm，具梗；花萼4深裂，裂片卵状椭圆形。顶端尖；花冠4深裂，裂片椭圆形，顶端具尖头，基部具较花冠为长的花距；雄蕊4，内藏；子房长卵形，柱头2裂。蒴果卵形。种子多数，卵圆形。

生于山地草坡、林缘。药用根，秋季采。

〔性味归经〕苦、寒，归热经。

〔毒性〕无毒。

〔功用〕清利湿热，止晕解暑。

〔主治〕肝炎黄疸，中暑腹痛，风热头晕。

〔用法用量〕20～30 g煨水服。治头晕10～20 g炖肉吃。

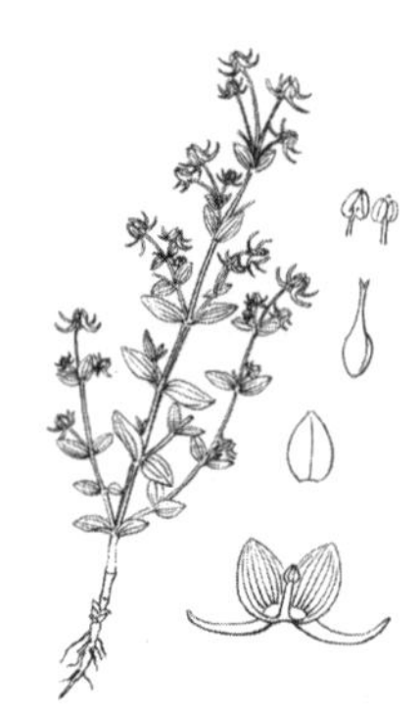

萹蓄

〔俗名〕扁竹、百节草、路柳、扁蔓、白辣柳。

〔来源〕蓼科植物萹蓄*Polygonum aviculare* L.的全草。

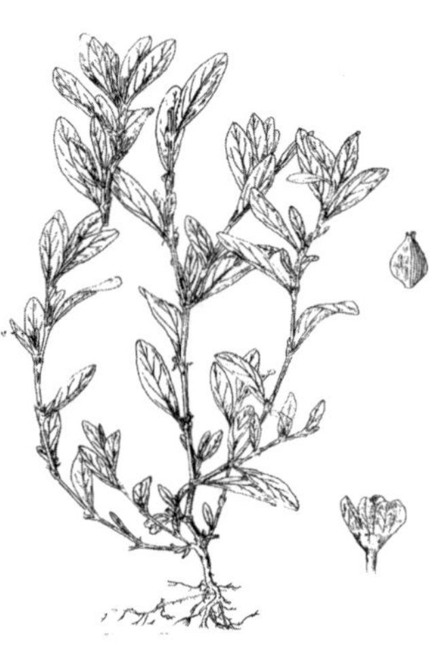

一年生草本，高达50 cm，茎平卧或上升，自基部分枝，有棱角。叶有极短柄或近无柄；叶片狭椭圆形或披针形，长1.5～3 cm，宽5～10 mm，顶端钝或尖，基部楔形，全缘；托叶鞘膜质，下部褐色，上部白色透明，有不明显脉纹。花腋生，1～5朵簇生叶腋，遍布于全植株；花梗细而短，顶部有关节；花被5深裂，裂片椭圆形，绿色，边缘白色或淡红色；雄蕊8；花柱3，瘦果卵形，有3棱，黑色或褐色，生不明显小点，无光泽。

生于田野、荒地或水边湿地。药用全草，夏季采集。

〔性味归经〕淡、寒，入热经。

〔毒性〕无毒。

〔功用〕清火利尿，消肿退骇。

〔主治〕淋症，小便黄少，水肿病，小儿惊骇，小儿走胎。

〔用法用量〕10～30 g煨水服。惊骇走胎可煮蛋敷或炒蛋吃，苗医又名之“取骇药”。

水烛

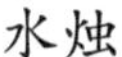

〔俗名〕香蒲、蒲黄、东方香蒲、鬼蜡烛、毛蜡烛、水蜡烛。

〔来源〕香蒲科植物水烛*Typha angustifolia* L.成熟的天花粉。

多年生沼泽生草本，高达3 m。根茎横走，茎直立。叶狭线形，叶鞘圆筒形，半抱茎。穗状花序圆柱形，雌雄花序不连接；雄花在上，长20～30 cm，雄蕊2～3枚，毛较花药长，天花粉粒单生；雌花序在下，长约25 cm，雌花小苞片近等长或比柱头短，披白色毛，果穗长短变化大，赭褐色。坚果细小。

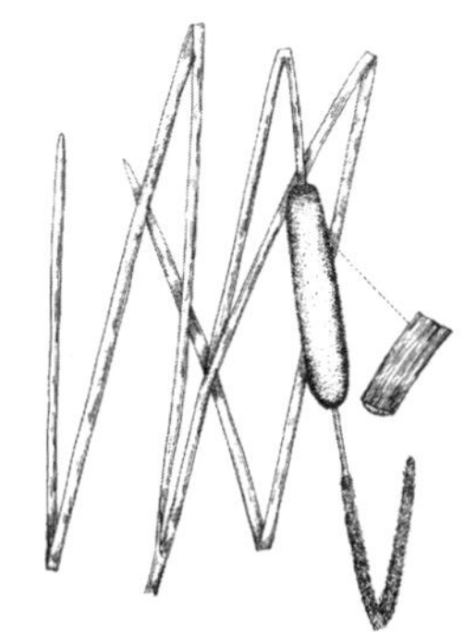

生于沼池、水沟边。药用根、茎、花，秋季采集。

［性味归经］甘、平，归冷、热经。

［毒性］无毒。

［功用］凉血止血，补虚敛汗，利水通淋。

［主治］外伤出血，月经过多，崩漏下血，产后多汗，小儿疳积，淋症，小便不利。

［用法用量］治淋症、妇科疾病，10～20 g煎水服，产后多汗用根30 g炖肉吃，疳积蒸子鸡吃，外伤出血以天花粉适量敷伤口，加压包扎。

水蓼

［俗名］辣蓼、粗毛水蓼、辣蓼草。

［来源］蓼科植物粗毛水蓼*Polygonum hydropiper* L.var.hispidum（Hook.f.）Steward的全草。

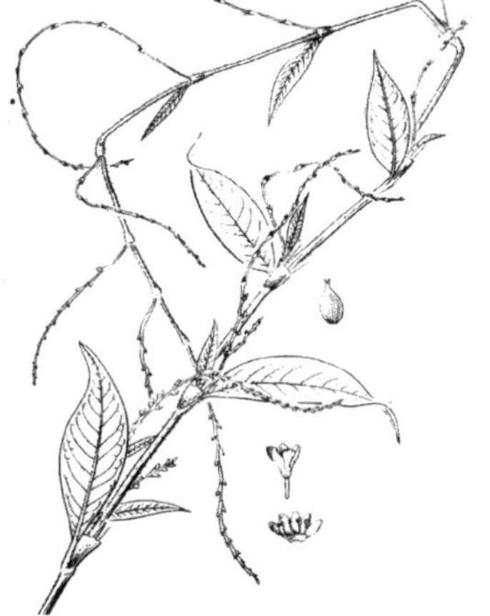

一年生草本，高20～80 cm，直立或下部伏地。茎红紫色，无毛，节常膨大，且具须根。叶互生，披针形或椭圆状披针形，长4～9 cm，宽5～15 mm，两端渐尖，均有腺状小点，无毛或叶脉及叶缘上有小刺状毛；托叶鞘膜质，筒状，有短缘毛；叶柄短，穗状花序腋生或顶生，细弱下垂，下部的花间断不连，苞漏斗状，有疏生小腺点和缘毛；花具细花梗而伸出苞外，间有1～2朵花包在膨胀的托鞘内；花被4～5裂，卵形或长圆形，淡绿色或淡红色，有腺状小点。瘦果卵形，扁平，少有3棱，表面有小点，黑色，包在宿存的花被内。

生于湿地、水边或水中。药用根，夏秋季采集。

［性味归经］辛、香、温，归冷经。

［毒性］不显。

［功用］解痉镇痛，利湿解毒，健脾止泻，调经散寒。

［主治］老鼠钻心（急性胃痛），痛经，月经不调，小儿疳积，肠炎，痢疾，跌打内伤。

［用法用量］10～30 g水煎服，调经可泡酒服，急性胃肠绞痛以鲜品捣汁冲服以应急需。苗医尤以本品治疗内伤，兑酒捣汁服下。

腹水草

［俗名］钓鱼杆、钓鱼草、宽叶腹水草。

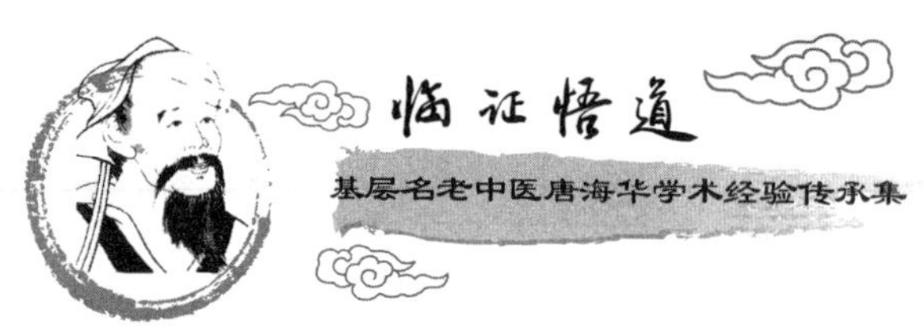

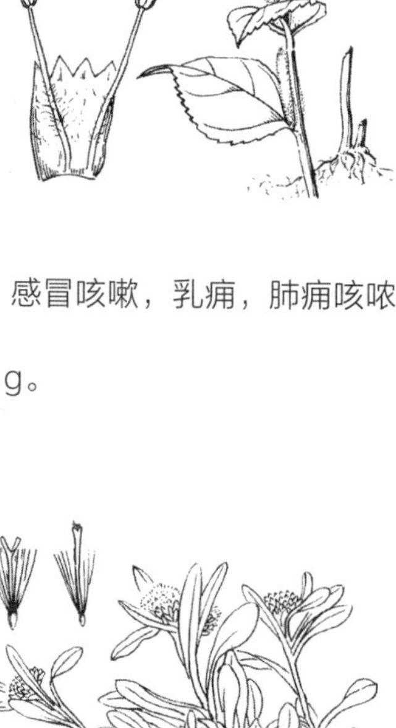

〔来源〕玄参科植物宽叶腹水草*Veronicastrum axillare*(Sieb. et Zucc.)Yamazaki的全草。

多年生草本；根状茎极短而横走，茎细长，弓曲，顶端着地生根或节上生根，披黄色短卷毛。叶柄短；叶片圆形至卵圆形，长47 cm，略超过宽，顶端短渐尖，基部圆形，边缘具三角形锯齿，穗状花序腋生，少顶生于侧生，分枝，长1.5～4 cm，裂片钻形，不等长，前面1枚最长，略短于花冠，有睫毛；花冠筒状，淡紫色，长5 mm，4裂，裂片稍不等，正三角形，喉部有一圈毛；雄蕊2枚。蒴果绿色，卵形，长约3 mm。

生于灌丛下或倒挂于岩石上。药用全草，夏秋季采集。

〔性味归经〕甘、平，归冷、热经。

〔毒性〕不显。

〔功用〕活血化瘀，利水消肿，止咳消痈。

〔主治〕跌打损伤，血吸虫性腹水，肝硬化腹水，感冒咳嗽，乳痈，肺痈咳脓痰。本品以善治腹水而著称。

〔用法用量〕15～30 g煨水服，治腹水配隔山消30 g。

清明菜

〔俗名〕米曲、鼠麹草、鼠曲草。

〔来源〕菊科植物鼠麹草*Gnaphalium affine* D.Don的全草。

二年生草本，高10～50 cm，茎直立，簇分枝或有少数分枝，密生白色绵毛。叶互生，基部叶花期枯萎，下部和中部叶倒披针形或匙叶，长2～7 cm，宽4～12 mm，顶端具小尖，基部渐狭，下延，无叶柄，全缘，两面有灰白色绵毛。头状花序多数，通常在顶端密集成伞房状；总苞球状钟形；总苞片3层，金黄色，干膜质；花黄色，外围的雌花花冠丝状；中央的两性花花冠筒状，顶端5裂。瘦果长圆形，长约0.5 mm，有乳头状突起；冠毛黄白色。

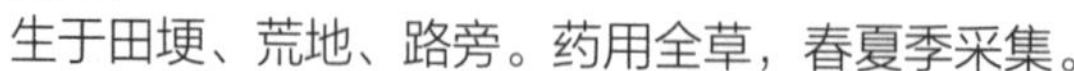

生于田埂、荒地、路旁。药用全草，春夏季采集。

〔性味归经〕甘、平，归冷、热经。

〔毒性〕无毒。

〔功用〕清热补脾，祛湿解毒，止咳止痛。

〔主治〕感冒咳喘，风湿腰腿痛，肝炎，跌打伤痛，毒蛇咬伤。

〔用法用量〕15～50 g煨水服，伤痛泡酒服，外敷治蛇伤及跌打伤。

蒲公英

〔俗名〕灯笼草、黄花地丁、婆婆丁。

〔来源〕菊科植物蒲公英*Taraxacum mongolicum* Hand.－Mazz.的全草。

多年生草本。根垂直。叶莲座状平展，矩圆状倒披针形或倒披针形，长5～15 cm，宽1～5.5 cm，羽状深裂，侧裂片4～5对，矩圆状披针形或三角形，具齿，顶裂片较大，戟状矩圆形，羽状浅裂或仅具波状齿，基部狭呈短叶柄，被疏蛛丝状毛或几无毛，花数个，与叶多少等长，上端被密蛛丝状毛。总苞淡绿色，外层总苞片卵状披针形至披针形。边缘膜质，被白色长柔毛，顶端有或无小角，内层条状披针形，长于外层的1.5～2倍，顶端有小角；舌状花黄色，瘦果褐色。

生于山坡草地、路旁、河岸沙地及田野间。药用全草，夏秋季采集。

〔性味归经〕苦、甘、寒，归热经。

〔毒性〕无毒。

〔功用〕清热解毒，消肿止痛，凉血催乳，杀虫止痒。

〔主治〕乳痈，疖疮，肿毒，目赤火眼，虫蛇咬伤，痔疮肿痛，乳少不下，疥疮皮疹。

〔用法用量〕内服：15～50 g水煎服。外用：鲜品捣烂敷患处，为苗医治癀（痈）要药。

蜘蛛香

〔俗名〕九转香、豆豉菜、雷公七、心叶缬草。

〔来源〕败酱科植物心叶缬草*Valeriana Jatamansii* Jones的根茎。

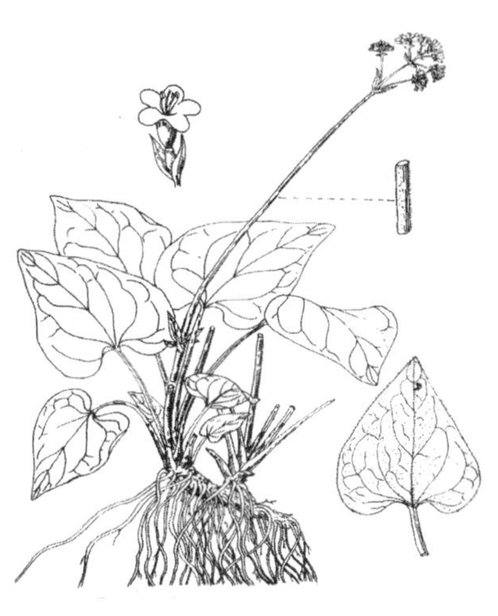

多年生草本，高达70 cm。茎1至数枝丛生，被短毛；根状茎粗厚微弯，块状圆柱形，节密，有叶柄残茎和苞片，有浓香气。叶茎生。叶片心状圆形至卵状心形，长5～9 cm，宽3～8 cm，边缘有疏浅波齿，被短毛；叶柄长于叶片，达20 cm，茎生叶与基生叶近似而具短柄，上部叶常羽状3～7裂，渐无柄，花成顶生聚伞花序，初紧密，花开时渐疏大；花小，白色或微带红色；花萼内卷；花冠筒状，上部稍膨胀，5裂；雄蕊3，瘦果长柱状，顶端有多条羽状毛。

生于山顶草地、灌木林中。药用根茎，四季可采。

〔性味归经〕辛、温，归冷经。

〔毒性〕无毒。

〔功用〕散寒除湿，理气止痛，敛疮解毒，辛温解表。

〔主治〕风湿疼痛，胃寒气痛，霍乱吐泻，风寒感冒，口疮溃疡，毒疮冻疮。

〔用法用量〕10～20 g煨水服，急性胃痛以药为末吞水服，感冒加生姜服，毒疮磨醋搽，口腔溃疡为末涂患处。

漆姑草

〔俗名〕千毛毡、漆姑。

〔来源〕石竹科植物漆姑草*Sagina japonica*（Sm.）Ohwi的全草。

一年生或二年生草本，茎多数，簇生，稍铺散，高约15 cm，上部疏生短柔毛。叶条形，基部相连处薄膜质，微成鞘状，花小，单生于枝端叶腋，花梗细长；萼片5，卵形；花瓣5，白色，卵形，全缘；雄蕊5；花柱5，丝状。蒴果卵形，萼片宿存。种子密生瘤状突起。

生于山野、路旁、庭院阴湿处。药用全草，夏季采集。

〔性味归经〕辛、凉，归热经。

〔毒性〕无毒。

〔功用〕清热败毒，祛风止痒。

〔主治〕热毒肿痛，疥疮痒痛，漆疮。

〔用法用量〕内服：10～20 g水煎服。外用：鲜品50～100 g捣烂取汁外搽患处或直接以药渣包患处。

肥猪苗

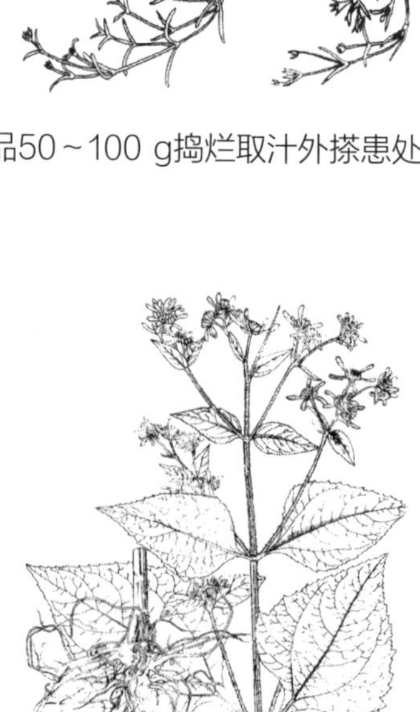

〔俗名〕肥猪苗、糯米草、豨莶草、腺梗豨莶。

〔来源〕菊科植物蒲儿跟*Senecio oldhamianus* Maxim. 的全草。

一年生草本；茎高30～100 cm，被白色柔毛。茎中部叶三角状卵形或卵状被针形，长4～10 cm，宽1.8～6.5 cm，先端尖，基部楔形，下延成翼柄，边缘有不规则的浅齿或粗齿，两面均密被长柔毛；枝上部被紫褐色头状有梗腺毛。头状花序多数排成圆锥状；总花梗密被长柔毛和腺毛，分泌黏液；总苞片2层，背面被紫褐色头状有柄腺毛；雌花舌状，黄色，两性花筒状。瘦果，无冠毛。

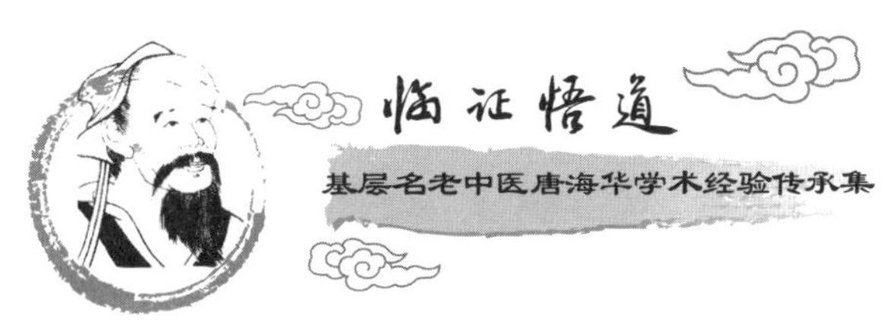

生于林缘、林下或荒野。药用全草，夏、秋季采集。

〔性味归经〕苦、寒，归热经。

〔毒性〕无毒。

〔功用〕祛风除湿，强筋壮骨，排毒疗伤。

〔主治〕风湿关节痛，劳损伤痛，狗咬伤。

〔用法用量〕内服：10～30 g煨水服，或泡酒服。外用：捣烂敷患处。

留兰香

〔俗名〕山薄荷、鱼香草、留兰香、血香菜、狗肉香。

〔来源〕唇形科植物薄荷*Mentha spicata* Linn.的全草。

多年生草本。茎高30～60 cm，上部具倒向微柔毛。下部仅沿棱上具微柔毛，叶具柄，矩圆状披针形至披针状椭圆形，长3～5 cm，上面沿脉密生，其余部分疏生微柔毛，或除脉处近无毛，下面常沿脉密生微柔毛，轮伞花序腋生，球形，具梗或无梗；花萼筒状钟形，10脉，齿5，狭三角状钻形；花冠淡紫，外被毛，内面喉部被微柔毛，檐部4裂，上裂片顶端2裂，较大，其余3裂近等大；雄蕊4，前对较长，均伸出。小坚果卵球形。

生于水旁潮湿地。药用全草，夏秋季采集。

〔性味归经〕辛、辣、凉，归热经。

〔毒性〕无毒。

〔功用〕清散表热，祛风消肿，凉肝明目，解毒止痒。

〔主治〕风热感冒，肝热目赤眵多，身麻木，半边风。

〔用法用量〕内服：10～30 g煨水服。外用：目赤以药汁滴眼或鲜叶贴于上眼皮，麻木煎水洗浴。

〔禁忌〕忌生冷燥辣食物。

藿香

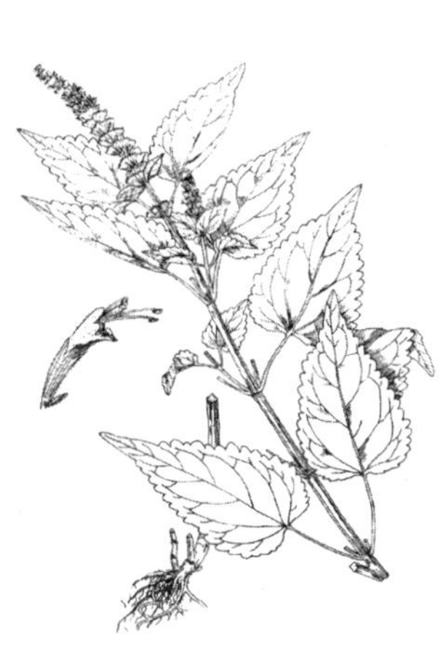
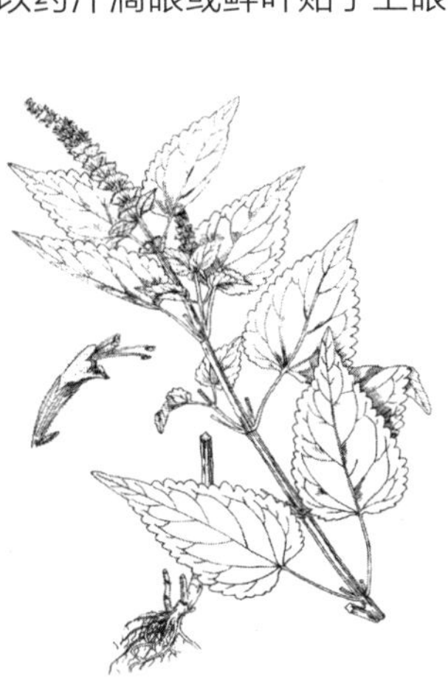

〔俗名〕排风草、秽草。

〔来源〕唇形科植物藿香*Agastache rugosa*（Fisch.et.Mey.）O.Kze.的全草。

多年生直立草本。茎高达1.5 m，上部被极短的细毛。叶具长柄，心状卵形至矩圆状披针形，长4.5～11 cm，宽3～6.5 cm。轮伞花序多花，在主茎或侧枝上组成顶生密集圆筒状的假穗状花序；苞片披针状条形；花萼筒状倒锥形，被具腺微柔毛及黄色小腺体，常染有浅紫色或紫红色，微斜向；齿5，三角状披针形，前2齿稍短；花冠淡紫蓝色，筒直伸，上唇微凹，下唇3裂，中裂片最大，顶端微凹。边缘波状；雄蕊4，二强，伸出。小坚果卵状矩圆形，腹面具棱，顶端具短硬毛。

喜生于山边、坡地、村边湖湿地，药用全草，夏秋季采集。

［性味归经］辛、苦、微温，归冷经。

［毒性］无毒。

［功用］避秽防痧，止吐止泻，理气止痛，醒脾解暑，除湿止痒。

［主治］暑天腹痛，吐泻发痧，湿疹瘙痒。

［用法用量］内服：10～30 g煨水服，急用捣烂冲水服。外用：鲜品一把，水煎外洗患处。

藁本

［俗名］大叶川芎、川芎。

［来源］伞形科植物藁本*Ligusticum sinense* Oliv.的全草。

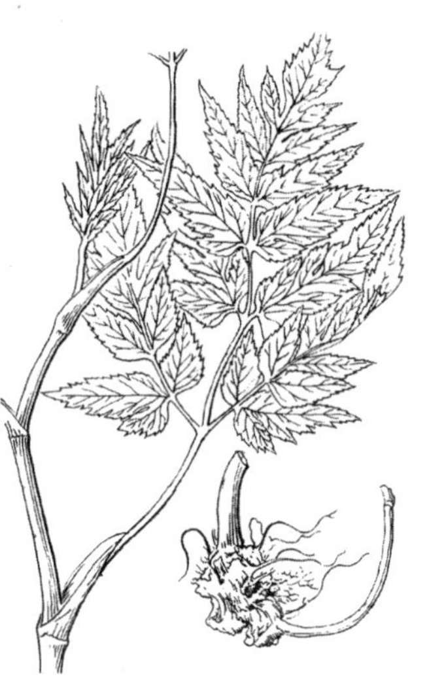

多年生草本，高0.3～1 m；根状茎呈不规则的团块状。基生叶三角形，长8～15 cm，二回羽状全裂，终裂片3～4对，卵形，长3～5.5 cm，宽1～2.5 cm，上面脉上有乳头状突起，边缘不整齐，羽状深裂；叶柄长9～20 cm；茎上部叶具扩展叶鞘。复伞形花序有乳头状粗毛；总苞片数个，狭条形，伞幅15～22不等长；小总苞片数个，丝状条形；花梗多数；花白色。双悬果宽卵形，长约2 mm。

生于山地草丛中，或栽培。药用根，秋季采集。

［性味归经］辛、温，归冷经。

［毒性］不显。

［功用］散寒止痛，活血化瘀，祛风除湿。

［主治］风寒感冒，头痛，风湿关节痛，跌打损伤疼痛。

［用法用量］内服：10～15 g水煎服。外用：鲜品50～100 g捣烂外敷伤痛处。

露水草

［俗名］万人踩、踩不死、万人羞、牛草、黑穗画眉草。

［来源］禾本科植物黑穗画眉草Ergrostis nigra Neesex Steud.的全草。

多年生草本，高30～50 cm，秆丛生，直立或基部稍倾斜，基部压扁状，叶鞘扁平，短于节间，鞘口具白色柔毛，叶片线形，长10～12 cm，宽2～3 mm，常内卷，圆锥花序开展，分枝，互生，螺旋状排列，小穗柄细弱，小穗深紫色，小花3～8朵，颖披针形，先端渐尖。

生于草坡、路边或路中间，易积露水，又百踩不死，因而得名，药用全草，全年可采。

［性味归经］甘、平，归热经、冷经。

［毒性］无毒。

［功用］祛痧镇痛，清热止咳，活血行气。

［主治］急暴腹痛，欲吐不出（露水痧），百日咳，跌打损伤，本品为苗医治发痧肚痛及跌打损伤急救要药。

［用法用量］内服：10～30 g煨水服，急用时取鲜品嚼服或捣烂取汁吞服。外用：鲜品适量，捣烂外敷患处。

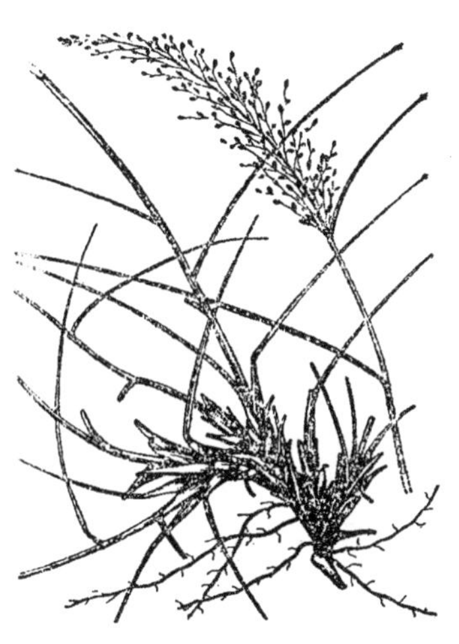

酢浆草

［俗名］酸咪咪、老鸦酸、老蛙酸、三叶酸。

［来源］酢浆草科植物*Oxalis corniculata* L.的全草。

多年生草本，茎匍匐或斜升，多分枝，全体被细短柔毛，叶根生或互生，有细长柄，三出掌状复叶，小叶片倒心脏形，长6～8 mm，全缘，边缘及背面脉上疏有柔毛，花序腋生，花1～3枚；萼片5枚，复互状排列；花冠黄色，花瓣5枚。蒴果圆柱形，外被腺重，种子细小。

生于路边、地边、田坎边。药用全草，夏季采集。

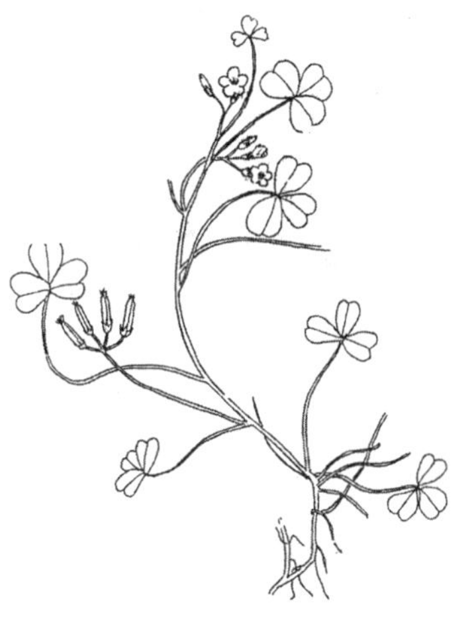

［性味归经］辛，酸，涩，平，归冷、热经。

［毒性］无毒。

［功用］解毒敛疮，祛瘀止痛，清热消肿。

［主治］漆疮，跌打损伤，骨折，疱疹，口疮，疥癣，大火烫伤，黄疸肝炎，热病口渴，胎盘不下。

［用法用量］内服：20～50 g煨水内服，胎盘不下或跌打伤加酒服。外用：鲜品适量，捣烂取汁涂或药渣包患处，疱疹以药焙干为末，调茶油涂撒患处。

紫花地丁

［俗名］犁头草、犁咀菜、地丁草、铧口菜、紫金锁、犁头尖。

［来源］堇菜属堇菜科植物犁头草*Viola philippica*的全草。

多年簇生草本，叶近根生，叶长三角形，似犁头，故名“犁头草”，叶

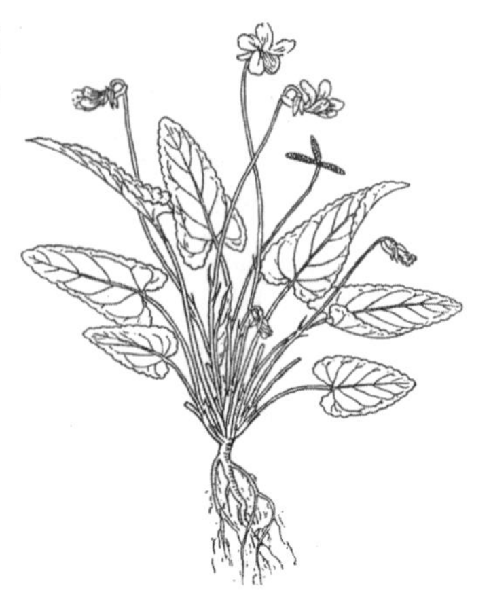

长2～4 cm，宽1～3 cm，边缘有不规则疏齿；花淡紫色，腋生，花柄长，果圆柱状三角形，熟时分裂成三瓣，种子细小。

喜生于田边、耕地、园地、草地里，药用全草，全年可采，以夏秋为佳。

［性味归经］淡、凉，归热经。

［毒性］无毒。

［功用］凉血解毒，消痈止痛。

［主治］疥疮肿毒，乳痈，咽喉肿痛。本品为苗医治疗之专药，各种疗毒常不离此药外用，并以鲜品为宜，本品药效大增。

［用法用量］内服：10～20 g水煎服。外用：鲜品捣烂外敷患处。

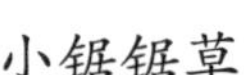

小锯锯草

［俗名］小锯锯藤、锯锯藤、猪殃殃。

［来源］茜草科植物猪殃殃*Galium spurium* L.的全草。

为蔓延或攀援草本，茎长20～30 cm，四棱形，棱上和叶背中脉及叶缘上均有倒生细刺，叶6～8片轮生，叶片线状倒披针形，长1.5～3 cm，宽3～4 cm，先端圆钝，具刺状细尖，基部渐狭，全缘。花小，聚伞花序顶生或腋生；萼筒与子房愈合，花冠黄绿色，先端四裂，平展。悬果为二半球形，密生钩状刺。

生于田坎、地里、沟边及路旁湿地。药用全草，夏秋季采集。

［性味归经］辛、苦、微凉，归热经。

［毒性］无毒。

［功用］清热解毒，凉血止血，利尿止咳，接骨止痛。

［主治］热淋尿痛，刀伤出血，妇女经多，带下，跌打骨折，中耳炎，小儿久咳，血口疮。本品为苗医治妇科血症要药。

［用法用量］内服：10～20 g煨水服。外用：捣汁搽口或滴耳，外伤用药渣包患处或加酒炒热包患处，伤口出血以药粉撒入伤口。

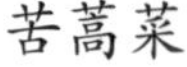

苦蒿菜

［俗名］苦蒿、蒿菜、白蒿。

［来源］菊科植物白蒿Herba Artimisiae Sieversianae的全草。

多年生草本，茎直立，高50～100 cm，纵棱明显，密被短脉毛，叶互生，茎中部的叶有短柄，叶片1～2回羽状分裂，一次裂片披针形，茎部下延，中轴呈狭翼状，两面均有短腺毛，小头状花序多数，总状排列，生于上部枝顶及叶腋，总苞钟形，苞片2～3层，外层苞片较短，有细毛，花呈管状，黄色，冠毛缺。

多生于山野路旁、地边、田边等，药用叶，夏季采集。

〔性味归经〕苦冷，归热经。

〔毒性〕无毒。

〔功用〕清热利湿，凉血解毒，化瘀止血。

〔主治〕血热妄行，吐衄咳血，跌打瘀血肿痛，远行劳伤疼痛，翻脚板，黄疸病，毒蛇咬伤。本品善止血，内服外用均有良效，为苗医止血之要药。

〔用法用量〕内服：15～50 g煨水服。血症以本品捣汁内服，或冲开水服。外用：捣烂外敷伤痛之处或塞鼻。

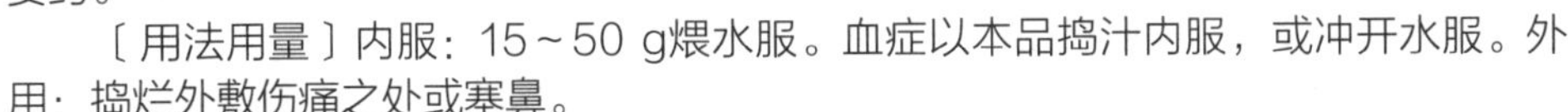

白辣蓼草

〔俗名〕丛枝蓼、簇蓼、麦须草。

〔来源〕为丛枝蓼科植物丛枝蓼的全草。

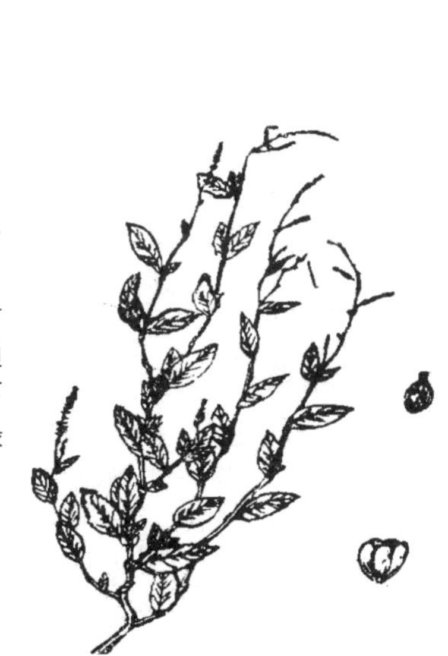

平卧或斜生草本，高30～60 cm。近基部多分枝，无中央茎的区别。单叶，互生，通常卵形，有时呈披针形，两面无毛或有短柔毛，在叶缘和叶脉上经常有小刺状毛；托鞘有缘毛。穗状花序；通常顶生或腋生，花穗细弱，具稀疏的小花，生在下部的间断不连，花被粉红或白色；苞片漏斗形，绿色，无毛，通常具粉红的边缘，上有绿毛。瘦果，黑色而光亮，包于宿存的花被内。花期9～10月。

生于溪边或阴湿处。药用全草，秋季采收。

〔性味归经〕甘淡、寒，归热经。

〔毒性〕无毒。

〔功用〕清热败毒，消肿止痛，渗湿止泻，活血止血。

〔主治〕毒蛇咬伤（如眼镜蛇、五步蛇、银环蛇、竹叶青等），疥疮肿毒，腹泻痢疾。本品善解血液毒型蛇毒，有血液促凝和抗溶血作用。

〔用法用量〕内服：煎汤，15～30 g（鲜用），或捣汁服。外用：鲜品适量捣敷患处。

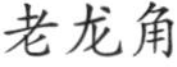

老龙角

〔俗名〕龙角草、白薇、三百根、老龙角。

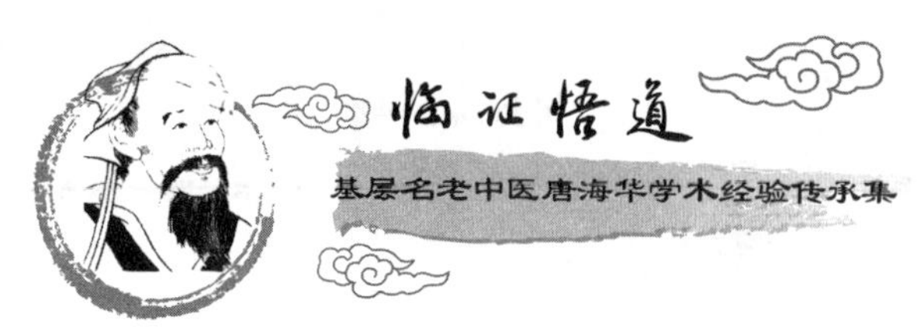

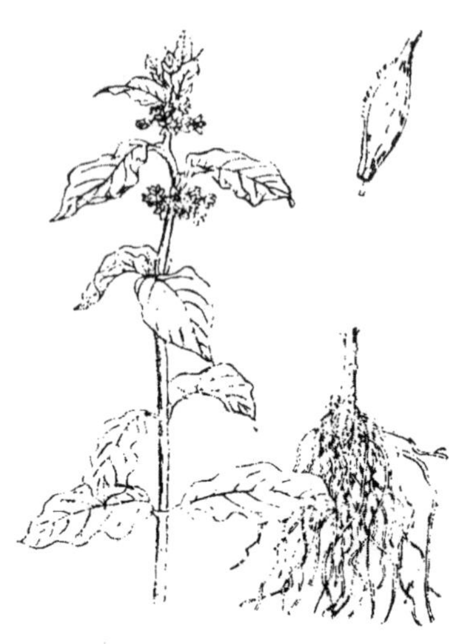

［来源］为萝藦科植物直立白薇*Cynanchum atratum* Bunge的根。

多年生直立草本，高70 cm左右，植物体具白色乳汁。根簇生多数，须状，细长，干后易折断，外面黑色，髓白色。茎粗壮，圆柱形，绿色，少分枝，被白色短柔毛。叶对生，纸质，广卵形，或倒卵形，长8～12 cm，宽3～6 cm，先端渐尖，基部浑圆或微凹陷，全缘，表面深绿色，被短柔毛，老时脱毛，下面淡绿色，或被灰白色绒毛。叶脉明显，主脉茸毛尤密。伞形花序腋生，小花梗短，下垂，秘被细柔毛。花黑紫色，直径达1.5 cm。花萼5深裂，裂片披针形，外侧披细柔毛；花冠5裂，裂片长圆形，或卵形，先端尖，外侧疏生黄褐色细柔毛；副花冠5裂，裂片椭圆形，雄蕊5枚，上部与雌蕊合成蕊柱，雌蕊由2心皮组成，两心皮略连合，子房上位，花柱四周有短柔毛，柱头位于蕊柱下。蓇葖果、角状，纺锤形，长5～8 cm。种子多数，卵狭翼，先端白色长绵毛。花期5～7月，果期8～10月。

生于山坡或林边缘。药用根茎，8～9月采挖。

［性味归经］苦，寒，归热经。

［毒性］无毒。

［功用］生津益气，解热利水。

［主治］治虚火身热，浮肿，淋症，乳痈。

［用法用量］内服：煎汤，5～10 g，或入丸散。外用：捣敷。

苦玛菜

［俗名］苦荬、锐务玛。

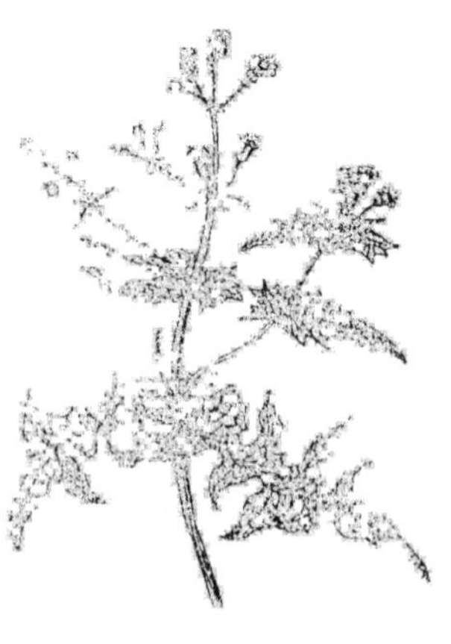

［来源］为菊科植物苦苣菜*Sonchus loeraceus* L.的全草。

一年或二年生草本，高40～100 cm。茎中空，直立，折断溢白色乳汁。基部无毛，中部及上部具稀疏腺毛。叶互生，长卵形广披针状，长24 cm左右，宽5 cm左右，羽裂或提琴羽裂，边缘具不整齐的刺齿。基部叶有短柄，茎上叶无柄，呈耳状轮廓抱茎。顶生头状花序数枚，直径约2 cm。总苞圆筒状，长12～15 mm，基部有脱落性的绢状毛，内层苞片线状披针形，先端尖锐，具疏生长毛。花为舌状，黄色。雄蕊5，子房下位，花柱细长，柱头2深裂。瘦果倒卵椭圆形，扁平，成熟时红褐色。冠毛白色，细软。花期4～8月。

生于田野山地、路旁。药用全草或果，8～9月收果。晒干或鲜用。

［性味归经］苦、寒，归热经。

［毒性］无毒。

［功用］凉血，消肿，清热解毒。

［主治］恶疮，乳痈，蜂蛇伤。

［用法用量］内服：煎汤，30～40 g，或捣汁。外用：捣敷或取汁搽涂。

石串莲

［俗名］果上叶。

［来源］为兰科植物密花石豆兰*Bulbophyllum* Thouars的全草。

多年生长绿草本，高6～10 cm。根茎匍匐横走，有节。假鳞肉质，绿色有棱，圆柱状长卵形，长1.5～3 cm，每一假鳞茎上生1叶。叶片革质，厚而脆，长椭圆形，全缘，中脉明显。总状花序，上有鳞叶。花小，黄色，芳香。果实卵形，长约1 cm，种子多数。花期夏初。

生于山沟潮湿的岩石或树上。药用全草，全年可采。

［性味归经］甘淡、寒，归热经。

［毒性］无毒。

［功用］清热消炎，止血止咳。

［主治］气管炎，月经不调，不孕症，跌打伤，结核咯血。

［用法用量］内服：煎汤，15～30 g。外用：捣细调敷，外伤兑酒。

苦痧药

［俗名］苦莎药、四方麻、苦莎药草。

［来源］为唇形科植物四方麻*Rab dosia henryi*（Hemsl.）Hara.的全草。

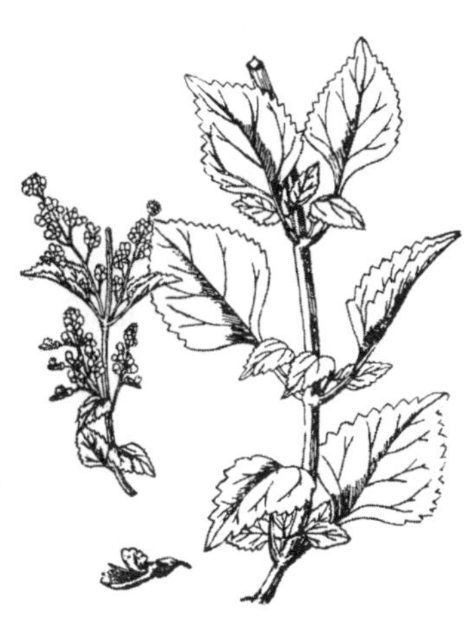

多年生直立草本，高70～160 cm。茎带紫色，四棱形，有槽，具短柔毛。单叶对生，深绿色，菱状卵形，基部楔状，下伸延成柄，长3～6 cm，宽2～5 cm。两面叶脉处有稀疏微柔毛，下面有腺点。聚伞花序有短梗，3～5朵花，顶生或腋生，其花序呈狭圆锥花序。长6～18 cm。总苞片条状披针形。花萼钟状，萼齿5，下唇2齿略比上唇伸出，有微柔毛；花冠白色或蓝色，长0.5～0.7 cm，有微柔毛。檐部二唇形，上唇等4浅裂，下唇较大。雄蕊伸出。小坚果扁球形，略有癣状突起。花期夏季。

生于山坡野地。药用全草，秋季收集晒干。

［性味归经］苦、寒，归热经。

［毒性］无毒。

［功用］清热，利湿，止泻，理气。

［主治］治腹痛腹泻，痢疾，中暑。

［用法用量］内服：煎汤，10～30 g，或为散，捣汁。

昆布

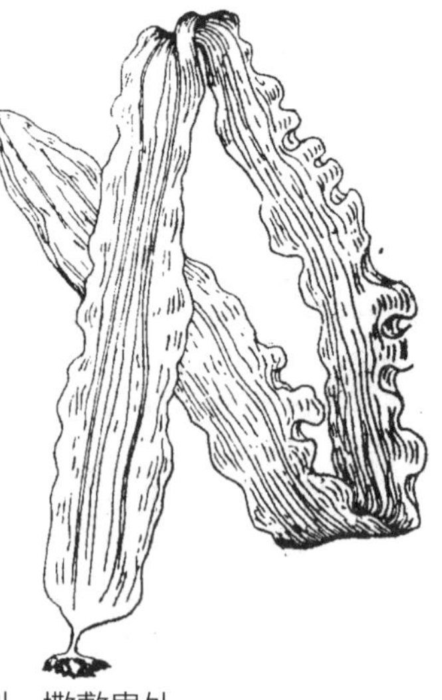

［俗名］海带。

［来源］为海带科植物海带*Laminaria japonica*的全体。

多年生大型褐藻，植物体熟期呈带状，长可达6 m。根状固着器粗纤维状，由数轮叉状分歧的假根组成。假根末端有吸着盘。上为圆柱状的短柄，长5～15 cm。柄的上部为叶状体，其幼时呈长卵形，后渐伸成带状，扁平，坚厚，革质状，中部稍宽厚，两边较薄，有波状皱褶。生殖期在叶体两面产生孢子囊。

生于较冷海洋中。药用全草，秋冬季采。

［性味归经］咸、寒，归热经。

［毒性］无毒。

［功用］消痰，软坚，散结，收湿。

［主治］甲状腺肿大，淋巴结核，溃疡，下肢露水疮。

［用法用量］内服：煎汤，5～10 g。外用：为散剂，撒敷患处。

石松

［俗名］岩毛，小伸筋，水杉。

［来源］为石松科植物垂穗石松*Lycopodium cernnum* L. 的全草。

多年生草本。匍匐须根白色。主茎直立，基部有次生匍匐茎，长30～50 cm或更长。叶稀疏。螺旋状排列，通常向下弯弓，侧枝多回二叉，直立或下垂，分枝上的叶密生，终状钻形，长2～3 mm，全缘，通常向上弯曲。孢子穗单生于小枝顶端，矩圆形或圆柱形，长18～20 mm，常黄色，常下垂。孢子叶复瓦状排列，阔卵圆形，先端渐尖，边缘有长缘毛，孢子囊圆形，生于叶腋。孢子四面体球形，有网纹。

生于林下荫湿石上。药用全草，秋季采集，洗净晒干。

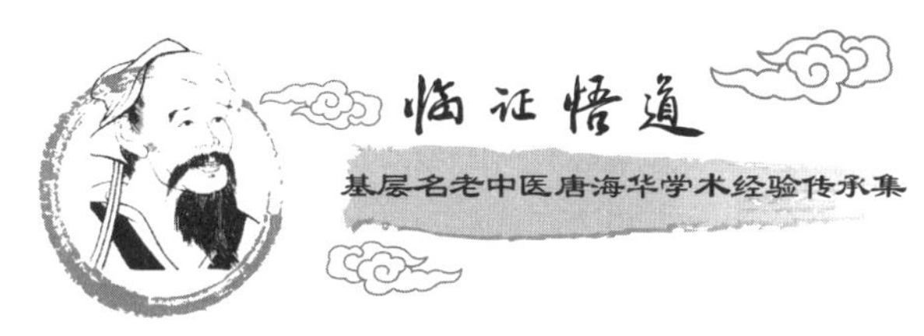

〔性味归经〕甘、微苦、性平，归冷、热二经。

〔毒性〕无毒。

〔功用〕祛风利湿，舒筋活络，退火疗伤。

〔主治〕跌打损伤，风湿疼痛，火烫伤。

〔用法用量〕内服：煎汤，15～30 g（鲜者60 g）。外用：研末敷撒。

石吊兰

〔俗名〕岩石兰、石泽兰、岩罗汉、巴岩草、石花、岩石花。

〔来源〕为苦苣苔植物石吊兰*Lysionotus pauciflora* Maxim的全草。

常绿半灌木，高达30 cm，茎匍匐，疏分枝，灰褐色叶对生或三叶轮生。革质，长椭圆披针形，长3～6 cm，宽8～15 mm，先端稍钝，边缘具钝状稀齿，基部楔形或钝圆，主脉下面凸出。上面深绿色，有光泽，下面淡黄绿色。聚伞花序腋生或顶生，花梗长1 cm。萼深5裂，裂片狭披针形，花冠筒状，白色至淡红色，长约5 cm，2唇形，5裂。发育雄蕊2，退化雄蕊2。雌蕊1，子房上位。蒴果线形，长8～10 cm，直径3 mm。种子细微，纺锤形，褐色，两端有褐色毛。花期8月。

生于岩石悬壁之阴湿处。夏秋季采挖，晒干或生用。

〔性味归经〕苦、平，归冷、热二经。

〔毒性〕无毒。

〔功用〕活血调经，通络止痛，祛痰止咳。

〔主治〕跌打损伤，劳伤骨痛，月经不调，腹痛白带，风湿痹痛。

〔用法用量〕内服：煎汤，15～30 g，或浸酒。外用：捣敷。

岩丸子

〔俗名〕岩丸子草、乔子莲、秋海棠、八月春、一口血。

〔来源〕为秋海棠科植物秋海棠*Begonia grandis* Dry的块根及全草。

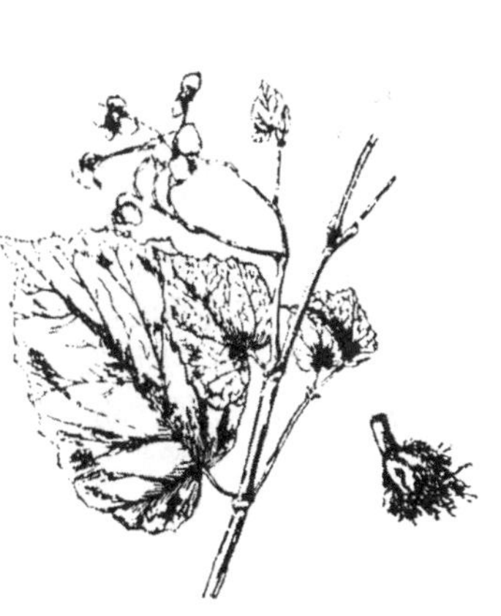

多年生草本，高约80 cm。块根球形，上有须根，茎直立粗壮光滑，多分枝，叶腋生芽珠，落地生新苗。互生叶，柄长5～12 cm，带紫红色；叶片斜卵形，长8～20 cm，宽6～18 cm，先端渐尖，基部斜心形，边缘呈尖波状，有细尖齿，上被细刺毛，下面带紫红色。聚伞花序自顶端叶腋生，天花粉红色，花

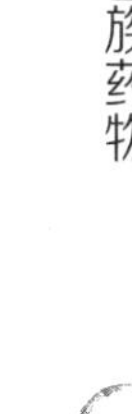

大，直径2.5～3.5 cm，单性。雌雄同株，雄花被片4，雄蕊多数，花苞成一总柄。花药黄色。雌花被片5，子房下位，花柱3歧。蒴果长1.5～3 cm，有3翅。其中一翅较大。

生于阴坡岩壁下阴湿地。药用部位依病情而定，秋末采收，洗净晒干。

〔性味归经〕花：酸寒；茎：酸，微寒；根：酸涩，性平，均归热经。

〔毒性〕无毒。

〔功用〕花：杀虫癣。茎叶：消炎消肿。

〔主治〕花治虫癣、瘙痒；茎叶治痈疖肿毒、咽痛溃疡；根治吐血、痢血、闭经、淋痛血浊、小儿腹泻，全草治虫蛇咬伤、跌打损伤、荨麻疹。

〔用法用量〕内服：煎汤，10～15 g，或为末散。外用：捣敷或含漱口。

鱼香草

〔俗名〕鱼香菜。

〔来源〕为唇形科植物圆叶薄荷*Mentha Suaveolens* Ehrh.的枝叶或嫩枝头。

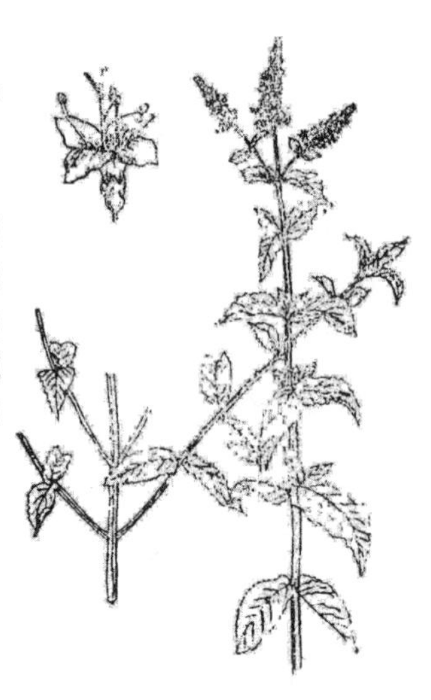

多年生草本，全株披短疏毛，高达70 cm，茎四棱，细长，直立或斜生，有分枝。单叶互生，椭圆形或矩状圆形，叶长3～10 cm，两面披疏短柔毛，基部近心形，边缘具锯齿，柄极短。穗状花序顶生，小花轮状排列在花轴上，长达5～10 cm，萼5齿，被短毛，花冠4裂，白色或淡红色；雄蕊4，花丝伸出花冠；子房4裂。小果光滑卵球形。花期6～7月。

野生或栽培。药用全草，6月份采集。

〔性味归经〕辛、凉，归热经。

〔毒性〕无毒。

〔功用〕清风热，消肿，健胃止呕。

〔主治〕胃气痛，伤风感冒，疮毒。

〔用法用量〕内服：煎汤，15～30 g（鲜）。外用：为末调敷或煎熏。

豨莶草

〔俗名〕肥猪菜、野萝卜、牛大黄、水萝卜、肥猪草。

〔来源〕为商陆科植物商陆*Phytolacca acinosa* Roxb的根。

多年生草本，高1～1.5 m。无毛。根肥厚，肉质，圆锥形，外皮淡黄色。茎绿色或紫色，具纵纹。互生叶长卵形或长椭圆形，长12～25 cm，宽5～10 cm，叶柄长达3 cm。总状花序，顶生或侧生长约20 cm，花直径约8 mm，花被5，白色，后变粉红色。雄蕊8，花药淡粉红色。心皮8～10离生，浆果扁球形，径约7 mm，通常由8个分果组成，熟时紫黑色。种子肾圆形、扁平、黑色。花期6～8月。果期8～10月。

生于阴湿的林下、路旁、宅旁或园地里。药用根，冬春季均可采挖，洗净鲜用。

〔性味归经〕苦酸、凉，归热经。

〔毒性〕有小毒，常量无妨。

〔功用〕消炎，利尿，止痛。

〔主治〕恶疮，肿毒，水臌胀，乳痈，血小板减少，紫斑，产后恶露。

〔用法用量〕内服：5～20 g，煎汤；或为末，每次服0.5 g，每日2次。外用：捣敷患处。

金鱼藻

〔俗名〕鱼水草、鱼草。

〔来源〕为鱼藻科植物金鱼藻*Ceratophyllum demersum* L.的全草。

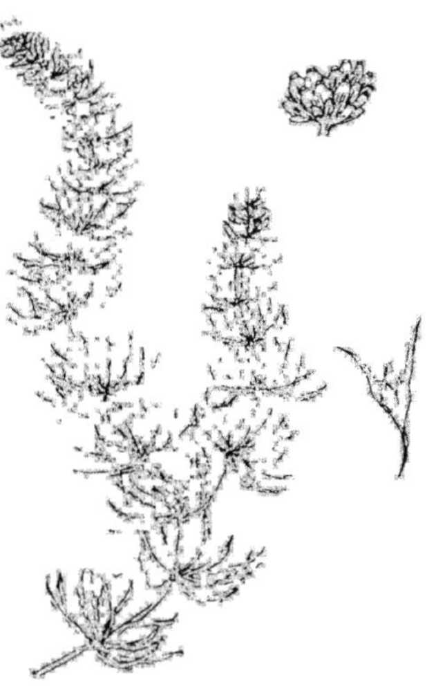

多年生水中草本植物，茎细长，长20～40 cm，全株暗绿色，有分枝。叶轮生，12～15片为一轮，叶2歧或细裂，长1.5～2.5 cm，质稍硬脆，叶绿有微小刺状锯齿，无柄。花小，单性，腋生，无花被，具8～12片总苞。雄花具雄蕊多数，雌花具雌蕊1枚，子房长卵形，上位，1室，1胚株，花柱呈钻形。小果卵圆形坚实，长4～6 mm，花柱宿存，基部有刺。花期秋季。

生于湖泊、池塘、河沟等水中。药用全草，四季可采。

〔性味归经〕淡、凉，归热经。

〔毒性〕无毒。

〔功用〕清热、凉血、泻火。

〔主治〕身热口渴，疮痈肿痛，内伤吐血。

〔用法用量〕内服：煎汤10～15 g。外用：捣敷。

金鸡尾蕨

〔俗名〕金鸡尾、树还珠、倒生根、盘龙莲、长生不老。

〔来源〕为铁角蕨科植物长叶铁脚蕨*Asplenium prolongatum* Hook的带根全草。

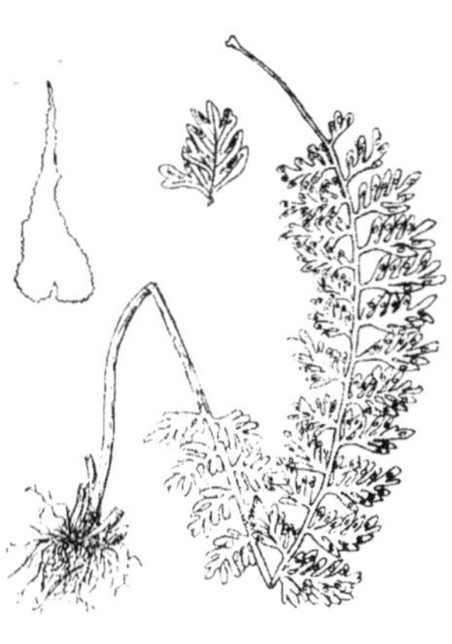

多年生草本，茎直立略斜，高15～40 cm。根状茎短，顶端有披针形鳞片。叶簇生，柄长8～15 cm，无毛，被淡绿色，略呈长方窄带形，2回羽状复叶，线形，长10～20 cm，宽约3 cm，先端突出一长尾，羽片多数，矩圆形，下部羽毛稍短，基部不相等，有极短的柄，小羽叶狭线，先端钝，上具细脉1条，基部向上小羽片再分裂，草质，绿色，孢子束群线形，每小羽片上1枚，束群盖膜质，向上开口。

生于林中岩石上或树上。药用全草，四季可采。

［性味归经］辛、甘、平，归热、冷经。

［毒性］无毒。

［功用］活血化瘀，清热除湿，强壮筋骨。

［主治］风湿疼痛，跌打损伤，老年体虚，黄肿病，水火烫伤。

［用法用量］内服：煎汤，15～30 g，或浸酒捣汁。外用：捣敷，或为末撒。

狗尾草

［俗名］狗尾茅、谷莠子、光明草。

［来源］为禾本科植物狗尾草*Setaria viridis*（L）Beauv.的全草。

一年生草本，高30～40 cm。基部膝曲、秆直立、根须状。叶鞘较松弛，无毛或具柔毛。叶舌有长1～2 mm的纤毛。叶长5～20 cm，宽2～15 mm，呈扁平状，先端渐尖，基部略呈圆形或渐窄，通常无毛。圆锥花序紧密呈圆柱形，长2～15 cm，微弯垂或直立，绿色、黄色或变紫色。小穗椭圆形，先端钝，长2～2.5 mm，第一颖卵形，具3脉，第二颖具5脉。第一穗与小穗等长，具5～7脉，有一狭窄的内穗。谷粒长圆形，顶端钝，具细点状皱纹。花果期夏秋季。

生于田边、地角、路旁、荒野。药用全草，夏初采。

［性味归经］淡、平、无毒，归冷、热经。

［毒性］无毒。

［功用］解热，去湿，消肿。

［主治］癣疮，黄水疮，目中云翳。

［用法用量］内服：煎汤，鲜品30～60 g。外用：煎洗或捣敷。

狗牙草

［俗名］狗锯齿、千金虫、千层塔、狗牙菜、小种狗牙瓣。

［来源］为石松科植物蛇足石松*Huperzia serrata*(Thunb.ex Murray)Trev.的全草。

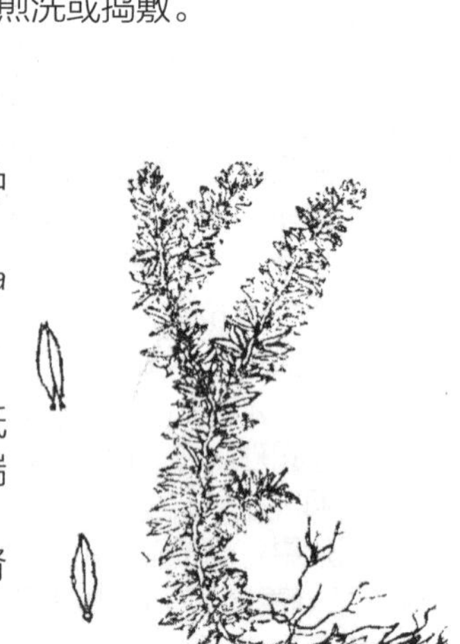

多年生草本。茎直立或下半部平卧，高15～40 cm，1至数回两叉分枝。生端常具生殖芽，叶略成四行疏生，纸质，短柄，长1～3 cm，宽2～4 mm，披针形，先端尖，基部狭窄。楔形，边缘不规则浅锯齿，中脉明显。孢子叶和营养叶同形，绿色。孢子囊横生于叶腋，肾形，淡黄色，光滑。孢子同形。

生于阴处或沟溪面上。药用全草，8～10月采集。

［性味归经］微酸、凉，归热经。

［毒性］无毒。

［功用］清热，凉血，散瘀，止痛。

［主治］跌打损伤，水火烫伤，咳血便血，肿毒，痨伤，狗咬伤，虫蛇伤，阴痒症。

［用法用量］内服：捣汁或煎服。外用：捣敷，或为末撒敷。

细香薷

［俗名］细叶香薷、野香薷、土茵陈。

［来源］为唇形科植物石香薷*Mosl a chinensis* Maxim.的全草。

一年生草本，高14～45 cm。茎方形直立，淡红色或绿色，两面均披白色柔毛，并密布腺点。花顶生，呈数轮轮生形总状花序，每轮2朵，每花苞片1枚、密被短白柔毛，苞片卵圆形，先端尖，基部阔圆，花萼筒状，5裂，花冠2唇形，上唇较短，先端凹陷，下唇3裂，裂片小而全缘，中央一片稍大，端具疏锯齿，雄蕊2，退化雄蕊2，花丝极短，着生于花冠筒内；子房2深裂，花柱自子房基部生，柱头2裂。圆形小坚果4，藏于存宿花萼内。花期9～10月，果期10～11月。

生于路旁、田边、荒地、山坡草丛处。药用全草，秋季收割地上部分，晒干或鲜用。

［性味归经］辛、凉，归热经。

［毒性］无毒。

［功用］解表利尿，理气化湿。

［主治］恶寒发热，头痛无汗，腹痛呕泻，头面水肿，小便不利，暑湿吐痢，疮疖，阴部湿疹。

［用法用量］内服：煎汤，10～15 g。外用：煎洗、捣敷或研末调敷。

苦荞麦

［俗名］荞麦三七、苦荞头、荞麦、野南荞、万年荞。

［来源］为蓼科植物苦荞麦*Fagopyrum tataricum*（L.）Gaertn.的根块。

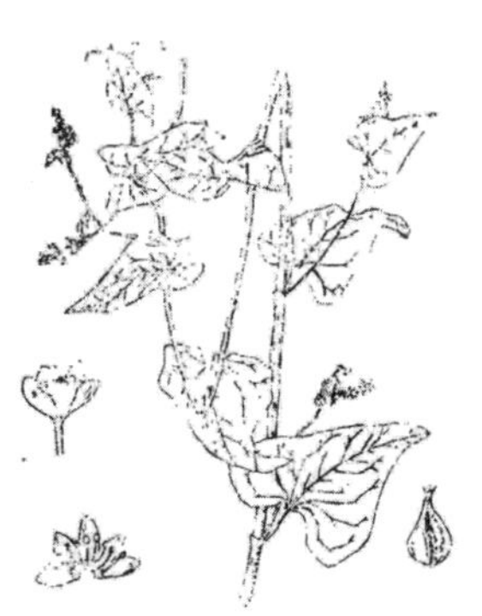

多年生宿根草本，高约1 m。根粗大，呈不规则块状，旁多须根，褐色。茎丛生，圆柱形，下部常常紫色，上部绿色有节，光滑无毛，有细条纹。单叶互生，叶片三角形，有长柄，柄基部扩大抱茎，叶片长2～7 cm，宽2.5～8 cm，顶端尖，基部心形。全缘，托叶鞘膜质，黄褐色。总状花序叶腋生或顶生，花梗长，花排列稀疏，血色或淡红色，花被5深裂，裂片椭圆，长约2 mm。花蕊8，短于花被。花柱3

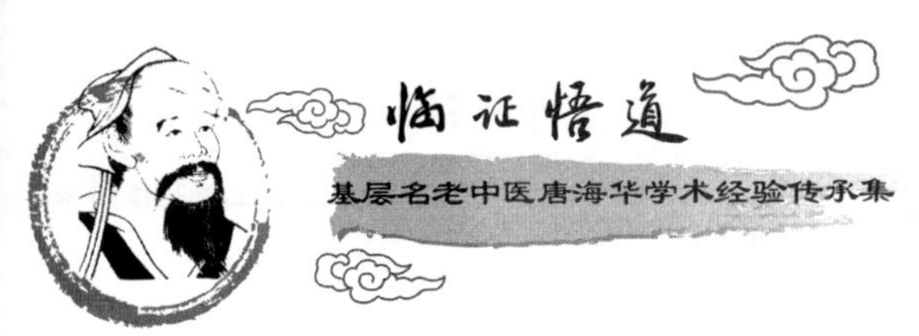

较短，柱头头状。瘦果卵形，有3棱，棱上部锐，下部钝圆，黑褐色，有3条纵沟。花期7～8月。果期8～9月。

生于村边、草地。药用根块，7～10月采收。

〔性味归经〕辛、苦、涩、凉，归热经。

〔毒性〕无毒。

〔功用〕行气活血，消肿止痛，解毒清热，理气和胃。

〔主治〕跌打伤，胃炎，蛇虫咬伤，腰腿痛。

〔用法用量〕内服：10～30 g水煎服。外用：鲜品适量，捣烂敷患处。

细白蒿

〔俗名〕细叶白蒿、蓬蒿、茼蒿、菊花菜。

〔来源〕为菊科植物茼蒿*Chrysanthemem coronarium* L.var.spatiosum Bailey的茎叶。

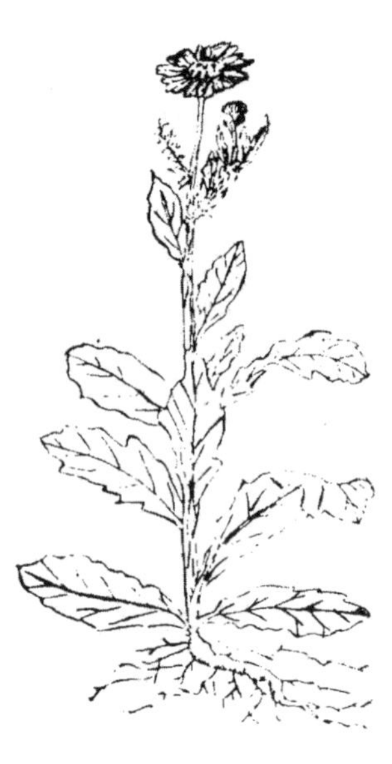

一年生草本，高30～100 cm。茎肉质、柔软，直立，叶互生，无柄，椭圆形，倒卵状被针形，或倒卵椭圆形，边缘有规则的深齿裂或羽裂，裂片椭圆形，先端钝。头状花序生于枝端，4～6 cm。总苞干膜质，苞片覆瓦状排列，卵形至椭圆形。花朵性，舌状花一层，雌性，黄色或黄白色，舌片长约16 mm；管状花两性，多层，长约5 mm，雄蕊5枚着花冠上，花丝分离，子房下位，花柱2裂。瘦果长三棱形，长约3 mm，有棱角。花期夏季。

生于山坡荒地。冬春夏季均可采收。

〔性味归经〕甘、平，归冷、热经。

〔毒性〕无毒。

〔功用〕安心气，养脾胃，消水谷。

〔主治〕治胃寒食滞，五谷不化。

〔用法用量〕内服：炒、煎作蔬菜食用。

穿心莲

〔俗名〕一见喜、苦胆草。

〔来源〕为爵床科植物穿心莲*Andrographis paniculata*（Burm.f.）Nees的带叶全草。

一年生草本，高达80 cm。茎方形多分支，节呈藤状膨大。茎叶具有苦味。叶纸质对生，叶片圆状卵形披针形，长2～8 cm，宽1～3 cm，先端渐尖，基部楔形、全缘或有浅齿，近无柄或极短柄。顶生或腋生稀疏圆状花序。花冠白色，近唇形，常有

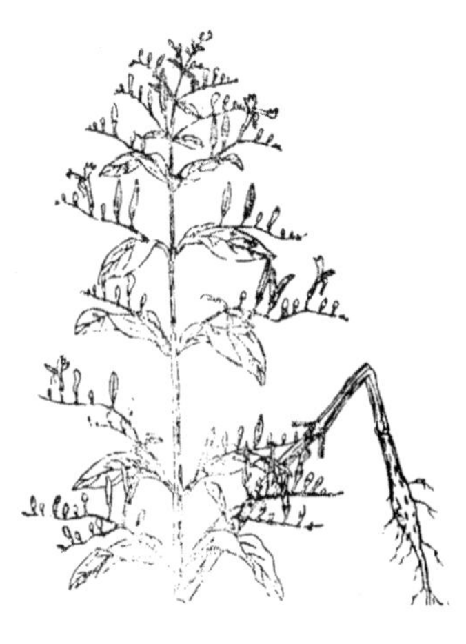

淡紫色条纹，蒴果长椭圆形，成熟时2瓣开裂。种子细小，红色。

药用全草，夏季采收。

［性味归经］苦、寒，归热经。

［毒性］无毒。

［功用］清热解毒，凉血消肿，止痛止咳。

［主治］痢疾，胆囊炎，胃肠炎，肺结核，咽喉肿痛，蛇虫咬伤，神经性皮炎。

［用法用量］内服：煎汤，10～15 g，或研散。外用：煎洗或研末调敷，或泡25%乙醇外搽患处。

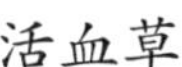

活血草

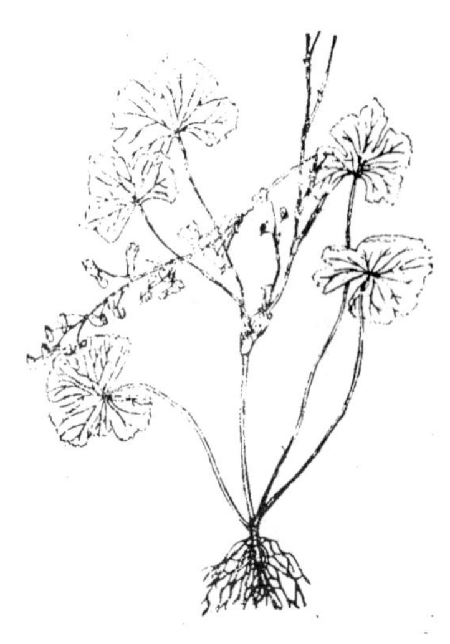

［俗名］活血莲、墨七。

［来源］为毛茛科植物鞘柄乌头*Aconitum vaginatum* Pritz.的根。

多年生草本。根块状，表面黑褐色附多数须根。叶基生，1～3枚，微紫红色，光滑无毛，柄长12～16 cm，基部扩展。叶片近圆形，掌状分裂，裂片基部楔形，先端有不等的缺刻，上面深绿色，有疏散的黄色，下面灰白色。脉上疏生黄毛。茎叶3～5。总状花序顶生，花多数。萼片5，紫色，花瓣2；雄蕊多数；心皮3。蓇葖果3，大小不一。

生于阴山丛中。药用全草，夏秋季采收。

［性味归经］辛、温，归冷经。

［毒性］有小毒，常量无妨。

［功用］活血、散瘀、活络、调经、止痛、消肿。

［主治］跌打外伤，内伤，经血不调，瘀血。

［用法用量］内服：煎汤，10～15 g，或浸酒、磨酒。外用：研末调敷或磨酒涂。

［禁忌］孕妇、易出血患者忌用。

第二节　木类药

十大功劳

［俗名］土黄柏、刺黄芩、刺黄连、老鼠刺。

［来源］小檗科植物阔叶十大功劳*Mahonia bealei*（Fort.）Carr.的根。

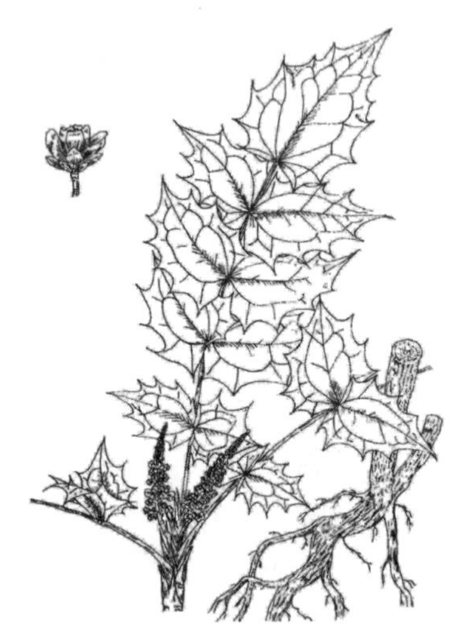

常绿灌木。羽状复叶互生，长30～45 cm，小叶9～15枚，宽卵形或长卵形，长6～12 cm，先端渐尖，边缘各具2～8个锯齿，基部近心形而不相等；上面绿色，下面灰白色。总状花序丛生茎顶；花序柄粗壮，压扁，花密聚，黄色；苞片1，卵圆披针形；萼片9；花瓣6。浆果卵形，暗蓝色，被蜡粉。

生于山坡及灌丛中；也有栽培。药用茎、根，全年可采。

［性味归经］苦、寒，归热经。

［毒性］无毒。

［功用］清热解毒，利湿退黄。

［主治］肠炎，痢疾，皮肤湿疹，湿热黄疸，肝炎，肺结核，火眼目赤。

［用法用量］内服：10～20 g水煎服。外用：煎水洗浴。

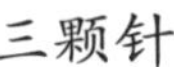

三颗针

［俗名］鸡脚刺、刺黄连、黑石珠。

［来源］小檗科植物豪猪刺*Berberis julianae* Schneid.的根。

常绿灌木，高2 m左右；枝有棱，黄色，微有黑色疣状突起；刺三分叉，长2～3.5 cm，有槽，坚硬，黄色。叶革质，坚厚，椭圆形，披针形或倒披针形，长3～8 cm，宽1～2.5 cm，边缘有10～20刺状锯齿，刺长1～1.5 mm，齿距1.5～6 mm；叶柄长1～4 mm。花15～30朵，簇生；花梗长8～15 mm；小苞片3，卵形或披针形；萼片6，花瓣状，排成2轮；花瓣长椭圆形，顶端凹，长5.5 mm；胚珠单生。浆果矩圆形，蓝黑色，有白粉，有宿存花柱。

生于海拔1000 m以上山地。药用根茎，全年可采。

〔性味归经〕苦、寒，归热经。

〔毒性〕无毒。

〔功用〕清热凉血，利湿退黄，散瘀止痛。

〔主治〕火眼目赤，刀伤出血，跌打瘀肿。

〔用法用量〕内服：10～20 g煎水或泡酒服。外用：磨水点眼角或研粉敷伤口。

马桑树

〔俗名〕马桑泡、马桑、扶桑、鱼尾草、上天梯、兰蛇风、醉鱼儿、乌龙须、蛤蟆树。

〔来源〕马桑科植物马桑*Coriaria nepalensis* Wall.的根及叶。

落叶灌木，高达6 m。全株有大毒。幼枝有棱，无毛。单叶，对生，椭圆形，长3～7 cm，宽2～4 cm。顶端渐尖，基部近圆形，全缘，两面无毛，基出3脉；叶柄紫色。总状花序侧生于前年生枝上；花杂性，雄花序先叶开放，下垂；花小，萼片和花瓣各5；雄蕊10；心皮5，分离。浆果状瘦果，5个，成熟由红色变黑色，外被肉质花瓣所包。

生于山坡、路旁。药用根、茎、叶，夏秋季采集。

〔性味归经〕辛、苦、麻、寒，归热经。

〔毒性〕有大毒，内服中毒可致昏迷抽搐而死。急催吐洗胃，服绿豆、甘草汤，后加服息风止痉药调治，禁用酒剂。

〔功用〕清热收水，杀虫止痒，化瘀散结。

〔主治〕疥癣、虫疮、白口疮、黄水疮、癞癣、外痔、痞块、疯狗咬伤。

〔用法用量〕一般不内服，内服1～2 g炖猪肉吃，或0.1～0.3 g研粉酒吞服，外用10～20 g煎水洗患处，头癣以叶30 g加硫黄10 g，花椒粉5 g，菜油或茶油调涂。

〔禁忌〕孕妇禁服。

马尾松

〔俗名〕松树、铁中松、青松。

〔来源〕松科植物马尾松*Pinus massonian* Lamb.的叶。

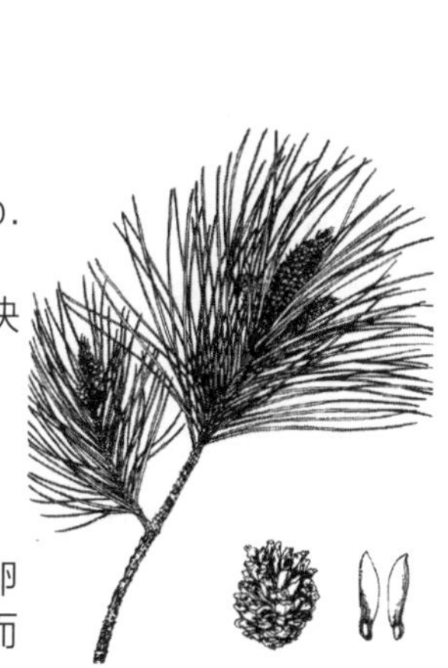

常绿乔木，高可达40 m。树皮红棕色，成不规则长块状裂。小枝常轮生，红棕色，具宿存鳞片状叶枕，常翘起，较粗糙；冬芽长椭圆形，芽鳞红褐色，叶针形，2针一束，细长而柔韧，长13～20 cm，叶缘具细锯齿；叶鞘膜质，灰白色，永存。雄球序椭圆形至卵形，开后延长成柔荑状，黄色，雄蕊具天花粉囊；雌球序椭圆形，肉紫色。松球果卵状圆锥形，果鳞木质，鳞片盾菱形，鳞突较平坦，鳞脐小而短，微凹或微凸。

生长于山地。药用松针、松花、松香、松节、松根，夏初采集。

〔性味归经〕松根、松节、松针：苦，温；松花、松香：甘温，均归冷经。

〔毒性〕不显。

〔功用〕祛风除湿，通络止痛，止血生肌，益胃安神，解毒消痈。

〔主治〕风湿疼痛，跌打瘀痛，疮痈肿痛，流感，胃痛，失眠，便秘，胃溃疡。

〔用法用量〕内服：10～15 g，水煎服。胃肠疾病用松天花粉1～3 g冲服。外用：松香制膏外贴。

木槿花

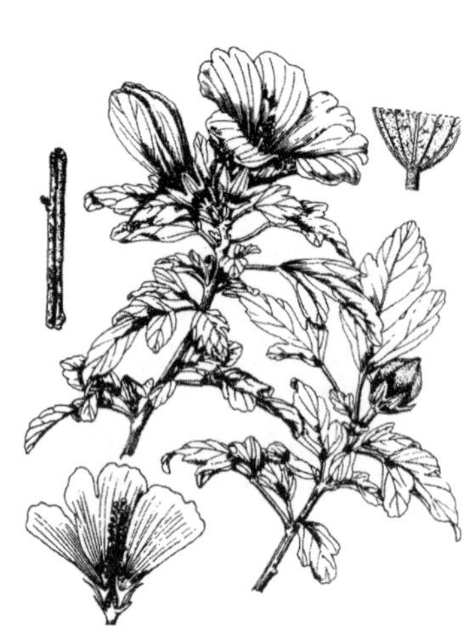

〔俗名〕椴、懒篱笆、荷花苔。

〔来源〕锦葵科植物木槿*Hibiscus syriacus* L.的根、茎及花。

落叶灌木，高3～4 m。叶菱状卵圆形，长3～6 cm，宽2～4 cm，常3裂，基部楔形，下面有毛或近无毛；叶柄长3～25 mm；托叶条形，长为花萼之半。花单生叶腋，花梗长4～14 mm，有星状短毛；小苞片6或7，条形，长6～15 mm，有星状毛；萼钟形，裂片5；花冠钟形，淡紫、白、红等色；雄蕊多数，花丝联合成筒状；子房5室，花柱5裂，柱头头状。蒴果卵圆形，密生星状茸毛。种子黑褐色，背部有长棕色毛。

全国均有栽培，生长于田坎、土坎、路边。药用根、花、叶，夏秋季采集。

〔性味归经〕甘、平，归热、冷经。

〔毒性〕不显。

〔功用〕除湿清热，止痒止带，补肝止眩。

〔主治〕头昏头痛，眼花目眩，夜盲症，妇女带下，阴痒骨疽。

〔用法用量〕内服：10～30 g煎水服，夜盲以花蒸鸡蛋吃。外用：煎水外洗阴部或捣叶包患处。本品无毒，苗民常以叶炒油盐作绿色食品食用。

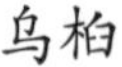

乌柏

〔俗名〕卷子、蓖麻仁、白乌桕、大麻子、槟柏树、槟麻油。

〔来源〕大戟科植物乌桕*Sapium sebiferum*（L.）Roxb.的种子及去掉栓皮的根皮和茎皮。

乔木，高达15 m。叶菱形，长3～8 cm，宽3～7 cm，先端长渐尖，基部阔楔形，全缘；叶柄细长，与叶交接处的两侧有2腺体。花单性，雌雄同株，无花瓣及花盘；穗状花序顶生，最初为雄花，随后有1～4朵雌花生于花序基部；雄花小，萼杯状；雌花具梗，着生处两侧各有近肾形腺体1，花萼3深裂；子房3室。蒴果梨状球

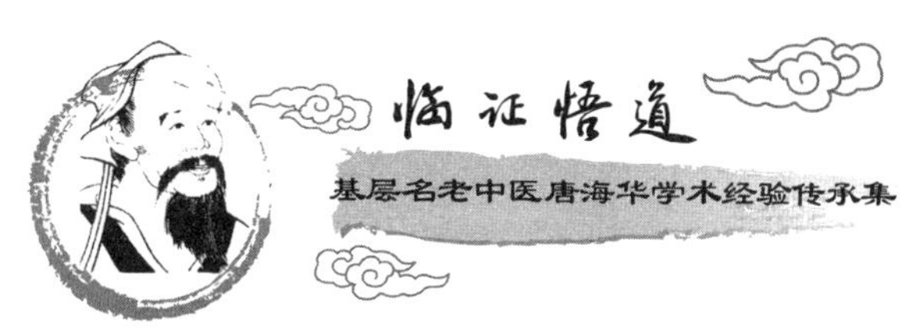

形；种子近圆形，黑色，外被白蜡。

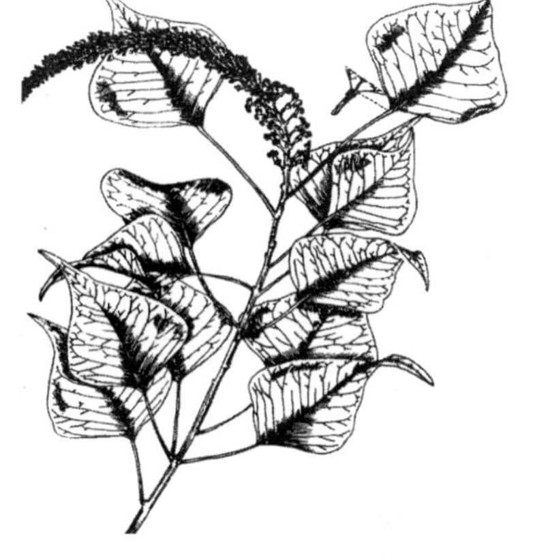

生于山坡、路旁或栽培。药用根、皮、叶，全年可采。

〔性味归经〕苦、微凉，归热经。

〔毒性〕有小毒，生用毒性大，成人服20粒可致死，炒用或煎剂毒性大减。若内服中毒，催吐洗胃或导泻，以蛋清服或金银花、甘草、绿豆汤内服可解。

〔功用〕消肿拔毒，利湿清热，润肠通便。

〔主治〕痈疮肿毒，虫蛇咬伤，奶痛，疥癣湿疮，湿疹，尿少水肿，便秘。

〔用法用量〕内服：3～10 g水煎服。外用：以鲜品捣敷患处或根皮煎水洗患处。

〔禁忌〕孕妇、便滑泄者忌服。

水冬瓜

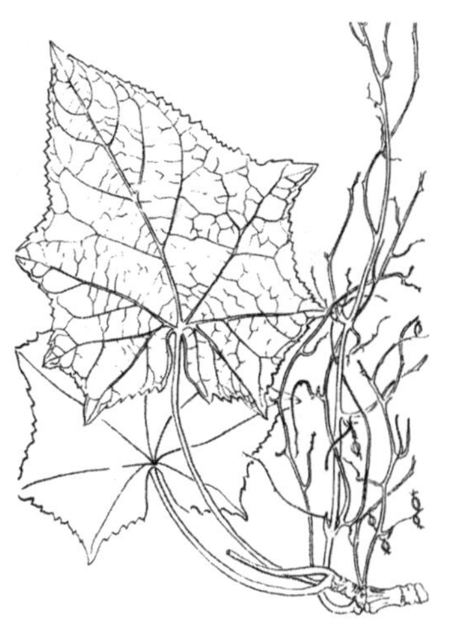

〔俗名〕接骨丹、清明花、赖茶泥、五甲皮、云南叶。

〔来源〕山茱萸科植物有齿鞘柄木*Torricellia angulata* var. *intermedia*（Harms）Hu的根皮。

落叶小乔木；小板有或无毛。叶心脏形，通常5～7裂，长5～13 cm，宽6～16 cm，边缘有锯齿，叶柄长4～8 cm，基部扩大为鞘，包围枝上。花单性异株，大型圆锥花序，雄花序长达30 cm，被短柔毛；雄花；花萼管倒圆锥形，顶部5齿裂；花瓣5，长圆状披针形，顶端内弯，雄蕊与花瓣互生，花盘圆形；雌花序长达35 cm，花稀疏，萼管钟状，顶部5齿裂，子房与萼管合生，3室。果实核果状，卵形。

生于山谷、路旁、村边。药用根皮、叶花，夏秋季采集。

〔性味归经〕甘、平，归冷、热经。

〔毒性〕不显。

〔功用〕化瘀接骨，活血消肿，补虚退热，调血通经。

〔主治〕跌打肿痛，骨折，哮喘，妇女干血痨。

〔用法用量〕内服：10～30 g水煎服，或炖猪脚吃。外用：取鲜叶捣烂包伤痛处。或以叶研细末吹入喉。

石榴树

〔俗名〕安石榴、石榴壳、西榴皮、酸榴皮。

〔来源〕石榴科植物石榴*Punica granatum* L.的根。

落叶灌木，高达5 m。幼枝微呈四棱，枝端通常呈刺状。叶对生或簇生；叶片倒卵形至长椭圆形，长2～4 cm，宽1～2 cm，先端尖或微凹，基部渐狭，全缘，具短柄。花1至数朵生小枝顶端或腋生；花萼筒钟状，厚肉质，红色，裂片6，三角形；花瓣6，红色，倒卵形；雄蕊多数，着生于萼管中部；雌蕊1，子房下位，上部6室，下部3室，花柱圆形。浆果近球形，果皮肥厚，熟时黄色或红色，顶端有宿存花萼。种子多数，有肉质外种皮。

人工栽培，药用根、果皮、花，夏秋季采集。

〔性味归经〕酸、甜、涩、温，归冷经。

〔毒性〕根、皮有小毒，煎剂可杀虫驱蛔，但40 g以上可致死。一般中毒应催吐导泻，明矾20 g、甘草10 g、绿豆100 g水煎服，抽搐者加蜈蚣2条、金钩藤20 g、天麻15 g，水煎服。

〔功用〕涩肠止泻，生津止渴，杀虫驱蛔，收敛生肌。

〔主治〕水泻，久泻，津少口渴，蛔虫绦虫，水火烫伤，衄血。

〔用法用量〕内服：10～20 g煎水服。外用：鼻衄者以花研末吹入鼻内可止血，水火烫伤以果皮研末调茶油敷涂。

〔禁忌〕孕妇、视力低下者忌用。

叶上果根

〔俗名〕叶上果、叶上花、叶上生子、青荚叶。

〔来源〕山茱萸科植物西藏青荚叶*Helwingia japonica* (Thunb.) Dietr.的叶。

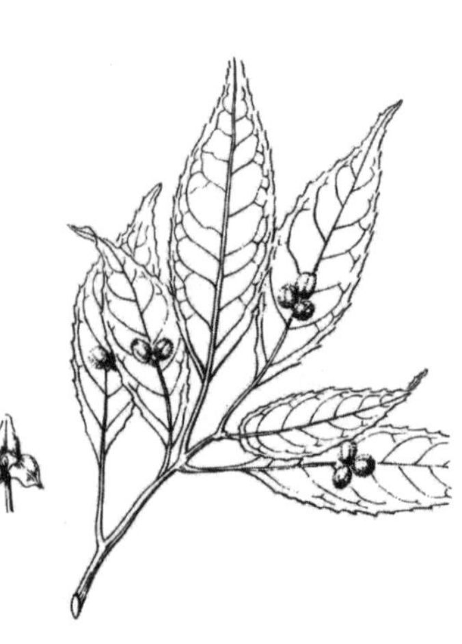

落叶灌木，高2～3 m；叶互生，长椭圆状披针形至披针形，长11～13 cm，宽1～3.5 cm，先端渐尖或尾尖，基部楔形，边缘具刺状锯齿；具托叶；花雌雄异株；雄花7～14朵形成密伞花序，着生于叶上面的主脉上，或生于嫩枝上，雌花1～3朵，簇生于叶上面的主脉上；花瓣4，三角状卵形；雄花具雄蕊4，雌花子房下位，1～3室。核果红色，具棱。

生于阴湿林下、林缘。药用根叶，夏秋季采集。

〔性味归经〕辛、甜、平，归冷经。

〔毒性〕不显。

〔功用〕补虚止咳，收涩固脱，活络止痛，调经促孕。

〔主治〕虚痨久咳，子宫脱出，脱肛，胃下垂，劳伤疼痛，月经不调，久婚不孕。

〔用法用量〕10～30 g水煎服或泡酒服。

合欢树

〔俗名〕夜蒿树、合欢皮、合欢花、山合欢、合欢。

〔来源〕豆科植物合欢*Albizia julibrissin* Durazz.的根、花及皮。

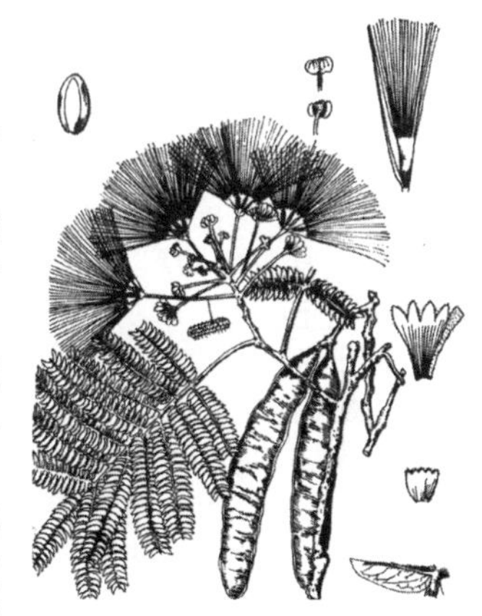

落叶乔木，高达16 m。树干灰黑色；小枝有棱角。2回双数羽状复叶，互生；总叶柄长3～5 cm；叶长9～23 cm，羽片5～15对；小叶11～30对，无柄；上叶片镰状长方形，长5～12 mm，先端短尖，基部截形，不对称，全缘。有缘毛，下面中脉具短柔毛，小叶夜间闭合；托叶线状披针形，头状花序生于枝端，总花梗被柔毛；花淡红色；花萼筒状，长约2 mm，先端5齿裂，外被柔毛；花冠漏斗状，长约6 mm，外被柔毛，先端5裂，裂片三角状卵形；雄蕊多数，基部结合，花丝细长，上部淡红色，长约为花冠管的三倍以上；子房上位，花柱几与花丝等长，荚果扁平，黄褐色，嫩时有柔毛，种子椭圆形而扁，褐色。

生于山坡、路旁。药用根皮，夏秋季采集。

〔性味归经〕甘、平，归冷、热经。

〔毒性〕不显。

〔功用〕安神息梦，明目养肝，祛风除湿。

〔主治〕夜梦多，失眠，精神失常，夜盲症，风湿筋骨痛。

〔用法用量〕10～30 g煎水服或泡酒服。

杉树

〔俗名〕杉木尖、杉木。

〔来源〕杉科植物杉木*Cunninghamia lanceoloata*（Lamb.）Hook.的嫩枝。

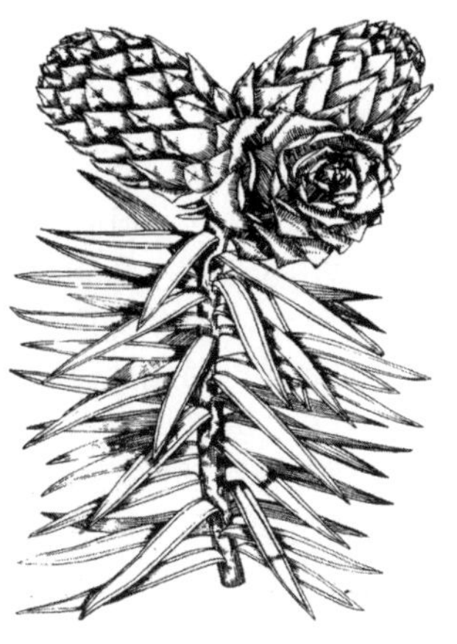

常绿乔木，高达25 m。外皮鳞片状，淡褐色。叶线状披针形，长达6 cm，先端锐尖，基部下延于枝上而扭转，边缘有细锯齿，上面绿色，下面有白粉带2条。花单性，雌雄同株；雄花序圆柱状，基部有鳞片数枚，每花由多数雄蕊组成，每1雄蕊有3个倒垂、1室的花药，生于鳞片状的药隔下缘；雌花单生或3～4朵簇生枝端，球状，每1鳞片有倒垂的胚珠3颗。球果卵圆形，鳞片革质。种子有狭翅。

生于山上，各地广泛栽培。药用树尖、树皮、树脂。

〔性味归经〕苦、涩、凉，归热经。

〔毒性〕不显。

〔功用〕活血接骨，止血疗伤，解毒消肿，平肝降压。

〔主治〕跌打损伤，刀砍伤，骨折，虫蛇咬伤，高血压，头晕，白带，尿白症。

〔用法用量〕10～20 g煨水服或加酒服，外用尖捣烂敷伤处，骨折以皮作夹板，可促进骨痂生长，治尿白（即乳白尿）可以树脂研粉吞服0.1g～0.5 g。

杜仲

〔俗名〕木棉、扯丝皮、丝棉皮。

〔来源〕杜仲科植物杜仲*Eucommia ulmoides* Oliver的茎皮。

落叶乔木，高达20 m。树皮灰色，折断有银白细丝。叶椭圆形，长7～15 cm，宽4～6 cm，先端渐尖，基部楔形，边缘有锯齿，下面脉上有毛。花单性，雌雄异株，无花被，同或先叶开放，生小枝基部；雄花具短柄，雄蕊6～10，花药条形；雌花具短梗，有一裸露的子房，顶端有2叉状花柱，胚珠2。翅果狭椭圆形而扁，先端下凹，有种子1粒。

生于山林或栽培。药用树皮，夏季采。

〔性味归经〕甜、温，归冷经。

〔毒性〕无毒。

〔功用〕强筋壮骨，续筋接骨，安胎保胎。

〔主治〕筋骨痿软，乏力，腰膝酸痛，老年腰酸背痛，久患风湿疼痛，跌打损伤，骨折，胎动不安。

〔用法用量〕内服：10～30g煨水服或炖猪脚、猪腰子吃，或泡酒服。外用：以叶捣烂包患处。

芭蕉

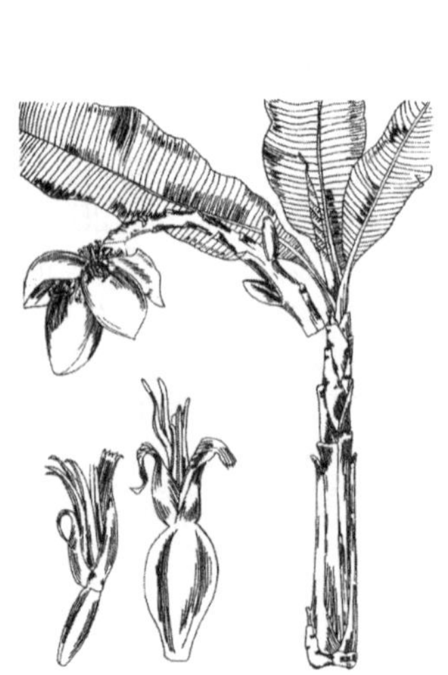

〔俗名〕芭蕉树、芭蕉心。

〔来源〕芭蕉科植物芭蕉*Musa basjoo* Sieboid的根、花、茎汁。

多年生草本，茎短，通常为叶鞘包围而形成高大的假茎，高达4 m。叶长2～3 m，宽25～30 cm，基部圆形或不对称，中脉明显粗大，侧脉平行；叶柄粗壮，长达30 cm。穗状花序顶生，下垂；苞片佛焰苞状，红褐色或紫色，每苞片有多数小花，除苞片最下面具3～4不育花外，其余皆发育。花单性，通常雄花生于花束上部，雌花在下部；花冠近唇形，上唇较长，下唇较短，基部为上唇所包。浆果三棱状长圆形，肉质。

多栽培于庭园及农舍附近。药用心（花）、根、茎汁，夏秋季采集。

〔性味归经〕甜、辛、寒，归热经。

〔毒性〕不显。

〔功用〕清热解毒，消肿止痛，强心定喘。

〔主治〕蛇疱疹，疔疮，烂耳心，心脏病，心慌气喘，胃痛。

〔用法用量〕内服：10～30 g煨水服。外用：取汁滴耳，或取根捣汁敷患处。

皂角刺

〔俗名〕天丁、皂角、皂荚、比皂哭。

〔来源〕豆科植物皂荚 *Gleditsia sinensis* Lam. 的棘刺。

落叶乔木，高达18 m。茎、枝上有粗壮棘刺，常分枝，红褐色。双数羽状复叶；小叶4～7对，小叶片椭圆形，长3～8 cm，宽1.5～3 cm，先端钝，基部斜楔形，边缘有细锯齿。花杂性，腋生或顶生总状花序；花萼钟形，裂片4；花瓣4，淡黄白色；雄蕊8，4长，4短；子房条形，扁平。荚果扁平，长达30 cm，紫黑色，被白霜。种子长椭圆形，红褐色。

生于村寨旁、路边、园边。药用荚果、根刺，荚果秋冬季采，根、刺四季可采集。

〔性味归经〕辛、微苦、微温，归冷、热经。

〔毒性〕有小毒，常量无妨。

〔功用〕消痈解毒，消痰止喘，通便除胀，活舌止泻。

〔主治〕痈肿疮毒，喘咳有痰，便秘腹胀，缩舌症，痢疾腹泻。

〔用法用量〕内服：10～20 g煨水服，治痢或止喘，均以荚果成炭米汤吞服。外用：大便不通，荚果研末调蜂蜜塞入肛内，片刻自下。缩舌症以皂刺研粉吹鼻取嚏为效。

〔禁忌〕孕妇忌用。

构皮树

〔俗名〕构树、构皮树。

〔来源〕桑科植物构树*Broussonetia papyrifera* (Linn.) L'Hér. ex Vent.的果实。

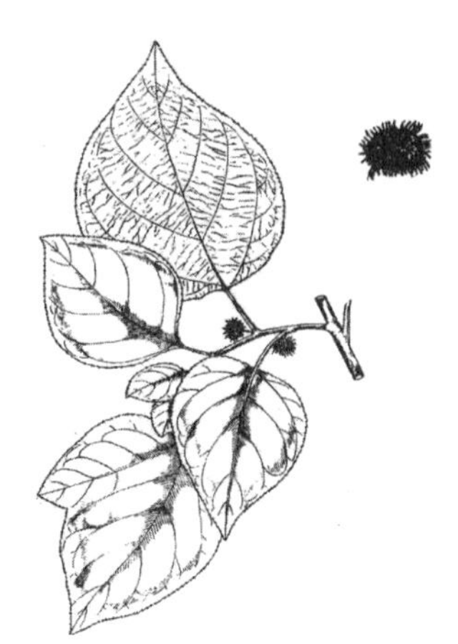

落叶乔木，高达20 m。茎、叶具乳液、嫩枝被柔毛。叶互生；叶片卵形，长8～18 cm，宽6～12 cm，不分裂或3～5深裂，先端尖，基部圆形或心脏形，有时不对称，边缘锯齿状，上面暗绿色，具粗糙伏毛，下面灰绿色，密生柔毛；叶柄长3～10 cm，具长柔毛；托叶膜质，早落。花单性，雌雄异株；雄花为腋生葇荑花序，下垂，长约5 cm，萼4裂；雄蕊4；雌花为球形假头状花序，有多数棒状苞片，先端圆锥形，有毛，雌蕊散生于苞片间，花柱细长，丝状，紫色，子房筒状卵圆形，为花萼所包被，聚花果肉质，球形，橙红色。

生长于山野或栽培。药用茎、叶，夏秋采集。

［性味归经］甘、温，归冷经。

［毒性］不显。

［功用］通乳催乳，益肝软筋。

［主治］产妇乳少难下，筋骨僵硬。

［用法用量］内服：6～15 g煨水服或炖猪脚吃。外用：煎水洗浴。

苦楝树

［俗名］川楝、金铃子、苦楝子、苦楝、楝树、苦楝皮。

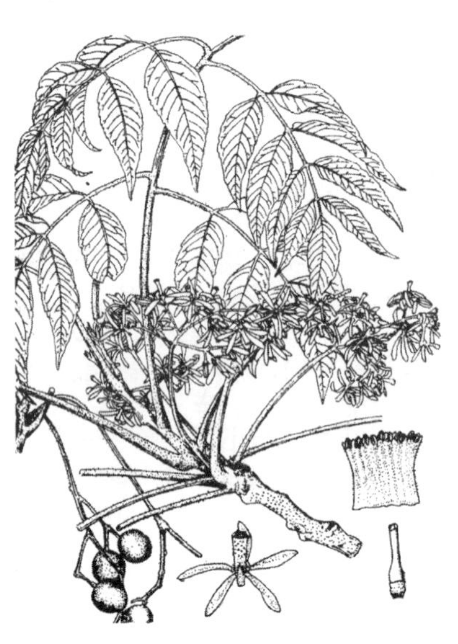

［来源］楝科植物楝树*Melia azedarach* L.的果实和茎皮。

落叶乔木，高达10 m；树皮纵裂，叶2回单数羽状复叶，互生；小叶11～13，卵形至椭圆形，长3～7 cm，宽2～4 cm，边缘有钝锯齿，幼时披星状毛。圆锥花序，腋生；花紫色；花萼5裂，披针形；花瓣5，倒披针形；雄蕊10，花丝合生成筒。核果近球形，淡黄色，4～5室，每室有种子1枚。

生于路旁、坡脚，有的栽培在房前屋后。药用根皮、果实，秋季采集。

［性味归经］苦、寒，归热、冷经。

［毒性］有毒，内服过量可致死。解救先涌吐，服藕粉、蛋清，抽搐加蜈蚣2条打粉，分6次吞服，每日3次。

［功用］理气止痛，驱蛔杀虫，燥湿止痒。

［主治］阴囊冷，睾丸硬痛，偏坠，疝气痛，蛔虫症，恶疮，癣癞，为驱虫要药。

［用法用量］内服：10 ~ 30 g 煨水服。外用：以子捣碎熬膏外敷或根皮煎水洗浴。

［禁忌］孕妇及体虚者、肝肾疾患者者忌用。

枫香树

［俗名］枫球子、枫实、路路通、枫木。

［来源］金缕梅科植物枫香*Liguidambar taiwaniana* Hance的叶或果实。

落叶乔木，高达40 m。树皮灰白色。叶互生，心形，常3裂，幼时为掌状5裂，长6～12 cm，裂片三角形，基部楔形，边缘有锯齿。花单性，雌雄同株，无花被，雄花为总状花序，黄绿色，雄蕊密生成球状；雌花为圆球形的头状花序。见少数退化雄蕊。子房四周有许多钻形小苞片围绕，花柱2，柱头弯曲。复果球形，表面刺状。

生于山坡、村寨边、路旁。药用果实、根茎，秋季采集，嫩叶春季采。

〔性味归经〕苦、辛、平，归冷、热经。

〔毒性〕无毒。

〔功用〕行气通络，祛风除湿，通乳补体。

〔主治〕风湿疼痛，产妇乳少，赤白下痢。

〔用法用量〕内服：枫果2~3枚煎水服，或30枚泡酒服。外用：风丹（即荨麻疹）痒疹以枫木皮煎水洗患处。补虚扶弱以嫩叶捣烂浸取汁泡糯米蒸成饭吃。

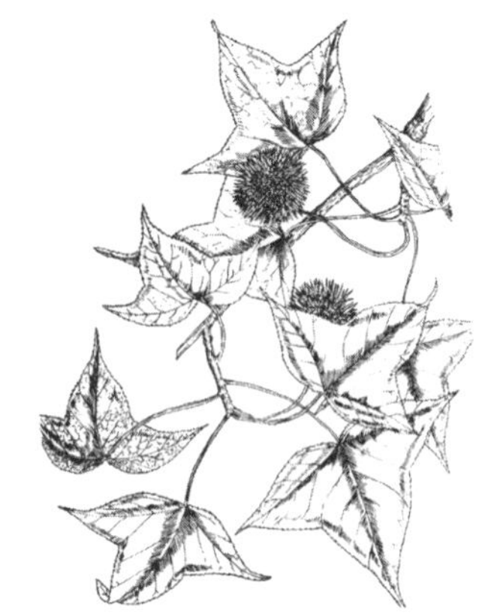

板栗树

〔俗名〕板栗。

〔来源〕壳斗科植物板栗*Castanea mollissima* Bl.的花序。

落叶乔木，高达20 m。幼枝被灰褐色绒毛，无顶芽。单叶互生，长圆状披针形，长12~15 cm，宽5~7 cm，先端尖尾状，基部楔形，不对称，边缘具疏锯齿，齿端为内弯的刺毛状。花单性，雌雄同株；雄花序穗状，生于新枝下部的叶腋，淡黄褐色，雄蕊8~10；雌花无梗，生于雄花序下部，外有壳斗状总苞；总苞球形，外生尖锐被毛的刺。内藏坚果2~3，成熟裂为4瓣，坚果深褐色。

长于山野，全国各地亦有栽培。药用花、果，夏秋季采集。

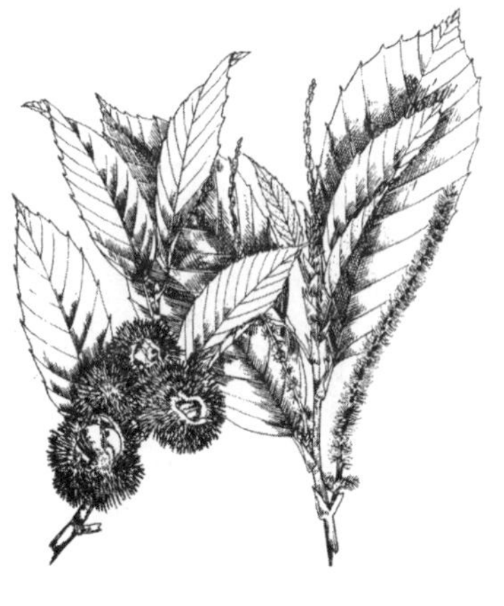

〔性味归经〕甘、温，归冷经。

〔毒性〕无毒。

〔功用〕消痰散结，活血通经，通络止痛。

〔主治〕九子疡，月经不调，痛经闭经，风湿疼痛。

〔用法用量〕10~15 g煨水服，治经血用花，治风湿用果。其果形似枫果，善通络。果球内为板栗，生熟均可食用，味甘美。

刺楸

〔俗名〕钉木树、鸭脚板叶、刺五加、刺椿。

〔来源〕五加科植物刺楸*Kalopanax septemLobus*（Thunb.）Koidz.的根皮及枝。

落叶乔木，叶在长枝上互生，短枝上簇生，直径9~25 cm或更大，掌状5~7裂，裂片宽三角状卵形或长椭圆状卵形，先端渐尖，边缘有细锯齿，上面无毛，下面

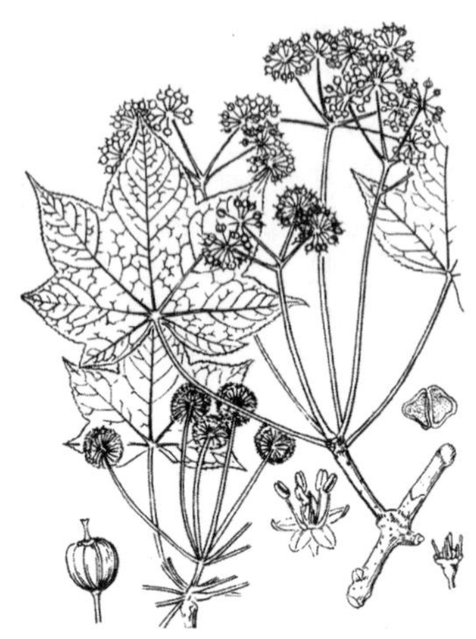

幼时有短柔毛。伞形花序聚生，长15～25 cm，花白色或淡黄绿色；萼边缘有5齿；花瓣5；雄蕊5，花丝较花瓣长1倍以上；子房下位，2室。果球形，成熟时蓝黑色，直径约5 mm。

生于山地疏林中、林缘、村旁。药用枝根，夏秋季采集。

〔性味归经〕淡苦、微凉，归热经。

〔毒性〕不显。

〔功用〕利水消肿，温通经络，清热生肌。

〔主治〕水肿，尿少，风湿关节疼痛，骨折，溃疡。

〔用法用量〕10～30g水煎服或泡酒内服，外搽痛处，外用尚可以叶捣烂包患处，生肌以叶研细末调茶油撒布。

楤木

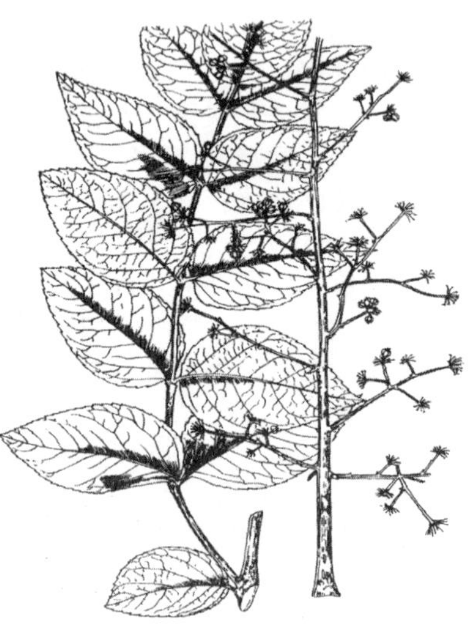

〔俗名〕鸟不企、雀不站、刺老包、刺龙苞。

〔来源〕五加科植物楤木*Aralia chinensis* L.的根。

落叶灌木或乔木，高达8 m。茎少分枝，常具针刺；小枝被黄棕色茸毛。二回或三回羽状复叶；小叶5～11，基部另有小叶1对，卵形或长卵形，长5～12 cm，宽3～8 cm，先端渐尖，基部不对称，边缘具细锯齿，下面沿脉上密被褐色毛。伞形花序聚生为顶生大型圆锥花序，长达60 cm，花白色，花萼针形，先端5齿裂；花瓣5，三角状卵形，雄蕊5；子房5室。浆果状核果，近球形，花柱宿存。

生于山坡、林缘、灌木丛。药用根，全年可采集。

〔性味归经〕辛、温，归冷经。

〔毒性〕不显。

〔功用〕祛风除湿，散瘀消肿。

〔主治〕风湿关节疼痛，跌打损伤，伤筋骨折，内痔，急慢性肝炎。

〔用法用量〕10～30 g水煎服，或泡酒内服外搽。

枇杷树

〔俗名〕枇杷。

〔来源〕蔷薇科植物枇杷*Eriobotrya japonica*（Thunb.）Lindl.的根。

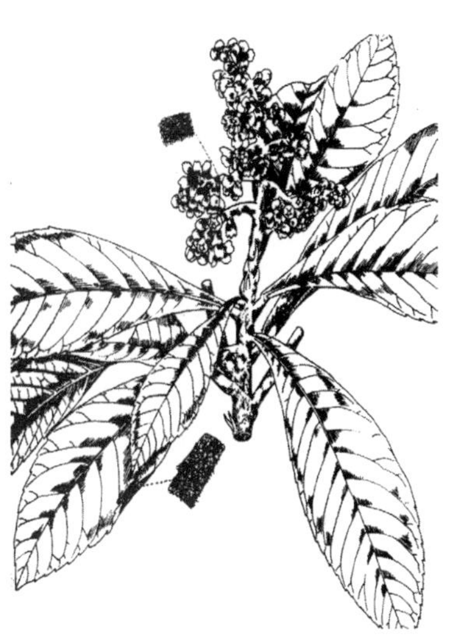

常绿小乔木，高达8 m。小枝粗壮，被锈色茸毛。单叶互生；叶片椭圆形至倒卵状披针形，长15～30 cm，宽8～10 cm，先端短尖，基部楔形，边缘有疏锯齿，上面有光泽，下面密被锈色茸毛，几无柄；托叶2枚，三角形，大而硬。花数十朵聚合为顶生圆锥花序，密被绒毛；花白色；花瓣5，倒卵形；雄蕊20～25；子房5室，每室有胚珠2枚，花柱5，分离。梨果球形或矩圆形，黄色或橘黄色。

常栽种于村边、坡地、庭园。药用花、叶、根，春夏季采集。

〔性味归经〕甜、香、凉，归热经。

〔毒性〕不显。

〔功用〕润肺止咳，清热凉肝。

〔主治〕虚痨咳嗽，感冒咳嗽，急慢性肝炎。

〔用法用量〕10～30 g水煎服，或以花炖肉吃。

柏子树

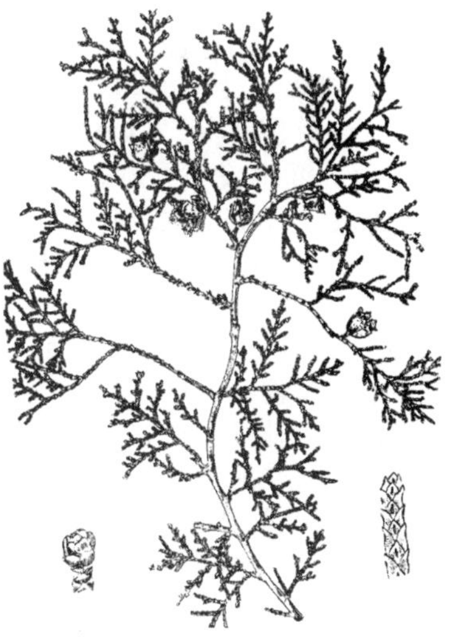

〔俗名〕丛柏叶、偏柏、侧柏、柏子木。

〔来源〕柏科植物侧柏Biota orientaiis（L.）Franco.的叶和种仁。

常绿乔木。树皮红褐色，呈鳞片状剥落。小枝扁平，排成一面，鳞形叶交互对生，小枝上下两面之叶露出部分卵状菱形或斜方形，两侧的叶折覆着上下叶基部的两侧，叶背有凹陷腺槽。雌雄同株；球花单生短枝顶端。球果蓝色，熟前肉质，被白霜，熟后木质，红褐色；种子卵圆形，无翅或有棱脊。

喜生湿润肥沃山坡。药用叶或果，全年可采。

〔性味归经〕苦、涩、寒，归热经。

〔毒性〕不显。

〔功用〕清热凉血，养血明目，活血散瘀，止血生肌。

〔主治〕血热吐血，便血，尿血，月经过多，崩漏，视力减退，久咳，久泻，痢疾，跌打损伤，溃口不收。

〔用法用量〕10～15 g煨水服，止血成炭尤佳，外伤外用研粉外敷止血生肌。

酸梅树

［俗名］酸梅、乌梅、杨梅。

［来源］蔷薇科植物梅*A.rmeniaca mume* Sieb的成熟果实。

落叶乔木，高达12 m，多分枝，枝细长。单叶互生，叶宽卵形，长4～10 cm，宽2～5 cm，先端长尾尖，基部阔楔形，边缘有锯齿；叶柄近顶端有2腺体；花1～2朵；萼筒钟状，5裂片；花瓣5，白色或淡红色，芳香；雄蕊多数，生于花托边缘；心皮1，密生柔毛。核果近球形，两边稍扁，有沟，绿色或黄色。

栽培或野生。药用根、果实，秋季采集。

［性味归经］甜、酸、涩、凉，归热经。

［毒性］不显。

［功用］生津止渴，泄热健胃，止泻止汗。

［主治］热病口渴，渴饮病，饮食无味，久泻，多汗，口干便秘。

［用法用量］3～10粒煨水服，或用根10～30 g煎服。

化香树

［俗名］化香柳。

［来源］胡桃科植物化香树*Platycarya strobilacea* Sieb. et Zucc.的根。

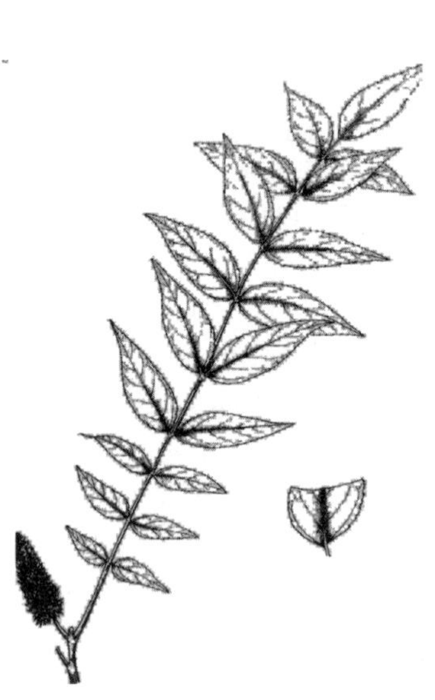

落叶灌木或小乔木，高5～20 m，幼枝常被棕色茸毛。单数羽状复叶互生，长15～30 cm；小叶7～23，卵状披针形或长椭圆状披针形，长4～12 cm，宽2～4 cm，先端渐尖，基部阔楔形或微小形偏斜，边缘有重锯齿，下面幼时有密毛，老时仅脉腋有簇毛；无柄。花单性，雌雄同株，穗状花序，伞房状排列；中央的一条常为两性花序，两性花序的下端为雌花序部分，上端为雄花序部分，在开花后脱落而仅留下雌花序部分；两性花序的下方周围者为雄性穗性花序；雄花的苞片披针形，浅黄绿色；雄蕊8；雌蕊具1卵状披针形苞片，具2枚贴生于子房的花被片，雌蕊1，无花柱，柱头2裂。果序球果状长椭圆形；小坚果扁平，圆形，具2狭翅。

生于山坡向阳地或林中。药用根、茎、叶，全年可采。

［性味归经］苦、凉，归热经。

［毒性］不显。

［功用］清热止咳，解毒敛疮。

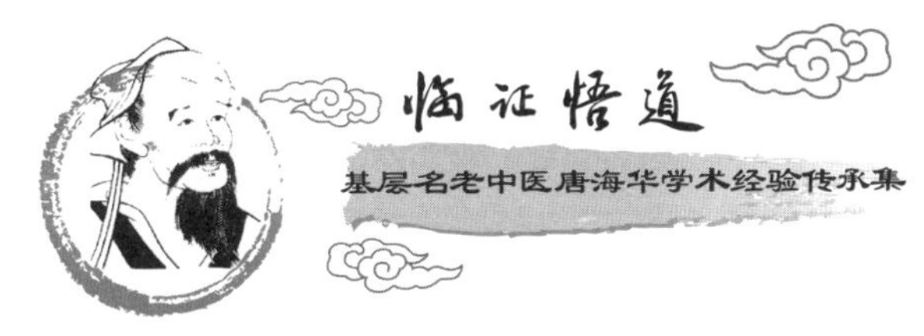

［主治］外感咳嗽，疔毒痈肿，疮疡溃烂不收口。

［用法用量］内服：10～30 g煨水。外用：鲜品捣烂外敷患处，或以叶为末茶油焦撒患处。

桑寄生

［俗名］寄生树、寄生草、寄生茶、飞连。

［来源］桑寄生科植物桑寄生*Loranthus parasiticus*（L.）Merr.的茎叶。

常绿寄生小灌木，高达40 cm。枝无毛，具凸起皮孔。叶近对生或互生，革质，卵形至矩圆状卵形，长3～7 cm，宽2～5 cm，先端钝圆，基部圆形或阔楔形，边缘波状。聚伞花序1～3个生于叶腋，具1～3朵花；总花梗、花柄、花萼和花冠均被红褐色星状毛；花两性；花萼杯状；花冠狭筒状，紫红色，4裂；雄蕊4，生于裂片上，子房1室。浆果椭圆形，有小疣状突起。

常寄生于阔叶树上，如桑树、茶树、梨树等，药用茎、叶，四季可采。

［性味归经］苦、涩、温，归冷经。

［毒性］无毒。

［功用］祛风除湿，强筋壮骨，接骨补骨，安胎催乳。

［主治］风湿麻木，腰肌劳损，筋骨疼痛，骨折骨松，胎动不安，乳汁缺少，头晕目眩。

［用法用量］内服：10～30 g煨水服，或研粉冲服，或泡水当茶饮。外用：以叶捣烂包患处。

猫儿屎

［俗名］猫屎树。

［来源］木通科植物猫儿屎*Decaisnea fargesii* Franch.的根、果。

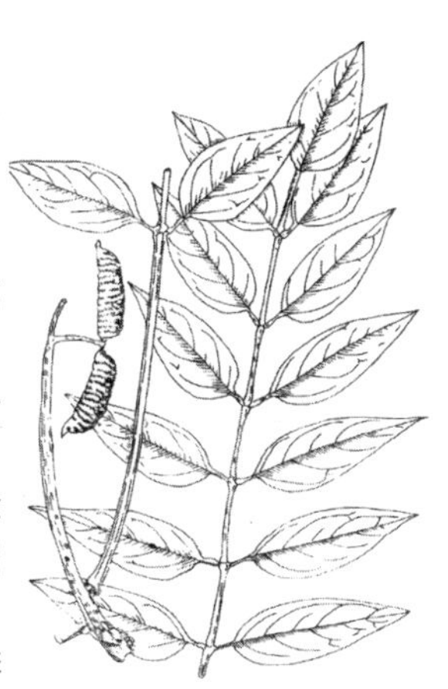

落叶灌木。叶为单数羽状复叶，无托叶；小叶13～25，对生，卵圆形或矩圆形，长5～14.5 cm，顶端渐尖，基部宽楔形或近圆形，全缘；叶柄无毛。圆锥花序顶生；花杂性，下垂，钟形；萼片6；雄花有雄蕊6个，合成单化，退休心皮残存；雌花具6个不孕雌蕊，心皮3，花柱倒卵状矩圆形，无柱头。浆果圆柱状，通常微弓，长5～10 cm，幼嫩时绿色、黄绿色，成熟后变蓝色或蓝紫色，腹缝开裂；种子扁平、矩圆形，黑色。

生于阴山坡或山沟的杂木林下。药用根、果，夏、秋季

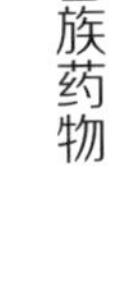

采集。

〔性味归经〕辛、甜、凉，归热经。

〔毒性〕不显。

〔功用〕清肺止咳，祛风除湿，润燥防裂。

〔主治〕肺痨咳嗽，风湿疼痛，皮肤皲裂。

〔用法用量〕内服：10～20 g煨水服，或研粉兑蜂蜜服，治风湿泡酒服。外用：以果加水煨浓汁洗患处，或以果研粉调蛋清涂搽患处。

山枝茶

〔俗名〕光叶海桐、万里香、崖花子、火泡树。

〔来源〕海桐花科植物光叶海桐*Pittosporum glabratum* Lindl.的根及果。

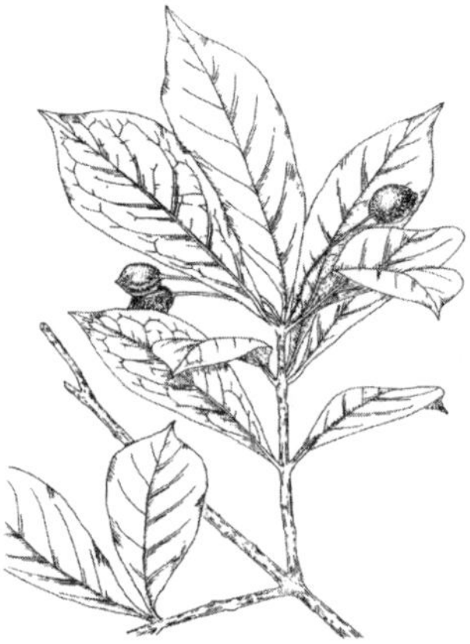

常绿灌木，高达2 m；老枝有皮孔。叶常聚生于枝顶，近对生或假轮生，薄革质，倒披针形或长圆形，有时稍弯曲，长6～12 cm，宽2～4 cm，先端渐尖或锐尖，基部楔形，边缘平展或稍有皱折，无毛；叶柄长5～14 mm。伞形花序，1～4枝聚生于枝顶叶腋，苞片披针形，花梗长4～12 mm，有微毛或秃净；萼片卵形，有缘毛；花瓣分离，倒披针形；雄蕊长6～7 mm，有时稍短，子房秃净，长卵形。蒴果椭圆形，稀长筒形或梨形，长2～2.5 cm。

生于山腰、山谷、溪边林下或灌丛中。药 用根、叶，全年可采。

〔性味归经〕甜、苦、辛、香、微温，归冷、热经。

〔毒性〕不显。

〔功用〕祛风除湿，活血通络，解痉止痛，消肿解毒，利湿退黄。

〔主治〕风湿疼痛，坐骨神经痛，跌打骨折，产后风瘫，黄疸肝炎，子宫脱出，心胃气痛，耳痛，毒蛇咬伤，疮疖肿毒，变应性皮炎，外伤出血等。

〔用法用量〕内服：10～15 g水煎服。外用：鲜叶捣烂或干叶研粉外敷患处。

核桃树

〔俗名〕核桃、胡桃、胡桃树。

〔来源〕胡桃科植物胡桃*Juglans regia* L. 的果实。

落叶乔木，高达35 m。枝幼时被短腺毛，髓部片状。单数羽状复叶，小叶5～11片，长圆状卵形、椭圆形或倒卵形，长5～13 cm，宽2～7 cm，先端钝或锐尖，基部圆形，或略偏斜，全缘，幼时有波状锯齿，上面无毛，下面幼时脉腋间有毛。花单性，雌雄同株；雄花集成葇荑花序，腋生，下垂，长5～12 cm，花小而密生；苞片1，矩圆形，两侧2小苞片长卵形；花被通常3片；雄蕊15～30；雌花序生于幼枝顶端，排列成穗状；苞片3，长卵形；花被4裂，裂片线形；子房下位，花柱短，柱头2裂。果实近球形，径3～5 cm，外果皮肉质，灰绿色，有棕色斑点；内果皮坚硬，有

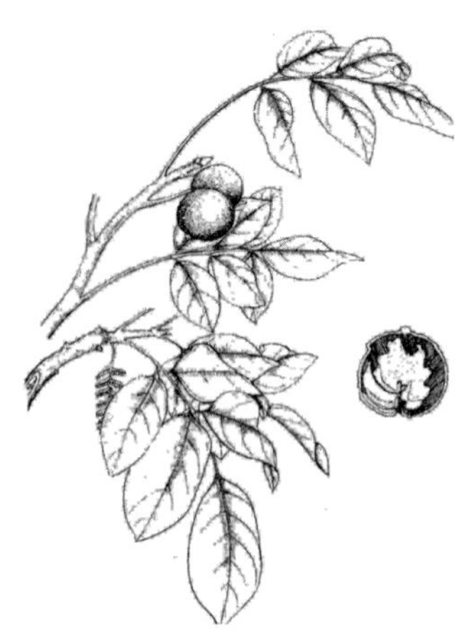

浅皱折，黄褐色；种仁类球形，皱缩多沟，凹凸不平。

喜生于较湿润的肥沃土壤中。药用核、枝、皮、叶，夏秋季采集。

［性味归经］甜、温，归冷经。

［毒性］无毒。

［功用］果仁：补脑益肾，固精润肺，养血乌发；根皮能杀虫解毒，叶能燥湿。

［主治］肺痨咳嗽，肾虚遗精，健忘，头发不泽，疥癣。

［用法用量］内服：10～30 g煨水服或冲蛋花服。外用：根皮适量，煎水洗头部及患处或捣绒敷患处。

桐子树

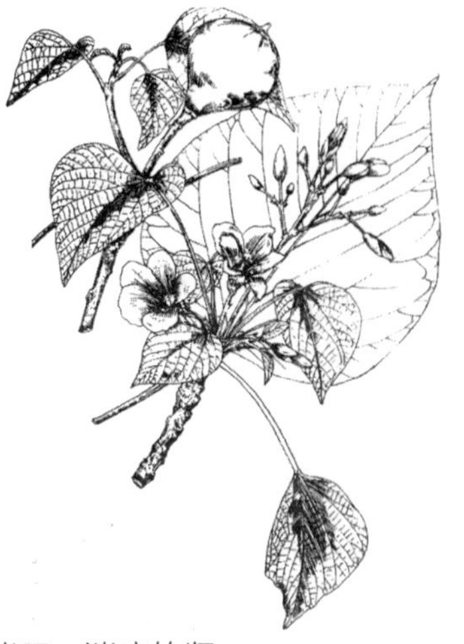

［俗名］油桐、桐油树。

［来源］大戟科植物油桐*Aleurites fordii* (Hemsl.) Airy shaw的根、鲜果汁、种子或油。

落叶乔木，高达10 m。枝粗壮。叶互生，卵状圆形，长5～15 cm，宽4～12 cm，先端渐尖，基部心形或截形，全缘或3浅裂；叶柄长达10 cm，顶端有红紫色2腺体。花先于叶开放，单性，雌雄同株；圆锥花序；萼不规则；花瓣5；雄花有雄蕊8～20，花丝基部合生；雌花子房3～5室，每室1胚珠，核果近球形。种子背圆拱，腹部平。

喜生于较低的山坡。药用须根、果汁或油脂，夏秋季采集。

［性味归经］辛、涩、凉，归热经。

［毒性］不显。

［功用］清热解毒，利水通便，消肿散痰，止血消积，消痞软坚。

［主治］热毒，痈疽，大小便不通，水臌病，跌打伤痛，小儿疳积，烧烫伤，刀伤出血，寻常疣，腹胀感冒。

［用法用量］根须善利水，10～15 g煨水服；果仁善通便；桐油则为苗医以外用为主，如打灯火、烤梳烫、热指捂，或以嫩叶研末撒伤处。烫伤者，以叶捣烂，调茶油外敷。

蚕桑树

［俗名］桑叶、桑枝、白桑、蚕桑、桑树。

［来源］桑科植物桑*Morus alba* L.的根、枝、叶、果。

落叶灌木或乔木，高3～10 m或更高，植物体含乳液。树皮黄褐色，枝灰白色或灰黄色，细长疏生，嫩时稍有柔毛。叶互生，卵形或椭圆形，长5～15 cm，宽5～12 cm，先端锐尖或钝，基部心脏形或不对称，边缘有不整齐的粗锯齿或圆齿；叶柄长1.5～4 cm；托叶披针形，早落。花单性，雌雄异株；花黄绿色，与叶同时开放；雄花成葇荑花序；雌花成穗状花序；萼片4裂；雄花有雄蕊4；雌花无花柱，柱头2裂，向外卷。聚花果腋生，肉质，有柄，椭圆形，长1～2.5 cm，深紫色或黑色，少有白色。

全国各地有栽培，亦有野生，药用根皮、果实、枝、叶，5～6月采收，秋后采叶及根，夏季采果。

［性味归经］根皮、叶：甜寒，归热经；枝：苦平；果:甜、酸，平，归冷、热经。

［毒性］无毒。

［功用］根皮：泻肺利水；枝：祛风湿；叶：散风热；果：补肝肾。

［主治］根皮，治咳痰，皮肤水肿；枝治风湿痛；叶治感冒风热、咳嗽；果为桑椹子，治贫血、体弱、失眠、神衰。

［用法用量］10～30 g水煎内服。

算盘子

［俗名］算盘木、柿子椒、金骨风、野南瓜。

［来源］大戟科植物算盘子*Glochidion puberum*（L.）Hutch. 的根。

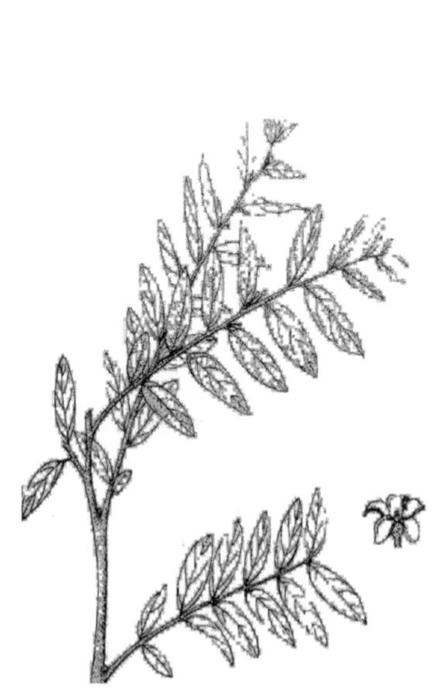

灌木，高1～2 m；小枝灰褐色，密被黄褐色短柔毛。叶矩圆形至矩圆状披针形或倒卵状矩圆形，长3～5 cm，宽达2 cm，基部楔形，表面除中脉外无毛，下面密被短柔毛。花小，单性，雌雄同株或异株，无花瓣，2～5簇生叶腋；萼片6，2轮；雄花无退化子房，雄蕊3；雌花子房通常5室，每室2胚珠；花柱合生。蒴果扁球形，直径5～10 mm，有明显的纵沟槽，被短柔毛，形如算盘子，故名。

生于山坡灌丛中。药用根、茎、叶，全年可采集。

［性味归经］苦、涩、凉，归热经。

［毒性］不显。

［功用］清热止痢，利湿导滞。

［主治］痢疾，腹泻，食滞腹胀，急性睾丸肿痛。

［用法用量］10～30 g，水煎服，或以叶捣烂冲温开水服。

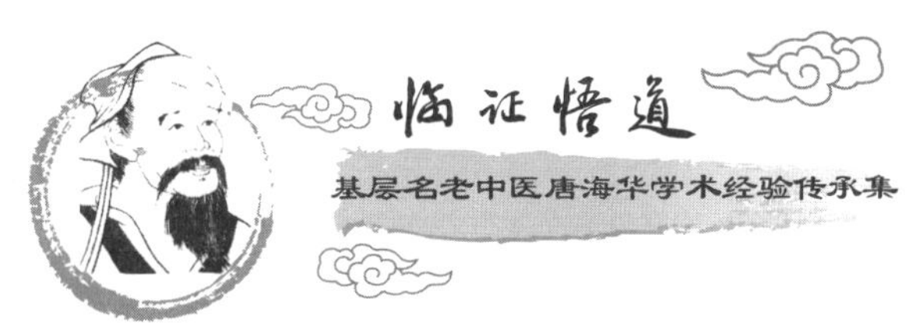

透骨香

〔俗名〕老鸦梁、煤炭子、老鸦泡、破骨风、白珠树。

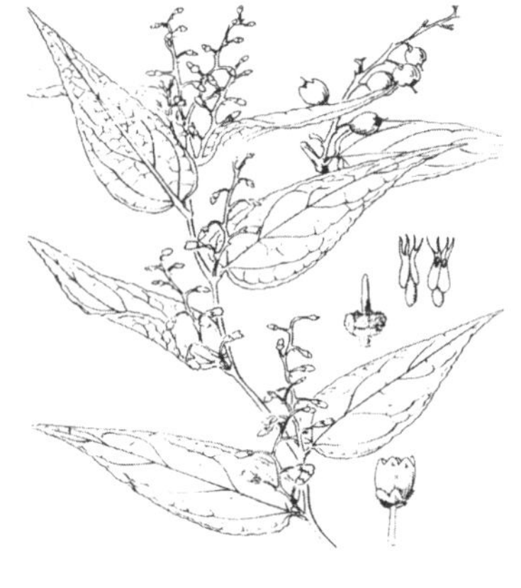

〔来源〕杜鹃花科植物滇白珠*Gaultheria leucocarpa* Bl. var. crenulata（Kurz）T. Z. Hsu的根。

常绿灌木高达3 m，枝条细长，无毛。叶革质，卵状矩圆形，长7～8 cm，宽2.5～3.5 cm，顶端尾状渐尖，基部心形或圆形，边缘有锯齿；叶柄长达5 mm，总状花序腋生，长5～7 cm；花梗长达1 cm；花萼裂片5，卵状三角形；花冠白绿色，钟状，长约6 mm，口部5裂；雄蕊10，花丝短而粗，花药每室顶部有2长芒，子房球形有毛。蒴果球形，包于宿存花萼内，似浆果状，5裂。

生于山地、灌丛，林缘中。药用全株，四季可采集。

〔性味归经〕辛、香、温，归冷经。

〔毒性〕无毒。

〔功用〕祛风除湿，通络止痛，消肿利水。

〔主治〕风湿疼痛，跌打伤痛，水臌病，小便不利。

〔用法用量〕内服：10～30 g水煎内服或泡酒服。外用：以叶加冰片共捣烂外敷可治无名肿毒。

银杏

〔俗名〕白果、白果树、公孙树。

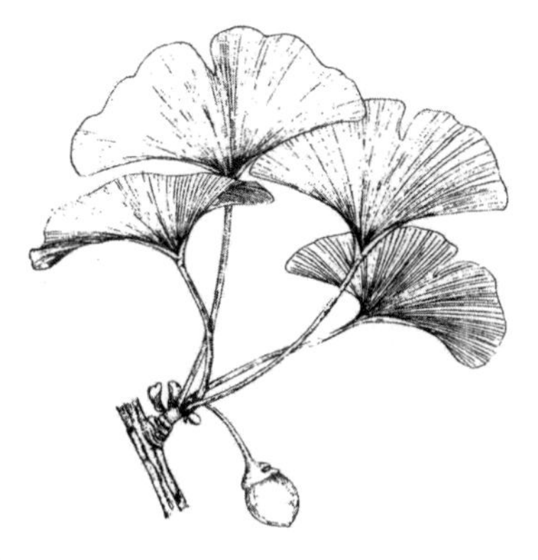

〔来源〕银杏科植物银杏*Ginkgo biloba* L.的叶及种仁。

落叶乔木，高达40 m。树干直立，枝分长短枝。叶在长枝上螺旋状散生，在短枝上簇生，叶片扇形，长4～8 cm，宽6～10 cm，先端波状，有2浅裂，基部楔形，有多数2叉状并列的细脉；有长柄。雌雄异株；雄花生于短枝叶腋或苞腋；雄球花成葇荑花序状，雄蕊多数；雌球花有长梗，梗端2叉，珠座生于叉端，每球座生1胚珠，仅1个发育种子。种子核果状，近球形，外种皮肉质，熟时淡黄色有白粉；中果皮骨质，白色；内果皮膜质；胚乳丰富。

野生或栽培，药用果实，秋季采集。

〔性味归经〕甜、苦、涩、温，归冷经。

〔毒性〕有小毒，中毒量为20～30粒，见流涎、呕泻，重者呼吸困难，昏迷不醒。解救宜洗胃催吐，萝卜汁加红、白糖服适量，绿豆100 g、甘草20 g、桂枝10 g、

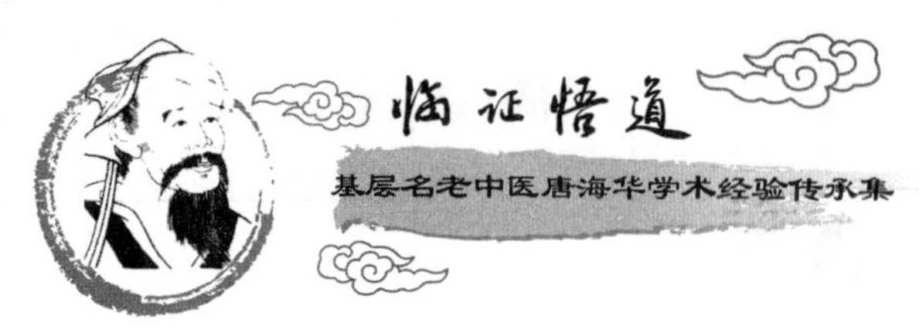

大枣100 g水煎服。

〔功用〕调经止带，止咳定喘，补肾固精。

〔主治〕月经不调，白带过多，体虚痨咳，肾虚喘息，阳痿遗精，头晕目眩，母猪疯。

〔用法用量〕10～20 g煨水服，治阳痿去心去壳泡酒服；治痨咳去壳后用菜油浸一个月蒸梨汁，每日早晚各吃五粒。

〔禁忌〕孕妇慎用。

野鸦椿

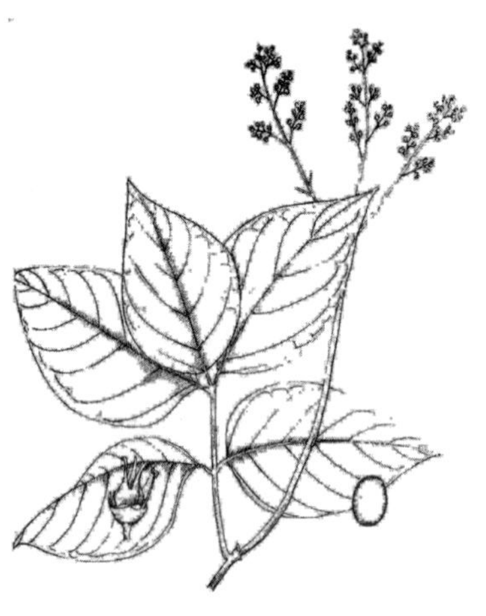

〔俗名〕鸡眼睛、花臭木、鸡嗉子花。

〔来源〕省沽油科植物野鸦椿*Euscaphis japonica*（Thunb）Dip.的根。

落叶灌木或小乔木，高3～8 m，树皮灰色，具纵裂纹；小枝及芽红紫色，枝叶揉碎后发出恶臭气味。叶对生，单数羽状复叶，厚纸质，长13～32 cm；小叶通常5～9，长5～11 cm，先端渐尖，基部圆形至阔楔形，边缘具细锯齿。圆锥花序顶生，花黄白色；萼片、花瓣、雄蕊均为5；花盘盘状；心皮3，分离。蓇葖果，果皮软革质，紫红色；种子近圆形，假种皮肉质，黑色。

生于山坡、谷地丛林中，也有栽培。药用根皮、果实，六七月采果，根皮全年可采集。

〔性味归经〕辛、臭、温，归冷经。

〔毒性〕不显。

〔功用〕通气发散，退翳明目，消肿止咳。

〔主治〕咳嗽，眼生云翳白膜，疝气走子，阴囊肿大，水痘。

〔用法用量〕10～15 g煨水服，外用煎水洗阴囊。

接骨木

〔俗名〕接骨木、接骨树。

〔来源〕忍冬科植物接骨木*Sambucus Williams* Hance的根皮。

灌木至小乔木，高达 6 m，老枝有皮孔，髓心淡黄棕色。叶单数羽状复叶；小叶 3 ～ 11，椭圆形至长圆状披针形，长 5 ～ 12 cm，顶端尖至渐尖，基部常不对称，边缘有锯齿，揉碎后有臭味。圆锥花序顶生，长达 7 cm；花小，白色至淡黄色；萼筒杯状；花冠辐状，裂片 5；雄蕊 5。浆果状核果，近球形，直径 3 ～ 5 mm，黑紫色或红色。

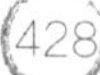

生于林下灌丛或林缘、路旁。药用树皮、叶，夏秋季采集叶，树皮四季可采。

［性味归经］苦、酸、寒，归热经。

［毒性］无毒。

［功用］清热解毒，散瘀消肿，接骨生新，止血止痛。

［主治］跌打损伤，骨折肿痛，无名肿毒，刀伤出血，翻脚板。

［用法用量］内服：10～30 g煨水服。外用：鲜叶或皮一把，捣烂包患处，或敷伤口，或以树皮研末敷伤口。

黄荆条

［俗名］黄金条、白茎条、黄荆树。

［来源］马鞭草科植物黄荆*Vitex negundo* L.的叶。

落叶灌木，高达5 m。全株有特殊香气。新枝方形，老枝灰白色。叶互生；掌状复叶，小叶5，椭圆状卵形，长4～9 cm，宽2～3 cm，中间小叶片最大，两侧次第减小，先端长尖，基部楔形，通常全缘或波状，上面被短毛和油点，下面白色，被白绒毛。圆锥花序，顶生；萼钟形，5齿裂；花冠淡紫色，2唇形；雄蕊4；子房4室，花柱线形，柱头2裂。核果，卵状球形，褐色，下半包于宿萼中。

生于低谷向阳山地，路旁。药用根、叶、种子，夏秋季采集。

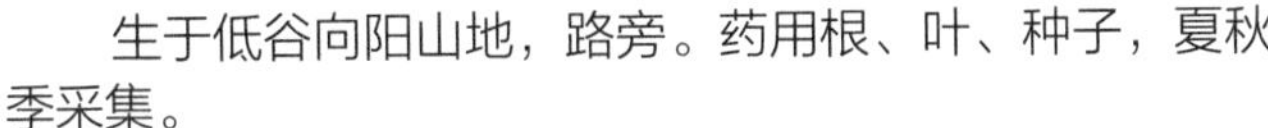

［性味归经］苦、寒，归热经。

［毒性］不显。

［功用］清热利湿，通淋止痛，杀虫驱蚊。

［主治］烂脚丫，脚癣，湿疹，淋病小便不利，发痧吐泻，胃气痛，风湿腰痛。

［用法用量］内服：10～20 g煨水服，或研粉吞服。外用：捣烂敷患处或煎水外洗患处。痧症加白糖绞汁冲服，秋、夏季可点燃以烟驱蚊。

山栀子

［俗名］黄栀子、山栀、白蟾。

［来源］茜草科植物栀子*Gardenia jasminoides* Ellis的果实。

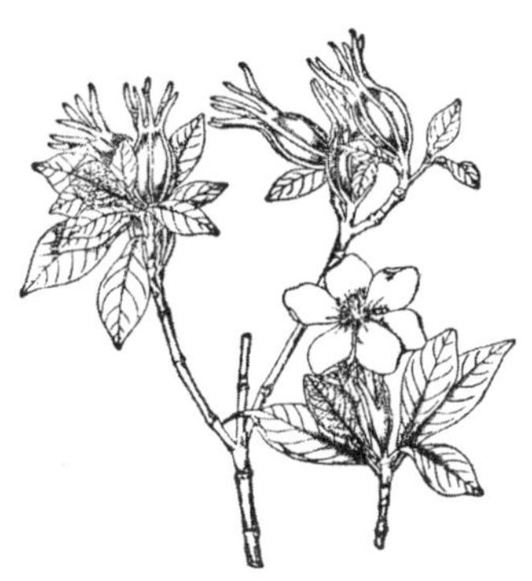

常绿灌木，高达1 m，叶对生或3叶轮生，革质，形状和大小常有差异，通常椭圆形，长7～14 cm，宽2～5 cm，基部楔形，全缘，仅下面脉腋内簇生短毛；托叶鞘状。花大，白色，芳香，单生枝顶；萼片5～7，通常比筒稍长；花冠旋卷，高脚碟状，裂片5或更多；雄蕊6，着生花冠，花药线形，外露。果倒卵形，有5～9条翅状直棱，顶端有宿存花萼。种子嵌于肉质胎座上。

生于山坡或栽培。药用根、叶、果，全年采根叶，秋季采果。以果为常用。

〔性味归经〕苦、寒，归热经。

〔毒性〕不显。

〔功用〕清热解毒，凉血泻火，退黄除湿，提瘀消肿。

〔主治〕黄疸肝炎，痢疾，肾炎水肿，口舌生疮，疮疡肿毒，乳腺炎，跌打损伤，瘀血肿痛。

〔用法用量〕内服：10～20 g水煎服。外用：适量捣烂以米醋泡1～3日搽伤痛处，以果研粉合面粉蛋清调敷伤痛处可提瘀血于患处皮下，为苗医退黄疗伤之要药。

棕榈树

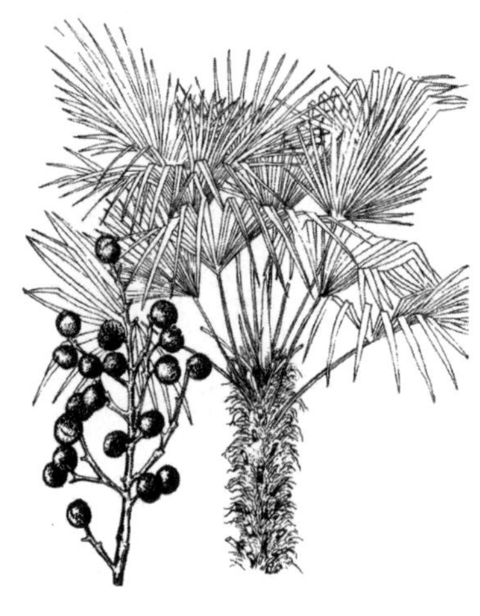

〔俗名〕棕树、山棕、棕榈。

〔来源〕榕榈科植物棕榈*Trachycarpus fortunnei*（Hook.）H.Wendl.的叶或果实。

乔木，高达15 m；茎有残存不易脱落的老叶柄基部。叶大，掌状深裂，裂片多数，条形，顶端浅2裂，有细纵脉纹；叶柄长，顶端有小戟突；叶鞘纤维质，网状，暗棕色。肉穗花序排成圆锥花序式，腋生，总苞多数，被锈色绒毛；花小，黄白色，雌雄异株。核果肾状球形，熟时蓝黑色。

生于山坡地。药用根、果、棕毛，果秋采根，全年可采集。

〔性味归经〕苦，凉，归热经。

〔毒性〕不显。

〔功用〕清热止咳，凉血止血，节育隔稀。

〔主治〕肺热咳嗽，老年咳嗽，鼻血，崩漏。

〔用法用量〕止咳用果10～20 g煨水服，止血用棕毛炒炭存性10～20 g煨或冲水服，节育隔稀以根5～10 g煎水服。

樟树

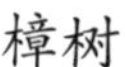

〔俗名〕香樟、猴樟、樟脑树。

〔来源〕樟科植物樟*Cinnamomum camphora*（L.）Presl的树皮。

乔木，高达30 m；枝和叶都有樟脑味。叶互生，薄革质，卵形，长6～12 cm，宽3～6 cm，下面灰绿色，两面无毛，有离基三出脉，脉腋有明显的腺体。圆锥花序腋生，长5～7.5 cm；花小，淡黄绿色；花被片6，椭圆形，长约2 mm，内面密生短柔毛；能育雄蕊9，花药4室，第三轮轮蕊花药外向瓣裂；子房球形，无毛。果球形，直径6～8 mm，紫黑色；果托杯状。

栽培或野生于河边、路旁。药用根皮、果实，根皮四季可采，果实秋季采集。

〔性味归经〕辛、香、温，归冷经。

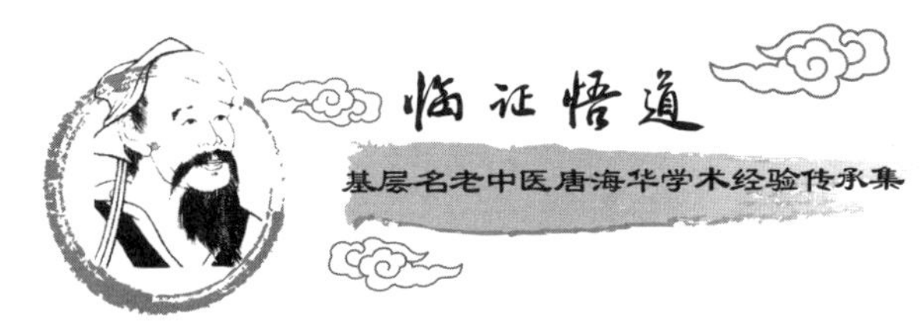

［毒性］有小毒，樟脑吸入易中毒，内服7～15 g可致死，解救催吐为法，服蛋清、米糊缓解。

［功用］祛风散寒，行气止痛，和胃止呕。

［主治］风寒感冒，肠炎腹痛，脘腹饱胀，反胃呕吐，疝气坠胀，风湿麻木。

［用法用量］10～20 g煨水服或泡酒服，疝气以果实研细末，开水吞服，每次0.5～1 g。

［禁忌］孕妇及肾炎、内热重者忌服。若为樟脑，每次只服0.06～0.1 g。

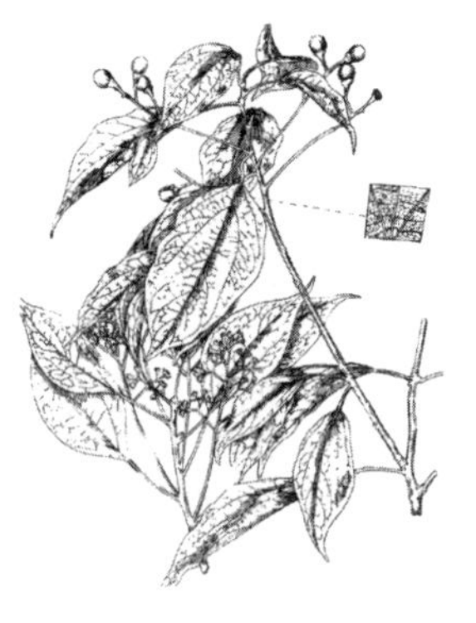

白蜡树

［俗名］女贞子、鱼蜡树、水瑞香、鼠梓木、女贞树。

［来源］为木犀科植物女贞*Ligustrum lucidum* Ait.的果实。

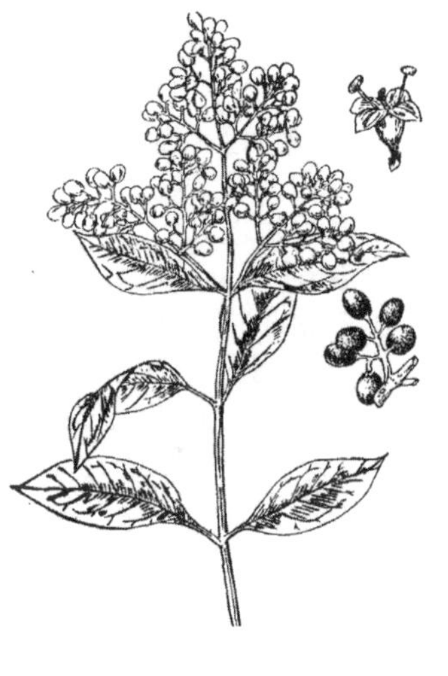

常绿大灌木或乔木，高达10 m。多分枝，树皮灰色至浅灰褐色，枝条光滑，具皮孔。叶对生，叶柄长1～2 cm，上面有槽；叶片革质，有光泽，卵形或椭圆形，长5～14 cm，宽3.5～6 cm；下面淡绿色，密布细小的透明腺点，主脉明显。圆锥花序顶生，长10～15 cm；总花梗长约4 cm，或无；苞片叶状，线状披针形，无柄，早落，小苞卵状三角形；小花梗近无或极短，花喉钟状，长约1.5 mm，4浅裂，花冠管约与裂片等长，裂片4，长方卵形，白色；雄蕊2，着生于花冠萼部、花丝细，伸出花冠外，雌蕊1，子房上位，球形、2室；浆果状核果，长椭圆形，幼时绿色，熟时蓝黑色。1～2枚种子，长椭圆形。花期6～7月，果期8～12月。

生于丘陵、旷野或路旁。药用果，冬季采集。

［性味归经］微苦、涩、平、平温，归冷、热经。

［毒性］无毒。

［功用］助阴补中，养阴壮肾，安神明目，解毒敛疮，退火疗伤。

［主治］治虚损百病，腰膝酸痛，白发，耳鸣，淋浊崩漏，白口疮，口腔溃疡，烫伤疮疹。

［用法用量］内服：5～20 g煨水服。外用：以果研粉撒患处，或以叶捣烂外敷患处。

夹竹桃

［俗名］白叶桃。

［来源］为夹竹桃科植物夹竹桃Nerium oleander L.的叶或植皮。

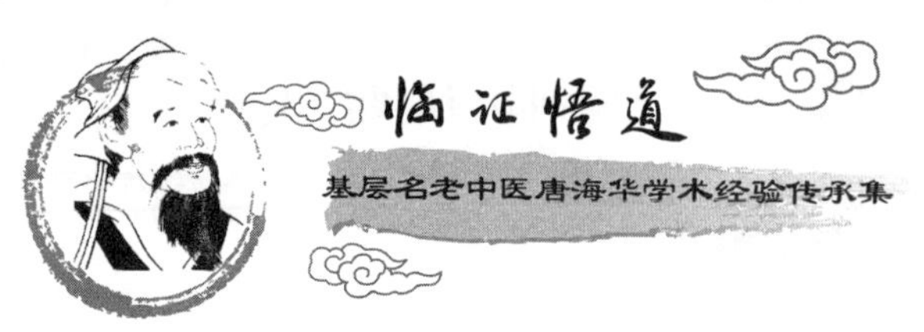

多年生常绿灌木，高达4 m。茎无毛，多枝，灰褐色。3叶轮生，少有对生，革质，长披针形，具短柄。叶面深绿色，叶背淡绿色，平行羽状脉，叶片长7～19 cm，宽1～3 cm，先端尖，基部楔形。聚伞花序顶生，花紫红色或白色，芳香。萼紫色，外面密被柔毛，上部具5枚三角形的裂片，内面基部有腺体。花冠漏斗状，5裂瓣或重瓣，右旋，相互掩盖；雄蕊5，贴生于管口，花丝短，有白色长毛，花药先端有丝状附属物，密生白毛，螺旋状卷扭而伸出花冠外。子房2室，花柱圆柱状，柱僧帽状。长蓇葖果2枚，长15～18 cm。花期8～10月。

多为栽培，常年开花。药用叶、树皮，四季可采。

〔性味归经〕微苦、寒，归热经。

〔毒性〕有大毒，内服中毒者速催吐、导泻排毒，继以甘草、绿豆煎汤内服或调蛋清、藕粉服之。

〔功用〕强心利尿，杀蝇灭蛆，堕胎通经。

〔主治〕心脏病，跌打肿痛。

〔用法用量〕内服：煎汤0.3～1 g；研末0.15～0.3 g。外用：鲜叶10～20 g捣敷伤处。苗医以本品叶捣烂拌食物可灭蝇，以叶切碎置于厕中可灭蛆。

〔禁忌〕孕妇忌服，内服慎用。

九木香

〔俗名〕九里香、滇白株树。

〔来源〕为杜鹃花科植物白珠树*Gaultheria leucocarpa* Blvar.cuming(Vidal)T.Z.Hsu的茎叶。

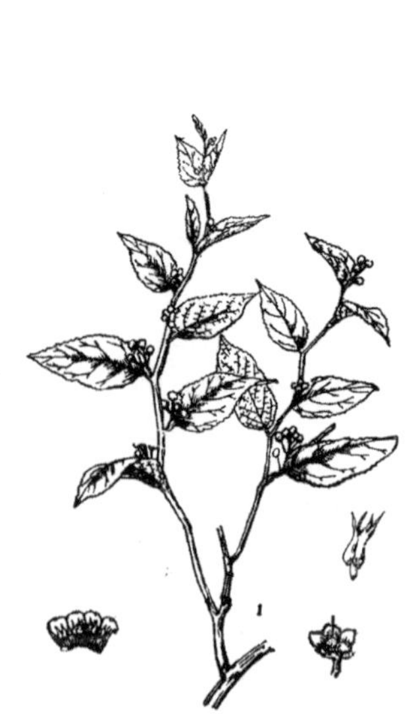

灌木，高约2 m。枝细长，带红绿色或红色。单叶互生，革质，卵状矩圆形，长7～8 cm，宽2.5～3 cm，先端尖尾状，基部心形或圆形，叶缘具钝齿，略向外卷，上面绿色无毛，下面青白色，微有细小柔毛。总状花序或圆锥状花序，腋生，长6～7 cm；花青白色，萼片5，边缘有纤毛；花冠壶状，裂片5；雄蕊10，子房上位，平滑无毛。蒴果球状，直径约6 mm，5瓣纵裂，上有宿存花柱，外面包有增大的肉质萼，成熟时紫红色，似浆果。种子淡黄色，细小。花期9月。果期冬月至第二年春。

生于山坡、原野及丛林边。药用茎、叶、果，秋季采收。

［性味归经］辛、香、温，归冷经。
［毒性］不显。
［功用］祛风除湿，止咳祛痰。
［主治］风湿性关节炎，急慢性气管炎，跌打损伤。
［用法用量］内服：10～15 g（鲜品30 g）水煎内服或浸酒服，或制成糖浆胶丸等。外用：煎水洗。

腐婢

［俗名］豆腐木、凉粉叶、臭茶。
［来源］为马鞭草科植物豆腐木*Premna microphyila* Turcz.的茎。

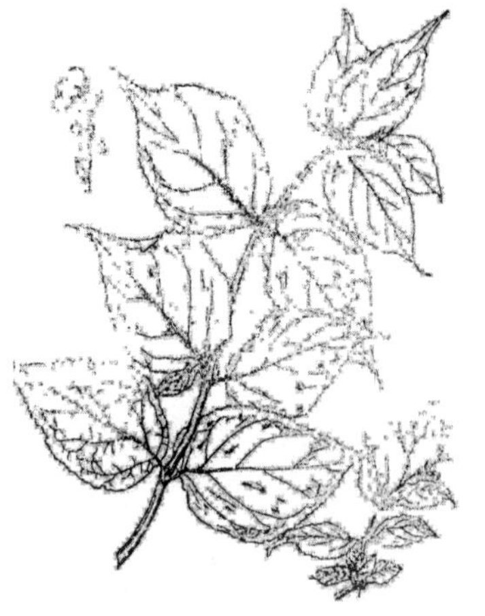

落叶灌木，高可达5 m。嫩枝多被柔毛，叶对生，卵圆形或矩圆形，长2.5～7 cm，宽1.5～3 cm，先端渐尖，基部楔形，叶缘上半部有疏锯齿，叶两面均有短柔毛。主脉隆起，侧脉5～7对；叶柄长7～12 mm，被短毛。顶生或腋生圆锥花序，小苞片1，针状，长2～3 mm；花小，萼杯状，具浅五齿，齿缘被短毛，花冠浅黄色，漏斗状，呈二唇形，有4裂片。雄蕊4，2强，短于花冠，花丝下部有短毛，药2室，基部分离；雌蕊1，柱头2裂，子房上位。核果圆形，径约6 mm，红色，具宿存萼，花期夏季。果期7月。

生于山地、缓坡、灌丛中。药用根、叶，夏季采集。
［性味归经］甜、淡、寒，归热经。
［毒性］无毒。
［功用］清热解毒，消肿止痛止血。
［主治］便血，崩漏，刀伤出血，肿毒，跌打内伤。
［用法用量］内服：煎汤服，10～20 g。外用：捣敷或煎水洗。苗民以叶搓烂于水中过滤，加草木灰少许及食盐调味，稍候即成绿色凉粉，有解暑止渴之功。

第三节 藤类药

夜关门

［俗名］夜合叶、马鞍叶、羊蹄甲。
［来源］豆科植物湖北羊蹄甲*Bauhinia purpurea* Linn.的根及叶。
藤本；小枝疏生红褐色毛，卷须1个或2个对生，被黄褐色柔毛。叶近肾形，长

3～8 cm，宽4～9 cm，基部心形，有时近截形，先端2裂，长约至裂片的1/3，裂片先端几圆形，下面疏生短柔毛。伞房花序；花序轴，花梗密生红棕色柔毛；萼管状，有红棕色毛，裂片2个；花冠粉红色，花瓣5；发育雄蕊3，有时4；子房无毛，有长柄。荚果条形，扁平，无毛，长14～30 cm，有多数种子。

生于林中、灌木丛中或山坡石缝中。药用根、叶，秋季采集。

〔性味归经〕苦、涩、平，归冷、热经。

〔毒性〕不显。

〔功用〕排风定惊，止痛安神，润肺止咳，补虚固涩，清痞散结。

〔主治〕小儿惊风，夜哭惊惕，心慌失眠，筋骨疼痛，咳嗽，百日咳，九子疡，盗汗，遗精，遗尿。

〔用法用量〕内服：5～30 g煨水服或研粉吞服，补虚固涩炖肉吃。外治九子疡以根叶捣烂包患处。

南蛇藤

〔俗名〕麻妹条、绵藤。

〔来源〕卫矛科植物粉背南蛇藤*Celastrus hypoleucus* Thunb.的根。

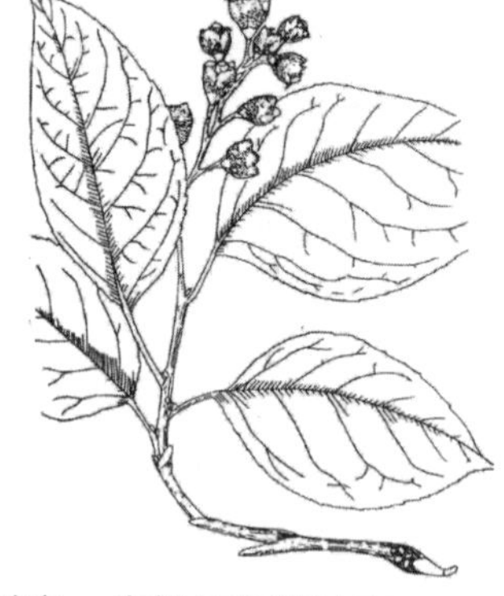

藤状灌木，高达5 m；小枝幼时被白粉。叶椭圆形或宽椭圆形，长3～13 cm，宽2～8 cm，先端渐尖，基部宽楔形，叶背被白粉，脉上有时有疏毛；柄长达1.5 cm。顶生花序为聚伞圆锥花序，长达10 cm，腋生花序短小，花3～7，花梗长2～8 mm，中部以上有关节；花白绿色，4数，单性，雄花有退化子房；雌蕊有短花丝的退化蕊，子房具细长花柱，柱头3裂，平展。果序顶生。腋生花多不结实，长而下垂；蒴果有长梗，疏生，球状，橙黄色，果皮裂瓣内侧有樱红色斑点，种子黑棕色，有橙红色假种皮。

生于山地丛林中。药用根、叶，夏秋季采集。

〔性味归经〕辛、苦、凉，归热经。

〔毒性〕不显。

〔功用〕化瘀通络，消肿止痛，止血生肌。

〔主治〕跌打损伤，红肿疼痛，刀伤出血，风湿热痹。

〔用法用量〕内服：10～50 g煨水服，泡酒服。外用：煎水洗肿处，或以鲜叶捣烂包伤口。

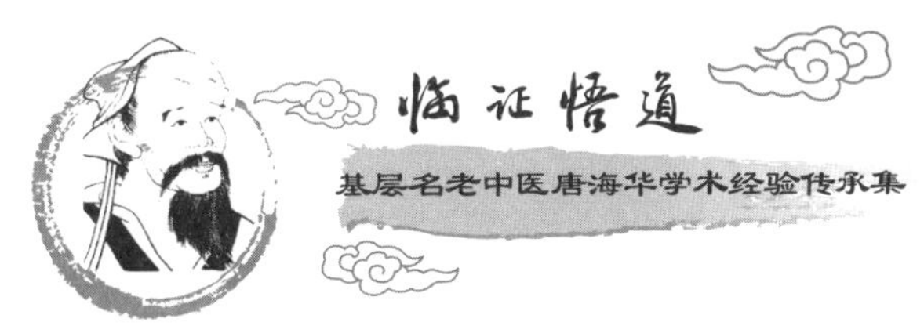

南瓜藤

〔俗名〕南瓜、到滚。

〔来源〕葫芦科植物南瓜*Cucurbita moschata*（Duch.ex Lam.）Duch.ex Poiret的种子及茎尖。

一年生蔓生草本，茎节部常生根。卷须分3～4叉；叶宽卵形或卵圆形，5浅裂或有5角。两面密被茸毛，边缘有细齿。花雌雄同株，单生；雄花花托短，花萼裂片条形，上部扩大成叶状，花冠钟状，5裂，裂片外展，具皱纹，雄蕊3，花药靠合，药室规则S形折曲；雌花花萼裂片显著叶状，子房1室，花柱短，柱头3，膨大，2裂。果柄有棱和槽，瓠果常有数条纵沟，形状多因品种而不同；种子灰白色，边缘薄。

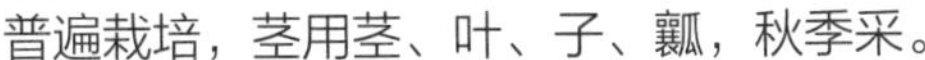

普遍栽培，茎用茎、叶、子、瓤，秋季采。

〔性味归经〕甜、凉，归热经。

〔毒性〕无毒。

〔功用〕退火止痛，养胃生津，止渴通乳，驱蛔通便。

〔主治〕水火烫伤、热病口渴，暑热伤津，口干便秘，肠蛔虫，乳汁不通。

〔用法用量〕驱虫用瓜子50 g去壳捣碎加温开水及蜂蜜50 g空腹服。通乳用根50 g煨水服，烫火伤用瓜瓤捣烂外敷或加蛋清1个，糖精0.1 g外敷伤处。

黑骨藤

〔俗名〕黑龙骨、柳叶过山龙。

〔来源〕萝藦科植物西南杠柳*Periploca sepium* Bunge的全株。

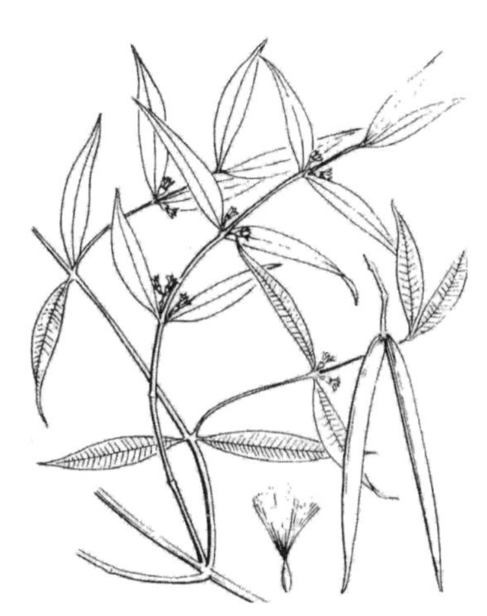

藤状灌木，具乳汁，多分枝，全株无毛。叶对生，革质，狭披针形，长4～6 cm，宽0.5～1 cm，顶端渐尖，基部楔形；侧脉纤细密生，有边脉，聚伞花序腋生，比叶短，有花几朵；花萼裂片5枚，宽卵形或近圆形，花冠黄绿色，近辐状，花冠裂片5枚，无毛；副花冠钻状，被微毛；载粉器匙形，天花粉颗粒状。蓇葖果双生，长箸状。种子矩圆形，顶端具白绢质种毛。

生于疏林向阳处。药用根、茎，四季可采集。

〔性味归经〕辛、香、温，归冷经。

〔毒性〕有毒，内服中毒，宜速催吐、导泻以排毒，金银花、绿豆、赤小豆、甘草各等份煎水服，或用蛋清、藕粉调服。

〔功用〕祛风除湿，舒筋活血，通络止痛。

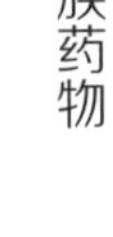

［主治］风湿麻木，跌打损伤，筋骨疼痛，痨咳。

［用法用量］内服：3～6 g煨水服或泡酒服，外用：取药酒搽患处，或煎水洗患处。

［禁忌］本品有毒，每日安全用量不超过10 g，过量可致中毒抽搐，甚至死亡，孕妇忌服。

山葛根

［俗名］粉葛、葛根、葛藤。

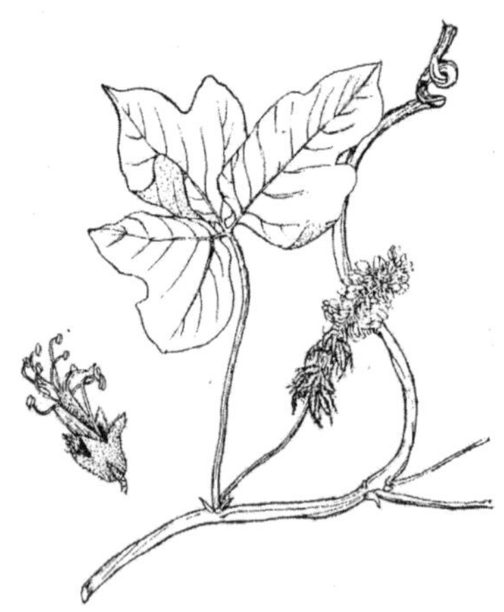

［来源］为豆科植物葛*Pueraria lobata* (Willd.) Ohwi var. thomsonii (Benth.) Vaniot der Maesen 的根。

多年生藤本，长约 10 m，全株披黄褐色粗毛。块根肥厚。叶互生；具长柄；3 出复叶，顶端小叶柄较长，叶片菱状圆形，有时呈 3 波状浅裂，长 8 ～ 19 cm，宽 6 ～ 18 cm，先端急尖，基部圆形，两面均被白色伏生短柔毛，下面较密；侧生叶较小，偏椭圆形或偏菱状椭圆形，有时有 2 ～ 3 波状线裂。总状花序腋生，总花梗密被黄白色茸毛。花密生；苞片狭线形，早落，小苞线状披针形；蝶形花，蓝紫色或紫色，长 15 ～ 19 cm；花萼 5 齿裂，萼齿披针形；雄蕊 10；子房线形，花柱弯曲。荚果线形，扁平，长 6 ～ 9 cm，宽 7 ～ 10 mm，密被黄褐色的长硬毛。种子卵圆而扁，赤褐色，有光泽。花期 4 ～ 8 月。果期 8 ～ 10 月。

生于山坡草丛，林间或路旁阴处。药用根、花，冬季采挖。

［性味归经］甘、平，归热经。

［毒性］无毒。

［功用］生津止渴，透疹止泻，解酒舒筋。

［主治］身热烦渴，疼疾泄泻，斑疹不透，高血压，心绞痛，酒精中毒，项背发紧。

［用法用量］内服：5～30 g煨水服，或捣汁服，或以花泡开水服。外用：捣敷或煎水热敷。

小木通

［俗名］水木通、山木通、红钉耙藤、短尾铁线莲。

［来源］为毛茛科植物丝瓜花*Clematis lasiandra* Ma Xim.的全草。

藤本。茎青紫色，近无毛，节稍膨大。叶对生，为二回羽状复叶，长10～15 cm，羽叶通常2对，最下部的具3小叶；小叶卵形至披针形，长3～6 cm，先端渐尖至长渐尖，边沿有锯齿；叶柄长4～5 cm，聚伞花序含1～3花；花序梗长1.5～4.5 cm；苞片披针形，花萼钟状，紫红色，萼片4，窄卵形，长1.5 cm，先端

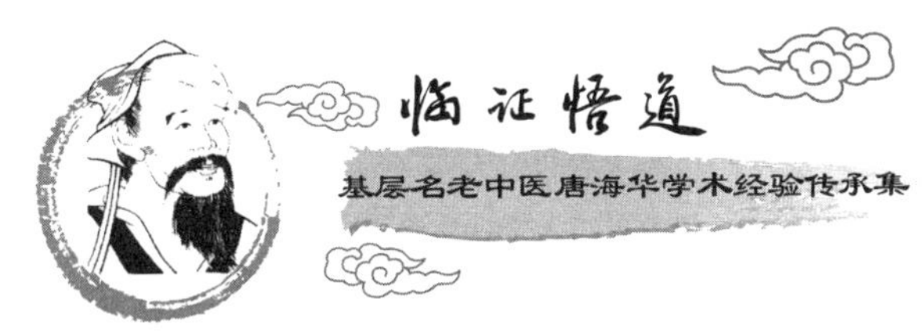

尖，外面无毛，边缘具短茸毛；无花瓣；雄蕊多数，与萼片等长，花丝条形，密生长柔毛，花药无毛；花柱密被向上的长毛。瘦果扁，椭圆形，长约3 mm，有紧贴的短毛。羽状花柱，长达2.5 cm，花期8～9月，果期10月。

生于山地灌丛、林边。药用藤叶，秋季采集。

〔性味归经〕淡、平，归热经。

〔毒性〕不显。

〔功用〕舒经活络，解毒利尿。

〔主治〕筋骨疼痛，无名肿毒，毒蛇咬伤，小便不利，淋症。

〔用法用量〕内服：煎汤，30～60 g。外用：煎水洗或捣烂敷患处。

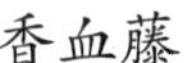

香血藤

〔俗名〕小血藤、钻石风、爬岩香、小香血。

〔来源〕为木兰科植物铁箍散*Schisandra propinqin*-qua（Wall.）Baill var. *sinensis* Oliv的根茎藤叶。

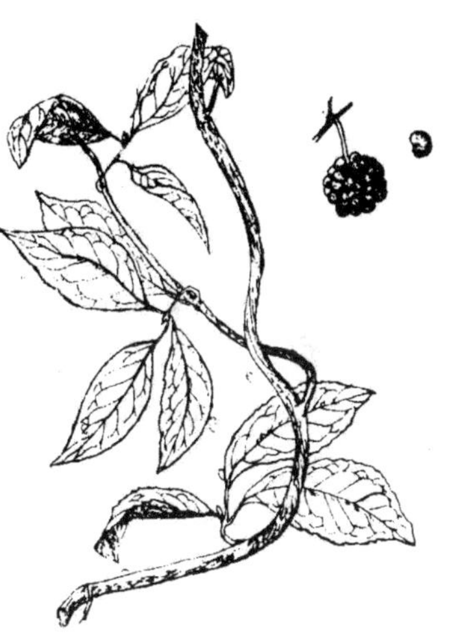

多年生木质藤本，长达2 m。单叶互生，革质，长椭圆形或卵状披针形至狭披针形。长3～10 cm，宽1～2 cm，先端渐尖，基部阔楔形或圆形，边缘有稀锯齿，上面淡绿色，下面紫红色，中脉平滑，下面凸起，侧脉不明显；叶柄长约8 mm。花小腋生，带黄色；花梗短，长5～10 mm；萼片和花瓣通常无区别，共7～12枚；雄蕊5～15，合生为球形，花丝基部稍结合；心皮多数。浆果猩红色，集合成下垂的穗状聚合果。花期7～9月，果期9～10月。

生于山坡、林丛或山沟中。药用藤、根、茎，10月采集，晒干。

〔性味归经〕甘、酸、微温，归冷经。

〔毒性〕不显。

〔功用〕行气活血，祛风止痛。

〔主治〕跌打损伤，骨折，风湿骨痛，痨伤吐血，经闭，腹痛，痈肿疔疮。

〔用法用量〕内服：煎汤，10～20 g；或泡酒服。外用：煎水洗或捣敷，治骨折及疔疮。

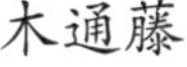

木通藤

〔俗名〕木通、蓑衣藤、大木通。

〔来源〕为毛茛科植物山木通*Clematis finetiana* Levl. et Vaniot的茎叶。

半常绿攀援灌木，高4～13 m，茎红褐色，有条纹、无毛，有时稀生短毛。3出复叶，间有单叶，对生；叶柄旋卷；小叶披针形、宽卵形或卵状长方形，长5～12 cm，宽2～4.5 cm，基部心形或圆形，先端尖或长尖，全缘，革质。单花或3花，有时5花成总状花序，腋生；苞片线形，长尖或先端具有3齿，有短直毛；花梗长5～12 cm，小苞片2，线形，有毛；花梗中间有时有微小苞片，花白色，直径3～5 cm，花被4，有时多数，披针形，下面沿边有密绒毛，雄蕊多数，花丝扁，雌蕊甚密，子房及花柱均有长直毛，瘦果纺锤形而扁，长5 mm，有黄色直毛，柱头宿存，有羽状毛。

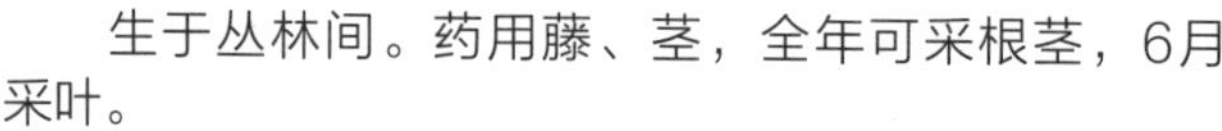

生于丛林间。药用藤、茎，全年可采根茎，6月采叶。

〔性味归经〕苦、温，归冷经。

〔毒性〕不显。

〔功用〕活血止痛，利水通窍，舒筋活络，通经通乳。

〔主治〕风湿性关节炎，肠胃炎，跌打伤，筋骨痛，水肿，闭经，乳汁不畅行，脚气病。

〔用法用量〕内服：5～10 g煨水服。外用：鲜叶捣敷患处或煎水外洗患处。

五爪金龙

〔俗名〕五爪风、五爪藤。

〔来源〕为葡萄科植物狭叶崖爬藤*Tetrastigma hypoglaucum* planch.的全株。

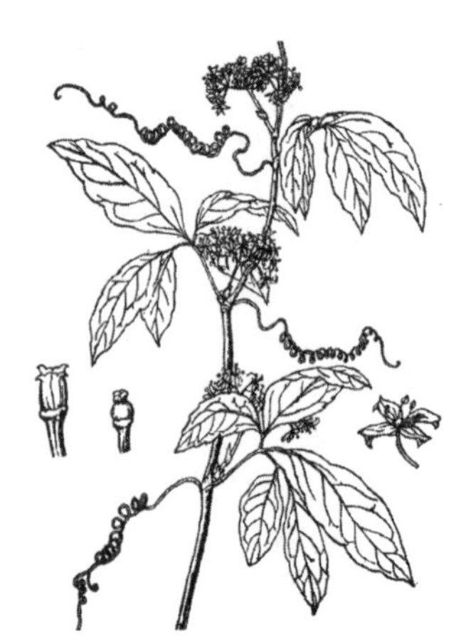

多年生攀援藤本。茎藤褐色，粗糙，嫩茎绿色，无毛，有细条纹；卷须与叶对生，上部分枝。鸟足状复叶互生；柄长3～3.5 cm；小叶5枚，中央小叶最大，两侧两对小叶渐变小，小叶披针形或狭卵形，先端渐尖，边缘有刺状小锯齿，中间小叶有7～10对侧脉。伞房状花序与叶对生或腋生；花小，淡绿色；花瓣4，三角状卵形；雄蕊4，柱头4裂。浆果多汁，如豌豆大，紫红色至紫黑色。

生于山坡沟边或灌丛中，常附树上或岩壁。药用藤，全年可采。鲜用或晒干用。

〔性味归经〕苦、涩、平，归冷、热经。

〔毒性〕不显。

〔功用〕祛风除湿，活血通络，接骨生肌。

〔主治〕风湿肿痛，跌打骨折。

〔用法用量〕内服：煎汤，15～30 g或浸酒60～100 g。外用：煎水洗患处。

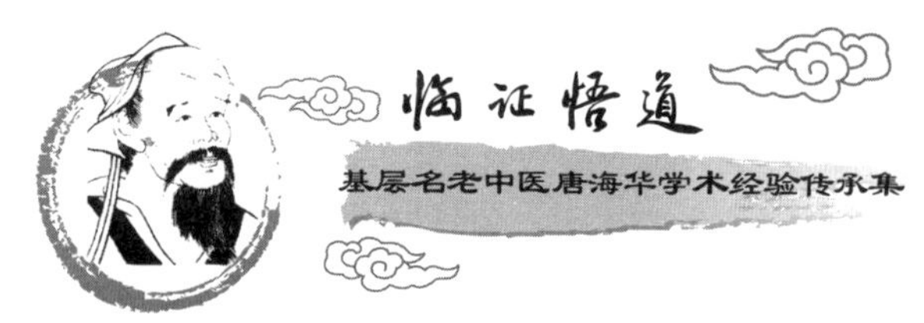

鸡屎藤

［俗名］臭藤根、打屁藤、臭屁藤。

［来源］为茜草科植物鸡屎藤*Paederia scandens*（Lour.）Merr.的全草及根。

多年生蔓状草本，基部木质，高（长）20 mm。幼枝，叶背、叶柄、花序均有灰白色茸毛，花枝秃净或稍被毛。叶对生，卵圆形或椭圆形，矩圆状披针形，先端渐尖，基形浑圆或钝。叶面深绿色，背面浅绿色，主脉明显。新鲜叶揉烂有臭气，均秃净或近秃净。圆锥花序顶生或腋生，扩展，分枝为蝎尾状的伞状花序；花白紫色，无柄；萼狭钟状；花冠钟形，花筒长7～10 mm，上端5裂，内面紫红色，被粉状柔毛。雄蕊5，花丝极短，着生于花冠筒内；子房下位，2室，花柱丝状，2枚。浆果球形，直径5～8 mm，熟时草黄色，光亮，皮膜质而脆。花期秋季。

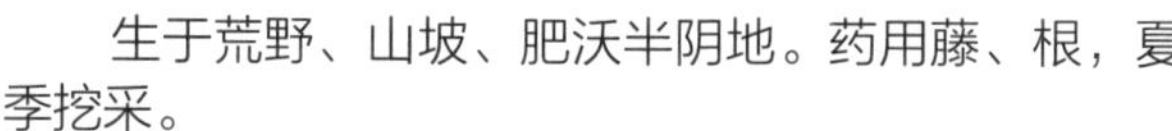

生于荒野、山坡、肥沃半阴地。药用藤、根，夏季挖采。

［性味归经］酸、甘、平，归冷、热经。

［毒性］不显。

［功用］除湿祛风，解毒杀虫，化食祛痰。

［主治］疮疡溃烂，无名肿毒，小儿疳积，食积腹泻，风湿性关节炎，跌打损伤，带下病，疮疡溃烂。

［用法用量］内服：煎汤，10～15 g，或浸酒。外用：捣敷或煎水洗。

岩豆藤

［俗名］苦藤、野奶豆、山鸡血藤、岩豆藤、苦藤子。

［来源］为豆科植物香花岩豆藤Millettia dielsiana Harms.ex Diels的茎藤。

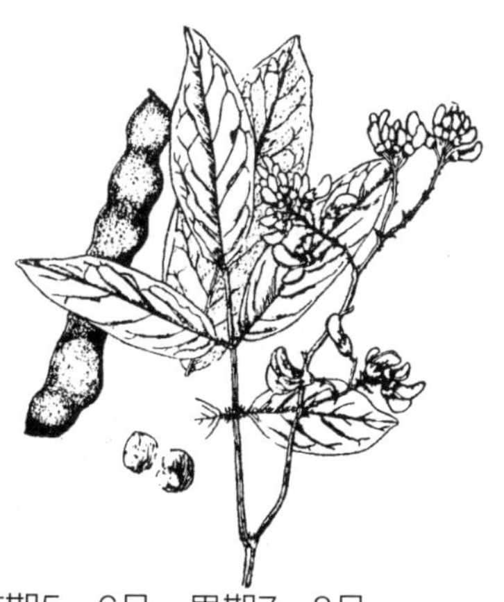

攀援灌木。幼枝和花序均被金黄色茸毛。羽状复叶互生，小叶5，狭椭圆形，或披针形，下疏生短毛或无毛，上面净秃，长5～15 cm，宽达5 cm，先端钝尖。基部楔状。顶生花圆锥状，长达15 cm。萼钟形，密生锈毛。花蝶形，紫色，长1.2～2 cm。旗瓣椭圆形，基具短爪，外呈白色，密被锈色绿状毛：雄蕊9+1的两组。雌蕊的子房密被长茸毛。荚果长条形，长达12 cm，宽约2 cm，近木质，密被黄褐色茸毛。种子长扁圆形。花期5～6月，果期7～8月。

生山坡灌丛中。药用藤，9～10月采收，截成长条晒干。

［性味归经］苦、涩、微甘、温，归冷经。
［毒性］不显。
［功用］活血镇痛，舒筋除湿。
［主治］风湿痹痛，经血虚少，闭经，经来腹痛，跌打损伤。
［用法用量］内服：煎汤，15～30 g，或浸酒服。

岩五加

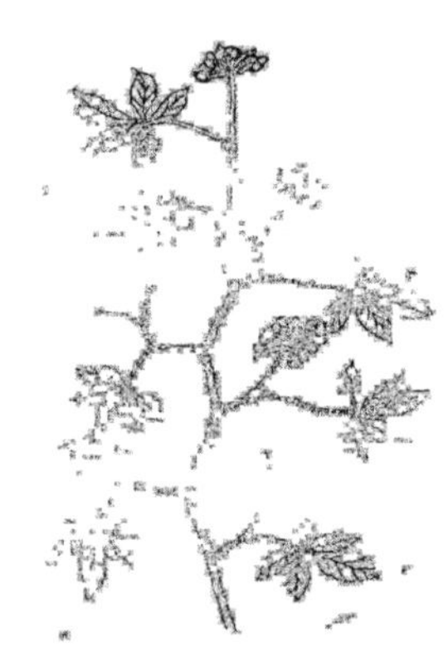

［俗名］岩五爪、五叶爬岩藤、小红藤、小游走草、岩五爪藤。

［来源］为葡萄科植物岩爬藤*Tetrastigma obtectum*（Wall.）Planch. 的全草或根。

常绿或半常绿藤木。小枝和叶柄有刚毛，细枝绿色，老枝褐色，卷须有吸盘。掌状复叶互生，具柄，长1.5～3 cm。小叶3～5片，无柄，菱状倒卵形，长1.5～3cm，先端短尖，边缘有圆锯齿，齿具刺状小尖头。伞形花序腋生，杂性异株，有细长的总花梗，长1.5～2.5 cm，小花梗细长，不等长，花4数，花瓣开展。无花柱。柱头4浅裂，花盘与子房基部结合。浆果，呈圆球状倒卵形，长6 mm，含有种子2～4粒。花期6～8月，果期10月。

生于温湿的山间疏林中，常攀援树上和岩石上。药用藤、根，四季可采，鲜用或晒干。

［性味归经］苦、涩、温，归冷经。
［毒性］不显。
［功用］活血止痛，祛风活络。
［主治］风湿痹痛，关节麻木，毒疮，骨折肿痛。
［用法用量］内服：煎汤10～20 g。外用：捣敷或煎水洗患处。

络石藤

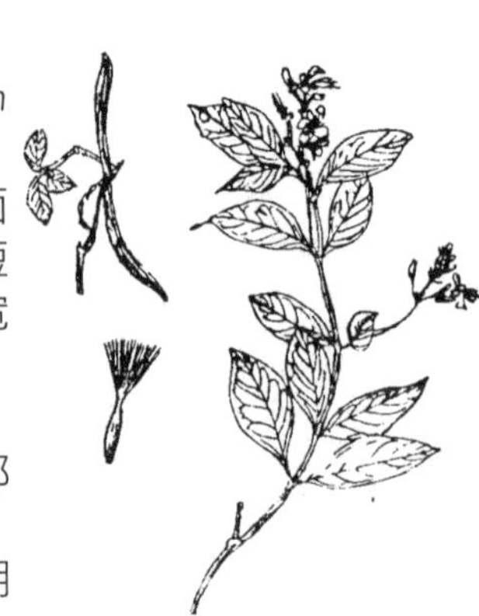

［俗名］沿避藤、石龙藤、白花藤。

［来源］为夹竹桃科植物络石*Trchelospermnm jasmi-noides*（Lindl.）Lem.的茎叶。

常绿攀援灌木，茎赤褐色，多分枝，无毛，表面有点状皮孔。对生叶，椭圆形或卵状披针形，先端短尖或圆钝，基部阔楔形或圆形，叶片长2～8 cm，宽1.5～4 cm，上面深绿色，无毛，下面淡绿色，被绿色，全缘，叶柄短，2～5 mm。聚伞花序腋生，长达5 cm，花白色，芳香，萼小5深裂，雄蕊5，着生花冠管内中部以上。心皮2，胚珠多数。蓇葖果长圆柱形，长15 cm。种子线形而扁，褐色，顶端有一束白亮细簇毛。花期

4～6月，果期10月。

生于山野附在岩石上、树上、墙上。药用藤根，四季可采。

〔性味归经〕苦、温，归冷经。

〔毒性〕不显。

〔功用〕祛风活血，舒经活络，通利关节。

〔主治〕风湿关节痛，跌打损伤，惊风抽搐，咳喘，外伤出血，筋骨痛。

〔用法用量〕内服：煎汤，5～15 g，或浸酒。外用：研末调敷或煎水熏洗。

钩藤

〔俗名〕双钩藤、金钩钓、挂钩藤、鹰爪风、老鹰爪、吊钩藤。

〔来源〕为茜草科植物钩藤*Uncaria rhynchophylla*（Miq.）Jacks.的带勾枝条。

常绿木质藤本，长可达10 m。根肥厚，淡黄色，质软。枝条四棱形褐色，光滑，叶腋有对生的两钩，钩尖向下弯曲，形似鹰爪，故称“钩藤”或“鹰爪风”，钩长1.2～2 cm。叶对生，具短柄；叶片椭圆形或卵状披针形，全缘，长6～10 cm，宽3～6.5 cm。先端渐尖。基部渐窄或呈圆形，下面灰绿色，有粉白色短毛；托叶2深裂，裂片条状锥形，绒球状花序，生叶腋枝或顶，花黄色，花冠合生，上部5裂，喉部内具短柔毛。雄蕊5，子房下位，蒴果椭圆或卵圆形，有宿存萼。种子两端有翅。

生于山谷溪边的疏林中。药用钩枝，8～9月采收晒干。

〔性味归经〕甘、微寒，归热经。

〔毒性〕不显。

〔功用〕清热息风，止痉镇静。

〔主治〕眩晕头痛，高热抽搐，风湿疼痛，坐骨神经痛，小儿夜蹄，妇女带下。

〔用法用量〕内服：10～25 g煎汤（不宜久煎）。

石楠藤

〔俗名〕巴岩香、香蜂藤。

〔来源〕为胡椒科植物毛蒟*Piper hancei* Maxim.的带叶茎枝。

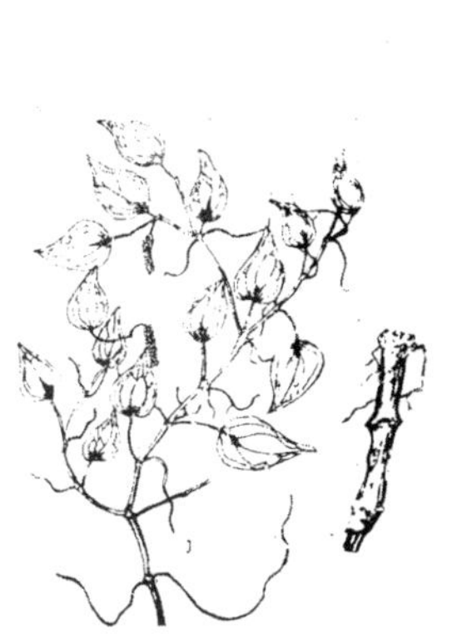

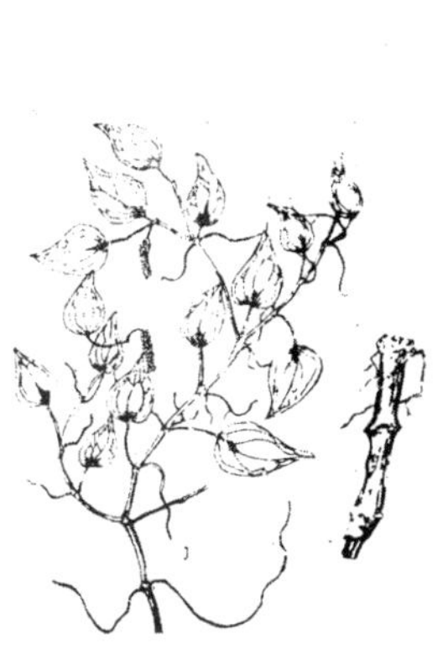

木质常绿灌木，长数米，攀援状，有节。枝圆柱稍有棱节上生不定根，叶互生，革质，椭圆形或狭椭圆形，长达10 cm，宽近3.5～5 cm，先端渐尖，基部圆楔形，全缘，上面无毛，光滑，下面被毛，叶脉5条，显著叶柄1～2 cm。穗状花序长4～7 cm，下吊，雌雄同株，花梗长2～3 cm，花小，密集，苞片盾状，光滑，雄蕊2枚，花药肾状。浆果集成穗状，无柄，离生，果实幼时、干时均呈金字塔形。花期6月，果期7~8月。

生于村边、山地，攀援树上或岩上。药用藤茎，四季可采。

〔性味归经〕辛、香、温，归冷经。

〔毒性〕不显。

〔功用〕祛风除湿，通经活络，强筋壮骨，消肿止痛。

〔主治〕风湿筋骨疼，跌打外伤痛，金疮手术后痛，劳伤腰痛。

〔用法用量〕内服：煎汤，10~30 g。外用：煎水熏洗。

大血藤

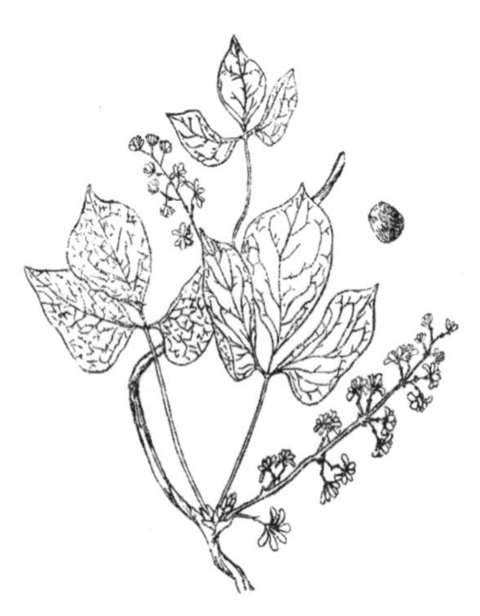

〔俗名〕千年健、大活血、活血藤、花血藤。

〔来源〕为木通科植物大血藤*Sargentodoxa cuneata*（Oliv.）Rehd. et Wils.的茎。

多年生落叶藤本，高达10 m。茎圆柱形，光滑，有纵条纹，扭曲攀援，幼枝红色。三出复叶，柄长3~15 cm，两侧小叶三角形，卵形，不对称，近无柄，叶脉3条，叶面暗绿色，背面灰白色，双面均无毛。花单性，雌雄异株，总状花序腋生，下垂，具苞片，花数多，芳香；雄花黄色，萼6片，长圆形，花瓣小，6片，菱状圆形，雄蕊6枚，花丝极短；雌花与雄花同，而有不发育雄蕊6枚，子房上位，1室，有1胚珠。浆果卵圆形，种子卵形，黑色，有光泽。花期3~5月，果期8~9月。

生于深山林边。药用藤，四季可采，秋季采集为佳。

〔性味归经〕甘、酸、涩、平，归冷经。

〔毒性〕不显。

〔功用〕行血通经，补血强筋，利骨除疳。

〔主治〕经闭，腹痛，疳积，跌打损伤，筋骨虚弱，风湿痹痛，黄肿病。

〔用法用量〕内服：煎汤，10~20 g，或酒浸服。

猪腰藤

〔俗名〕大夜关门、大关门。

〔来源〕为豆科植物多脉叶羊蹄甲Bauhinia purpurea Linn.的全草。

多年生藤本。卷须1~2枚。叶革质，近圆形，长7~10 cm，宽8~12 cm，先端2浅裂，裂至叶片的1/7~1/5，顶端圆形，基部心形，叶脉9~11条，下面沿脉处被红棕色硬毛；叶柄长2.5～4 cm。伞状花序长8～14 cm，顶生，小花梗及总花梗均有棕红色柔毛；苞片2枚，线形，被红棕色柔毛，萼管状，无毛，长2～2.5 cm；花瓣匙形或近圆形，白色带红色；能育雄蕊3，不孕雄蕊7；子房有短柄；柱头头状。荚果扁，长22 cm，阔4～5 cm，有细的网脉，无毛，有种子30多个。花期7月。果期9月。

多生于溪沟、路旁阴湿之地。药用全草，四季可采。

〔性味归经〕苦、微涩、凉，归热经。

〔毒性〕不显。

〔功用〕补中益气，清热收敛。

〔主治〕脱肛，子宫脱垂，胃下垂，梦游症等。以根善治遗精、滑精、血崩等。

〔用法用量〕内服：煎汤，10~15 g。外用：研末调敷。

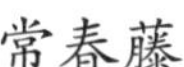

〔俗名〕上树蜈蚣、钻天风、枫荷梨藤、三角风。

〔来源〕五加科植物常春藤*Hedera nepalensis* K.Koch.var.sinensis（Yobl.）Rehd.的茎、叶。

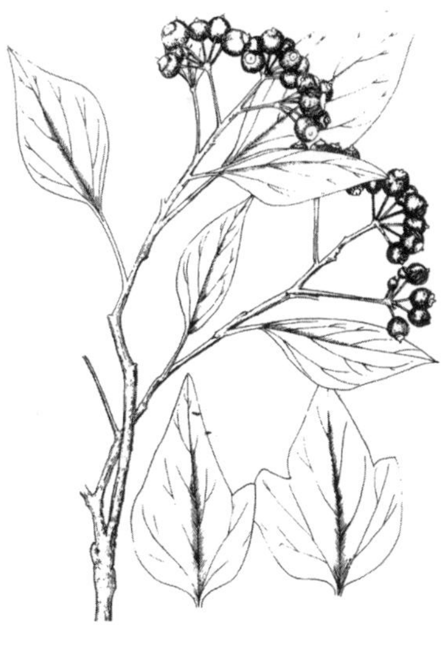

常绿藤本，借气生根攀援他物；长达20 m；嫩枝上有柔毛，鳞片状。单叶互生；营养叶三角状卵形，全缘或3裂；花枝和果枝的叶椭圆状卵形，长6～11 cm，宽4～9 cm，先端渐尖，基部圆形，全缘。伞形花序，伞梗具棕黄色柔毛；花萼5齿；花瓣黄绿色，5片；雄蕊5；子房5室，花柱联合成短柱。果实圆球形，浆果黄色或红色。

野生于山野，多攀援于树木或岩石上。药用茎叶，夏秋季采。

〔性味归经〕辛、温，归冷经。

〔毒性〕不显。

〔功用〕祛风除湿，通络止痛。

〔主治〕各种风湿疼痛。

〔用法用量〕内服：15~20 g泡酒或水煎服。外用：30~50 g鲜品捣烂外敷或熨热外包患处。

第四节 油脂类

茶油

［俗名］茶子油。

［来源］山茶科植物油茶*Camellia oleifera* Abel.的种子榨取的油脂。

灌木或小乔木，高可达7 m；小枝微有毛，叶革质，椭圆形，长3.5～9 cm，宽1.8～4.2 cm，上面无毛或中脉上有毛，下面中脉基部稍有毛；叶柄长4～7 mm。花白色，顶生，单生或并生；花瓣5～7，分离，长2.5～4.5 cm，倒卵形至披针形，深2裂；雄蕊多数，外轮花丝仅基部合生；子房密生白色丝状茸毛，花柱顶端3短裂。蒴果直径1.8～2.2 cm，果瓣厚木质，2～3裂；种子背圆腹扁，长约2.5 cm。

茶树生于山野，药用油、枯，秋季采后榨油。

［性味归经］香、腻、微苦、涩、平，归热、冷经。

［毒性］无毒。

［功用］补虚扶弱，收敛疮毒，祛湿杀虫，润肠通便。

［主治］身体虚弱，诸疮湿烂，水疱痒痛，便秘腹胀，鱼鳅症。

［用法用量］身体虚弱，以油炒菜食用，通便可饮油10~20 mL以润肠，皮肤药外用多不离茶油铺底撒布，收敛性好。

桐油

［俗名］桐树油。

［来源］来源于大戟科油桐树的果榨取的油脂。

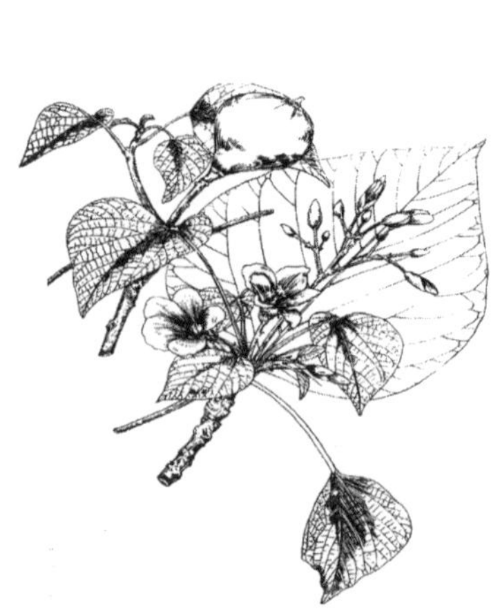

桐油树为落叶乔木，高数米，幼枝稍具长毛，单叶互生，有长柄，先端有二腺体，叶片广卵形或心脏形，长8～20 cm，宽6～15 cm，先端短尖，基部心形或楔形，全缘或3～5浅裂，花单性，雌雄同株，聚伞花序顶生，萼片2枚，花冠5瓣，白色，具橙红色斑点及条纹，核果球形，顶端突尖，外果皮肉质，内果皮坚硬，种子广卵形。药用根、叶、种子、油，夏秋季采集。

［性味归经］辛、涩、凉，归热经。

［毒性］不显。

［功用］清热解毒，通便消疳，祛风敛疮，消胀除满，止血消疣。

［主治］五心潮热，产后恶露不尽，大小便不通，蛇头疔，烧烫伤，刀伤出血，小儿疳积，食积胀满，感冒鼻塞。

［用法用量］退虚热以嫩叶研末冲服1~2 g，二便不通以果仁磨水服，疣以桐浆点之，疳积以根50 g炖猪肉吃，烧伤以嫩叶调茶油为敷，鼻塞腹胀以油粘手指烤热掐印香、脐眼穴。

第五节　根实类

地苦胆

［俗名］山慈菇、金果榄、青牛胆、地胆。

［来源］防己科植物青牛胆*Tinospora sagittata*（Oliv.）Gagnep. 的块根。

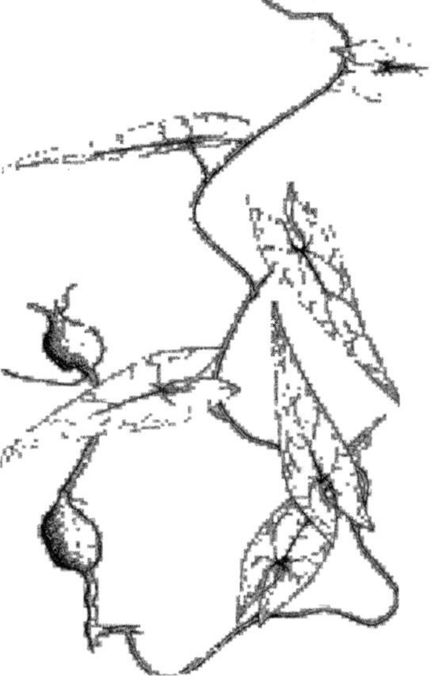

缠绕藤本，茎细长，有槽纹；具椭圆形块根。叶长椭圆状披针形，顶端渐尖或钝，基部箭形或戟状箭形，全缘，两面稀被硬毛。花单性，雌雄异株；雄花萼片排成两轮，外轮3片，细小；花瓣6，较萼片短；雄蕊6，较花瓣长；雌花4~10朵组成总状花序；雌花萼片形状与雄花的相同；花瓣匙形；心皮3。核果红色，背部隆起。

喜生于山谷林下或石缝中。药用块根，秋冬季采集。

［性味归经］苦、寒，归热经。

［毒性］无毒。

［功用］清热解毒，散结消肿，除湿通经。

［主治］无名肿毒，毒蛇咬伤，下疳疔毒，咽喉肿毒，闭经，食积不化，胃痛胃辣。

［用法用量］10~30 g煨水服或为末，酒吞服，亦可水吞服或磨水服，外用磨水或调醋搽患处。

土茯苓

［俗名］土茯苓根、饭团根、刺猪苓。

［来源］为百合科植物土茯苓*Smilax glabra* Roxb.的根茎。

攀援状灌木。根茎块根状，有明显结节，着生多数须根，茎无刺。单叶互生，革质，针状形至椭圆状披针形，长6~12 cm，宽1.2~5 cm，先端渐尖，基部圆形，全缘，下面常被白粉，基出叶3~5条；叶柄长1~2 cm，略呈翅状，近基部具开展的叶鞘，叶鞘先端常变成2条卷须。花单性，雌雄异株；伞形花序腋生，花序梗极短，

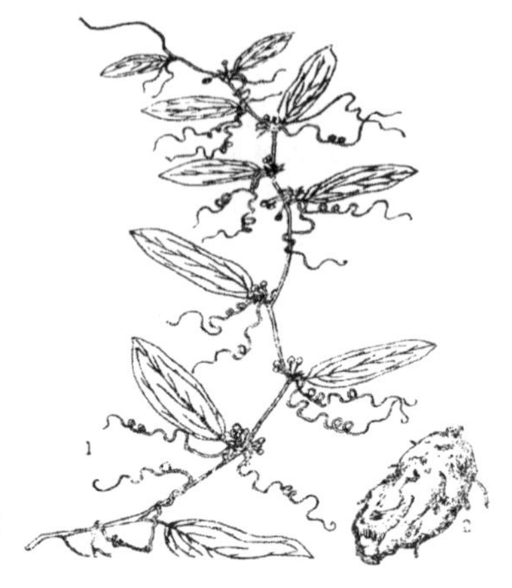

小花梗纤细，基部有多数的三角形小苞片；花小，白色，直径约4 mm；花被裂片6，2轮；雄花的雄蕊6，花丝较长药短，雌花雌蕊缺；雌花的退化雄蕊线形，子房上位，3室，柱头3歧，稍反曲。浆果球形，直径6～8 mm，红色。花期7～8月，果期9～10月。

生于荒山、林边半阴地。药用根块，秋、冬季采挖，晒干用。

［性味归经］甘、淡平，归冷、热经。

［毒性］无毒。

［功用］利水消肿，祛风除湿，宁心安神。

［主治］淋病白浊，血尿，惊悸健忘，风湿疼痛，水肿病。

［用法用量］10~25 g，煎汤或泡酒服。

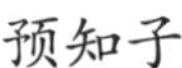

预知子

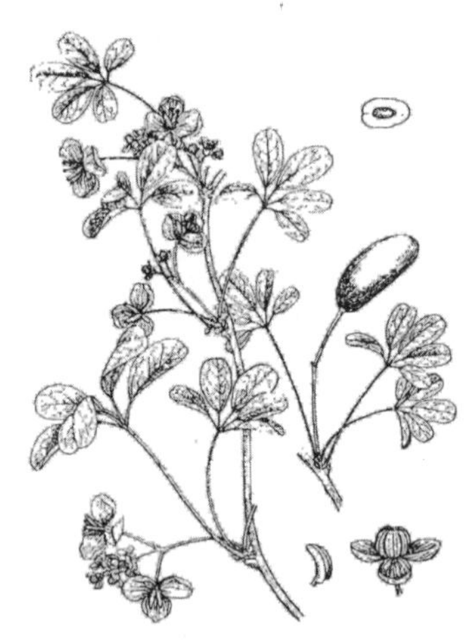

［俗名］八月扎、八月炸、白木通、八月瓜、牛广瓜。

［来源］木通科植物木通*Akebia quinata*（Thunb.）Decne.的根或果实。

半常绿藤本，高达5 m。枝灰色，皮孔突起。掌状复叶，3～5叶簇生于枝端；叶柄细长；小叶椭圆形,长3～6 cm，宽1.5～2.5 cm，先端微凹，基部圆形，全缘，下面稍呈白色。雌雄同株，总状花序腋生；花紫色；雌花1～2朵生于花序下部，苞干线状披针形，花被3，雄蕊6，已退化；退化雌蕊3～4。蓇葖状浆果长筒形，长达8 cm，熟时紫色，沿腹缝线开裂。

生于山林间或灌丛中。药用藤、根、果实，果实秋季采集，根藤四季可采集。

［性味归经］甘、微苦、平，归冷、热经。

［毒性］无毒。

［功用］疏风活络，除湿镇痛，利尿行气。

［主治］寒气腹痛，缩阴走子，疝气坠胀，风湿麻木瘫痪，关节炎，骨髓炎。

［用法用量］10～30 g煨水服，或酒吞服0.5～1 g。八九月果熟裂开，果肉味香甜可食用味美。

蛇莓

［俗名］蛇泡草、三爪风、三匹风。

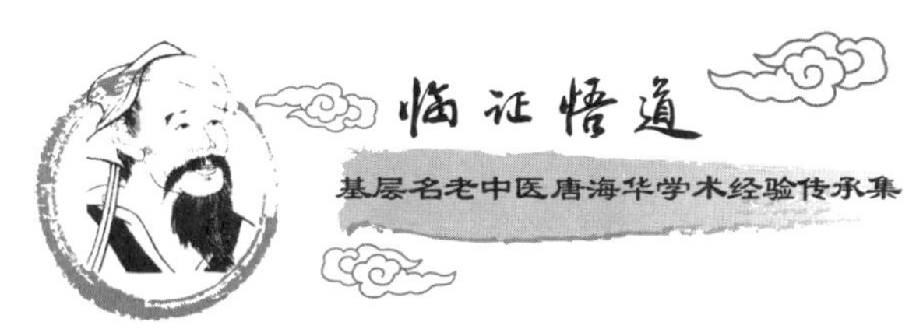

［来源］蔷薇科植物蛇莓*Duchesnea indica*（Aner.）Focke.的全草。

多年生草本，具长匍匐茎，被柔毛。三出复叶，小叶菱状或倒卵形，边缘锯齿状，两面散生柔毛或上面无毛；托叶有时3裂，花单生于叶腋；花托扁平，果期膨大成半圆形，海绵质，红色；副萼5，萼裂片披针形，比副萼小；花瓣黄色。瘦果，暗红色。

生于路旁、田埂上。药用全草，夏秋季采集。

［性味归经］甜、酸、微寒，归热经。

［毒性］不显。

［功用］清热解毒，除热止咳。

［主治］无名肿毒，毒蛇咬伤，蛇头疔，狂犬咬伤，风热咳嗽，小儿惊风，骨折挫伤。

［用法用量］10～30 g煨水服，或捣烂冲淘米水服治狂犬伤，外用可加酸咪咪（即酢浆草、老鸦酸）捣敷患处。

天南星

［俗名］老蛇包谷、蛇包谷、狗爪半夏、达好豆根。

［来源］天南星科植物一把伞南星*Arisaema erubescens*（Wall.）Schott的块茎。

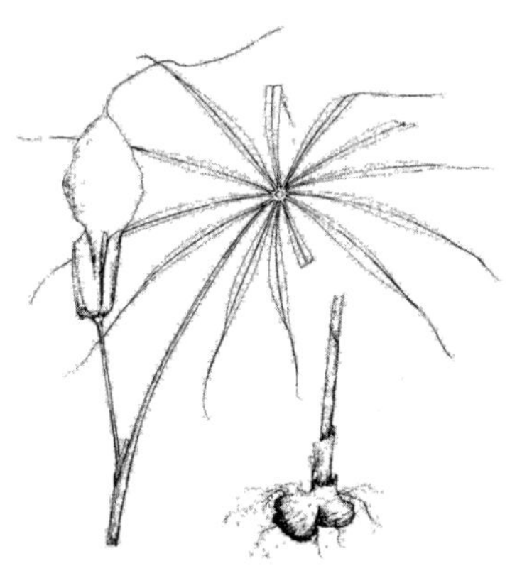

块茎略扁球形，直径达4 cm，假茎高20～40 cm。叶1枚，小叶片7～23，辐射状排列，条形、披针形至椭圆状倒披针形，长10～30 cm，宽5～40 cm，顶端细丝状；叶柄长15～25 cm。雌雄异株；总花梗短于叶柄，佛焰苞通常绿色或上部带紫色，下部筒长4～6 cm，上部约与下部等长，直立或稍弯曲，顶端细丝状；花序下部2～3 cm部分具花，附属物紧接具花部分以上，近棍棒状，稍伸出佛焰苞口外；雄花具4～6花药，花药顶孔开裂。果序梗常下垂，浆果鲜红色。

生于山沟或阴湿林下。药用块根，秋季采集。

［性味归经］麻、苦、辛、温，归冷经。

［毒性］有毒，生品内服多入丸、散，中毒量成人为15～30 g，解救以催吐洗胃、导泄，内服酸汤、蛋清、果汁。金银花、甘草、绿豆等量煎服，加冰糖内服可缓解。

［功用］消肿散结，化痰止痫，牵正止痉，祛风除湿。

［主治］无名肿毒，毒蛇咬伤，风湿疼痛，咳嗽顽痰，癫痫，破伤风，半身不

遂，口眼㖞斜，宫颈癌。

〔用法用量〕内服：炮制3～9 g煨水服，生用入丸散，每次0.3～1 g。外用：生品研细末以醋或酒调敷患处，对痈肿、虫蛇咬伤效果好。

〔禁忌〕有毒，孕妇忌用，过量易中毒致惊厥、窒息、呼吸衰竭而死。

红枣

〔俗名〕枣子、大枣、甜枣。

〔来源〕鼠李科植物枣*Ziziphus jujuba* Mill.的果实或根。

落叶灌木或小乔木，高达10 m。枝平滑无毛，具成对的针刺，幼枝纤弱而簇生，颇似羽状复叶，成“之”字形曲折。单叶互生；卵圆形至卵状披针形，少有卵形，长2～6 cm，先端短尖而钝，基部歪斜，边缘具细锯齿，3主脉自基部发出，侧脉明显。花小型，成短聚伞花序，丛生于叶腋，黄绿色；萼5裂，上部呈花瓣状，下部连成筒状，绿色；花瓣5；雄蕊5，与花瓣对生；子房2室，花瓣突出于花盘中央，先端2裂。核果卵形至长圆形，长1.5～5 cm，直径1.5～2 cm，熟时深红色；果肉味甜，核两端锐尖。

全国各地均有栽培，亦有野生，药用果实，秋季采集。

〔性味归经〕甜、香、平，归冷、热经。

〔毒性〕无毒。

〔功用〕健胃止渴，补虚扶弱，调胃生津。

〔主治〕胃肠虚弱，气血不足。

〔用法用量〕10～30 g煨水服，或炖稀饭。

野薏苡仁

〔俗名〕菩提子、铁谷子、五谷子、六谷子、川谷米、念珠米、野薏苡仁。

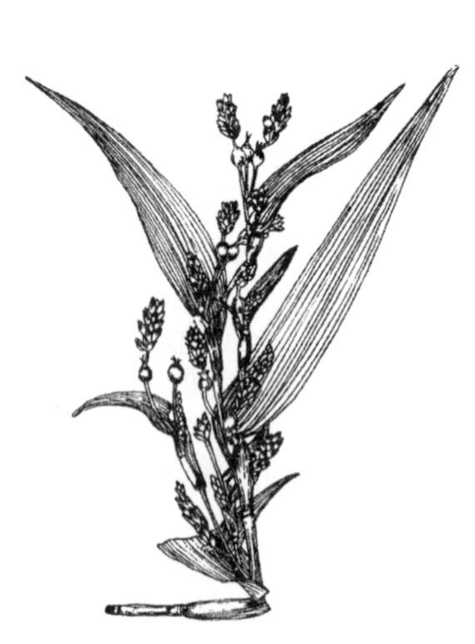

〔来源〕禾本科植物川谷*Coix lacryma-jobi L. var. ma-yuen* (Roman.) Stapf的根。

多年生草本，高达2 m。须根粗壮。茎有节。叶片线状披针形，长达30 cm，宽3～5 cm，全缘，两面粗糙；叶鞘光滑；叶舌质硬。总状花序腋生成束；雄小穗复瓦状排列于总状花序上部；雌小穗位于花序下部，外面包以骨质念珠状的总苞，2～3枚生于一节，只1枚结果。颖果外包裹坚硬珐琅质的总苞，卵形。

多生于水沟边，房前屋后、荒野。药用根，秋季采集。

〔性味归经〕甘、微寒，归热经。

〔毒性〕无毒。

〔功用〕清热利湿，祛风驱蛔。

〔主治〕黄疸，水肿，风湿，蛔虫症。

〔用法用量〕内服：20～50 g水煎服或炖肉吃。外用：煎水洗患处治风湿。驱蛔服药三日忌食酸涩之品。

木瓜

〔俗名〕铁脚梨、酸木瓜、贴梗木瓜。

〔来源〕蔷薇科植物贴梗木瓜*Chaenomeles speciosa* (Sweet) Nakai的果实。

落叶灌木，高达2 m；枝具刺；小枝紫褐色。叶片卵圆形，边缘有尖锯齿，下面沿叶脉有柔毛；托叶大型，肾状半圆形。花先于叶开放，3～5朵簇生二年生枝上；花猩红色，少数淡红或白色，萼筒钟状；雄蕊多数；花柱5，基部合生。梨果卵形，黄绿色，分5室，萼裂片脱落。

栽培或野生，药用果，秋季采。

〔性味归经〕酸、甜、凉，归热经。

〔毒性〕无毒。

〔功用〕祛风除湿，舒筋活络，生津止渴。

〔主治〕风湿关节疼痛，腰膝酸麻无力，脚转筋，热病口渴。

〔用法用量〕内服：10～50 g煨水服或泡酒服。外用：水煎洗浴。

木姜子

〔俗名〕山鸡椒、山胡椒、山姜子、山苍子、腊梅柴。

〔来源〕樟科植物木姜子*Litsea pungens* Hemsl.的果实。

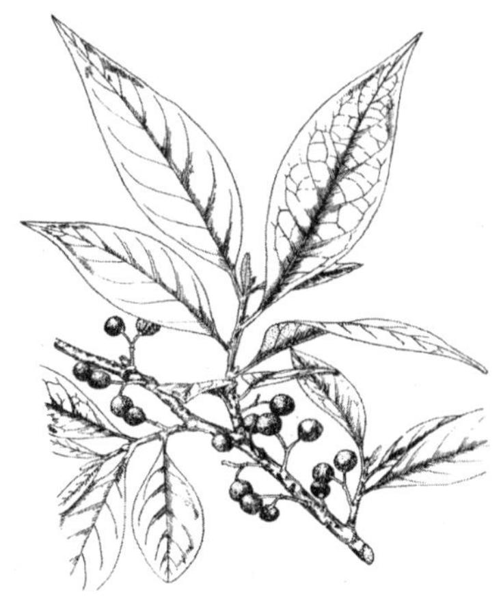

落叶小乔木，高达8 m，幼枝黄绿色，老枝黑褐色。叶互生，常聚生枝顶，叶片长卵形或披针形，长5～10 cm，宽3～5 cm，先端短尖，基部楔形，膜质，羽状脉两面隆起。雌雄异株；伞形花序，每一花序有花8～12朵，先于叶开放，黄色，芳香；花被6，外面被柔毛；花药4室，内向瓣裂，花丝基部具柔毛，第三轮基部有圆形腺体2枚；退化雌蕊小。果实球形，熟时蓝黑色，果梗稍增大。

〔性味归经〕辛、香、麻、温，归冷经。

［毒性］无毒。

［功用］祛风散寒，解毒燥湿，理气健胃，止痛止泻。

［主治］风寒腹痛，胃气痛，消化不良，发痧气痛，腹泻，疔疮。

［用法用量］3～10 g研末吞服，每次0.5～1 g或泡盐水食用，清凉健胃，生津利气，为苗民凉菜佳品。外用适量，治疗疮捣敷患处。木姜花，功似木姜子，但味香尤著，清凉性弱，无麻凉感。

天冬

［俗名］天门冬、多儿母。

［来源］百合科植物天冬*Asparagus cochinchinensis*（Lour.）Merr.的块根。

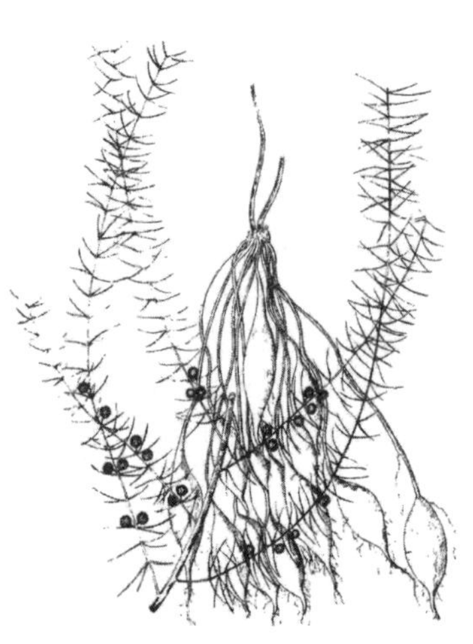

攀援植物；根稍肉质，在中部或近末端呈纺锤状膨大，膨大部分约3～5 cm，粗1～2 cm。茎长1～2 m，分枝具棱或狭翅。叶枝状通常每3枚成簇，扁平，或由于中脉龙骨状而略呈锐三棱形，镰刀状，长0.5～3 cm，宽1～2 mm；叶鳞片状，基部具硬刺。花通常2朵腋生，单性；雌雄异株，淡绿色，花梗长2～6 mm；雄花；花被片6，雄蕊稍短于花被，花药卵形；雌花与雄花大小相似，具6枚退化雄蕊。浆果球形，成熟时红色，1颗种子。

生于山坡、路旁、疏林下。药用块根，秋冬季采集。

［性味归经］甜、微苦、凉，归热经。

［毒性］无毒。

［功用］润肺养阴，清热化痰，祛瘀疗伤。

［用法用量］10～50 g煨水服，或泡酒服。

苦瓜蒌

［俗名］中华栝蒌、天花粉、瓜楼、天瓜、地楼。

［来源］葫芦科植物中华栝蒌*Trichosanthes kirilowii* Maxim.的果实、种子、块根。

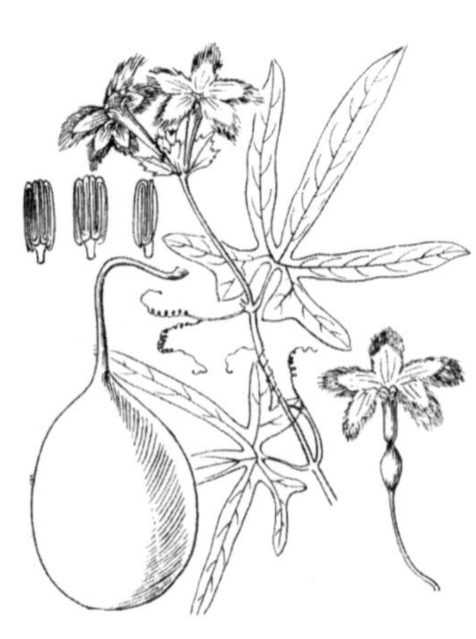

块根肥大；茎草质，攀援状，无毛；卷须常分2叉；叶柄长1.5～5 cm；叶片常5～7深裂，裂片披针形或宽披针形，近全缘或疏生小齿，稀具2裂片，中间者长8～13 cm，宽1～2 cm。雌雄异株；雄花几朵生长于5～20 cm的总花梗上部呈总状或有时单生，苞片倒卵形，边缘锐裂；花托筒状，顶端直径约7 mm，长2～3 cm；花萼裂片条形；花冠白色，

裂片近卵形，长1 cm，边缘流苏状；雄蕊3，花丝分离，花药合生；雌花单生，子房卵形。果实球状，直径约7 cm，果柄长5～7 cm；种子卵形，压扁状。

生于山坡林缘、灌丛中。药用根（天花粉）、果皮、种子，9月采，秋冬挖根。

［性味归经］根、甜、酸、果皮、种仁均苦、甜，性均寒。

［毒性］根有小毒，可致流产、抗早孕、出血倾向，以仙鹤草30 g、侧柏叶10 g、散血莲15 g、一口血10 g，水煎服以止血，常量无妨。

［功用］根：生津止渴，排脓养阴，抗癌降糖；果皮：止咳化痰，理气开胸；果仁：润肠通便，润肺止咳。

［主治］根：治热病口渴，糖尿病，乳腺炎，癌症控制；果皮：治咳喘胸闷痰多；果仁：治大便秘结，燥邪伤肺咳痰难咯。

［用法用量］10～20 g煨水服，外用以根捣烂外敷疮毒处。

［禁忌］孕妇、火气低者禁用，禁与乌头类同用。

白及

［俗名］白鸡、猪蹄叉。

［来源］兰科植物白及*Bletilla striata*（Thunb.）Reichb.f.的鳞茎。

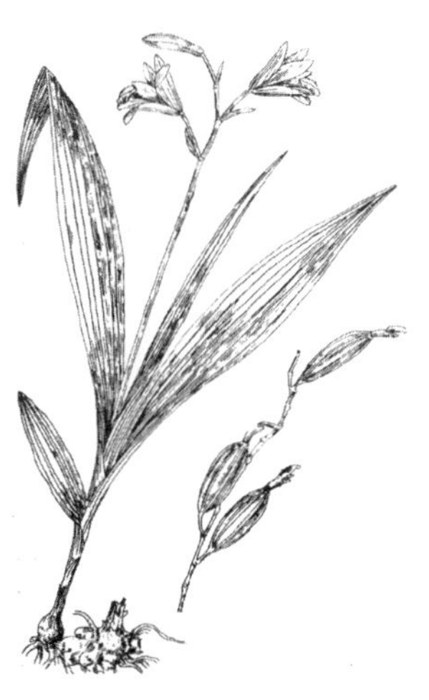

多年生草本，高达50 cm。假鳞茎扁球形，黄白色，上面具环带，富黏性。茎粗壮，劲直。叶4～5枚，狭距圆形或披针形，长8～29 cm，宽1.5～4 cm。花序具3～8朵花；苞片在开花时常凋落；花大型，紫色或淡红色，萼片和花瓣近等长，狭距圆形，急尖，花瓣较萼片阔，唇瓣较萼片和花瓣稍短，白色带淡红色紫脉，在中部以上3裂，侧裂片直立具细齿，中裂片边缘有波状齿。褶片仅在中裂片上为波状；雄蕊与雌蕊结合为蕊柱，两侧有狭翅，柱头顶端着生1雄蕊，天花粉块4对，扁而长，蜡质。蒴果圆柱形，顶端常具花瓣枯萎后留下的痕迹。

生于山坡、山谷阴湿处。药用根块，秋冬季采集。

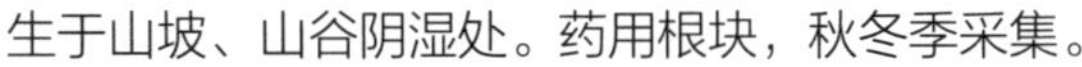
［性味归经］苦、糯、平，归冷、热经。

［毒性］无毒。

［功用］补虚退蒸，收涩止血，生肌收口。

［主治］肺结核咯血，胃出血，冻疮裂口，刀伤出血，骨折胸痛。

［用法用量］10～30 g煨水服或炖肉吃，骨折肿痛以白及粉酒吞服。外用以白及粉或生浆敷裂伤处止血生肌收口。

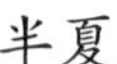
半夏

［俗名］三步跳、麻芋果。

［来源］天南星科植物半夏*Pinellia ternata*（Thunb.）Breit. 的根茎。

多年生草本，高15～30 cm，块茎球形，一年生叶为单叶，心形至戟形，多年

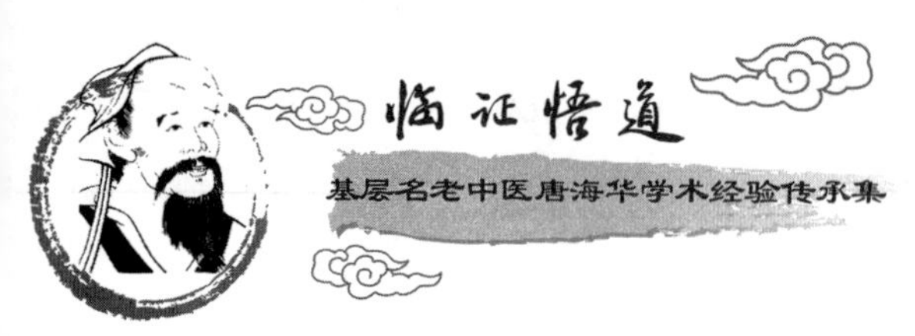

生，叶为3小叶，椭圆形，全缘；叶柄下部生1白色珠芽。肉穗花序顶生，佛焰苞绿色；花单性，上部着生雄花，下部着生雌花，二者之间有不育部分相隔，顶端附属体细长，长达10 cm，伸出佛焰苞叶。子房椭圆形，具短而明显的花柱，1室1胚珠。浆果卵状（图19-265）。

生于村边、阴湿草丛、岩石坡上。药用根块，夏秋季采集。

〔性味归经〕辛、麻、温，归冷经。

〔毒性〕有毒，中毒量30～90 g，中毒宜催吐，绿豆、甘草各等量煎服。

〔功用〕镇咳化痰，消食化气，和胃止呕，跌打青肿。

〔主治〕咳嗽痰多，食积不化，反胃呕吐，跌打青肿。

〔用法用量〕生用毒性大，多外用，泡酒搽患处，加天南星、草乌、一枝蒿泡酒止痛效果更好。内服3～5 g，宜久煨减毒或石灰浸泡减毒，可用10～15 g煨水服。

山莓

〔俗名〕三月泡、地棠泡、早禾泡、红梅消、灰毛泡、地鸟泡、茅莓、蛇泡簕、牙鹰簕。

〔来源〕蔷薇科植物灰毛泡*Rubus irenaeus* Focke的根、叶。

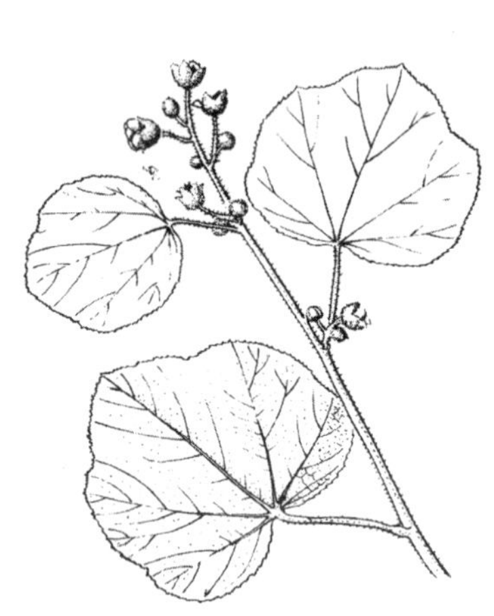

常绿平卧小灌木。茎有小刺并密被灰色茸毛。叶互生；近圆形或阔心形，长5.5～9.5 cm，宽7～10 cm，先端微尖，基部心形，边缘不明显浅裂，具小尖细齿，下面和叶柄密生灰色茸毛；叶柄长4～8 cm；托叶大、叶状，有裂齿；花1～2朵腋生或数朵顶生；总花梗、花柄和萼片密生灰茸毛；花白色；萼裂片卵形，顶端尖或条形；花瓣近圆形，基部有爪聚合果，卵形，红色。

生于山坡路旁。药用根，秋冬季采集。

〔性味归经〕甜、苦、凉，归热经。

〔毒性〕无毒。

〔功用〕祛风除湿，清热解毒，理气消痞，凉血止血。

〔主治〕风湿疼痛，咽喉肿痛，传染性肝炎，跌打损伤，皮炎湿疹，肾炎水肿，淋症尿痛，咯血尿血咳血。

〔用法用量〕内服 ： 15～30 g煨水服。外用：以鲜品捣烂兑酒或醋外洗外敷患处。

百合

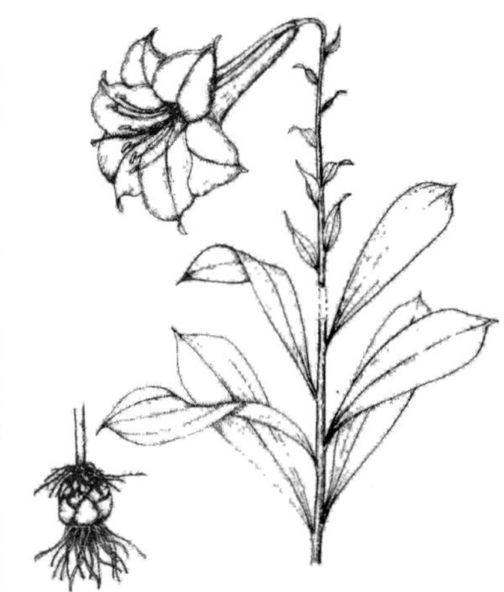

［俗名］家百合、小卷丹、山丹、粪基米。

［来源］百合科植物百合*Lilium brownii* F.E.Brown ex Miellez var.*viridulum* Baker的鳞茎。

鳞茎球形，直径约5 cm；鳞茎瓣广展，白色。茎高0.7～1.5 m，有紫色条纹，无毛。叶腋生，上部叶常比中部叶小，倒披针形，长7～10 cm，宽2～2.7 cm，基部斜窄，全缘，有3～5条脉，具短柄。花1～4朵，喇叭形，有香味，花被片6，倒卵形，长15～20 cm，宽3～4.5 cm，多为白色，背面带紫褐色，无斑点，顶端弯而不卷，密腺两边具小乳头状突起；雄蕊向前弯，着生于花被的基部；花丝长9.5～11 cm，有柔毛，花药椭圆形，丁字着生，天花粉粒褐红色；子房长柱形；花柱长11 cm；柱头3裂。蒴果矩圆形，有棱，具多数种子。

生于山坡及石缝中。药用根部鳞茎，秋季采集。

［性味归经］甜、糯、微苦、平性，归冷、热经。

［毒性］无毒。

［功用］解毒消痈，润肺止咳。

［主治］肺结核咳嗽，各种疮毒、癀、疮、肺痈、中耳炎。

［用法用量］10～30 g煨水服，或研粉冲温开水服，或烧熟吃，可食用。外用：烧熟捣绒或生用捣烂包敷耳后或患处。

麦冬

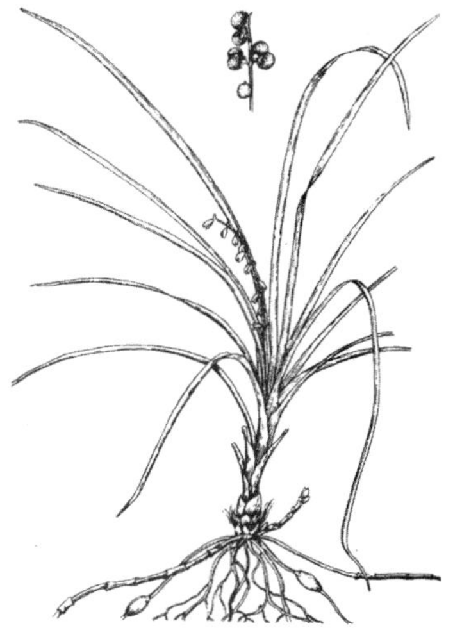

［俗名］寸冬、麦冬、地门冬、比了。

［来源］百合科植物麦冬*Ophiopogon japonicus*（L.f.）Ker.-Gawl.的块根。

多年生草本，高15～40 cm。须根常膨大成肉质块根。叶丛生，窄线形，长15～40 cm，宽2～4 mm，先端锐尖，基部狭；叶柄鞘状。花葶长达30 cm；总状花序，有8～10朵花，1～2朵生于苞片腋；花梗长，关节位于中部以上；花被片6，白色或淡紫色；雄蕊6，花丝短，花药三角状；花柱粗，向上渐狭，顶端钝，子房3室。浆果球状，成熟时深绿色或蓝色。

生于山坡林下较阴湿处。药用块根，秋季采集。

［性味归经］甜、香、凉，归热经。

［毒性］无毒。

〔功用〕清心除烦，润肺止咳，生津解渴。

〔主治〕心烦失眠，虚劳咳嗽，热病口渴，小儿消化不良，劳伤疼痛，九子疡。

〔用法用量〕10～30 g煨水服，劳伤泡酒服，小儿外用捣烂调醋包患处。

苍耳子

〔俗名〕牛虱子、苍耳、野茄子、大锥育。

〔来源〕菊科植物苍耳*Xanthium sibiricum* Patrin.ex Widder.带总苞的果实。

一年生草本，高达90 cm。叶三角状卵形，长4～10 cm，宽3～10 cm，基出三脉，两面被贴生的糙伏毛。头状花序，单性同株，雄头状花序球形，总苞1；花托圆柱形；小花管状；雄蕊5；雌头状花序椭圆状，总苞2～3列，内层总苞片结成囊状；小花2朵，无花冠，子房在总苞内，花柱突出总苞外。成熟瘦果的总苞变坚硬，外面疏生具钩的总苞刺；瘦果2，倒卵形。

生于山地、草坡及路旁。药用根果，秋冬季采集。

〔性味归经〕根：微苦、辛、平、果甘、温，归冷、热经。

〔毒性〕有小毒，中毒量成人为100 g，600 g可致死，水漂后可减弱毒性，中毒早期宜先催吐洗胃、导泻，胃出血者忌涌吐，宜止血用仙鹤草、包泡刺类，并服甘草、绿豆、藕粉。

〔功用〕祛风散寒，清热解毒，止痒止痉，通窍止眩。

〔主治〕风湿疼痛，风热感冒，麻疹，疔疮，麻风，褥疮，痔疮，疥癣，瘙痒，脚翻经，鼻病鼻塞，头昏头痛，乳痈，外伤。

〔用法用量〕内服：10～30 g煨水服。外用：煎水洗患处或鲜品捣烂敷患处。

野花椒

〔俗名〕椒目、花椒、山椒、两面针、入地金牛。

〔来源〕芸香科植物花椒*Zanthoxylum bungeanum* Maxim. 的果实。

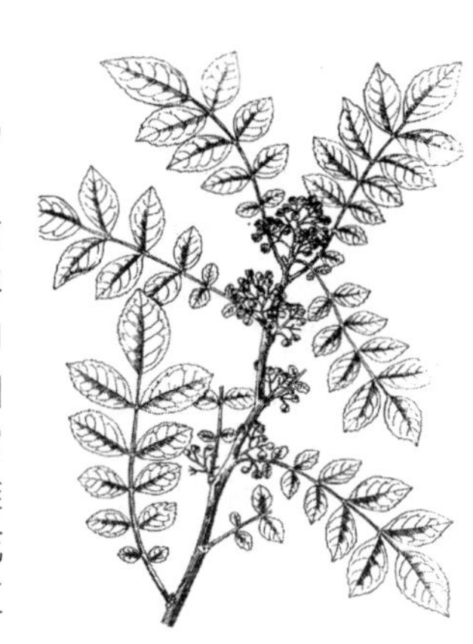

落叶灌木或小乔木，高3～7 m，具香气，茎干通常有增大的皮刺。单数羽状复叶，互生，叶柄两侧常有1对扁平基部特宽的皮刺；小叶5～11，对生，近于无柄，纸质。卵形或卵状矩圆形，长1.5～7 cm，宽1～3 cm，边缘有细钝锯齿，齿缝处有粗大透明的腺点，下面中脉基部两侧常被一簇锈褐色长柔毛。聚伞状圆锥花序顶生；花单性，雌雄异株；花被片4～8；雄花雄蕊5～7，退化心皮2；雌花心皮3～4，子房无柄；成熟心皮2～3。蓇葖果球形，红色至紫红色，密生疣状突起的腺体。

生于灌丛中。药用根、茎、叶、果，果秋季采，其他全年可采。

〔性味归经〕辛、香、苦、麻、微温，归冷、热经。

〔毒性〕有小毒，常量无妨。

〔功用〕祛风除湿，止痒解毒，散瘀止痛，杀虫除腥。

〔主治〕风湿骨痛，腰肌劳损，跌打损伤，心胃气痛，毒蛇咬伤，烫火伤，牙痛，妇人阴痒。

〔用法用量〕10～20 g煨水服，或干粉0.5 g冲服，外用果汁水煎洗患处，烫火伤以干粉调茶油撒布，牙痛以酊剂点患牙可止痛。与野味肉同炖可去腥除臭味。

何首乌

〔俗名〕夜交藤、首乌、红内消。

〔来源〕蓼科植物何首乌*Fallopia multiflora* (Thunb.) Harald.的块根及茎。

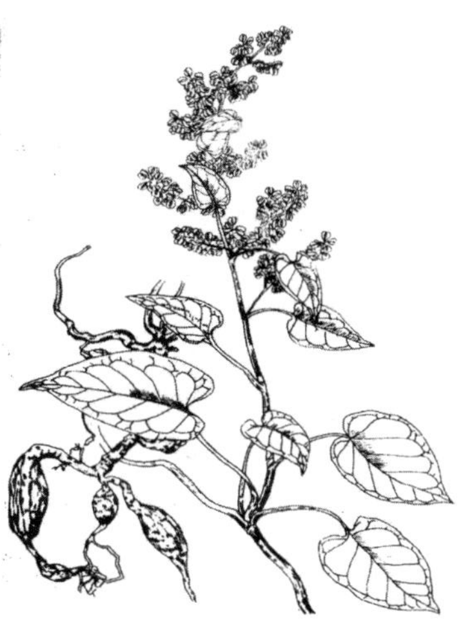

多年生草本。茎缠绕，长3～4 m，多分枝，基部木质化。叶有叶柄；叶片卵形，长5～7 cm，宽3～5 cm，顶端渐尖，基部心形，两面无毛；托叶鞘短筒状，膜质。花序圆锥状，大而开展，顶生或腋生；苞片卵状披针形；花小，白色；花被5深裂，裂片大小不等，在果时增大，外面3片肥厚，背部有翅；雄蕊8，短于花被；花柱3。瘦果椭圆形，有3棱，光滑，黑色，有光泽。

生于灌木丛中、山脚阴处或石隙中。药用根块及全草，夏秋季采集。

〔性味归经〕甜、苦、涩、平，归冷、热经。

〔毒性〕无毒。

〔功用〕补肾乌发，强筋壮骨，解毒消痈，祛风除湿。

〔主治〕须发早白，精血亏虚，筋骨软弱，九子疡，疔疮肿毒，风湿关节痛。

〔用法用量〕10～50 g煨水服，补虚炖猪脚吃，治风湿泡酒服，治九子疡煮面粉吃，治疔疮肿毒以嫩叶嚼敷。

拐枣

〔俗名〕鸡枣、鸡勾、鸡勾枣、拐枣树、枳椇。

〔来源〕鼠李科植物枳椇*Hovenia acerba* Lindl.的果实、种子或根。

落叶乔木，高达10 m。小枝红褐色。叶互生，广卵形，长8～15 cm，宽6～10 cm，先端尖或长尖，基部圆形或心脏形，边缘具锯齿，两面均无毛，或下面沿主脉及侧脉有细毛，基出3主脉，淡红色；叶柄具锈色细毛。聚伞花序腋生或顶生；花杂性，绿色，花梗长；萼片5，近卵状三角形；花瓣5，倒卵形，先端平截，中微凹，两侧卷起；雄花有雄蕊5，有退化子房；两性花有雄蕊5，雌蕊1，子房3室，每

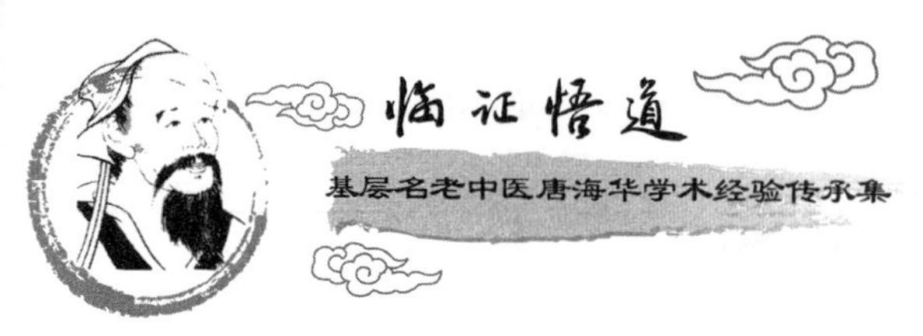

室1胚珠，花柱3裂。果实为圆形或广椭圆形，灰褐色；果柄肉质肥大，红褐色，无毛，成熟后味甘可食。种子扁圆，红褐色。

野生或栽培。药用根皮、果实，秋季采。

〔性味归经〕甜、香、微酸涩、温，归冷经。

〔毒性〕无毒。

〔功用〕祛风除湿，养筋解痉，醒酒解毒，消积健胃。

〔主治〕风湿瘫痪，小儿疳积，脚转筋，酒精中毒，酒醉难醒。

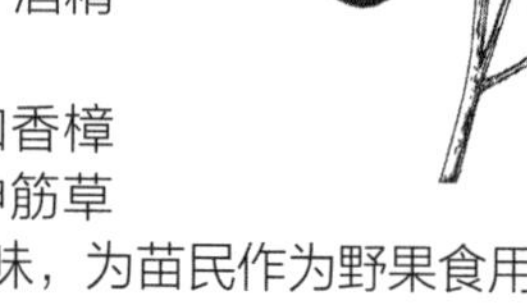

〔用法用量〕10～50 g煨水服，解酒加香樟子、葛花各5 g，疳积蒸鸡肝吃，脚转筋加伸筋草30 g煨水服并洗脚。果实霜前涩口，霜后无涩味，为苗民作为野果食用。

刺梨子

〔俗名〕茨梨、刺梨、缫丝花。

〔来源〕蔷薇科植物缫丝花*Rosa roxburghii* Tratt.的根。

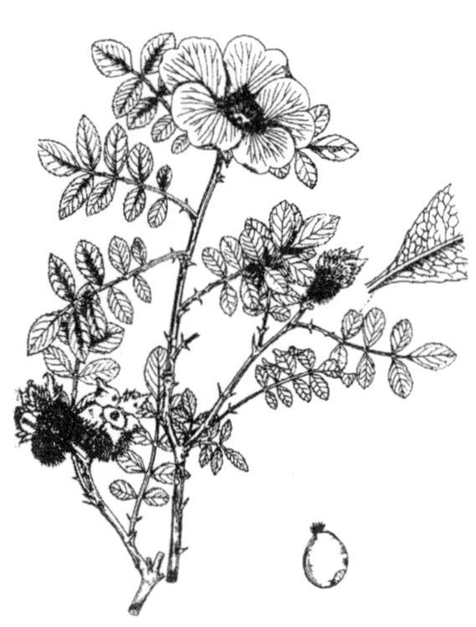

落叶灌木，高达1.5 m。多分枝，全体具短刺。叶互生，单数羽状复叶，小叶9～15，椭圆形，长2～3 cm，宽1～2 cm，先端急尖，基部宽楔形，边缘有细锐锯齿，两面无毛；托叶附着于叶柄上，线形。花两性，1～2朵生枝顶，淡红色或粉红色，芳香；萼片5，卵形，两面有茸毛，合生成管，外生成刺；花瓣5，广卵形，顶端凹；雄蕊多数，着生花盘外围；雌蕊多数，着生于萼筒基部。果实扁球状，外具密刺，成熟时黄色。

生于溪沟、路旁及灌丛中。药用根、叶、果，秋采果，其根叶四季可采。

〔性味归经〕酸、涩、甜、平，归冷、热经。

〔毒性〕无毒。

〔功用〕清热止渴，健胃消积，止吐止泻，补肾固精。

〔主治〕胃痛胃辣，口渴，食积吐泻，红白痢，刀伤出血。

〔用法用量〕10～30 g煨水服，或以叶嚼服，又止胃出血，或泡酒服。外用以叶捣烂外敷。

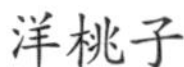

洋桃子

〔俗名〕洋桃血藤、洋桃、山洋桃、弥猴桃。

〔来源〕猕猴桃科植物京梨猕猴桃*Actinidia callosa* Lini.var.*henryi* Maxim.的

根、果实。

藤本；茎圆柱形，黑褐色，表面光滑。叶互生，阔披针形，长7～10 cm，宽3～4.2 cm，先端渐尖或芒尖，基部心脏形或截形，边缘具尖锯齿，两面均无毛，上面淡绿色，下面略呈紫色；叶柄长2～4.5 cm。花单生于叶腋；萼片和花瓣均为4；雄蕊多数；子房上位，花柱多数。浆果长圆形，幼时绿色，种子极多。

生长于半阴山腰的陡坡上。药用根、果，果秋季采，根四季可采集。

［性味归经］甜、香、涩、凉，归热经。

［毒性］无毒。

［功用］根：清热消肿，化瘀生肌，理气和胃，祛风除湿；果：养胃生津，滋补长骨。

［主治］疮痈红肿，跌打损伤，骨折肿痛，风湿疼痛，胃气痛，热病口渴。

［用法用量］10～50 g煨水服，治疮肿煎淘米水服，治风湿泡酒服。果叶香甜，为苗民常食用美味野果，可置糠壳中待熟。

独蒜兰

［俗名］冰球子、独蒜。

［来源］兰科植物云南独蒜兰*Pleione bulbocodioides* (Franch.) Rolfe的假鳞茎。

陆生兰，高13～33 cm。假鳞茎瓶状，顶有杯状齿环，长2～35 cm，粗0.8～1 cm，顶生花葶和1枚叶。叶披针形，近急尖，长20～30 cm，宽2.5～3.5 cm，基部收狭成鞘状柄抱花茎。花茎直立，高12～20 cm，通常开花时无幼叶，顶生1朵花；花苞片狭倒卵形，顶端钝，短于子房；花淡紫色，萼片等大，矩圆状倒卵形，顶端稍钝；花瓣和萼片相似，顶端钝；唇瓣基部阔楔形，3裂，侧裂片圆形，中裂片楔形，顶端舟凹缺，边缘具锯齿状撕裂，内面具2～5条近全缘的褶片；子房连柄长3～4 cm。

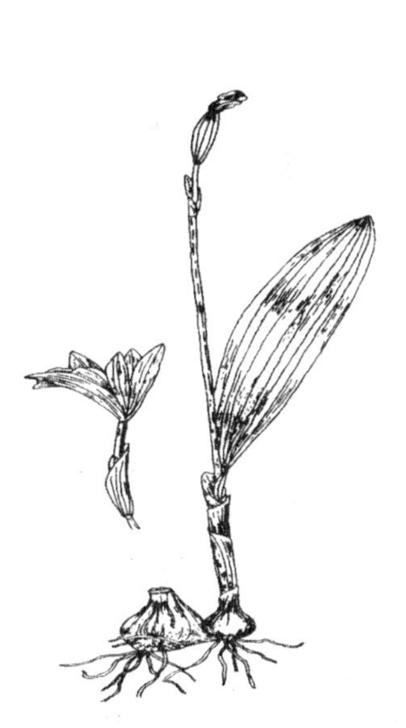

生于林下或沟谷旁及路旁有泥土的石壁上。药用根块，秋季采集。

［性味归经］甘、糯、凉，归热经。

［毒性］无毒。

［功用］润肺补虚，止咳除热。

［主治］肺结核，咳嗽，虚热盗汗，骨蒸。

［用法用量］10～20 g煨水服，或研粉冲服。

柿子

〔俗名〕柿子杷、柿萼、柿蒂。

〔来源〕柿树科植物柿*Diospyros kaki* Thunb.的果实或宿存花萼。

落叶乔木，高达14 m。树皮灰黑色。鳞片状开裂；幼枝有柔毛。叶互生；叶片椭圆形至倒卵形，长6～18 cm，宽3～9 cm，先端渐尖，基部阔楔形，全缘，上面脉生疏柔毛，下面被茸毛。雌雄异株或同株，雄花聚伞花序；雌花单生叶腋；花萼4深裂，果时增大，花冠白色，4裂；雄花的雄蕊16枚，在两性花中8～16枚，雌花有8枚退化雄蕊；子房上位，8室。浆果卵圆或扁球形，橙黄色或鲜红色，花萼宿存。

栽培或野生。药用果蒂，秋季采集。

〔性味归经〕甜、涩、温，归冷经。

〔毒性〕无毒。

〔功用〕理气和胃。

〔主治〕心胃气痛，反酸胃胀。

〔用法用量〕3～7个柿蒂烧灰存性为细末，黄酒调服或姜汁、砂糖和匀炖热服下。生用为末内服，苗民常以避孕节育，吃柿肉可解。

黄药子

〔俗名〕毛狗卵、黄独。

〔来源〕薯蓣科植物黄独*Dioscorea bulbifera* L.的块茎。

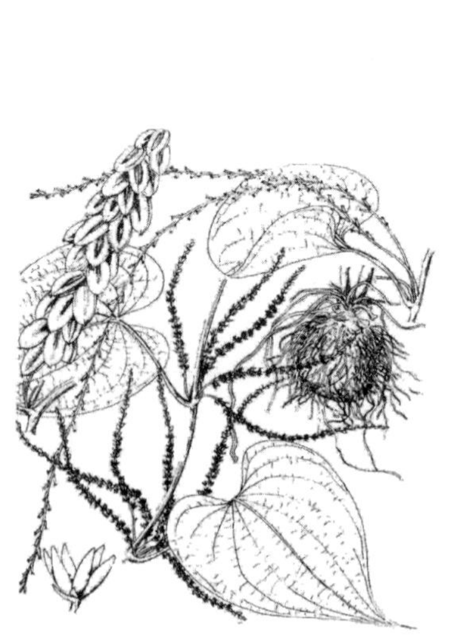

缠绕藤本；块茎卵圆形或梨形，近于土面，棕褐色，表面长满细长须根。茎圆柱形，左旋。叶腋内有大小不等的紫棕色的球形或卵圆形珠芽（或称零余子）。单叶互生，叶片宽心脏卵形，顶端长尾状，全缘或微波状，两面光滑无毛。雄花序穗状下垂，常数个丛生于叶腋；花单生密集，基部有2卵状苞片；花被片6，线状披针形；雄蕊6，着生于花被基部，花丝与花药近于等长。蒴果反曲，翅状圆形，长2～3 cm，宽0.5～0.8 cm，成熟时草黄色，表面密生紫色小斑点；种子深褐色，着生于果实每室顶端，翅向基部延长成矩圆形。

生于山谷阴沟或林缘。药用块茎，秋季采集。

〔性味归经〕苦、糯、平，归冷、热经。

〔毒性〕有毒，中毒量30～60 g，连服一月可致中毒性肝炎，配当归可减毒保

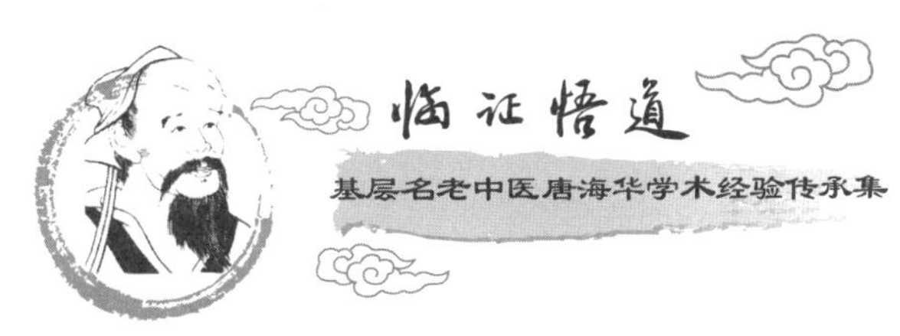

肝，中毒当先洗胃催吐，导泻排毒，生姜、甘草水煎服，并服蛋清、藕粉、绿豆汤以缓解。

［功用］散结清痞，凉血止血，清热解毒，消积止泻。

［主治］无名肿毒，九子疡，大脖子病，毒蛇咬伤，癀疔疮毒，腹泻积滞，吐血咯血，便血。

［用法用量］10～20 g水煨服，或磨粉，开水吞服，泡酒服。外用捣绒敷患处。大脖子病内服并以药磨酒外搽。

［禁忌］避免多服、久服，孕妇、老弱者、小儿忌用。

黑豆

［俗名］乌豆、大豆。

［来源］豆科植物大豆*Glycine max*（Linn.）Merr.的种子。

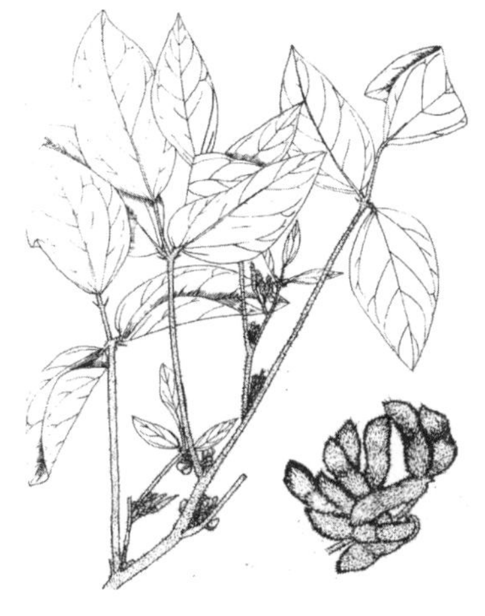

一年生草本，高达60 cm，茎直立或蔓生，密生黄色长硬毛。3出复叶，托叶披针形；小叶卵形，两侧小叶为斜卵形，长6～12 cm，宽4～8 cm，先端钝，基部圆形，全缘或波状，两面均被黄色长硬毛。总状花序短阔，腋生；花白色或紫色；花萼绿色，钟状，5齿裂；花冠蝶形，旗瓣倒卵形，先端微凹；翼瓣篦形，有细爪，龙骨瓣略呈长方形，雄蕊10，2体，子房线状椭圆形，被黄色硬毛，花柱短，柱头头状。荚果长方披针形，密披黄色硬毛。种子卵圆形，种皮黄、绿、黑色。

栽培，药用果实，秋季采集。

［性味归经］甜、香、凉，归热经。

［毒性］无毒。

［功用］清热解毒，利湿退黄，利尿消肿，解乌附毒。

［主治］黄疸，目黄，尿黄，浮肿，肾虚遗尿。

［用法用量］10～30 g煨水服，与乌头、附子同煮，可解其毒性。

灯笼草

［俗名］天泡果、天泡草、打额泡。

［来源］为茄科植物黄姑娘*Physalis minima* L.的全草或果实。

一年生草本，高50 cm左右。茎多分枝，或倾斜，具细柔毛或近光滑。单叶互生，卵形或长圆形，长2～8 cm，宽1～5 cm，先端渐尖，叶基不等，全缘波状，或不规则缺刻，上面绿色，近于无毛，下面多毛；叶柄长1～4 cm，有毛。花单生于叶腋；花柄长约5 mm；萼钟状形，绿色，膜质，5裂，有硬毛，结果时萼增大如灯笼状，直径1.5 cm，包围在果实的外面，具有突出5棱；花冠钟形，5裂，淡黄色；雄蕊5，雌蕊1，子房圆形，2室；胚珠多数，花柱线形，柱头头状，呈不明显2裂。浆果圆珠形，黄色，种子多数，扁圆形，绿白色，花期6月，果期7月。

生于田野、路边、土坎及坡地。药用全草及果实，7～8月采集。

〔性味归经〕苦、寒，归热经。

〔毒性〕不显。

〔功用〕清热解毒，渗湿利尿，杀虫止痒。

〔主治〕尿闭不通，咳喘，天疱疮，小儿疳积，湿疮瘙痒。

〔用法用量〕内服：煎汤，15～30 g。外用：研末调敷患处。

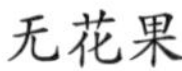

无花果

〔俗名〕奶浆果、无花子、映目果、文仙果。

〔来源〕为桑科植物无花果*Ficus carica* L.的干燥花托和果。

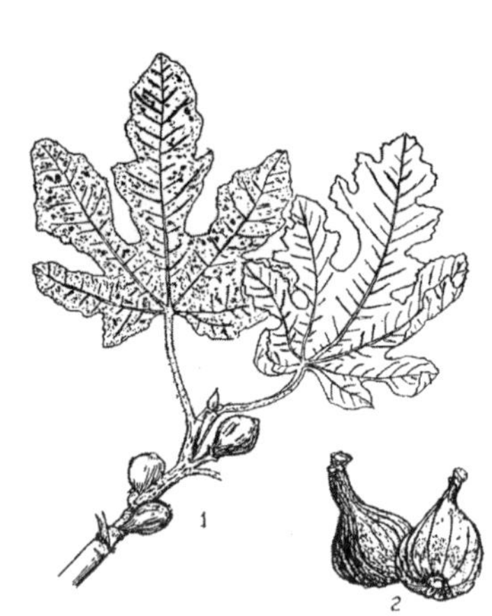

落叶小乔木或灌木，高可达10 m。互生叶，厚纸质，圆卵形，基部心脏形，3～5深裂，裂片先端钝，边缘波状锯齿，叶面粗糙，背面有短毛，掌状叶脉；叶柄长3～7 cm，光滑或有毛，茎叶折断后有白色乳汁。隐头花序；花单性同株，小花白色，极多数，着生于总花托的内壁上；花托单生于叶腋间，梨形，成熟时长5～8 cm，绿色或褐青色，光滑，肉质而厚。雄花生于花托近口处苞片间，花被2～6片，线形，雄蕊1，丝状，花柄细长，倍长于花被；雌花花被4片，广线形，子房上位，椭圆形，与花被等长。瘦果三棱状卵形。花期夏季。隐花果成熟期秋季。

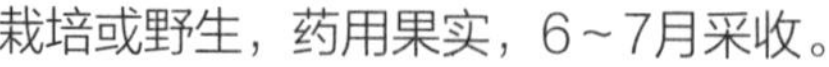

栽培或野生，药用果实，6～7月采收。

〔性味归经〕甘、温，归冷经。

〔毒性〕无毒。

〔功用〕清热利湿，消肿止痛，补血通乳。

〔主治〕痢疾，痔疮出血，风湿骨痛，疖肿，小儿腹泻，乳汁不下。

〔用法用量〕内服：煎汤，30～60 g，或生食1～2枚。外用：煎水洗或研末敷患处。本品味甜，可当水果食用。

五倍子

〔俗名〕盐肤木。

〔来源〕为倍蚜科昆虫角倍蚜在其寄主盐肤木Rhus chinensis Mill.树上形成的虫瘿。角倍蚜即Melaphis chinensis（Bell）。

成虫有翅或无翅两型。有翅成虫均为雌虫，体全灰黑，长2 mm，头部触角5节，第3节最长，感觉芽分界明显，缺缘毛。翅2对，透明，前翅长约3 mm，痣纹长镰状，足3对。腹部圆锥形。无翅成虫。雄者色绿，雌者色褐，口器退化。

盐肤木：落叶灌木，叶羽状复叶，小叶椭圆形，先端锐尖，总叶柄有翅，总状花序顶生、花小，白色。其叶为角倍蚜寄生，状赘生物为五倍子。

生山野灌木丛中。药用果实，8～9月采集。

〔性味归经〕酸、涩、平，归热经。

〔毒性〕无毒。

〔功用〕敛肺化痰，固肠止泻，降火生津，止血止汗。

〔主治〕痔疮出血，盗汗、脱肛、子宫脱垂，肠炎痢疾，伤寒霍乱，趾指间疮毒。

〔用法用量〕内服：煎汤，5～15 g。外用：研末撒患处。盗汗者，冷开水调糊敷脐，每晚1～2次。脱肛者以药30 g煎熏洗可收。

草乌

〔俗名〕乌毒、苦菜脑、乌头、乌兜、耗子头。

〔来源〕为毛茛科植物乌头Aconitum carmichaeliDebx的块根。

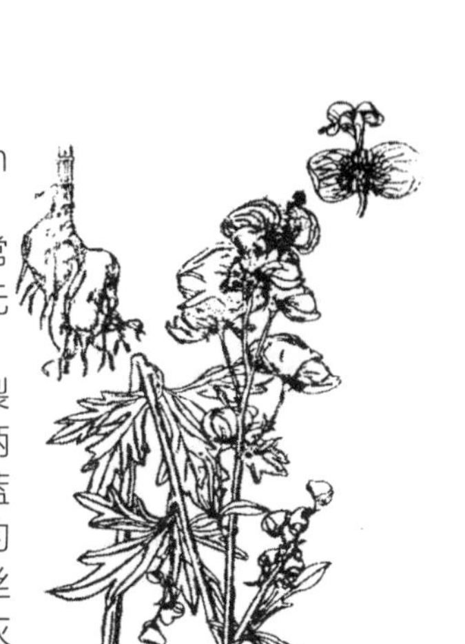

多年生草本，高达120 cm。根部球形如萝卜，通常2个连生，纺锤形，外皮黑褐色。茎直立，下部光滑无毛，上部散生贴伏柔毛。互生叶，革质，叶片卵圆形，宽5～12 cm，3裂几达基部，两侧裂片再2裂，中央裂片菱状楔形，先端再3裂，裂片边缘有锯齿或缺刻，叶柄短。总状花序圆锥形，花序轴有贴伏的柔毛；萼片5，蓝紫色，外被微柔毛，上萼片盔形，长15～18 mm，宽约20 mm，侧萼片近圆形，花瓣2，无毛；雄蕊多数，花丝下半部扩张成宽线形的翅；心皮3～5个，离生，密被灰黄色的短茸毛。蓇葖果长圆形，具横脉，花柱宿存，芒尖状，花期6～7月。果期7～8月。

生于山野或栽培。药用块根，秋冬季采集。

〔性味归经〕辛、麻、热，归冷经。

〔毒性〕制用有毒，生用大毒。中毒宜早催吐、洗胃或导泻，咽服白蜜、绿豆甘草汤，或生姜、甘草、金银花等份水煎服。

〔功用〕散风祛寒，麻醉止痛。

〔主治〕跌打疼痛，风湿痹痛，头风头痛，无名肿毒，疥癣。

〔用法用量〕内服不宜打粉，以免误吞粉末，煎汤或泡酒，制用1.5～3 g，生用0.05～0.2 g，均宜生煎半小时。外用：研末敷患处。

〔禁忌〕生者慎服，不宜与半夏、白及、瓜蒌根同用，孕妇、老弱者、心胃疾病者忌用。

乌泡

〔俗名〕乌泡叶、倒生根、乌龙摆尾、过江龙。

〔来源〕为蔷薇科植物大乌泡*Rubus multibracteatus* Levl. et Vant.的叶。

多年生攀援灌木。高3 m左右，茎有灰色茸毛和褐毛腺毛，散生弯曲的钩刺。单叶互生，近椭圆或卵圆形，有多数针形刺和茸毛，托叶细小，两枚；柄长，基部心形，边缘3～5深裂，具细齿，叶面绿色，叶背密被灰白色毛，嫩时近褐色。圆锥状花序，密被茸毛及腺毛，萼片5，披针形，有棕色腺毛。花瓣5，小花白色，花后结聚合果，红色，熟后乌红色，酸甜可食。花果期6～7月。

生于山野、路旁、林边。药用根、叶，夏秋季收集。

〔性味归经〕苦、涩、凉，归热经。

〔毒性〕无毒。

〔功用〕消炎止血，止痛生肌。

〔主治〕跌打损伤，骨折疼痛，刀伤出血，痢疾便血，胃出血，倒经。

〔用法用量〕外用：捣敷或煎水洗。内服：10～30 g煨水服或捣烂兑水服。本品果汁乌红如血，善入血络，为苗医止血之要药。

牛奶子

〔俗名〕半春子、王婆奶、半含春、羊母奶子、棒锤、半寸子。

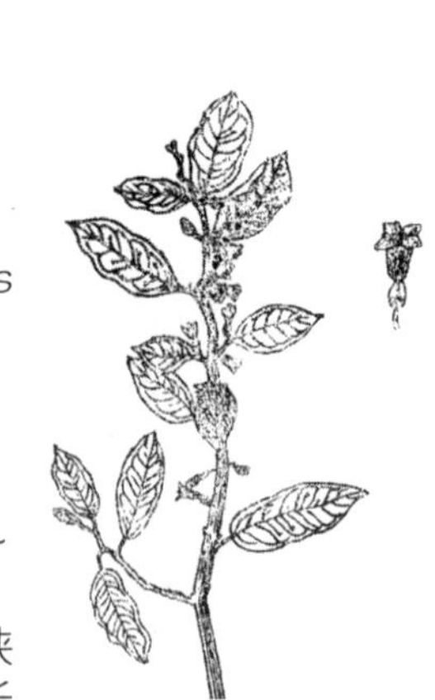

〔来源〕为胡颓子科植物胡颓子*Elaeaqnus Punqens* Thunb.的果实。

常绿灌木，高达4 m。通常具刺。小枝褐色，开展。叶膜革质，椭圆形或长圆形，长4～10 cm，宽2～5 cm，先端尖或钝、基部圆形，边缘通常波状，上面初有细鳞片，后渐脱落，下面具银白色鳞片，后渐变褐色鳞片，叶柄长6～12 mm，褐色。花银白色，1～3朵或4朵簇生，长约1 cm，下垂，有香气，花被筒圆形或漏斗形，筒部在子房上部突狭细，先端4裂；雄蕊4，子房上位，花柱无毛。果实椭圆，长

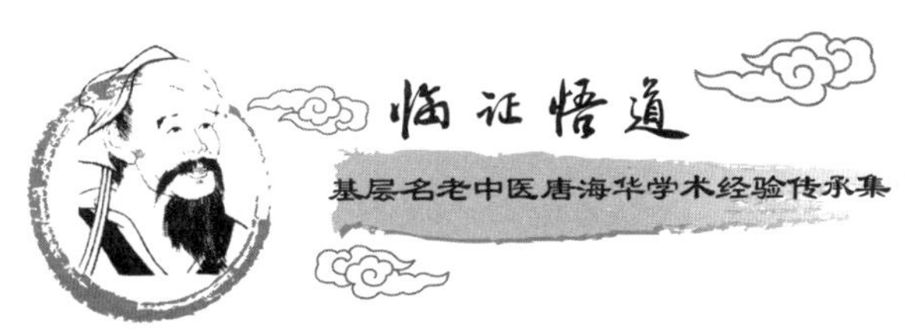

约1.5 cm，被锈色鳞片，成熟时棕红色。花期10～11月。果熟期第二年3～4月。

生于山野、灌丛、向阳处。药用根、果实。果实3月采集，根全年可采集。

［性味归经］酸、涩、甜、平，归冷、热经。

［毒性］无毒。

［功用］止咳平喘，收敛止泻，活血止血。

［主治］痢疾，食滞，腹泻，咳喘，慢性骨髓炎，跌打损伤，风湿疼痛。

［用法用量］内服：煎汤，10～15 g。叶善治咳喘、出血，根善治跌打损伤，风湿疼痛。其果色粉红如米，甜略味酸，为美味野果。

大蒜

［俗名］大蒜头、胡蒜、独蒜、葫、独头蒜。

［来源］来源于百合科植物大蒜*Allium sativum* L.的鳞茎。

多年生草本，鳞茎具6～10瓣，外包灰白色或淡棕色干膜质鳞皮，叶基生，实心，扁平，线状披针形，基部呈鞘状。花茎直立，高约60cm，伞形花序，小而稠密，具包片1～3枚，膜质，浅绿色，花小，花间多杂以淡绿色珠芽，或完全无珠芽，花柄细，长于花，花被6，粉红色，椭圆状披针形，雄蕊6，白色，花药突出，蒴果，1室开裂，种子黑色，花期夏季。各地均栽培，药用鳞茎，夏秋季采集。

［性味归经］辛、香、辣、麻、温，归冷、热经。

［毒性］无毒。

［功用］解表消肿，杀虫通窍，止泻止咳。

［主治］腹泻，痢疾，肺结核，百日咳，中暑昏迷，蛲虫病，疔疮，疥癣，湿脚气，感冒鼻塞。

［用法用量］内服：5～10 g煨水服或生食。外用：适量捣烂外敷或切片外擦患处，或煎水洗患处。

苦李子

［俗名］苦李。

［来源］为蔷薇科植物李*Prunus salicina* Lindl.的枯果及鲜果。

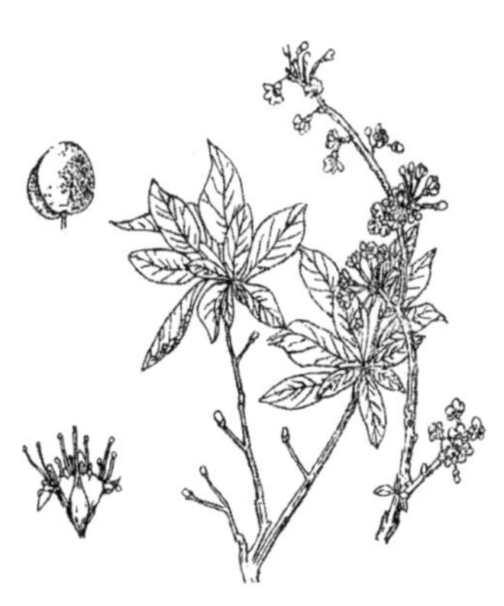

多年生落叶乔木，高达10 m。多分枝，幼枝净秃，有光泽，常见棕红色。互生叶，椭圆状披针形或倒卵形，长6～10 cm，宽3～4 cm，先端急尖，基部渐狭至柄，边缘具密钝细复齿，上面中脉疏生长毛，下面脉腋间有束毛，余无毛；叶柄长1～2 cm，有数腺点。花常3朵簇生，白色；花梗长1～1.5 cm，无毛；

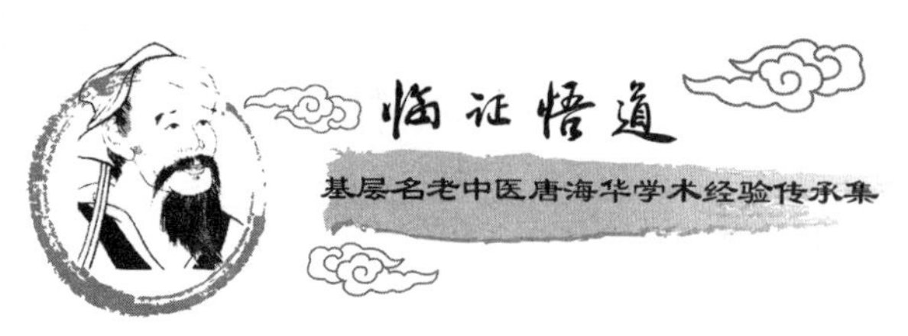

萼长圆状卵形；花瓣5；雄蕊多数，雌蕊具细长花柱，子房光滑。核果球状卵形，径3～5 cm，先端稍尖，基部深凹。缝痕明显，被蜡粉，通常绿色或黄色，熟时黄红色或红色。花期3～4月。果期4～6月。

生于田野、山沟、路旁。药用果、根，夏季采集。

〔性味归经〕苦、酸、涩、凉，归热经。

〔毒性〕无毒。

〔功用〕生津止渴，利湿止泻，退蒸除热。

〔主治〕肠炎腹泻，消渴，骨蒸劳热。

〔用法用量〕内服：煎汤2～3枚；或生食或捣汁服。

枳子

〔俗名〕枳壳、枳实、酸橙。

〔来源〕为芸香科植物酸橙*Citrus aurantium* L.的近成熟的果实。

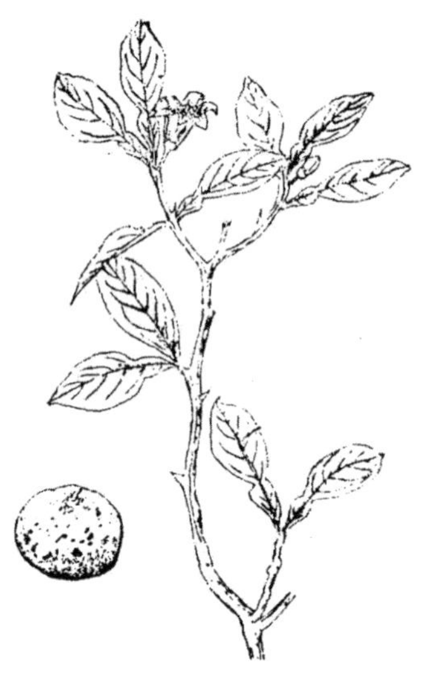

常绿小乔木。枝三棱，有长刺。单身复叶互生。革质，长达8 cm，宽达4 cm，先端短钝，基部阔楔形或钝圆，叶柄具三角倒心形的叶片状翼，长8～15 mm，宽3～6 mm。叶片全绿或微波状，两面无毛，而有油腺点，背脉明显。总状花序单生或簇生于叶腋，萼浅钟状，5裂，被短毛，花瓣5，长圆形，雄蕊多数，子房上位，球形，约12室，每室胚株多数，花柱粗圆，柱头头状，柑果近球形，径7～8 cm，果皮粗糙，熟时橙黄色，花期夏初，果期冬季。

野生或栽培，药用果实，7～8月摘取，切成两半阴干或烘干。

〔性味归经〕微寒、苦、酸、无毒，归热经。

〔毒性〕无毒。

〔功用〕行气消积，健脾开味。

〔主治〕反胃，泻痢，胸膈疾滞，牙痛，心腹气结，里急后重，脱肛，子宫脱垂。

〔用法用量〕内服：煎汤15～30 g。外用：外敷，煎洗或炒热烫。

羊火姜

〔俗名〕洋荷、阳藿、羊藿姜、土里开花。

〔来源〕为姜科植物襄荷*Ziugiber mioga*（Thunb.）Rosc. 的根状茎。

多年生草本。高达1 m。根茎横走，肉质，黄白色，节较密，叶互生；有短柄，柄基部扩大成鞘，鞘缘膜质，有长圆形叶舌，叶片长椭圆状披针形，长20～35 cm，宽2.5～4 cm，先端渐尖，基部收缩成短柄，上面无毛，下面嫩时微细毛。由根状茎生长花茎，高5～15 cm，基部被覆瓦状排列的抱叶，顶端单生肉质穗状花序。苞片覆瓦状排列，披针形，先端常带紫色；花淡黄色，花萼模质管状，3裂，先端蓖苞状；花冠3裂，裂片披针形，长于苞片，唇瓣3裂，中裂特长大，发育雄蕊1个，药上部有附属物。花柱丝状。柱头多数细裂片。蒴果球形，熟时细长3瓣裂。

生于山坡林边溪旁阴湿处。也有栽培于园圃作蔬菜，夏季采集。

〔性味归经〕辛、温，归冷经。

〔毒性〕无毒。

〔功用〕温中止痛，祛风理气，消肿止咳。

〔主治〕跌打损伤，经闭白带，九子羊（淋巴结核），肿毒，风疹。

〔用法用量〕内服：煎汤10～15 g。外用：捣敷（适量）或煎洗。

〔禁忌〕本品为民间菜品，炒熟可食用，但易复发，有慢性顽固性病者忌食。

山药

〔俗名〕淮山药、齐斋、野白薯、白苟子、野淮山。

〔来源〕为薯蓣科植物薯蓣*Dioscorea oppositifolia* L.的块根。

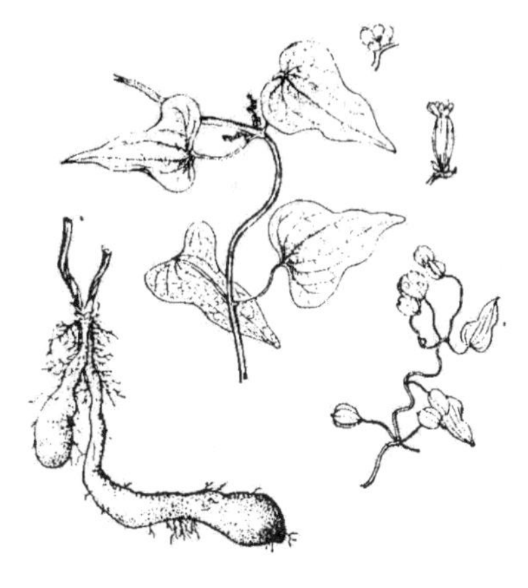

多年生缠绕草本。块根，茎肥厚，略成圆柱，垂直生长，长可达1 m，直径2～6 cm，外皮灰褐色，生有须根。茎细长，蔓性，通常绿紫色，有棱、光滑无毛，蔓延扭旋。叶对生或三叶轮生，叶腋间常生珠芽；叶片形状多变化，三角状卵形至三角状广卵形，长3.5～7 cm，宽2～4.5 cm，通常耳状3裂，中央裂片先端渐尖，两侧裂片呈耳状，基部戟状心形，两面均光滑无毛；叶脉7～9条基出；叶柄细长，长1.5～3.5 cm。单花性、极小，黄绿色，成穗状花序；雄花花序直立，2至数个聚生于叶腋；雌花下垂，每花基部各有2枚大小不等的苞片；花被6；子房下位，长椭圆形，3室，柱头3裂。蒴果有3翅，果翅长几等于宽。种子扁卵圆形，有阔翅。花期7～8月。果期9～10月。

生长于田野，药用块根，冬季采挖，切片晒或烘、干，或鲜用。

〔性味归经〕甘、糯、平，归冷、热经。

〔毒性〕无毒。

〔功用〕补虚扶弱，固精止带。

〔主治〕脾虚泻泄，久痢，遗精，痔疮，冻疮，肿毒，消渴带下，小便频数。

〔用法用量〕内服：煎汤，10～20 g。外用：鲜品适量，捣敷患处。

寒莓

〔俗名〕大刺泡、寒刺泡、大刺莓。

〔来源〕为蔷薇科植物寒莓*Rubus buergeri* Miq.的全草。

常绿蔓生灌木。茎常斜卧，高约30 cm。多茸毛，少有刺；匍匐枝长达2 m。单叶互生，近圆形，直径4～8 cm；边缘锯齿而有5浅裂，先端钝圆，基部心形，上面近无毛，下面及叶柄密生茸毛。总状花序短、腋生，有花5～10朵，总花梗有灰白色茸毛；花白色；萼片5，外披茸毛。聚合果近球形，红色。花期9～10月，果期10～11月。

生于山坡、路旁、树阴下。药用全草，夏秋季采集。

〔性味归经〕涩、酸、凉，归热经。

〔毒性〕无毒。

〔功用〕清热解毒，消痈散结，生津止渴。

〔主治〕疮疔肿痛，肠炎腹泻，烦渴口干。

〔用法用量〕内服：煎汤，30～60 g（鲜）或捣汁服。外用：捣敷患处。

第六节　花类药

雪冻花

〔俗名〕野梦花、山棉皮、暖骨风。

〔来源〕为瑞香科植物瑞香*Daphne odora* Thunb var. *atrocaulis* Rehd的枝叶。

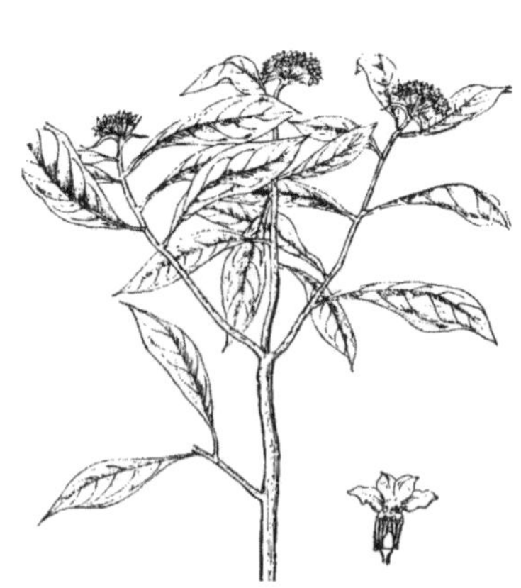

常绿灌木，高达2 m，枝光滑细长。叶互生，厚纸质，椭圆形，长5～9 cm，宽1～3 cm，全缘，先端短尖，叶面深绿，下面淡绿，均为秃净无毛，叶脉明显。花白色，带有香气，5～13朵组成，头状花序，生于枝端，基部具数枚早落苞片；花被灰黄色绢状毛，裂片4，卵形，长约5 mm。雄蕊8，2轮；花盘环状；子房椭圆球形，无毛，核果卵状椭圆形，红色。花期2～4月。

生于山坡灌丛、林边岩石隙缝处。药用花、枝叶，春夏季采集。

〔性味归经〕辛、甘、温，归冷经。

〔毒性〕无毒。

〔功用〕祛风除湿，活血止痛。

〔主治〕风湿性关节痛，坐骨神经痛。

〔用法用量〕内服：煎汤5～10 g，或浸酒服。外用：煎洗泡酒搽。

茶树花

〔俗名〕山茶花、茶子花。

〔来源〕为山茶科植物山茶*Camellia japonica* L.的花。

常绿灌木或小乔木，高达15 m，光滑或被褐色粉末。单叶互生革质，椭圆形，长5～10 cm，宽3～4 cm，基部阔楔形，先端钝，边缘具软骨锯齿稍细，上面深绿色，下面淡绿色，两面光滑无毛，柄长约5 mm。花红色，单生于枝端或叶腋，梗极短，萼5，绿色；花瓣5～7，近圆形；雄蕊多数，2轮，雌蕊1，子房长球形，光滑无毛。蒴果球形，室背开裂，径约3 cm，光滑。种子近椭圆形，背有角棱，长约2 cm，直径1.5 cm。花期4～5月。果期9～10月。

生于山坡向阳处，多成片生。药用花、泡果，谷雨时采集。

〔性味归经〕苦、涩、微寒，归热经。

〔毒性〕无毒。

〔功用〕凉血消肿。

〔主治〕烫火伤，咳血。

〔用法用量〕内服：煎汤，5～10 g。外用：研末调麻油敷。

木芙蓉花

〔俗名〕木芙蓉、拒霜花、七星花、栽秧花。

〔来源〕为锦葵科植物木芙蓉*Hibiscus mutabilis* L.的花。

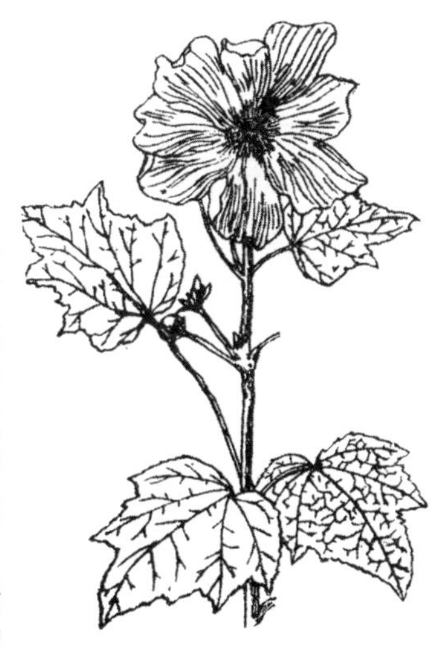

落叶灌木或小乔木，高2～5 m。枝披星状短柔毛。叶大，互生，阔卵形至卵圆形，长10～20 cm，宽9～22 cm，掌状3～5裂，裂片三角形；其部心形，先端短尖或渐尖，边缘有波状钝齿，上面稍有毛，下面密被星状茸毛；叶柄长5～8 cm。花腋生或簇生于枝端，直径7～10 cm，花早晨开时是白色或粉红色，下午变深红色；花梗粗长，披黄褐色毛；小苞片8～10枚，线形，长1.5～2.5 cm，被毛，萼5裂，长3～4 cm，被毛，裂先阔卵形；花冠大而美丽，花瓣5，外面被毛，单瓣或重叠；雄蕊多数，花丝结合成圆筒形，包围花柱；子房5室，花柱顶端5裂，柱头头状。蒴果球形，室背开裂为5瓣，长约2.5 cm，被粗长毛。种子肾形，有长毛。

生于向阳砂质土壤。药用花，5～6月采收。

〔性味归经〕辛、甘、微寒，归热经。

〔毒性〕不显。

〔功用〕清热凉血，消肿止痛。

〔主治〕痈肿疼痛，疔疮，水火烫伤，吐血，白带，崩漏，疮疡脓出不畅，蛇头疔。

〔用法用量〕内服：煎汤，5～10 g（鲜者30～60 g）。外用：研末调敷患处。

白茅花

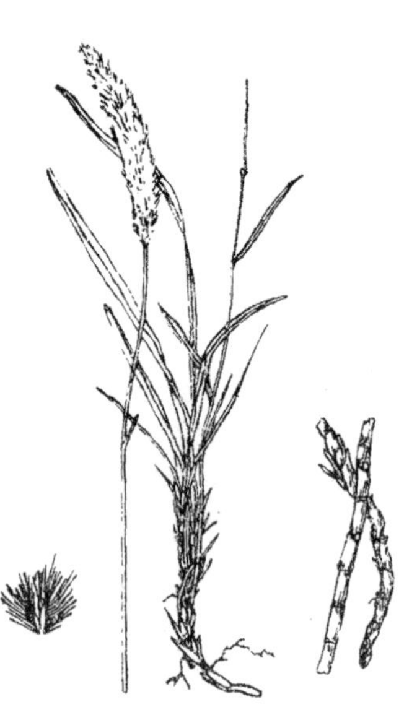

〔俗名〕白茅根、丝茅、白花茅根、巴茅根、穿山虎、白茅草。

〔来源〕为禾本科植物*Imperata cylindrical*（L）P. Bcauvar major（Nees）C. E. Hubb白茅的根茎。

多年生草本，高达80 cm。根茎匍匐于地下。秆丛生，较细，直立，节上有柔毛。叶多聚生，基部线形或线状披针形，长10～60 cm，宽0.4～0.8 cm，扁平，先端渐尖，基部渐狭，平滑无毛，背面及边缘或粗糙，主脉在叶背面明显突出，茎生叶片短小。圆锥花序柱状，长5～20 cm，径约1.5 cm，密生长10～15 mm柔毛；雄蕊2，花药黄色，长约3 mm，柱头2枚，深紫色。颖果。

生于山坡、向阳处。药用花、根，根全年可采挖，花夏、秋季采集。

〔性味归经〕甘、凉，归热经。

〔毒性〕无毒。

〔功用〕凉血止血，通淋利水。

〔主治〕吐血，劳伤，衄血，血尿热淋。

〔用法用量〕内服：煎汤，10～15 g（鲜者30～60g），或捣取汁；外伤出血者以天花粉敷伤口。

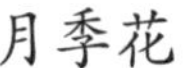

月季花

〔俗名〕月月红。

〔来源〕为蔷薇科植物月季花*Rosa chinensis* Jacq.的半开放的花。

常绿灌木，高1～1.5 m，枝绿色，散生勾刺，刺尖向下，基部扁平。单数羽状复叶互生，小叶5～7枚，卵状椭圆形，长2～7 cm，宽1～4 cm，先端渐尖，基部椭圆或近圆形，边缘有锯齿，叶面深绿色，有光泽，背面稍淡，托叶羽状，沿叶柄基部着生，边缘有细小齿。花数朵，簇生或单生于枝梢，红色或玫瑰色，重瓣；总苞2，披针形，先端长尾状，表面有毛，边缘有腺毛；花萼5，向下反卷，有长尾状锐尖头，常羽状裂，外面光滑，内面密被白色绵毛；花瓣倒卵形，先端圆形，脉纹明显，呈复瓦状排裂；雄蕊多数，着生于花萼筒边缘的花盘上；雌蕊多数，包于壶状花托的底部，子房有毛。果实卵形或陀螺形。花期5～9月。

生于山坡路旁。药用花、根、叶，夏、秋季收，晒干或鲜用。

〔性味归经〕甘、温，归冷经。

〔毒性〕无毒。

〔功用〕活血化瘀，消肿解毒，调经止痛。

〔主治〕月经不调，痛经，肿毒，虚劳咳嗽咯血，筋骨疼痛，血瘀肿痛，

〔用法用量〕内服：煎汤，3～15 g，或研末冲服。外用：鲜花或根捣敷患处。

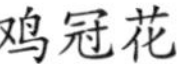

鸡冠花

〔俗名〕白鸡冠、鸡冠头、鸡公花、红鸡冠花。

〔来源〕为苋科植物鸡冠花*Celosia cristata* L.的花序。

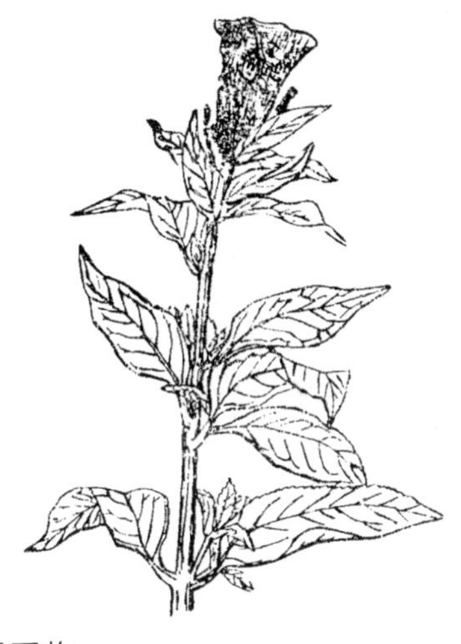

一年生草本，高60～120 cm。茎直立，质硬，常带红色，有纵纹。叶互生，椭圆形或卵状披针形，长5～12 cm，宽3.5～6.5 cm，先端渐尖，全缘，基部渐狭而叶柄。穗状花序多变异，生于茎的先端或分枝的末端，常呈鸡冠状，色有紫、红、黄、淡红、白或杂色；花密生，每花有3苞片；花被5，广披针形，长5～8 mm，干膜质，透明；雄蕊5，花丝下部合生成环状；雌蕊1，柱头2浅裂。胞果成熟时横裂，肉有黑色小种子2至数粒。花期7～9月，果期9～10月。

生于向阳处，均为庭园栽培。药用老花，9～10月采收。

〔性味归经〕甘、凉，归热经。

〔毒性〕无毒。

〔功用〕凉血止痢，调经止崩，渗湿止带。

〔主治〕赤白痢疾，吐血，痔疮出血，血崩血淋，经血不调，白带过多。

〔用法用量〕内服：煎汤，3～10 g。外用：水煎熏洗外阴。

竹花

〔俗名〕竹眼蕈、竹菌。

〔来源〕为肉座菌科直菌竹黄*Shiraiabambusicola*P. Henn.的子座。

子座肉质，渐变木栓质，粉红色，呈不规则瘤状，初期平滑，后龟裂，（1.5～4）x（1～2.5）cm。子囊壳近球形，埋生于子囊座内，直径480～580 μm，子囊

280～344x22～35μm。孢子单行排列，长方形至菱形，两端大多尖锐，42～92x13～35μm，无色或近无色，成堆时呈橘黄色。

生于竹竿上。药用菌块，秋冬季采集。

［性味归经］甘、淡、温，归冷经。

［毒性］不显。

［功用］镇静止痛，除风祛湿。

［主治］风湿性关节炎，跌打损伤，胃痛。

［用法用量］内服：煎汤，10～15 g，或浸酒内服。外用：泡酒搽患处。

牡丹花

［俗名］花王、洛阳花、牡丹皮。

［来源］为毛莨科植物牡丹*Paeonia suffruticosa* Andr.的根皮。

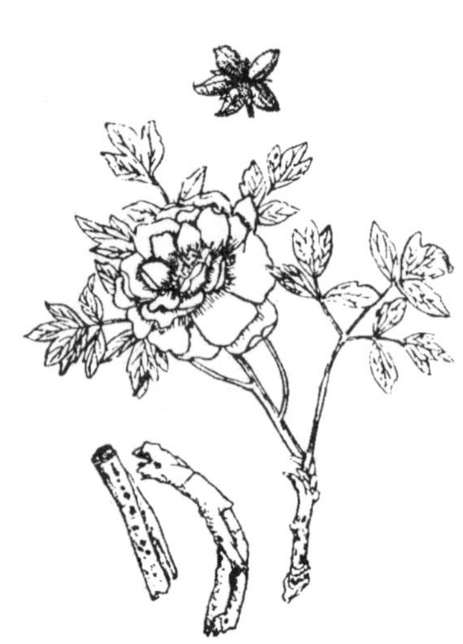

多年生落叶灌木，高1～1.5 m，根茎肥厚，表皮灰褐色或紫棕色。枝粗壮而短。叶互生，通常为2回3出复叶，柄长6～10 cm，小叶卵形或广卵形，顶生小叶通常为3裂，侧生小叶亦有掌状3裂者，上面深绿色，秃净，下面略带白色，中脉疏生白长毛。花大形，生于枝端；萼片5，复瓦状排列，绿色；花瓣5，或多数，多为重瓣，变异很大，通常为倒卵形，顶端有缺刻，玫瑰色，红、紫、白色等，雄蕊多数，花丝红色，花药黄色；雌蕊2～5枚，绿色，生短毛，花柱短，柱头叶状；花盘环状，果为2～5个蓇葖的聚生果，绿色卵圆形，披褐色短毛。花期5～7月，果期7～8月。

生于肥沃、阳光充足处。药用花、根、皮，多为秋季或春季采挖。

［性味归经］苦、辛、凉，归热经。

［毒性］不显。

［功用］凉血化瘀，调经消癥，续筋接骨，解毒排脓。

［主治］骨折瘀血，高血压头痛，倒经，月经不调，囊肿，化脓性感染。

［用法用量］内服：煎汤，5～10 g。外用：以鲜品捣烂外敷患处。

金银花

［俗名］金花、忍款冬花、二宝花、双花。

［来源］为忍冬科植物忍冬Lonicera japonica Thunb.的花蕾。

多年生半常绿缠绕藤本，高达数米，幼茎枝披短柔毛。叶对生，柄长4～10 mm，

密被短柔毛，叶卵圆形，或长卵形，长2.5～8 cm，宽1～5.5 cm，先端尖，偶见圆钝，基部近心形，两面被短柔毛，叶下面密被白色短柔毛。花成对生于叶腋，同时具顶生总状花序；花梗密被短柔毛，花较长，苞片锥形，芳香，小苞长约1 mm，花萼短、5裂，裂片三角形，花冠筒细长，约与唇部相等，外被短柔毛，初开花为白色，2～3日后变金黄色。雄蕊5，子房下位，花柱细长，和雄蕊伸出冠外。浆果球形，直径6 mm，熟时黑色。花期5～7月。果期7～10月。

生于山野、林边、路旁。药用花、藤，花春季采，藤秋季采集，晒干，或鲜用。

〔性味归经〕甜、香、寒，归热经。

〔毒性〕无毒。

〔功用〕清热解毒，祛风通络，消痈散结。

〔主治〕外感热病，咳嗽痰黄，菌痢肠炎，败血症，阑尾炎，伤津口渴，痈疽疔疮，风湿热痹，清热解毒，热痹疼痛用藤。

〔用法用量〕内服：煎汤，10～60 g。外用：煎洗或为末调敷。

山茄花

〔俗名〕曼陀罗花、闹洋花、山茄子、洋金花、凤茄儿。

〔来源〕为茄科植物白曼陀*Datura metel* L.的花。

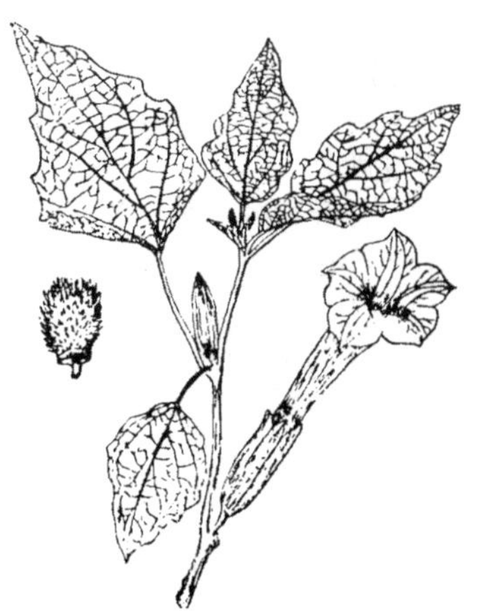

一年生草本。茎直立圆柱形，高25～60 cm，基部木质化，上部多叉分枝。叶互生，上部叶近对生，柄长2～5 cm，表面被短毛，叶卵形，长卵形或心形，长8～14 cm，宽6～9 cm，先端尖或锐尖，基部不对称，圆形或近楔形，全缘或具三角状短齿，两面无毛，或被疏毛，背部叶脉隆起。花单生于叶腋或上部分枝间。花柄短，直立斜伸，被白色短柔毛。萼筒状，4～6 cm，淡黄绿色，先端5裂，裂片三角形，先端尖，花后萼管自近基部处周裂而脱落，遗产萼管基部宿存，果时增大呈盘状，边缘不反折。花冠漏斗状，长12～16 cm，顶端直径5～7 cm，向下直径渐小，白色，具5棱，裂片5，三角状先长尖，雄蕊5，雌蕊1，房球形，疏生细短头，2室，胚珠多数，花柱丝状，柱盾形。蒴果球形，表面有疏短刺；成熟后由缘变为淡褐色。种子多数，略呈三角形，花期3～11月，果期4～11月。

生于路旁房边，因花形如茄，故得其名。

〔性味归经〕辛、麻、温，归冷经。

［毒性］有大毒，中毒量为5g左右。中毒救治参见乌头中毒救治。

［功用］镇静止痛，镇咳平喘，活血消肿，祛风除湿。

［主治］癫痫，哮喘，风湿痹痛，跌打疼痛，疮疡疼痛，胃腹疼痛，手术麻醉。

［用法用量］内服：煎汤0.3～0.5 g，或为散0.1～0.15 g。外用：煎水洗或研末调敷。

［禁忌］孕妇、体弱者、幼儿忌用。

美人蕉花

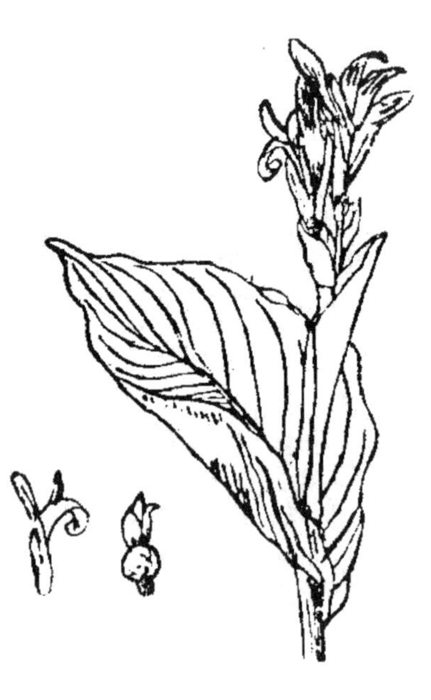

［俗名］美人蕉根须、小芭蕉头。

［来源］为美人蕉科植物美人蕉*Canna idnica* L.的根茎。

多年生草本。高约1 m，绿色，无毛，全株被蜡质白粉。具体状根茎。地上枝丛生。单叶互生、叶大，具有鞘的叶柄。下部叶片较为长大，卵状长圆形，长10～30 cm，先端尖，基部阔楔形至圆形，全缘或微波状。总状花序顶生，花单生或对生，每花具1苞片，长1.5 cm；萼3，长1 cm，绿白色或先端带红色，花冠通常红色裂片3，披针形，长约3 cm，退化雄蕊3，鲜红色，长约4 cm，唇瓣全缘；子房下位，3室，花柱1，长棒状，扁。蒴果绿色，卵状长圆形，具软刺状物。花期6月或7月。

野生或栽培。药用花、根须，全年可采挖。鲜用或晒干。

［性味归经］苦、涩、寒，归热经。

［毒性］不显。

［功用］活血调经，除湿止带，消痈解毒。

［主治］月经不调，带下量多，痈疮肿毒。

［用法用量］内服：煎汤，5～10 g。外用：捣敷患处或煨热外敷。

姜花

［俗名］姜、生姜。

［来源］为姜科植物姜*Ziugiiber officiuale* Rosc.的鲜根。

多年生草本。高达100 cm。根茎横走扁圆，肉质，有分枝，具芳香和辛辣气味。叶互生，2列，无柄。有长鞘抱茎。叶片线状披针形，长15～20 cm，宽2 cm，先端渐尖，基部狭，光滑，花茎自根茎抽出，长20 cm，椭圆形穗状花序，稠密，长约5 cm，宽2.5 cm；苞片卵圆，长2.5 cm，先端硬尖、缘白色，背面边缘黄色。花萼管状，长约1 cm，裂片3，披针形，等长，唇瓣长圆状倒卵形，较花冠裂片短，稍为紫色，有黄色斑点；雄蕊微紫色，与唇瓣等长；子房无毛，3室，花柱单生，为

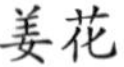

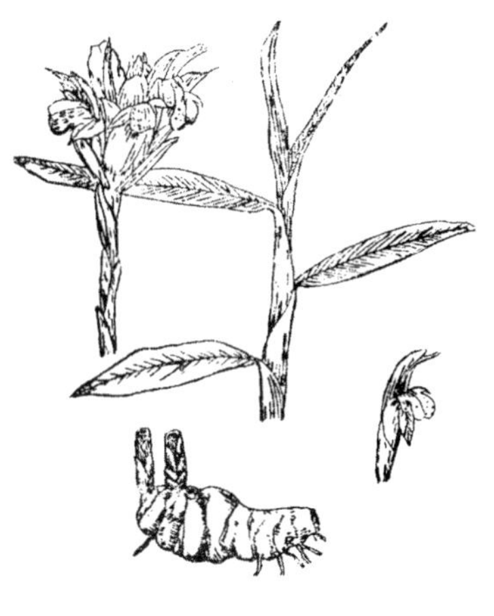

花药所抱持。蒴果3瓣裂，种子黑色。花期7～8月（栽培的很少开花）。果期12月至第二年1月。

栽培。药用花、块根，夏秋季采挖，可随采随用。

〔性味归经〕辛、辣、温，归冷经。

〔毒性〕无毒。

〔功用〕发表散寒，止呕和胃，解毒祛风，发汗生发。

〔主治〕风寒感冒，恶心呕吐，头身疼痛，咳嗽痰多，腹痛转筋，白癜风，斑秃。

〔用法用量〕内服：3～30 g煨水服，或捣绒取汁服。外用：生姜或花捣烂搽患处或敷，本品为苗医推拿之主要辅剂，极为常用。

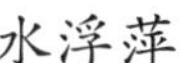

水浮萍

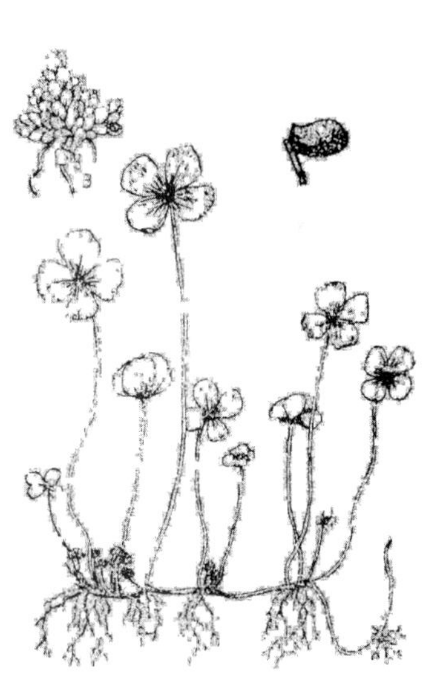

〔俗名〕萍、水铜钱、田字草、十字草。

〔来源〕为浮萍科植物浮萍*Marsilea quadrifolia* L.的全草。萍叶浮水面，形如花瓣，其性浮，其治惊，苗医名之本顿奔之源。

多年生水生草本。根状茎细长而横走，常匍匐泥中。叶柄长5～10 cm，顶生十字形4小叶，薄纸质；小叶钝三角形、全缘，叶脉交叉，下面淡褐色，有腺鳞片。孢子果斜卵或圆形，长3～4 mm，坚硬，幼时外面有密毛，后变无毛。孢子期：夏、秋。

生于池边、沟边或水田的静水浅水中。春、夏、秋收集，鲜用或晒干。

〔性味归经〕甘、寒，归热经。

〔毒性〕无毒。

〔功用〕利尿消肿，安神定惊，凉血消痈。

〔主治〕小儿惊风惊骇，夜寐不安，肾炎水肿，疮疖痈肿。

〔用法用量〕内服：煎汤30～60 g（鲜品）或捣汁。外用：捣敷患处。

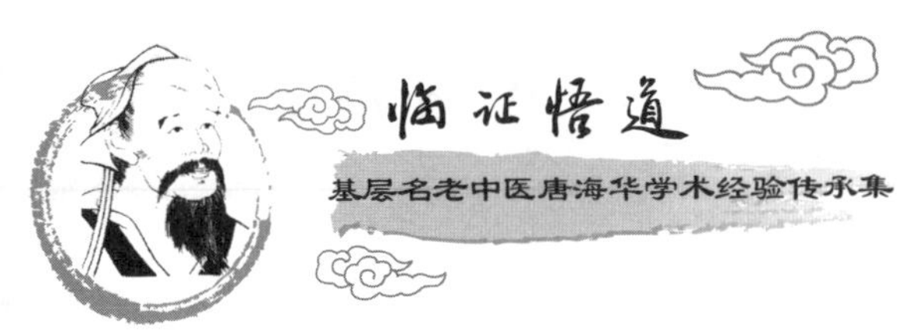

第七节　菌类药

黑木耳

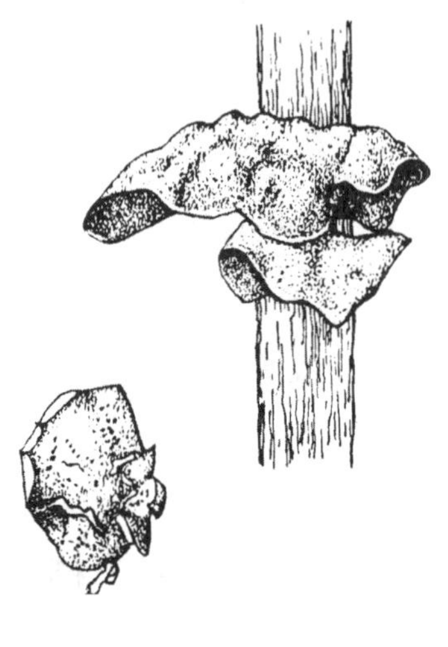

［俗名］木耳、木蛾、猫耳蕈。

［来源］为木耳科植物木耳*Auricularia auricula*（L.ex Hook.）Underwood的子实体。

子实体形如人耳，径约10 cm。内面呈暗褐色，平滑；外淡褐色，密生柔软的短毛。湿润时呈胶质，干燥时带革质。不同大小的子实体簇生一丛，上表面子实层中的担子埋于胶质中，担子分隔，通常由4个细胞组成，每个细胞有1孢子梗伸出，孢子梗顶端各生1担孢子。

常寄生于阴湿、腐朽的树干上。药用菌体，多为栽培，夏季采收，鲜用或晒干。

［性味归经］甘、寒，归热经。

［毒性］无毒。

［功用］凉血止血，退火疗伤。

［主治］血痢，痔疮，烫火伤。

［用法用量］内服：煎汤，15～30 g，或研末服。外用：鲜品捣烂频涂伤处。

丛树菌

［俗名］松蕈、穷树蕈、紫花蕈。

［来源］为白蘑科植物松蕈*Tricholoma matsutake*(S.Ito et Iami)Sing.的子实体。

菌盖初为半球形，逐渐开展，终成伞形，灰褐色或淡黑褐色，径达12～15 cm。菌褶白色，与柄相连，盖未开展时被有盖膜，开展后盖膜残留柄上，成为不明显的菌环。菌环生于菌盖中央，直立、稍弯曲，长9～18 cm。生长期4月或9～10月间的雨后。

生于山坡丛、树幼林间。药用菌体，3～4月或9～10月采集，洗净晒干或晾干。

［性味归经］香、甜、平，归冷、热经。

［毒性］无毒。

［功用］补胃利脾，补虚扶弱。

［主治］体虚，胃弱，食欲不振。

［用法用量］内服：煎汤，10～15 g，或研细末冲服。本品味香甜，炒熟加油盐为佳肴。

葛菌

［俗名］寄生黄、葛花菜、葛麻菌、葛藤菌、地重楼、蛇菰。

［来源］蛇菰科植物蛇菰*Balanophora japonica* Makino的全草。

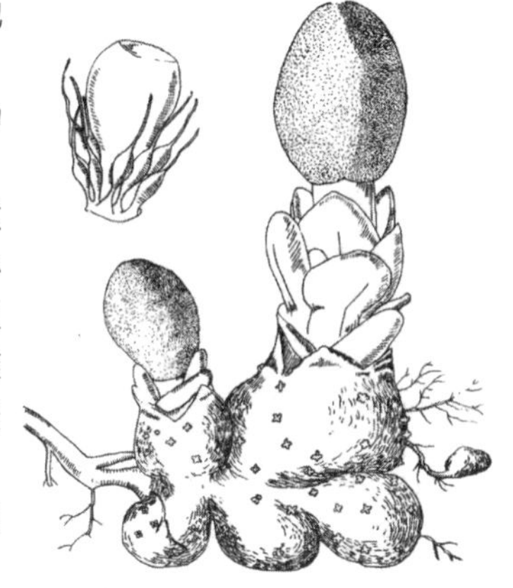

一年或多年生寄生草本，高达15 cm。根茎块状球形，粗厚肥大，不规则分裂，淡黄褐色，具星状小突起。花茎粗壮而直立，红色，高12 cm；叶螺旋互生，着生花茎上，退化呈鳞片状，卵形，橙黄色。雌雄异株，为顶生肉穗花序；花密集于序轴；雄花序长10 cm，花被4～6；雄蕊4～6，花丝连合为单体；雌花序卵形至矩圆形，通常2～3 cm，无花被片，雌蕊1，子房圆形，胚珠1。

常寄生于木本植物根上或野葛茎上。药用全株，秋季采集。

［性味归经］辛、甜、凉，归热经。

［毒性］无毒。

［功用］清热解毒，凉血止血，消肿止痛，利胆退黄，补气壮阳。

［主治］痔疮出血，咳血，九子疡，黄疸肝炎，肾虚阳痿。

［用法用量］内服：10～20 g煨水服，痔疮炖肉吃或蒸酒吃，咳血蒸冰糖服。外用：九子疡及外痔肿痛磨酒醋外搽患处。

灵芝

［俗名］赤芝、木灵芝。

［来源］多孔菌科植物赤芝*Ganoderma lucidum*（Leyss.ex Fr.）Karst的子实体。

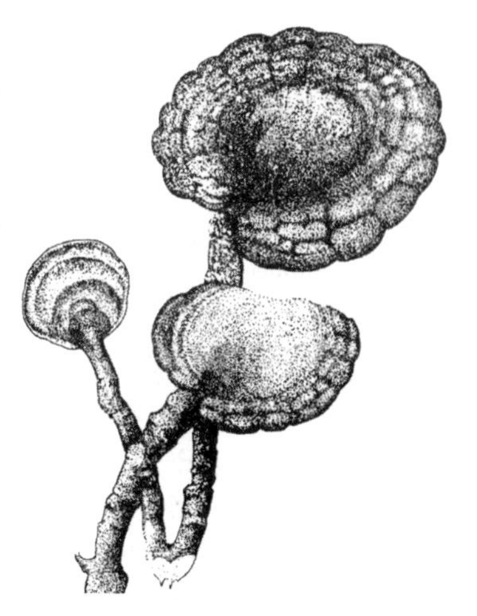

菌盖木栓质，有柄，半圆形至肾形，罕近圆形，高及宽各达20 cm；柄长，侧生，唯菌盖皮壳黄色至红褐色，菌柄紫褐色，有光泽，表面有环状棱纹和辐射状皱纹；菌肉近白色呈淡褐色；菌管硬，管口初期白色，后期褐色。孢子褐色，卵形，内壁具显著小疣。

生于栎及其他阔叶树的木桩旁。药用菌株。

［性味归经］辛、甘、平，归冷、热经。

［毒性］无毒。

［功用］祛风除湿，和胃止痛，消痈解毒。

［主治］风湿疼痛，陈年胃痛，乳腺炎。

［用法用量］10～15 g煨水服，或研粉冲服，每次，0.5～1 g，每日服2次。

第八节　刺类药

刺五加

〔俗名〕茨五甲、五加皮、红五加、苦刺头。

〔来源〕五加科植物五加*Acanthopanax gracilistylus* W.W.Smith的根皮。

灌木，有时蔓生状，高达3 m。枝条无刺或仅在叶柄基部单生扁平的刺。掌状复叶在长枝上互生，在短枝上簇生；小叶5，中央一片最大，倒卵形，长3～8 cm，宽2～3 cm，先端渐尖，基部楔形，边缘有钝细锯齿，两面无毛或沿脉疏生刚毛。伞形花序腋生或单生于短枝上；花黄绿色；萼缘5齿裂；花瓣5；雄蕊5；花柱丝状，分离。果近球形，侧扁，成熟时黑色。

生于山坡、灌丛、林缘。药用根、皮、叶，四季可采。

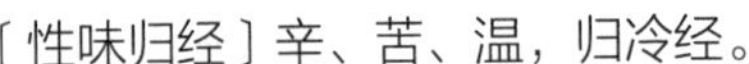

〔性味归经〕辛、苦、温，归冷经。

〔毒性〕无毒。

〔功用〕祛风除湿，强筋壮骨，生肌化瘀。

〔主治〕风湿，劳伤，脚气，骨折。

〔用法用量〕内服：10～30 g煨水服或泡酒服。外用：鲜品捣烂外敷。

三加皮

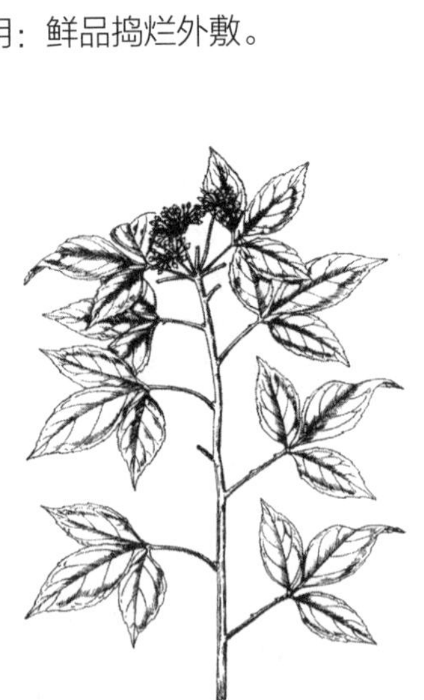

〔俗名〕三甲皮、白茨根、三叶五加、白簕、鹅掌簕、榄豉簕。

〔来源〕五加科植物白簕*Acanthopanax trifoliatus*（L.）Merr.的根皮。

攀援状灌木，高1～6 m。树皮灰白色，具皮孔，枝疏生扁平的先端钩状的向下刺。复叶互生；小叶3，少有5，长卵形或长椭圆形，长4～8 cm，宽2～4 cm；先端尖，基部楔形，边缘有细锯齿或疏钝齿，上面脉上疏生刚毛。伞形花序常3～10个聚生成顶生圆锥花序；花黄绿色；萼具5齿；花瓣5，三角形；雄蕊5；雌蕊1，子房2室；花柱2，合生至中部。果扁球形，成熟时黑色。

生于山脚、路旁或丘陵地的灌丛中。药用根叶，全年可采集。

〔性味归经〕辛、苦、凉，归热经。

〔毒性〕不显。

〔功用〕清热解毒，祛风除湿，舒筋活血。

〔主治〕风湿关节痛，热痹，跌打损伤，疔疮。

〔用法用量〕内服：10～30 g煨水或泡酒服。外用：以鲜品捣烂敷患处。

第九节　根类药

土细辛

〔俗名〕倒插花、花脸细辛、苕叶细辛。

〔来源〕马兜铃科植物五岭细辛*Asarum wulingense* C.F.Liang的全草。

多年生草本，根茎短，半肉质根成簇。叶基生，3～5，长卵形，长6～12 cm，宽4～8 cm，顶端渐尖，基部耳形，叶面上有云斑，下面被柔毛。花单生，向下垂；花被肉质，紫色，花被管筒状，被毛，内面具多数纵行的脊状皱褶，喉部缢缩，花被裂片三角状卵形，近喉部有无数乳突状突起，排成环状；雄蕊12；花柱离生，柱头6，顶端叉状2裂。

生于灌丛下阴湿处。药用根、叶，夏秋季采集。

〔性味归经〕辛、麻、辣、温，归冷经。

〔毒性〕有小毒，常量无妨，极量可致呼吸麻痹而窒息。

〔功用〕发散风寒，麻醉止痛，行气开窍。

〔主治〕风寒感冒，闭寒咳嗽，胃气冷痛，跌打伤痛。

〔用法用量〕内服：1～5 g煨水服，或泡酒服。外用：鲜品捣烂敷患处，或研末吹鼻或煎水含漱。外伤加酒、醋止痛效果更著。

青木香

〔俗名〕蛇参、天仙藤、青藤香、马兜铃。

〔来源〕马兜铃科植物马兜铃*Aristolochia debilis* Sieb.et Zucc的根。

草质藤本，全体无毛。根地下伸长，气辛香，叶互生，三角状卵形，长4～8 cm，宽3～6 cm，顶端钝圆，基部心形，两侧具圆耳片，全缘。花单生于叶腋，花暗紫色，基部急剧膨大呈球形，中部管状，上部扩大成向一侧偏心的侧片；雄蕊6，贴生于粗短的花柱体周围；花药2室；花柱6枚愈合成柱体。蒴果近球形，自基部沿室间开裂为6瓣。

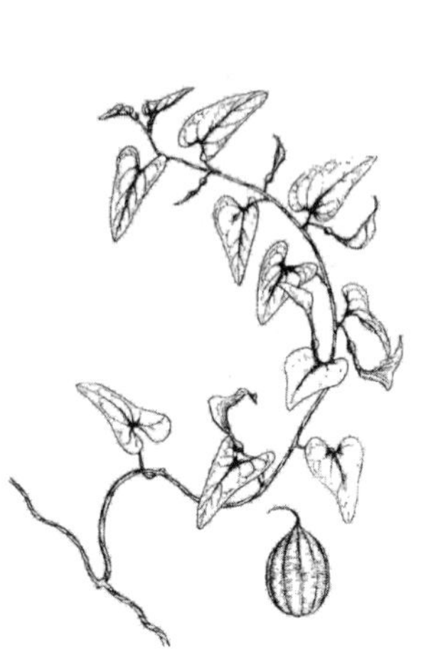

生于山坡灌丛中。药用根、果，秋季采集。

〔性味归经〕辛、苦、寒，归热经。

〔毒性〕不显。

〔功用〕顺气止痛，止咳平喘，清热止痢。

〔主治〕胃气痛、咳喘，慢性支气管炎，痢疾腹痛，腹胀发痧，消化不良，毒蛇咬伤。

〔用法用量〕内服：10～30 g煨水服或炖肉吃。外用：水煎外洗，蛇咬伤或捣鲜品敷。

虎杖

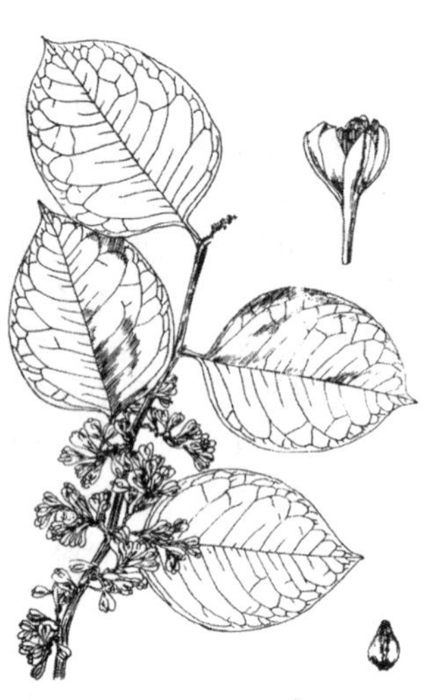

〔俗名〕苦杖、酸汤杆、阿金采、斑杖、斑红根、蛇总管、川筋龙。

〔来源〕蓼科植物虎杖*Polygonum cuspidatum* Sieb.et Zucc.的根茎。

多年生草本，高达1.5 m。茎直立，丛生，基部木质化，分枝，无毛。中空，散生红色或紫红斑点。叶有短柄；叶片宽卵形或卵状椭圆形；长6～12 cm，宽5～9 cm，顶端有短尖，基部圆形或楔形；托叶鞘膜质，褐色，早落。花单性，雌雄异株，成腋生的圆锥状花序；花梗细长，中部有关节，上部有翅；花被5深裂，裂片2轮，外轮3片在果时增大，背部生翅；雄花雄蕊8；雌花花柱3，柱头头状。瘦果椭圆形，有3棱，黑褐色，光亮，包于增大的翅状花被内。

生于山谷溪边。药用根，秋冬季采集。

〔性味归经〕酸、甜、微苦、寒，归热经。

〔毒性〕有小毒，过服可致中毒吐泻而虚脱。抢救宜催吐洗胃，服牛奶、藕粉。

〔功用〕泻火解毒，利湿退黄，收敛止血，解表疏风。

〔主治〕急慢性肝炎，疔疮痈毒，水火烫伤，发热腹泻，毒蛇咬伤，小便淋症，胃出血，崩漏。本品以善止血著称。

〔用法用量〕内服：10～15 g煨水服，或浸酒或入丸散剂。外用：水煎洗浸或湿敷，或为末撒布，或以鲜品捣烂外敷。

〔禁忌〕孕妇慎服。

威灵仙

〔俗名〕灵仙、铁扫帚、铁脚威灵仙、百条根、老虎须、牙痛根。

〔来源〕为毛茛科植物威灵仙*Clematis chinensis* Osbeck的根及根茎。

植物为藤本，干时乌黑，根丛生于块状根茎上，细长圆柱形，茎具明显条纹，近无毛，叶对生，回羽状复叶，略带革质，狭卵形或三角状卵形，先端钝或渐尖，茎部圆形或宽楔形，全缘。主脉3条，上面沿中脉有细毛，下面无毛，圆锥花序顶生及腋生，总苞片窄线形，密生细白毛，萼片4，花瓣状，长圆状倒卵形，白色或绿白色，外被白条柔毛，内侧光滑无毛。瘦果扁平，略生细短毛，花柱宿存，成白色羽毛状，花期5~6月，果期6~7月。

生于山谷、山坡林边或灌木丛中。药用根及根茎，夏秋季采集。

〔性味归经〕辛、麻、咸、温，归冷经。

〔毒性〕有小毒，可致皮肤黏膜发泡或心跳停止，中毒10余小时死亡。皮肤中毒宜以清水或酸汤洗净，内服中毒者催吐洗胃，服蛋清、冷面糊，剧烈腹痛腹泻者，以黄柏、地榆、甘草各等量水煎服。

〔功用〕麻醉止痛，祛风除湿，通络舒筋。

〔主治〕风湿疼痛，肢体麻木，筋脉不利，牙痛，鱼骨刺哽喉，乳蛾，龟头炎，糖尿病。

〔用法用量〕6～10 g水煎内服，治风湿疼痛可泡酒服，牙痛则外用以药根嚼含于牙痛处。本品为医治牙痛之要药。

〔禁忌〕有引产作用、皮肤发泡作用，孕妇忌服，避免过久接触皮肤、黏膜。

骨碎补

〔俗名〕爬岩姜、石岩姜、槲蕨。

〔来源〕槲蕨科植物槲蕨*Drynaria roosii* Nakaike的根茎。

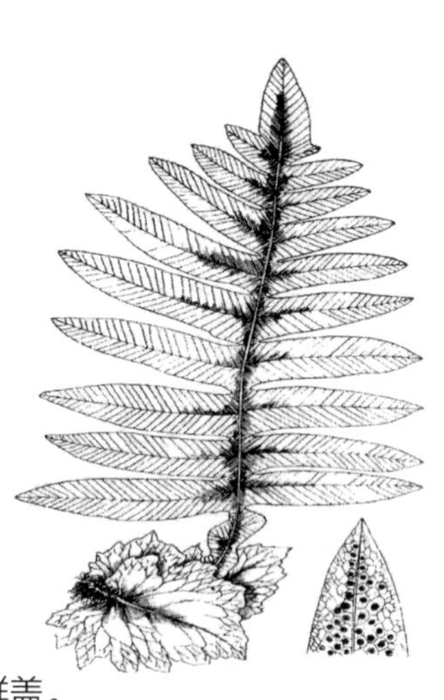

附生草本，高达40 cm。根状茎粗状，肉质，横走，密被棕黄色、线状凿形鳞片。叶二型，营养叶厚革质，红棕色或灰褐色，卵形，无柄，长5～7 cm，宽3～6 cm，边缘羽状浅裂；孢子叶绿色，具短柄，柄有翅；叶片矩圆形或长椭圆形，长20～37 cm，宽8～18 cm，羽状深裂，羽片6～15对，广披针形或长圆形，长4～10 cm，宽1.5～2.5 cm，先端急尖或钝，边缘常有不规则的浅波状齿，基部2～3对羽片缩成耳状，两面均无毛，叶脉显著，细脉连成4～5行长方形网眼。孢子囊群圆形，黄褐色，在中脉两侧各排列成2～4行，每个长方形的叶脉网眼上着生1枚，无囊群盖。

附生于树上、山林石壁上或墙上。药用根茎，四季可采。

〔性味归经〕苦、温，归冷经。

〔毒性〕不显。

〔功用〕接骨补骨，强筋壮骨，祛风除湿，消肿止痛，截疟补肾。

〔主治〕骨折，骨碎，筋骨酸软，风湿疼痛，痞块劳伤，疟疾，习惯性流产，肾虚耳鸣。

［用法用量］10～20 g煨水服，疟疾炒牛肉吃，亦可以药饼贴手腕。消痞泡酒，外用去毛捣敷。

注意：外用易致皮肤红痒，当停用。苗医以本品善治骨折破碎而著称。

泽泻

［俗名］如意菜、水泽、水白菜。

［来源］泽泻科植物泽泻*Alisma plantago-aguatica* Linn.var.*orientale* Sam.的块茎。

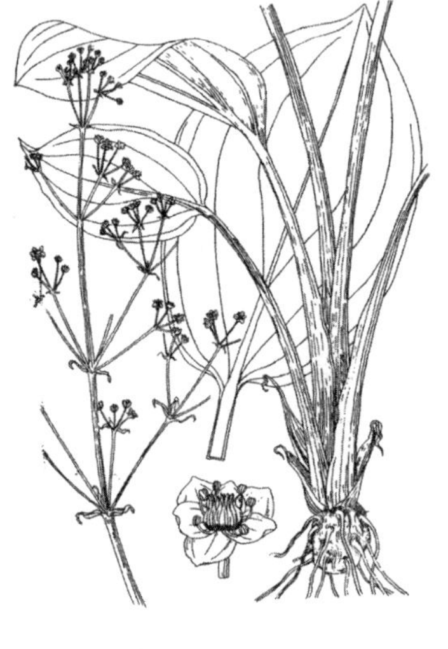

多年生沼泽植物，高50～100 cm。地下有块茎，球形，外皮褐色，密生多数须根。叶根生，叶柄长5～54 cm，叶鞘宽5～20 mm；叶片椭圆形至卵形，长5～18 cm，宽2～10 cm，先端急尖或短尖，全缘，两面均光滑无毛。花茎由叶丛中生出，总花梗通常5～7，轮生，集成大形的轮生状圆锥花序；小花梗长短不等，伞状排列；苞片披针形至线形，尖锐；口萼片3，广卵形，花瓣3，白色，倒卵形，较萼短；雄蕊6；雌蕊多数，离生。瘦果多数，扁平，倒卵形，褐色。

生于沼泽中或栽培。药用块根，秋季采集。

［性味归经］甜、淡、凉，归热经。

［毒性］不显。

［功用］清热利湿，行水消肿，减肥通淋。

［主治］湿热黄疸，水肿胀满，小便涩滞，尿频尿急尿痛，腹泻如水，肥胖痰湿（高脂血症）。

［用法用量］6～15 g煨水服。

姜黄

［俗名］文术、宝鼎香、毛姜黄。

［来源］姜科植物姜黄*Curcuma longa* L.的根茎。

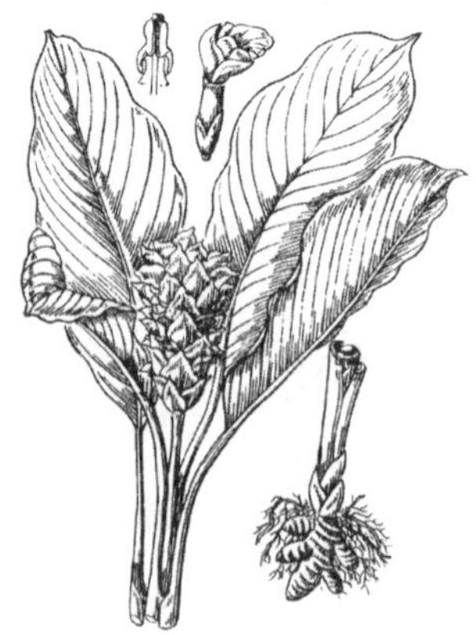

多年生草本；根状茎粗状，深黄色，极香。叶片矩圆形或椭圆形，长30～45 cm，宽15～18 cm，两面均无毛；叶柄长约45 cm。花葶由叶鞘内抽出；穗状花序圆柱状，长12～15 cm；苞片卵形，绿白色，上部无毛较狭，顶端红色；花萼长8～9 mm；花冠管比花萼长2倍多；侧生退化雄蕊与花丝基部相连；唇瓣倒卵形，长12 mm，白色，中部黄色；子房被微柔毛。

野生或栽培。药用块根，秋冬季采。

［性味归经］辛、苦、温，归冷经。

［毒性］不显。

［功用］破瘀散结，通经消痞，行气止痛。

［主治］腹中痞块，腹胀腹痛，月经不潮，肩背痹痛，九子疡。

［用法用量］3～5 g煨水服或泡酒服，或研粉冲服，每次0.1～0.3 g，外用以鲜品捣烂敷患处。

草血竭

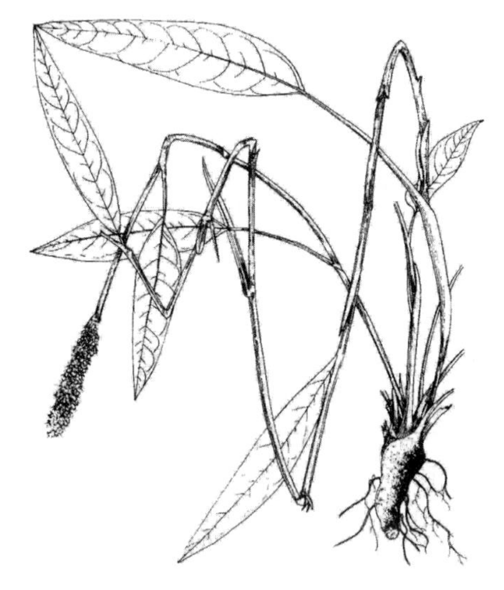

［俗名］鸢头鸡、地马蜂、大马蜂、拳参。

［来源］蓼科植物草血竭*Polygonum paleaceum* Wall.的根茎。

多年生草本，高约40 cm。根茎块状，棕黑色，具多数细根。茎纤细，绿色，有棱，无毛。根生叶披针形至矩圆状披针形，长8～22 cm，宽6～45 mm，先端尖或锐尖，基部阔楔形或近圆形，全缘略反卷；上面绿色，下面粉绿色，两面中肋均凸出；叶柄长5～12 cm。茎生叶互生，叶柄长1.5～3.5 cm，有时近于无柄，托叶成鞘状，其余均同根生叶。穗状花序长3～8 cm；苞片和小苞片均脱质，披针形，背面有一褐色中脉。花淡红色，花柄短；花被5裂，覆瓦状排裂；雄蕊5；子房卵状而扁，花柱2裂。瘦果三棱形，黑褐色有光泽。

生于石间或草坡。药用块根，秋冬季采集。

［性味归经］苦、涩、寒，归热经。

［毒性］不显。

［功用］清热定惊，和血止血，止泻止痢，解毒疗伤。

［主治］小儿惊风，红白痢疾，血崩山，水火烫伤，母猪风，产后血虚。

［用法用量］内服：5～20 g煨水服，补虚炖鸡吃、泡酒吃，癫痫加白矾末0.3 g开水吞服。外用：烫火伤以鲜品30 g加冰0.3 g调茶油外搽患处或为细末，茶油调撒患处。

射干

［俗名］扁竹根、老君扇、蝴蝶花、鲤鱼尾、豆豉叶、下搜山虎。

［来源］鸢尾科植物射干*Belamcanda chinensis*（L.）DC.的根。

多年生草本，高达80 cm。根茎横走，略呈结节状，外皮鲜黄色。叶2列，嵌迭状排列，宽剑形，扁平，长达60 cm。茎直立，伞房花序顶生，二歧状，苞状膜质；

花桔黄色，花被6，基部合生成短筒，外轮开展，散生暗红色斑点，内轮与外轮相似；雄蕊3，着生于花被基部；花柱棒状，顶端3浅裂，被毛。蒴果倒卵圆形，熟时3裂，果瓣向内弯曲。种子近球形，黑色，有光泽。

生于山坡、草丛、路旁向阳处。药用根茎，夏秋季采集。

〔性味归经〕苦，涩，凉，归热经。

〔毒性〕不显。

〔功用〕降火解毒，举陷固脱，消胀除满，截疟驱蛔。

〔主治〕火牙疼痛，咽喉肿痛，臌胀病，疟疾，虫积腹痛，子宫脱垂。

〔用法用量〕10～20 g煨水服，治疟煨水加小许黄酒服下。牙周炎患者，本品煮绿壳鸭蛋吃，外用捣烂炒热包患处。

杏叶沙参

〔俗名〕鸡把腿、土桔梗、泡参。

〔来源〕桔梗科植物桔梗*Platycodon grandiflorym*（Jacq.）A. DC.的根。

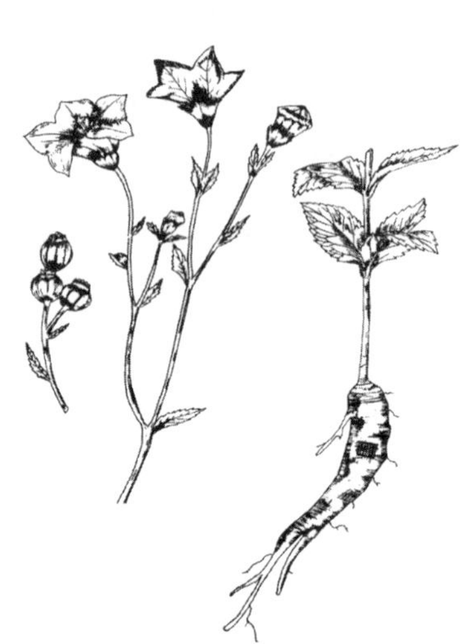

多年生草本，有白色乳汁。根胡萝卜形，长达20 cm，皮黄褐色。茎高达120 cm，无毛，通常不分枝或少分枝，叶3枚轮生、对生或互生，无柄或有极短柄；叶片卵形至披针形，顶端尖锐，基部宽楔形，边缘有尖锯齿，下面被白粉。花1至数朵生茎或分枝顶端；花萼无毛，有白粉，裂片5，三角形至狭三角形；花冠蓝紫色，宽钟状，无毛，5浅裂；雄蕊5，花丝基部变宽，内面有短柔毛。蒴果倒卵圆形，顶部5瓣裂。

生于山坡草地或林边。药用根茎，秋季采集。

〔性味归经〕甜、香、凉，归热经。

〔毒性〕无毒。

〔功用〕补虚润肺，清热止咳，健胃补乳。

〔主治〕虚痨咳嗽，感冒咳嗽，肺结核，产后乳少或无奶。本品鲜茎折断有白色乳汁，有补乳作用，是苗医类化理论的代表之一。

〔用法用量〕10～30 g煨水服，或泡酒服，补乳炖猪脚吃，亦可研粉开水吞服。

老虎姜

〔俗名〕黄独、黄精、黄药子、毛狗卵、鬼贵洋。

〔来源〕百合科植物多花黄精*Polygonatum cyrtonema* Hua的根茎。

多年生草本，茎高达100 cm，根状茎肥厚，通常连株状或结节块状。叶互生，椭圆形，卵形、卵状披针形或稍作镰刀状弯曲，全缘，顶端渐尖。花序腋生，呈伞形状，具2～7朵花，总花梗长；花被黄绿色，筒状，先端裂片6；雄花6，花丝着生近花被筒中部或上1/3处，具乳头状突起，顶端膨大具囊状突起；花柱长。浆果，熟时黑色。

生于山地阴湿处。药用根块，秋季采集。

〔性味归经〕苦、香、甜、凉，归热经。

〔毒性〕无毒。

〔功用〕补虚扶弱，润肺止咳，清热解毒，凉血止血，消痞散结。

〔主治〕肺结核，咳嗽咯血，体虚乏力，无名肿毒，毒蛇咬伤，大脖子病，腹泻。

〔用法用量〕内服：10～50 g煨水服，泡酒服，或研末开水吞服。外用：捣绒敷患处或磨酒搽患处。

野葡萄根

〔俗名〕野葡萄、秋葡萄、扁担藤、三裂蛇葡萄。

〔来源〕葡萄科植物三裂蛇葡萄*Ampelopsis delavayana* Pl.的根。

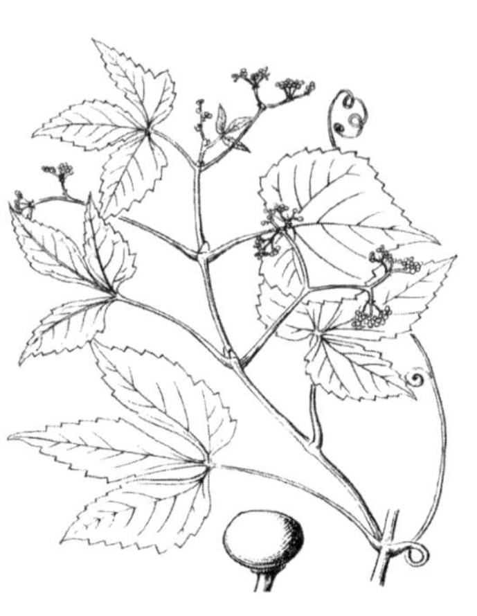

木质藤本，攀援；小枝无毛或有微柔毛，常带红色。叶多数，3全裂，中间小叶长椭圆形至宽卵形，基部楔形或圆形，顶端渐尖，有短柄或无柄。侧生小叶极偏斜，斜卵形，少数成单叶三裂，宽卵形，长宽5～12 cm，顶端渐尖，基部心形，边缘有带凸尖的圆齿，上面无毛，或在主脉、侧脉上有毛，下面有微毛；叶柄与叶片等长，有时有毛。聚伞花序与叶对生；花淡绿色；花萼边缘稍分裂；花瓣5，镊合状排列。雄蕊5。果球形或扁球形，蓝紫色。

野生于荒山土埂处。药用根茎，四季可采。

〔性味归经〕甜、涩、凉，归热经。

〔毒性〕无毒。

〔功用〕祛痰生新，止血生肌，拔云退翳。

〔主治〕骨折肿痛，乳肿结块，刀伤出血，胬肉攀睛。

〔用法用量〕内服：10～60 g煨水服。外用：外伤捣烂加白酒外包，有伤口者先以茶水洗净伤口再包药，眼蒙皮（即胬肉攀睛）以茎内汁用灯草点眼。

第二十章　动物类药

地龙

［俗名］白颈蚯蚓、环毛蚯蚓、土地龙、曲蟮、地豇豆。

［来源］巨蚯蚓科动物环毛蚯蚓*Pheretima hupeiensis*（Michaelsen）和其他同属种的全体。

体呈圆筒形，长约13.5 cm。粗0.5 cm，体节数111～138节，雌雄同体。环带位于14～16节，肉色，生殖时期为苍白色。雄性生殖孔1对，位于18节，在腹面两侧隆起；雌性生殖孔1个，位于14节，在腹面正中。除环带外各节环生刚毛，甚短，肉眼不易看见。

生活在潮湿而多有机质的泥土处。药用虫体，四季可采集。

［性味归经］淡、腥、寒，归热经。

［毒性］无毒。

［功用］退火解毒，通络止痛，利尿平喘。

［主治］水火烫伤，阑尾炎腹痛，咳喘水肿，小儿高热。

［用法用量］内服：干品3～5 g煨水服。外用：10～30 g鲜品捣烂加白酒敷脐治小儿高热，加白糖调敷治烫火伤，调敷右下腹治阑尾炎。

地蛄牛

［俗名］窝窝虫、喔喔虫、土旋虫、敬蛄孤。

［来源］为蚁蛉科动物蛟蜻蛉*Myrmeleon micans*(Maclchlan)的幼虫。

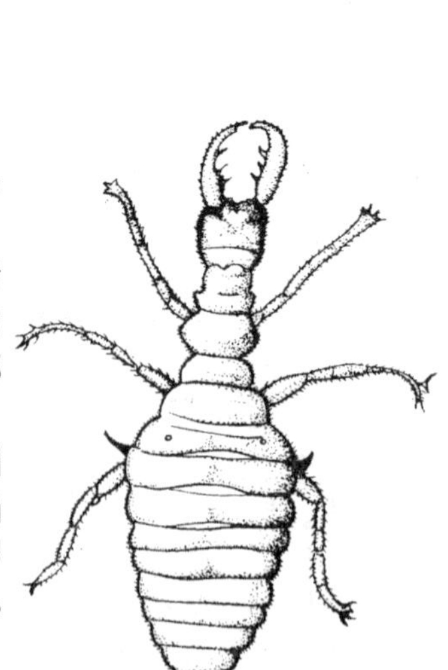

虫体形似蜘蛛，体长6～18 mm，土黄色至污白色，有黑褐色花纹。头胸较小，头部有1对钳状的颚，身上有散生和丛生的黑褐色硬毛，胸足5对，腹部较大。

生活于岩石下、断崖、墙足、屋檐下的干燥粉细沙土中，利用细土做直径20～60 mm的漏斗形小“陷阱”，藏身于井底沙土中。俯身唤出“喔喔”声，虫即从小“陷阱”中滚出现身井中。药用虫体，四季可采集。

［性味归经］咸、寒，归热经。

［毒性］不显。

［功用］拔毒消肿，定惊息风，催产下胎，利尿排石。

［主治］痈疮肿毒，惊风抽搐，难产，尿结石。

［用法用量］内服：3～5只焙黄研粉兑开水分3次冲服。外用：水调敷患处。

土狗仔

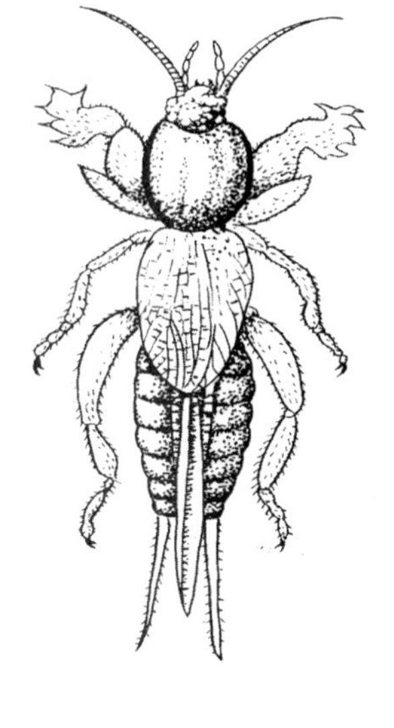

〔俗名〕土狗、地蝲蛄、土狗崽、拉拉狗、蝼蛄、钻田蛄。

〔来源〕蝼蛄科动物非洲蝼蛄Gryllotalpa africana Palisot de Beaurois的成虫。

全体黄褐色，密被短小软毛。体长2.8～3.3 cm。头圆锥形，暗褐色，触角丝状，复眼卵形，黄褐色。前胸背板坚硬膨大，卵形，背中央有1条下陷的纵沟，前翅革质较短，黄褐色。后翅大，膜质透明，淡黄色。前足发达，扁铲状；中足较小；后足长大，腿节发达，在胫节背侧内缘有3～4个能活动的刺。腹部纺锤形，柔软，尾毛1对。

栖于田无、屋边潮湿地。尤喜栖于田坎内，以双前爪于田坎内挖洞爬行，跟踪洞穴方可找到虫体。药用虫体，夏秋季采集。

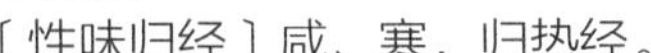

〔性味归经〕咸、寒，归热经。

〔毒性〕不显。

〔功用〕通淋排石，解毒消肿，利尿通经。

〔主治〕尿路结石疼痛，痈肿热毒，小便不通，痛经闭经。本品善走串通开，为苗医止痛排石之要药。

〔用法用量〕内服：1～3个去头足翅，瓦上焙研粉，开水分3次冲服。外用：以活虫捣烂敷肿痛处。

打屁虫

〔俗名〕屁巴虫、九香虫。

〔来源〕为蝽科动物九香虫Aspongopus chinensis Dalas的干燥虫体。

全体长卵圆形，褐色带紫红色。头部狭尖。触角5节，前4节黑色，第5节除基部外为红黄色，第2节长于第3节。前胸背板及小盾片均具不规则横纵纹。前胸背板前狭后阔，前缘凹进，后缘略拱出，中部横直，侧显著，侧接缘黑色，每节中间有暗红黄色斑点，腹部背面为红褐色。药用虫体，全年可采。

〔性味归经〕咸、臭、温，归冷经。

〔毒性〕无毒。

〔功用〕温阳散寒，理气止痛，活血软坚，接骨消肿。

〔主治〕体虚畏寒，腹胀胸闷，痞块瘀结，骨折肿痛。

〔用法用量〕内服：3～5 g煨水服。外用：与他药捣敷患处。

鳖甲

〔俗名〕团鱼、王八、鳖、甲鱼。

〔来源〕为鳖科动物中华鳖Trionyx sinensis Wiegmann的背甲、头、肉。

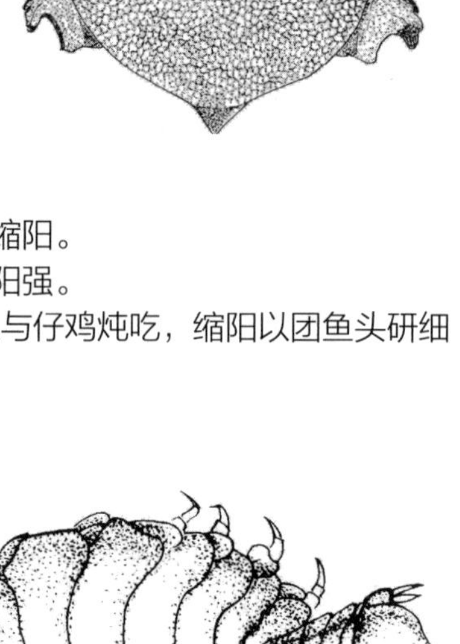

体呈椭圆形，背面中央凸起，边缘凹入，腹背均有甲。头尖，颈粗长，吻突出，吻端有1对鼻孔，眼小，颈基部无颗粒状疣；头颈可完全缩入甲内。背腹甲均无角质板而被有软皮。背面橄榄绿色，或黑棕色，上有小疣，边缘柔软，俗称裙边。腹面黄白色，有淡绿色斑。背、腹骨板间无缘板连接。前肢5指，仅内侧3指有爪；后脚趾亦同。指、趾间具蹼。雄性体较扁，尾较长，末端露出于甲边；雌性相反。

多生活于小河、池塘边的沙泥里。肉为美食，药用头、壳（骨），全年可采集。

〔性味归经〕咸、甜、寒，归热经。

〔毒性〕无毒。

〔功用〕补虚扶弱，软坚散结，退蒸养血，降火缩阳。

〔主治〕体虚多汗，痞块内结，痨咳潮热，虚火阳强。

〔用法用量〕壳10～30 g煨水服，补虚可用甲鱼与仔鸡炖吃，缩阳以团鱼头研细末冲酒服。

鱼虱子

〔俗名〕鱼怪、鱼寄生、鱼虱。

〔来源〕为寄生在鲤、鲫鱼胸腔中的缩头水虱科动物鱼怪Ichthyoxenus japonensis Richardson的全体。

雌虫体长19～28 mm。头节小，具附肢，呈横椭圆形，有复眼1对，第1触角8节，第2触角9节，均短小。胸部宽大，分7节，腹面有鳞片状的抱卵板4对。胸足7对，前3对向前伸，后4对向后伸，腹部窄，舌片状，分6节，前5节缩小，尾节大而呈半圆形，腹板5对。最后1对附肢为尾肢。雄虫比雌虫窄小。

寄生于鱼胸中腔中，四季可采集。

〔性味归经〕淡、甜、寒，归热经。

〔毒性〕不显。

〔功用〕利尿消肿，行气止痛。

〔主治〕水肿，小便不利，呛水伤，胃痛，打嗝，胃辣痛。

〔用法用量〕1～2 g焙干研粉内服。

蚂蚱

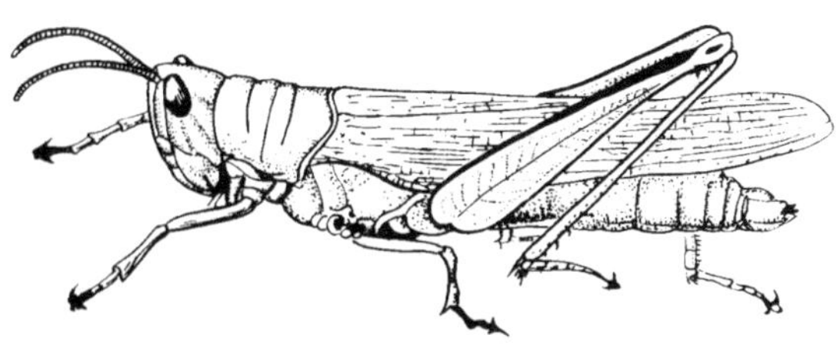

〔俗名〕蚱蜢、蚱蚝子、稻蝗。

〔来源〕蝗科运输稻蝗 *Oxya chinensis* Thunn. 的全体。

体长3～4 cm。黄绿色或绿色，有时黄褐色。有光泽。头顶有圆形凹窝，颜面中部沟深。复眼灰色，椭圆形单眼三个。触角丝状，褐色。前胸发达，中部有横缝3条。前翅前缘部分呈绿色，余部褐色，腹部黄褐色，雄体腹末端屈曲向上。

生活于草地、秧农田，尤喜生活于稻田中，以食秧苗为主。药用虫体，夏秋季采集。

〔性味归经〕咸、香、凉，归热经。

〔毒性〕不显。

〔功用〕解毒渗湿，祛风止咳，补益强壮。

〔主治〕咳嗽，体虚，筋骨软弱无力。

〔用法用量〕1～3只焙干研粉冲服，或烧熟放少许烟屎，碾粉内服。

蜈蚣

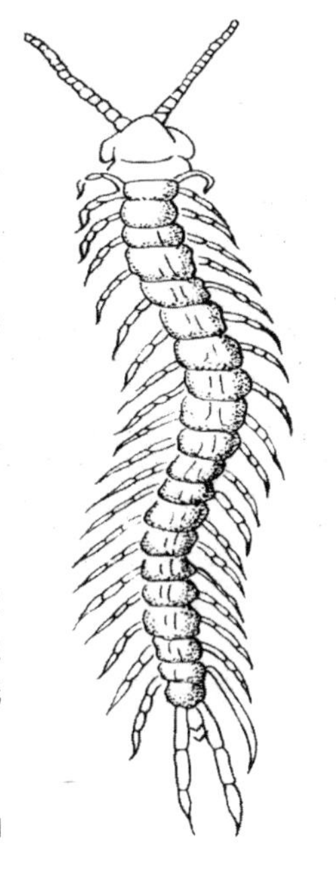

〔俗名〕吴公、蜈蚣虫、百脚、少棘蜈蚣。

〔来源〕蜈蚣科动物少棘蜈蚣Scoloperdra subspinipes mutilans Kochis的全体。

体长11～14 cm。头部背板略似心脏形，有1对细长多节的触角，触角基部有4个单眼。口在头前偏腹面的地方，外围有1对大颚和2对小颚。胴部由21个体节组成，每个体节各有脚1对，脚的末端有爪。胴部第1对脚特别强大，形成镰形的毒颚，伸向头部下方的两侧，它的末端有毒腺开口，头背和第1背板金黄色，体的背面黑绿色或暗绿色，脚端黑色。

栖息于丘陵地和多石少土的低山区。药用虫体，全年可采集。

〔性味归经〕咸、辛、温，归冷经。

〔毒性〕有毒，中毒见吐泻腹痛、全身乏力、昏迷、呼吸困难、酱油色尿，解救连冲服制马钱子粉末0.2～0.5 g，呼吸困难以人参、五味子、甘草等量水煎服，茶水泡饮，必要时先洗胃。

〔功用〕定惊息风，解毒散结，通络止痉。

〔主治〕惊风抽搐，风湿麻木痹痛，半身瘫痪，坐骨神经痛。

〔用法用量〕1～2条去头足浸酒三日减毒，焙干研粉分次冲服，每次0.1～0.2 g，每日2次。蜈蚣性猛，以带头足为烈，善祛风解毒。惊风撮口，非蜈蚣不效。去头足则药力不全。

［禁忌］孕妇、火重患者忌服。

蜜蜂

［俗名］中华蜜蜂。

［来源］蜜蜂*Apis cerana* Fabr.或意大利蜂*A.mellifera* L.螫刺腺体中的毒液。

液体微黄色而透明，有刺激性，味微苦，气清香。药用蜂螫刺腺体中毒液，临时使用。

［性味归经］香、苦、温，归冷经。

［毒性］有小毒，常量无妨，多外用，以毒攻毒。

［功用］祛风除湿，镇痛。

［主治］风湿疼痛，关节不利。

［用法用量］以蜂3~5只直接螫刺患处，然后拔去螫刺。

［禁忌］蜂毒易致过敏反应，此法治病宜慎用。

蜘蛛

［俗名］波丝、大腹圆蛛、博构。

［来源］园蛛科动物大腹园蛛*Aranea ventricosus* (L.Koch,1878)的全体。

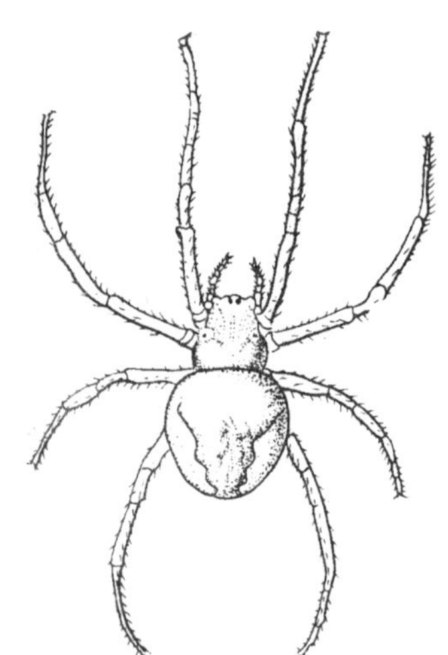

体长19~22 mm，雌虫大于雄虫，头胸部短于腹部，赤褐色，边缘黑色。腹部黄褐色，有明显的黑色叶状斑纹，有两对黑色的肌肉附着点。腹部前端中央有黄色或红色斑点，腹部下面灰黄色。纺织器黑褐色，步足黄褐色，并有赤褐色及黑色斑纹。

栖息于房檐、墙角结网。药用虫体、丝网，临时采用。

［性味归经］咸，涩，寒，归热经。

［毒性］有毒，多外用，常量无妨。

［功用］消肿解毒，祛风定惊，止血收敛。

［主治］痈疮疖毒，惊风抽搐，外伤出血，咽喉肿痛。

［用法用量］1~2个捣烂调醋敷，止血以丝网外敷即可。

蝉蜕

［俗名］蝉蜕、虫退、黑蚱。

［来源］蝉科动物黑蚱*Cryptotympana pustulata* Fabr.的脱落皮壳。

体色黑面有光泽，被金黄色细毛。复眼1对，大形，两复眼间有单眼3只，触角1

对，口器发达，唇基梳状，上唇宽短，下唇延长成管状，胸部发达，足3对，翅2对，膜质，黑褐色，基部黄绿色。

蝉蜕似蝉而中空，稍弯，体轻，膜质，表面茶棕色，半透明，有光泽。

生活于杨、柳、榆、槐等树上，皮壳脱落于树上或地面。药用虫壳，秋夏季采集。

［性味归经］辛、凉，归热经。

［毒性］无毒。

［功用］散风清热，利咽明目，宣毒透疹。

［主治］风热感冒，咽喉肿痛，风热目赤，麻疹不透。

［用法用量］内服：6～10 g煨水服或研细末冲服。外用：10～20 g研粉，吹撒咽喉肿痛处。

田螺

［俗名］螺蛳。

［来源］田螺科动物中国圆田螺*Cipangopaludina chinensis*（Gray.）的全体。

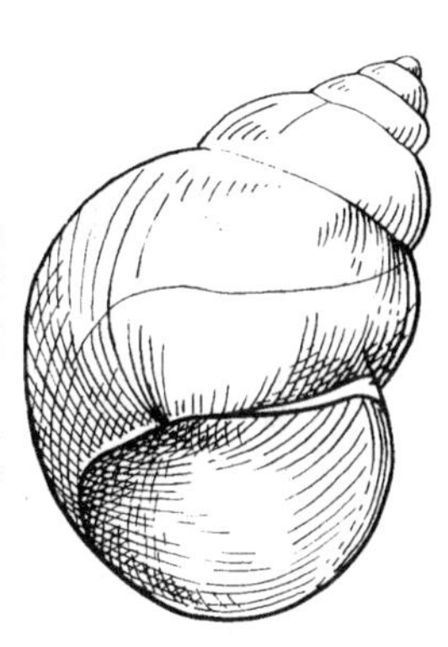

贝壳呈长圆锥形，质薄而坚。螺层6～7层，各层增长迅速，螺旋部发达，体螺层膨大，缝合线深。壳面黄褐色或深褐色，壳口卵圆形，周缘有黑色框边。角质为一小黄褐色的卵圆形薄片，有环纹。

栖息于水草丰茂的沟渠、池塘及水田中。药用全螺，夏秋季采集。

［性味归经］甜、咸、凉，归热经。

［毒性］无毒。

［功用］清热解毒，消痈软坚，利尿排石。

［主治］胰腺炎、脚气、尿路结石。

［用法用量］3～7颗，配黄瓜捣敷患处，或烧灰调桐油外搽，或配海金沙、金钱草煮吃。田螺其性善于排吐，为苗医治疗尿路结石之要药。田螺肉质鲜嫩，苗民常以之作美食。

蟾蜍

［俗名］蟾酥、癞蛤蟆、癞格宝、癞虫客包。

［来源］为蟾蜍科动物黑眶蟾蜍*Bufo melanostictus* Schneider的全体，耳后腺分泌白色浆液为蟾酥。

体长20～100 mm，雄性略小。头宽短，上下颌均无齿。头部沿吻棱，眼眶上缘，鼓膜前缘和上下颌缘有十分明显的黑色骨质棱或黑色线，故称“黑眶蟾蜍”。鼓膜大，椭圆形。雄性在咽下有发声的声囊。前脚细长，后肢短。趾的基部有半蹼。全

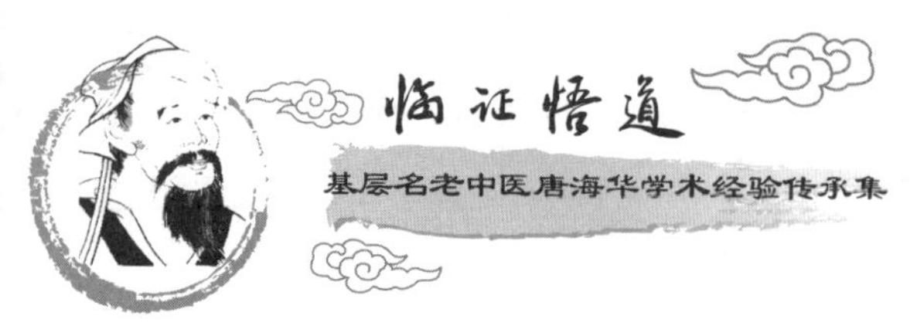

身满布大小不等的圆形疣粒。体色一般是黄棕色。头的两侧有长椭圆形的耳后腺，能分泌白色乳状液。

栖息在田边、住宅、水塘等隐蔽处。药用肉、皮、浆液，夏季采集。

〔性味归经〕咸、麻、温，归冷经。

〔毒性〕有毒，其浆汁贱入眼内即剧痛难忍，流泪胀胀如桐壳，内服中毒，可致昏迷抽搐而死。中毒解救，宜早催吐洗胃或灌肠，内服蚕清，多饮水、茶水，鲜芦根汁120 g捣服。浆汁入眼，急以清水冲洗，再以紫草汁洗涤和点眼。

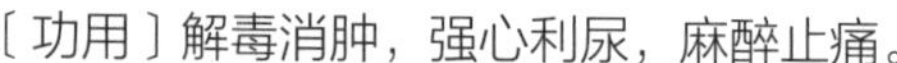

〔功用〕解毒消肿，强心利尿，麻醉止痛。

〔主治〕痈毒肿痛，心胃气痛，跌打疼痛，风湿关节痛，咽喉肿痛，牙痛，乳痈结核，小儿疳积，白血病。

〔用法用量〕内服：0.15～0.03 g为粉末入丸、散服。外用：1只去内脏，敷脐或制成酊剂涂患处。

〔禁忌〕本品有毒，慎用，孕妇及体弱者禁服。

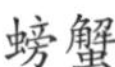

螃蟹

〔俗名〕螃嘎。

〔来源〕为溪蟹科动物锯齿华溪蟹 *Sinopotamon denticulatum denticulatum*（A. Mdwards） 的全体。

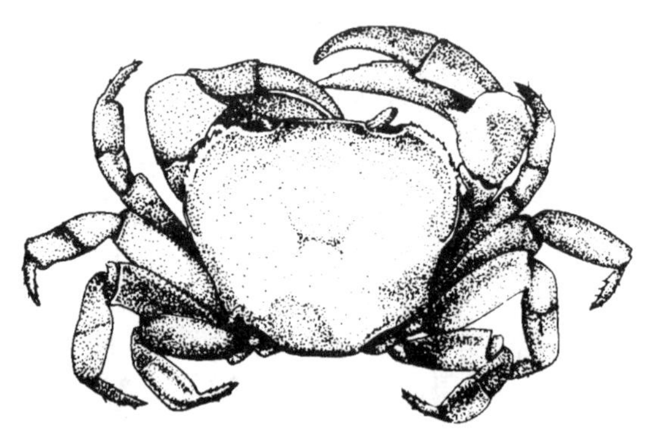

甲壳呈圆方形。背面有强大的头胸甲，表面较扁平，前侧缘约13个细钝齿。步足5对，螯足不对称。第二对步足最长，腕节，前节及指节均具小刺。腹部呈三角形。雄性头胸甲长3～3.5 cm，宽3.5～4.5 cm。

多栖于山溪、河流石缝处。春夏季多栖于田间，药用全体，四季可采。

〔性味归经〕咸、寒，归热经。

〔毒性〕无毒。

〔功用〕清痞软坚，破血行瘀，解毒消痈，接骨消肿。

〔主治〕红肿疮毒，痞块硬结，痈疮肿毒，瘀血诸疾，骨折骨碎，跌打伤痛。

〔用法用量〕内服：以蟹焙干研粉，每次10～20 g蒸白酒内服。外用：以蟹1～5只捣烂包患处，根据病情，配伍适用。蟹壳坚质硬，富含钙质，为苗医接骨之要药。

鲤鱼

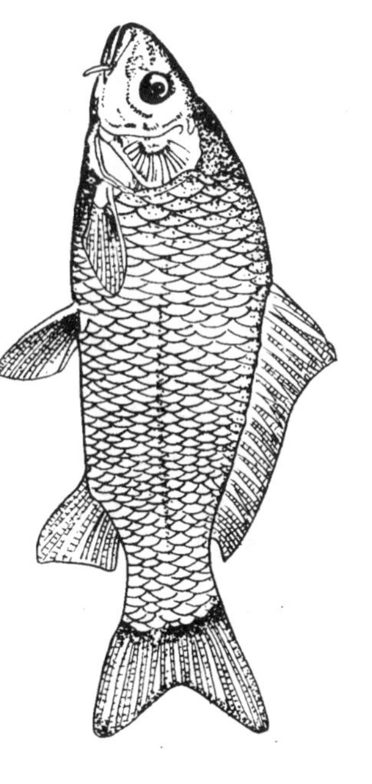

［俗名］鲤、代美（松桃苗语别音）。

［来源］为鲤科动物鲤*Cyprinus carpio* L.的全体。

全体长而侧扁，背部弧形。腹部圆。头中等，吻钝，眼略下。口下位，闭口时呈马蹄形，有2对须，第1对在上颌侧面；第2对在口角。鳃盖上有放射线纹。全体黑褐色略带黄色，腹部淡白色。

栖于江河及湖泊中，苗区大量养殖于水田中，药用鱼体，四季可采。

［性味归经］辛、腥、淡、冷，归热经。

［毒性］无毒。

［功用］开胃发奶，利尿消肿，清热退黄，止咳平喘。

［主治］产妇乳少，水肿小便不利，黄疸，咳嗽气喘。

［用法用量］1～3条去内脏炖服，止咳喘以红鲤为佳，红鲤泡童便1～3条去内脏烧吃。

［禁忌］鲤为发物，慢性病愈后忌食，以免复发。

滚山珠

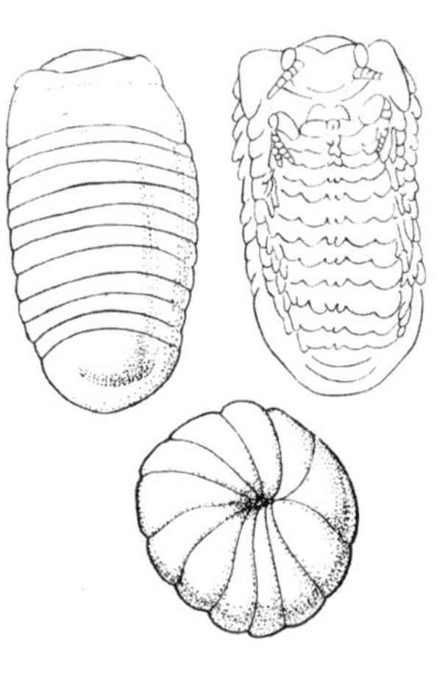

［俗名］滚山球、球马陆。

［来源］球马陆科动物滚山球马陆*Glomeris nipponica* Kishda的全体。

体呈扁长圆柱形，长20～30 mm，宽10～15 mm。体壁硬，体表面棕黄色或漆黑色，油亮，腹面灰褐色，头部有复眼和触角各1对，大颚1对，胸部背板共12节，第1节为颈板，中间10节较窄，末节最大。胸部腹面2～4节，各有足1对，第5节以后，每节有足2对。爬行缓慢，稍遇刺激即卷曲成球形，以隐蔽头足，从山上可沿山下滚，故得其名。

多栖息于山坡较潮湿处，多在枯枝腐叶下或石块下。药用虫体，春夏季采集。

［性味归经］臭、咸、寒，归热经。

［毒性］有毒，内服中毒，解救参照蜈蚣中毒解救法。

［功用］解毒退热，消肿止痛，舒筋活血，杀虫止痒。

［主治］痈肿疮毒，跌打肿痛，风湿疼痛，头癣疥癞。

［用法用量］3～6 g（1～2只）焙干研细末黄酒分次吞服，治头癣以虫3只加紫草根20 g，白鲜皮30 g煎水洗搽患处。

［禁忌］孕妇忌用。

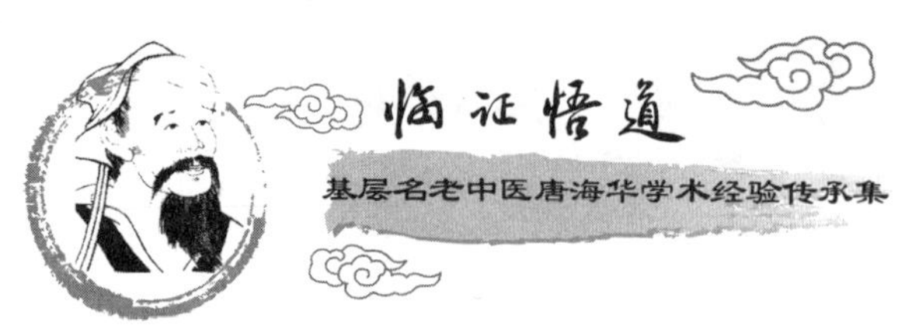

蝴蝶虫

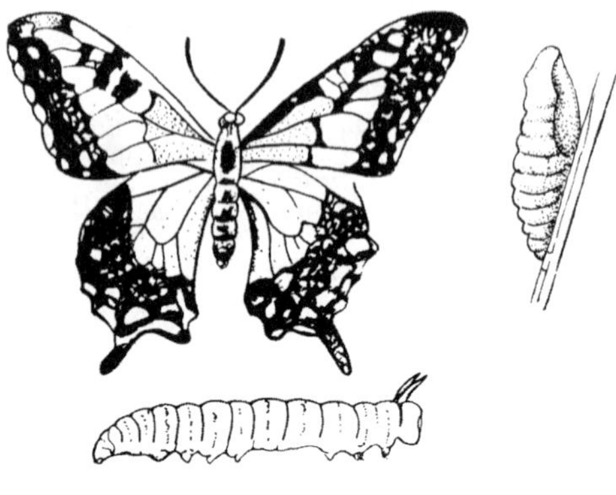

［俗名］茴香虫、菌茴香。

［来源］凤蝶科动物黄凤蝶*Papilio machaon* Linnaeus的幼虫。

虫体形似鸟粪，幼龄时黑色，有白斑。终龄幼虫长圆筒形，体表光滑无毛，淡黄绿色，各节中部有宽阔的黑色横带纹一条。后胸节及第1至第8腹节上的黑色条纹有间距略等的橙红色圆点6个，色泽鲜艳。

寄生于茴香、胡萝卜、芹菜等伞形科植物上。药用虫体，夏秋季采集。

［性味归经］咸、辛、温，归冷经。

［毒性］不显。

［功用］理气止痛，温胃降逆，散寒消疝。

［主治］胃寒气痛，呃逆反胃，疝气。

［用法用量］将虫以酒浸死，1～3日取出炒黄研粉，内服以黄酒吞，每次0.2～0.3 g。亦可以虫焙黄，5～10 g配伍煨水内服。

蚌壳

［俗名］蚌、河蚌、蟒壳、背角无齿蚌、泮构边。

［来源］蚌科动物背角无齿蚌Andonta woodiana Lea的全体。

外形呈有角突的卵圆形，前端稍圆，后端呈斜切状，腹缘呈弧形。后背部有自壳顶射出的3条粗肋脉。壳面绿褐色。闭壳肌痕长椭圆形。壳内面珍珠层乳白色。

生于江河湖沼泥底。药用蚌体，全年可采集。

［性味归经］咸、甜、腥、寒，归热经。

［毒性］不显。

［功用］清热解毒，软坚散结，接骨消肿，补虚开胃。

［主治］口舌生疮，无名肿毒，跌打骨折，体虚厌食。

［用法用量］内服：以蚌置清水中三日吐去泥渣，加盐煮3～10个去壳食肉。外用：取蚌1～3个，纳少许冰片于壳内，肉即化成液态，以鸡毛蘸液涂点患处，骨折以活蚌1～3个配伍捣敷患处。

乌梢蛇

〔俗名〕黑乌梢、黑花蛇、黄(乌)风蛇。

〔来源〕游蛇科动物乌梢蛇*Zaocys dhumnades*（Cantor）Anser除去内脏的全体。

体长大，长可达200 cm左右，一般雌蛇较短。眼大鼻孔大而椭圆，位于两鼻鳞间。吻鳞微露于头顶，鼻间鳞及前额鳞均宽大于长，眼上鳞宽大。上唇鳞8枚，颊鳞1枚。眶前鳞2～3枚，眶后鳞2枚，前颞鳞2枚，后颞鳞2～3枚，下唇鳞10枚。从颈后起背部中央有2～4行鳞片显著起棱。背棱前段为16行，后段为14行（背鳞偶数为本种特点）。腹鳞186～205枚，肛鳞对裂，尾下鳞101～128枚。体色变异很大，幼体绿色，有4条纵行黑线，成体绿褐色、棕褐色、黑褐色。

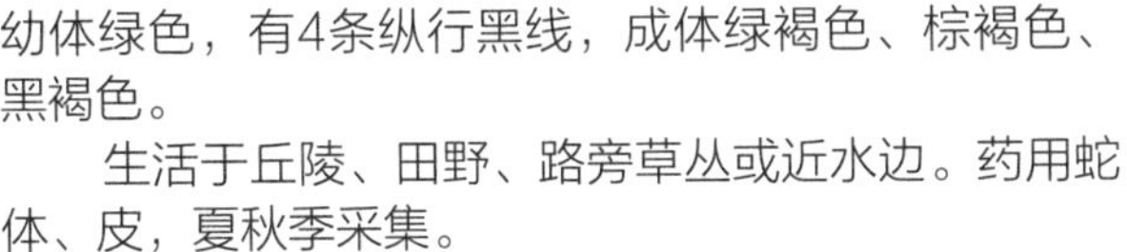

生活于丘陵、田野、路旁草丛或近水边。药用蛇体、皮，夏秋季采集。

〔性味归经〕辛、腥、甜、凉，归热经。

〔毒性〕不显。

〔功用〕祛风除湿，通络止痛，补虚美容。

〔主治〕风湿疼痛，跌打损伤，筋骨僵硬，体虚身软，面容憔悴，畏寒怕热，易于感冒。

〔用法用量〕1～2条泡酒内服，或去皮炖肉加盐吃，外用泡酒搽患处。蛇胆善清火明目，蛇血善抗寒活血，蛇肉善补虚扶弱，蛇皮善解表透疹。蛇酒善祛风除湿。另有五步蛇、银环蛇也入药，其功用、主治类乌梢蛇，但有一定毒性，宜慎用少用，乌梢蛇则毒性不显。

乌鸦肝

〔俗名〕善巴古。

〔来源〕鸦科动物大嘴乌鸦*Corvus macrothynchos* 的肝脏。

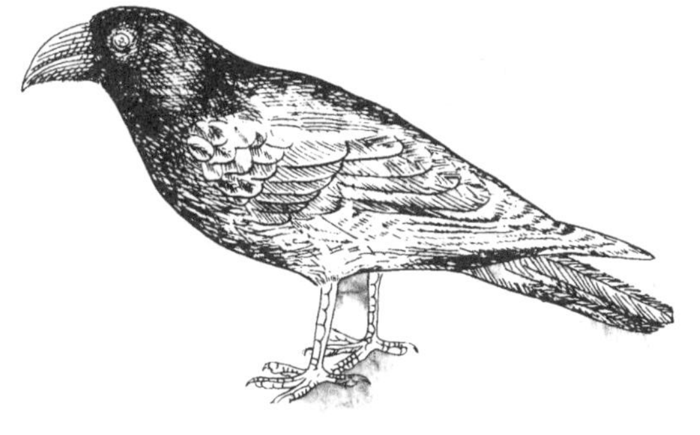

全体黑色。上体或多或少染有亮绿蓝。下体一般不光亮。嘴粗大，基部不光秃。嘴、脚、爪均黑色。

常见于田野、村边、山区树丛中。药用肝脏，平时捕捉取肝焙黄研粉备用。

〔性味归经〕腥、甜、平，归冷、热经。

〔毒性〕无毒。

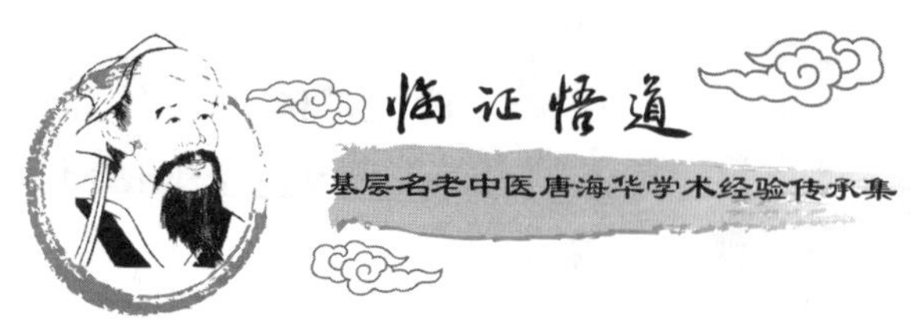

〔功用〕祛风止痉，补肝明目，补虚扶弱。

〔主治〕羊癫风，身体虚弱，视物昏花。

〔用法用量〕肝粉10～20 g冲服，或配伍煨水服。

牛鞭

〔俗名〕牛奶奶、牛肌巴、牛阳具。

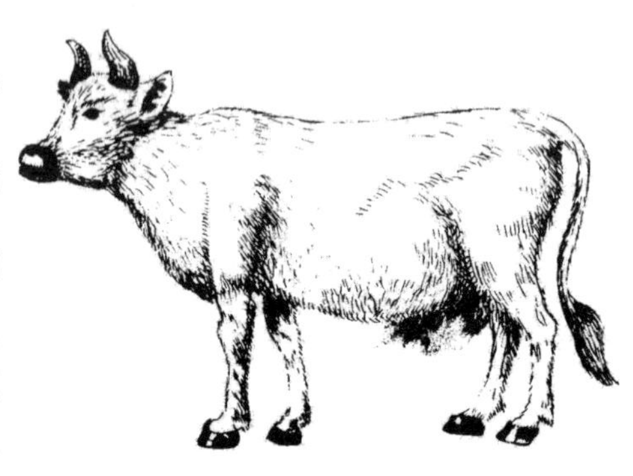

〔来源〕牛科动物黄牛*Bos Taurus domesticus* Gmelin的肉。

体长1.5～2 m，体重一般在250 kg左右。体格壮实。头大，额广，鼻阔，口大，上唇上部有2个大鼻孔，其间皮肤硬而光滑，无毛。眼、耳均大。头上有角1对，左右分开，不分枝，中空，内有骨质角髓。4肢均称，4趾，均有蹄甲，其后方2趾不着地，称悬蹄。尾较长，尾端具丛毛，毛色大部为黄色。

药用未经阉割的雄性健壮牛鞭，以健康粗大者佳。

〔性味归经〕腥、咸、甜、热，归冷经。

〔毒性〕无毒。

〔功用〕强筋壮骨，起阳助勃，补虚扶弱。

〔主治〕肾虚阳痿，性功能减退，体弱倦怠。

〔用法用量〕1～2具炖韭菜吃，或风干后切片泡酒服。狗鞭、牛睾亦有类似功用，为血肉有形之品，为补肾壮阳要药。

老虎

〔俗名〕山大王。

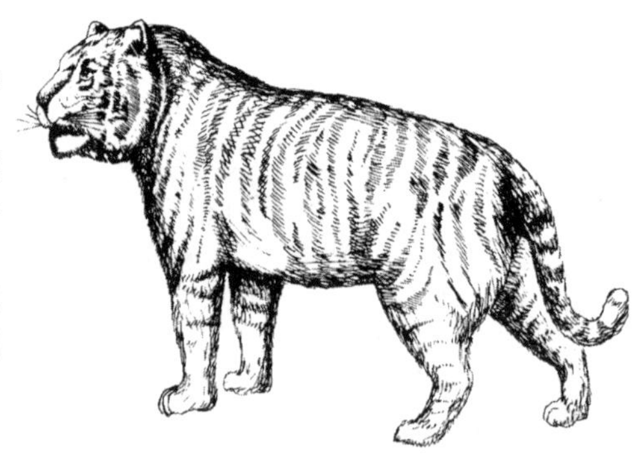

〔来源〕猫科动物华南虎*Panthera tigris* Amoyensis 的干燥骨骼。

头骨较圆，吻部短，额骨平，前额上有1浅槽，顶骨后面常有1脊棱，颧骨粗大。颈椎7节，胸椎13节，肋骨13对，腰椎7节，荐椎3节常愈合成一块。尾柱22～28节。肩胛骨2块，呈扇状半圆形。腿骨有明显的棱，前肱上节有肱骨1根，其中段呈筒状，两端膨大而光滑，下端靠近骨环处内侧有1椭圆形孔“凤眼”；下节两骨并立。尺骨较长，桡骨较短。后肢上节为股骨“棒骨”1根，呈圆柱形，上端内侧突出半球形的股骨头，下端有长圆形凹槽，膝盖骨“虎胫”略呈圆形，内面光滑，厚而质重。下节两骨并立，胫骨较粗大，三棱柱形；腓骨“帮骨”较细。

前足5趾，后足4趾，趾端具短爪钩。

药用骨、尿鞭。

［性味归经］腥、咸、甜、温，归冷经。

［毒性］无毒。

［功用］祛风除湿，散寒止痛，壮骨补虚，起阳助勃。

［主治］风湿疼痛，跌打骨折，骨弱体虚，阳痿不举。

［用法用量］治风湿以尿5～10 mL服下，每日2次。起阳用鞭泡酒服。治风湿以骨10～30 g煨水服或泡酒服，此为苗医以骨补骨之说。但虎为国家保护动物，现一般只用虎尿不用虎骨。

金钱豹

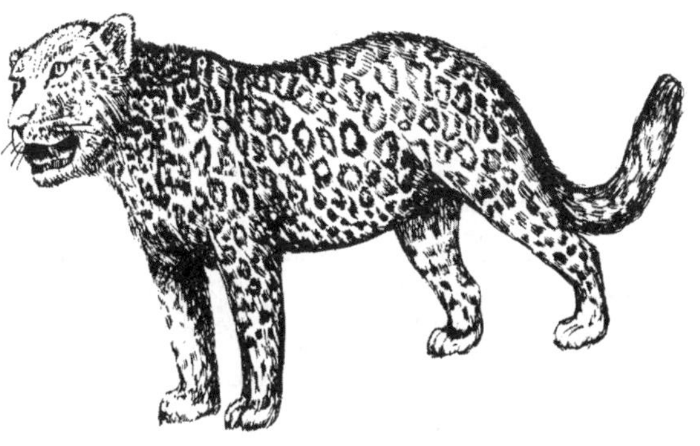

［俗名］豹子、花豹。

［来源］猫科动物金钱豹*Panthera pardus* L.的骨骼。

头骨呈长圆形，前额上部无槽。肱骨上具长条形“凤眼”。腓骨（帮骨）骨干呈弧形，中部极为扁平似月形。髌骨（膝盖骨）呈扁椭圆形，前端厚，后端薄。尾椎约36节。

骨骼似虎骨，但体较小而骨较轻（全重5～7.5 kg）。长骨的骨腔较小，约占骨粗的1/2，骨腔内网状的骨髓较少，骨色较白，光泽较差，断面色白。药用骨、尿。

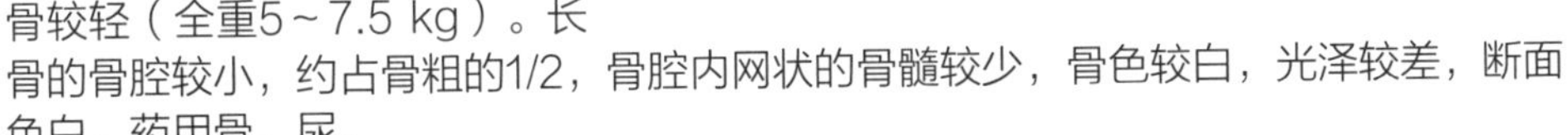

［性味归经］腥、咸、甜、温，归冷经。

［毒性］无毒。

［功用］追风定痛，镇惊补虚。

［主治］风湿痹痛，惊风，体虚骨软，跌打骨折。

［用法用量］10～30 g煨水或泡酒服，或取尿10～20 mL服治风湿疼痛。因豹为国家保护动物，豹骨已少用而多用豹尿。

露蜂房

［俗名］蜂窝、蜂房、马蜂窝、黄蜂窝、地蜂窝、尔呆、尔乘、尔借、尔洞。

［来源］胡蜂科昆虫斑胡蜂*Polistes mandarinus* Saussure或同属近缘昆虫的巢。

巢呈圆盘状或不规则的扁块状，有的呈莲蓬状，有的重叠形似宝塔，大小不一。灰白色或灰褐色。腹面有多数整齐的六角形小孔，孔大小不等，颇似莲房，背面有1个或数个黑色凸出的硬柱。体轻，似纸质，略有弹性，捏之不碎。气特殊，味淡。药用巢或幼蜂，以尔乘（马蜂巢）为主，夏秋季采，以火灭蜂，蜂死或飞走即得巢。

〔性味归经〕辛、淡、温，归冷经。

〔毒性〕有小毒，中毒见恶心呕吐、头痛腰痛、肢体浮肿、尿少，解药以赤小豆、陈皮、小蓟各等量水煎服。

〔功用〕祛风除湿，止咳润肺，收敛填空，抗癌消肿。

〔主治〕风湿麻木，肺痨咳嗽，麻风烂疮，肺结核空洞，肿瘤疮毒。

〔用法用量〕内服：3～10 g煨水服或2～5 g烧灰存性研粉吞服。外用：煎水洗患处或以粉调敷撒。

〔禁忌〕孕妇、体虚者慎。

〔俗名〕鲁呕。

〔来源〕鸭科动物鹅*Anser domestica* Geese的气管。

体长约60 cm。嘴扁阔，前额有肉瘤，雄者膨大，黄色或黑褐色。颈长。体躯宽壮，龙骨长，胸部丰满。尾短。羽毛白色或灰色。脚大有蹼，黄色或黑褐色。

饲养于河湖近旁。药用化石胆、鹅涎、鹅喉。

〔性味归经〕咸、甜、腥、寒，归热经。

〔毒性〕无毒。

〔功用〕清利咽喉，化石排石，补虚扶弱。

〔主治〕咽喉肿痛，尿路结石，异物卡喉，体弱神倦。

〔用法用量〕咽痛以鹅喉5～10 g焙黄研粉吞服或配伍煨服，或研粉吹喉。结石以化石胆焙黄冲水服，每次1～2 g，异物卡喉以鹅倒提流出之涎服，以润滑软化异物而下。

泥蜂窝

〔俗名〕蜂窝泥、斗枯借、蜾蠃巢。

〔来源〕为蜾蠃科动物蜾蠃*Eumenes pomifomis* Fab.于树枝上或墙上，用泥土造的呈壶状或球状巢。药用蜂窝，夏秋季采集。

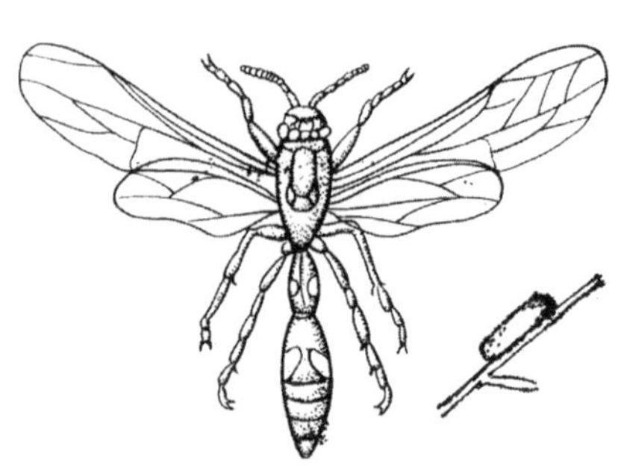

〔性味归经〕辛、淡、凉，归冷经。

〔毒性〕不显。

〔功用〕止咳开音，消痈解毒，消肿止痛。

〔主治〕咳喘声嘶，痈肿疼痛，跌打损伤，小儿惊风。

〔用法用量〕10～15 g，水煎服，或姜开水兑服。

蚂蝗

〔俗名〕肉钻子、水蛭、红蛭、黄蜞。

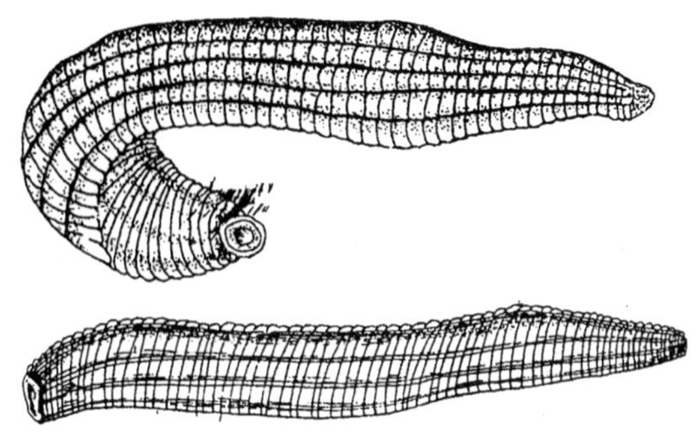

〔来源〕来源于水蛭科水蛭的全体，体长，圆筒形，两端较窄，身长2～3 cm，宽约2～3 mm，生活于稻田、沟渠、浅水污秽坑塘中，背部暗绿色，有5条黄色纵线，腹面灰绿色，体节由5环组成，眼10个，排成弧形，腭齿发达，身体各节均有排泄孔，开口于腹侧，前后有吸力很强的吸盘，人在水中劳作时，蚂蝗即漂游近人身叮咬下肢吸血，吸血可一头或两头同时吸，以手扯开困难，需以掌拍打蚂蝗方可自行脱落，伤口流血难止。

药用全体，夏秋季捕捞，焙干或晒干备用。

〔性味归经〕腥、咸、苦、凉，归热经。

〔毒性〕有毒，中毒量15～30 g，200 g研末一次服下可致死。中毒见恶心呕吐，阴道、胃肠出血，重者腹痛，血尿昏迷，解救宜洗胃导泻，绿豆、甘草等量煎服，或服蛋清、藕粉护胃，万年青20 g、半边莲10 g，水煎服。

〔功用〕破血逐瘀，通经续筋。

〔主治〕筋脉挫断，冠心病，心绞痛，脑血栓，高血脂，闭经痛经，少腹结块疼痛。

〔用法用量〕0.5~2 g细末水送服，外用以粉撒伤口。

〔禁忌〕孕妇禁用，无瘀血者忌服，有出血者慎用。被水蛭咬住忌以手牵拉，当以掌击拍或撒盐方能脱落。

钳蝎

〔俗名〕全蝎、全虫、金蝎、蝎子、蝎尾、淡全蝎、问荆蝎。

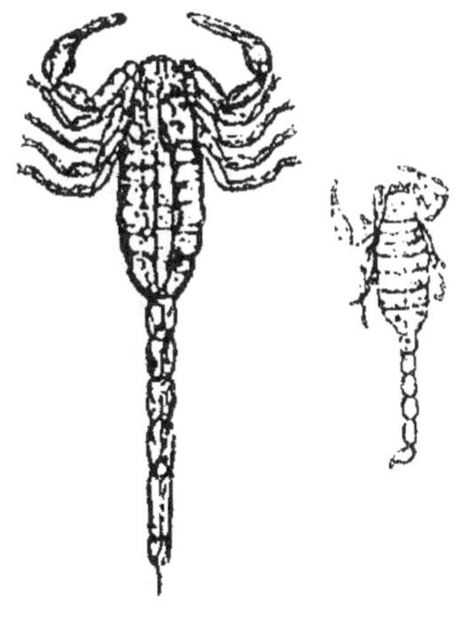

〔来源〕来源于钳蝎科动物钳蝎的全体。其头部与前腹呈扁平长槽圆形，后腹部呈尾状，全体长约6 cm，头胸部黑棕色，前面有一对较小的钳肢及一对较大而长的螯夹，形似蟹螯，背部覆有梯形背甲，腹面有足4对，均为7节，末端各具两爪钩，前腹部由7节组成，背面棕褐色，腹面棕黄色，背中上有5条降脊线，后腹部狭长的尾，棕黄色，6节，节上有纵沟，末节有锐钩状毒刺，前腹部折断后内有黑线或棕黄色残余物，后腹部折断而中空，行走时尾部多上翘。药用虫体。春夏季采集。

〔性味归经〕腥、咸、凉，归热经。

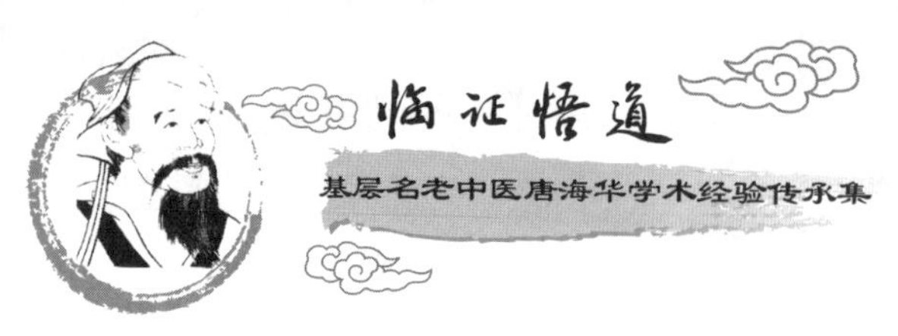

［毒性］有毒，中毒量为30～60 g，中毒表现似蜈蚣中毒，但毒力相对较弱。早期宜洗胃催吐，金银花30 g、半边莲10 g、土茯苓15 g、绿豆15 g、甘草10 g水煎内服。

［功用］解毒消痈，祛风通络，息风止痉。

［主治］痈疮肿毒，偏正头痛，中风口眼㖞斜，惊风抽搐，九子疡。

［用法用量］内服：0.6~1 g研粉吞服，每日2次。外用：捣烂或研粉撒敷。急性抽搐以蝎尾为佳。

［禁忌］血易生风慎用，孕妇忌服，有毒，用量不宜过大。

斑蝥

［俗名］斑猫、斑毛虫。

［来源］为芫青科昆虫南方大斑蝥*Mylabris phalerata pallas*或黄黑小斑蝥*Mylabris cichorii Linnaeus*的虫体。

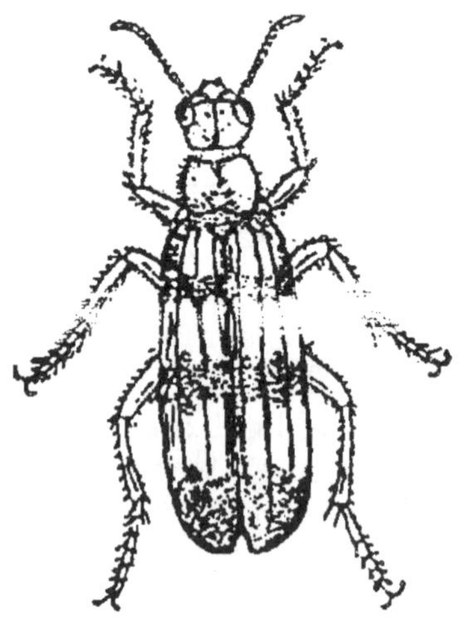

体呈长圆形，长约1～2.5 cm，宽0.5～0.8 cm，小者长1～1.5 cm，宽0.4～0.6 cm，头各呈三角形，黑色，有一对较大的复眼及1对触角，背部革质，鞘翅上有3条淡棕色带纹，呈花斑状，胸腹部棕褐色有光泽，胸部突起，有足3对，腹部呈环节状，有黑色茸毛。

药用虫体，7～8月间采集，捕捉时宜戴口罩手套以防毒素刺激皮肤黏膜，捕后置布袋内以沸水烫死，后晒干备用。炮制用米炒制，能去臭味而减毒性。

［性味归经］腥、臭、苦，归冷经。

［毒性］有大毒。内服中毒量约为0.6～1 g，致死量约1.5～3 g，斑蝥素致死量约0.003 g。斑蝥误入眼中，致流泪眼肿，剧烈灼痛，解法同蟾酥，口服中毒，宜洗胃、导泻，白毛、夏枯草捣汁含咽，大青叶25 g、甘草30 g煎水服，或绿豆30 g、甘草10 g、黄连3 g水煎即服，忌用牛奶、油脂类以防毒素加快吸收。

［功用］攻毒散结，破血散瘀，抗癌息风，杀虫疗癣。

［主治］食管癌、胃癌等恶性肿瘤，九子疡，恶疮，烂疮久不收口，顽癣，风湿麻木，神经痛，口眼㖞斜，狂犬咬伤。

［用法用量］内服：入丸散剂，用量0.03~0.06 g。外用：研末敷患处，或发泡，或酒醋浸三日后搽患处。

［禁忌］本品大毒，孕妇、老弱者、幼儿、体虚者忌用。

穿山甲

［俗名］穿山虫、穿山甲、鳞鲤、石鲮鱼、甲珠、甲片。

［来源］为鲮鲤科动物鲮鲤*Manis pentadactyla* L.的鳞甲。体形狭长，成兽体长

差异很大，有50～100 cm。头呈圆锥形，吻尖，舌细长，无齿。耳小，尾扁长，尾背略隆起。前肢短于后肢，各具五趾，有尖锐而坚硬的爪。头背体侧至尾端均被覆瓦状排列的硬质鳞片，鳞片黑褐色或灰褐色，鳞间杂有稀毛，背鳞阔棱形。前肢近腹内侧，腹侧及后脚鳞片呈质形，中央有龙骨状突起尾。鳞片呈折合状。颌下、两颊、眼、耳部过胸腹部至尾基部无鳞片而被稀疏棕色硬毛。雌兽胸部有乳头2对。

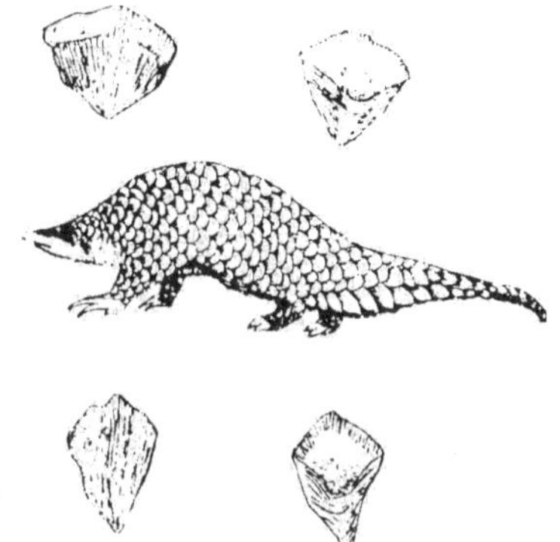

生活于山林挖洞穴居。主食白蚁、黑蚁。能爬树游水。受敌时头卷腹前，卷作一团。常雌雄分居。全年均有捕捉。捕得后杀死，去净骨肉，晒干即得“甲壳”，或将壳浸置沸水中，甲片自行脱落，晒干即得“甲片”，爆炒成甲珠。

［性味归经］咸、微寒，归热经。

［毒性］有毒。常量无妨，若中毒可参照蚂蝗中毒解法。

［功用］通经行血，消肿排脓，敛疮除痔，通乳攻坚。

［主治］癣疮，疥癞，乳闭，乳少不畅，出血，溃疡，痔疮，痈疽，脓肿，痞块疼痛，九子疡，疝气痛。

［用法用量］内服：煎汤服5～10 g。外用：甲珠研末调敷患处。

百节虫

［俗名］千脚虫、大草鞋虫、马陆、百脚陆。

［来源］为圆马陆科动物约安巨马陆类动物*Prospirobolus joannsi*（Brolemann）的全虫。

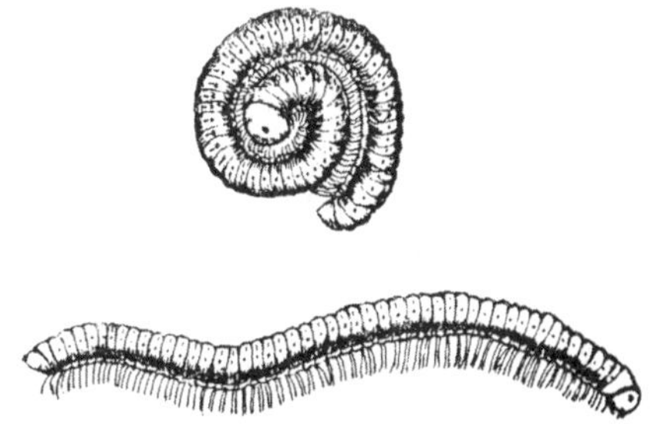

体长约10 cm，黑褐色（或暗红色），圆形，光滑。由多数环节组成，从颈至肛节，有54个体节。头两侧有许多单眼，集合成2团，形成复眼。触角一对，长约5 mm，有毛。口器包括大小唇各一对，小腭愈合成腭唇。体背深褐，后缘淡褐，前缘淡黄。颈板半圆形，深褐色。第2～4节为胸部、各节有步肢1对，第5节以下为腹，除末节外，每节有步肢2对。雄虫在第7节上的步肢变为生殖肢。自第6背板后各体节的两侧，有臭腺孔。幼虫环节少，足仅3对，每蜕皮1次，则体节和足陆续增加。

多生活在阴湿地区，食草根、腐败植物；触之即蜷缩不动，并放出臭气。

夏秋季收集，糠头炒焦或醋制后去头足，研末备用。

［性味归经］辛、臭、咸、温，归冷经。

［毒性］有大毒。若中毒，解救参照蜈蚣中毒法。

［功用］破积解毒，息风定痛，消肿止痛。

［主治］一切疮毒，麻疯溃疡，小儿马痛、虫牙作痛、息肉。

［用法用量］外用1～2条，煎洗或焙干为细末撒敷患处。一般不内服，内服宜慎，每次约0.003 g，每日2次。

［禁忌］孕妇、幼儿、老弱者忌用。

蛇蜕

［俗名］蛇皮、龙衣、龙皮、蛇蜕皮、蛇壳、蛇退。

［来源］为游蛇科动物乌梢蛇*Zaocys dhumnades*（Cantor）等多种蛇蜕下的皮膜。各地可采。

［性味归经］甘、咸、平，归冷、热经。

［毒性］不显。

［功用］镇惊杀虫。

［主治］小儿凉风、疥癣、恶疮。

［用法用量］内服：煎汤，1.5~3 g，或研末为散。外用：煎汤洗或为末调敷。

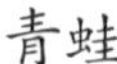

青蛙

［俗名］虾蟆、土蛙、蛤鱼。

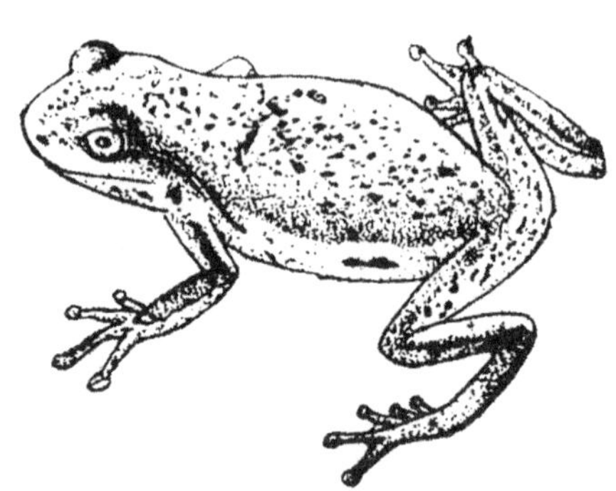

［来源］为蛙科动物黑斑蛙或金丝青蛙*Rana nigromacula* Hallowell或*Rana Plancyi* Lataste的全体。体长7～8 cm，雄稍大。头呈角形，长略大于宽。口宽，吻钝圆，吻棱不显，口内内齿2小团，左右不相遇。近吻端有小形鼻孔2个。眼大而突出，眼间距窄，眼后方有方圆形鼓膜，大而明显。体背面有一对较粗的背侧褶，2背侧褶间有4～6行不规则的短肤褶，若断若续，长短不一。背部基色为黄绿色或深绿色，或带灰棕色，具不规则黑斑，背中央有一淡色纵脊线，由吻端直到肛门，腹部白色无斑。前肢短，指趾端钝尖，指长顺3、1、2、4，指侧有窄的绿膜，关节下瘤明显。后肢较肥硕，胫跗关节前达眼部，趾间几为全蹼，第5趾外侧缘膜发达；雄蛙颈侧外有声囊。前肢第1指基部有粗肥的灰色婚垫，满布细小白疥。

生于水田、池塘、水沟处，夏秋季捕捉。

［性味归经］甘、寒，归热经。

［毒性］不显。

［功用］清热解毒，补虚消肿。

［主治］肿毒恶疮，热疖，浮肿，痢疾，体虚乏力，四肢酸软。

［用法用量］内服：1～3只煎汤煮食。外用：1～2只捣敷或为干末调敷患处。

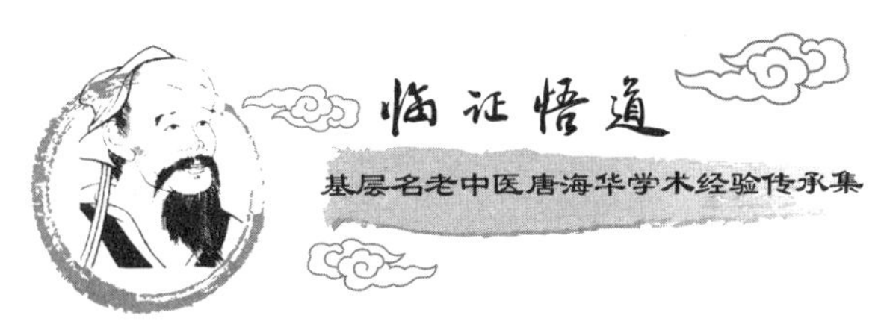

竹叶青蛇

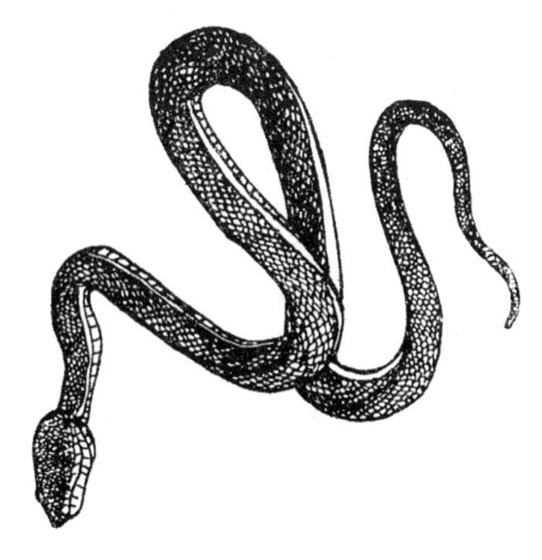

〔俗名〕青蛇虫、青竹蝶、青竹蛇、青竹丝、青蛇。

〔来源〕为蝮蛇科动物竹叶青 *Trimeresurus stejneqeri* Schmidt的胆或皮。

全长达100 cm，头三角形，尾渐尖；头顶覆盖许多小鳞，后头部小鳞微弱，起棱。吻鳞中等大小。左右鼻间鳞小，由细鳞分开。下唇鳞12～13片。上唇鳞10片。鼻鳞1片。鼻孔圆，位于其中，鼻鳞与颊窝间小鳞1～2片。眼与鼻鳞间有鳞2片，眼上鳞较大，狭长形，由10片细鳞围绕，左右眼之间有小鳞12片，少数为9～14片。腹面淡黄色。背面和侧面草绿色，体鳞的最外一行有一条纵走的明显白线条纹，有的在头侧也有1条白纹。头部青绿色，尾部绿色或褐色。

生长于山野、灌丛、林区间。以蛙、鼠、小鸟及其卵为食，大雪至惊蛰入冬眠。卵胎生。药用胆、全蛇。夏秋季采集。

〔性味归经〕胆：苦、寒。皮：甘咸、凉，均归热经。

〔毒性〕有毒，常量外用无妨。

〔功用〕消炎除毒，清肝明目，祛风除湿。

〔主治〕火眼，恶疮，风湿。

〔用法用量〕外用，火眼以胆汁蒸后滴眼，恶疮以皮焙干为末茶油调搽患处，风湿以蛇泡酒外搽。

〔禁忌〕本品有烈毒，夏秋季捕捉宜慎，孕妇慎用。

龙蛙

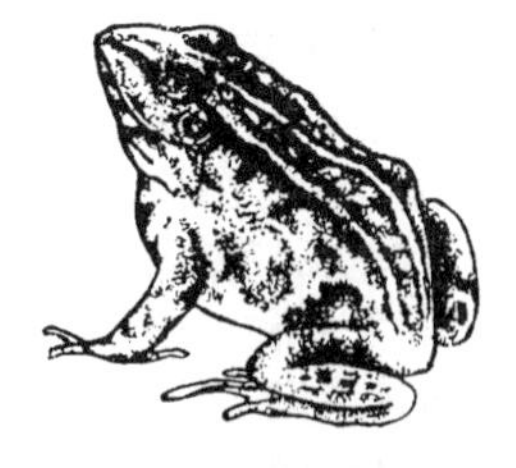

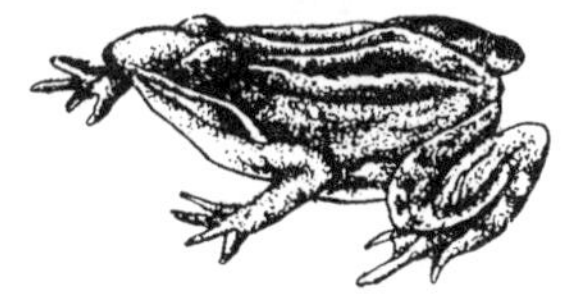

〔俗名〕树上小青蛙、代牯庙、牯戎。

〔来源〕雄蛙较小，体长7～8 cm。体背面为绿色，体侧及腹面白色。自眼后角至肩上方有一条清晰线纹。体侧有黑斑点断续排列成行。头宽大于长，吻高而圆宽，上嘴唇有2个小鼻孔，眼后方鼓膜圆而突出，两距离大于鼻间距，背光滑，胸腹及腹沟密被扁平疣，咽部略光滑，前肢至掌趾为身长一半，指趾端有吸盘，基部略有蹼。雄蛙有单咽下外声囊，咽部色深，鸣鼓时呈球形，夜晚栖息路旁的小林，日间伏在石隙或洞穴，干夏季大雨后产卵繁殖。夏季早晨捕捉，焙或烘干。

〔性味归经〕甘，淡，凉，归热经。

〔毒性〕不显。

［功用］镇静、止痛、安神。

［主治］癫狂烦躁、跌打扭伤、骨折肿痛。

［用法用量］内服：煎汤1～3只和菖莆20 g。外用：研末调敷患处。

狗鞭

［俗名］狗阴茎、狗卵、狗鸡巴、狗麻雀、狗弹弹、狗根、狗杆、狗奶奶。

［来源］为犬科动物狗*Canis familiaris* L.的生殖器狗阴茎。

家畜，因种不同而体形毛色，大小不一。通常颜面部向前，吻长而尖。口有深裂，齿常外露。舌长而薄，表面平滑。耳短，直立或稍下垂，能自由转动。四肢矫健，趾有尖爪，雌体有乳4～5对，一对在胸，余在腹壁两侧，尾多向上卷曲。少有下垂。有丛毛或具短毛。其视、听、嗅等感觉均极灵敏。其药材将狗杀死割阴茎，去净附肉晾干，呈棕黄色即可。

［性味归经］腥、咸、酸、温，归冷经。

［毒性］无毒。

［功用］补虚扶弱，提火祛寒，壮阳助勃。

［主治］身体虚弱，怕冷易凉，男子阳痿，女子宫寒带下。

［用法用量］10~30 g煨水服，或炖肉吃，配伍应用效果佳。

夜明砂

［俗名］蝙蝠屎、盐老鼠屎、伏翼。

［来源］为蝙蝠科动物蝙蝠的干燥粪便。

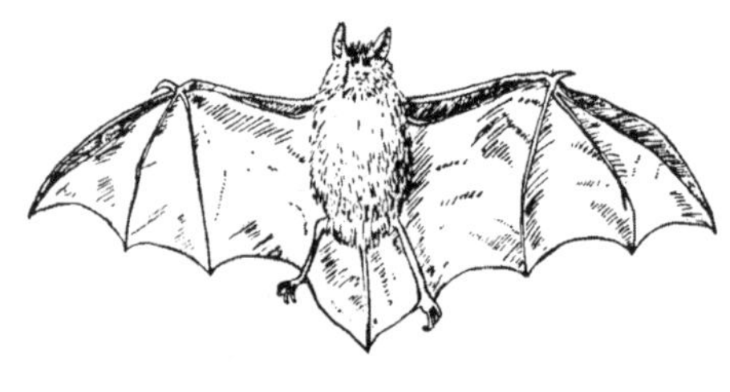

头身像家鼠，前肢及后肢有膜翼相连，膜上无毛，可见有血管分布。前臂长46～56 mm，颅基长18 mm。体形小，耳短宽，其尖端较圆钝。眼极小。鼻正常。无鼻叶或其他衍生物。前肢特化，指骨延长。由指骨末端向上至膊骨，向后至躯体两侧后肢及尾间均有一层薄的膜翼。躯体背部毛呈灰棕色，腹部浅棕色。雌兽腹部有乳头一对。

栖于建筑物隙缝或树洞中，或岩穴中，昼藏夜出。冬眠，以昆虫（主要是双翅目）为食。药用鼠屎，冬季采集。

［性味归经］苦、腥、寒，归热经。

［毒性］不显。

［功用］清热明目。

［主治］夜盲症，目内障，间歇热，腋臭，耳漏。

［用法用量］内服：3~6 g煎汤。外用：屎为散，外敷或吹耳内少许。

锦鸡

［俗名］金鸡、鲁将帅。

［来源］为雉科动物红腹锦鸡*Chysolophus pletus*（L.）的肉。

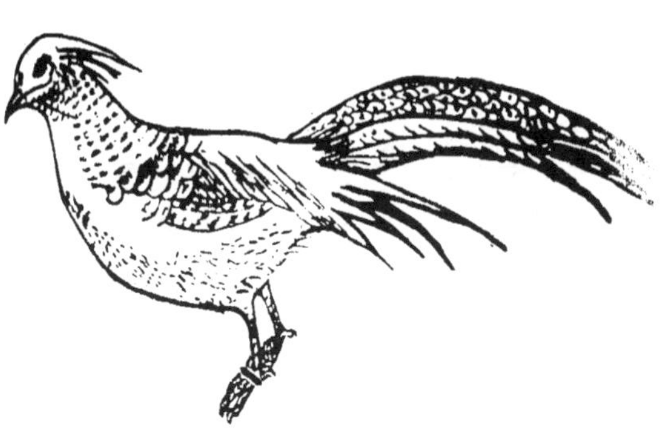

体长100 cm。嘴短而尖，呈黄色。眼睑裸露，肉黄色，目褐色。雄者头上具金黄丝状羽冠，覆盖颈后，脸、颏和喉铁红色，后颈围金棕色扇状羽，呈披望状，各羽有蓝黑色双条细边，上背浓绿，羽绿为绒黑色，背的余部和腰呈金黄色。侧腰转红，各羽支散离或散发，尾长占体长的3/4，中央尾羽极长，黑褐色，布满黄色斑点；自喉以下以为深红，肛周淡栗。脚短而健，呈角黄色。雌鸟头顶和后头黑褐而杂以肉桂黄色；上背棕色而具黑褐横斑，翼上黑斑更粗。上体余部棕褐色，密缀以黑色状纹，尾端形尖而色赤较淡；胸和肋棕黄色杂有黑斑，腹几为纯棕色。下尾覆羽亦具黑斑。

常栖于树丛、竹林间或多岩的山地及岩地。善奔驰，春、夏、秋季猎采。

［性味归经］甘、香、温，归冷经。

［毒性］无毒。

［功用］补虚扶弱，开胃祛寒。

［主治］产后虚弱，大病后体虚，胃口不开，怕冷易感冒。

［用法用量］内服一只，煎汤或蒸药同食。

岩鹰翅

［俗名］鸢翅、岩鹰翅膀。

［来源］为鹰科动物鸢*Milvus korschun lineatus*（Gray）的翅骨。

体长约65 cm。嘴黑色，蜡膜和下嘴基部淡黄绿色。虹膜暗褐色。额白色，上体包括两翅的表面几纯浓褐色，头顶和后项的各羽具有黑色羽干，两侧杂以棕白色。耳羽黑褐色。额及喉部均白色，羽较褐，羽干黑褐。初级飞羽黑褐色，基部具一大型白斑。尾呈叉状，尾羽浓褐色，具黑褐色横斑。在内尤明显，羽端狭，缀以褐白色。胸、上腹和两肋黑褐色，羽干亦黑褐，下体余部灰棕色，带黑褐色纵纹。脚灰黄色，爪黑色。

多居高树上，晴天常在高空翱翔，夏秋猎取收集。

［性味归经］甘、咸、微温，归冷经。

［毒性］无毒。

［功用］镇惊息风，理气止痛。

［主治］小儿惊风，心胃气痛。

［用法用量］内服：5~10 g煎汤或为末冲服，或黄酒送服。

乌鸡

［俗名］乌鸡子、乌骨鸡、乌冠鸡、药鸡。

［来源］为雉科动物家鸡Gullus gallus domesticus Brisson的肉。

家禽。嘴角质圆锥状，短而尖，上嘴稍向下弯曲。鼻孔裂状，被有鳞状瓣。眼有瞬膜。头上有肉冠，腮两侧有肉垂，通常乌色，全体皮子亦乌色，故名乌鸡。其羽毛，黄、褐、灰等色相杂，尾羽不甚长，足短壮，趺、趾、跖等均被有鳞板；趾4，前3后1，后趾短小，每趾端有锐爪。体形一般较小，主食为植物种子、昆虫及粮食。

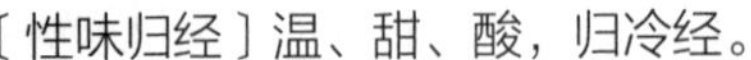

［性味归经］温、甜、酸，归冷经。

［毒性］无毒。

［功用］补虚扶弱，调经止带。

［主治］产后亏虚，病后体虚，月经不调，宫寒带下。

［用法用量］内服：一只煎汤炖汁或蒸食，必要时配伍应用。

五步蛇

［俗名］五步倒、荀壳斑、蕲蛇。

［来源］为蝮蛇科动物五步蛇*Deinagkistrodon*的全体。

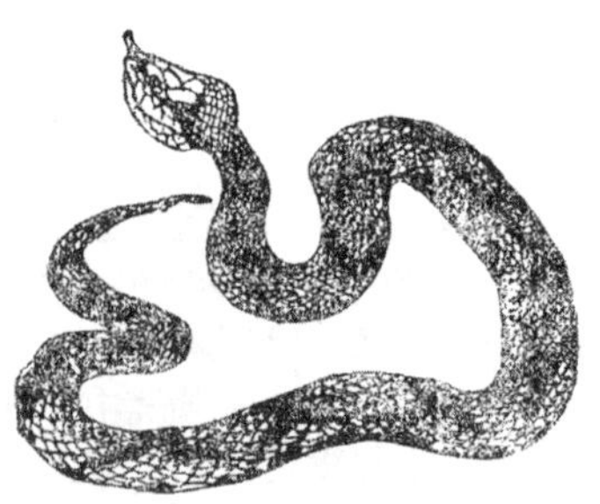

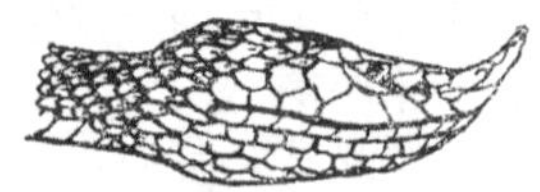

全长54~180 cm。头大，扁平，呈三角形，如犁铲状。尾端侧扁，尖锐。吻鳞和鼻鳞向上突出；吻鳞之长为宽的2倍。前额鳞大，略呈五角形，额鳞较小；颅顶鳞比眼上鳞大。鼻也大，开口干2鼻鳞之间。后鼻鳞向内凹入呈弧形。眼前鳞2片，眼后鳞1~2片，眼下鳞1片。前额鳞2片，后颞鳞4~5片。上唇鳞7片，其中第3、第4片最大；下唇鳞9~11片，前3片与前须鳞相接。体鳞有显著起棱，成23~21~17行。腹鳞157~171片，肛鳞单一，尾下鳞40~60对，其前端的1~10片常不成对。体背面灰褐灰，两侧有“A”形大斑纹24个，斑纹暗褐色，边缘浓褐色，其顶常在背中线上相接，将背隔成斜方块形。头顶暗黑色，头侧灰黄色，上唇下缘有不规则的灰褐色小斑点，吻端尤多。眼前鳞至口角，有一大形黑褐色斑。腹面黄白色，两侧有直径约2鳞左右的黑色圆斑。

常栖于山地、森林中，盘踞落叶下或岩穴内，行动缓性。多以鸟类及小型动物为食。夏、秋季采集。

〔性味归经〕甜、咸、腥、寒，归热经。

〔毒性〕有大毒，常量无妨。若内服中毒，宜早催吐排毒，煎服半边莲10 g、七叶一枝花10 g、蛇蜕10 g。亦可参照蟾酥中毒。

〔功用〕祛风除痹，镇静止痛。

〔主治〕风湿麻木，关节痹痛，半身不遂，急慢惊风。

〔用法用量〕浸酒10日以上，可内服外搽，内服宜慎，量要少5~10 mL，配伍应用效果更佳。

〔禁忌〕孕妇、体弱者忌内服。

壁虎

〔俗名〕天龙、爬壁虎、蝎虎、盐蛇、守宫。

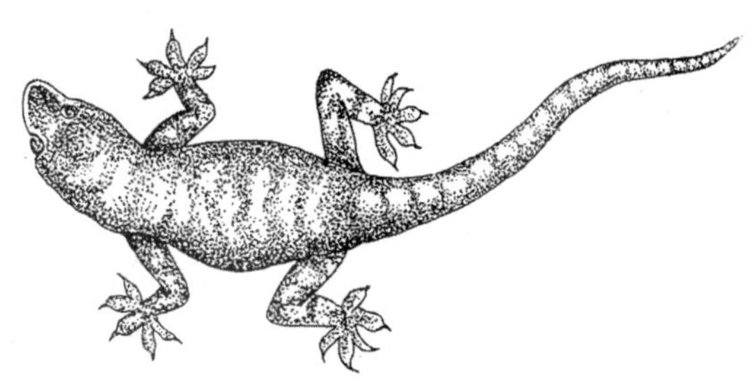

〔来源〕来源于蜥蜴科壁虎的全体，外形似蜥蜴，色灰，体长10～15 cm，头部扁，吻印圆，口大，眼大，耳孔小，尾呈圆锥形，四肢短，指、趾膨大，趾间有蹼或为吸盘，指、趾的末端有爪，全体有鳞，尾易断易生，断尾可在短时间内爬行。舌幅广，能伸出口外捕食小虫，喉部有声带，能发出“吱吱”声，白天隐伏，夜间在墙壁和有灯光的天花板上爬行以捕食蚊子、飞蛾等小害虫。夏秋季捕捉，掐压其头部致死，文火烘干，防潮防虫蛀，备用。

〔性味归经〕咸、寒、有小毒，归冷经。

〔毒性〕有小毒，常量不易中毒，若中毒，解救法参照蜈蚣中毒。

〔功用〕祛风解毒，镇惊活络，行血散结。

〔主治〕九子疡，食管癌，甲状腺肿大，支气管炎，三叉神经痛，坐骨神经痛，腰腿痛，惊风。双头壁虎药用效果更佳。

〔用法用量〕内服：以壁虎1~2条加米炒至焦黄，研细末，黄酒送服或开水、盐水送服，每次服0.1~0.5 g。亦可将壁虎去内脏，烘干研末煮粥吃，或加食盐煮熟吃。

〔禁忌〕体弱者、幼儿忌用。

蚕虫

〔俗名〕僵蚕、天虫、姜虫、僵虫。

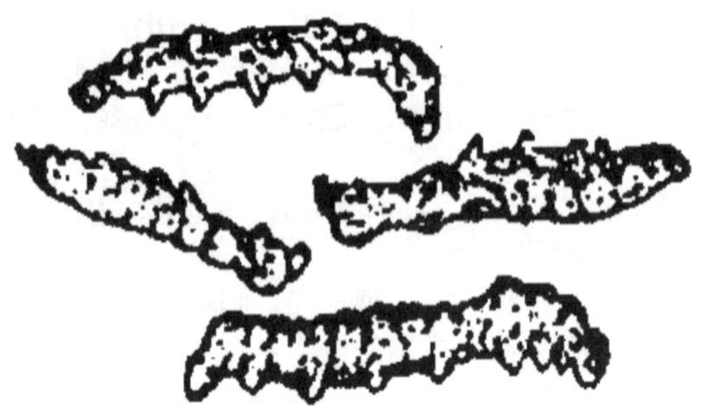

［来源］为蚕蛾科昆虫 *Bombyx mori* L. 4～5龄的幼虫因感染（或人工接种）白僵菌而致死的僵化虫体。

虫略呈圆柱形，稍弯曲而皱缩，长2～5 cm，直径0.4～7 cm，表面灰白色，被有白色粉霜，头部较圆，两侧具单眼一对，体腹面两侧具有突起性短足8对，尾部略呈二歧状，质硬而碎，易断，断面平坦，外层白色呈粉性，内有4个褐色亮圈（丝腺环）。表面无白色粉霜或断面中空者不入药。

药用虫体，将死虫倒入石灰中拌匀，去水分，晒干或烘干备用。

［性味归经］辛、咸、平，入热经。

［毒性］无毒。

［功用］化痰软坚，祛风止痉。

［主治］痰热咳嗽，九子疡，咽喉肿痛，风热头痛，惊风抽搐。

［用法用量］3~9 g水煎服，或研粉吞服，每次1~1.5 g，外用适量调酒、醋敷患处。

鸡内金

［俗名］鸡肫皮、鸡黄皮、鸡针皮、鸡中金、鸡胵、鸡砂囊。

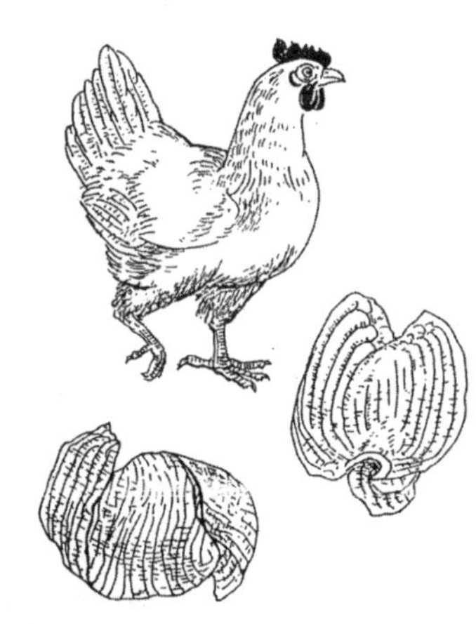

［来源］来源于鸡的砂囊的角质内壁，杀鸡后将肫取出剖开，趁热剥下肫的内衣（若下水则内衣黏附难剥），晒干，为近圆形或不规则的囊形片状物，其上有纵或横的条棱状皱纹，呈波浪状，全体呈金黄色或黄褐色，质脆，易断碎，嗅之有腥气，生用或炒用。苗经以生用为佳，以防破坏胃激素。炒用重在排石，重用重在健胃，四季可采集。

［性味归经］腥、甜、咸、平，归冷、热经。

［毒性］无毒。

［功用］健胃消食，导滞止泄，化石排石，固精缩尿。

［主治］胃弱食积，消化不良，小儿疳积，伤食腹泻，心胃气痛，体内结石，遗精遗尿。兼治扁平疣，鬼剃头，消渴病。

［用法用量］生用30~60 g炖鸡，或焙干研粉分次冲服，每次1~3 g，外用生鸡金浸泡水液搽患处治扁平疣，连吃20日。

第二十一章　金石类药

明矾

〔俗名〕酸石、白矾、矾石、生矾、枯矾、煅明矾。

〔来源〕为硫酸盐类矿物明矾石经加工提炼制成，无色透明，八面形之结晶块，表面略平滑或凹凸不平，具细密纵棱，有玻璃样光泽，质硬而脆，易溶于水，其溶水液能使蛋白质及胶质凝结。遇热能溶化，高热则结晶失去水分而膨胀，成轻松似海绵状。

〔性味归经〕大酸、涩、微寒，归热经。

〔毒性〕不显。

〔功用〕收敛燥湿，止泻解毒。

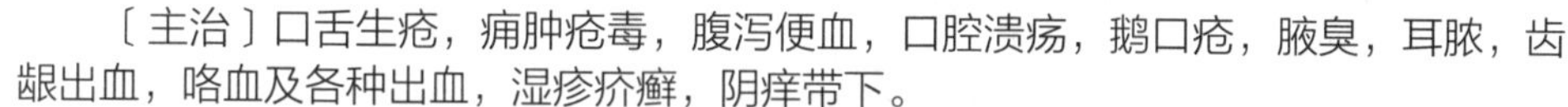

〔主治〕口舌生疮，痈肿疮毒，腹泻便血，口腔溃疡，鹅口疮，腋臭，耳脓，齿龈出血，咯血及各种出血，湿疹疥癣，阴痒带下。

〔用法用量〕内服：为末1~2 g冲开水服。外用：为水溶液涂，或为末撒患处。收湿止泻多用枯矾，解毒疗疮多用生矾。

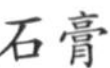

石膏

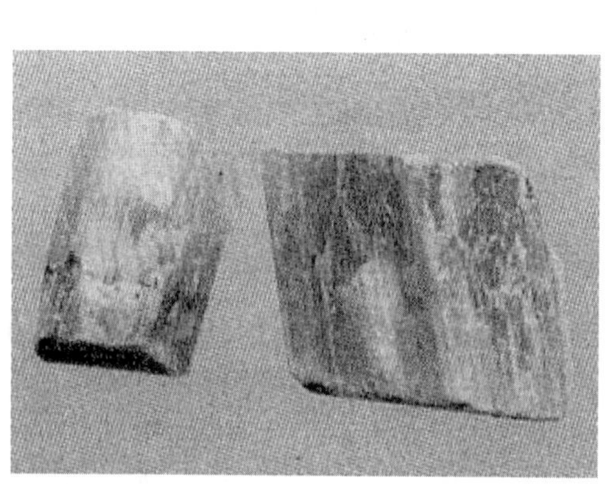

〔俗名〕玄精石、白虎、生石膏、石膏粉。

〔来源〕为单斜晶系石膏的矿石，主要为含水硫酸钙（$CaSO_4 \cdot 2H_2O$）。

呈纤维状的结晶聚合体，长块状或不规则形，大小不一，全体白色。灰白色或浅黄色，有的附有青灰色状杂质，有的半透明，质松，易纵向断，手捻能碎，纵断面具纤维状纹理，显绢丝光泽。味淡，无臭。

〔性味归经〕淡、甜、寒，归热经。

〔毒性〕无毒。

〔功用〕退火除烦，止渴生津，养胃止痛，解毒消痈。

〔主治〕发热口渴，烦躁狂乱，胃中灼热辣痛，疮痈肿痛。

〔用法用量〕内服：取石膏粉20~50 g煨水服。外用：调粉或配伍外敷患处。

雄黄

［俗名］腰黄、明雄黄、雄精、黄石。

［来源］来源于硫化物类矿物雄黄的矿石，单斜晶系雄黄的矿石，主含硫化砷（As_2S_2）。

矿石呈不规则的块状或粉末，大小不一，体重，质松易碎，断面粗糙，全体呈橙红色或深红色。块状者表面常覆有橙黄色粉末，以手触之易被染成橙黄色。半透明，有光泽，微有特异臭气，味淡，燃之易熔融成红紫色液体，并生黄色白烟，并有强烈蒜臭气。冷却后熔融物凝成红紫色固体，质纯者，固体呈橘红色，为佳品。

［性味归经］苦、温，归冷经。

［毒性］有毒，内服中毒致腹痛呕吐腹泻，虚脱而死，解救宜早饮米醋2碗引吐后，服5～6只鸡蛋清或2碗豆浆，继以防风10 g、甘草10 g、绿豆150 g 水煎服。

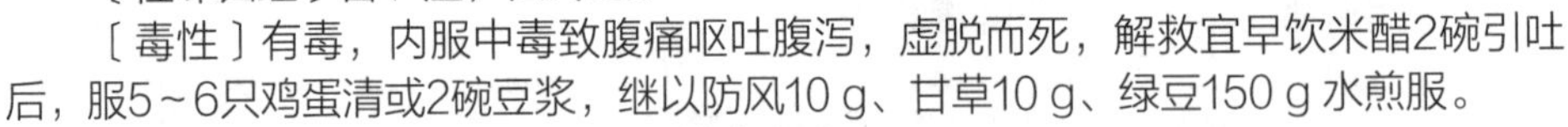

［功用］燥湿杀虫，解毒消痈，抗癌息风。

［主治］湿疹疮痒，虫疮，乳痈，痔瘘，虫蛇咬伤。本品尤以防治蛇伤而著称，如上山以雄黄酒搽双足，端午吃雄黄酒防蛇伤，若遇蛇伤后可以雄黄外敷防毒汁扩散。

［用法用量］内服：0.15～0.3 g入丸散，或1~5 g泡酒500 mL服，每次5～10 mL。外用：适量研粉搽患处。

［禁忌］火体及孕妇忌服，含砷化物，久服或过量易中毒。与酒同用毒性增加，宜慎。煎煮或煅烧可成剧毒之品，故为禁忌。

朱砂

［俗名］朱砂、丹砂、汞砂、赤丹、丹粟、龙砂。

［来源］来源于硫化物类矿物质砂族朱砂的矿石，全年可采，主含硫化汞（HgS）。

矿石呈大小不一的块片状、颗粒状或粉末状。鲜红色或暗红色，具金刚光泽，半透明。质重而脆，条痕红色，无味，无臭。

［性味归经］淡、凉，归热经。

［毒性］有毒，中毒致死量6～10 g，中毒轻者咽灼痛、恶心呕吐、腹痛、便血，重者昏迷抽搐、无尿、呼吸困难而死。解救早期立即洗胃催吐、灌肠，牛奶、蛋清、五

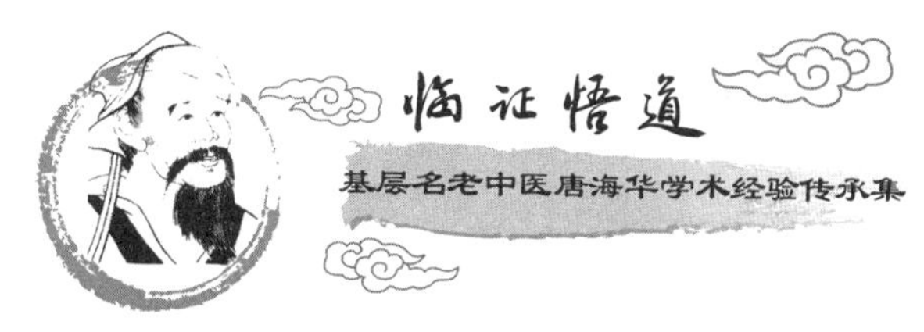

倍子粉10 g水调频服。忌用盐水，以防加快吸收，还可以绿豆甘草汤、地浆水、麻油三者合服适量。

〔功用〕镇惊安神，益智清心，解毒防腐。

〔主治〕精神失常，心烦难眠，多梦夜游，心慌心乱，记忆减退，火毒烂疮，体表肿瘤，鲤鱼摆滩症，还用于尸体防腐。

〔用法用量〕研细末，内服0.1~0.5 g水吞，常入丸、散或药衣，或拌他药内服。外用：适量敷撒患处。

〔禁忌〕孕妇、体极弱者及幼儿忌用，长期、大量易中毒。忌火煅及煎，以免毒性大增。

硫黄

〔俗名〕磺、硝磺、石硫黄、黄硇砂。

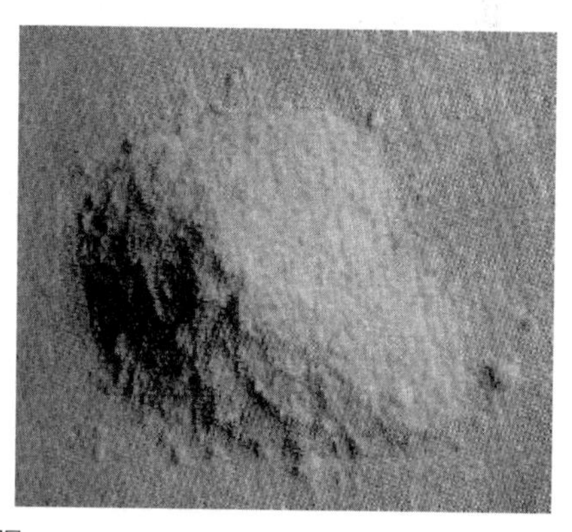

〔来源〕来源于自然元素类矿物硫族自然硫系硫黄的矿石或用含硫矿物经加工而成。

矿石呈不规则块状，大小不一，黄色或略呈黄绿色，表面不平坦，常有细孔，断口呈脂肪光泽，体轻，质松易碎，半透明，断面常呈针状结晶形，条痕白色或淡黄色，以手握置耳旁可闻轻微的爆炸声，味淡，具特殊的臭气。

〔性味归经〕酸、臭、温，归冷经。

〔毒性〕有小毒，但成人安全剂量在每次60～90 g，若中毒，解法同雄黄，也用金银花30 g、绿豆100 g、甘草10 g、扁豆15 g，水煎服。

〔功用〕杀虫败毒，温阳散寒，燥湿止痒。

〔主治〕一切虫疮、湿疹、疥癣、皮肤病、皮肤粗糙、瘙痒、阴部湿冷、阴疽恶疮、阳痿不举、手足冰冷。

〔用法用量〕内服：补火助阳，量1.5～3 g研末入散剂。外用：10～30 g化水外洗或撒布患处，或泡酒外搽患处，或调麻油涂患处，或搽茶油后以硫黄粉撒敷。

〔禁忌〕孕妇、火重者忌服。

石灰

〔俗名〕石锻、香混。

〔来源〕为山川谷中青石烧煅而成。

青石又名石灰广、石灰岩，质硬，色微灰白，煅烧时一层柴、一层石或一层煤炭，上盖以青石灰石，从下面发火，使层层自焚而散，入药的用风化，不夹石块者为佳品。石灰石烧后风化，色白，质脆易粉，熔于水中会大冒气泡或放热，建筑者常以石灰浆刷白墙体。药用石粉，全年可烧煅。石灰有黏、糯两种，黏者无聚合力，糯者遇水则聚合力强，药用以糯者为强。

〔性味归经〕辛、香、苦、辣、麻、凉，归热经。

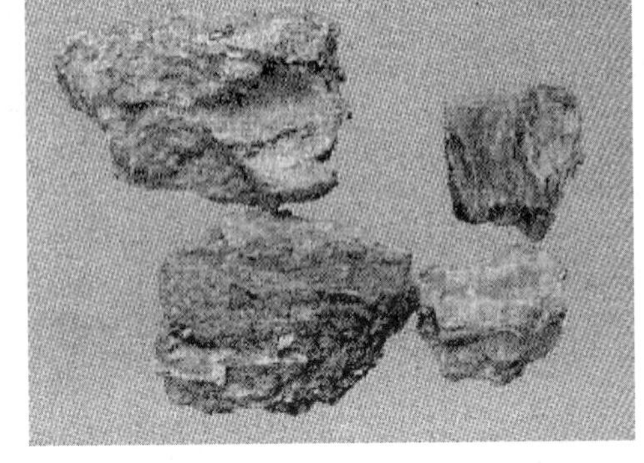

［毒性］有毒，中毒即腹痛吐泻，解毒多饮水，催吐导泻后服蛋清、牛奶、绿豆、甘草汤解之。

［功用］消肿散结，止血敛疮，生发止痛，腐蚀平胬，杀虫驱蛔，解魔芋毒。

［主治］痈疽疮疡，胰腺炎，疥癣癞痣，刀伤出血，落发不止，胬肉横生。

［用法用量］内服：10～20 g化水100～200 mL，分5～10次服澄清液，可杀蛔虫而止痛。外用：调栀子治痈疽疮疡、胰腺炎，调首乌外贴能生发乌须，干粉少许外撒或调蛋清止血愈创，调细辛等份为末搽治风火牙痛，调水外涂则腐蚀平胬除痣。苗族民间还以石灰点制米豆腐、魔芋豆腐、均为美食，无此品则豆腐难清而不成形，魔芋麻口而不能食。

［禁忌］本品有毒，内服不可过量，切忌以灰服，以免灼伤血络而出血。且只能饮其澄清液，石灰遇水着肉即肉腐烂。孕妇忌用。

石钟乳

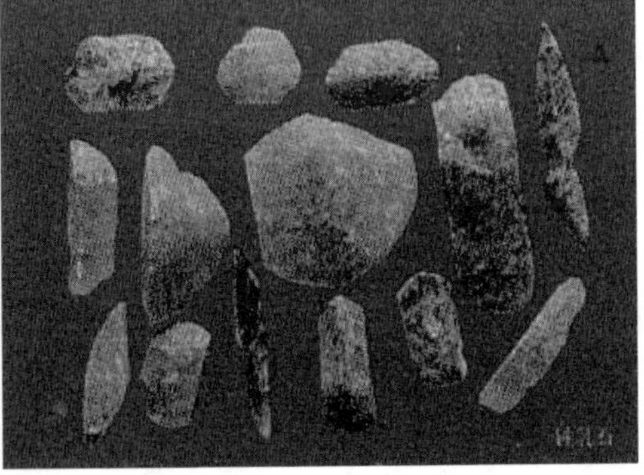

［俗名］钟乳石、钟乳、黄石砂、方解石。

［来源］来源于碳酸盐类矿物方解石族方解石，常见于石灰岩溶洞中，为钟乳状聚合体，略呈圆锥形或柱形，表面白色，灰白色或棕黄色，粗糙，凹凸不平。体重，质硬，断面较平整，白色至浅灰白色，对光观察具闪星状亮光，近中心常有一圆孔，圆孔周围有多数浅橙黄色同心毛石层。本品以滴水滋养石色透明者为佳，药用石粉，全年可采。

［性味归经］淡、微咸、温，归冷经。

［毒性］不显。

［功用］制酸止痛，补精通乳，提火散寒。

［主治］胃痛泛酸，乳汁不通，精液稀少，腰膝冷痛。

［用法用量］10～30 g煨水内服。

银

［俗名］银子、银饰、白银。

［来源］来源于银矿提炼而成。

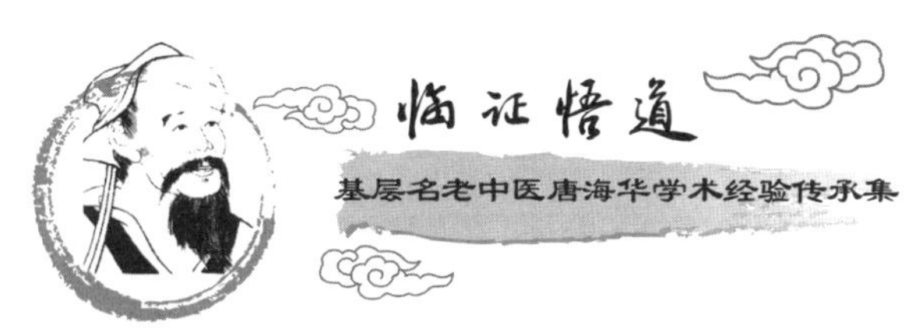

银有从矿石中炼出者，亦有从沙土中炼出者，其生银俗称银笋、银牙，亦称出山银，炼出之银为熟银。银其色白，富韧性，可制成各种首饰，如银针、银簪子、银针盒、银背带、银耳环、银八宝、银插花、银戒指、银手圈、银项圈等，药用熟银，一般苗族家中自备有，随时可使用。

〔性味归经〕辛、淡、平，归冷、热经。

〔毒性〕有小毒，常量无妨。若中毒，参照朱砂中毒解救。

〔功用〕安神定志，祛寒除风，解邪避邪，定惊轻身，明目退翳。

〔主治〕惊骇抽病，冷风痹痛，热毒邪气，癫疾狂走。

〔用法用量〕内服取银质磨水服少许可适量，久服可轻身。外用佩戴可避邪，苗医长期经验：邪入侵入体时，银饰发黑，病去则银白。小儿抽搐外用煮蛋包银子履即好。眼翳初起以银饰磨生男孩之产妇乳汁点眼少许可愈，生女孩之产妇乳汁则不入药。

〔禁忌〕幼儿、孕妇慎服。

铜

〔俗名〕铜器。

〔来源〕来源于天然铜矿提炼而出。

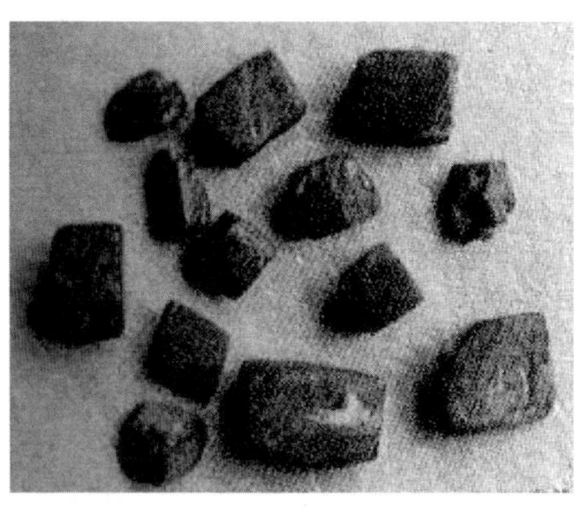

铜有赤、黄、白、青数种，铜色橙红者为赤铜，金黄者为黄铜，银白者为白铜，发绿者为青铜。其功用相似，但苗族常以黄铜多用。铜器一般家庭均有，铜在苗家存在的形式如铜铲、铜戒指、铜手圈、铜锅铲、铜锣、铜铮铮等，随时可用。

〔性味归经〕苦、辛、平，归冷、热经。

〔毒性〕有小毒，常量无妨，若中毒可参照朱砂中毒解救。

〔功用〕聪耳明目，乌发接骨，除臭止痛，轻身润肤，提火焰山。

〔主治〕耳目欠聪，骨折，发白，腋臭，心胃气痛，烂眼多泪，肌肤不泽，胆小，火焰山少，易幻觉幻视，百虫入耳，杨梅疮。

〔用法用量〕内服：以铜烧红，投酒或水中数遍，饮服酒或水少许。外用：治腋臭，以针刺腋下毛孔出血，以铜粉、醋、米饭混合研末，兑烧酒调搽治杨梅疮，虫入耳以生菜油调铜绿滴耳自出。铜为苗家避邪之品，制成戒指等佩戴可提火焰山，夜间行走胆大沉着，不易受惊骇病，亦避诸邪。

〔禁忌〕孕妇、幼儿忌服。

铁

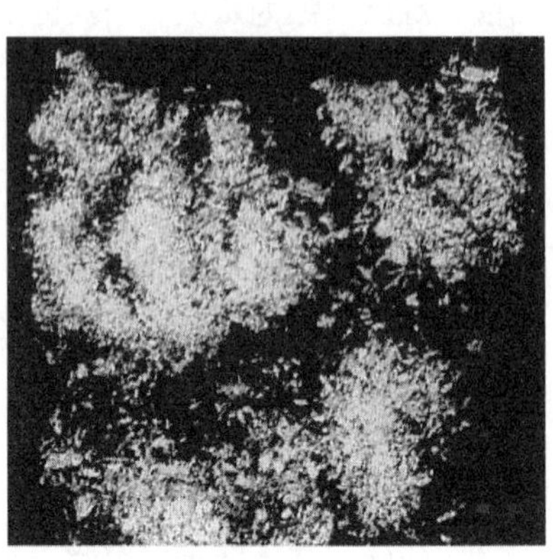

〔俗名〕铁衣、铁落、生铁落、铁屑。

〔来源〕来源于铁矿的提炼物。

铁色黑，性坚硬，可制作刀剑，铁衣有二，一是久置则表面有红衣，刮取可得，名铁锈，偏治外科疾病。二是打铁时，落下之铁屑，与铁锈功似，但偏于治癫痫，安神志，铁器农家均有，随时可用。若需铁落需到打铁处拾起取得。铁衣、铁落其功相似，故并论。

〔性味归经〕辛、淡、寒，归热经。

〔毒性〕有中小毒，常量无妨，中毒参照朱砂中毒解救。

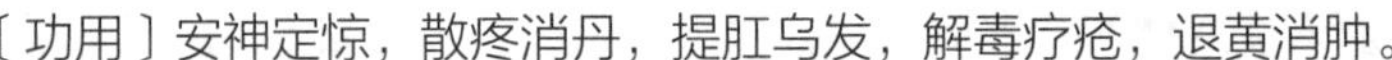

〔功用〕安神定惊，散疼消丹，提肛乌发，解毒疗疮，退黄消肿。

〔主治〕癫痫病，丹毒，脱肛，乌发早白，疥癣恶疮，蜘蛛咬伤，黄肿病。

〔用法用量〕内服：以铁落30 g煎水服，或烧红后投水中取水服，治黄肿病以铁落打极细粉过细筛，调米面适量蒸粑吃。虚火遗精以铁落衣研末3 g冷水调服，小舌肿以铁落水含咽。外用：蒜磨生油调涂敷患处治蜘蛛咬伤，醋磨涂则治蜈蚣咬伤。

〔禁忌〕孕妇、幼儿慎用。

第二十二章　其他种类

伏龙肝

〔俗名〕灶心土、火坑土。

〔来源〕为久年经柴草熏烧的灶中心底的土块。

呈不规则的大小不一的块状。全体红褐色，质硬，易碎，断面细软，亦有粉末脱落，断面色深，常有蜂窝小孔，具烟熏气，味淡，以大块、色红褐、质细软者为佳。部分溶于水，加酸部分溶解，且有气泡产生。

〔性味归经〕辛、淡、微寒，归热经。

〔毒性〕无毒。

〔功用〕和胃止呕，退火止血。

〔主治〕妊娠呕吐，小儿反胃，心火重之吐血便血，心腹热痛。

〔用法用量〕取伏龙肝一块（50～100 g）置水中溶解，滤取澄清液服下，每次50～100 mL。

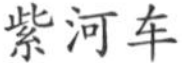

紫河车

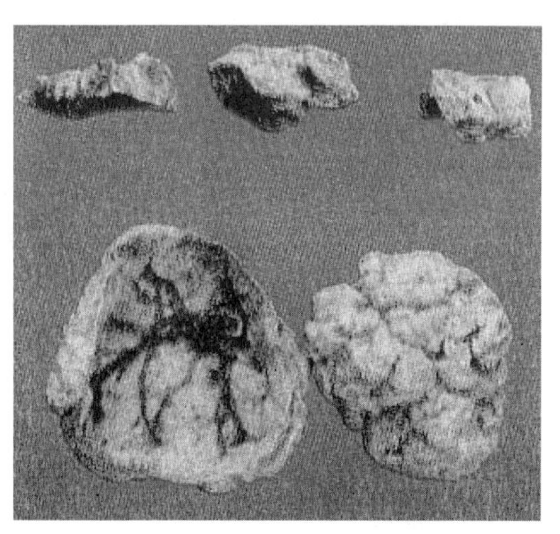

〔俗名〕胎盘、仙人衣、胞衣、混沌衣、佛袈裟。

〔来源〕来源于健康产妇的干燥胎盘Placenta Hominis，以头生者佳。

胎盘收集宜新鲜，除去羊膜、脐带、割开血管，以清水反复洗净至无血为度，煮蒸或置沸水中略煮后取出晒干或文火烘干。胎盘呈圆形或椭圆形，碟状，直径9～15 cm，厚薄不一，黄色或黄棕色，一面凹凸不平，另一面则较规则，平滑，质硬而脆。

〔性味归经〕腥、甜、咸、温，归冷经。

〔毒性〕无毒。

〔功用〕扶弱强壮，补乳养血。

〔主治〕身体瘦弱，气血不足，再生障碍性贫血，久病体虚，肾虚耳鸣，体弱不孕，产后乳少。

〔用法用量〕研细末1.5～3 g冲服，或半个至一个煮服。煮前用淘米水反复漂洗，煨煮时可加葱、蒜、黄酒、盐、花椒等佐料以去腥味。

烟油

〔俗名〕烟屎、草烟屎、旱烟屎、烟膏巴。

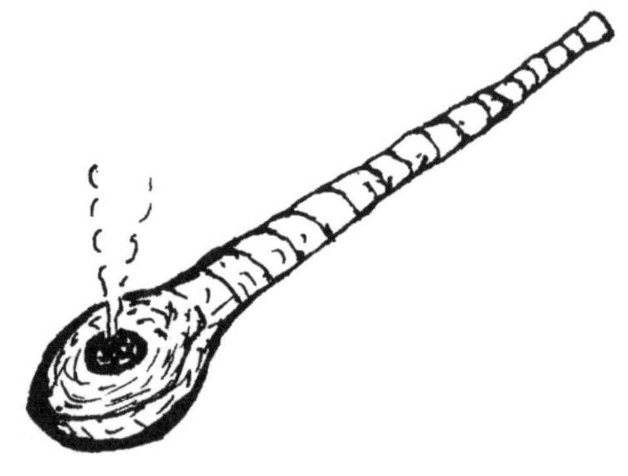

〔来源〕陈旧旱烟杆内积存的黑色膏油。凡有抽旱烟的地区均可获得。旱烟的植物来源为茄科植物烟草（烟叶）Nicotiana tabacum L. 一年生草本，高0.7～1.5 m，茎直立，粗壮，有腺毛。叶互生；叶片大，长圆形，长10～30 cm，宽8～15 cm，顶端渐尖，基部渐狭而半抱茎，稍呈耳状，全缘或微波状。圆锥花序顶生；花萼坛状，5裂；花冠长管状漏斗形，较萼长2～3倍，长4～5 cm，裂片短尖，淡红色或白色；雄蕊5。蒴果卵球形，长1.5 cm，成熟后2瓣裂。

〔性味归经〕辛、臭、苦、寒，归热经。

〔毒性〕有小毒，一般不内服，外用一般不易中毒。

〔功用〕消肿解毒，杀虫散结。

〔主治〕痈癀初起，红肿硬结或漫肿无头，南蛇症，蚂蟥症。

〔用法用量〕外用涂患处，或点舌尖。

〔禁忌〕婴幼儿慎用，易致烟抽病。

血余炭

〔俗名〕头发、扭逼、头发灰。

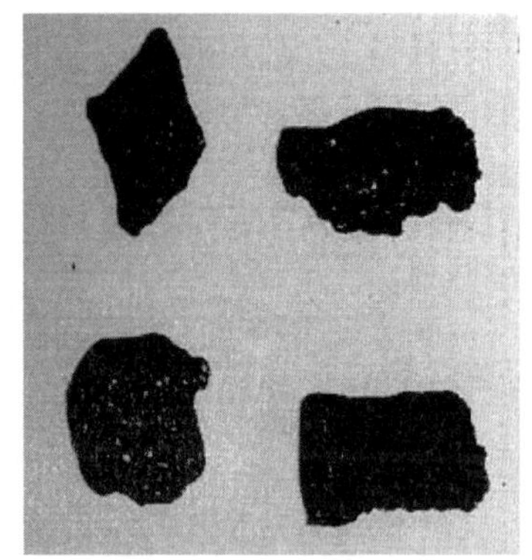

〔来源〕为人的头发，以色黑粗长者尤佳。

将人的头发用碱水洗去油垢，清水漂净，晒干，置于锅内，上面盖一锅盖，密盖，上压重物，文火煅至贴在盖锅底上的白纸显焦黄为度。待凉取出即是血余炭。其形状不规则，乌黑光亮，表面多数小孔，形如海绵，质轻而易碎，断面蜂窝状，碰之有清脆之声。多用火烧制之，具焦发气味。

〔性味归经〕辛、苦、温，归冷经。

〔毒性〕不显。

〔功用〕散瘀止血，阻毒救急。

〔主治〕鼻血，便血，咯血，崩漏，外伤出血，毒蛇咬伤。

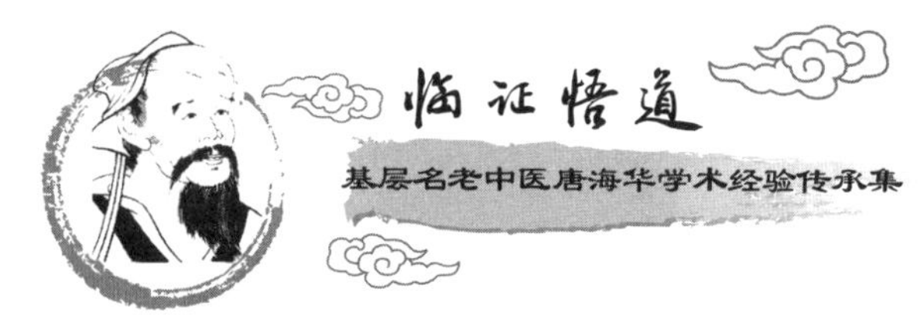

［用法用量］止血以头发炭研粉冲水服或敷患处，阻毒上行以长头发丝捆扎伤肢近心端，用于急救，防止毒气快速攻心致死。

童便

［俗名］人小便、人尿。

［来源］为2～8岁以内健康儿童的小便，以新鲜、明亮、清澈、中段尿为佳。

［性味归经］辛、咸、凉，归热经。

［毒性］无毒。

［功用］散血清瘀，解毒消肿。

［主治］跌打损伤，内腔瘀血，目赤肿痛，烂眼瞎，毒虫咬伤，蜂蛰伤。

［用法用量］内服热鲜尿100～200 mL，外用湿敷患处。本品为苗医治跌打重伤之救急要药。

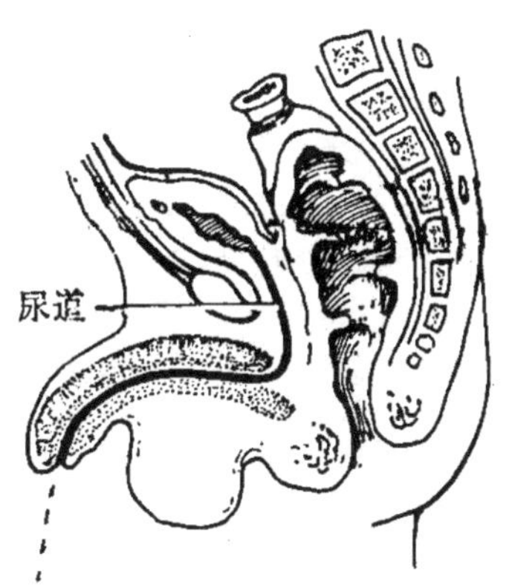

人乳

［俗名］人乳水、奶汁、乳汁。

［来源］为产妇哺乳期乳房分泌的奶水，白色，稠浓，带有乳香气味，富含营养物，以初产男孩之妇乳汁为佳，产女孩之乳汁一般不用，苗医观察认为其效较差。

［性味归经］甜、咸、辛、平，归冷、热经。

［毒性］无毒。

［功用］补虚扶弱，润眼明目，退翳清热。

［主治］身体虚弱，气血亏虚，口渴便秘，目赤肿痛，眼生翳子。人乳为婴幼儿最佳食品。

［用法用量］内服：10～100 mL，取鲜奶趁热饮。外用：以鲜乳汁滴眼或磨纯银少许点眼。人乳必鲜用，陈奶即变质腐败。

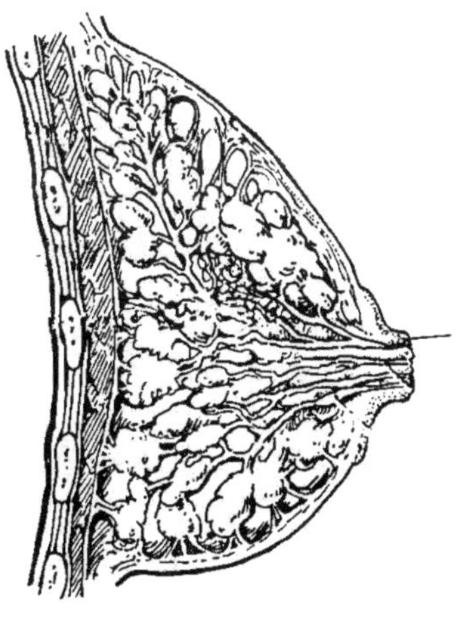

口水

［俗名］口涎、涎沫。

［来源］为人口中吐出唾液腺分泌物，无色，略带泡沫。口水、口涎、涎沫，实际上仍有区别，口水为口中吐出，口涎从口角流出，涎沫从口中溅出，或呈泡沫状。苗医用药，以医者口中吐出之口水。

［性味归经］甜、咸、平，归冷、热经。

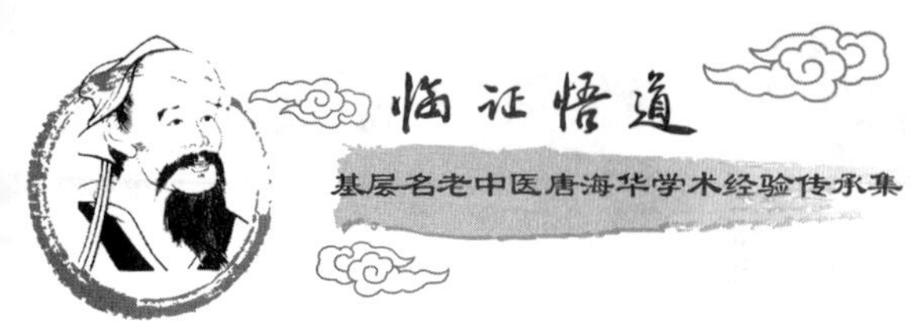

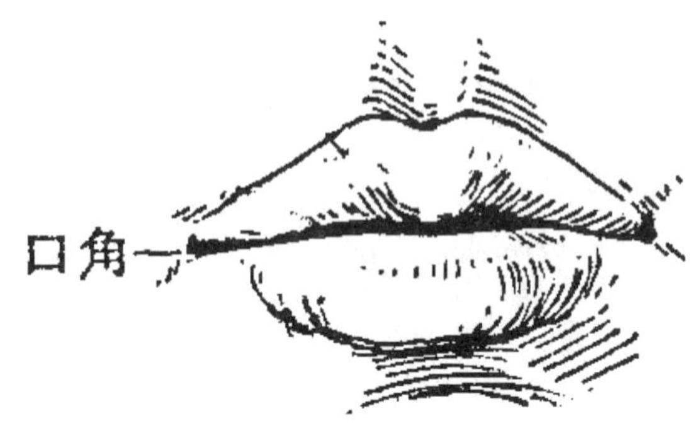

〔毒性〕无毒。

〔功用〕解毒消肿，润肤透达，止痛化水。

〔主治〕毒虫叮咬，痈毒肿痛，诸癀疱疮，皮肤干燥，红肿瘙痒。

〔用法用量〕口水多的外用涂敷患处，可治毒虫叮咬伤，跌打肿痛以口水柔消。

烧酒

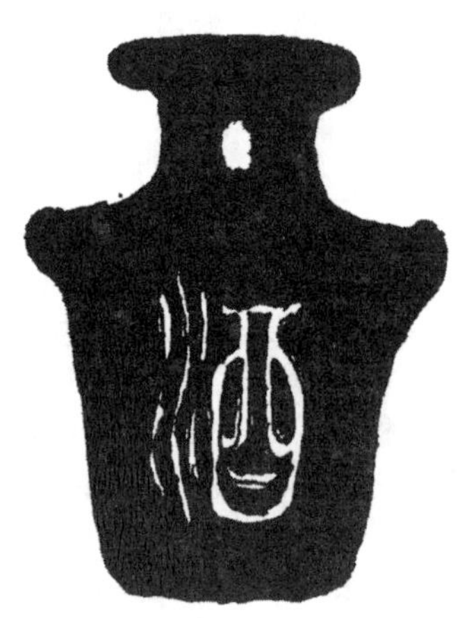

〔俗名〕火酒、烈酒、辣酒。

〔来源〕来源于包谷、高粱、小米、红苕等经发酵酿造蒸煮提取其蒸馏液而为酒。

酒是粮食的精华，也是苗医典型传统古老的常用药物，因为苗族远古即以“播五谷”为生而著称。苗医以酒为药，历史久远。然五谷皆可造酒，不同谷种造出烧酒气味亦有差异，苗医烧酒以包谷酒、高粱酒多用。酒为液体，色透明或略呈淡黄色，常储于酒坛中，随时可用。

〔性味归经〕辛、香、甜、苦、辣、麻、涩、性热，归冷、热经。

〔毒性〕有小毒，过量饮用易中毒，中毒量因人耐力不同而异。中毒者，烦躁或昏迷、抽搐，解以催吐、洗胃，葛花15 g、绿豆100 g、甘草10 g煎水服。或樟脑粉0.2 g化水100～200 mL饮服可醒脑解酒。

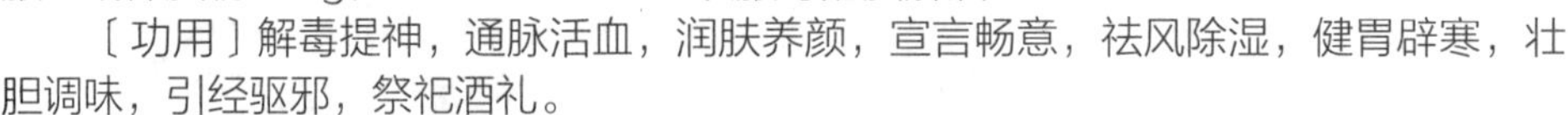

〔功用〕解毒提神，通脉活血，润肤养颜，宣言畅意，祛风除湿，健胃辟寒，壮胆调味，引经驱邪，祭祀酒礼。

〔主治〕神疲乏力，血脉不和，肌肤失泽，寡欢抑郁，风湿疼痛，跌打损伤，胃寒虚冷，胆小易惊，百邪毒气。

〔用法用量〕内服数滴至100 mL，外用适量喷洒、外搽、泡药。其功用配伍效果更佳，酒不仅为诸多药物之引经佳品，亦为苗医祭祀、敬师必备之品，“无酒不成礼仪”“无酒不成敬意”，治疗跌打损伤、风湿疼痛，有酒则如虎添翼，药得酒则行。本品还可解马肉、桐油毒，以酒喷肉还可防止过早腐臭变味。

〔禁忌〕酒有小毒，不可过量或长期大量饮用，否则适得其反，易致酒精中毒及火毒诸疾。

酸汤

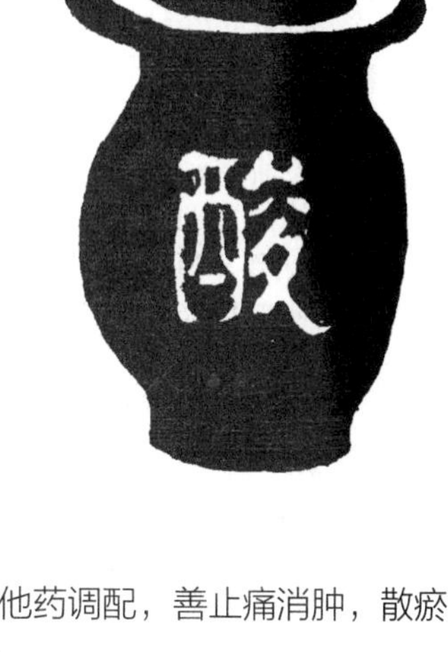

〔俗名〕泡酸水。

〔来源〕来源于蔬菜类青菜、萝卜菜与包谷浆等经腌制酸化而成，为苗医历史悠久的著名苗药。亦为美味佳品，苗家豆腐制作不离酸汤。

酸汤常密闭储存于坛罐中，为混有酸菜之液体，色微黄，质糯而黏稠，上品者倒出能牵成线或丝。盛酸汤容器常需搁置于灶门口或火坑边，有微热，酸汤才不易因久置而变质。

〔性味归经〕辛、香、酸、苦、甜、凉，归冷、热经。

〔毒性〕无毒。

〔功用〕生津止渴，提神健胃，解毒敛疮，调养补虚，消肿燥湿，行气止痛。

〔主治〕烦热口渴，多汗神疲，胃口不开，水火烫伤，漆疮丹毒，痈肿湿痒，心胸气痛。

〔用法用量〕内服10～50 mL，外用煎洗患处或与他药调配，善止痛消肿，散瘀活血，还可解鱼、肉、菜及各种虫之毒气。本品可食用。

蜂蜜

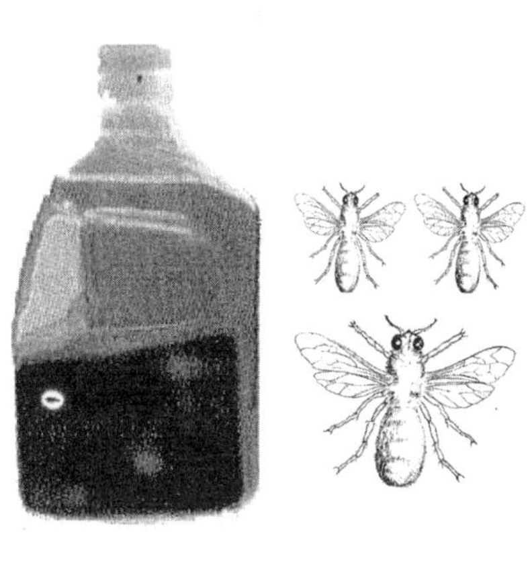

〔俗名〕蜂蜜、蜜糖、蜂蜜糖、百花蜜、石蜜、沙蜜。

〔来源〕为蜜蜂科昆虫中华蜜蜂*Apis cerana* Fabricius酿造的蜜。

蜜蜂为人工放养或野生，采时需过滤，除去蜂蜡碎片及杂质。蜂蜜呈半透明、光泽，浓稠胶黏，可滴成丝或线，白色至淡黄色或橘黄色至黄褐色，以白色如膏者为上品。放久或遇冷渐有白色颗粒状结晶析出，气芳香，味极甜，为甜品之王。

〔性味归经〕香、甜、腻、平，归冷、热经。

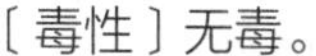

〔毒性〕无毒。

〔功用〕补虚扶弱，润肤养颜，润燥止咳，润肠通便，解毒敛疮，轻身益寿，调药引经，健胃止痢，杀虫平癣，催产止痛。

〔主治〕久病体虚，肌肤失泽，干咳少痰，肠燥便秘，赤白带下，赤白痢疾，横生倒产，诸鱼骨梗，误吞异物。本品常为苗医药佐料，并配伍他药使用。

〔用法用量〕10～30 mL冲水服，或蒸他药服，外用涂搽患处适量，常为苦药调味品。

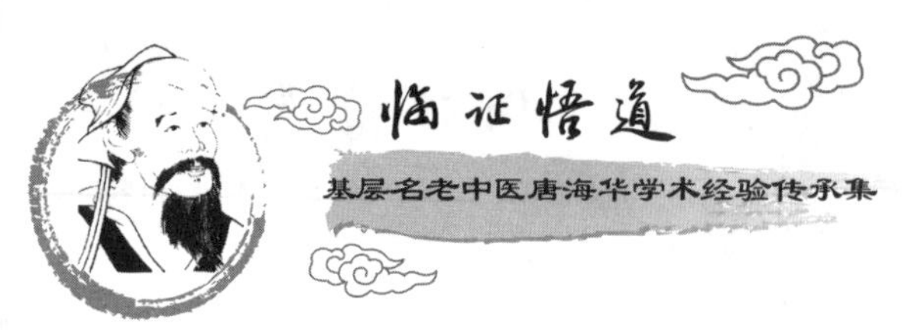

冰片

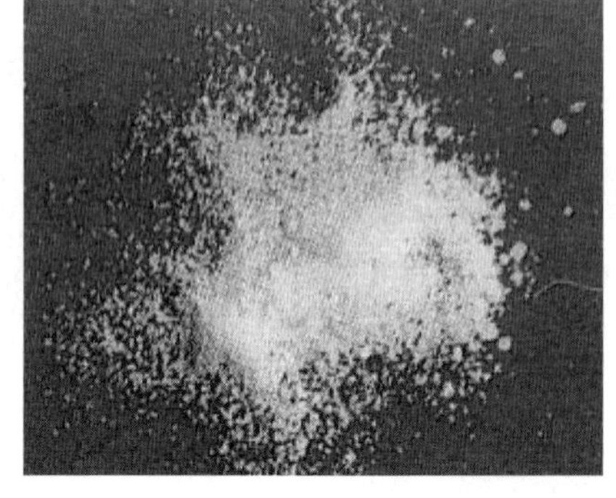

〔俗名〕梅片、花片、龙脑香、艾片、机片。

〔来源〕菊科植物艾纳香Blumea balsamifera DC.的鲜叶经蒸馏、冷却所得的结晶称艾片；以樟脑或松节油为原料，经化学反应合成龙脑称机制冰片；龙脑香科植物龙脑香Dryobalalops aromatica Gaertn.f.的枝、叶经蒸馏、冷却所得的结晶称龙脑冰片。

艾片：呈半透明结晶，直径5～15 mm，厚2~3 mm。白色，气清凉，味道辛凉浓烈。燃烧时有浓黑烟。机制冰片：呈半透明薄片状结晶，直径5～15 mm，厚2～3 mm。白色，表面有如冰的裂纹。质松脆呈层，手捻即粉碎。气清香，味辛凉，燃烧时有黑烟。龙脑冰片：呈半透明块状、片状或颗粒状结晶，直径1～7 mm，厚约1 mm，呈白色至淡灰棕色。气清香，味清凉，燃烧时无黑烟或微有黑烟。

〔性味归经〕辛、腥、香、凉，归热经。

〔毒性〕不显。但药性烈而用量少。

〔功用〕解毒敛疮，通窍醒脑，消肿杀虫。

〔主治〕口舌生疮，目赤火眼，痈疮肿毒，鼻塞神昏，昏外不省，虫疮痒烂，水火烫伤，痔疮肿痛。

〔用法用量〕0.05~0.1 g研粉入丸、散剂内服，或冲水服或配药服。外用：涂撒患处，或化水熏洗或点贴患处。

〔禁忌〕孕妇、体弱者慎服。

百草霜

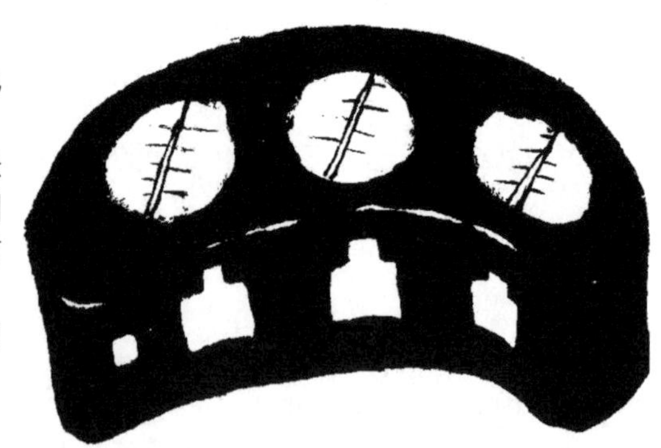

〔俗名〕灶孔灰、灶烟灰、灶黑。

〔来源〕为木柴灶孔上方之黑色悬物灶烟灰。

灶烟灰其色黑，呈细腻粉末状悬吊物，可刮取，为多种草木燃烧之烟尘混合物，故又名百草霜。生于农村木柴孔中，全年随时可采。

〔性味归经〕苦、涩、平，归冷、热经。

〔毒性〕无毒。

〔功用〕退骇止惊，收敛止血。

〔主治〕小儿惊骇，走胎，吐血，便血，咳血，月经过多，崩漏下血，金创出血。

〔用法用量〕内服：0.05～0.1 g化水冲服。外用：适量撒于患处。

第八卷　苗医药科优势病种与临床研究

第二十三章　优势病种诊疗方案

第一节　痹病中医诊疗方案

一、病名

中医：痹病。

西医：痛风性关节炎。

二、定义

痛风是一组嘌呤代谢紊乱所致的慢性疾病。临床上以高尿酸血症伴痛风性急性关节炎反复发作、痛风石沉积、痛风性慢性关节炎和关节畸形、肾小球和肾小管等实质性病变和尿酸结石形成为特点。本病以中年人为最多见，40～50岁是发病的高峰。男性发病率大于女性，男女之比例约为20:1。

三、诊断标准

1. 中医诊断标准　参照中华人民共和国中医药行业标准《中医病证诊断疗效标准》（ZY/T001.1—94）。

2. 中医诊断要点

（1）多以多个趾指关节卒然红肿疼痛，逐渐疼痛剧如虎咬，昼轻夜甚，反复发作。可伴发热，头痛等症。

（2）多见于中年老年男子，可有痛风家族史。常因劳累，暴饮暴食，吃高嘌呤食品，饮酒及外感风寒等诱发。

（3）初起可单关节发病，以第一跖趾关节多见。继则足踝、跟、手指和其他小关节出现红肿热痛，甚则关节腔可有渗液。反复发作后，可伴有关节四周及耳郭、耳轮及趾、指骨间出现“块瘰”（痛风石）。

3. 中医鉴别诊断　痛风是由风寒湿热之邪流注肌腠经络，痹阻经脉关节而致，而痿症是肺胃肝肾等脏腑精气受损，肢体筋脉失养所致；痛风以关节疼痛为主，而痿症则为肢体力弱，无疼痛症状；痿症是无力运动，痛风是因痛而影响活动；部分痿症病初有肌肉萎缩，而痹症是由于疼痛甚或关节僵直不能活动，日久废而不用导致肌肉萎缩。故以上可资鉴别。

四、中医证候分型

1. 湿热蕴结证　局部关节红肿热痛，发病急骤，病及一个或多个关节，多兼有发热、恶风、口渴、烦闷不安或头痛汗出，小便短黄，舌红苔黄，或黄腻，脉弦滑数。

2. 脾虚湿阻证　无症状期，或仅有稍微的关节症状，或高尿酸血症，或见身困乏怠，头昏头晕，腰膝酸痛，纳食减少，脘腹胀闷，舌质淡胖或舌尖红，苔白或黄厚腻，脉细或弦滑等。

3. 寒湿痹阻证　关节疼痛，肿胀不甚，局部不热，痛有定处，屈伸不利，或见皮下结节或痛风石，肌肤麻痹不仁，舌苔薄白或白腻，脉弦或濡缓。

4. 痰瘀痹阻证　关节疼痛反复发作，日久不愈，时轻时重，或呈刺痛，固定不移，关节肿大，甚至强直畸形，屈伸不利，皮下结节，或皮色紫暗，脉弦或沉涩。

五、入院检查项目

1. 必需的检查项目

（1）血常规、尿常规、便常规。

（2）肝肾功能、电解质、血脂、血糖、RF、ASO、ESR、CRP、感染免疫学、凝血四项。

（3）关节MRI和 / 或X线片。

2. 可选择的检查项目　根据病情需要而定，如颅脑CT、MRI、胸片、心电图、面神经肌电图等。

六、治疗方案

(一)基础治疗

1. 急性发作期要卧床休息，抬高患肢，留意保护受累关节。

2. 低嘌呤饮食，禁酒限烟。

3. 饮足够的水，每日2000 mL以上。

(二)中医治疗

1. 辨证论治　以中医辨证辨病施治为原则，采用中药内服和外治法相结合的综合治疗方法。中药内服以“治痹当从脾、肾、血论治”的学术理论为指导，以“健脾补肾通络活血法”为基本大法。痛风急性期，多属风湿热痹和湿热痹范畴。应从清热通络、祛风除湿着眼，以阻止病情发展。若发展到慢性期阶段，又需针对兼夹痰浊、血瘀者，随证参用化痰泄浊、祛瘀通络之法。同时根据阴阳气血的虚衰，注意培本，补养气血，调补脾肾。外治法以“以疏治痛，祛痛致疏”为理论指导，以电针、艾灸、中药封包、中药熏洗等为基本外治法。

2. 中医内治法

（1）湿热蕴结证治法：清热利湿，通络止痛。

三妙散合当归拈痛汤加减。

处方：炒苍术 15 g，川黄柏 15 g，川牛膝 15 g，茵陈 15 g，羌活 10 g
独活 10 g，全当归 15 g，川芎 10 g，虎杖 15 g，防风 10 g
土茯苓 10 g，萆薢 15 g，泽泻 10 g。

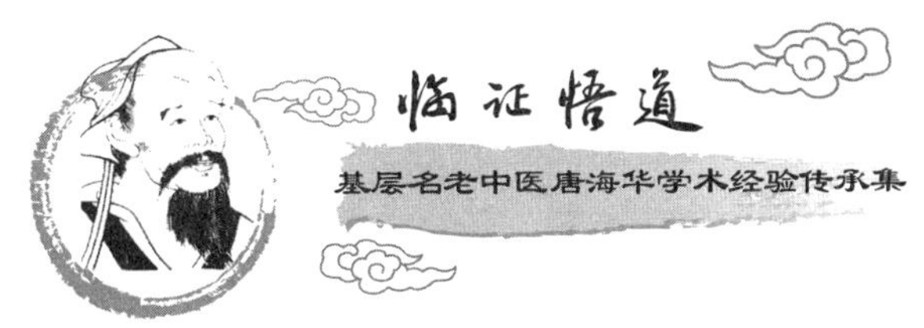

加减：可选加利尿除湿之品，如猪苓、泽泻、车前子、防己、滑石之类；选加健脾化浊之品，如薏苡仁、土茯苓、金钱草之类；热盛者，选加忍冬藤、连翘、黄柏之类；阴津耗伤者，选加生地黄、玄参、麦冬之类；肿痛较甚者，选加乳香、没药、秦艽、络石藤、海桐皮、桑枝、地龙、全蝎之类；关节周围有红斑者，选加生地黄、牡丹皮、赤芍之类；下肢痛甚，可选加牛膝、木瓜、独活之类；上肢痛甚. 可选加羌活、威灵仙、姜黄之类。

用法与用量：上药水煎服，每日1剂，分2次口服。

中成药(未服汤药时选中成药)选择以下一种 ：湿热痹片 一次6片，每日3次口服。痛风定胶囊每次4粒，每日3次口服；四妙丸每次6～9 g，每日2次口服。

中成药静脉注射，选择以下一种或两种 ：丹参注射液、血塞通注射液、骨瓜提取物注射液，疗程均为两周。

外治法：酌情选用清热除湿、通络止痛药物，如如意金黄散，每日1～2 次，1周为1个疗程，可酌情应用1～2个疗程。

（2）脾虚湿阻证治法：健脾利湿，益气通络。

黄芪防己汤加减。

处方：黄芪 15 g，防己 10 g，桂枝 10 g，细辛 3 g，当归 10 g，独活 10 g，羌活 10 g，白术 10 g，防风 10 g，淫羊藿 10 g ，薏苡仁 10 g，土茯苓 10 g ，萆薢 15 g，甘草 5 g。

加减 ：皮下结节，可选用天南星、白芥子之类；关节疼痛甚者，可选加乳香、没药、延胡索；关节肿甚者，适当选加防己、土茯苓、滑石；关节久痛不已，可加全蝎、乌梢蛇、炮穿山甲；久病体虚，面色不华，神疲乏力，加党参、黄芪。

中成药(未服汤药时选中成药) 选择以下一种：参苓白术丸一次6 g，每日3次口服。补中益气丸一次1袋（6 g），每日2 ～3次口服。益肾蠲痹丸一次8 g，疼痛剧烈可加至12 g，每日3次，饭后温水送服。

中成药静脉注射，选择以下一种：灯盏花注射液20 mg，加至0.9%氯化钠注射液100 mL中，每日1次静脉滴注。丹参注射液20 mL，加至0.9%氯化钠注射液100 mL中，每日1次静脉滴注。脉络宁注射液10～20 mL，加入5%葡萄糖注射液（或0.9%氯化钠 注射液）250 mL中，每日1次静脉滴注。血栓通注射液0.3～0.45 mg，加至0.9%氯化钠注射液100 mL中，每日1次静脉滴注。血塞通注射液6 mL，加至5%葡萄糖注射液（或0.9%氯化钠注射液）250 mL中，每日1次静脉滴注。疗程均为2周。

外治法 ：取关节疼痛部位，上敷止痛散，用远红外线灯照射20分钟，每日1～2次，1周为1个疗程，可酌情应用1～2个疗程。

（3）寒湿痹阻证治法：温经散寒，除湿通络。乌头汤加减。

处方：制川乌 5 g，生麻黄 5 g，生黄芪 10 g，生白芍 10 g，苍术 10 g，生白术 10 g，羌活 10 g，姜黄 10 g ，当归 10 g ，土茯苓 10 g，萆薢 10 g，甘草 10 g 。

加减：可参用风湿热痹证型加利尿除湿之品和健脾化浊之品以及上、下肢引经药。风邪偏胜者，可加重羌活、独活、防风，或选加祛风通络之品如海风藤、秦艽之类；寒邪偏胜者，可加大温经散寒之品，如制草乌、制附子、细辛之类；湿邪偏胜

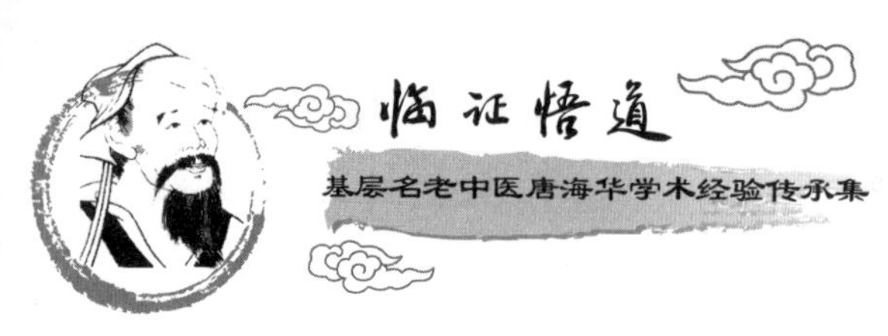

者，可选加胜湿通络之品，如防己、萆薢、川木瓜之类。对皮下结节或痛风石可选加祛痰、化石通络之品，如天南星、金钱草、炮穿山甲之类。

中成药(未服汤药时选中成药) 选择以下一种：寒湿痹片一次4片，每日3次口服。益肾蠲痹丸一次8 g，疼痛剧烈可加至12 g，每日三次饭后温水送服。

中成药静脉注射：选择以下一种，灯盏花、丹参、脉络宁、血栓通、疏血通注射液等。疗程均为两周。

外治法：酌情选用温经散寒、除湿通络药物，如止痛散治疗：取关节疼痛部位，上敷止痛散，用远红外线灯照射20分钟，每日1～2次，1周为1个疗程，可酌情应用1～2个疗程。

（4）痰瘀痹阻证治法：活血化瘀，化痰散结。

桃红四物汤合当归拈痛汤加减。

处方：全当归 10 g，川芎 10 g，赤芍 10 g，桃仁 10 g，茵陈 10 g，
威灵仙 10 g，海风藤 10 g，猪苓 10 g，茯苓 10 g，金钱草 10 g，
土茯苓 15 g，萆薢 15 g。

加减：皮下结节，可选用天南星、白芥子之类；关节疼痛甚者，可选加乳香、没药、延胡索；关节肿甚者，适当选加防己、土茯苓、滑石；关节久痛不已，可加全蝎、乌梢蛇、炮穿山甲；久病体虚，面色不华，神疲乏力，加党参、黄芪。

中成药(未服汤药时选中成药) 选择以下一种：瘀血痹片一次5片，每日3次口服。益肾蠲痹丸一次8 g，疼痛剧烈可加至12 g，每日三次饭后温水送服。

中成药静脉注射：选择以下一种，灯盏花、丹参、脉络宁、血栓通、疏血通注射液等，疗程均为两周。

外治法：如清痹散，每日1～2次，1周为1个疗程，可酌情应用1～2个疗程。

3. 电针疗法

（1）取穴：主穴。足三里、阳陵泉、三阴交、阿是穴。配穴。寒凝重者加肾俞、关元；肝脾亏虚者加足三里、商丘；血瘀重者加膈俞、血海。

（2）操作步骤：

第一步　患者坐位，或俯伏坐位，穴位皮肤常规消毒。

第二步　取毫针在上述穴位依次进针，取毫针直刺或斜刺进针，进针深度20～40 mm。

第三步　至所需深度后均行小幅度（幅度5～7 mm）、较快频率（100～150次/min）提插捻转，使针刺得气，急性发作期用泻法，缓解期用平补平泻法。

第四步　根据病情选2～3组穴位接G6805-1型电针仪，选用脉冲连续波，频率3～5 Hz，强度以能引起明显肌肉收缩而患者能忍受为度，在留针期间每隔10分钟适当增加刺激强度。

第五步　留针30分钟。

第六步　出针，压迫针孔以防出血。

（3）注意事项：

应用针刺疗法时应注意无菌操作；应用灸法治疗时，注意预防皮肤烫伤；病变局部有皮肤损伤及溃疡者，应避免使用此疗法；伴肿瘤与结核患者者禁用针灸治疗；有血液病或出血倾向的患者应避免使用针刺疗法。

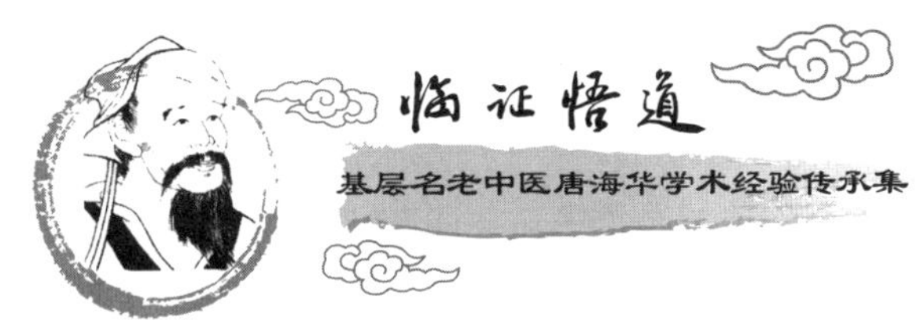

4. 灸法

［治则］温通气血，舒经通络。

［处方］阿是穴。

［操作］点燃艾条，垂直对准施术部位，距皮肤2～3 cm进行熏烤，使患者局部有温热而无灼痛为宜。一般每穴灸10～15分钟，至皮肤红晕潮湿为度。

5. 刺络放血

［治则］活血祛瘀、通络止痛。

［处方］阿是穴。

［操作］以75%乙醇消毒后，用一次性皮肤针叩刺阿是穴，局部出血以3～5 mL为宜。治疗面保持清洁干爽，尤适用于痛风急性发作期。

6. 其他疗法

（1）拔罐治疗。

［治则］通络止痛。

［处方］阿是穴。

［操作］以 75% 乙醇消毒后，局部阿是穴治疗，每次留罐 5 分钟。热证不宜采用。

（2）中频脉冲电治疗。

［治则］活血化瘀、通络止痛。

［操作］采用中药离子导入，每日1次。热证不宜采用。

（3）中药熏洗、中药热包、磁热治疗、穴位贴敷、耳针、红外线等治疗。

7. 苗药外擦治疗

（1）偏于疼痛型局部红肿热痛：奇特灵酊喷剂（内部制剂）于痛处穴位外擦加按摩。

（2）偏于疼痛型局部红肿热痛：痛风散（内部制剂）调鸡蛋清外敷局部。

（3）偏于麻木型局部红肿热痛不明显：麻痛灵酊喷剂（内部制剂）于痛处穴位外擦加按摩。

(三)西药治疗（根据肾功能等情况酌情选择）

1. 非甾体抗炎药（NSAIDs） 双氯芬酸（扶他林）75 mg，每日1次口服。洛索洛芬（乐松）60 mg，每日3次口服。布洛芬0.4～0.6g，每日3次口服。塞来昔布（西乐葆）200 mg，每日1～2次口服。

2. 秋水仙碱 本药为有效治疗急性发作的传统药物，0.5～1 mg，每日 3 次口服。

3. 糖皮质激素 通常用于不能耐受NSAIDs、秋水仙碱或肾功能不全者。单关节或少关节的急性发作，可行关节腔抽液和注射长效糖皮质激素，以减少药物的全身反应，但应排除合并感染。对于多关节或严重的急性发作可口服、肌内注射、静脉使用中小剂量的糖皮质激素，如泼尼松每日20～30 mg口服。为避免停药后症状“反跳”，停药时可加用小剂量秋水仙碱或NSAIDs。

以上三类药物均应见效后逐渐减停。急性发作期开始 进行降尿酸治疗，已降尿酸药物者发作时不需停用，以免引起血尿酸波动，延长发作时间或引起转移性发作。

4. 碳酸氢钠片 以碱化尿液，0.5～1.0 mg，每日3次口服。定期监测尿pH值，使之保持在6.2～6.8。

六、护理

（一）饮食护理

保持理想体重，适当限制脂肪，限制食盐摄入，禁酒限烟，低嘌呤饮食，通过健康教育使患者了解常见食物的酸碱性及嘌呤含量，使之能够合理地安排日常饮食。

（二）饮水护理

要求患者多饮水，以增加尿量，促进尿酸排泄。适当饮水还可降低血液黏稠度。

1. 饮水习惯　坚持每日饮一定量的水，不可平时不饮，临时暴饮。

2. 饮水时间　不宜饭前半小时内和饱餐后立即饮大量的水，饮水最佳时间是两餐之间及晚间和清晨。

3. 饮水与口渴　痛风患者应采取主动饮水的积极态度，不能等有口渴感时才饮水，因为口渴明显时体内已处于缺水状态，这时才饮水对促进尿酸排泄效果较差。

4. 饮茶　痛风患者可用饮茶代替白开水，但茶含有鞣酸，易和食物中的铁相结合，形成不溶性沉淀物影响铁的吸收。另外，茶中鞣酸尚可与某些蛋白质相结合，形成难以吸收的鞣酸蛋白，所以餐后立即饮茶会影响营养物质的吸收和易造成缺铁性贫血等，较好的方法是餐后1小时开始饮茶，且以淡茶为宜。

（三）中医辨证施护

1. 对湿热蕴结型痛风患者，应力戒烟酒，避免进食辛辣刺激食物，局部配合如意金黄散、芙黄膏等外敷。

2. 对寒湿痹阻型患者，在季节变化时注意调节饮食起居，避免风寒湿邪外侵，发作时可局部热敷或中药熏蒸。

3. 急性发作期，须严格卧床休息，并适当抬高患肢，以利于血液回流，避免受累关节负重。直至疼痛缓解72小时后开始适当轻微活动，促进新陈代谢和改善血液循环。

4. 间歇期，患者应注意鞋子的选择，尽量穿柔软舒适的鞋子，避免足部磨损造成感染。冬天避免受凉，室温保持在20 ℃～22 ℃，对年老体弱者应注意保暖。

（四）心理护理

由于反复关节炎发作，常导致患者情绪焦虑不安，护理人员要及时对患者进行心理安慰，解释病情，帮助其了解痛风的病因及防治对策，增加配合治疗的信心。

（五）健康教育

1. 节制饮食，控制高嘌呤食物，不食或少食。多饮水，避免暴饮暴食。节制烟酒、不宜喝大量浓茶或咖啡。

2. 积极减肥，减轻体重。避免饥饿疗法，坚持适当的运动量。

3. 生活有规律，按时起居。注意劳逸结合，避免过度劳累、紧张与激动，保持心情舒畅，情绪平和。注意保暖和避寒，鞋袜宽松。

4. 在医师指导下坚持服药，以控制痛风急性及反复发作，维持血尿酸在正常范围。不宜使用抑制尿酸排出的药物：双氢克尿噻、呋塞米。

5. 定期检测血尿酸值，1～3个月检测1次，以便调整用药和防治心、肾尿酸性结石。

6. 继发性痛风的预防主要是积极治疗多发性骨髓瘤、慢性肾病等原发病。

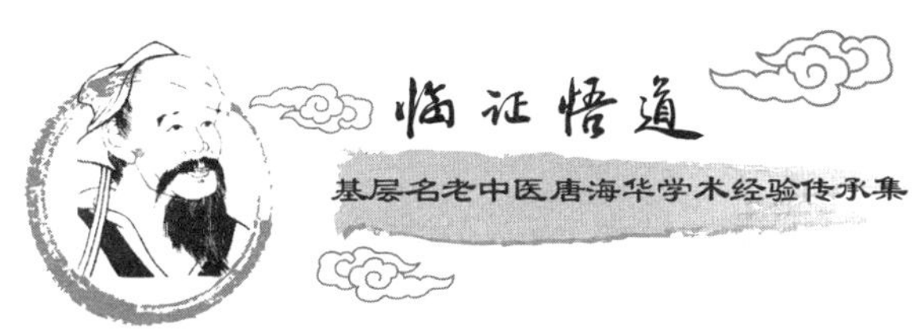

第二节　漏肩风诊疗方案

一、病名

中医病名：漏肩风病。

西医病名：肩周炎。

中医观点：本病是以肩长期固定疼痛，活动受限为主要表现的肢体痹病类疾病，中医认为其发病主要为年老体衰，肝肾不足、气血虚损，筋骨失于濡养，加之长期劳累，又因肩部露卧受凉，寒凝筋膜而致。日久则筋脉粘连，不能活动。故气血虚损、血不荣筋为内因，风寒湿邪侵袭为外因。中医又称五十肩、冻结肩、漏肩风、肩痹,是以肩关节疼痛为主，先呈阵发性酸痛，继之发生运动障碍的一种常见病、多发病。

西医观点：肩周炎按形成原因分为原发性和继发性两种。肩关节是人体全身各关节中活动范围最大的关节。其关节囊较松弛，关节的稳定性大部分靠关节周围的肌肉、肌腱和韧带的力量来维持。由于肌腱本身的血液供应较差，而且随着年龄的增长而发生退行性改变，加之肩关节在生活中活动比较频繁，周围软组织经常受到来自各方面的摩擦挤压，故而易发生慢性劳损并逐渐形成原发性肩周炎。

二、诊断标准

1. 中医诊断　参照中华人民共和国中医药行业标准《中医病证诊断疗效标准》（ZY/T001.9—94）。

2. 西医诊断标准　参照《新编实用骨科学》第二版。

1）症状与体征：该病呈慢性发病，多数无外伤史，少数仅有轻微外伤。主要症状是逐渐加重的肩部疼痛及肩关节活动障碍。

（1）疼痛位于肩前外侧，有时可放射至肘、手及肩胛区，但无感觉障碍。夜间疼痛加重，影响睡眠，不敢患侧卧位。持续疼痛可引起肌肉痉挛和肌肉萎缩。肩前、后方，肩峰下，三角肌止点处有压痛，而以肱二头肌长头腱部压痛最明显，当上臂外展、外旋、后伸时疼痛加剧。

（2）早期肩关节活动仅对内、外旋有轻度影响，检查时应固定肩胛骨，两侧比较。晚期上臂处于内旋位，各个方向活动均受限，但以外展、内外旋受限明显，前后方向的活动一般是存在的。此时肩部肌肉明显萎缩，有时因并发血管痉挛而发生上肢血循环障碍，出现前臂及手部肿胀，发凉及手指活动疼痛等症状。

（3）X线检查：可无明显异常。肩关节造影则有肩关节囊收缩、关节囊下部皱褶消失，肩周炎后期可出现严重的骨质疏松改变，特别是肱骨近端，重者有类似“溶骨性”破坏的表现，但通过病史及局部查体很容易与骨肿瘤鉴别开来。

三、中医证候分型

1. 风寒湿证　肩部窜痛，遇风寒痛增，得温痛缓，畏风恶寒；或肩部有沉重感。舌淡、舌苔薄白或腻，脉弦滑或弦紧。

2. 瘀滞证　肩部肿痛，疼痛拒按，以夜间为甚。舌暗或有瘀斑，舌苔白或薄黄，脉弦或细涩。

3. 气血虚证　肩部酸痛，劳累后疼痛加重，伴头晕目眩，气短懒言，心悸失眠，四肢乏力，舌淡，少苔或舌苔白，脉细弱或沉。

四、鉴别诊断

（一）中医鉴别诊断

1. 项痹　无肩关节活动受限之症，其肩部疼痛多与头颈部疼痛共存，无肩周明显压痛点。

2. 三痹　肢体肌肉关节游走性疼痛，不局限于肩关节，血沉、抗“O”增快。

（二）西医鉴别诊断

1. 三角肌的损伤、硬化及肿瘤等　主要有三个特点：表浅，外形改变；痛点明确，finger sign阳性；活动受限以内收、外展明显。

2. 肩锁关节　包括损伤、骨关节病、钙化及炎症（如强直性脊柱炎）等，主要特点是表浅，痛点明确，finger sign 阳性；活动受限以水平内收及外展150° 以上明显。

3. 钙化性肌腱炎　部位不同，表现不同。冈下肌腱钙化，表现为外旋正常，而内旋受限，常常需要Y位片观察；冈上肌腱钙化，表现外展、前屈受限，而外旋正常；最难的是肩胛下肌腱钙化，常常表现完全与冻结肩类似，活动范围全面下降，尤其外旋；而且由于重叠，平片很难看到钙化。但患者常急性发作，前方隆起且内收受限显著，与冻结肩有别，应进一步拍CT或MRI鉴别。

五、疾病分期

1. 粘连前期　主要表现为肩周部疼痛，夜间加重，甚至影响睡眠，肩关节功能活动正常或轻度受限。

2. 粘连期　肩痛较为减轻，但疼痛酸重不适，肩关节功能活动受限严重，各方向的活动范围明显缩小，甚至影响日常生活。

3. 恢复期　疼痛改善，肩关节功能活动改善。

六、检查项目

1. 必需的检查项目

（1）血常规、尿常规、便常规。

（2）肝肾功能、电解质、血脂、血糖、RF、ASO、ESR、CRP、感染免疫学、凝血四项。

2. 可选择的检查项目　根据病情需要而定，如颅脑CT、MRI、胸片、心电图、神经肌电图等。

七、治疗方案

（一）针灸疗法

1. 粘连前期

主穴：肩前、肩髎、肩髃、臑俞、外关、合谷、阿是穴。

配穴：若风寒重可加用风门、风池穴；若湿重，可加用曲池、阴陵泉穴或采用平衡针疗法；若有瘀滞可加用肩贞、阳陵泉、条口穴。

治疗方法：

（1）经皮穴位电刺激：选用韩氏经皮神经刺激仪。采用两对电极（带有直径为3 cm的不干胶电极板）分别粘贴连接患侧肩部二穴（肩前与肩髎或肩髃与臑俞,隔次交替使用），和合谷、外关二穴，刺激参数为：连续波、高频（100Hz）刺激10分钟后转为低频（2Hz）刺激30分钟，强度（10±2）mA（合谷、外关刺激强度可适当降低）。隔日治疗，10次为1个疗程。

（2）电针刺激：选用韩氏经皮神经刺激仪。施泻法或平补平泻，得气后肩前、肩髎（或肩髃、臑俞），两组穴位交替使用电针刺激，合谷、外关分别接电针，刺激参数为疏密波（2Hz/100Hz）、强度(5±2)mA（合谷、外关刺激强度可适当降低），留针至30分钟。

（3）温针灸：在肩前、肩髎、肩髃、臑俞等局部腧穴针刺得气后，选用2～3个腧穴实施温针灸，连续施灸2～3壮（每壮3 g艾绒）；合谷、外关采用毫针刺激，用泻法、留针30～45分钟。

（4）平衡针疗法：主穴肩痛穴，配穴疼痛及项加颈痛穴。

定位：①肩痛穴，位于腓骨小头与外踝连线的上1/3处。②颈痛穴，在手背部，握拳第四掌骨与第五掌骨之间，指掌关节前凹陷中。

取穴原则：肩痛穴与颈痛穴采用交叉取穴，即右侧患病针刺左侧穴位，左侧患病针刺右侧穴位。

针刺方法：取坐姿膝直位,选用3寸无菌毫针，肩痛穴与颈痛穴直刺1.5寸左右，提插针刺手法，强度以患者能耐受为度，同时令患者活动肩部，动作由慢到快，用力不宜过猛，不留针。

针感要求：肩痛穴以触电似针感向足背、足趾和踝关节传导出现的麻、胀感为宜。颈痛穴以局部出现酸、麻、胀感为宜。

（5）拔罐：针灸后可在压痛点或局部腧穴加拔火罐1～3只，留罐10～15分钟。若瘀滞严重可刺络拔罐：采用皮肤针叩刺或粗针点刺压痛点，使少量出血，再加拔火罐1～2只，留罐10～15 分钟。

（6）穴位注射：选取以上穴位1～3个，用当归注射液或香丹注射液，每穴注射1mL，每周注射1次，4次为 1个疗程。

（7）TDP照射：肩部局部或针刺部位局部神灯照射，每次30分钟。

（8）还可采用腹针疗法和热敏灸疗法。

2．粘连期　主穴：肩前、肩髎、肩髃、臑俞、外关、合谷。配穴：若有瘀滞可加用肩贞、阳陵泉、条口穴。气血虚加足三里、气海、血海。

治疗方法：

（1）温针灸：取肩髃穴多方向透刺（肩髎穴、肩前穴、臂臑穴方向），在肩前、肩髎、肩髃、臑俞局部腧穴针刺得气后，选用2～3个腧穴实施温针灸，连续施灸2～3壮（每壮3 g艾绒）；合谷、外关采用毫针刺激，用泻法、留针30～45分钟。

（2）经皮穴位电刺激：选用韩氏经皮神经刺激仪。采用两对电极（带有直径为3

cm的不干胶电极板）分别粘贴连接患侧肩部二穴（肩前与肩髎或肩髃与臑俞,隔次交替使用），和合谷、外关二穴，刺激参数为：连续波、高频（100Hz）刺激10分钟后转为低频（2Hz）刺激30分钟，强度(10±2)mA（合谷、外关刺激强度可适当降低）。

（3）电针刺激：选用韩氏经皮神经刺激仪。施泻法或平补平泻，得气后肩前、肩髎（或肩髃、臑俞），两组穴位交替使用电针刺激，合谷、外关分别接电针，刺激参数为疏密波（2Hz/100Hz）、强度(5±2)mA（合谷、外关刺激强度可适当降低），留针30分钟。

（4）平衡针疗法：主穴肩痛穴，配穴疼痛及项加颈痛穴、正气亏虚加升提穴。

定位：①肩痛穴，位于腓骨小头与外踝连线的上1/3处。②颈痛穴，在手背部，握拳第四掌骨与第五掌骨之间，指掌关节前凹陷中。③升提穴：两耳尖向上与正中线交点前1~2寸。

取穴原则：肩痛穴与颈痛穴采用交叉取穴，即右侧患病针刺左侧穴位，左侧患病针刺右侧穴位。

针刺方法：取坐姿膝直位,选用3寸无菌毫针，肩痛穴与颈痛穴直刺1.5寸左右，提插针刺手法，强度以患者能耐受为度，同时令患者活动肩部，动作由慢到快，用力不宜过猛，不留针。升提穴向前平刺1~2寸，可留针。

针感要求：肩痛穴以触电似针感向足背、足趾和踝关节传导出现的麻、胀感为宜。颈痛穴、升提穴以局部出现酸、麻、胀感为宜。

（5）拔罐：针灸后可在压痛点或局部腧穴加拔火罐1~3只，留罐10~15分钟。若瘀滞严重可刺络拔罐：采用皮肤针叩刺或粗针点刺压痛点，使少量出血，再加拔火罐1~2只，留罐10~15 分钟。

（6）穴位注射：选取以上穴位1~3个，当归注射液或红花注射液，每穴注射1mL，每周注射1次，4次为 1 个疗程。

（7）TDP照射：肩部局部或针刺部位局部神灯照射，每次30分钟。

（8）还可采用腹针疗法、火针疗法等。

（二）辨证选择口服中药汤剂、中成药

1. 风寒湿型治法　祛风散寒，利湿通络。

推荐方药：蠲痹汤加减，羌活、独活、秦艽、当归、川芎、桂枝、木香、乳香、茯苓、防风、桑枝、海风藤、甘草。

中成药：大活络丹等。

2. 瘀滞型治法　活血祛瘀，舒筋通络。

推荐方药：舒筋活血汤加减，当归、川芎、熟地黄、川牛膝、威灵仙、苍术、陈皮、白芍、木防己、防风、羌活、白芷、茯苓、醋延胡索、生姜。

中成药：三七片等。

3. 气血虚型治法　补气养血，通络止痛。

推荐方药：黄芪桂枝五物汤加减，黄芪、桂枝、当归、川芎、白芍、白术、细辛、秦艽、防风、甘草。

中成药：归脾丸、补中益气丸等。

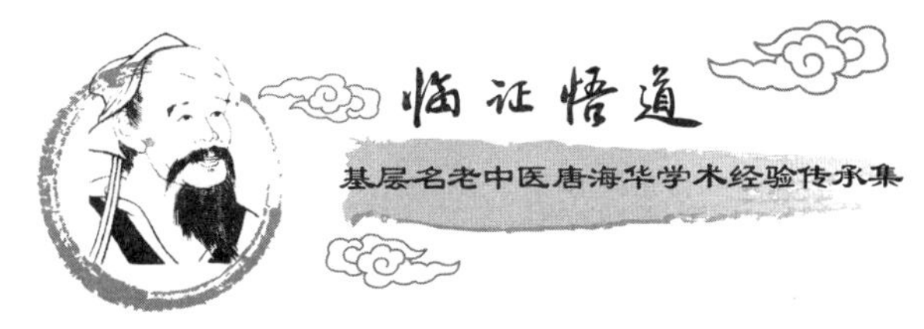

（三）苗药外擦治疗

1. 偏于疼痛型　奇特灵酊喷剂（内部制剂）于阿是穴痛点等穴位外擦加按摩。

2. 偏于麻木型　麻痛灵酊喷剂（内部制剂）于阿是穴痛点等穴位外擦加按摩。

（四）其他疗法

1. 小针刀　针刀疗法、带刃针疗法、铍针疗法、钩活术疗法等。

2. 传统针灸仪器　针刺手法针疗仪、智能通络治疗仪、多功能艾灸仪、智能型中药熏蒸汽自控治疗仪、数码经络导平治疗仪、经络导平治疗仪等治疗。

3. 物理治疗　TDP照射或红外线照射、超激光治疗、低周波治疗、立体动态干扰电治疗和磁热疗法等。

4. 穴位贴敷疗法、磁热疗法、蜡疗等。

5. 推拿治疗　以理筋通络为主，如滚法、拿法等及肩周炎松解术。

6. 可根据病情静滴注血塞通活血通络止痛、甘露醇或七叶皂苷或曲克芦丁或地塞米松静脉消肿止痛。

八、疗效评价

（一）评价标准

整体疗效评定参照《中药新药临床研究指导原则》（原卫生部制定发布，1997年第三辑）有关“肩周炎”的疗效标准：

1. 治愈（临床痊愈）　肩部疼痛消失，肩关节活动范围恢复正常。

2. 显效　肩部疼痛缓解明显，肩关节活动范围改善明显。

3. 有效　肩部疼痛基本缓解，肩关节活动范围部分改善。

4. 无效　症状无改变。

（二）评价方法

肩部疼痛和功能障碍为肩凝证两大主症，故本方案以疼痛和肩关节活动度为疗效评定的依据。

1. 肩部疼痛变化　采用视觉模拟评分法（Visual Analogue Scale,VAS）或VAT法评价患者的疼痛变化，进行积分计算。

2. 肩关节活动范围变化　采用《颈肩痛》（周秉文主编）推荐的肩部活动功能评定指标，即使用卷尺和旋转测量角度盘测量肩关节内旋和外旋的角度，摸背实验和摸口（耳）实验，将以上4项指标测定结果按评分标准换算。具体见肩关节功能评定方案。

1）肩部活动功能评定指标：

（1）内旋：肩外展90°,达不到90°者采取最大外展。肘屈90°，前臂旋后。将角度盘缚于前臂背面正中，将前臂被动转向中部记录肩内旋角度。

（2）外旋：准备如上，将前臂旋向头部，记录肩外旋的度数。

（3）摸背：正坐于凳上，反手用拇指端背面触及背中线，尽量向上移动，用卷尺测量指端至第七颈椎棘突之距离，以厘米计。

（4）摸耳（口）：正坐，头保持正直，举手屈肘，经头顶摸对侧耳，记录中指尖端触及处。

2）肩关节活动评分：如下表所示。

分数	内旋（度）	外旋（度）	反手摸背（cm）	左手摸耳
0	0	0	57	左头外侧
10	10	10	52	左耳
20	20	20	47	左耳上方
30	30	30	42	左顶部
40	40	40	37	头顶中线
50	50	50	32	右顶部
60	60	60	27	右耳上方
70	70	70	22	右耳上 1/3
80	80	80	17	右耳中 1/3
90	90	90	12	右耳下 1/3

功能级别	功能情况	4 项指标总分
0	极度受限	0 ～ 60
1	严重受限	60 ～ 120
2	显著受限	121 ～ 180
3	中度受限	181 ～ 240
4	轻度受限	241 ～ 300
5	正常	301 ～ 360

（三）疗效评定

1. 治愈　肩部疼痛消失，肩关节活动恢复正常。
2. 好转　肩部疼痛基本消失，肩关节活动基本恢复正常。
3. 有效　肩部疼痛有所减轻，肩关节活动有所改善。
4. 无效　肩部疼痛、肩关节活动受限无改善。

九、难点分析

肩周炎的推拿治疗，是目前疗效较高，颇受患者欢迎的一种方法。《素问·举痛论》曰："按之则气血散，故按之痛止。"通过推拿手法治疗，能起到舒筋活络、活血止痛、松解粘连、疏通狭窄，滑利关节，改善局部血液循环，促进新陈代谢，使肩部关节功能恢复正常。但同时肩周炎发病时间较长，患者对疾病的康复信心不足。治疗过程中尤其是手法松解粘连，患者紧张疼痛，拒绝再次进行治疗。该病功能活动恢复时，疼痛仍然在一定时期里存在。

为了进一步发挥中医药在治疗肩周炎中的作用，并使其得到患者的接受认可，拟出以下解决措施和思路：① 对患者的心理疏导要贯通治疗的始末，让患者安心治病，配合治疗，完成治疗康复的中心环节；② 加强针灸麻醉作用，尽量减少患者的痛苦；③ 重视康复作用，治疗结束后患者仍要跟踪回访患者，督促其进行功能锻炼。

优化诊疗方案：通过半年对诊疗方案的临床应用，针对不同病症，采用修订的诊疗方案辨证论治本病，中医治疗好转及痊愈率均比以往有很大程度的提高。但是其中也出现了一些问题需要进一步优化诊疗方案。中医认为年老体衰，肝肾不足、气血虚损，筋骨失于濡养，加之长期劳累，又因肩部露卧受凉，寒凝筋膜而致。日久则筋脉粘连，不能活动。所以本方案又加入肝肾阴虚证分型。治法：益肝肾，温经络。方药：独活寄生汤加减。临床应用远期效果更佳。

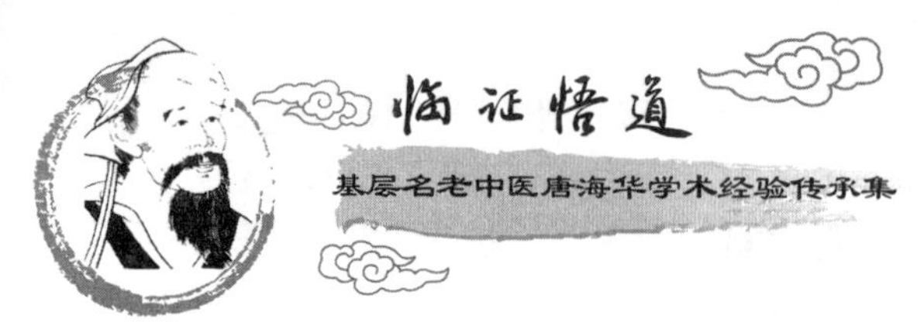

第三节　面瘫诊疗方案

面瘫是以面部表情肌群运动功能障碍为主要特征的一种常见病，一般症状是口眼㖞斜。

一、疾病名称

中医病名：面瘫。

西医病名：面神经炎。

中医观点：面神经麻痹俗称面瘫，主要是指面部肌肉瘫痪，多由风邪入面部，痰浊阻滞经络所致，是一种常见病，多发病。

西医观点：面瘫又称面神经麻痹，由感染、特发性（常称Bell麻痹）、肿瘤性、神经源性等多种原因形成面部神经痉挛麻痹，导致面部肌肉完全瘫痪者，前额皱纹消失、眼裂扩大、鼻唇沟平坦、口角下垂，露齿时口角向健侧偏歪等症。

二、诊断

（一）中医诊断

1. 中医诊断标准　参照相关国家标准。

（1）起病突然，春秋为多，常有受寒史或有一侧面颊、耳内、耳后完骨处的疼痛或发热。

（2）一侧面部板滞，麻木，流泪，额纹消失，鼻唇沟变浅，眼不能闭合，口角向健侧牵拉。

（3）一侧不能作闭眼，鼓腮，露齿等动作。

（4）肌电图可表现为异常。

2. 西医诊断标准　参照相关国家标准。

（1）病史：起病急，常有受凉吹风史，或有病毒感染史。

（2）表现：一侧面部表情肌突然瘫痪、病侧额纹消失，眼裂不能闭合，鼻唇沟变浅，口角下垂 ，鼓腮，吹口哨时漏气，食物易滞留于病侧齿颊间，可伴病侧舌前2/3味觉丧失，听觉过敏，多泪等。

（3）脑CT、MRI检查正常。

（二）疾病分期

1. 急性期　发病15日以内。

2. 恢复期　发病16日至6个月（发病半个月——面肌连带运动出现）。

3. 联动期和痉挛期　发病6个月以上（面肌连带运动出现以后）。

（三）证候诊断

1. 风寒袭络证　突然口眼㖞斜，眼睑闭合不全，兼见面部有受寒史，舌淡苔薄白，脉浮紧。

2. 风热袭络证　突然口眼㖞斜，眼睑闭合不全，继发于感冒发热，或咽部感染史，舌红苔黄腻，脉浮数。

3. 风痰阻络证　突然口眼㖞斜，眼睑闭合不全，或面部抽搐，颜面麻木作胀，

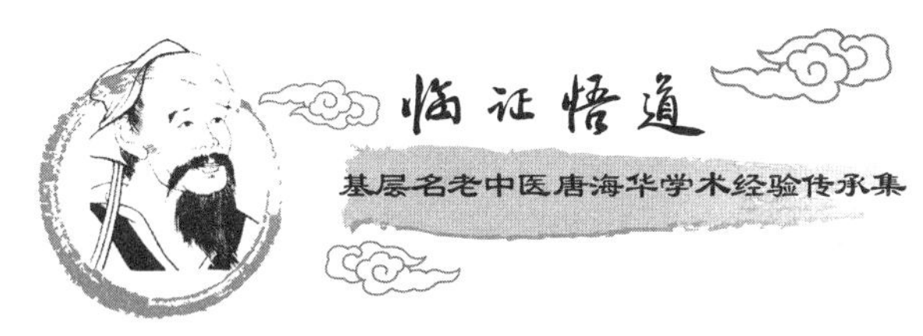

伴头重如蒙、胸闷或呕吐痰涎，舌胖大，苔白腻，脉弦滑。

4. 气虚血瘀证　口眼㖞斜，眼睑闭合不全日久不愈，面肌时有抽搐，舌淡紫，苔薄白，脉细涩或细弱。

三、鉴别诊断

（一）中医鉴别诊断

1. 中风病　可有口舌㖞斜，同时伴突然昏仆，半身不遂，言语謇涩，偏身麻木。

2. 口僻　可有口眼㖞斜，多伴有耳后疼痛。

（二）西医鉴别诊断

1. 周围性与中枢性面瘫的鉴别　瘫痪明显者一目了然，极轻者鉴别困难。可以依靠以下几方面进行鉴别：一靠表情运动，周围性瘫痪者更加明显，而中枢性者哭笑时并不表现瘫痪。二靠掌颏反射，周围性面瘫时无或减弱，中枢性面瘫时有或亢进，但此法不太可靠。三靠将其他体征联系起来判定，则最为可靠。

2. Ramsay Hunt综合征　是由水痘－带状疱疹病毒引起的多发性神经病变，表现为突发性周围性面瘫；患耳疼痛，鼓膜、外耳道、耳郭疱疹；可能有听力下降、听觉过敏、耳鸣、眩晕等。其他全身表现有发热、口唇疱疹、淋巴结肿大、Horner综合征、颈部皮肤感觉迟钝等。其中“面瘫、耳痛、疱疹”被视为Ramsay Hunt综合征的三联征。与贝尔面瘫比较，Ramsay Hunt综合征面瘫严重、预后较差。值得注意的是，当Ramsay Hunt综合征疱疹出现较面瘫晚时容易与贝尔面瘫混淆。

四、检查项目

1. 必需的检查项目

（1）血常规、尿常规、便常规。

（2）肝肾功能、电解质、血脂、血糖、RF、ASO、ESR、CRP、感染免疫学、凝血四项。

2. 可选择的检查项目：根据病情需要而定，如颅脑CT、MRI、胸片、心电图、面神经肌电图等。

五、治疗方案

（一）针灸治疗

采用循经与面部局部三线法取穴。

1. 体针

（1）急性期治法：祛风祛邪，通经活络。

第一周：循经取穴，取四肢和头部外周的百会、风府、风池、太冲、合谷等穴位。针刺0.8～1寸，百会平补平泻,风府、风池、合谷泻法，太冲补法，留针30分钟。

第二周：循经取穴，取头部及面部外周的百会、风府、风池、太冲、合谷（健侧或双侧）等，刺法同前。取神庭、太阳、下关、翳风、巨髎等，针刺0.8～1寸，平补平泻手法，留针30分钟。

随症配穴：舌前2/3味觉丧失加廉泉；听觉过敏加听宫。

亦可采用阳明经筋排刺，即按照阳明经筋循行路线，每隔0.5寸1针，排列成两排

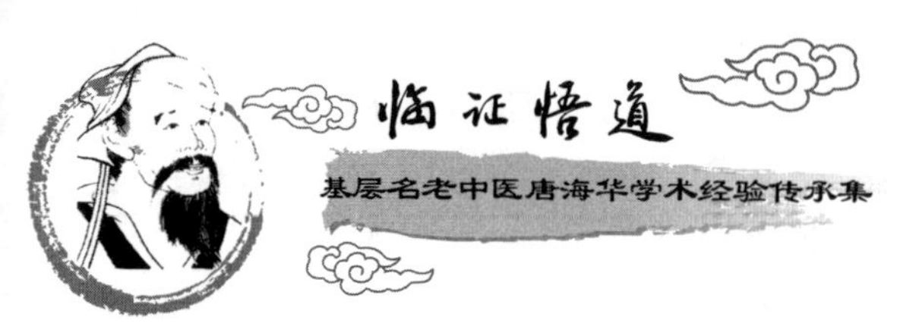

（针8～10针），留针30分钟。

（2）恢复期治法：活血化瘀，培补脾胃、荣肌养筋。

循经取穴、头部穴位、面部局部三线法取穴。

采用循经取穴配用局部面部外周穴位：百会、风府、风池、太冲、合谷，刺法同前。神庭、太阳、下关、翳风、足三里、内庭，针刺0.8～1寸。神庭、太阳、下关、翳风采用平补平泻手法，足三里、内庭采用补法，留针30分钟。

面部局部三线法取穴：从神庭、印堂、水沟至承浆，这些穴位在人体面部正中线上称为中线；阳白、鱼腰、承泣、四白、巨髎、地仓在面前旁正中一条线上，称为旁线；太阳、下关、颊车在面部侧面的一条线上，称为侧线。始终以三条基本线上的穴位为主穴。随症配穴：眼睑闭合不全取攒竹、鱼尾穴，鼻翼运动障碍取迎香穴，颏肌运动障碍取夹承浆穴。针刺0.5～1.5寸，采用平补平泻、间断快速小幅度捻转手法，200转/分，捻针2分钟，间隔留针8分钟，重复3次，留针30分钟。

亦可采用阳明经筋排刺，即按照阳明经筋循行路线，每隔0.5寸1针，排列成两排（约8～10针），留针30分钟。

（3）联动期和痉挛期治法：培补肝肾、活血化瘀、舒筋养肌、息风止痉。

采用循经取穴配用面部局部三线法取穴针灸治疗：百会、风府、风池、太冲、合谷，刺法同前。神庭、太阳、下关、翳风、足三里、内庭，针刺0.8～1寸。神庭、太阳、下关、翳风采用平补平泻手法，足三里、内庭采用补法。若面肌跳动选行间、阳陵泉，采用泻法；若面肌萎缩则选用脾俞、三阴交穴针灸治疗，采用补法，留针30分钟。若出现倒错或联动，可以采用缪刺法（即在针刺患侧的同时配合刺健侧），根据倒错或联动部位选用太阳、下关、阳白、鱼腰、承泣、四白、巨髎、地仓、颊车等穴，还可配合艾灸或温针灸或者热敏灸治疗。

随证配穴：风寒袭络证加风池、列缺；风热袭络证加大椎、曲池；风痰阻络证加足三里、丰隆；气虚血瘀证加足三里、膈俞。

2. 电针　适应于面肌萎软瘫痪者。一般选取阳白-太阳、下关-巨髎、颊车-地仓三对穴位。阴极在外周，阳极在中心部。波形为连续波，频率1～2Hz,输出强度以面部肌肉轻微收缩为度。电针时间约30分钟。

3. 灸法　适应于风寒袭络证者，选取太阳、下关、翳风、承浆、阳白、鱼腰、承泣、四白、地仓、颊车、印堂、巨髎、夹承浆等面部穴位，采用温和灸、回旋灸、雀啄灸、温针灸或者热敏灸等方法。每次施灸约20分钟。

4. 拔罐　适应于风寒袭络证各期患者。选取患侧的阳白、下关、巨髎、地仓、颊车等穴位。采用闪火法，于每穴位区域将火罐交替吸附及拔下约1秒钟，不断反复，持续5分钟左右，以患侧面部穴位处皮肤潮红为度。每日闪罐1次，每周治疗3～5次，疗程以病情而定。

5. 刺络疗法　适用于面瘫后期，口角㖞斜仍明显者。取穴：内地仓（口腔内颊部内侧相对地仓之小静脉）。

6. 梅花针叩刺　适用于患者患侧肿胀明显，疼连肩背部取穴：太阳、地仓、下关、合谷、列缺等。

根据病情，亦可辨证选取面部以外的穴位，配合刺络拔罐治疗。

注：面瘫侧肿胀明显，疼连肩背部，根据督脉循脊里，上达项后风府，沿前额下

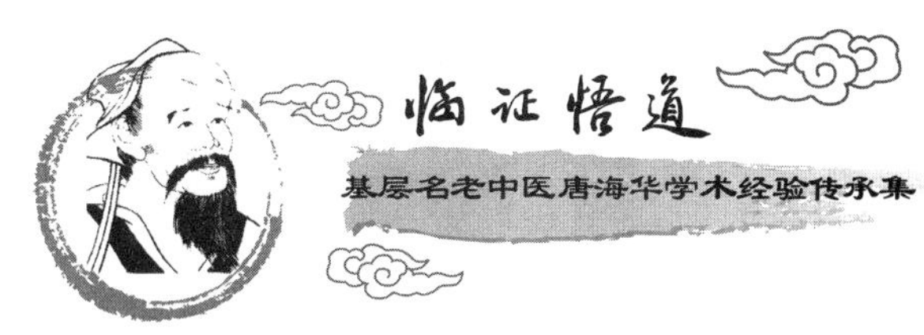

行鼻柱等中医理论，予后背督脉梅花针重扣拔火罐，大椎穴、肩井穴三棱针点刺出血加拔火罐。

（二）其他疗法

1. 根据病情和临床实际，亦可采用。

（1）中药熏洗：部位取右侧面颊部，1次/日，以舒经通络。

（2）中药热罨包治疗：取右侧颞部、下颌部、耳后及面部等部位，4部位/次，每日1次。科室自拟热敷方，具体方药如下：

处方：红花 30 g，木瓜 10 g，海桐皮 15 g，豨莶草 30 g
桂枝 15 g，紫草 15 g，川芎 10 g，地龙 20 g
制乳香 10 g，制没药 10 g，威灵仙 15 g，乌梢蛇 15 g
苏木 15 g，地枫皮 15 g，花椒 15 g，大血藤 15 g，
钩藤 15 g，路路通 15 g，白芷 15 g，络石藤 15 g 。

（3）穴位贴敷治疗：取右侧风池、阳白、合谷、神庭、太阳、下关、翳风、攒竹、丝竹空等穴，10穴/次，1次/日以祛风散寒，温经通络。

（4）红外线治疗：取患侧面颊部、额部及耳后等部位，3部位/次，1次/日，以活血通络。

（5）磁热疗法：取患侧面颊部、额部及耳后等部位，3部位/次，1次/日，以活血通络。

（6）西药：给予甲钴胺分散片、维生素B口服以营养神经、血塞通静滴舒经通络、地塞米松消除神经炎症等综合治疗。

（三）辨证选择口服中药汤剂

1. 风寒袭络证治法　祛风散寒，温经通络。

推荐方药：麻黄附子细辛汤加减。炙麻黄、熟附子、细辛、荆芥、防风、白芷、藁本、桂枝、甘草等。

2. 风热袭络证治法　疏风清热，活血通络。

推荐方药：大秦艽汤加减。秦艽、当归、蝉蜕、赤白芍、金银花、连翘、防风、板蓝根、地龙、生地黄、石膏等。

3. 风痰阻络证治法　祛风化痰，通络止痉。

推荐方药：牵正散加减。白附子、白芥子、僵蚕、全蝎、防风、白芷、天麻、胆南星、陈皮等。

4. 气虚血瘀证治法　益气活血，通络止痉。

推荐方药：补阳还五汤加减。黄芪、党参、鸡血藤、当归、川芎、赤芍、桃仁、红花、地龙、全蝎、僵蚕。

5. 风热型　主方为银翘散加减。

六、疗效评价

1. 美国耳鼻喉头颈外科学确立的House-Brakmann面神经功能分级标准（H-B分级）结合临床症状进行评定。

2. 中医症状疗效标准：采用面瘫自身健侧对照评分法。

3. 面部残障（FDI）评分法。

七、难点分析

1. 面瘫后遗症一般是指病程超过3个月，因治疗方法不当而延误病情或经多种方法治疗仍未痊愈的症状，如面部表情肌没有完全恢复时遗留的症状及自觉症状。

2. 面瘫患者由于病位较深，或者前期治疗不当，导致病情恢复较慢，长期制动，眼睑闭合不全。

诊疗方案优化说明：通过这一年来对诊疗方案的应用，针对不同病症，采用2011年5月修订的诊疗方案辨证论治本病，中医治疗率及患者量与上一年比均有一定的提高，但是同时也发现了一些问题，需要进一步优化本方案。

给予针刺强刺激，对于眼睑闭合不全的患者采用“滞提”的方法，首先针刺四白穴，然后向一个方向捻针至滞针后，然后提拉该针针柄，反复提拉8～10次，每日操作2次。10日为1个疗程，可连续操作2个疗程。

教患者自我训练，以助于面部肌肉恢复。

(1)抬眉运动　有节律地、用力将双眉抬起。

(2)闭眼运动　有节律地用力挤眼使上下眼睑闭合，反复开闭眼睑。

(3)鼓腮运动　闭住双唇，有节律地鼓起双腮，使之不漏气。

(4)吮嘴运动　用力吸吮双颊使嘴噘起呈O形，两颊内陷。

(5)露齿运动　用力做瘫侧双颊露齿，尤其瘫侧露齿动作。

(6)浴面运动　搓热双手，双掌进行面颊部、眼部、额部按摩。

第四节　膝痹病诊疗方案

一、诊断

中医病名：膝痹病。

西医病名：膝关节骨性关节炎。

（一）疾病诊断

参照中华医学会骨科学分会《骨关节诊治指南》。

1. 临床表现　膝关节的疼痛及压痛、关节僵硬、关节肿大、骨摩擦音（感）、关节无力、活动障碍。

2. 影像学检查　X线检查：骨关节炎的X线特点表现为非对称性关节间隙变窄，软骨下骨硬化和囊性变，关节边缘骨质增生和骨赘形成；关节内游离体，关节变形及半脱位。

3. 实验室检查　血常规、蛋白电泳、免疫复合物及血清补体等指征一般在正常范围。伴有滑膜炎者可见C反应蛋白（CRP）及血沉（ESR）轻度升高，类风湿因子及抗核抗体阴性。

4. 具体诊断标准

（1）近1个月内反复膝关节疼痛。

（2）X线片（站立或负重位）示关节间隙变窄、软骨下骨硬化和/或囊性变、关节缘骨赘形成。

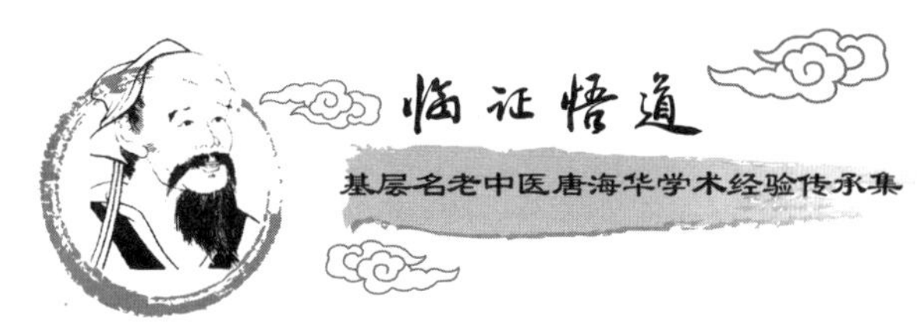

（3）关节液（至少2次）清亮、黏稠，WBC＜2000个/mL。

（4）中老年患者（≥40岁）。

（5）晨僵≤3分钟。

（6）活动时有骨擦音（感）。

综合临床、实验室及X线检查，符合（1）（2）条或（1）（3）（5）（6）条或（1）（4）（5）（6）条，可诊断膝痹病（膝关节骨性关节炎）。

5. 骨性关节炎的分级　根据Kellgren和Lawrecne的放射学诊断标准，骨性关节炎分为以下5级：

0级：正常。

Ⅰ级：关节间隙可疑变窄，可能有骨赘。

Ⅱ级：有明显的骨赘，关节间隙轻度变窄。

Ⅲ级：中等量骨赘，关节间隙变窄较明确，软骨下骨质轻度硬化改变，范围较小。

Ⅳ级：大量骨赘形成，可波及软骨面，关节间隙明显变窄，硬化改变极为明显。关节肥大及明显畸形。

（二）疾病分期

根据临床与放射学结合，可分为以下三期：上下楼或站起时犹重，无明显畸形，关节间隙及周围压痛，髌骨研磨试验（+），关节活动可。X线表现（0~Ⅰ级）。

中期：疼痛较重，可合并肿胀，内翻畸形，有屈膝畸形及活动受限，压痛，髌骨研磨试验（+），关节不稳。X线表现（Ⅱ~Ⅲ级）。

晚期：疼痛严重，行走需支具或不能行走，内翻及屈膝畸形明显，压痛，髌骨研磨试验（+），关节活动度明显缩小，严重不稳。X线表现（Ⅳ级）。

（三）辨证分型

1. 风寒湿痹证　肢体关节酸楚疼痛、痛处固定，有如刀割或有明显重着感或患处表现肿胀感，关节活动欠灵活，畏风寒，得热则舒。舌质淡、苔白腻，脉紧或濡。

2. 风湿热痹证　起病较急，病变关节红肿、灼热、疼痛，甚至痛不可触，得冷则舒为特征；可伴有全身发热，或皮肤红斑、硬结。舌质红、苔黄，脉滑数。

3. 瘀血闭阻证　肢体关节刺痛，痛处固定，局部有僵硬感，或麻木不仁，舌质紫暗，苔白而干涩。

4. 肝肾亏虚证　膝关节隐隐作痛，腰膝酸软无力，酸困疼痛，遇劳更甚，舌质红、少苔，脉沉细无力。

二、治疗方案

（一）辨证选择口服中药汤剂

1. 风寒湿痹证治法　祛风散寒，除湿止痛。

推荐方药：防己黄芪汤合防风汤加减。防风，防己，黄芪，羌活，独活，桂枝，秦艽，当归，川芎，木香，乳香，甘草。

（2）风湿热痹证治法　清热疏风，除湿止痛。

推荐方药：大秦艽汤加减。秦艽，当归，甘草，羌活，防风，白芷，熟地黄，茯苓，石膏，川芎，白芍，独活，黄芩，生地黄，白术，细辛等。

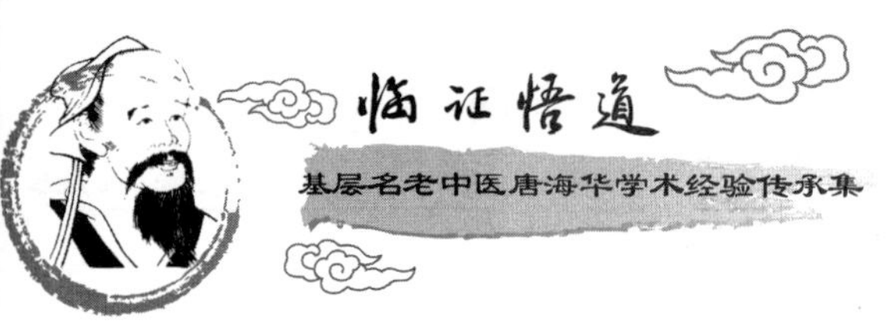

（3）瘀血闭阻证治法　活血化瘀，舒筋止痛。

推荐方药：身痛逐瘀汤加减。桃仁，红花，当归，五灵脂，地龙，川芎，没药，香附，羌活，秦艽，牛膝，甘草。

（4）肝肾亏虚证治法　滋补肝肾，强壮筋骨。

推荐方药：熟地黄，淫羊藿，骨碎补，土茯苓，川牛膝，炒莱菔子，秦艽，白芍，鸡血藤，鹿含草，全蝎粉（冲），蜈蚣粉（冲），地鳖虫粉（冲）。

（二）手法治疗

1. 一般操作体位　患者先取俯卧位，下肢伸直放松，踝关节下垫低枕。

（1）治疗者以拿法或滚法施于大腿后侧（腘绳肌）、小腿后侧约2分钟。

（2）推、揉或一指禅推腘窝部2分钟。

体位：患者仰卧，下肢伸直放松，膝关节下垫低枕。

（3）先以滚法施于患肢阔筋膜张肌、股四头肌、内收肌群约3分钟。

（4）然后摩、揉或一指禅推法施于内外膝眼、阿是穴，每穴操作约40秒。

体位：患者仰卧，下肢伸直放松，移去垫枕。

（5）推髌骨。向上下内外各方向推动髌骨，先轻柔地推动数次，再将髌骨推至极限位，维持2～3秒，反复3次。

（6）膝关节拔伸牵引：治疗者双手握持小腿远端拔伸并持续2秒，力量以有膝关节牵开感为度，反复5次；然后，以同法作持续牵引约30秒（如有助手，可由助手固定大腿远端，再行上述操作）。

（7）被动屈伸，收展髋关节，至极限位（以患者能忍受为度），反复3次；被动屈伸膝关节，至极限位（以患者能忍受为度），反复3次。

手法：滚法、点、揉、一指禅推法、拔伸、牵引等手法。

实施方案：其中（1）（2）（3）（4）（5）（6）为基本手法；关节活动受限者加手法（7），有明显关节肿胀疼痛者去手法（5），并降低手法强度。

实施手法前可用按摩油剂或膏（如青鹏软膏）涂抹患处，增加消肿止痛的作用。

手法剂量：手法力量要求均匀柔和，患者舒适耐受为度。

每次治疗约20分钟，每周2次，三周为一个疗程。

2. 按分期操作

（1）早期：重点施以夹胫推肘牵膝法和膏摩疗法，操作时间延长。

第一步　患者俯卧位，医者用滚法施于大腿及小腿后侧、内侧，主要循足太阳膀胱经、足太阴脾经，来回往返数次。轻柔手法点按承山、委中、委阳、承扶、三阴交、殷门、阴谷等穴位3～5分钟，以酸胀为度。以放松半膜肌、半腱肌、股二头肌、腘肌、腓肠肌、比目鱼肌为主。

第二步　医者一手扶患者踝部，一手置于腘窝处，伸屈膝关节5～10次。

第三步　患者仰卧位，医者用滚法施于大腿前侧、外侧和内侧及髌周、韧带，循足少阳胆经、足阳明胃经、足厥阴肝经、足少阴肾经，来回往返数次。点按内外膝眼、鹤顶、犊鼻、阴陵泉、阳陵泉、血海、膝阳关、伏兔、阴市、梁丘、丰隆等穴位3-5分钟，以酸胀为度。以放松股四头肌、髂胫束、内收肌、髌韧带和内、外侧副韧带为主。

第四步　寒湿痹者，加风市、肾俞、关元温补阳气，驱寒外出，阴陵泉、足三里

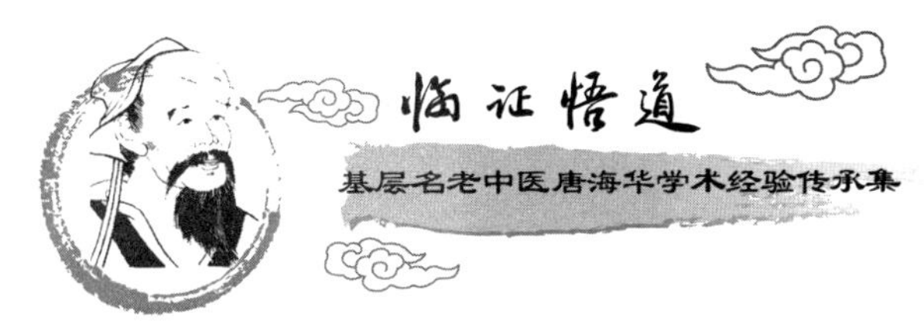

健脾除湿；风湿热痹者，加膈俞、血海活血祛风，大椎、曲池清泻热毒；肝肾亏虚加按足三里、太溪、肝俞、肾俞以滋养肝肾，巩固肾气。

第五步　膏摩疗法，涂抹少许介质于膝关节表面，施以擦法、摩法、平推法和按揉法，对肿胀处、压痛点及相应穴位进行膏摩治疗。每次5～10分钟，每日2～3次。

第六步　夹胫推肘牵膝法，操作方法同上。手法力度加强，每次牵膝10下。此外，可根据患者膝关节疼痛点的不同，做膝关节内外翻动作，以增加膝关节内外间隙。

第七步　双手搓揉膝关节，以透热为度。

第八步　拍法、扣击法施于膝关节。

以上手法每日1次，10次为 1 个疗程。

（2）中期：

第一步　患者俯卧位，医者用滚法施于大腿及小腿后侧、内侧，主要循足太阳膀胱经、足太阴脾经，来回往返数次。大拇指循经点按，着重点按殷门、委中、委阳、承山等穴，以酸胀为度。

第二步　患者仰卧位，医者用滚法施于大腿前侧、外侧和内侧及髌周、韧带，循足少阳胆经、足阳明胃经、足厥阴肝经、足少阴肾经， 来回往返数次。大拇指循经点按，内外膝眼、鹤项、犊鼻、阴陵泉、阳陵泉、血海、膝阳关、伏兔、阴市、梁丘、丰隆等穴位3～5分钟，以酸胀为度。

第三步　肝肾亏虚者，点按伏兔、阳陵泉、阴陵泉、梁丘、足三里、双膝眼、太溪、太冲、涌泉等穴，以酸胀为度。

第四步　膏摩疗法，涂抹少许介质于膝关节表面，施以擦法、摩法、平推法和按揉法，对肿胀处、压痛点及相应穴位进行膏摩治疗。每次5～10分钟，每日2～3次。

第五步　夹胫推肘牵膝法，操作方法同上，力度加大，同时做屈伸运动。每次牵膝20～30次。此外，可根据患者膝关节疼痛点的不同，做膝关节内外翻动作，以增加膝关节内外间隙。

第六步　双手搓揉膝关节，以透热为度。

以上手法每日1次，10次为 1 个疗程。

（3）晚期：手法宜柔和、深透，以软组织手法结合远道取穴为主，操作时间不宜太长，适当制动，被动活动幅度宜小。

第一步　患者俯卧位，医者用滚法施于大腿及小腿后侧、内侧，主要循足太阳膀胱经、足太阴脾经，来回往返数次。在承山、承扶、三阴交、殷门穴施以振法，每穴1分钟，轻手法点按太溪、大钟等穴位1～2分钟，以患者耐受为度。以放松半膜肌、半腱肌、股二头肌、腘肌、腓肠肌、比目鱼肌为主要目的。

第二步　患者仰卧位，医者用滚法施于大腿前侧、外侧及髌周、韧带，循足少阳胆经、足阳明胃经、足厥阴肝经、足少阴肾经，来回往返数次。点按膝阳关、光明、悬钟、伏兔、阴市、梁丘、丰隆、解溪、太冲、行间等穴位1～2分钟，以患者耐受为度。以放松股四头肌、髂胫束、内收肌、髌韧带和内、外侧副韧带为主要目的。

第三步　寒湿痹者，可加风市、肾俞、关元温补阳气、驱寒外出；阴陵泉、足三里健脾除湿；湿热痹者，加膈俞、血海活血祛风，大椎、曲池清泻热毒；气滞血瘀者，加气海、三阴交、血海通行气血。

第四步　膏摩疗法，选用自制筋舒霜涂抹少许介质于膝关节表面，施以擦法、摩法、平推法和按揉法，对肿胀处、压痛点及相应穴位进行膏摩治疗。每次3～5分钟，每日2～3次。

第五步　夹胫推肘牵膝法，患者仰卧位，患膝屈膝12°～15°，医者左手手掌置于患膝关节上方，右腋夹持患者小腿，右手自患者膝关节下方穿过，置于左手肘部。右手推动左手肘部，带动膝关节向前运动，右腋部夹持患者小腿往后做相对运动，形成牵伸动作。此外，可根据患者膝关节疼痛点的不同，做膝关节内外翻动作，以增加膝关节内外间隙。该期牵膝手法要轻柔，每次治疗牵膝3次。

以上手法每日1次，10次为1个疗程。

（三）针灸治疗

1. 体位　坐位或仰卧位，膝关节屈曲90°。

2. 取穴　局部取穴：阳陵泉、阴陵泉、足三里、犊鼻穴、膝眼。

远道取穴：昆仑、悬钟、三阴交、太溪。

3. 方法　进针前穴位皮肤聚维酮碘消毒，再用75%乙醇脱碘消毒；采用指切或夹持进针法，垂直于皮肤进针，针刺深度按部位不同在10～25 mm范围，捻转得气（局部酸、胀、重、麻感）后留针，留针20分钟后起针，起针后以消毒棉球轻压针孔约3分钟。每次20分钟，每周治疗2次。

4. 注意事项　明显关节肿胀者只以远道取穴方式治疗。雷火灸、电针、穴位注射等特色针灸疗法亦可选择使用。

（四）针刀治疗

分析病情，寻找高应力点、神经卡压点及引起功能障碍畸形的原因，选择不同治疗点，进行松解与解锁。高应力点主要包括：①韧带（髌前韧带止点，内、外副韧带起止点，髌骨斜束韧带起点）；②滑囊（髌上、下囊，鹅足囊，腘窝囊等）；③关节内：翳状皱襞起点、脂肪垫、髌尖内血管袢）；④神经卡压点（隐神经髌下支、腓总神经腓骨小头部卡压点）。

松解法时注意事项：一问（病史）、二查（功能）、三触（痛点及结节条索）、四读（X线、CT或MRI片）、五定位（疼痛患者定位疼痛神经属性）。

应用针刀松解法治疗时，一般先选择仰卧位治疗膝前部，然后再选俯卧位治疗膝后部。

操作方法：患者先仰卧以充分暴露膝关节（膝下垫一软枕），聚维酮碘皮肤消毒，根据病情轻重和功能障碍关键点（主要三大部分：肌腱、韧带、关节囊）进行松解治疗。

1. 髌前松解　松解髌前韧带止点（胫骨结节附着处），进行纵向剥离。松解髌下脂肪垫（从两侧膝眼处斜向45°进针，有柔韧感时进行通透剥离。然后将针刀退至髌尖两侧，直达髌下翼状皱襞。将刀口线垂直于翼状皱襞内侧切割1～2刀）。如髌骨上下活动度明显变小，可将针刀改为治髌尖下骨面内侧缘横向松解髌骨滑膜皱襞附着点，横向切割2～3刀，使其张力减低。髌骨上下左右活动度均小，可选择髌骨斜束支持带附着点。

病程过久，髌尖处可形成血管袢（小血管迂曲增生，牵拉髌骨而疼痛），可将针刀沿髌尖左右两侧斜束支持带和髌韧带夹角部沿髌尖平行进针，切割已增生变性的

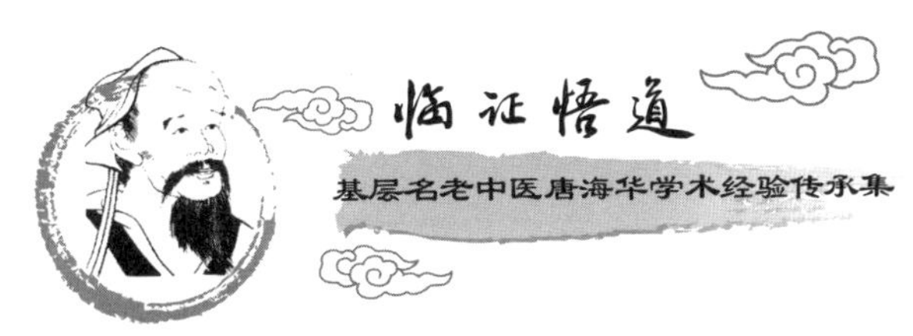

血管袢，突破柔韧部分。术后可能有少量出血，需要压迫1～2分钟。当此处增生的小血管神经束被切割破坏后，疼痛可消失；松解股胫关节变窄部位的侧副韧带；去除软枕，使膝关节呈伸位，使侧副韧带处于紧张状态。在侧副韧带起止点（位于股骨内外髁外侧缘和胫骨髁内外侧）必要时松解腓侧副韧带起止点，或髂胫束止点，（胫骨髁外侧和腓骨小头外侧。注意：不要伤及腓总神经！）

2．膝后松解　膝后胫侧的半腱肌、半膜肌、腘肌、腓肠肌止点，腓侧的跖肌，腓肠肌外侧头，股二头肌止点。方法是沿肌纤维方向平行进针，达骨面后剥离2～3次，不要横向切割。

3．关节囊松解　病变关节囊由于长期高应力状态，使囊壁变性、变厚、挛缩、粘连，其外膜与相关肌腱筋膜密切相连，不同程度地增加了关节的拉应力。同时，囊内压处高张力状态，加上囊内液体增多，协同致炎因子相互作用，引起严重疼痛症状。松解后一方面减张、减压，同时也解除了相关神经支配区域的卡压

松解部位：

髌上囊：附于股骨髌面上方浅窝边缘及股四头肌深面，当膝关节骨关节炎（KOA）时，可产生大量积液。

髌前皮下囊：位于髌骨前方深层皮下组织内，在髌骨下半和髌韧带上半皮肤之间，股四头肌前方。KOA时，膝关节屈曲功能受限，松解连结此囊的周边肌腱筋膜，增加其活动度。

髌下皮下囊：在胫骨粗隆下半与胫骨之间。功能同髌前皮下囊。

髌下深囊：位于髌韧带深面与胫骨之间。作用与以上两囊相同。

膝外侧滑液囊：包括股二头肌下囊，腓肠肌外侧头腱下囊，腘肌下稳窝囊，腓侧副韧带与腘肌腱之间滑液囊。这些囊壁不同程度地与膝关节副韧带胭肌起点以及外侧半月板相连。当KOA时，解决关节屈曲障碍必作。

膝内侧滑液囊：如鹅足囊，半膜肌囊，腓肠内侧头腱下囊；其中鹅足囊炎常与脂膜炎并存。多见于50岁以上偏胖女性。

腘窝囊肿：或称腘窝滑囊炎。KOA时较常见，患者自觉膝后发胀，下蹲困难。与关节相通者名为滑膜憩室，不通者叫滑囊炎。好发于腘窝后外侧。开口位置相当于腓肠肌、半膜肌滑液囊的交通口，紧贴腓肠肌内侧头之下。在此疏通剥骨有望使液体经口外泄，减轻肿胀。

以上关节囊的松解法主要采取透通切割法，必要时作十字切开2～3刀，使囊内压减低。液体超过5 mL时，可用无菌针管抽出，再将原针头注入2%利多卡因2 mL，加得宝松5 mg，并用小棉垫加弹力绷带固定3～5日（注意固定物以下血循环情况，不要太紧，以防深静脉血栓形成！）。

如经2～3次治疗滑液仍不减少时，可考虑在抽取滑液后，用消痔灵2～3 mL＋2%利多卡因2～3 mL缓缓注入囊内，外加棉垫加压气垫，使囊壁粘连。

除上述方法外，带刃针疗法、松解疏通术、钩活术疗法等针刀疗法亦可选择使用。

（五）关节腔内治疗

1．关节腔冲洗　在膝关节髌骨内上、外下或外上、内下穿刺，总量1500～2500 mL，冲洗配方选用中药制剂（如复方苦参注射液或威灵仙注射液或丹

参注射液）30～100 mL，在严格无菌下配置操作。

2. 关节腔内药物注射　适应证：选用风寒湿痹或风湿热痹。症状为膝关节肿胀明显、关节腔积液、浮髌试验阳性、用中药制剂，每次4～5 mL，每周一次。

（六）中药熏洗疗法

将诸药置于盆中，加水1500～2000 mL煎沸20～30分钟，将患肢放在盆口上方高于药液30 cm左右，并在膝关节处盖上毛巾，熏蒸10～15分钟（注意防止烫伤），待药液温度在60℃左右时，将患膝放入盆中浸洗，边洗边按摩膝关节，并做主动伸屈关节的运动至药液变凉。每日早、晚各熏洗1次，每日1剂，10剂为1个疗程。也可借助腿浴治疗器、熏蒸床（坐式）等设备进行治疗。

外洗方：麻黄，桂枝，细辛，制天南星，威灵仙，白芷，鹿含草，花椒。

（七）其他疗法

根据病情需要选择牵引、外敷、矫形鞋垫、中药离子导入疗法等。

（八）运动疗法

运动治疗：以轻微的肌肉活动为主。当患者关节发炎、肿胀时，为了避免关节挛缩，可以使用主动辅助性运动。由于患者运动时可以控制自己的关节，比较不会引起肌肉痉挛，对关节亦较无伤害。应鼓励患者在白天进行每小时2～3分钟的肌肉等长收缩练习，以防止肌萎缩。这种部分辅助运动练习方法可减少发生拉伤的可能，而促进了在被动活动时不能被激发的本体感受反射。治疗师及医生必须仔细观察患者的耐受性，控制活动量。如在运动后疼痛和痉挛时间超过1小时，就意味着运动过度，在下次治疗时必须减少运动强度。

1. 肌力训练　踝关节主动屈伸锻炼（踝泵）：踝关节用力、缓慢、全范围的跖屈、背伸活动，可促进血液循环，消除肿胀。每日2次，每次1～2组，每组20个。

等长训练：股四头肌等长收缩、腘绳肌等长收缩练习。

等长肌力训练是一种静力性肌肉收缩训练，可以减轻关节周围肌肉的抑制，提高肌力，具有防止肌肉萎缩、消除肿胀、刺激肌肉肌腱本体感受器的作用。训练时不需要关节活动，因此比较适合老年人、关节肌力较弱和关节活动过程中有明显疼痛的患者，不需特殊仪器，在家中或床上即可进行。如仰卧位的直腿抬高训练，不仅增强股四头肌的肌力，而且还增加股二头肌、髋关节内旋及外旋的肌肉力量，增强膝关节的稳定性。①60°等长训练法。患者仰卧位，将患肢放于脚凳上，屈膝于20°～60°之间做主动等长运动10次为1组，作5～10分钟。② 直腿抬高法（straight leg raising exercise，SLR）。患者仰卧位，膝关节伸直，踝关节部施加负荷（重锤、沙袋、米袋等均可），嘱患者直腿抬高患肢，使与床面成10°～15°（约离开床面15cm），并要求保持该肢位5秒，然后腿放下，让股四头肌充分松弛，然后再按上述要求直接抬高，反复练习。训练开始时，先测出患膝伸直位的最大负荷量，即患肢直腿抬高10°～15°，并能维持5秒钟的最大负荷量，然后取其1/3作为日常训练负荷量。每天早晚各练1次，每次20回。达不到20回的患者，可嘱其在不引起疼痛的前提下尽力而为，逐渐增加，争取每次完成20回。

2. 关节活动度训练　仰卧位闭链屈膝锻炼：要求屈膝过程中足跟不离开床面，在床面上活动，称为“闭链”。也可以采用足沿墙壁下滑锻炼来代替；或可以坐在椅子上，健侧足辅助患侧进行屈膝锻炼。每日锻炼4次，每次约1小时。

（九）苗药外擦治疗

1. 偏于疼痛型　奇特灵酊喷剂（内部制剂）于痛处及环跳、委中、承山等穴位外擦加按摩。

2. 偏于麻木型　麻痛灵酊喷剂（内部制剂）于痛处及环跳、委中、承山等穴位外擦加按摩。

（十）手术治疗

对于病情较重、具有相应适应证的患者，可以选择关节镜清理、截骨、软骨移植和关节置换等治疗。

（十一）护理

1. 一般护理

（1）耐心细致地向患者讲述疾病治疗及康复的过程、注意事项，介绍同种疾病不同个体成功的例子，消除紧张和顾虑，积极配合治疗和护理。

（2）注意休息，适当进行一些活动，以保持关节的活动功能。疼痛严重者应卧床休息，膝关节制动，软枕抬高下肢。

（3）膝关节注意保暖，勿受寒冷刺激，戴护膝保暖，保护膝关节。

（4）进行必要的锻炼，如练气功、游泳、散步等，以维持肌力和保持关节活动，但应注意避免过度活动引起损伤。

（5）患者因体位改变，出现剧烈的疼痛和功能障碍，应立即扶患者平躺，协助医生帮助患者松解关节，减轻疼痛。

（6）患者行走不方便，卧床期间要做好生活护理，定时洗头抹身、修剪指甲胡须，整理床单位，使患者舒适。

（7）饮食宜清淡易消化，多吃蔬菜水果，忌生冷、发物及煎炸品。

（8）膝关节肿胀较甚，疼痛加重，应警惕关节内积液。及时报告医生在局麻下抽出积液，并常规送检，加压包扎。

2. 辨证施护

（1）风寒湿痹证：卧床休息，膝关节制动，软枕抬高，做好生活护理。注意保暖，尤其阴雨天气，戴护膝保护，病房温湿度适宜。观察膝关节肿胀、疼痛的变化。行膝关节穿刺抽液后，要加压包扎，患肢减少活动。予祛风散寒的中药外洗患处，加强热疗，热敷。饮食宜祛风胜湿、温经通络之品，如姜蒜辣面条、防风葱白粥或牛膝、独活煲猪胰等，趁热食用，以汗出为度。中药汤剂宜温服。

（2）风湿热痹证：卧床休息，膝关节制动，软枕抬高，做好生活护理。观察膝关节肿胀、疼痛的变化。予祛风除湿清热的中药外洗或外敷患处。饮食宜祛风胜湿清热之品，忌食生冷、辛辣、滋腻之品。中药汤剂宜以不热为度。

（3）瘀血闭阻证：观察膝关节肿胀、疼痛的变化。患者卧床休息，不宜下地行走，做好生活上的护理，患肢软枕抬高，协助生活护理。膝部予艾灸、热敷或推拿疗法，以达到活血通络止痛的目的。注意饮食，宜活血通络、温经壮阳之品，如参芪当归煲粥、乌鸡熟地黄汤。中药汤剂宜温服。

（4）肝肾亏虚证：卧床休息，做好病情观察及安全防护措施，防止患者跌倒受伤。病房保持安静、舒适，避免噪声，保证患者得到充足的休息。关节、腰部酸痛按医嘱予理疗，如干扰电、频谱照射以缓解疼痛。头晕、耳鸣明显时，绝对卧床休息，保持情绪稳定，对症处理。饮食宜补益气血、益肝肾，可用熟地黄、当归、黄芪煲鸡汤，杜仲、十膝煲猪脚筋，桃仁粥。中药宜分次温服。

3. 日常生活注意事项

（1）减轻关节的负担：① 减肥，改变不良的饮食时间及饮食习惯，防止骨质疏松。② 避免引起疼痛的动作，如上下楼梯，爬山，长时间行走，可骑自行车运动。③ 注意关节的保暖，使血循环正常，防止疼痛，如药物护膝。

（2）加强肌力，肌力增强可防止关节破坏，与关节囊挛缩之后的关节屈伸障碍。

（3）最大限度地伸展和屈曲膝关节。

三、治疗难点分析

上述中医综合治疗方法对于治疗膝骨关节炎有着较好的临床疗效，但对于某些临床症状、体征亦不能完全控制。主要有以下情况。

1. 有些膝骨关节炎患者证候单一，致病原因不明，对其中医病理机理的认识有待深入研究，辨病辨证论治依据不足，影响疗效。中医对骨关节炎的证候及演变规律缺乏进一步的深入研究；目前中医治疗骨关节炎疗效难以进一步提高，原因主要是中医对骨关节炎的病机研究多从肝肾、外感入手，对与其他脏腑及气、血、痰、瘀的关系探讨较少，老年人肾气亏虚，气化减弱，易生痰、瘀，而痰、瘀又可加重肾虚，故气、血、痰、瘀的作用不可忽视。

2. 缺乏统一的中医辨证标准、诊断和疗效评价标准等问题，现阶段临床中的膝骨关节炎疗效评估方案多数带有主观性（尤其对疼痛症状的评估），不能客观准确地评估临床疗效。

3. 虽然中医综合治疗疗效良好，但部分患者仍不能避免复发。

四、疗效评价

1. 临床治愈　膝痛、肿胀完全消失，行走及上下楼梯无不适感。

2. 显效　静息无膝痛，无肿胀，偶有活动时疼痛，行走时无疼痛，不影响工作及生活。

3. 有效　膝痛时发时止，行走时仍有轻度疼痛，上下楼稍感不便，关节活动稍受限。

4. 无效　膝痛、肿胀及活动时疼痛无明显改善。

第五节　项痹病诊疗方案

一、诊断

中医病名：项痹病

（一）中医诊断标准

参照中华人民共和国中医药行业标准《颈椎病的诊断依据、证候分类、疗效评定》。

1. 有慢性劳损或外伤史，或有颈椎先天性畸形、颈椎退行性病变。

2．多发于40岁以上中年人，长期低头工作者或习惯于长时间看电视、录像者，往往呈慢性发病。

3．颈、肩背疼痛，头痛头晕，颈部板硬，上肢麻木。

4．颈部活动功能受限，病变颈椎棘突，患侧肩胛骨内上角常有压痛，可摸到条索状硬结，可有上肢肌力减弱和肌肉萎缩，臂丛牵拉试验阳性。压头试验阳性。

5．X线正位摄片显示，颈椎关节增生，张口位可有凿状突偏歪，侧位摄片显示颈椎曲度变直，椎间隙变窄，有骨质增生或韧带钙化，斜位摄片可见椎间孔变小。CT及磁共振检查对定性定位诊断有意义。

（二）辨证分型

1．风寒痹阻证　颈、肩、上肢窜痛麻木，以痛为主，头有沉重感，颈部僵硬，活动不利，恶寒畏风。舌淡红、苔薄白，脉弦紧。

2．气滞血瘀证　颈肩部、上肢刺痛，痛处固定，伴有肢体麻木。舌质暗，脉弦。

3．痰湿阻络证　头晕目眩，头重如裹，四肢麻木，纳呆。舌暗红，苔厚腻，脉弦滑。

4．肝肾亏虚证　眩晕头痛，耳鸣耳聋，失眠多梦，肢体麻木，面红目赤。舌红少苔，脉弦。

5．气血亏虚证　头晕目眩，面色苍白，心悸气短，四肢麻木，倦怠乏力。舌淡苔少，脉细弱。

（三）西医病名：颈椎病（神经根型）

1．西医诊断标准　参照中国康复医学会颈椎病专业委员会《颈椎病诊治与康复指南》。

（1）具有根性分布的症状（麻木、疼痛）和体征。

（2）椎间孔挤压试验或/和臂丛神经牵拉试验阳性。

（3）影像学所见与临床表现基本相符合。

2．疾病分期

（1）急性期：临床主要表现为颈肩部疼痛，颈椎活动受限，稍有活动即可使颈肩臂部疼痛加重，疼痛剧烈时难以坐卧，被动以健肢拖住患肢，影响睡眠。

（2）缓解期：临床主要表现为颈僵，颈肩背部酸沉，颈椎活动受限，患肢串麻疼痛，可以忍受。

（3）康复期：颈肩部及上肢麻痛症状消失，但颈肩背及上肢酸沉症状仍存，受凉或劳累后症状加重。

3．鉴别诊断　落枕：起病突然，多与卧枕不适有关，既往无颈肩不适。X线可见代偿性颈脊柱生理曲度改变，无颈椎退变征象。反复落枕则考虑颈椎病的可能。

二、治疗方案

（一）辨证论治

1．风寒痹阻证治法　祛风散寒，祛湿通络。

方药：羌活胜湿汤加减。羌活、独活、藁本、防风、甘草、川芎、蔓荆子等。

2．气滞血瘀证治法　行气活血，通络止痛。

方药：桃红四物汤加减。熟地黄、当归、白芍、川芎、桃仁、红花、小百花蛇等。

3. 痰湿阻络证治法　祛湿化痰，通络止痛。

方药：半夏白术天麻汤加减。白术、天麻、茯苓、橘红、半夏、甘草等。

4. 肝肾亏虚证治法　补益肝肾，通络止痛。

方药：肾气丸加减。熟地黄、山药、山茱萸、牡丹皮、茯苓、泽泻、桂枝、附子（先煎）、小百花蛇等。

5. 气血亏虚证治法　益气温经，和血通痹。

方药：黄芪桂枝五物汤加减。黄芪、桂枝、芍药、生姜、大枣等。

（二）针灸疗法

1. 体针

（1）风寒痹阻证治法：祛风散寒，祛湿通络。

取穴：颈椎夹脊穴、大椎、风池、肩井、秉风、曲池、外关、列缺、合谷等。

（2）气滞血瘀证治法：行气活血，通络止痛。

取穴：颈椎夹脊穴、大椎、肩井、秉风、手三里、外关、列缺、合谷、三阴交等。

（3）痰湿阻络证治法：祛湿化痰，通络止痛。

取穴：颈椎夹脊穴、大椎、风池、太阳、内关、中脘、丰隆、头维、阴陵泉等。

（4）肝肾亏虚证治法：补益肝肾，通络止痛。

取穴：颈椎夹脊穴、大椎、肝俞、肾俞、风池、头维、听会、耳门、内关、三阴交等。

（5）气血亏虚证治法：益气温经，和血通痹。

取穴：颈椎夹脊穴、大椎、阴陵泉、三阴交、血海、足三里、内关、合谷、风池等。

2. 灸法　取穴：大椎、肩髃、曲池、手三里、曲泽、合谷等穴，采用艾盒灸、温针灸等方法。每次20分钟。

（三）物理治疗

可选用红外线照射、微波治疗仪、六合治疗仪、中频脉冲电等。

（四）穴位注射疗法

取穴：相应颈椎夹脊穴、阿是穴、风池、天柱、大椎、曲池、合谷。药物：红花注射液、当归注射液、骨瓜提取物注射液。每次2～4穴，每日1次或隔日1次。

（五）手法

1. 松解类手法　① 基本手法：头颈部一指禅推法、点按法、滚法、拿法、揉法、推法、叩击法等；② 通调督脉法；③ 间歇拔伸法；④ 牵引揉捻法；⑤ 拔伸推按法。

2. 整复类手法　① 旋提手法；② 定位旋转扳法；③ 旋转法；④ 其他颈椎微调手法。

（六）牵引疗法

采取坐式牵引，牵引时间以连续牵引15～20分钟，牵引质量4～10 kg，10～15

日为1个疗程。

（七）运动疗法

颈椎功能训练：以颈部伸肌训练、柔韧性与系统性训练为主要目的的各类功法操，例如“仙鹤点水”“背伸运动”等。

（八）耳针疗法

取穴：颈、颈椎、压痛点、神门、枕、内分泌、肾，用王不留行籽按压。每日1次。

（九）辨证外治

1. 中药熏洗　根据不同辨证分型，将煎煮好的中药汤剂，放置熏蒸床里，按熏蒸床操作规范操作。每日1次。

2. 中药热罨包治疗　根据不同辨证分型，将药物装进特制的包里，然后将药物浸泡在水里约30分钟至1小时，然后放在特定的容器里蒸热，然后护理人员遵医嘱给患者热敷。每日1次。注意在施行本治疗时勿将患者烫伤。

3. 可根据病情采用刮痧疗法、拔罐疗法。

4. 电针　选取颈4～6颈椎夹脊穴，肩髃-合谷、曲池-后溪三对穴，连续波，频率1～2 Hz，强度以上肢肌肉轻微收缩为度，时间30分钟。

5. 苗药外擦治疗

（1）偏于疼痛型：奇特灵酊喷剂（内部制剂）于痛处及环跳、委中、承山等穴位外擦加按摩。

（2）偏于麻木型：麻痛灵酊喷剂（内部制剂）于痛处及环跳、委中、承山等穴位外擦加按摩。

（3）其他疗法：辨证使用祛风散寒、活血化瘀、通络止痛的中成药，如天麻素注射液、颈舒颗粒、丹参注射液等。

6. 西医治疗　西医予消炎止痛、脱水、改善微循环治疗，可予双氯芬酸钠、甘露醇、地塞米松、七叶皂苷钠，必要时可用布桂嗪、哌替啶等中枢止痛药物止痛，复方骨肽改善骨代谢。

三、难点分析

1. 项痹病手法治疗不同。医师既往掌握的手法技巧各不相同，疗效差异也较为明显。对于病情相似的患者不同医师采取的不同治疗手法在疗效不统一的同时，引起患者对治疗医师的信任度下降。

2. 针灸治疗同样存在不同医师选穴的不同，导致临床治疗效果存在差异。

3. 部分项痹病急性期的患者通过单纯应用综合中医保守疗法症状改善不显，甚至无效，颈肩部疼痛明显，严重影响生活质量。

4. 部分患者综合治疗效果改善仍然有限，住院周期较长，治疗手段及方式上相对不够丰富是其中的一个原因。

5. 部分项痹病眩晕的高龄患者合并有高血压，虽然口服降压药物血压控制平稳，但眩晕症状应用综合治疗仍改善不显。

为了进一步发挥中医药在治疗项痹中的作用，并使其疗效优势得到认可，本专科拟订如下解决措施与思路：

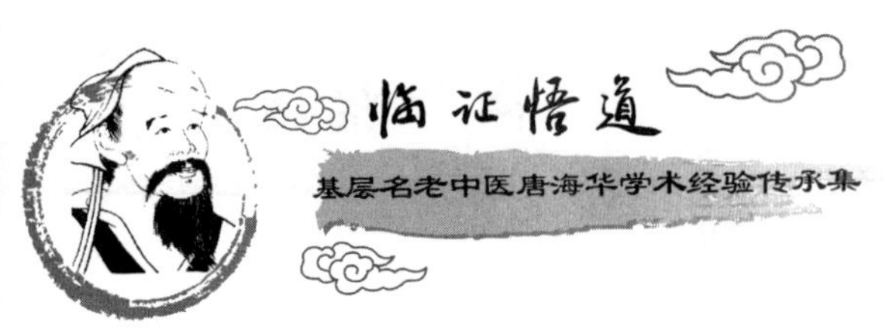

（1）手法治疗的统一性必须尽快落实：以继承为基础，以创新为特色，规范化、标准化、统一化科室医师的手法，尽可能减少手法差异，保证治疗效果的提升。同时提倡医师个人特色手法的附加治疗，进一步扩大临床疗效。

（2）针灸治疗同样需统一规范化：结合各医师的特点及经验，拟定出适合的针灸治疗选穴标准。

（3）强调中西医结合治疗：在应用综合中医疗法的同时，非甾体消炎药如布洛芬、洛芬待因等，消除缓激肽、前列腺素等止痛物质，实现短时间改善疼痛症状效果，提高患者治疗满意率。

（4）进一步引进各种物理治疗仪器，引进新的治疗方法。

四、疗效评定

1. 治愈　原有各型病症消失，肌力正常，颈、肢体功能恢复正常，能参加正常劳动和工作。

2. 好转　原有各型症状减轻，颈、肩背疼痛减轻，颈、肢体功能改善。

3. 未愈　症状无改善。

第六节　腰腿痛病诊疗方案

一、诊断

（一）中医病名：腰腿痛病

1. 中医诊断标准　参照国家中医药管理局发布的中华人民共和国中医药行业标准《中医病证诊断与疗效标准》。

1. 中医诊断要点

（1）有腰部外伤、慢性劳损或受寒湿史。大部分患者在发病前有慢性腰痛史。

（2）常发生于青壮年。

（3）腰痛向臀部及下肢放射，腹压增加（如咳嗽、喷嚏）时疼痛加重。

（4）脊柱侧弯，腰生理弧度消失，病变部位椎旁有压痛，并向下肢放射，腰活动受限。

（5）下肢受累神经支配区有感觉过敏或迟钝，病程长者可出现肌肉萎缩。直腿抬高或加强试验阳性，膝、跟腱反射减弱或消失，拇趾背伸力减弱。

（6）X线摄片检查：脊柱侧弯，腰生理前凸消失，病变椎间盘可能变窄，相邻边缘有骨赘增生。CT检查可显示椎间盘突出的部位及程度。

（二）辨证分型

1. 气滞血瘀证　腰腿痛如刺，痛有定处，日轻夜重，腰部板硬，俯仰旋转受限，痛处拒按。舌质暗紫，或有瘀斑，脉弦紧或涩。

2. 寒湿痹阻证　腰腿冷痛重着，转侧不利，静卧痛不减，受寒及阴雨天加重，肢体发凉。舌质淡、苔白或腻，脉沉紧或濡缓。

3. 湿热痹阻证　腰部疼痛，腿软无力，痛处伴有热感，遇热或雨天痛增，活动后痛减，恶热口渴，小便短赤。苔黄腻，脉濡数或弦数。

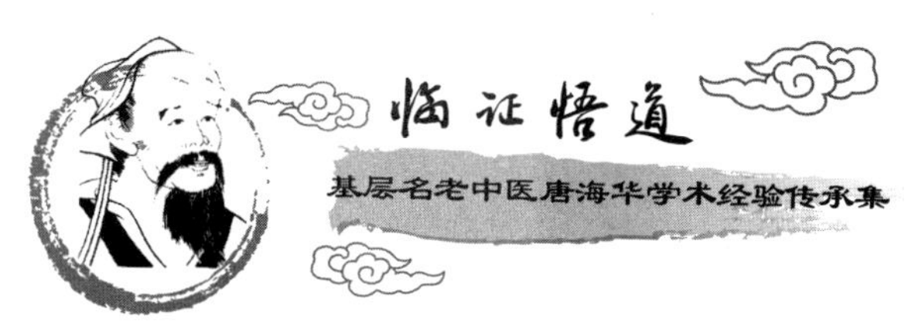

4. 肝肾亏虚证　腰酸痛，腿膝乏力，劳累更甚，卧则减轻。偏阳虚者面色皖白，手足不温，少气懒言，腰腿发凉，或有阳痿、早泄，妇女带下清稀，舌质淡，脉沉细。偏阴虚者，咽干口渴，面色潮红，倦怠乏力，心烦失眠，多梦或有遗精，妇女带下色黄味臭，舌红少苔，脉弦细数。

（三）西医病名：腰椎间盘突出症

1. 西医诊断标准　参照吕明主编、中国中医药出版社出版、新世纪全国高等中医药院校创新教材《推拿学》。

（1）腰痛合并下肢放射性疼痛，疼痛放射至小腿或足部。

（2）腰背部板滞，活动功能障碍，急性期尤为突出。强行活动可加重下肢的放射性疼痛。

（3）患侧下肢乏力，可出现跛行步态，小腿外侧及足背有蚁行感或麻木感。

（4）若刺激马尾神经，可出现大小便障碍。

（5）L4～5或L5～S1棘突间旁可触及明显的压痛点，同时有向小腿或足部的放射性疼痛。

（6）腰椎生理曲度变浅、消失甚至后凸，脊柱侧弯。

（7）小腿前外侧或后外侧皮肤感觉减退，伸踇、趾肌力减退，L3～4椎间盘突出可见膝腱反射减弱或消失。L5～S1椎间盘突出可见跟腱反射减退或消失。

（8）腰椎功能障碍。

（9）直腿抬高试验及加强试验阳性，曲颈试验阳性、仰卧挺腹试验阳性、颈静脉压迫试验阳性。

（10）X线检查可见腰椎生理曲度变浅、平直或后凸，脊柱侧弯，椎间隙变窄，椎体边缘唇样增生，或见到“许莫氏切迹”及病变的椎间隙狭窄等腰椎退变征象。X线不能作为腰椎间盘突出症的确诊依据，但可排除腰椎结核、骨性关节炎、骨折、肿瘤和脊椎滑脱等疾患。CT扫描和MRI检查可直接观察到神经受压状态。

（四）疾病分期

1. 急性期　腰腿疼痛剧烈，活动明显受限，不能站立、行走，肌肉痉挛。

2. 缓解期　腰腿疼痛缓解，活动好转，但仍有痹痛，不耐劳累。

3. 康复期　腰腿疼痛症状基本消失，偶有腰腿乏力，不能长时间站立、行走。

（五）鉴别诊断

1. 腰部筋伤　腰椎间盘突出症以腰部疼痛伴有下肢疼痛为主症。而腰部筋伤有明确外伤史，发病时间短，症状以腰痛为主，多不伴下肢症状。

2. 急性腰扭伤　有明确外伤史，腰肌痉挛，疼痛剧烈。腰部损伤处有局部压痛，临床缺乏阳性体征无肌力和反射改变，结合影像学可以鉴别。

二、治疗方案

（一）辨证论治

1. 气滞血瘀证治法　行气活血、祛瘀止痛。

方药：身痛逐瘀汤。

常用药：当归、川芎、桃仁、红花、香附、没药、地龙、五灵脂、牛膝、地龙、

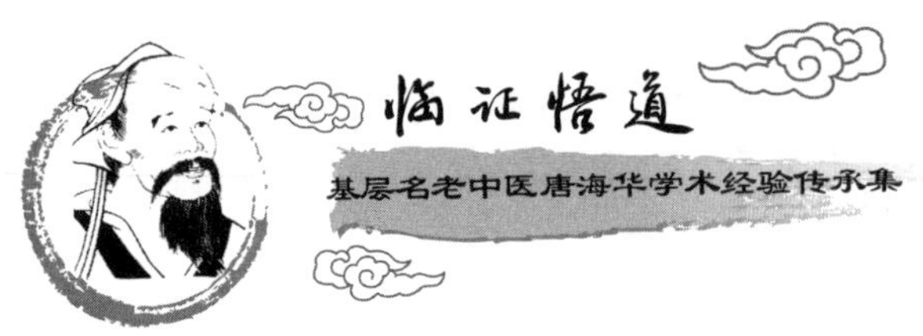

小百花蛇。

2. 寒湿痹阻证治法　温经散寒、祛湿通络。

方药：独活寄生汤。

常用药：独活、桑寄生、秦艽、防风、细辛、当归、芍药、川芎、干地黄、杜仲、牛膝、人参、茯苓、甘草、桂心。

3. 湿热痹阻证治法　清利湿热、通络止痛。

用药：大秦艽汤。

常用药：川芎、独活、当归、白芍、地龙、甘草、秦艽、羌活、防风、白芷、黄芩、白术、茯苓、生地黄、熟地黄。

4. 肝肾亏虚证治法　补肝益肾、通络止痛。

偏阳虚：右归丸加减。

常用药：山药、山茱萸、杜仲、附子、桂枝、枸杞子、鹿角胶、当归、川芎、狗脊、牛膝、续断、桑寄生、菟丝子。

偏阴虚：虎潜丸加减。

常用药：知母、黄柏、熟地黄、锁阳、龟甲、白芍、牛膝、陈皮、当归、狗骨。

（二）针灸疗法

主要穴位采用腰椎夹脊穴、膀胱经穴和下肢坐骨神经沿线穴位。急性期每日1次，以泻法为主。缓解期及康复期可隔日1次，以补法、泻法相结合，配合患者四型辨证论治。

1. 体针

（1）气滞血瘀证治法：行气活血、祛瘀止痛。

取穴：腰椎夹脊穴、血海、膈俞、大肠俞、环跳、三阴交、合谷、肾俞、秩边、承山。

（2）寒湿痹阻证治法：温经散寒、祛湿通络。

取穴：腰椎夹脊穴、大肠俞、环跳、肾俞、委中、昆仑、腰阳关、关元俞、阴陵泉。

（3）湿热痹阻证治法：清利湿热、通络止痛。

取穴：腰椎夹脊穴、大肠俞、肾俞、委中、昆仑、阳陵泉、阴陵泉、曲池、合谷。

（4）肝肾亏虚证治法：补肝益肾、通络止痛。取穴：腰椎夹脊穴、肝俞、肾俞、昆仑、足三里、命门。

2. 灸法

适用于：寒湿痹阻证、气滞血瘀证、肝肾亏虚证。

选穴：肾俞、命门、环跳、秩边、委中、阳陵泉、昆仑等腰腿部穴位，采用艾盒灸或艾条灸或温针灸。每次20分钟。

（三）物理治疗

可用红外线、微波治疗，中频脉冲电治疗，根据病情每日多项或单项选择性治疗。

（四）电针

辨证取穴。波形用连续波，频率1～2Hz,，输出以腿部肌肉轻微收缩为度，通电20～30分钟。

（五）耳针

取穴皮质下、肝、腰、骶椎、肾、神门、坐骨、肾上腺、交感、神门，用王不留行籽贴压。每日1次，每周5次，1周为1个疗程。

（六）穴位注射

常用药当归注射液、骨瓜提取物注射液、红花注射液、利多卡因注射液。辨证取穴，2穴/次，1日或隔日1次。

（七）运动疗法

运动疗法能够增强腰腹部肌肉肌力和腰部协调性，增加腰椎稳定型，有利于维持各种治疗疗效。急性期后，即可开始腰背肌力运动疗法。俯仰架桥式：仰卧位，双手交叉，双膝屈曲至90°，双足掌平放床上，挺起躯干，以头后枕部及双肘支撑上半身，双足支撑下半身，成半拱桥形，当挺起躯干架桥时双膝稍向两侧分开。每次10～20分钟，每日2次。

（八）辨证外治

1. 中药熏洗　根据不同辨证分型，将煎煮好的中药汤剂，放置熏蒸床里，按熏蒸床操作规范操作。每日1次。

2. 中药热罨包治疗　根据不同辨证分型，将药物装进特制的包里，然后将药物浸泡在水里约30分钟至1小时，然后放在特定的容器里蒸热，然后护理人员遵医嘱给患者热敷。每日1次。注意在施行本治疗时勿将患者烫伤。

（九）磁振热治疗

根据病情选用磁振热治疗。

（十）牵引疗法

根据患者情况可选择性治疗。电动牵引：采用间断或持续的电动牵引，牵引力为体重的1/5～1/4，每次10～20分钟，每日1次，适合非急性期患者。

（十一）拔罐疗法

1. 刺络拔罐　以痛为腧，每次1～2穴，用三棱针点刺3～5点，取大号玻璃罐，闪火法拔之，令出血3～5mL。

2. 火罐　取穴肾俞、白环俞、环跳、承扶、殷门、委中、阳陵泉、腰2～5夹脊穴、上髎、次髎、秩边、悬钟、昆仑、足临泣、阿是穴。每次2～3穴，留罐10分钟，每日1次。一般采用留罐、走罐。气滞血瘀证可在肾俞、白环俞、次髎等穴，刺络拔罐。

（十二）苗药外擦法

1. 偏于疼痛型　奇特灵酊喷剂（内部制剂）于痛处及环跳、委中、承山等穴位外擦加按摩。

2. 偏于麻木型　麻痛灵酊喷剂（内部制剂）于痛处及环跳、委中、承山等穴位外擦加按摩。

（十三）其他疗法

1. 根据病情疼痛程度选用脱水、止痛、消除神经炎症状药物对症治疗。如七叶皂苷钠、地塞米松、甘露醇、双氯芬酸钠等。

2. 辨证使用中成药口服或滴注：如血塞通、丹参注射液滴注、活血止痛胶囊、丹鹿通督片、美素巴莫分散片、骨瓜提取物注射液、盐酸氨基葡萄糖片。

三、治疗难点分析

1. 腰痛病手法治疗不同。医师既往掌握的手法技巧各不相同，疗效差异也较为明显。对于病情相似的患者不同医师采取的不同治疗手法在疗效不统一的同时，引起患者对治疗医师的信任度下降。

2. 针灸治疗同样存在不同医师选穴的不同，导致临床治疗效果存在差异。

3. 部分腰痛病急性期的患者通过单纯应用综合中医保守疗法症状改善不显，甚至无效，腰部疼痛明显，严重影响生活质量。

4. 部分患者综合治疗效果改善仍然有限，住院周期较长，治疗手段及方式上相对不够丰富是其中的一个原因。

5. 部分腰痛患者者合并有腰椎滑脱，尚未达到手术阶段，但腰椎滑脱引发的腰椎失稳导致患者腰痛症状缓解困难。

为了进一步发挥中医药在治疗腰痛中的作用，并使其疗效优势得到认可，本专科拟订如下解决措施与思路：

（1）手法治疗的统一性必须尽快落实：以继承为基础，以创新为特色，规范化、标准化、统一化科室医师的手法，尽可能减少手法差异，保证治疗效果的提升。同时提倡医师个人特色手法的附加治疗，进一步扩大临床疗效。

（2）针灸治疗同样需统一规范化：结合各医师的特点及经验，拟定出适合的针灸治疗选穴标准。

（3）强调中西医结合治疗：在应用综合中医疗法的同时，非甾体类消炎药如布洛芬、芬必得、洛芬待因等，消除缓激肽、前列腺素等止痛物质，实现短时间改善疼痛症状效果，提高患者治疗满意率。

（4）进一步引进各种物理治疗仪器：引进新的治疗方法，初步计划年度内引入套管针刀治疗，由专家亲自示范指导临床医师学习操作，并在科室内推广试行。

（5）腰椎滑脱患者可予以佩戴腰围进行固定：加强腰椎稳定性。防止脊柱不稳诱发腰肌劳损加重，腰部疼痛难以早期缓解。

四、疗效评定

1. 优　腰腿痛症状完全解除，直腿抬高70°以上，能参加日常活动。

2. 良　腰腿痛症状完全解除，直腿抬高达70°，能参加日常活动，但有轻微残余症状。

3. 中　主要症状解除，有残余腰痛腿麻，劳累时加重，直腿抬高不足70°，能参加日常活动。

4. 差　症状无改变，日常生活困难，或需手术治疗。

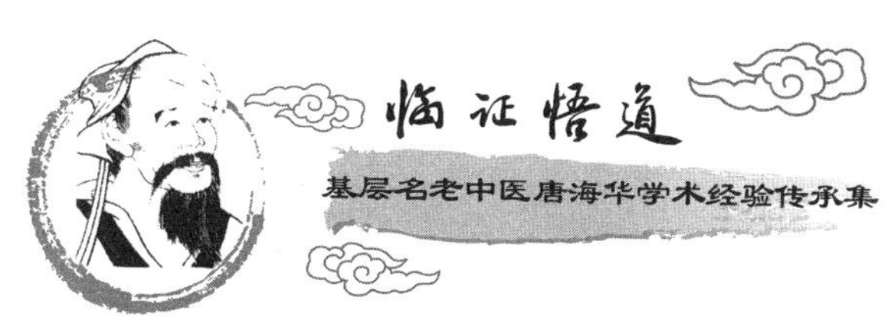

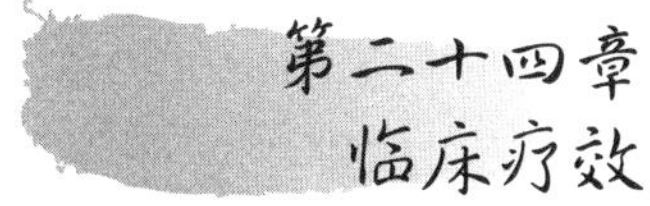

第二十四章 临床疗效

第一节 汝爽消痛酊临床疗效研究

目的：苗药汝爽消痛酊配合针刺推拿对颈型颈椎病的效果进行探究。方法：给予对照组患者治疗的方法是轻量级头颈持续牵引法，运用针刺和推拿相结合的方法对观察组患者进行治疗，对照组和观察组两组患者每日治疗一次，在患者治疗之后的1个疗程之后对两组患者的临床疗效进行统计。结果：治疗之后观察组患者治疗总有效率为96%，对照组患者治疗总有效率为80%,两组患者临床效果之间的差异具有统计学意义（$P<0.05$）。结论：对颈型颈椎患者者采用针刺配合苗药汝爽消痛酊推拿的方式进行治疗，患者的临床效果显著，这种治疗方式值得广泛的推广运用。

颈椎病属于一种慢性疾病，颈椎病的最初阶段是颈型颈椎病，临床医学上这种类型的颈椎病较为多见，在此时间对患者治疗效果最佳。近年来我国颈型颈椎患者者的数量不断增多，这种疾病的诱因有很多，不良的生活习惯会导致患者患上这种疾病，这种疾病会严重影响患者的生活，给予患者及时有效的治疗十分关键。这篇文章将50例接受针刺配合苗药汝爽消痛酊推拿的颈型颈椎患者者作为本次研究的研究对象，并将其进行分组，针对针刺配合苗药汝爽消痛酊推拿对颈型颈椎病的效果进行探究，以下为详细的医学报告。

一、临床治疗

（一）一般资料

将50例接受针刺配合苗药汝爽消痛酊推拿的颈型颈椎患者者作为本次的研究对象，我们采用随机分组的方式将这50例接受针刺配合苗药汝爽消痛酊推拿的颈型颈椎患者者分为对照组和观察组，每组各25例患者。这些患者中有16例女性患者，有34例男性患者。

对照组25例接受针刺配合苗药汝爽消痛酊推拿的颈型颈椎患者者的年龄在14岁到54岁，平均年龄在34岁左右；有16例男性患者，有9例女性患者，该组患者的病程在5个月到10年，平均病程在17年左右。

观察组25例接受针刺配合推拿的颈型颈椎患者者的年龄在15岁到55岁，平均年龄在35岁左右；有18例男性患者，有7例女性患者，该组患者的病程在3个月到12年，平均病程在18年左右。

两组接受针刺配合推拿的颈型颈椎患者者的年龄以及性别等方面之间的差异不具有统计学意义（$P>0.05$），因此，两组接受针刺配合推拿的颈型颈椎患者者之间具有可比性。

（二）诊断标准

本次研究我们采用第二届颈椎病专题座谈会制定的“颈型颈椎病的诊断标准”，

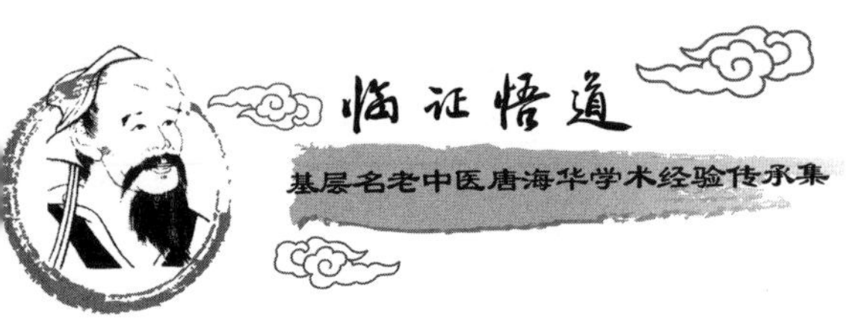

患者的主要临床症状为X 线颈椎曲度发生一定的改变，排除存在落枕或者肩周炎的患者。

（三）方法

1. 给予对照组患者的方法　给予对照组患者治疗的方法是轻量级头颈持续牵引法，要求患者处于坐位，指导患者正确佩戴好颈椎牵引套。头部的牵引方向要向前，结合患者的实际病情以及实际体质调节质量，牵引的质量逐渐增加，从3 kg增加到8 kg，牵引的时间控制在20分钟。

2. 给予观察组患者的方法　运用针刺和推拿苗药汝爽消痛酊相结合的方法对观察组患者进行治疗，在运用针刺法对患者治疗的过程中，应指导患者处于坐位，治疗过程采用的是28号毫针，在不同的穴位留针20分钟，分别在每个穴位行针一次，这些穴位分别是后溪穴以及风池穴，采用的行针方法是平补平泻法。在运用推拿法对患者进行治疗的过程中需要用手掌大小鱼肌按揉患者的双侧肩胛冈，按揉的中心是天宗穴，之后用推滚法进行放松，以患者能够承受的力度点按患者的天宗穴，再对患者用手掌进行按揉放松，采用此方法治疗的整个过程应控制在20分钟。

对照组和观察组两组患者每日治疗一次，一个疗程应包括6次，在患者治疗1个疗程之后对两组患者的临床疗效进行统计。

（四）疗效评估

两组患者如果各项功能恢复正常，并且患者的临床症状全部消失，能进行正常的劳动，则判断患者的临床治疗效果为显效；如果患者的临床症状有所好转，疼痛有所减轻，则判断患者的临床治疗效果为有效；如果患者的临床症状没有得到改善，则判断患者的临床治疗效果为无效。

（五）统计学方法

本次研究通过运用SPSS17.0这一统计软件来统计观察组和对照组两组患者的相关数据，采用标准差的形式来表示一般资料，然后用χ^2来检验计数资料，并用t来检验计量资料，对照组和观察组两组患者之间的差异具有统计学意义以$P<0.05$来判断。

二、结果

1. 两组患者的临床效果　治疗之后观察组患者无效人数1例，有效人数11例，显效人数13例，该组患者的治疗总有效率为96%，对照组患者无效人数5例，有效人数15例，显效人数5例，该组患者的治疗总有效率为80%,两组患者临床效果之间的差异具有统计学意义（$P<0.05$），详情请参见下表。

两组患者的临床效果 [n(%)]

组别	例数	无效	有效	显效	总有效率（%）
对照组	25	5	15	5	80
观察组	25	1	11	13	96
χ^2	–				5.36
P	–				< 0.05

三、讨论

导致患者出现颈椎病的原因多种多样，多数患者都存在气血亏虚的症状，临床上对于这种疾病的治疗常采用头颈牵引法，这种治疗方式主要是通过增大椎间孔和椎间隙，帮助痉挛的肌肉得到放松，矫正紊乱的椎关节，进而改善局部血流和水肿的情况。

通过观察本次的研究结果，我们发现对颈型颈椎患者者采用针刺配合苗药汝爽消痛酊推拿的方式进行治疗，患者的临床效果更显著，由此可见这种治疗方式的优越性，这种治疗方式治疗的疗程短，并且安全性较高，值得广泛地推广运用。运用这种方式将患者治愈之后，要给予患者相关的叮嘱，让患者在治愈之后加强锻炼，避免过度疲劳以及受风寒，改变不良姿势，避免病情的复发。

第二节 抹酒火疗法临床疗效研究

目的：研究对颈型颈椎病的患者使用抹酒火疗法联合针刺方法的治疗效果。 方法：在我院颈型颈椎病的患者中选择100例进行研究，将其随机分成对照组（n=50）与观察组（n=50）。以针刺疗法对对照组的患者进行治疗，以抹酒火疗法联合针刺对观察组的患者进行治疗。实验结果以两组患者的治疗有效率和治疗满意度为判断标准。 结果：治疗有效率更高的为观察组，并且两组患者的$P<0.05$，结果具有明显的差异；治疗满意度更高的为观察组，并且两组患者的$P<0.05$，结果具有明显的差异。结论：对颈型颈椎病的患者使用抹酒火疗法联合针刺方法的治疗效果比仅使用针刺疗法的效果更高，治疗效率更高，可以提升患者对治疗的满意度，因此值得在临床进一步推广。

颈项韧带钙化、颈椎间盘萎缩退化以及颈椎骨质增生等均属于颈型颈椎病，通常此疾病由劳损所致，患者通常会出现眩晕，上肢、肩以及头等出现麻木与疼痛等症状，在患者老年的时候会出现肝肾亏虚等问题，导致患者的老年身体状况明显下降，因此此病需要及时进行治疗，但是此病又存在着容易复发的问题。本文通过在颈型颈椎病的患者中选择100例患者作为研究对象，研究对颈型颈椎病的患者使用抹酒火疗法联合针刺方法的治疗效果。

一、一般资料

在我院颈型颈椎病的患者中选择100例进行研究，将其随机分成对照组（n=50）与观察组（n=50）。对照组中有24例男性患者，26例女性患者，年龄范围为27～65岁，平均年龄为（43.21±0.33）岁，患病时间为1～3年，平均患病时间为（1.55±0.23）年； 观察组中有25例男性患者，25例女性患者，年龄范围为26～65岁，平均年龄为（43.22±0.30）岁，患病时间为1～3年，平均患病时间为（1.57±0.21）年。对两组患者的一般资料进行统计与分析，各项P值均大于0.05，因此不存在明显的差异，此两组的实验可以正常进行。

二、方法

1. 对照组　对患者使用针刺法进行治疗。让患者以俯卧位进行治疗，以一次性不锈钢毫针进行治疗，用75%的乙醇棉球进行消毒，在风池穴以鼻尖方向将针刺入0.5~0.8寸，并且在夹脊穴刺入1~1.5寸，当感受到针尖的抵触之后，将针向外退5分，之后用平补平泻法，大椎穴向上刺入约1寸，合谷直刺入约零点0.3~0.8寸，列缺斜向刺入1~1.5寸。每日1次。

2. 观察组　对患者使用抹酒火疗联合针刺的方法进行治疗。抹酒火疗的方法为：将药酒或白酒倒在浅碗中，用火点燃，施术者以手蘸取正在燃烧的酒，快速地在患者患病部位摩、拍、揉、捏。同时结合针刺的疗法，与对照组相同。

三、观察指标

1. 治疗有效率　对比两组患者的治疗有效率，分为无效、见效与显效3个级别。无效为患者的症状未好转甚至恶化；见效为患者的症状有所好转，但是仍然存在着肩颈背疼痛；显效为患者的症状完全消失，颈肢体功能恢复正常。

治疗有效率=（见效例数+显效例数）/总例数×100%

2. 治疗满意度　以自制的调查问卷调查患者的治疗满意度，总分为10分，分数越高代表患者的治疗满意度越高，分为不满意、一般以及满意三个级别。其中不满意为0～3分，一般为4～6分，满意为8～10分。

治疗满意度=（一般例数+满意例数）/总例数×100%

四、统计分析

通过SPSS21.0软件进行数据分析，用($\chi \pm s$)表示计量资料，t检验法进行比较，用（%）表示率，χ^2检验比较组间，有统计意义的$P<0.05$。

五、结果

1. 治疗有效率　治疗有效率更高的为观察组，并且两组患者的$P<0.05$，结果具有明显的差异，具体如下表所示。

对比两组患者的治疗有效率[n%]

组别	n	无效	见效	显效	治疗有效率
对照组	50	9（18.00）	19（38.00）	22（44.00）	41（82.00）
观察组	50	3（6.00）	8（16.00）	39（78.00）	47（94.00）
P值		＜0.05	＜0.05	＜0.05	＜0.05

2. 治疗满意度　治疗满意度更高的为观察组，并且两组患者的$P<0.05$，结果具有明显的差异。具体如下表所示。

对比两组患者的治疗满意度 [n%]

组别	n	不满意	一般	满意	治疗满意度
对照组	50	9（18.00）	21（42.00）	20（40.00）	41（82.00）
观察组	50	2（4.00）	13（26.00）	35（70.00）	48（96.00）
P 值		＜0.05	＜0.05	＜0.05	＜0.05

六、讨论

颈椎病的患者通常会面临着肩颈与头部的不适，且此疾病多因为患者疲劳过度所导致，而患者身体的不适会严重影响患者的生活与工作的质量与效率，对患者的心情产生严重的影响，且如果对患者的治疗不及时，患者的病情会加重，且在患者老年的时候会诱发其他身体问题，导致对患者产生终身的影响，因此需要对颈型颈椎病的患者及时采取高效率的治疗方式。通过对两组患者分别使用抹酒火疗法联合针刺方法与单独使用针刺的方法进行治疗可以发现，使用抹酒火疗法联合针刺方法的治疗效果更高，治疗有效率更高的为观察组，并且两组患者的$P < 0.05$，结果具有明显的差异；治疗满意度更高的为观察组，并且两组患者的$P < 0.05$，结果具有明显的差异。因此抹酒火疗法联合针刺方法可以在临床进一步推广。

七、结束语

本文通过在颈型颈椎病的患者中选择100例患者作为研究对象，研究对颈型颈椎病的患者使用抹酒火疗法联合针刺方法的治疗效果，可以发现，对颈型颈椎病的患者使用抹酒火疗法联合针刺方法的治疗效果比仅使用针刺疗法的效果更高，治疗效率更高，可以提升患者对治疗的满意度，因此值得在临床进一步推广。

第三节　痛风散临床疗效研究

目的：研究使用苗药痛风散联合刺血疗法对痛风性关节炎的治疗效果。方法：在我院急性痛风性关节炎的患者中选择100例进行研究，将其随机分成对照组（n=50）与观察组（n=50）。以常规疗法对照组的患者进行治疗，以苗药痛风散联合刺血的方法对观察组的患者进行治疗。对比两组患者关节活动障碍、红肿以及关节疼痛的症状积分，治疗有效率以及ESR、CRP与UA。结果：对照组患者的活动障碍、红肿以及关节疼痛的症状积分均比观察组高，且$P < 0.05$，差异具有统计学意义；治疗有效率更高的为观察组，并且两组患者的$P < 0.05$，结果具有明显的差异；对照组患者的ESR、CRP均比观察组低，且$P < 0.05$，差异具有统计学意义，对照组的UA较观察组$P > 0.05$，差异无统计学意义。结论：使用苗药痛风散联合刺血疗法对痛风性关节炎患者治疗效果更好，患者的肢体活动障碍减少，红肿与关节疼痛得到改善，治疗效

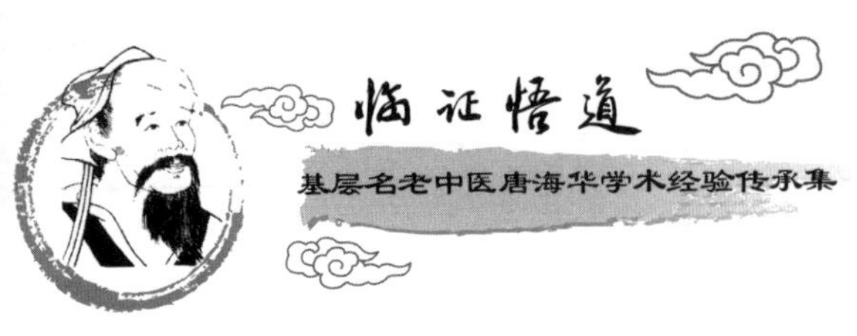

果更好，相应的血沉、C反应蛋白得到明显的改善，值得在临床进一步推广。

痛风是一种单钠尿酸盐（MSU）沉积所致的晶体相关性关节疾病，与嘌呤代谢紊乱和/或尿酸排泄减少所致的高尿酸血症直接相关，属代谢性风湿病范畴。

痛风性关节炎易复发，无规范化治疗的患者往往需要忍受慢性关节疼痛及关节活动障碍等痛苦，易致患者生活质量下降，且痛风反复发作易诱发肾及心脑血管等疾病。本文针对针灸科及内科急性痛风性关节炎的患者中选择的100例进行研究，观察使用苗药痛风散联合刺血疗法对痛风性关节炎的治疗效果。

一、一般资料

选取2017年10月至2019年3月的100例患有痛风性关节炎的患者作为研究对象，随机分为各50人每组的对照组与观察组。对照组：男性46例，女性4例，年龄范围为25~69岁，平均年龄为（41.11±1.26）岁，发病时间为2～50小时，平均患病时间为（20.15±1.83）小时；观察组：男性43例，女性7例，年龄范围为24～70岁，平均年龄为（63.31±2.11）岁，患病时间为2～49小时。平均患病时间为（20.21±1.79）小时。比较对照组与观察组患者的一般资料，*P*大于0.05，差异不具有统计学意义，可进行下一步研究。

急性痛风性关节炎诊断标准参照2015年ACR最新诊断标准：该标准可能的最大得分是23，而≥8分可诊断痛风。纳入标准：① 性别不限，年龄在 18 ~70 岁属痛风阳证患者；② 符合原发性痛风诊断标准；③ 现处于痛风性关节炎急性发作期，发病时间<7 日；④ 如患者为育龄妇女，试验周期内保证妊娠试验阴性，并采取可靠避孕措施。排除标准：① 对所用药物过敏者或现症过敏者；②严重肝肾功能不全；③ 患有严重心血管疾病；④ 合并类风湿性关节炎或其他关节病活动期需要治疗的患者；⑤ 各种肾脏疾病、血液系统疾病或肿瘤放射治疗、化学治疗等引起的继发性痛风性关节炎患者；⑥ 目前应用化学治疗药物，糖皮质激素，利尿药等特殊药物及相同功效食品的患者；⑦ 患有活动性结核、肿瘤或血液患者者；⑧ 因精神疾病不能合作或依从性较差的患者；⑨正处于妊娠期或哺乳期患者。

二、方法

1. 对照组　对照组的患者使用常规方法进行治疗。对急性痛风性关节炎患者采用秋水仙碱片1 mg，口服，每隔1小时服1 mg，连服3次，另予5%葡萄糖注射液+曲克芦丁注射液240 mg ，静滴　40滴/分， qd改善循环，如有发热及疼痛未明显缓解者，予双氯芬酸钠栓50 mg 纳肛 st。

2. 观察组　对观察组的患者使用苗药痛风散联合刺血疗法进行治疗。首先判断患者是否为痛风阳证。痛风阳证表现为关节局部红肿热痛，部位局限，固定不移，舌红、苔黄腻，脉数或滑数，多伴尿酸升高。痛风阴证表现为多个关节疼痛，游走不定，不红不肿，舌淡苔薄白，脉弦细，关节局部红肿热痛，部位局限，固定不移，舌红、苔黄腻，脉数，尿酸不一定升高。于阿是穴处刺络放血后将苗药痛风散调鸡蛋清，敷于患处。

三、观察指标

1. 症状积分　观察并统计患者在治疗前后活动障碍、红肿以及疼痛的症状积

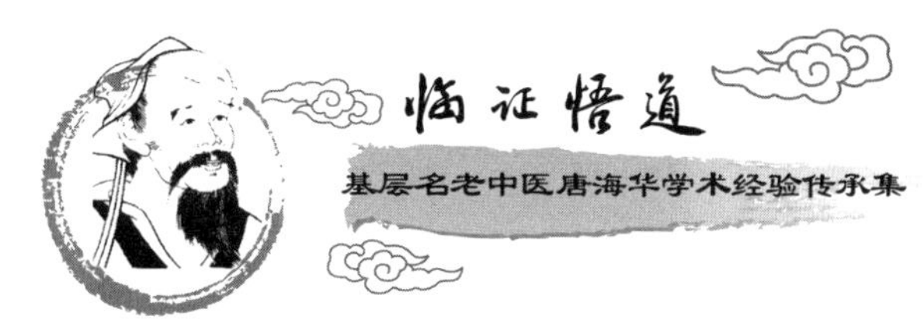

分，分数越高代表患者的症状越明显。

2. 治疗有效率　统计两组患者的治疗有效率，分为有效、显效、治愈3个级别。无效为患者的症状积分下降低于30%；显效为患者的症状积分下降低于95%；治愈为患者的症状积分下降高于95%。

治疗有效率=（显效例数+治愈例数）/总例数×100%

3. ESR、CRP、UA　统计并对比两组患者的UA(尿酸)、C反应蛋白（CRP）以及血沉（ESR）。

四、统计分析

通过SPSS21.0软件进行数据分析，用$(\chi \pm s)$表示计量资料，t 检验法进行比较，用（%）表示率，χ^2检验比较组间，有统计意义的$P<0.05$。

五、结果

1. 症状积分　治疗后，对照组患者的活动障碍比观察组高，且$P<0.05$，差异具有统计学意义，对照组患者的红肿积分比观察组高，且$P<0.05$，差异具有统计学意义，疼痛积分更高的为观察组，并且两组患者的$P<0.05$，结果具有明显的差异。具体如下表所示。

两组患者症状积分对比$(\chi \pm s)$

组别	n	活动障碍		红肿		疼痛	
		治疗前	治疗后	治疗前	治疗后	治疗前	治疗后
对照组	50	4.66±0.71	1.77±0.29	4.29±0.98	2.12±0.41	4.81±0.61	2.59±0.51
观察组	50	4.67±0.72	0.79±0.18	4.31±0.99	1.01±0.19	4.79±0.63	0.97±0.16
P值		>0.05	<0.05	>0.05	<0.05	>0.05	<0.05

2. 治疗有效率　治疗有效率更高的为观察组，并且两组患者的$P<0.05$，结果具有明显的差异。具体如下表所示。

两组患者治疗有效率对比[n%]

组别	n	无效	见效	治愈	治疗有效率
对照组	50	12（24.00）	15（30.00）	23（46.00）	38（76.00）
观察组	50	3（6.00）	13（26.00）	34（68.00）	47（94.00）
P值		<0.05	>0.05	<0.05	<0.05

3. ESR、CRP、UA　在治疗后，对照组患者的ESR比观察组高，且$P<0.05$，差异具有统计学意义，对照患者的CRP比观察组高，且$P<0.05$，差异具有统计学意义，对照组患者的UA与观察组比较，且$P>0.05$，差异无统计学意义。具体如下表所示。

两组患者的ESR、CRP、UA对比($\chi \pm s$)

组别	n	ESR		CRP		UA	
		治疗前	治疗后	治疗前	治疗后	治疗前	治疗后
对照组	50	79.53±7.33	42.37±7.93	93.11±12.43	58.24±14.24	581.34±90.24	531.67±72.35
观察组	50	79.24±7.19	28.73±6.24	93.26±12.34	33.57±7.23	581.42±90.73	476.44±70.23
P值		>0.05	<0.05	>0.05	<0.05	>0.05	>0.05

六、讨论

苗药组成：苗药痛风散的组成为山枝根、生习膏与过路黄等，具有泻热燥湿、消肿提瘀与通络止痛的功效，适用于痛风阳证。因此通过使用此方法可以帮助患者缓解疼痛与红肿的症状，在提升治疗效果的同时减少药物不良反应，帮助患者尽快回复健康。

七、结束语

通过研究使用苗药痛风散联合刺血疗法对痛风性关节炎的治疗效果，可以发现，使用苗药痛风散联合刺血疗法对患有痛风性关节炎的患者进行治疗的效果更好，患者的肢体活动障碍减少，红肿与关节疼痛得到缓解，治疗有效率更高，血沉、C反应蛋白均得到明显的改善，值得在临床进一步推广。

第四节 “面瘫十二针”临床疗效研究

目的：研究对急性周围性面瘫的患者使用面瘫十二针结合推拿疗法进行治疗的效果。方法：在急性周围性面瘫的患者中选择100例进行研究，将其随机分成对照组（n=50）与观察组（n=50）。以推拿疗法对对照组的患者进行治疗，以面瘫十二针结合推拿的疗法对观察组的患者进行治疗。实验结果以两组患者的治疗有效率和治疗满意度为判断标准。结果：治疗有效率更高的为观察组，并且两组患者的$P<0.05$，结果具有明显的差异；治疗满意度更高的为观察组，并且两组患者的$P<0.05$，结果具有明显的差异。结论：对急性周围性面瘫的患者使用面瘫十二针结合推拿疗法的效果比仅使用推拿治疗的效率更高，可以提升患者对治疗的满意度，因此值得在临床进一步推广。

周围性面瘫就是通常所讲的面神经麻痹，属于发病率极高的疾病，该病没有年龄限制，通常患者发病在晨起时，会导致脸部的肌肉出现瘫痪、板滞以及麻痹的现象，因此患者会出现鼻唇沟平坦、眼裂扩大、口角下垂以及前额皱纹消失等症状，因此对患者的咧嘴、吹哨、抬眉、鼓腮、皱额等面部表情产生影响，也影响患者的面部美观度，导致患者的心理受损且生活质量降低。本文选取2018年1月至2019年2月的100例急性周围性面瘫的患者作为研究对象，研究对急性周围性面瘫的患者使用面瘫十二针结合推拿疗法进行治疗的效果。

一、一般资料

选取我院2018年1月至2019年2月的100例急性周围性面瘫的患者作为研究对

象，随机分为各50人每组的对照组与观察组。对照组中有22例男性患者，28例女性患者，年龄范围为5～70岁，平均年龄为（37.81±1.67）岁，患病时间为1～90日，平均患病时间为（14.66±1.65）日； 观察组中有23例男性患者，27例女性患者，年龄范围为5～70岁，平均年龄为（37.65±1.65）岁，患病时间为1～90日，平均患病时间为（14.62±1.65）日。比较对照组与观察组患者的一般资料，*P*大于0.05，差异不具有统计学意义，可以进行下一步研究。

二、方法

1. 对照组　对照组的患者使用推拿进行治疗。让患者以平卧位接受推拿按摩，固定患者的头部，使用指掌摩挲患者的患病面部3~5次，在患者的额正中线向其双侧太阳穴进行按摩，之后对患者的下颌轻柔，并且帮助耳部放松，进行2~3分钟，对承浆穴、迎香、阳明、太阳、地仓、颊车、攒竹等进行3~4分钟的按压，对颈项以及风池等穴进行颈项按摩约3分钟，对肩井穴按摩1分钟，每日1次，坚持15日。

2. 观察组　观察组的患者使用面瘫十二针结合推拿进行治疗。面瘫十二针在患者的四白、地仓、颊车、足三里、翳风、丝竹空、阳白、风池、攒竹、合谷等施针，并配合推拿进行治疗，方法与对照组相同，每日1次，坚持15日。

三、观察指标

1. 治疗有效率　对比两组患者的治疗有效率，分为无效、见效与显效三个级别。无效为患者的症状未好转甚至恶化；见效为患者的面部肌肉功能基本恢复正常，但是在笑的时候会出现口角㖞斜；显效为患者的面部肌肉功能完全恢复，症状完全消失。

治疗有效率=（见效例数+显效例数）/总例数×100%

2. 治疗满意度　以自制的调查问卷调查患者的治疗满意度，总分为100分，分数越高代表患者的治疗满意度越高，分为不满意、一般以及满意3个级别。其中不满意为0～45分，一般为46～80分，满意为81～100分。

治疗满意度=（一般例数+满意例数）/总例数×100%

四、统计分析

通过SPSS21.0软件进行数据分析，用($\chi \pm s$)表示计量资料，t 检验法进行比较，用（%）表示率，χ^2检验比较组间，有统计意义的$P<0.05$。

五、结果

1. 治疗有效率　对照组患者的治疗有效率比观察组高，且$P<0.05$，差异具有统计学意义。具体如下表所示。

对比两组患者的治疗有效率 [n%]

组别	n	无效	见效	显效	治疗有效率
对照组	50	9（18.00）	19（38.00）	22（44.00）	41（82.00）
观察组	50	3（6.00）	8（16.00）	39（78.00）	47（94.00）
P值		＜0.05	＜0.05	＜0.05	＜0.05

2. 治疗满意度　对照组患者的治疗满意度比观察组低，且$P < 0.05$，差异具有统计学意义。具体如下表所示。

对比两组患者的治疗满意度 [n%]

组别	n	不满意	一般	满意	治疗满意度
对照组	50	9（18.00）	21（42.00）	20（40.00）	41（82.00）
观察组	50	2（4.00）	13（26.00）	35（70.00）	48（96.00）
P 值		＜0.05	＜0.05	＜0.05	＜0.05

六、讨论

患有急性周围性面瘫的患者，通常面临着沉重的心理压力，因为其面部的表情出现问题，严重影响其脸部的美观性，导致其在进行社交时出现了自卑的心理，并且心情日益烦躁，导致其在生活与工作中的状态与效率均明显下降，且在治疗的过程中，同时还需要承担经济压力，对患者的生活产生非常严重且消极的影响，因此对急性周围性面瘫的患者，需要对其积极地进行治疗，并且在治疗的过程中帮助患者缓解心理压力。通过对两组患者分别使用推拿疗法与面瘫十二针结合推拿疗法进行治疗，可以发现，面瘫十二针结合推拿疗法对周围性面瘫患者的治疗效果更高，患者的治疗有效率与治疗满意度均高于仅使用推拿疗法进行治疗的对照组，且$P < 0.05$，差异具有统计学意义，因此面瘫十二针结合推拿疗法值得在临床进一步推广，帮助更多的患者恢复健康。

患者有急性周围性面瘫是由于其受到风寒的侵袭，因此需要对其进行辛温散寒，如果患者面瘫的时间过多，或导致其出现瘀痕，因此可以在患者的口腔内咬齿线、侧眉弓以及颧髎穴进行点刺操作，通过行血帮助患者驱寒。在对面瘫的患者进行治疗的时候，需要重视其八条经络，因为此八条经络均与其面瘫有关，其中，足少阳胆经为风池与阳白，足阳明胃经为颊车、四白、足三里以及地仓，手阳明大肠经为合谷，手少阳三焦经为丝竹空，足太阳膀胱经为攒竹。在对患者进行施针的时候，需要具有主次性，即需要对其足三里穴充分重视，因为此穴位对面部的影响非常大，且可以帮助驱邪外出，帮助治疗顽固的面瘫。

七、结束语

在我院患有急性周围性面瘫的患者中选择100例进行研究，将其随机分成对照组（n=50）与观察组（n=50），研究对患有急性周围性面瘫的患者使用面瘫十二针结合推拿疗法进行治疗的效果，可以发现，对患有急性周围性面瘫的患者使用面瘫十二针结合推拿疗法的效果比仅使用推拿治疗的效率更高，可以提升患者对治疗的满意度，因此值得在临床进一步推广。

第五节　康膝疼痛贴临床疗效研究

研究电针结合苗药康膝疼痛贴治疗膝关节骨性关节炎的治疗效果。方法：选取我

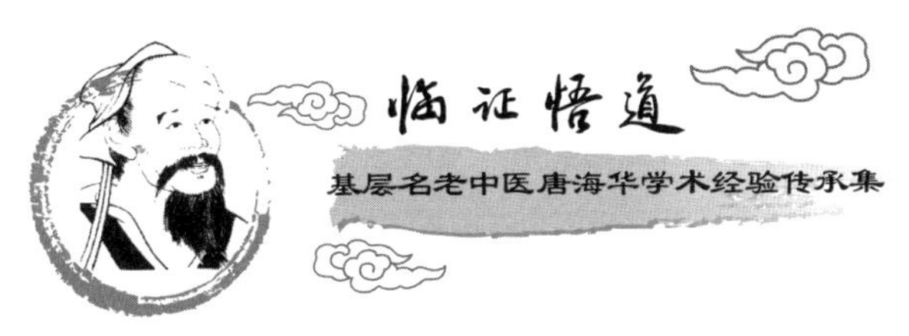

院2017年3月至2019年3月的150例膝关节骨性关节炎患者作为研究对象，随机分为各50人每组的对照A组、对照B组与观察组。对照A组的患者使用电针进行治疗，对照B组的患者使用苗药康膝疼痛贴进行治疗，观察组的患者使用电针结合苗药康膝疼痛贴急性治疗。对比两组患者的VAS评分与WOMAC评分。结果：对照A组与对照B组的VAS评分均比观察组低，且$P < 0.05$，差异具有统计学意义；对照A组与对照B组的WOMAC的疼痛、僵硬以及功能障碍的评分均比观察组高，且$P < 0.05$，差异具有统计学意义。结论：对患有膝关节骨性关节炎的患者使用电针结合苗药康膝疼痛贴治疗的效果更好，患者的VAS评分更高，疼痛感与僵硬缓解效果更好，关节功能恢复更好，值得在临床进一步推广。

骨赘、关节周围炎性物质渗出、关节软骨慢性损伤以及骨内压增高等均属于膝关节骨性关节炎，导致患者出现疼痛与僵硬及不良反应。本文通过对松桃苗族自治县民族中医院针灸康复科、苗医药科2017年3月至2019年3月的150例膝关节骨性关节炎患者作为研究对象，研究对使用电针结合苗药康膝疼痛贴治疗膝关节骨性关节炎的临床治疗效果。

一、一般资料

选取松桃苗族自治县民族中医院针灸康复科、苗医药科2017年3月至2019年3月的150例膝关节骨性关节炎患者作为研究对象，随机分为各50人每组的对照A组、对照B组与观察组。对照A组中有27例男性患者，23例女性患者，年龄范围为40～70岁，平均年龄为（56.23±1.24）岁；对照B组中有26例男性患者，24例女性患者，年龄范围为40～70岁，平均年龄为（56.43±1.26）岁；观察组中有25例男性患者，25例女性患者，年龄范围为40～70岁，平均年龄为（56.35±1.25）岁。比较对照组与观察组患者的一般资料，P大于0.05，差异不具有统计学意义，可以进行下一步研究。纳入标准为近一个月内反复膝关节疼痛，X线片（站立或负重位）示关节间隙变窄、软骨下骨硬化和（或）囊性变、关节缘骨赘形成，中老年患者（等于或大于40岁），晨僵小于30分钟，关节活动时有骨摩擦音，生命体征平稳，精神及意识、语言无障碍者，并且为自愿参与研究并签署知情同意书的患者。

二、方法

1．电针治疗组　取穴：犊鼻穴、血海、梁丘、鹤顶、足三里。操作：普通针刺、平补平泻手法得气后接通电针，选用连续波，频率30 Hz，留针30分钟，1次/日，6次为1个疗程，两个疗程休息1日，共治疗2个疗程。

2．苗药膝康疼痛治疗贴组　为我院省级重点专科苗医药科科内协定处方：岩鸡崽 20 g 、牛克膝 15 g、丹参 20 g、熟地黄 20 g、白芍 15 g、当归 15 g、炮穿山甲 10 g 、鹿角霜 10 g，以上各药打粉研末用 250 g 医用凡士林调成膏状备用。贴敷方法：将调好的膏状药物平铺于医用敷贴（3 cm×5 cm）上，厚 2 ～ 3 mm，直接将药物敷贴于犊鼻、血海、梁丘、鹤顶、足三里。1 次 / 日，6 次为 1 个疗程，两疗程休息一日，共治疗 2 个疗程。

3．电针结合苗药膝康疼痛治疗贴组　治疗方法同电针治疗组、苗药膝康疼痛治疗贴组的取穴及操作方法，为两者结合，1次/日，6次为1个疗程，两疗程休息一日，共治疗2个疗程。

三、观察指标

1. VAS评分　使用视觉模拟疼痛（VAS）评分法，分别于治疗前、首次治疗后、治疗后以及1个月后随访进行疗效评价。为了统一观察疗效，首次治疗后的临床疗效评定为首次治疗24小时后评定。测量受试者主观疼痛感觉的标准为：0分：无痛；3分以下，有轻微疼痛，患者可忍受；4~6分，患者疼痛并影响睡眠，尚能忍受；7~10分，患者有强烈的疼痛，不能忍受。

2. WOMAC评分　对患者的骨关节指数进行评分，分别于治疗前、首次治疗后、治疗后以及1个月后随访进行疗效评价。指导患者回答即时或24小时内关节的每一个情况，具体方案从疼痛、僵硬、功能活动障碍等三方面进行评分。

四、统计分析

通过SPSS21.0软件进行数据分析，用($\chi \pm s$)表示计量资料，t 检验法进行比较，用（%）表示率，χ^2检验比较组间，有统计意义的$P < 0.05$。

五、结果

1. VAS评分　对照A组与对照B组的VAS评分均比观察组低，且$P < 0.05$，差异具有统计学意义。具体如下表所示。

三组患者 VAS 评分对比 ($\chi \pm s$)

组别	n	治疗前	治疗 1 个月后	P 值
对照 A 组	50	6.50±1.28	3.98±1.67	＜0.05
对照 B 组	50	6.51±1.27	3.77±1.54	＜0.05
观察组	50	6.51±1.29	2.47±0.82	＜0.05
P 值		＞0.05	＜0.05	

2. WOMAC评分　对照A组、对照B组以及观察组治疗前的WOMAC的疼痛、僵硬以及功能障碍的评分均比治疗后高，且$P < 0.05$，差异具有统计学意义；对照A组与对照B组的WOMAC的疼痛、僵硬以及功能障碍的评分均比观察组高，且$P < 0.05$，差异具有统计学意义，具体如下表所示。

三组患者 WOMAC 评分对比 ($\times \pm s$)

组别	n	疼痛		僵硬		功能障碍	
		治疗前	治疗后	治疗前	治疗后	治疗前	治疗后
对照 A 组	50	20.11±10.11	15.09±3.71	6.19±1.31	5.58±2.52	65.22±19.31	58.55±23.45
对照 B 组	50	20.10±10.09	15.11±3.69	6.21±1.32	5.57±2.49	65.34±20.21	57.33±24.21
观察组	50	19.98±10.12	12.76±2.88	6.20±1.30	2.28±1.05	65.28±20.11	44.37±10.34
P 值		＞0.05	＜0.05	＞0.05	＜0.05	＞0.05	＜0.05

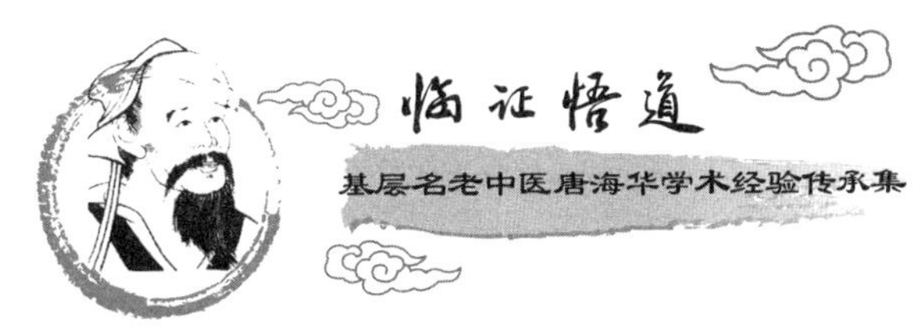

六、讨论

膝关节骨性关节炎如果治疗不及时，会导致患者的膝关节发生退行性破坏，炎性因子渗出，导致严重畸形，因此需要尽早对患者采取高效率的治疗，促进软骨基质修复与重建，调解钙与磷的代谢，促进新骨形成，调解骨代谢，帮助患者缓解疾病所带来的痛苦。

七、结束语

通过研究使用电针结合苗药康膝疼痛贴治疗膝关节骨性关节炎的临床治疗效果，可以发现，对膝关节骨性关节炎的患者使用电针结合苗药康膝疼痛贴治疗的效果比仅使用电针或苗药康膝疼痛贴的治疗效果更好，患者的VAS评分更高，疼痛感与僵硬缓解效果更好，关节功能恢复更好，值得在临床进一步推广。

第六节　爆灯火疗法临床疗效研究

目的：研究对腰椎间盘突出的患者使用爆灯火疗法联合针刺的治疗效果。方法：在我院腰椎间盘突出症的患者中选择100例进行研究，将其随机分成对照组（n=50）与观察组（n=50）。以针刺疗法对对照组的患者进行治疗，以爆灯火疗联合针刺的方法对观察组的患者进行治疗。实验结果以两组患者的治疗有效率为判断标准。结果：治疗有效率更高的为观察组，并且两组患者的$P<0.05$，结果具有明显的差异。结论：对腰椎间盘突出的患者使用爆灯火疗法联合针刺的治疗效果比仅使用针刺的治疗效果更好，患者的治疗有效率更高，值得在临床进一步推广。

腰间盘突出会导致患者出现神经根水肿或下肢疼痛等问题。爆灯火疗法，民间又称之为“打灯草疗法”，爆灯火疗法是用灯心草蘸植物油燃火在穴位上直接爆灸，以治疗某些疾病的一种传统外治疗法。本文研究对腰间盘突出的患者使用爆灯火疗法联合针刺的治疗效果。

一、一般资料

在我院腰椎间盘突出症的患者中选择100例进行研究，将其随机分成对照组（n=50）与观察组（n=50）。对照组中有27例男性患者，23例女性患者，年龄范围为51～75岁，平均年龄为（63.71±2.16）岁，患病时间为2～6年，平均患病时间为（4.55±1.43）；观察组中有28例男性患者，22例女性患者，年龄范围为52～75岁，平均年龄为（63.31±2.11）岁，患病时间为2～6年，平均患病时间为（4.57±1.41）年。对两组患者的一般资料进行统计与分析，各项P值均大于0.05，因此不存在明显的差异，此两组的实验可以正常进行。

二、方法

1．对照组　对患者使用针刺的方法进行治疗，以三阴交、殷门、秩边、阿是穴、血海、委中、大肠俞、髀关、环跳以及腰部夹脊穴作为主穴，对于肝虚的患者以肾俞为配穴，对于湿热的患者以阴陵泉作为配穴，对于寒湿的患者以腰阳关作为配穴，对于血瘀的患者以膈俞作为配穴。

2．观察组　对患者使用爆灯火疗法联合针刺的方法进行治疗。爆灯火疗法的穴

位每次选取2~3组针刺穴位。其治疗方法为：首先对患者需要进行治疗的部位进行消毒处理，操作医师的左手将方孔古钱放置在患者的穴位上，只用右手操作，将灯心蘸取适量的菜油或茶油，并且使用酒精等点燃，在其火苗旺盛的时候，将其对准方孔古钱的方孔处，对患者此处的皮肤进行灼烧，听到一次爆响，即为一燋，对于患者泛红的肌肤，需要帮助其进行消毒，降低出现感染的可能性。对于慢性病的患者，需要依据患者的病情选择治疗的次数。针刺方法同上。

三、观察指标

1. 治疗有效率　对比两组患者的治疗有效率，分为无效、见效与显效3个级别。无效为患者的症状未好转甚至恶化；见效为患者的症状好转但未完全消失；显效为患者的症状完全消失。

治疗有效率=（见效例数+显效例数）/总例数×100%

四、统计分析

通过SPSS21.0软件进行数据分析，用($\bar{x}\pm s$)表示计量资料，t 检验法进行比较，用（%）表示率，χ^2检验比较组间，有统计意义的$P<0.05$。

五、结果

1. 治疗有效率　对照组患者的治疗有效率比观察组高，且$P<0.05$，差异具有统计学意义。具体如下表所示。

对比两组患者的治疗有效率 [n%]

组别	n	无效	见效	显效	治疗有效率
对照组	50	9（18.00）	19（38.00）	22（44.00）	41（82.00）
观察组	50	3（6.00）	8（16.00）	39（78.00）	47（94.00）
P值		＜0.05	＜0.05	＜0.05	＜0.05

六、讨论

明代李时珍在《本草纲目》中就有灯火疗法的操作方法、适应证、注意事项等方面的详细论述，如用“灯火丰治小儿惊风昏迷、搐搦窜视诸病；又治头风胀痛，视头额太阳络脉盛处，以灯火蘸麻油点灯淬之良”。灯火灸有“疏风散寒、化痰行气、解郁开胸、醒神定搐”之功；我国第一部外治专著《理瀹骈文》说它可用于治某些急性病，如“阴痧腹痛，手足冷，灯火爆身上红点”，可起到缓急救危作用。

在使用爆灯火疗法时需要注意：第一，不能蘸取过多的灯心油，如果过量的时候，需要使用纸将多余的部分吸走。第二，为了避免对患者的皮肤造成损伤，在进行爆灯火疗的时候，需要注意不能将热油滴在患者的皮肤上，所以不能使用俯卧或仰卧等体位，因为这些体位需要垂直进行操作，导致热油下滴，需要侧面斜向进行操作。第三，为了避免对患者的眼部造成损伤，在对患者进行面部治疗时，应当先告知患者将双眼闭上。第四，为了确保爆灯火疗的治疗效果，应当在治疗的时候听到爆响声，如果没有听到声音，可能是由于对患者的取穴位角度需要调整或患者的皮肤上附着有汗。第五，为了提升治疗的效果，如果在患者的头部进行操作时，为了方便与干净卫生，需要先将患者的头发剪去一部分。第六，如果患者皮肤有瘢痕，则此部位不能进行操作。第七，对于出现溃破的小疱需要使用龙胆紫进行治疗。第八，对于出现了脉数、口燥、烦渴、苔黄、唇焦、高热、咯血、谵语的患者，不能对其进行爆灯火疗。在对患者爆灯火疗的时候，患者会感受到不强烈的烧灼感，但是此为正常的现象，并不需要进行特殊的处理，对于灼处的皮肤，需要其自然脱落，如果灼处过多，则需要对患者使用消炎膏帮助患者恢复并缓解痛苦。

七、结束语

本文通过研究对腰椎间盘突出的患者使用爆灯火疗法联合针刺的治疗效果，可以发现，对患腰椎间盘突出的患者使用爆灯火疗法联合针刺的治疗效果比仅使用针刺的治疗效果更好，患者的治疗有效率更高，值得在临床进一步推广。

第七节　热罨包临床疗效研究

目的：探讨苗药热罨包结合针刺对患者膝关节骨性关节炎的临床疗效观察。方法：将被诊断为患有膝关节骨性关节炎的60例患者，平均分为治疗组和对照组。全部患者都给予传统恢复的针刺治疗方法，接受针灸、电针等传统康复治疗。治疗组在进行针刺治疗后，在加苗药热罨包外敷，两组治疗疗程均为30日。将以疼痛视觉模拟评分法和骨关节炎指数作为观察指标，以满意度为最终判定两组临床疗效。结果：治疗组的总有效率高于对照组的总有效率。结论：针刺结合苗药外敷治疗膝关节骨性关节炎的临床疗效很好。

膝关节骨性关节炎是指膝关节软骨变性而引起的一种骨关节疾患，是目前中老年人群中发病率较高的一种关节性病变。膝关节骨性关节炎表现为单侧或双侧的膝关节僵硬、疼痛等，并且行走活动不方便，关节随着疼痛感的加重会逐渐发生畸形等现象。当膝关节骨性关节炎症状发生时，周围的相应组织会出现水肿、挛缩，最终导致膝关节出现代谢平衡不稳定，从而出现软骨退变，继发骨硬化等症状。膝关节骨性关节炎最直接的影响是患者的正常行走，长期的疾病疼痛和行走不便会使得患者心情不平稳。本文主要继传统的针刺治疗恢复方法的基础上结合中药热罨包的技术，对患有膝关节骨性关节炎的患者进行治疗，取得了预想的疗效。

一、一般资料

将选取在2018年1月到8月在本院被诊断为膝关节骨性关节炎的患者，60例进行研究分析，分为治疗组和对照组。详细见下表。

膝关节骨性关节炎患者一般资料信息

组别	例数	性别		年龄差异			病历时间		
		男	女	最小	最大	平均	最短	最长	平均
治疗组	30	17	14	45	78	62	7.5	246	56.8
对照组	30	13	16	44	76	60	7	260	58.9

1．中医诊断标准　本文参照我国的相关病例诊断疗效标准来作为膝关节骨性关节炎判断依据，见膝关节骨性关节炎患者症状主要分为以下方面：第一，单侧或者双侧的膝关节出现不同程度的疼痛，肿，屈伸不自如，当遇到寒冷时会加重疼痛感，遇到热时疼痛感会明显减轻；第二，膝关节部位怕冷，并且疲劳度明显低于正常人。第三，舌淡苔白，脉象比较沉、细、缓。如果患者具备以上几种症状，则可以判定为患有膝关节骨性关节炎。

2．排除标准　本次膝关节骨性关节炎患者诊断的排除标准主要分为：第一，心脏疾患者者；第二，妊娠或哺乳期妇女；第三，排除关节肿或松弛、创伤等；第四，有严重的膝内外翻等畸形症状；第五，不积极配合治疗或者不能坚持治疗的患者。只要符合以上其中一条均不纳入本次治疗中。

3．纳入标准　对本次进行针刺结合中药热罨包对膝关节骨性关节炎的患者选取标准主要根据以下几方面。第一，被诊患者年龄属于中老年龄段，42~80岁；第二，没有接受过其他康复治疗，没有相关的药物过敏现象；第三，患者及家属需要对膝关节骨性关节炎的相关症状了解，并且与医院签署相关同意书。

二、 治疗方法

1. 治疗组　首先对治疗组患者采用传统的针刺康复方法，以膝关节局部取穴、循经取穴为重点，让患者平躺，膝关节采取仰卧位，在膝关节下面垫一块软垫物（比如枕头），让患者膝关节处于一个舒适的治疗位置，将需要施针的部位暴露出来。然后采用医用酒精在施针部位消毒，针刺膝关节附件的穴位，膝关节附件穴位主要包括足三里、血海、鹤顶穴、阳陵泉等。根据传统施针方法，远端选取鹤顶穴等穴位，进针足三里以补法施针，其他穴位主要以平补平泻手法进行施针，在穴位得气后留针30分钟，隔30分钟进行一次，每日1次针刺。

在进行针刺治疗后，给予苗药热包外敷，苗药药方为：威灵仙 20 g，苏木10 g，伸筋草、软筋藤、白花、透香草、三棱、寄奴、鸡血藤、海风藤各15 g，路路通、木瓜各20 g。将全部药材加工成粉末，然后用蜂蜜调成黏糊状，装入布袋备用。将调至好的苗药包进行加热，最高温度控制在50 ℃~55 ℃，然后将其敷在病变部位，苗药包的温度根据患者适用温度可以进行自行调整。热敷时间为在针刺治疗后持续30分钟。每日1次，每周7次，共3个疗程。

2. 对照组　对照组患者的治疗与治疗组针刺治疗的时间、疗程等均一致。在进行针刺治疗后不进行苗药包外敷治疗。

三、 疗效观察

1. 观察指标　对膝关节骨性关节炎患者进行两种不同的治疗方式后，采用客观的视觉模拟评分方法进行打分。其中0~10分表现为极易到极端。通过对膝关节炎患者的膝关节功能进行对比来比较两种治疗方法的临床效果。

2. 统计学方法　本文将采用统计学软件SPPPS17.0,对治疗组和对照组的相关数据进行统计分析。

3. 治疗结果　两组患者治疗前后膝关节炎指数评估表评分表结果比较，详细见下表。

膝关节炎指数评估表评分结果比较

组别	例数	考察项目	治疗前	治疗后
治疗组	30	疼痛感	13.72±9.53	5.32±3.24
		功能障碍	69.75±6.87	17.88±9.53
		僵硬	5.67±4.32	3.45±2.43
对照组	30	疼痛感	13.57±9.80	3.68±3.26
		功能障碍	69.93±7.03	10.45±9.53
		僵硬	5.87±4.68	4.35±1.89

从表的数据比较看出，治疗组和对照组进行不同治疗方式后，对膝关节疼痛感、功能恢复程度、膝关节僵硬度等治疗疗效的考察，可以看出治疗组的患者膝关节骨性关节炎恢复状况高于对照组。

4．两组患者疗效比较　两组患者治疗临床疗效详细数据见下表。

两组患者临床疗效比较

组别	例数	痊愈	显著	有效	无效	总有效率
治疗组	30	15	11	3	1	96.67%
对照组	30	8	7	9	6	80%

从表可以看出，治疗组的临床疗效高达96.67%，明显高于对照组的临床疗效。这也说明了采用针刺结合苗药包热敷治疗膝关节骨性关节炎疗效优于传统的单纯针刺治疗效果。

四、结论

本文主要采用针刺结合苗药热罨包对膝关节骨性关节炎的治疗，通过治疗前后的相关数据比较，可以看出针刺结合中药热罨包的治疗方法高于单纯的针刺治疗效果。

第八节　针刺康复理疗脑梗死临床疗效研究

目的：分析针刺联合康复理疗对急性期脑梗死患者的治疗效果及血流动力学及预后的影响。方法：选定在2018年1月到12月，在本院被诊断为急性脑梗死患者总共80例，将其分为对照组和观察组，每组患者40例。在治疗方面对观察组患者进行针刺联合康复治疗，对对照组患者采用常规的康复疗法。两组患者治疗时间均为3周，然后对两组患者在治疗前后的脑血流量变化、患者大脑中的动脉血量的平均流速变化及临床治疗疗效的数据对比。结果：两组患者的在神经功能缺损评分考核中，观察组治疗效果高于对照组。针对两组患者的动脉血量变化在治疗后均有好转。结论：针刺联合康复理疗对急性期脑梗死患者的脑部血流量情况，具有很好的临床疗效，能够有效帮助患者恢复。

急性脑梗死是指由于脑部血流供应不足或突然中断导致的脑组织衰竭。急性脑梗死发病机制有诸多因素，比如高血压、冠心病等是常见引起的主要因素，长期吸烟喝酒的人也比较容易发生急性脑梗死。随着我国老年化越来越严重，临床出现脑梗死患者日渐增多。急性脑梗死疾病主要是发病无征兆、发病突然。患者主要体现为四肢无力、头晕，严重者会突然昏倒不省人事。如果急性脑梗死患者不能在第一时间得到医治，一旦经过急性高度期，发生残疾率和死亡率现象很高，从而直接威胁人的生命安全。因此，本文主要探讨针刺结合康复理疗对急性脑梗死患者进行后期的康复治疗，分析临床疗效和预后的影响。

一、一般资料

选定在2018年1月到12月，在本院被诊断为急性脑梗死患者总共80例，将其分为对照组和观察组，每组患者40例。观察组中男女比例为24：16，对照组患者中男女比例为28：12。

排除标准　根据急性脑梗死的相关诊断标准，本文的主要排除标准为以下几方面：第一，不仅仅是有急性脑梗死一种疾病；第二，大脑的病史记录；第三，具有心脏、肝等重要器官疾病记录；第四，患者和家属拒绝签署相应的责任书。只要满足以上其中一个因素均不能列入本次治疗患者对象中。

二、方法

1. 治疗方法

（1）针刺治疗方法：首先选用针长35 mm，直径0.25 mm的一次性针灸刺针，然后进行取穴，主要对患者的侧头部的悬厘、百会及曲鬓穴进行施针，根据患者实际情况，进行其他穴位的选择。在施针前进行头部的局部医用酒精消毒，然后在悬厘、百会及曲鬓穴进行三段连刺针法，进针方向与皮肤角度控制在30°左右，当施针过程中感觉所受阻力减小时，重新调整进行方向与头皮角度，进针1寸左右。最后采取快速捻针2分钟左右，每分钟捻针频率控制在200次左右，每次持续15分钟，共进行3次。医生可以根据患者的情况，在捻针时确定是否需要患者进行肢体的活动配合。

（2）康复理疗方法：在进行针刺治疗后，将由专业的康复指导师指导患者的康复训练，其康复训练主要内容包括：简单的坐立关节活动，翻身到起立，维持站姿平稳，短时间的步行到最终的上下楼梯、进食等训练。每日训练时间不低于30分钟，并定期监督和叮嘱患者的饮食和作息时间。根据患者的恢复情况，可以给予物理电治疗。

对观察组患者在针刺治疗基础上增加康复理疗，而对照组患者只进行常规的康复理疗，两组患者治疗周期均为1个月。

2. 观察指标　第一，大脑脑血流量检测，通过对患者在治疗前后对大脑中动脉血流量的变化率的分析比较；第二，对大脑支配的神经功能恢复情况的评分，主要考察有语言、四肢活动能力、意识等方面；第三，对患者的运动功能进行评分，主要考察肢体的协同运动、各个关节活动稳定性等方面；第四，日常的活动评分，主要考察

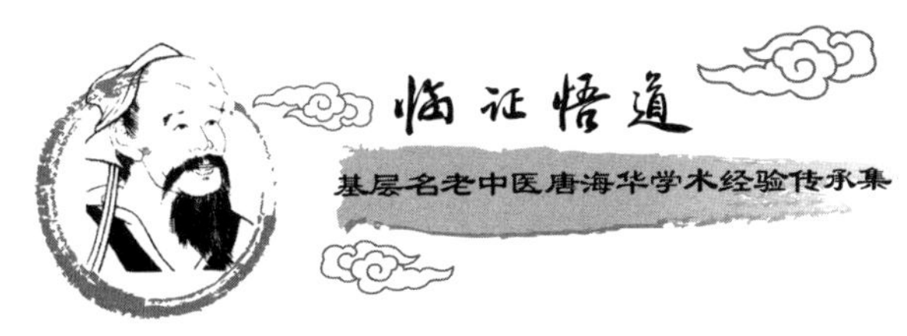

日常进食、步行、上下楼梯等常规活动。

3. 统计学方法　本文采用统计学软件SPSS19.0对观察组和治疗组患者的全部数据进行分析。

三、数据分析

1. 两组患者的大脑动脉血流动力学变化比较　两组患者大脑动脉血流动力学数据详细见下表。通过下表可以发现局部脑部血流量和大脑动脉血流量在治疗后，均有明显好转，但是观察组患者的好转情况明显大于对照组。

两种患者在治疗前后大脑动脉血流动力学变化对比

组别	例数	观察组		对照组	
		治疗前	治疗后	治疗前	治疗后
局部脑部血流量（mL/100g/in）	40	36.96±4.24	56.32±6.34	39.63±4.67	42.56±6.32
大脑动脉平均血液流量（cm/s）	40	43.69±10.98	80.35±14.63	45.32±11.46	59.56±11.56

2. 两组患者的神经功能评分对比　对两组患者在进行不同方式治疗后，对患者神经功能缺损评分进行统计分析，详细见下表。从所得的数据可以看出，观察组患者通过治疗后的大脑神经恢复情况高于对照组。

两组患者在治疗前后大脑神经功能变化比较

组别	治疗前	治疗后
观察组	30.46±4.34	10.42±3.98
治疗组	29.53±6.43	16.46±3.21
t 值	1.432	7.467
P 值	0.1603	<0.001

3. 两组患者临床疗效比较　两组患者在治疗后的有效率数据比较，详细见下表。通过最终患者的总有效率数据看出，观察组患者恢复情况明显高于对照组。

两组患者治疗后的总有效率比较

组别	痊愈	有效	无效	总有效率
观察组	25	15	3	92.5%
对照组	14	18	8	80%
t 值	2.9074	–	–	7.9032
P 值	0.0052	–	–	0.0034

4. 两组患者日常生活能力评分比较　两组患者在治疗前后，对日常的生活自理

能力恢复情况数据详细见下表。通过实验数据看出观察组患者的日常恢复能力高于对照组。

两组患者治疗前后生活自理能力评分比较

组别	治疗前	治疗后
观察组	40.43±7.57	86.66±4.61
对照组	41.35±6.87	67.57±5.43
t 值	0.6432	6.4267
P 值	0.5311	＜0.0001

四、结论

综上所述，本文主要探讨了对急性脑梗死患者采取针刺结合康复理疗治疗法与仅采用康复理疗治疗，然后通过对患者在治疗前后大脑动脉血流动力学变化情况比较，对神经功能恢复情况比较。通过最终的治疗临床疗效看出，针刺联合康复理疗治疗效果，相对于单纯的康复理疗治疗法而言更加有优势。通过针刺联合康复理疗急性脑梗死患者后，患者的大脑局部血流量和大脑动脉血流量流动力学均有良好的恢复，这也说明了针刺治疗在一定程度上纠正了急性脑梗死。除此之外，在治疗后，患者的临床疗效总有效率也高于对照组，并且患者的生活自理能力也大大提高。由此可以看出，针刺联合康复理疗方法可以有效改善急性脑梗死患者的大脑动脉血流量，从而缓解急性期的发生，能够在很大程度上改善患者的预后影响，增加临床疗效。

第九节　温针灸康复训练临床疗效研究

目的:探讨温针灸结合康复训练治疗脑卒中后肩手综合征的临床疗效。方法：选取在2018年1月到10月，在本院被诊断为脑卒中后肩手综合征患者总共72例，将其分为对照组和观察组，每组患者36例。将对对照组患者进行康复训练治疗，对观察组患者进行康复训练治疗结合温针灸治疗。对比两组患者的临床治疗疗效。结果：对照组在治疗后的总有效率低于观察组。在患者的上肢运动功能恢复情况比较中，观察组患者改善效果高于对照组患者。结论：采用温针灸结合康复训练治疗脑卒中后肩手综合征确实有明显的临床疗效，能够有效帮助患者改善运动功能。

肩手综合征是指脑卒中常见的疾病症状，主要症状表现有脑卒中后出现肩部疼痛、手臂活动功能不自由等。在患者活动过程中最为明显，严重的现象有手指伸屈动作受限，如果不及时治疗，可能会造成上肢肌肉发生萎缩，甚至出现瘫痪。本文主要探对温针灸结合康复训练治疗脑卒中后肩手综合征的临床效果进行观察分析。

一、资料

1. 一般资料　选定在2018年1月到10月，在本院被诊断为急性脑梗死患者总共72例，将其分为对照组和观察组，每组患者36例。观察组中男女比例为21:15，对照组患者中男女比例为25:11。

2. 排除标准　第一，确定患者的上肢行动不便、语言正常沟通能力、意识障碍等不是由于脑卒中肩手综合征引起的；第二，被诊断患者及家属不能按照医院规定，签署相应责任书。

3. 治疗方法　对照组治疗方法：将对对照组进行康复训练治疗，具体训练步骤为：患者行坐立姿态，让患者侧腕、手等部位进行良好支撑，避免患者的手臂往下单独脱垂，及腕关节屈直状态。如果患者乘坐轮椅，需要在轮椅侧放置一块桌板，确保患者的手臂不会悬垂在空中。在医护人员对患者进行康复训练时，从近端开始直到远端，依次对患者的颈部、肩部、腕关节、手指关节进行被动活动。主要活动为慢动作屈伸、揉，以患者不适应或疼痛为宜。然后指导患者进行上肢自举、屈伸训练，每日4次，每次30分钟，一周训练6次，训练疗程为1个月。

观察组治疗方法：对患者进行康复训练方法与对照组治疗方法相同，在此基础上结合进行温针灸治疗。具体治疗步骤为：将神庭、印堂、曲池、外关等穴位定为主要施针穴位，比如患者肩部疼痛则以神庭穴位为主，上肢痉挛患者则选取曲池、外关、内关穴位为主，如肩部发生肿、胀症状则主要采取温针灸法。选取针长40 mm，直径0.3 mm的针进行施针，首先对施针部位进行酒精消毒，采取平补平泻施针法，在施针过程中采用电针仪进行触发部位跳动，然后留针30分钟，每日1次，每周进行6次，治疗疗程为1个月。

4. 观察指标　将对两组患者在治疗后对其日常上肢运动功能情况进行比较。并通过对两组患者的临床症状恢复有效率进行评分。

5. 统计学分析　本文采用统计学软件SPSS19.0对观察组和治疗组患者的全部数据进行分析。

二、结果

1. 两组患者临床治疗效果对比　两组患者进行不同的康复训练方法后，均有良好的临床治疗效果，但是观察组临床疗效明显高于对照组。详细见下表。

两组患者临床治疗效果比较

组别	例数	痊愈	好转	无效	有效率
对照组	36	27	8	1	97.22%
观察组	36	15	13	8	77.78%
t 值	–	–	–	–	9.425
P 值	–	–	–	–	0.004

2. 两组患者的各项功能评分比较　两组患者在进行治疗前后，上肢运动恢复功能与上肢各部位的疼痛评分，通过下表数据可以得出，观察组患者通过温针灸结合康

复训练治疗后的恢复效果高于对照组的康复训练治疗效果。详细见下表。

两组患者各项功能评分比较

组别	例数	时间	运动功能量表	视觉模拟评分
对照组	36	治疗前	8.74±1.04	24.56±9.45
		治疗后	1.05±0.56	49.35±6.32
观察组	36	治疗前	8.97±1.67	25.36±8.67
		治疗后	4.68±0.45	34.56±10.54

三、结论

肩手综合征常常发病于脑卒中患者，临床症状表现主要是患者的肩膀部位的交感神经过度活跃，导致血管产生痉挛，从而产生局部营养障碍。大部分肩手综合征主要体现在肩部有疼痛感、手指屈伸不自如、腕关节活动受限等。目前，在临床方面对该症状并无良好的药物治疗，大多采用物理治疗，比如常见的治疗方法有交感神经阻滞切割手术等。当然也有医院采用了温针灸与康复训练治疗结合的方法进行。针刺可以对穴位进行局部刺激，增加皮层的兴奋度，对局部的未损细胞的代谢能力加强，另外，针刺对局部的交感神经具有很好的抑制能力，改善局部血流量。温针灸可以通过对肩部穴位的刺激，从而可以改变局部的血流量和营养供应，再结合机械的康复训练方法，能够帮助肩部肌肉的活动，从而增加疗效。

本文主要研究了温针灸结合康复训练治疗方法，在观察组患者中进行温针灸结合康复训练方法治疗，从治疗前后的效率和肩部运动功能评分数据可看出明显高于对照组。这将对患者的疼痛有明显减轻，加快了患者肩部功能的恢复。

医之道——后记

医者，会意也，从矢在匚，盛弓弩之矢器。古人矢箭伤身，为之拔取者曰医，故医乃治伤疗疾之工也。然上工治未病，治病先治心。治未病者，防患于未然，未病先防，既病防变，瘥后防复，方可益寿，人尽天年。治心者，消其疑虑，鼓其意志，振其神明也。先心而后药之，事半功倍，甚或不药而愈；药石而无心，遇有苗医“九不治”者，冤祸生焉。

医道，乃至精至微之事，大医者，必至精至诚，厚德怀仁，博古悉今。行医临证，必当正其衣冠，端其形象，安神定志，无欲无求，澄神内视，望之俨然；审病诊疾，至意深心，望闻问切，四诊合参，详察形侯，纤毫勿失，处判针药，天地人合，无得参差。急则治标，缓则治本，病宜速救，临事不惑，见彼苦恼，若己有之，痛其所痛，感同身受，皆作至亲之想，不分贵贱长幼族氏美丑，普同相待，以救含灵之苦。

医之师道大矣哉！医者司命所寄，关乎性命，择徒必慎。是故师以传道，徒以承道，文以载道，学而知道，行而悟道，“传承精华、守正创新”乃大医精诚之本，古人“学医先学德，医者父母心”，苗医有“九传九不传”之礼规，大凡习医者必尊师重道，勤勉好学，淡泊名利，仁善轻色，胸怀大度，不骄不躁，不惧劳苦，不畏脏臭，孝悌感恩方可入师门受道。

兹以诗为训：

熟读王叔和，不如临证多，
攻书破万卷，千方求一效。
学问无遗力，工夫成于老，
纸上总觉浅，躬行始悟道。

唐海华

于松桃苗族自治县民族中医院

图书在版编目（C I P）数据

临证悟道 ：基层名老中医唐海华学术经验传承集 /唐海华，石昌熙主编. -- 长沙 ：湖南科学技术出版社，2021.8
ISBN 978-7-5710-0574-0

Ⅰ. ①临… Ⅱ. ①唐… ②石… Ⅲ. ①中医临床—经验—中国—现代 Ⅳ. ①R249.7

中国版本图书馆 CIP 数据核字（2020）第 069419 号

LINZHEN WUDAO ——JICENG MINGLAO ZHONGYI TANG HAIHUA XUESHU JINGYAN CHUANCHENGJI

临证悟道——基层名老中医唐海华学术经验传承集

主　　编：唐海华　石昌熙
责任编辑：李　忠
出版发行：湖南科学技术出版社
社　　址：长沙市芙蓉中路一段 416 号泊富国际金融中心
网　　址：http://www.hnstp.com
湖南科学技术出版社天猫旗舰店网址：
　　　　　http://hnkjcbs.tmall.com
邮购联系：0731-84375808
印　　刷：长沙艺铖印刷包装有限公司
　　　　　（印装质量问题请直接与本厂联系）
厂　　址：长沙市宁乡高新区金洲南路 350 号亮之星工业园
邮　　编：410604
版　　次：2021 年 8 月第 1 版
印　　次：2021 年 8 月第 1 次印刷
开　　本：710mm×1000mm　1/16
印　　张：36.75
字　　数：810 千字
插　　页：4
书　　号：ISBN 978-7-5710-0574-0
定　　价：98.00 元